Endodontics
牙髓病临床治疗技术

第 4 版

（英）基肖尔·古拉比沃洛
（Kishor Gulabivala）
（英）吴原伶
（Yuan–Ling Ng） 主编

马净植 主译

北方联合出版传媒（集团）股份有限公司
辽宁科学技术出版社
沈阳

图文编辑

崔 迪	王曙光	陈 伟	郭秋含	李晓霞	杨关林	王国华	程 群	王 力	王 良	窦超银	冯 琳
赵玉学	张 红	白雅君	孟维忠	张立坤	廖名迪	高世斌	关洪全	张作峰	姜德颖	张 丹	李维雨
陈媛媛	丁 阳	候江林	刘 红	梁名吉	孟晓路	褚丽姝	冯景刚	于欣欣	张书颖	时 峰	李延荃
郭 铭	吕子超	周宝宽	廖 敏	姚丽娟	张 晨	关玉峰	葛 岩	赵 健	司永仁	李玲娓	郭雅清
宋建文	张存悌	于国峰	朱森森	杨元德	廖名迪	赵永辰	刘 娜				

图书在版编目（CIP）数据

牙髓病临床治疗技术：第4版 /（英）基肖尔·古拉比沃洛（Kishor Gulabivala），（英）吴原伶（Yuan-Ling Ng）主编；马净植主译. — 沈阳：辽宁科学技术出版社，2020.3
ISBN 978-7-5591-1035-0

Ⅰ. ①牙… Ⅱ. ①基… ②吴… ③马… Ⅲ. ①牙髓病—诊疗 Ⅳ. ①R781.3

中国版本图书馆CIP数据核字（2018）第270074号

出版发行：辽宁科学技术出版社
（地址：沈阳市和平区十一纬路25号 邮编：110003）
印 刷 者：广州市番禺艺彩印刷联合有限公司
经 销 者：各地新华书店
幅面尺寸：235mm × 305mm
印　　张：49.5
字　　数：1000千字
出版时间：2020年3月第1版
印刷时间：2020年3月第1次印刷
责任编辑：陈 刚 苏 阳 殷 欣
版式设计：袁 舒
责任校对：李 霞

书　　号：ISBN 978-7-5591-1035-0
定　　价：398.00 元

投稿热线：024-23280336
邮购热线：024-23280336
Email：cyclonechen@126.com
http：//www. lnkj. com. cn

ELSEVIER

Elsevier (Singapore) Pte Ltd.
3 Killiney Road, #08-01 Winsland House I, Singapore 239519
Tel: (65) 6349-0200; Fax: (65) 6733-1817

Endodontics, Fourth Edition

First edition 1988
Second edition 1995
Third edition 2004
Fourth edition 2014
ISBN:978-0-7020-3155-7

This translation of Endodontics, Fourth Edition by Kishor Gulabivala and Yuan-Ling Ng, was undertaken by Liaoning Science and Technology Publishing House Ltd. and is published by arrangement with Elsevier (Singapore) Pte Ltd. Endodontics, Fourth Edition by Kishor Gulabivala and Yuan-Ling Ng 由辽宁科学技术出版社有限责任公司进行翻译，并根据辽宁科学技术出版社有限责任公司与爱思唯尔（新加坡）私人有限公司的协议约定出版。

《牙髓病临床治疗技术》（第 4 版）（马净植 主译）
ISBN: 978-7-5591-1035-0

译者名单 Translators

主　译：马净植

副主译：于　飞　杨　俊　叶惟虎

译者名单：

马净植　于　飞　王　丹　韦　健　甘　艳　卢冠凡　叶惟虎　吕逢源　朱春霞　孙　琴
李文强　杨　俊　杨　焰　余　程　陈美玲　陈彬文　陈　曦　庞　欣　胡　萍　胡紫菱
逄爱慧　姜　鸣　徐　莉　黄　丹　崔　春　韩娜娜　曾　畅　魏　蔚

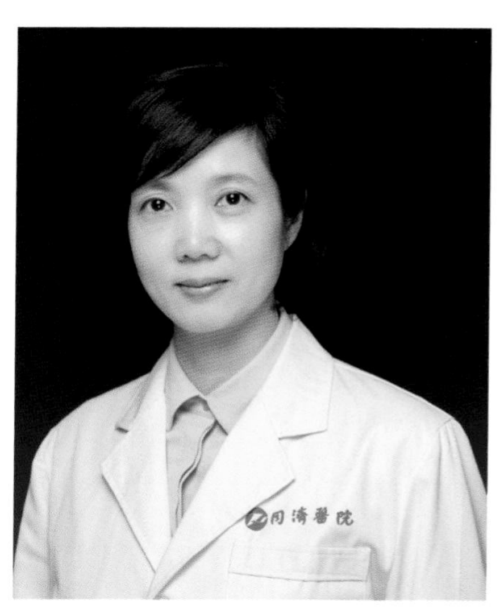

主译简介

马净植，教授，博士生导师，主任医师。华中科技大学同济医学院附属同济医院口腔科主任；《临床口腔医学杂志》编辑部主任，副主编。1994年毕业于空军军医大学（原第四军医大学）口腔医学院。2010年作为高级访问学者赴加拿大英属哥伦比亚大学牙学院学习一年。现任中华口腔医学会第六届牙体牙髓病学专业委员会常委，湖北省口腔医学会第三届牙体牙髓病学专业委员会主任委员，湖北省口腔医学会第五届理事会副会长，武汉市口腔医学会第四届理事会副会长等。曾任中华全国青年联合会第十一届委员，任湖北省政协第十一届和第十二届委员。

译者前言 Preface

《牙髓病临床治疗技术》第 4 版是牙髓病学著名学者 Kishor Gulabivala 和吴原伶所著。作为牙髓病学经典著作之一，大家对该书的基本印象是“系统而实用”。如何合理地选择牙髓治疗方案、如何评估治疗效果是这本书的重要切入点，甚而书中列举了牙髓病学专家在牙髓治疗诸阶段的观念冲突，并借由讨论提出了最佳的治疗途径（ best practice routes ）。正如利物浦大学牙学院的 AJ Preston 推荐词所说，《牙髓病临床治疗技术》为每一个有志于提高自身牙髓病诊疗技术的临床工作者提供了一段福音。

本书分为 4 个部分：牙髓治疗的原则、牙髓治疗的准备、牙髓治疗的过程、牙髓治疗的多学科考虑。牢牢把控着临床治疗这个主体进行结构编辑，使全书具有极强的适读性和流畅感，并且作者为每个章节都提供了充分的循证依据。

说实话，翻译这样一本大部头的著作，对我和我身边的伙伴都是一个巨大的挑战。翻译家傅雷曾经说过“翻译也是一种创作”。我们选择翻译此书的目的就是因为这本书具有极高的临床指导性，因此我们的读者很多可能是牙体牙髓专业的普通医生，如何让他们能读懂、能读透、能使用这本书，是我们创作的原动力和核心思想。为此我们 28 位译者对原著进行了反复研读，对原文涉及的各种知识与观点进行溯源与讨论，期间有过无数次的交互驳难与审校，而对于译稿，我们也是一校再校，经过很长时间才最终真正定稿。就是希望能穷吾等之力，最大限度体现原著宏大的知识层面与思辨体系。

而今，本书即将付梓，我们还是心内惶惶。囿于自身的知识体系，囿于我们的临床经验，囿于缺少对国外牙髓病学尖端研究的认知，我们知道本书定然还是存在许多疏忽和错漏之处，如能得到同行专家和广大读者的批评指正，我们将不胜感激。如果本书对诸位牙髓病临床工作者能有所裨益，将是我们最大的成就与快乐。

2019 年 5 月于武汉

序 Foreword

50 年前，当我们还是年轻的口腔医学生时，牙体牙髓病和根尖周疾病的治疗方法还是严格地按照 G.V. Black 和 Louis Grossman 的原则来讲授。我们的老师在他们的学习过程中就深受这些前辈理论的影响，因此，我们也是按照疾病的自然进程来按部就班地学习，这种方式非常实用但略显呆板。根管清理、根尖封闭、细菌培养、局部用药，我们被这样一直教到毕业。牙髓病治疗在当时仅被作为牙体修复的一种非必要补充手段，并且收益只占牙体保存和手术治疗整体中很少一部分。牙髓病治疗学地位的低下可能有其历史原因。牙体保存技术常被用来处理龋病、齿面缺失以及外伤导致的牙体外形破坏。牙冠完整性的丧失会导致微生物的侵入，牙髓病治疗主要就应用在这种继发感染的治疗中。因此，牙髓病治疗很自然地被当作牙体保存治疗的一部分。

在 Eastman 牙学院的研究生学习阶段，我们加深了对牙科修复性治疗的理解，提升了操作的精确性。我们意识到将临床工作建立在牙髓病治疗学、牙周病学及殆学的基础之上非常有必要。牙髓病学，作为支撑牙髓病治疗学的基础科学，是我们理解牙齿疾病的先决条件。我们发现临床学科最令人满意的地方就是，合理地运用科学技术就可以得到预期的临床结果。在这段学习过程中，已故的 Fred Harty 教授的指导让我们获益匪浅。在那个年代，牙髓病治疗学在英国还不是独立专业，并且英国牙体牙髓病学会也才刚刚建立，而 Fred Harty 教授不仅鼓励我们好好学习牙髓病学，还支持我们将牙髓病治疗学的知识广泛传播。

如今，牙髓病治疗学渐趋成熟，并且成为牙科疾病治疗中的重要环节，其生物学基础已经大部分被了解清楚，并且进入病理学研究阶段，大量的临床治疗结果导向更精准的循证治疗方法。我们非常高兴地看到这个临床领域的专家人才辈出。此外，通过设立专科并提供教授职位，以促进学科发展和保持行业基本准则，这一点尤为值得称道。

在这里向 Kish 和 Paula 为《牙髓病临床治疗技术》第 4 版出版付出的努力致敬。他们呈现出条理清晰、图文并茂的内容，完美地体现了现代循证医学思维。本书对于热爱牙髓病治疗学的学生、从业者和专家都很有意义。我们自豪地向各位读者推荐这本书。

Christopher J. R. Stock

Richard T. Walker

致谢 Acknowledgements

本书编者在前3版的基础上进行改编，在这期间，持续收到的一些反馈意见和各种投稿让本书从概念到内容都有改进。这一版的内容有大量的更新，但是仍保有前面作者和编者风格的痕迹。编者对以下人员在前几版做出的贡献致以谢意：

Dr Christopher JR Stock

Professor Richard T Walker

Dr Jane Goodman

Dr Jackie E Browne

Dr Ian Cross

Dr Carol Mason

Dr Shahrzad Rahbaran

Dr John D Regan

Professor Paul R Wesselink

此外，向以下在过去为本书提供了各种精彩照片的人员致以谢意：

Professor Ramachandran Nair, Mr JF Roberts, Mr FJ Hill, Late Professor GB Winter, Professor Paul Speight, Dr John Bennett, Mrs P Barber, Dr Nicky Mordan, Mr J Morgan, Dr Elisabeth Saunders, Professor Michael Tagger, Professor Paul Dummer, Late Professor Thomas Pitt Ford, Professor Callam Youngson, Dr Margaret Byers, Dr Melody Chen, Professor Ivor Kramer, Late Dr Jakob Valderhaug, Dr Lars Laurell, Miss Noushin Attari, Miss Angela Christie, Dr Michael RN Collins, Dr Peter Endo, Dr David Dickey, Dr Ben Johnson, Dr Paul King, Dr Koos Marais, Dr Joe Omar, Dr Paul O' Neilly, Dr Alistair Spiers, Dr Peng Hui Tan, Dr J Woodson.

编者向以下贡献出他们的科研项目中的宝贵图片的硕士研究生致以谢意：

Ms Monika Sharma, Mr Shailesh Rojekar, Ms Naomi Richardson, Ms Chrisa Oikonomou, Ms Athena Iacovidou, Ms Glynis Evans, Mr Aws Alani, Ms Maysoon Haji, Mr Rahul Arora, Mr Benjamin Long, Mr Sui Fei Leung, Mr Ian Alexander, Mr TH Aung, Mr Paul Brennan.

编者感谢 WJ van der Meer 提供的图片，感谢 Jeffrey Chan 提供的摄影专业指导，感谢 Dr William Cheung 和同事 Robert Ng 提供手术实例和器械，感谢 Rahul Goria 提供手术实例。感谢 Ian Eames 教授提供计算流体动力学灌溉的图像。

作者前言 Preface

本书的第1版（1988）——《牙髓病治疗学彩图集》，是由Jack Messing 和Chris Stock 编写出版，包含21 个简短、实用的章节。这是一本精彩纷呈的书，很符合当时大家的需求。那时，牙髓病治疗学在英国刚刚起步，作为一门新兴专业学科，仍然有待得到大众的广泛认可。人们开始逐渐认识到学识丰富、技能高超的专家可以为患者提供独一无二的治疗体验。该版书着重于介绍操作技术，并解答了一系列“如何做”的问题，同时加入很多实用技巧。该书的最后用一页纸开了一个单章名曰“未来方向”，提出尽管牙髓病治疗专科发展迅速，但却存在一个极大隐患——缺乏循证医学基础，而且随着复杂病例越来越多，对牙科全科医生的技术要求也越来越高。这些观点后来都被证实是非常有预见性的。

本书的第2版（1995）——《牙髓病治疗学图文集》，是由Chris Stock主编，并加入了3位新的编者（Kishor Gulabivala、Dick Walker和Jane Goodman）。该版书共17个章节，保持了第1版的实用性和以技术为核心导向的风格，但开篇第1章却开宗明义地阐述了牙髓病治疗学坚实的科学基础、生物学原理和临床理论基础，反映出当时这门学科在英国日益成熟的现状。那时，随着患者获取信息的渠道越来越多，他们对于高端治疗的需求也越来越高，因此当时牙科全科医生面临的挑战也越来越大，而该版书在那时带给他们巨大的福音。编者采用了“通过图片讲故事”的方式，将知识以简单连贯的形式传递给读者。

本书的第3版（2004）——《牙髓病治疗学》（编者：Chris Stock、Dick Walker和Kishor Gulabivala），保持其图文并茂的风格，并且更加强调其科学基础和临床原理。该版的成熟性反映出当时牙科全科医生自我提升的需求，他们在不断探寻牙髓病治疗学的前沿尖端领域。1998年，在英国牙髓病治疗学终于成为一门专业学科。与此同时，投资者也意识到牙髓病治疗服务费增值的巨大潜能，从而增加了对研究和发展的投入以促进学科创新，并提供了一系列的快速发展的仪器和材料。随着技术革命的来临，临床专家也需要对不断涌现的新产品以及配套的新技术进行讲解和宣传。而这些技术太多太多，单靠一本书难以详尽地讲解。因此，该版的编者更倾向于提取这些技术中的原理，使读者能领悟各项技术的核心本质，并运用到各种技术中去。该版书的编者们开始培养硕士研究生，开展专业培训课程，在医院和实习机构中开设牙体牙髓临床专科，这些都极大地鼓舞了他们，使他们立于牙髓病治疗学大发展的潮头乘风破浪而行。

本书的第4版（2014），保留了前版编者（Kishor Gulabivala），而Chris Stock 和Dick Walker 则功成身退，并加入一位新的共同主编Yuan-Ling（Paula）Ng。Paula 作为一位资深的临床医生和老师，对牙髓病治疗学循证医学发展起到了重要作用，同时她也是Eastman 牙学院牙体牙髓病治疗学硕士研究生项目的负责人。该版最新的牙髓病治疗学将延续前面数版的优良传统。它更新并强化了临床路径的循证依据，同时给出了合理化解释，同时维持了一贯图文并茂的风格，为更多有抱负的牙体牙髓医生提供视觉依赖学习框架服务。该版将内容分为4个方面：第一，建立科学和临床的基本原理；第二，为读者提供牙髓病治疗学的基本知识；第三，阐述核心治疗方法；第四，讨论学科联结。由于专业的不断深化发展，不同领域具有高深造诣的临床专家间的动态交互方式已经大为改观。同时，我们也需要加入一些与新材料相关的章节以实现对学科前沿信息的全面覆盖。

目前英国人口对于牙髓病治疗的专业需求可从3个层次来满足：牙科全科医生满足基本需求；牙髓病治疗技能强化的牙医负责处理中等难度的病例；牙体牙髓专家则应对更加复杂的病例。我们希望本书能为各个层次的医生带来帮助：（1）鼓励优秀的牙科本科生进入实习期；（2）帮助牙科全科医生毕业后继续夯实他们的知识和技巧；（3）为有专业基础的临床医生提供进步的底蕴；（4）为有志于从事牙髓病治疗的专家打下坚实基础。虽然本书的展开是以英国卫生系统为背景的，但是多方证据（如各种牙体牙髓病学杂志、流行病学数据、国际会议和全球健康视角）显示全球各地牙髓病治疗学的发展进程都是不尽相同。因此无论在哪里，只要是牙髓病治疗学盛行的地方，本书都有一定的指导意义。

编者认为仅仅靠书本知识是不能提高治疗技艺和临床技巧的，还需要进行实践。必须通过严谨的、充满反思的练习，理论才能被完全吸收转化为实用知识。很少有人能独立地完成这种转化，大部分人是需要不同程度的操作指导、跟踪与培训。为了获取牙髓病治疗的进阶技巧，我们需要在操作中培养整体与局部的意识、训练具象化能力、不断磨炼技艺、恪守治疗原则。不断提高自我要求，保持认真负责的态度和注重细节的精神，是成为一位成功的牙体牙髓病医生的必要素养，并且终其一生促进其不断进步并产生源源不断的满足感。就如亚里士多德所说：

优秀是一门通过训练而成的艺术，亦即习惯。
我们举止得体不是因为我们优秀或具备美德，
相反是我们举止得体所以才配拥有这些品质。
是那些我每日都在重复的事情使得我之为我，
正因如此，优秀不是一种行为而是一种习惯。

我希望这本书能成为读者们在探索这个令人着迷的领域旅程中的一个美好开端。

Kishor Gulabivala
Yuan-Ling (Paula) Ng

其他编者 Contributors

Ian Alexander BDS, MSc
Senior Clinical Teaching Fellow
Coordinator of Diploma in Endodontic Practice
UCL Eastman Dental Institute, London, UK
Proof-reading of chapters 8 & 9

Ulpee Darbar BDS, MSc, FDS RCS
Consultant in Restorative Dentistry & Clinical Director
Department of Periodontology
UCLH Trust, London, UK
Provided intellectual content for chapter 12

Rachel Leeson BDS, FDS RCS, PhD, FHEA
Senior Clinical Lecturer in Oral Surgery
Director of Masters Programme in Oral Surgery
UCL Eastman Dental Institute, London, UK
Provided main intellectual content for chapters 16 & 17

Alyn Morgan BChD, MSc
Senior Clinical Teaching Fellow
Coordinator of Diploma in Endodontic Practice
UCL Eastman Dental Institute, London, UK
Proof-reading of chapters 8 & 9

Alexander Mustard BDS, MFDS RCS, MSc
Teacher in Endodontology
UCL Eastman Dental Institute, London, UK
Provided main intellectual content for chapter 15; proof-reading of chapters 4 & 10

Farhad B. Naini BDS, MSc, PhD, FDS RCS, M Orth RCS, FDS Orth RCS, GCAP, FHEA
Consultant Orthodontist Kingston & St George's Hospitals, London
Honorary Senior Lecturer Craniofacial Anatomy, Biology & Development St George's Medical School, University of London, London, UK
Provided intellectual content for chapter 13

Murray Saunders BDS, MGDS RCS, MSc
Honorary Lecturer in Endodontology/Specialist in Endodontics
Coordinator of Short Course Modules
UCLH Trust, London, UK
Proof-reading of chapters 6 & 9

Morgana Eli Vianna BDS, MSc, PhD, FHEA
Clinical Lecturer in Endodontology
Coordinator of Masters Programmes in Endodontology
UCL Eastman Dental Institute, London, UK
Provided figures 3.5, 3.27, 3.28, 3.48; tables 3.3 & 3.5; proof-reading of chapter 3

Wicher Joerd van der Meer BDS
Teacher, University Hospital of Groningen;
Staff Member, Centre for Special Care Dentistry, Assen;
Honorary Research Associate
UCL Eastman Dental Institute, London, UK
Provided intellectual content for section on CBCT for chapter 4; generated and provided 3D images in figures 1.40, 2.9, 3.1, 3.5, 3.8, 3.11, 4.64, 4.65, 4.66, 4.67, 8.55; tables 4.12, 4.13; proof-reading of chapter 15

牙髓病学和牙髓病治疗学定义

根据 2006 版欧洲牙髓病学协会共识，牙髓病学被定义为一门关于牙髓和根尖区的形态、功能、健康、损伤以及相关疾病治疗和预防的学科，首当其冲的就是因感染而引起的根尖周炎。牙源性疼痛的归因以及相关疾病的诊断都是牙髓病学治疗中的重要组成部分。而人们通常所说的 Endodontics（牙髓病治疗学）是根据教育目的制订，在牙科临床治疗中的一个特殊分野，是牙医必需的基础训练，欧洲牙髓病学协会将其作为本科生学习牙髓病学时的一门重要的引导课程（欧洲牙髓病学协会 2001；De Moor 等，2013）。

牙髓病治疗学所包含的操作都是为了保存全部或部分牙髓组织活力。当牙髓处于病理状态或受到损伤时，治疗目的是保留正常的根尖周组织。当发生根尖周炎时，治疗目的是修复根尖周组织——这时候我们通常需要行根管治疗，有时还需要辅以根管外科手术。牙髓病治疗学的范围包括：对牙髓及根尖周区引发口腔颌面部疼痛的鉴别诊断和治疗；牙髓病的预防和活髓治疗；牙髓摘除术和根管治疗；根尖周炎的根管治疗；根尖周炎治疗后的（根管）再治疗，根管外科手术；牙髓治疗后的内漂白；根管治疗后行桩核冠修复的相关操作、冠延长和助萌术中的相关牙髓治疗，以及牙外伤的治疗。

维护大众牙齿健康是牙医的主要目标之一，而牙髓病治疗学的目的是保留功能牙齿以避免对患者健康造成不良影响。每一位牙科操作者都应该能辨别并有效治疗牙髓及根尖周的损伤和疾病，这是欧洲牙学院毕业生必须掌握的常规技能（欧洲牙髓病学协会 2001； De Moor 等，2013）。当某些病例的诊断和技术难度超出牙科操作者个人能力范围时，就应该将其转给经过牙髓病学专科培训的医生（欧洲牙髓病学协会 1998）或在其他地方获得牙髓病治疗专长的医生。

牙髓病 / 根尖周病简介

牙髓病主要是结缔组织（牙髓）炎症，与身体其他部位炎症反应相同，牙髓炎症可能源自各种损伤（机械、物理、化学、热或电）。这种一过性损伤，牙髓通常能在 3～4周内完全恢复。而持续的、进行性的、永久的牙髓炎性破坏就可能与各种损伤长期反复发生有关，当然临床最常见的病因还是口腔细菌感染。但到目前为止，尚不能明确感染牙髓组织的病原菌种类，病原体直接或通过牙本质小管感染牙髓，最终导致牙髓坏死。牙髓组织失活和坏死后，在牙齿内部形成一个无保护空腔，细菌得以在此入侵、定植、污染和感染根管，最终导致根尖周炎症的发生，临床表现为X线片可见透射影，伴随或不伴随临床症状。

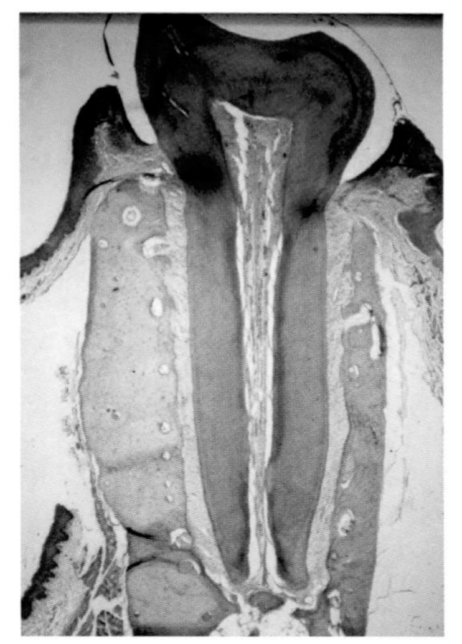

图 1.1 牙髓和根尖疾病

综上所述，牙齿完整性（第一道防线）的破坏导致牙本质暴露，刺激牙髓产生局部渗出性炎症（第二道防线），并同时刺激成牙本质细胞生成继发性牙本质（第三道防线）和管周牙本质（第四道防线）。牙髓组织坏死后，根尖周炎性病变便成为防止细菌入侵机体的最后一道防御屏障，即第五道防线（图 1.1）。

急性创伤可以通过损伤营养牙齿的神经血管束来影响牙髓组织，导致牙髓无菌性坏死，只要牙齿结构未遭到破坏，细菌缺少入侵途径，根管就能够在长达 6 年甚至更长的时间里不被感染。想要合理治疗这些炎性疾病，就需要对牙齿及其周围组织的正常结构和功能有一定了解，对牙髓和根尖周疾病发病机制的充分认识也有助于更好地掌握疾病的处理原则。因此，牙髓病的治疗过程包括控制牙本质表面的细菌感染，避免其再感染；通过根管预备成形和材料充填，为机体有效愈合创造环境。解除牙髓炎症以保存牙髓功能的治疗称为活髓保存术。相应地，解除根尖周炎症以保留功能牙齿的治疗称为根管治疗。当牙髓发生不可复性炎症，或出于修复治疗考虑需要对患牙进行选择性失活时，根管治疗能够预防根尖周炎的发生。针对年轻患者根尖未发育完成的牙齿，在有效控制其根尖周炎症后，以恢复牙髓部分功能为目的的治疗则称为牙髓再生疗法。

参考文献及延伸阅读

[1]Quality guidelines for endodontic treatment: consensus report of the European Society of Endodontology. International Endodontic Journal 39, 921–930, December 2006.

[2]European Society of Endodontology, 2001. Undergraduate curriculum guidelines for endodontology. Int Endod J 34 (8), 574–580.

[3]De Moor, R., Hülsmann, M., Kirkevang, L.L., Tanalp, J., Whitworth, J., 2013. Undergraduate Curriculum Guidelines for Endodontology. Int Endod J [Oct 4. doi:10.1111/iej.12186].

[4]Guidelines for specialty training in Endodontology. International Endodontic Journal 31, 67–72, January 1998.

目录 Contents

牙齿的形成、形态与生理

K Gulabivala, Y–L Ng

牙齿的发育

许多临床医生学习人体胚胎学只是单纯为了应付考试，甚至可能认为这些理论知识与临床实践关系不大。但是本书却将牙齿发育这一主题作为开篇，不仅是为了介绍牙髓病治疗学知识的理论基础，更是由于人们在当代牙髓病治疗实践中逐渐认识到牙齿发育等生物过程才是今后制订牙髓病治疗策略的关键。再生治疗方法依靠人们从牙齿发育过程中实现新组织的生长，以取代患病或受损的组织。最终甚至可以根据需要实现原位再生或植入完整的牙齿进行替代。以上过程有赖于牙髓病学专业领域的知识和实践，因此治疗中必须有牙体牙髓专科医生的参与。掌握牙齿再生治疗或相关技术的临床医生应该对牙齿发育及其相关结构有基本的了解。

在细胞生存、生长、迁移、诱导、融合与分解等过程中，人体的多种细胞系能够精确地进行相互协调，人类目前对“指挥”以上生物学行为的“智能”或“激活力”仍然一无所知。以人类目前的知识，我们仅仅只能通过各种生物学研究收集到的信息，描述这些外在的、随时间进行的变化。实验研究让我们对参与这些过程的基因组和蛋白质组有了一定但却远不够完善的认识。尽管才刚刚实现不久，人类已经能够在实验室中成功培养牙体组织和完整的牙齿（图 1.1）。

牙齿的早期发育

人类胚胎发育到3~4周时已具有非常明显的原始口腔。原始口腔是一道以外胚层作为内衬的裂缝样腔隙，上界为额鼻突，下界为心脏膨大。原始口腔与原始咽腔由口咽膜分隔。下颌突在头部的两侧向前向内生长在中线汇合，并在此形成口腔的下界。下颌突和额鼻突之间形成上颌突，并以相同的方式向中线生长，在额鼻突下形成口的上界（图1.2）。上颌突和下颌突本质上是被覆外胚层的间充质迅速增生所形成的隆起。外胚层是一层紧邻基底膜的矮柱状上皮细胞。基底膜将外胚层与起源于神经嵴细胞的外胚间充质分隔开。在某些区域，比如牙齿发育区部分，上皮层较薄，仅由2~3层扁平细胞组成。在此阶段，上颌突和下颌突尚未分化出嘴唇或牙龈；唇、颊和牙周组织的发育与牙板密切相关，牙齿即从牙板萌出。

原发性上皮带、前庭板和牙板

胚胎发育到第 6 周时，可以观察到牙齿发育结构的形成，此时上颌突和下颌突外侧的口腔上皮开始局部增生并向中线延伸，最终相互融合形成马蹄形的上皮带。这些上皮带在上皮表面并不明显，但下方增厚向下深入到间充质中，称为原发性上皮带。

在胚胎发育的第 7 周，原发性上皮带在其深面分为两个突起；外侧较厚的是前庭板（后续将唇 / 颊与牙龈分割开来），内侧较小的是牙板（后续生成牙齿）（图 1.3）。牙板逐渐向深层间充质内延伸，前份向舌侧形成一个突起，而后份保持垂直（图 1.4）。现在尚不清楚这是由牙板持续内陷还是由间充质增生所造成的。

成釉器

牙板形成后不久，末端细胞增殖形成小圆形突起。这些是乳牙的成釉器，在牙弓的每个象限内有4个（2颗切牙、尖牙和第一乳磨牙）（图1.4）。牙板继续向后生长延伸相继形成第二乳磨牙成釉器（10周的胚胎）和恒磨牙成釉器（第一恒磨牙成釉器形成于胚胎16周；第二恒磨牙和第三恒磨牙成釉器在出生后形成）。胚胎第10周，成釉器和牙板形成一种帽状结构。随着牙胚的生长，两者之间的距离逐渐减小。在此阶段，继承恒牙的牙胚尚未形成，继承恒牙后期以出芽的形式从每个乳牙成釉器的舌侧长出。

牙乳头

成釉器发育的同时，其周围的外胚间充质也快速分裂增殖，密集的间充质细胞在上皮周围积聚形成了牙蕾的牙乳头（原始牙髓）和牙囊。“蕾状期”的成釉器表现为一个简单的卵圆形上皮凝集，细胞形态和组织分化程度较低。基底膜将上皮与其相邻的间充质分离开来。成釉器、牙乳头和牙囊3部分共同组成牙胚（图1.5）。成釉器与牙乳头相接的部分向内凹陷，两侧边缘的上皮芽不断生长环绕牙乳头。在此阶段，成釉器像帽子一样覆盖在牙乳头上（因此称“帽状期”）（图1.6）。随着成釉器不断长大，上皮凹陷覆盖更大体积的牙乳头，此阶段称为“钟状

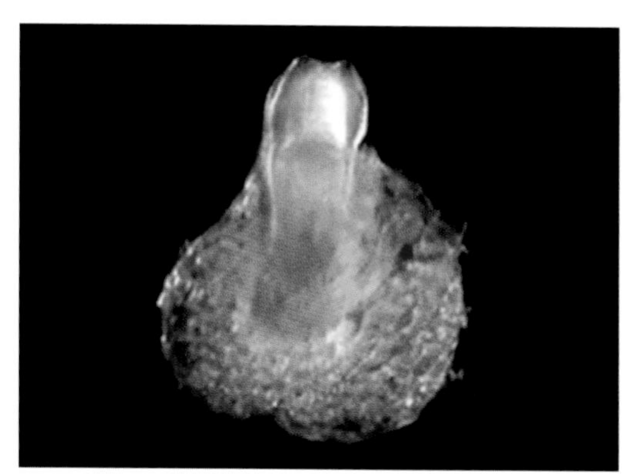

图 1.1 具有咀嚼功能的再生组织。（由东京大学科学部崇史香织提供）

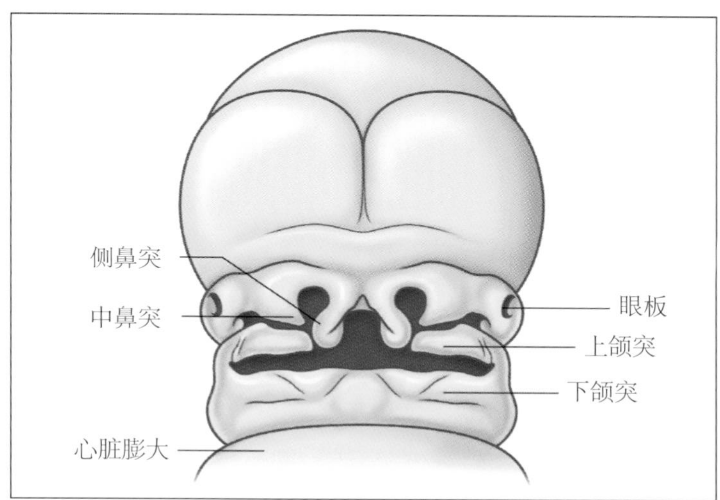

图 1.2 人脑胚胎时期（约 5 周）的上颌突和下颌突

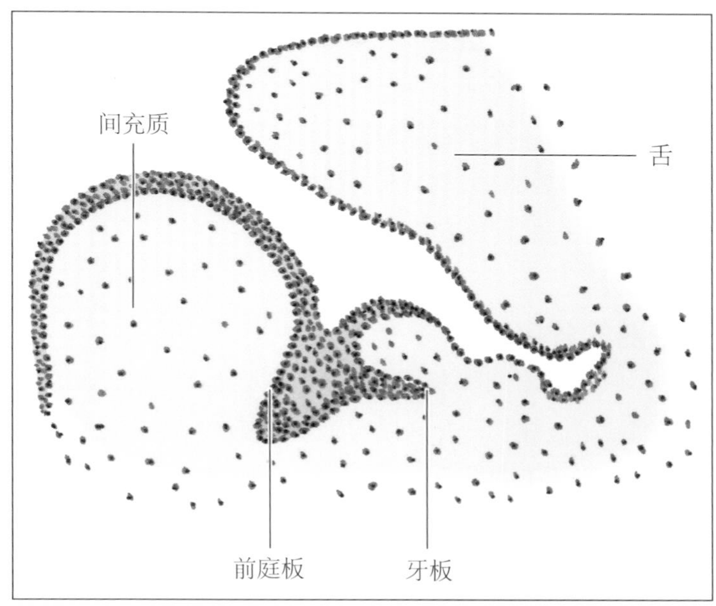

图 1.3 牙板

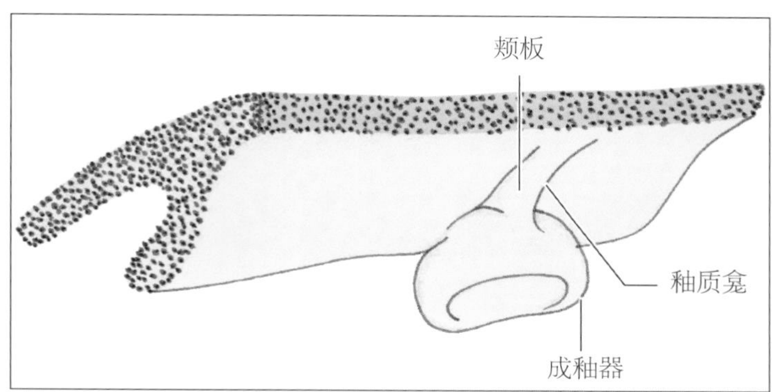

图 1.4 原发性成釉器

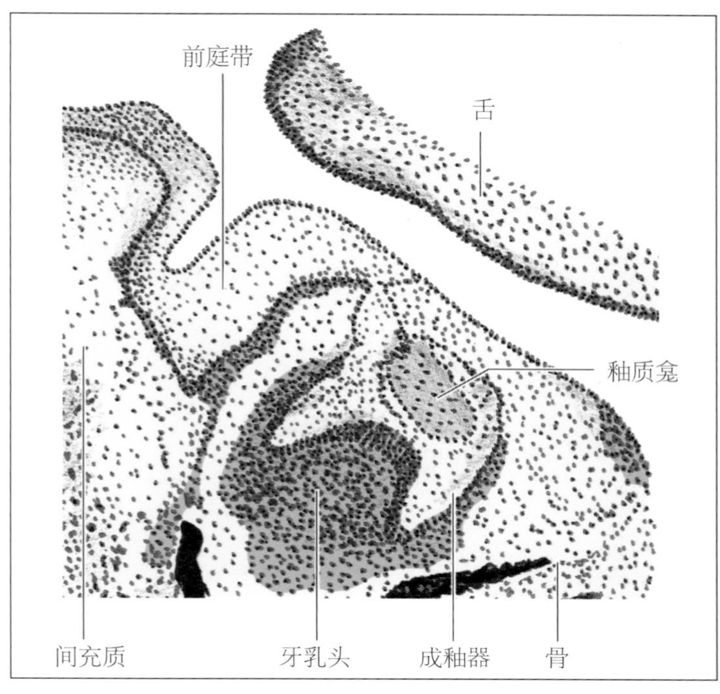

图 1.5 牙胚（前庭带、间充质、牙乳头、成釉器、骨、釉质龛、舌）

期”（图1.7）。在帽状期，成釉器凹处的中央分化出一处上皮突起称为釉结（图1.6）。釉结很快就会通过程序性细胞死亡（凋亡）而消失，有观点认为釉结可能为釉索的生成提供细胞来源。釉结在牙齿发育过程中是一个重要的信号调节中心，产生骨形成蛋白（BMP-2，BMP-7）、纤维母细胞生长因子（FGF-p21细胞周期蛋白依赖性激酶抑制剂）、音猬因子（Shh）、WNT和转录因子。这些信号因子通过调节上皮褶的生长和发育调控牙齿的牙尖形态。原始釉结还决定了继发釉结的位置，对应未来牙尖的位置。釉索是一条出现在钟状期早期的细胞条索结构。它所处的位置是未来牙齿的切缘或第一个牙尖的顶部。有人认为釉结可能在成釉器从帽状期转化为钟状期的过程中发挥作用，也有可能是星网状细胞起源的中心。

口腔前庭的形成

随着成釉器的发育，前庭板继续快速增长。大约在帽状期，前庭板中间形成一道垂直向的裂隙，也就是未来的前庭沟，将唇颊部与牙龈分离开来（图 1.8）。前庭板和牙板均向后延伸发育。

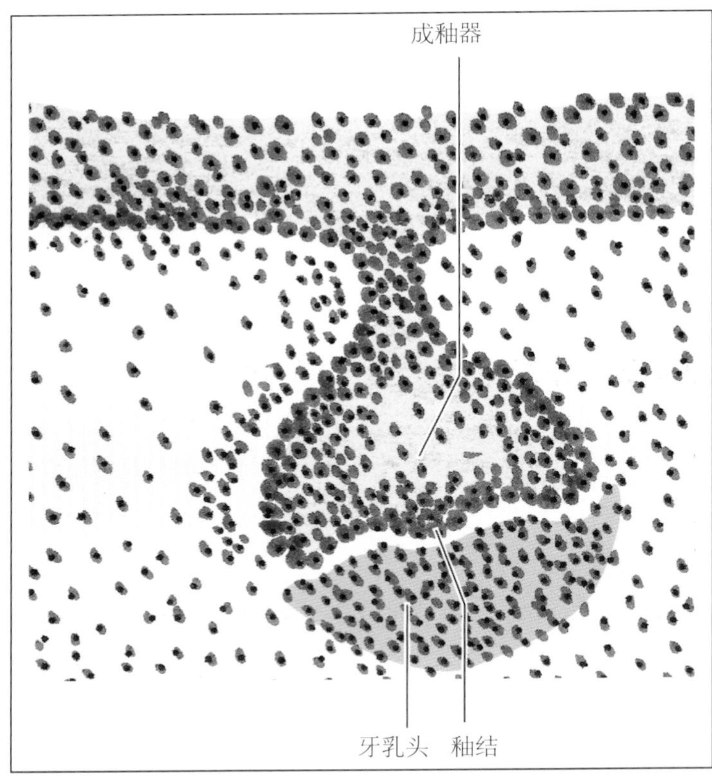

图 1.6 成釉器帽状期

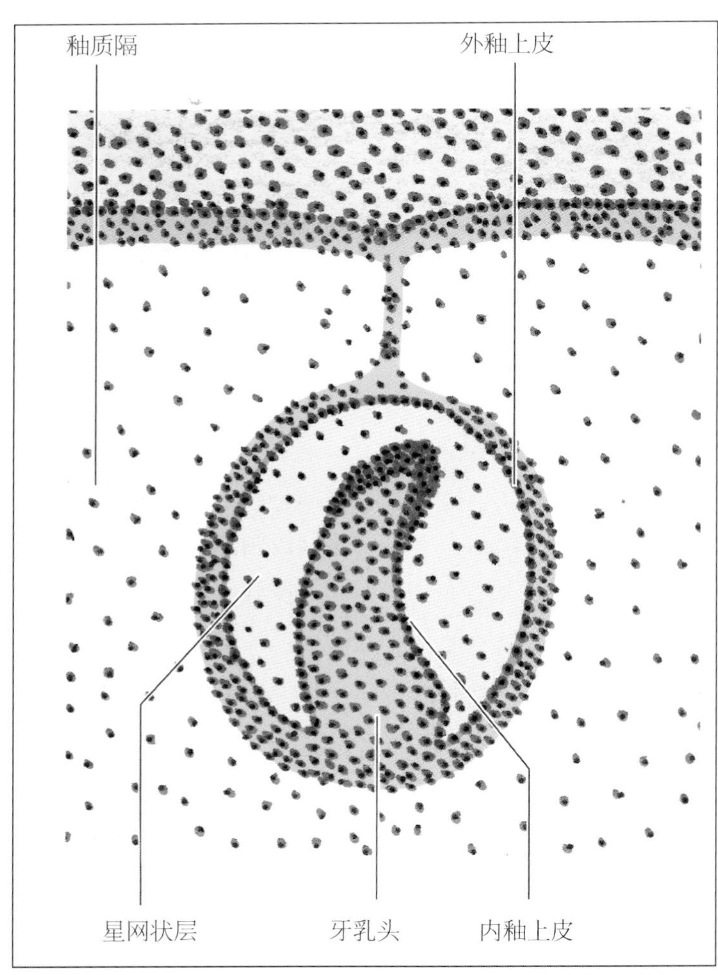

图 1.7 成釉器钟状期

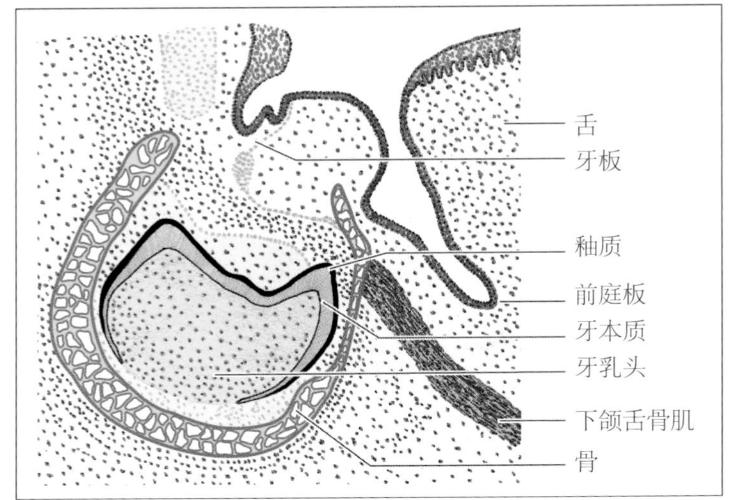

图 1.8 在钟状期后期，形成的唇、舌和形成的舌分隔

牙板的变化和进一步发展为恒磨牙

随着成釉器发展到帽状期，牙板向下延伸并分为颊、舌侧两部分，但目前这一分化过程的意义尚不清楚。钟状期早期，当牙釉质和牙本质开始形成时，连接牙胚与口腔上皮的牙板开始退化，遗留上皮团、上皮岛。与此同时，与口腔上皮分离的牙板继续向后延伸以生成恒磨牙。

继承恒牙的发育

继承恒牙与恒磨牙的成釉器存在很大区别，以至于人们提出猜想：恒磨牙是否有可能是乳牙系列的一部分。在胎儿发育的第 4 个月，每个乳牙胚成釉器的舌侧会形成新的上皮突，该结构发育成继承恒牙的牙板（图 1.9），并以与乳牙相同的发育方式形成恒牙胚。

成釉器的分化

尽管成釉器细胞来源相同，但细胞形态却各不相同。外层细胞呈低柱状，并与口腔上皮的基底层相连续。而深层的细胞形状更圆且更密集。随着成釉器进入帽状期，外层细胞变高。从这一时期开始，外层细胞分化成为外层的“外釉上皮层”和内层的“内釉上皮层”，两层上皮在成釉器的边缘 – 颈环处相接。在牙齿形态发育的过程中，颈环是细胞增殖的活跃位点（图 1.10），同时它也是成体干细胞龛的上皮部分。

在帽状期，成釉器内部的细胞彼此分离，仅以半桥粒方式保持接触，类似星形，因此命名为星网状层。这种纤细疏松的组织在钟状期大量形成，细胞之间充满富有糖胺聚糖的细胞外基质。星网状层具有营养作用，特别是在釉

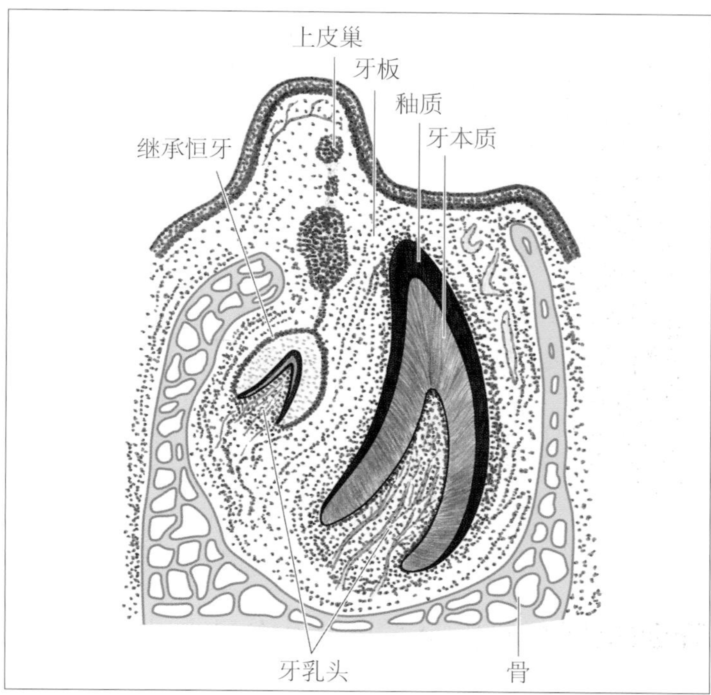

图 1.9 继承恒牙成釉器

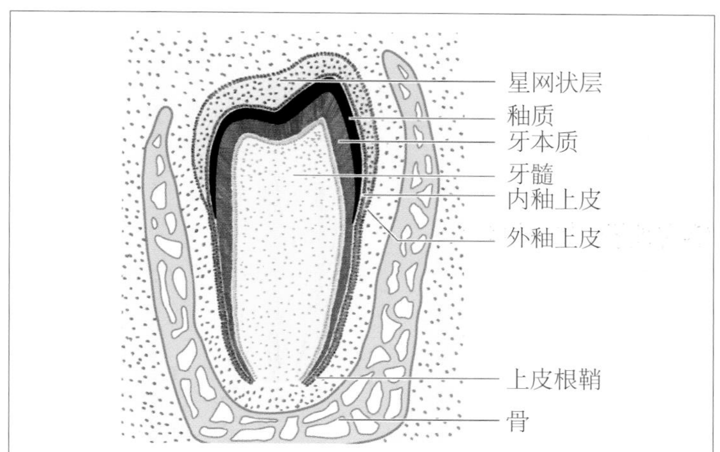

图 1.10 后钟状期成釉器

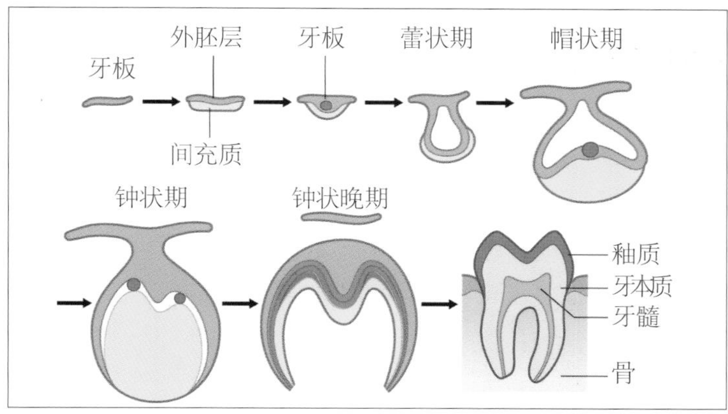

图 1.11 牙齿发育的分子调控模式示意图。信号分子（如BMP: 骨形成蛋白；FGF: 纤维母细胞生长因子；Shh：音猬因子；TNF: 肿瘤坏死因子）调节上皮（绿色）和间质组织（蓝色） 之间的相互作用并调节相应组织的基因表达（框图所示）。信号中心（红色）在上皮反复出现并在局部分泌许多不同的信号，调节形态发生和牙齿形态 [Thesleff Ⅰ（2003） Epithelial-mesenchymal signalling regulating tooth morphogenesis. J Cell Sci 116（9），1647-1648]

质形成之前其营养作用尤为突出，在钙化时还能发挥物理性支撑作用。同时在钟状期，内釉上皮和星网状层之间有2~3 层特别的细胞，称为中间层。到达钟状期之后不久，牙本质和牙釉质开始快速形成，内釉上皮分化为成釉细胞分泌釉质。随着牙釉质和牙本质基质的沉积，牙冠的形态得以形成。

牙乳头、牙囊和上皮根鞘的分化

在成釉器发生上述分化的同时，牙乳头也随之发生微妙的变化。在钟状期，来源于神经嵴（外胚间充质）的、疏松的牙乳头细胞之间逐渐长入纤细的纤维、毛细血管和神经纤维，为牙髓的形成提供条件。出生前牙乳头内的神经结构较少，出生后才有较大的神经进入牙髓发挥作用。

随着成釉器覆盖在牙乳头上方，在外釉上皮的外侧出现一层致密的间充质细胞连续包绕着牙乳头和成釉器，即原始的牙囊。牙囊在帽状期出现后开始有神经支配，其作用是为成釉器提供营养和血液，维持成釉器与口腔黏膜的联系，控制发育中的牙胚所处牙槽骨骨腔的形态和大小，并最终在牙齿萌出时形成牙周膜。同时，它还促进成牙骨质细胞的分化和牙骨质的形成。

当成釉器形成牙冠外形后，颈环进一步生长发育成为牙根。从此，内釉上皮和外釉上皮不再被中间层和星网状层分离，而是形成双层上皮结构称为上皮根鞘。由于上皮根鞘在此时转向水平方向生长延伸继续形成牙根，因此上皮根鞘决定了牙根的外形（图 1.10）。单根牙的上皮根鞘呈单一管状，多根牙的上皮根鞘则呈现更复杂的形状。

牙胚的分化和功能

如前所述，上皮 - 间充质之间相互诱导作用的机制尚未被阐明。最初认为外胚层成分控制间充质的诱导，但现在的观点是两者之间存在相互的诱导促进作用。神经系统在此过程中的作用仍有待确定。

完全分化的成釉器如图1.10所示，包括：（1）外釉上皮；（2）星网状层；（3）中间层；（4）内釉上皮。在成釉器生长的边缘，内釉上皮和外釉上皮是连续的，但基板将其与间充质分隔开来，也将牙胚与牙囊的血管组织分隔开来。

牙齿的钙化组织——釉质、牙本质和牙骨质都在内釉上皮（包括其根方的上皮根鞘）和牙乳头之间形成。分隔内釉上皮和牙乳头的基板代表釉牙本质界，将外胚层的衍生物釉质与间充质的衍生物牙本质分离。上皮与间充质在未来釉牙本质界处相互作用之后，釉质生成和牙本质生成几乎同时开始。发育的牙髓内的成牙本质细胞在釉质形成之前就已开始分泌牙本质基质。成牙本质细胞产生的胶原蛋白形成指向内釉上皮细胞的胶原束。在这个阶段，内釉上皮细胞称为前成釉细胞。釉质沉积在基板的上皮表面和逐步向外退缩的成釉细胞之间；釉质的厚度由成釉细胞迁移的距离决定。牙本质沉积于基板的间充质表面和向内迁移的、来源于牙乳头的成牙本质细胞之间。牙本质的厚度是由成牙本质细胞迁移的距离决定。不断形成的牙本质导致牙髓和牙齿根管直径的减小。在上皮根鞘开始破裂后，牙骨质在无釉质覆盖的牙本质表面沉积。

牙齿发育的分子调控

牙齿发育是一个非常复杂的过程，涉及许多生长因子和转录因子，这些因子能够确保牙胚以及整个牙列有序和可控的发育。上皮与间充质是牙胚的两大组成部分，它们之间的相互作用依赖于生物信号的调控。生物活性分子信号（如转录因子、生长因子、细胞因子）按照特定的时空序列产生，这样的级联反应使牙齿最终具备合适的组织和外形。整个牙齿发育过程，从起始到牙冠形成的分子调控模式图（Thesleff，2003）如图 1.11 所示。

形态结构的异常

牙齿特征，如大小、形状、数量和结构是由基因决定的。在人类牙列中最稳定、显示最小遗传变异的牙齿是尖牙、中切牙和第一磨牙。变异最大的牙齿是上颌侧切牙、第二前磨牙和第二磨牙、第三磨牙。畸形牙可能表现出异常的根管形态，通常见于牙内陷、畸形中央尖、畸形舌侧尖、弯曲牙和双生牙（图1.12）。表1.1总结了牙齿形态结构异常的分类和特点，以及对牙髓治疗的影响。在处理病例时需结合实际情况根据不同的畸形程度进行处理。

牙齿形态

操作治疗中不了解患牙的牙根形态和根管解剖，就好比长途旅行中不携带地图。进行牙髓治疗之前需要对牙齿和根管系统的形态有一个彻底的认识与了解。如果将牙髓治疗操作比作某种运动或工艺品，那么牙齿解剖知识就好比运动场地或工艺品原材料的相关信息。

牙髓治疗主要是对构成牙齿主体的牙本质进行严格操作以便成形、清理，并填充和密封。我们可以将牙髓治疗看作牙髓专科“运动员”的运动场所或者说牙髓“技工”使用的材料。

因此，了解牙齿和根管形态是牙髓治疗的基础，需要对其进行仔细的研究。

了解牙齿的髓腔解剖是完成高质量根管治疗的先决条件。许多牙髓操作的失败都是由于操作者没能充分理解髓腔的三维特点。治疗时，要对患牙根管所处的位置和数量有一个预估。治疗前，可能需要拍摄不止一张术前放射影像以获取尽可能多的关于髓腔特点的信息。

牙和牙根的形状

牙位差异

每位牙医都熟悉牙齿的外形特点，并且应该能够通过类型和象限辨别离体牙。前牙经过遗传进化用来切割食物，通过切缘和单根来引导下颌运动。后牙经过进化用来粉碎和研磨食物；牙尖和多牙根可以承受咬合负载。前牙切缘与后牙颊尖相对应，后牙的舌尖向中线方向逐渐减小，在前牙表现为舌隆突（图1.20）。尖牙位于前牙和后牙交界处，粗长的牙根反映出尖牙经常承受大部分的侧向引导力。

种族差异

牙体组织的发育由基因控制。牙冠和牙根形态发育时内外釉上皮的生长与迁移更是具有遗传性。家族性和种族特征影响着牙齿与根管系统的三维空间结构。由于牙根在萌出后和承受功能负荷时仍然继续发育，因此牙根形态可能受到功能性因素的影响。除去部分部落与世隔绝，大多数人类的血统来源十分混杂。基因和后天功能性的影响导致了某些人群的特征性表型的形成（表 1.3）。澳大利亚土著居民和因纽特人拥有最大的牙齿，而南非布须曼人和拉普人牙齿最小。拉普人有长而发达的牙根。非洲的班图人种，下颌磨牙自前向后逐渐增大。牙齿的大小、形状和窝沟形态等特征也是由基因决定的。

牙根和根管解剖的研究具有牙髓学和人类学的双重意义。熟悉不同种族之间牙体解剖的变异和特征可以辅助定位

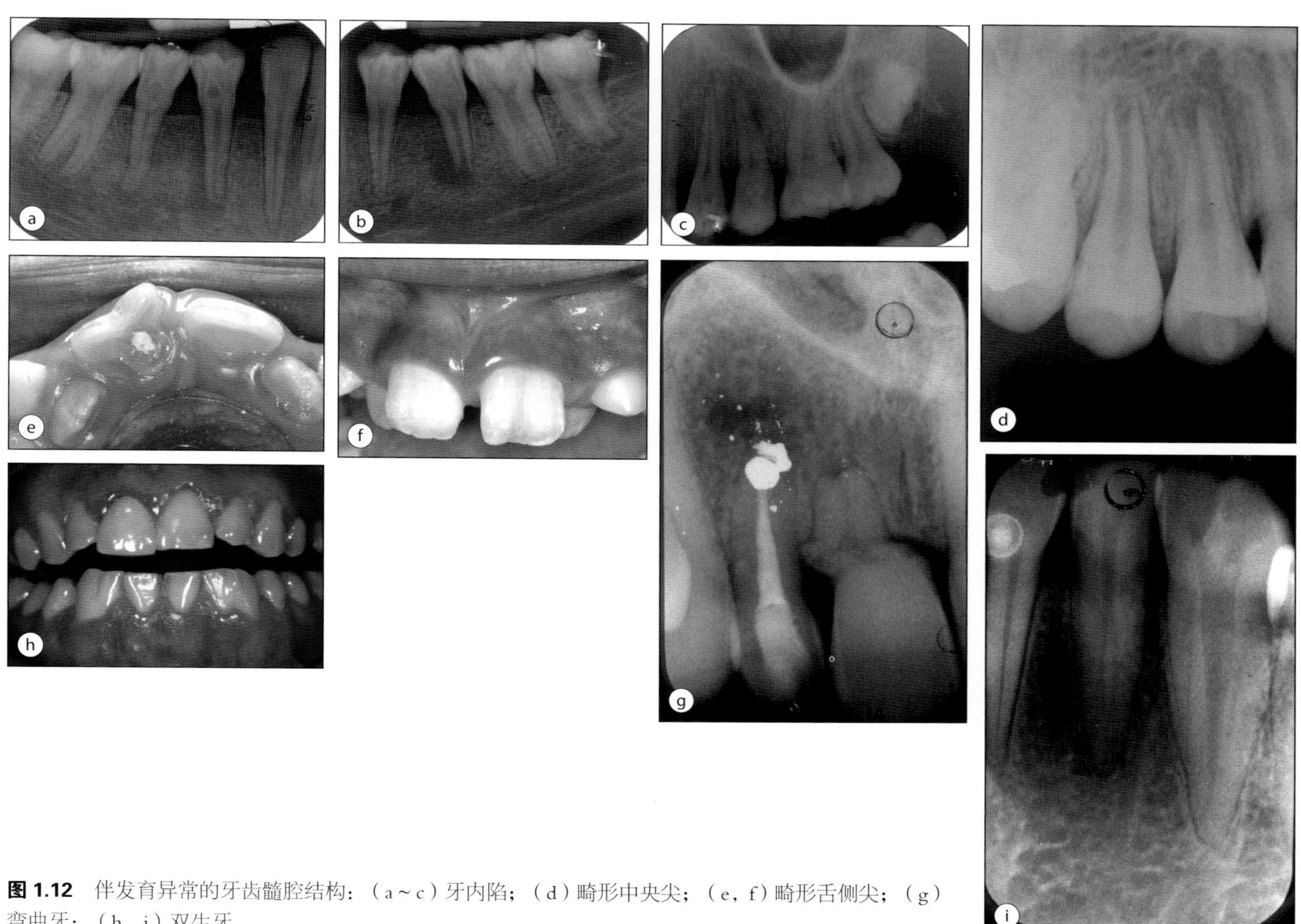

图 1.12 伴发育异常的牙齿髓腔结构：（a~c）牙内陷；（d）畸形中央尖；（e，f）畸形舌侧尖；（g）弯曲牙；（h，i）双生牙

表 1.1 牙齿形态结构异常的分类和特点

类别	特点	对牙髓治疗的影响
	牙齿大小异常	
过小牙	过小牙常发生于上颌侧切牙和第三磨牙；也可见于部分全身性紊乱病，例如侏儒症	与较小的正常牙齿的处理相同
过大牙	较少发生在单颗牙齿，在巨人症中可累及整个牙列	同较大的正常牙齿的处理相同
	牙齿形态异常	
双生牙（图 1.12h,i）	单颗牙未完全分裂，但有一内陷将其分为两个。表现为一颗牙有两个牙冠（牙冠部分分离或完全分离）、一个牙根	一旦通路建好，牙根容易处理
融合牙（图 1.13）	两个牙胚融合所致；融合程度取决于融合发生的时期；可表现为冠根完全融合的单颗巨大牙，也可表现为冠或根分离，仅有牙本质相连的形态	形态异常导致治疗复杂
结合牙	两颗牙的牙骨质粘连所致	除非需要分离，否则不影响治疗
弯曲牙	牙根部的异常成角、弯曲；由牙根发育期的创伤或骨性病变造成	与其他弯曲根管牙齿的处理原则相同，治疗关键在于如何应对弯曲根管
畸形舌侧尖（图 1.14）	上颌或下颌切牙舌侧面釉质或牙本质突起形成的异常鹰爪样结构，内含髓角	若出于调殆或预防的目的需要去除畸形尖，则需根管治疗。根管形态正常

（续表）

类别	特点	对牙髓治疗的影响
牙内陷（牙中牙）	成釉器内釉上皮局部过度增殖，深入到牙乳头中所致；或牙胚局部生长过缓导致。严重程度各异。内陷可与牙髓相通或不相通。Oehlers 提出一种分类方法，见表 1.2。牙内陷并不罕见，常见于前牙，也可见于后牙	牙髓治疗通常是必需的，且比较复杂；具体方式取决于牙内陷的严重程度
畸形中央尖（图 1.15）	牙发育期牙冠表面外突所致。好发于中国人下颌前磨牙	当此突起结节磨耗或折断时会导致早期牙髓坏死，必要情况下可以有选择地进行牙髓切断术。一旦牙髓坏死，就需要常规牙髓治疗，除非牙根未发育完全
牛牙症	牙齿髓室高度异常增加，牙根相应变短的异常形态。可分为轻度、中度、重度。人类学研究。可影响一颗或多颗牙齿	不需要特殊治疗；牛牙症牙齿的根管治疗处理类似于短根的较大正常牙齿。难点在于定位和预备根管
额外根	生长发育的环境条件导致额外根的发生。可能发生在任何牙齿，但多见于下颌前磨牙和尖牙	额外根形态未知，根管的定位、疏通都很复杂
牙瘤（图 1.16）	由很多小的、独立的、简单的牙样结构构成（组合型牙瘤）或者是一个无典型牙结构的钙化团块（混合型牙瘤）	无
牙齿数目异常		
无牙症	完全没有牙齿	无
少牙	缺少部分牙齿	无
多生牙	额外牙或多生牙使牙齿数目增加	无
牙齿结构异常		
釉质形成不全	一组遗传性的釉质发育异常。中胚层正常，外胚层异常导致。可分为形成不全型、钙化不全型和成熟不全型。釉质缺损或破坏会影响牙髓－牙本质复合体，从而导致牙髓问题	重症患者髓腔硬化使牙髓治疗复杂。轻症者无明显问题
釉质发育不全	一系列基因遗传缺陷可能导致釉质基质形成障碍而发生釉质发育不全。临床表现多样，取决于牙本质缺失及牙髓－牙本质复合体受影响的严重程度 釉质发育不全也可能由环境引起，例如发热、全身或局部的感染、营养缺乏、低钙血症、氟化物摄入不足、产伤、机械创伤等	对根管治疗的影响同上；不同情况治疗不同
低磷酸盐血症	先天代谢缺陷导致的家族性疾病。釉质发育不全，髓室大。完整的牙齿更易于坏死或感染	治疗措施不受影响，但预后未知
低磷酸酯酶症	遗传性碱性磷酸酶缺乏导致佝偻病骨改变。因牙骨质不足导致牙齿松动，牙髓也可能受影响	治疗措施不受影响，但预后未知
遗传性牙本质发育不全	也称为遗传性乳光牙本质或遗传性牙发育不全。牙形成时期中胚层受影响。有缺陷的牙本质无法支持釉质，釉质易剥脱，牙齿褪色。牙本质快速磨耗，牙髓快速破坏。根尖周病变少见	严重影响甚至无法进行牙髓治疗，定位根管系统和去除牙本质都很困难
遗传性牙本质发育不良	影响牙本质形成的罕见遗传病。此型牙釉质不会受到影响，牙齿萌出正常。牙根短，髓室闭塞，根尖炎症多见。牙易早期脱落	无可行性的治疗
区域性牙发育不良	病因未明，可影响单颗或多颗牙齿；通常好发于前牙。受累牙常表现为迟萌或未萌；牙形态改变，矿化不全。X 线片见典型的射线透射、色淡模糊的阴影牙	无可行性的治疗
壳状牙	此类牙牙本质形成受损，但釉质结构正常。牙本质极薄，髓室巨大，牙根极短。X 线片示牙齿形态类似贝壳	无可行性的治疗
牙釉质牙本质发育不全	患牙釉质和牙本质均呈现异常，牙髓受刺激或牙齿磨耗时不能形成反应性牙本质，导致牙髓暴露。此类别区别于釉质发育不全和牙本质发育不全，无其他结构受累。表现为牙釉质缺如，牙本质发育不全，髓室极大，牙骨质正常，牙齿易着色	无可行性的治疗
牙本质钙化不全	正常牙本质通过钙质小球沉积矿化而发生钙化，其间点缀未钙化的球间牙本质。该类牙的牙本质较软	此种类别治疗方案尚不明确，但根管治疗应该会受影响

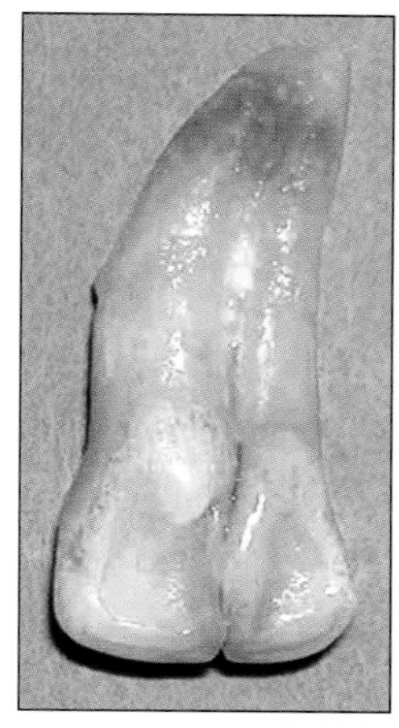

图 1.13 融合牙

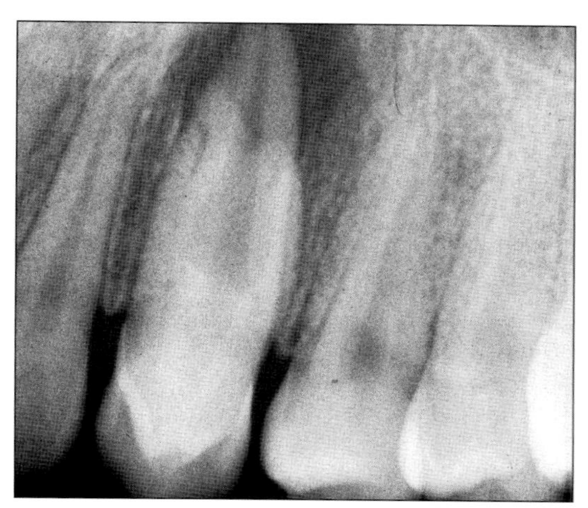

图 1.14 畸形上颌尖牙（畸形舌侧尖）X 线片

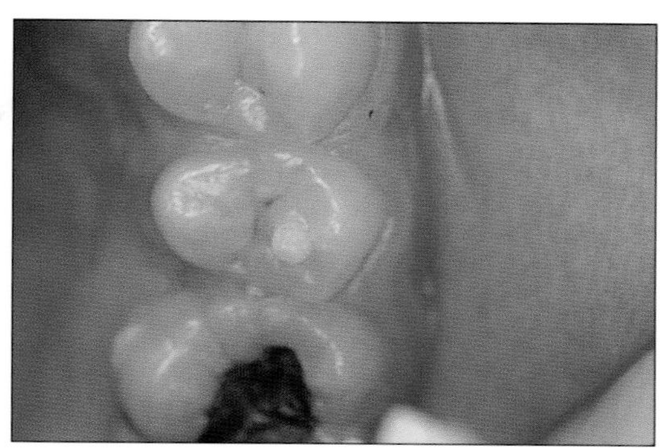

图 1.15 畸形中央尖

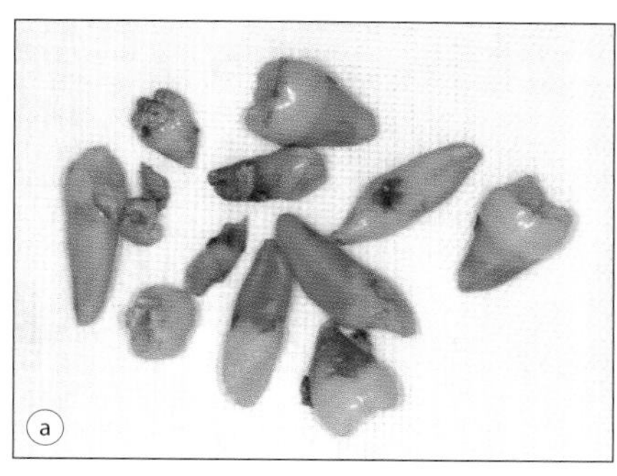

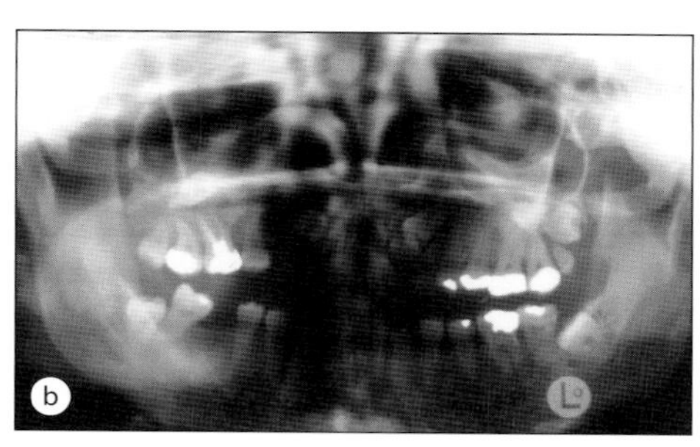

图 1.16 （a，b）从上颌第一磨牙根尖区取出的大量牙瘤成分

表 1.2 牙内陷的类型

1 型	畸形舌侧窝是牙内陷最轻的一种，局限于牙冠；不会延伸超过釉牙骨质界
2 型（图1.17）	这种釉质内衬的牙内陷延伸至牙根处，但未超出牙根范围，类似一个盲囊。有可能与髓腔相通。该类型不破坏牙周膜，内陷可能表现或不表现膨大扩张；如果内陷较为膨大，通常伴随有相应的牙根或牙冠的膨大
3a 型（图1.18）	该种牙内陷向下穿过牙根，在根尖或根侧形成穿孔，有时称为牙根的"第二根尖孔或伪根尖孔"。通常不与髓腔相通，牙髓被挤压在内陷结构周围的髓腔中。内陷可能完全以釉质为内衬，但更多情况下，也有部分内衬是牙骨质。与牙内陷 2 型相同，伴随或不伴随牙齿的膨大
3b 型（图1.19）	与牙内陷 3a 类型相似，但它在根尖孔与牙周膜相通而不与牙髓相通

与识别根管，同时对后续根管治疗有指导意义。不同种族之间存在牙根以及根管的形状和数量的不同。这些变异应该是由基因所决定，因此在追溯人口种族起源时能够起到重要作用。比如具备三根的下颌第一磨牙，在高加索人种（英国、荷兰、德国、芬兰等其他欧洲人）、非洲人种（布须曼人、班图人、塞内加尔人）、欧亚和印度的人口中，该变异的发生频率<5%，而在具备蒙古人种特征的人群中，比如中国人、因纽特人、印第安人，该变异发生的频率高达40%。另一个例子是"C型根管结构"。"C型根管"在高加索人种中十分罕见，而在中国人和黎巴嫩人的下颌第二磨牙中却有相对较高的发生率。

高加索人种的上颌第一和第二磨牙根管形态相似。大多数人是从一个短根干中分出两个颊根、一个腭根。异常变化，如融合根，在第一磨牙偶尔发生，但更多地出现在第二磨牙。另一个不太常见的限于第二磨牙的变异是双腭根 / 根管，在具有三根的磨牙中，大多数腭根和远颊根是 VertucciI 型根管系统（简单单根管）。早在 1925 年，Hess 和 Zurcher 就指出了上颌第一和第二磨牙近中颊根的复杂性，但直到 1969 年 Weine 等的研究之后，其复杂性才获得了更多且更为详细的关注和研究。其他种族上颌磨牙根管解剖的研究少于高加索人种。

时间差异

了解牙齿发育形成的全过程有助于区分牙根和牙髓解剖的各种不同模式或结构。钙化时间、萌出和根尖闭合日期在这方面提供了重要信息。牙齿萌出时间如表 1.4 所示，一般来说，牙冠的钙化在萌出前 3 年完成，根尖在牙齿萌

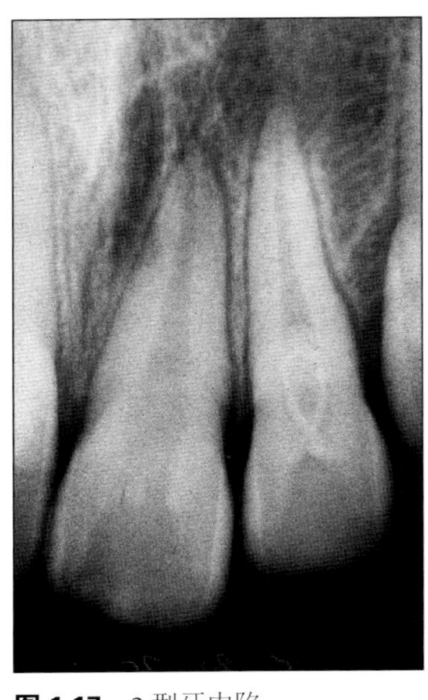
图 1.17 2 型牙内陷

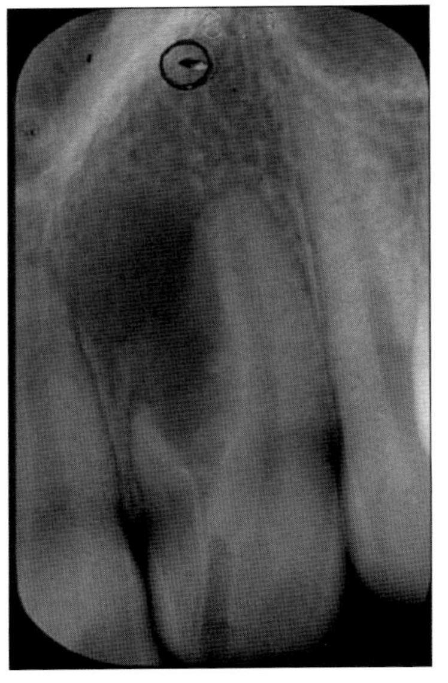
图 1.18 3a 型牙内陷

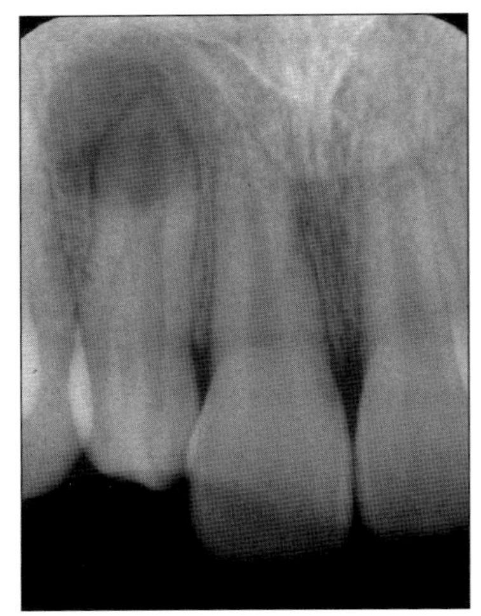
图 1.19 3b 型牙内陷

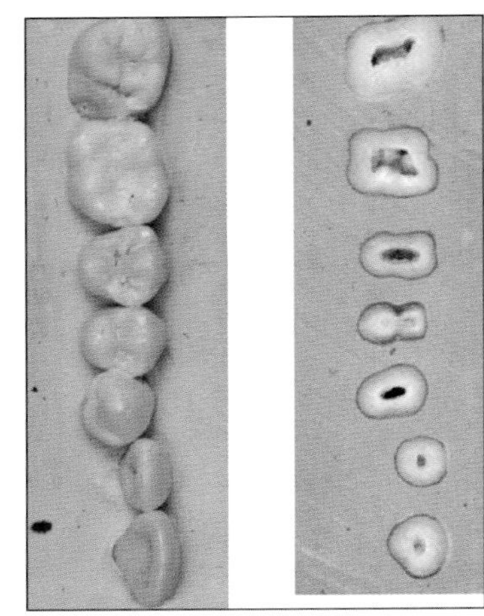
图 1.20 上颌牙殆面观

表 1.3 不同种族具备特征

特征	蒙古人种（因纽特人，美洲印第安人，中国人）	黑人	高加索人
铲形切牙	常见	不常见	不常见
第一磨牙卡氏尖	不常见	不常见	十分常见
釉珠	常见	不常见	不常见
下颌第三磨牙	经常缺失	很少缺失	可能缺失
下颌第二磨牙具备 5 个牙尖	常见	常见	不常见
额外牙	—	常见	—

表 1.4 恒牙萌出时间

年龄（岁）	牙齿	
6~7	16/26/36/46	31/41
7~8	11/21	32/42
8~9	12/22	
9~10	13/23	33/43
10~11	14/24	34/44
11~12	15/25	35/45
12~13	17/27	37/47
17~22	18/28	38/48

出 3 年后闭合。

牙齿的外形和大小在形成时就已确定，但其髓腔侧终生都在持续变化，即便牙根成熟后也不会停止。随着继发性牙本质不断沉积，同时可能由龋坏引发形成修复性牙本质，牙齿表面持续发生损失和咬合磨损。因此随着时间的推移，髓腔体积逐渐减少（图 1.21）。不同牙位之间髓腔体积发生变化的速度也可能不同。

在前磨牙和磨牙，沉积于髓室顶的牙本质少于髓室底。

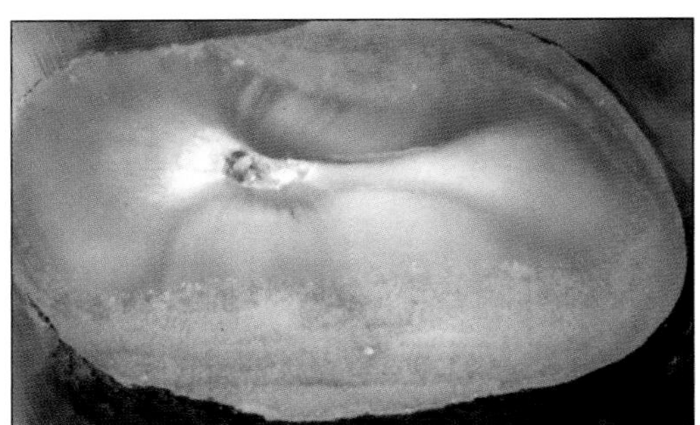
图 1.21 髓腔部分堵塞

除了髓室高度的减少，髓腔近远中宽度也会减少；然而，根管管腔并不会完全闭塞或硬化。即使上段的根管影像有可能消失，但其根方一般是通畅的。当残存的牙髓发生感染需行治疗时，这样的根管很难进行定位和治疗（图1.22）。

髓腔及其形态模式

根管系统的分类

在描述牙齿的内部解剖时，用髓腔形态可能更合适，也就是我们通常所说的根管系统。髓腔是牙髓 - 牙本质复合体的一部分，在健康牙齿中由牙髓组织占据。换言之，健康状态下，髓腔是牙齿硬组织内牙髓存在的空间。由于牙髓和牙本质形成了牙髓 - 牙本质复合体，髓腔也包括了超过牙本质总体积 1/5 的牙本质小管结构。当牙髓疾病发生时，髓腔被微生物污染定植。

人们习惯于绘制结构图来介绍髓腔解剖，但现实中的髓腔非常复杂，与结构图中的解剖形态相差甚远。应该意识到，根管系统的轮廓、形状以及髓腔、根管和根尖孔的

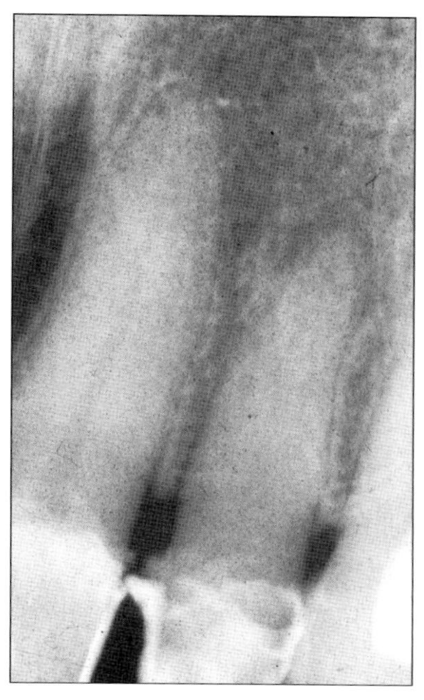

图 1.22 根管钙化的上颌侧切牙的根尖片

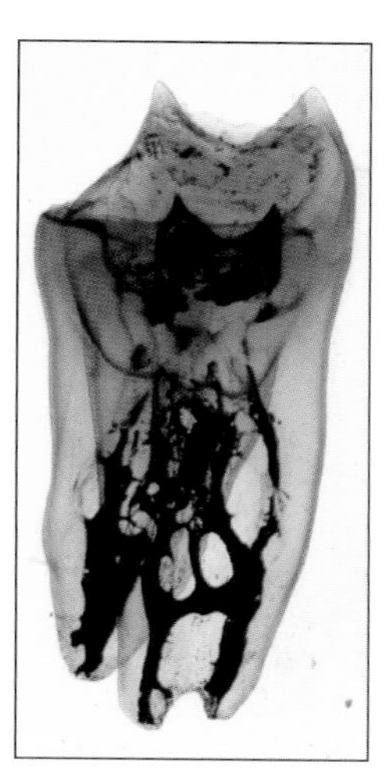

图 1.23 下颌磨牙透明标本

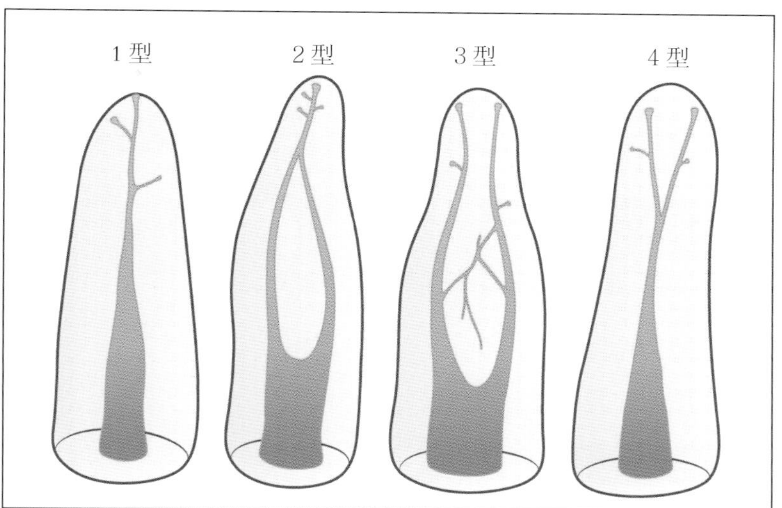

图 1.24 Weine's 根管形态分类

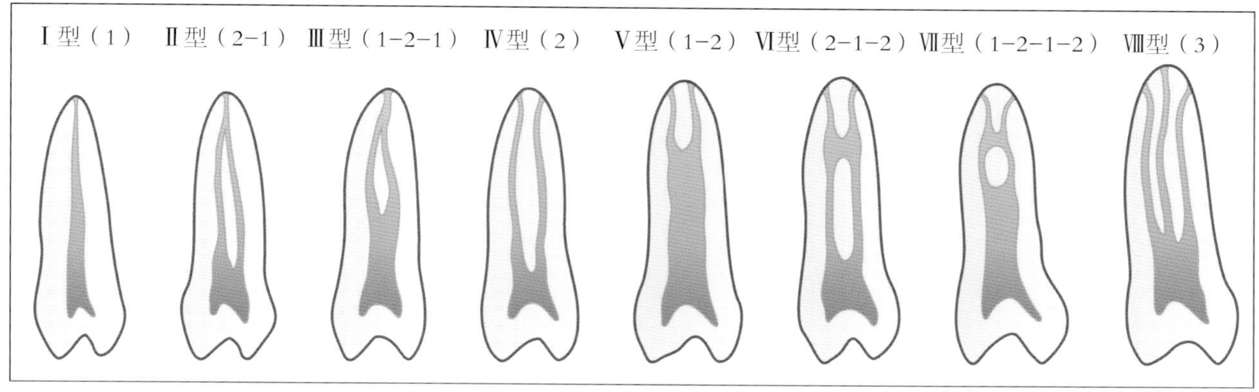

图 1.25 Vertucci's 根管形态分类

定位取决于多种多样的根管分支、分裂、重新融合，呈现出比许多简单描述的解剖教科书中更多的形态；目前人们仍习惯使用教科书中绘制的简单形态介绍牙齿中根管的基本结构。图 1.23 中我们采用了一个做透明处理的离体磨牙来展示髓腔的复杂性（图 1.23）。

尽管人类牙齿的根管系统形态复杂，但却十分有益。然而，由于根管变异程度太大，鲜有学者对此进行尝试。Weine 等（1969）对上颌磨牙近中根的根管系统进行 4 组分类（图 1.24），这一分类被认为可以普遍应用。Zillich 和 Dowson（1973）提出一种 8 组分类，但该种分类似乎并未受到学者的青睐。Vertucci（1984）提出了一种更复杂、更广泛的分类（图 1.25），Gulabivala 等（2001，2002）在此基础上又添加了一些分组（图 1.26）。这些分类正在被更多的研究所采纳。

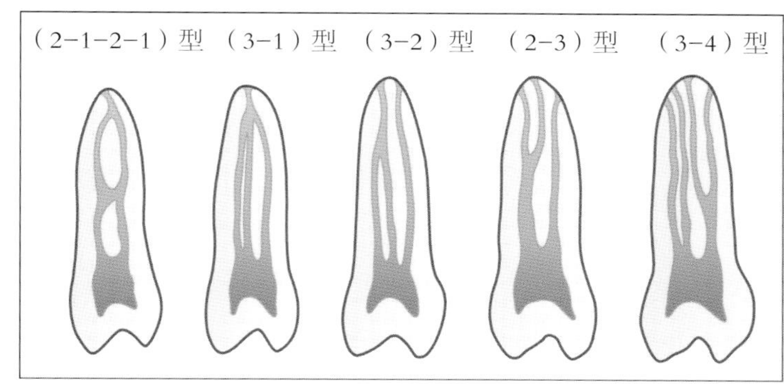

图 1.26 Gulabivala's 增添的根管形态分类

髓腔特征

髓腔特征对牙髓病治疗操作具有重大的意义，应对其进行大量的全面研究。

在横截面，根管往往接近牙根形状。当牙根在唇舌向较宽时，根管往往具有同牙根轮廓相似的比例，或者具有

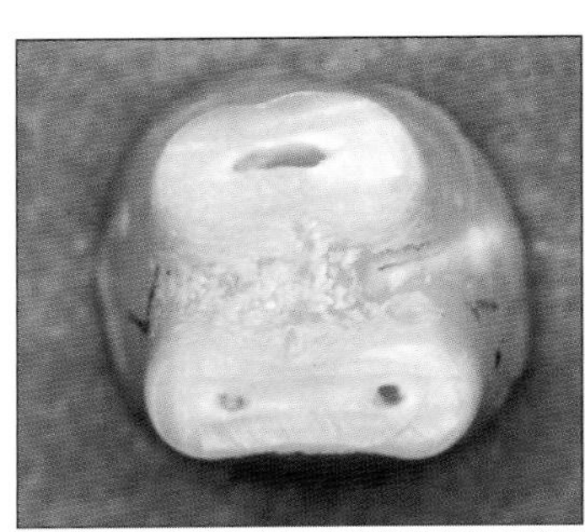

图 1.27 下颌磨牙牙根横切面

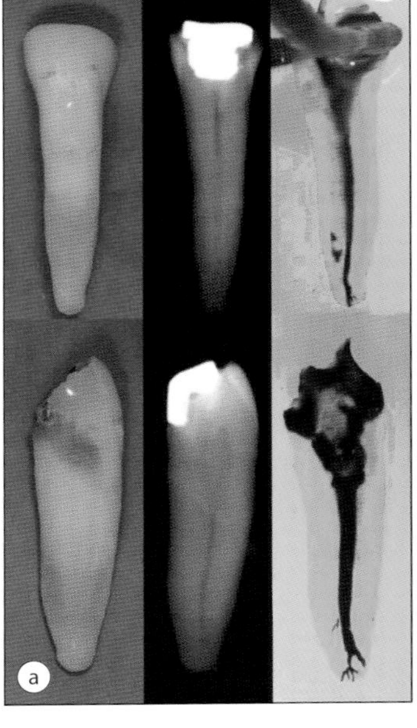

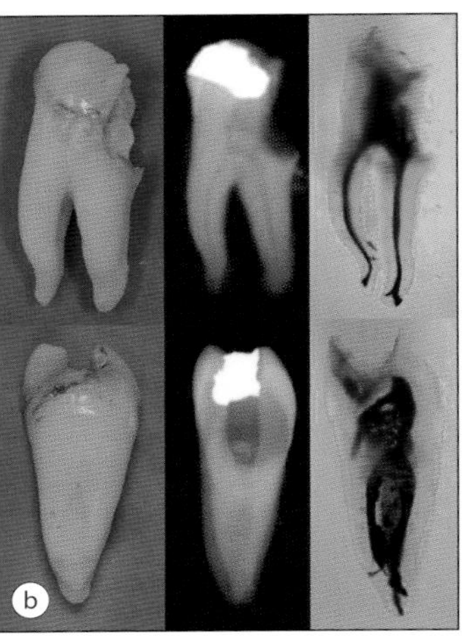

图 1.28 （a）切牙和（b）磨牙复杂根管

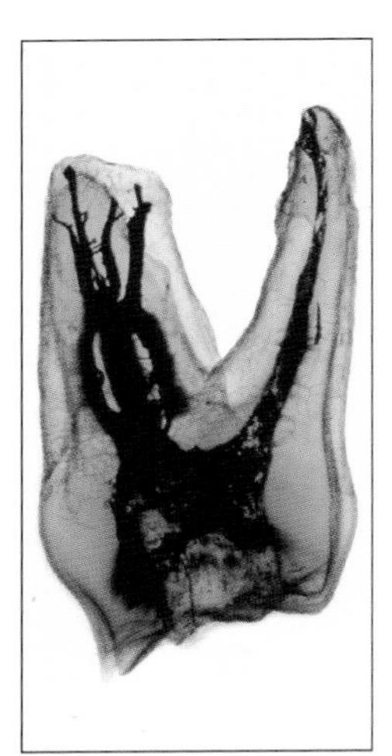

图 1.30 上颌磨牙透明标本

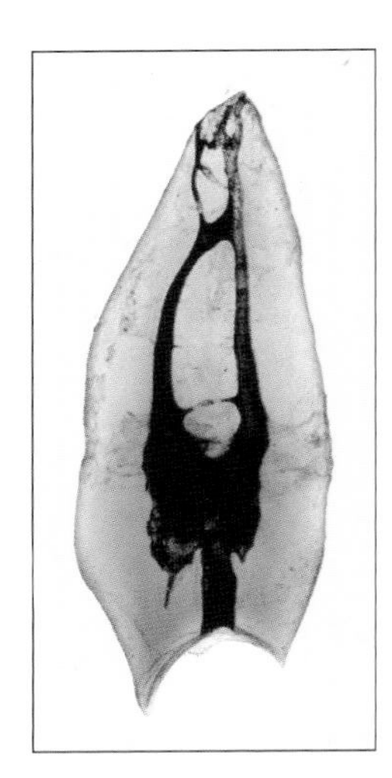

图 1.31 上颌前磨牙透明标本

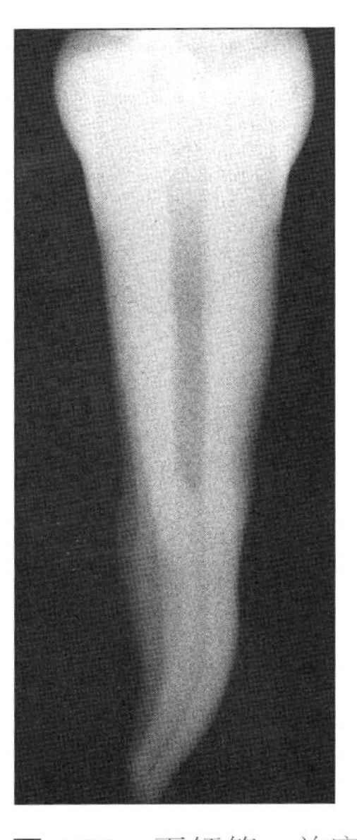

图 1.32 下颌第一前磨牙 X 线片颊面观

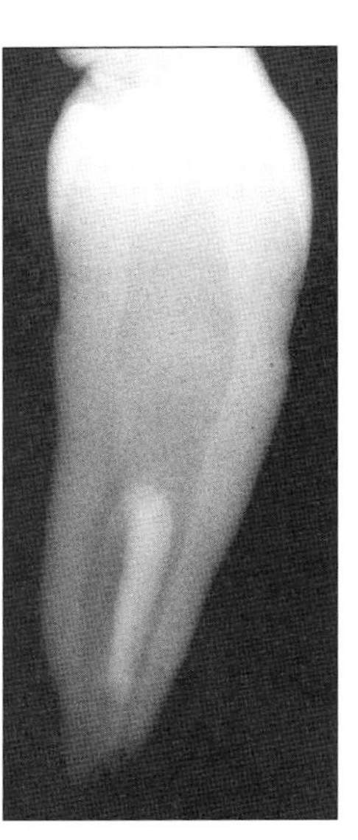

图 1.33 下颌第一前磨牙邻面投照 X 线片

图 1.29 中切牙颊侧面和邻面观

不止一个根管（图 1.27）。

对牙齿进行近远中向简单投照时，牙根和根管系统形态看上去十分简单；但并未显示出颊舌向结构的复杂和弯曲（图 1.28），这些复杂和弯曲仅仅通过传统透射片是很难显示的。尽管有时从透射片上看根和根管是直的，但实际上它们几乎全部是弯曲的（图 1.29）。牙齿透明标本更直观地展现了复杂的根管解剖形态（图 1.30，图 1.31）。因此，髓腔的体积远大于我们从颊侧透照所观察到的大小。

单根内不一定只含有一个根管。临床上，即使只看到一个根管口的牙仍可能明显分为两个根管（图 1.32，图 1.33）。表 1.5 示不同牙位出现双根管的概率。通常，上颌前牙根管系统为 1 型（与牙根形态相符的单根管），而

表 1.5 双根管比例（%）

牙齿	上颌	下颌
切牙	少见	41
尖牙	少见	14
第一前磨牙	84（62% 有双根）	30
第二前磨牙	40	11
第一磨牙	71（MB）	87（M）
		38（D）
第二磨牙	三根 /3 个根管	双根 /3 个根管
	常出现根管融合	常出现根管融合

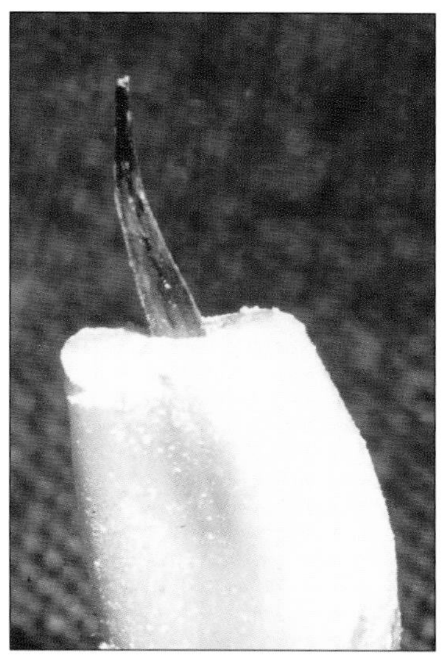

图 1.34 中切牙根管融合导致的牙髓鳍状结构

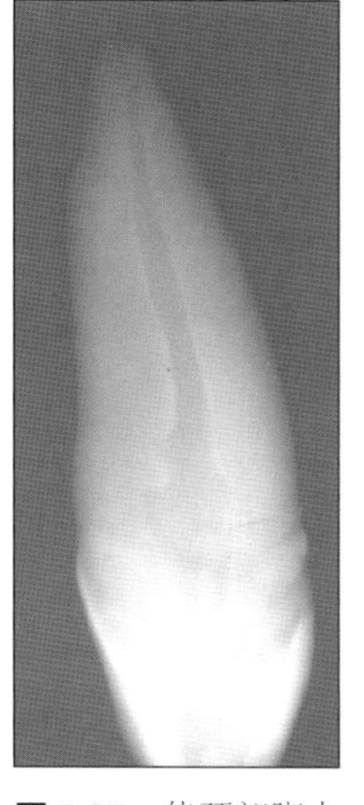

图 1.35 伴颈部膨大的上颌尖牙 X 线片

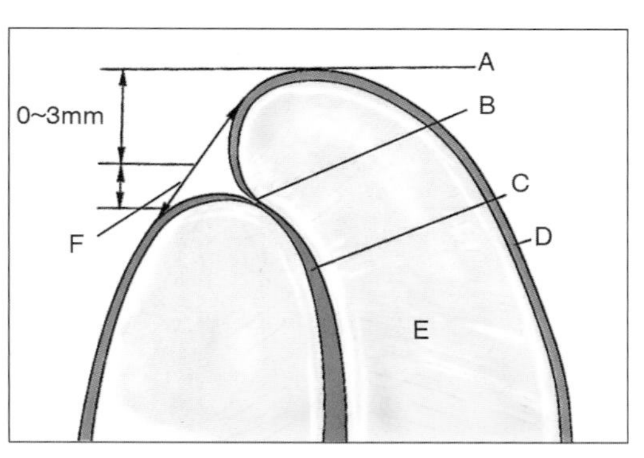

图 1.36 根尖、根尖孔和根尖狭窄的关系：A= 根尖；B= 根尖狭窄；C= 根管；D= 牙骨质；E= 牙本质；F= 根尖孔

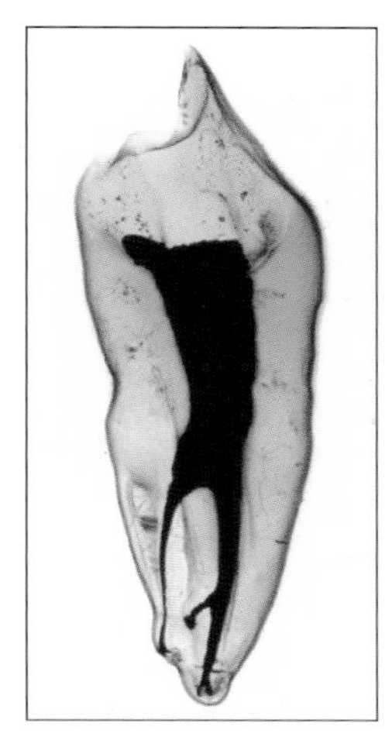

图 1.37 下颌第一前磨牙的透明标本

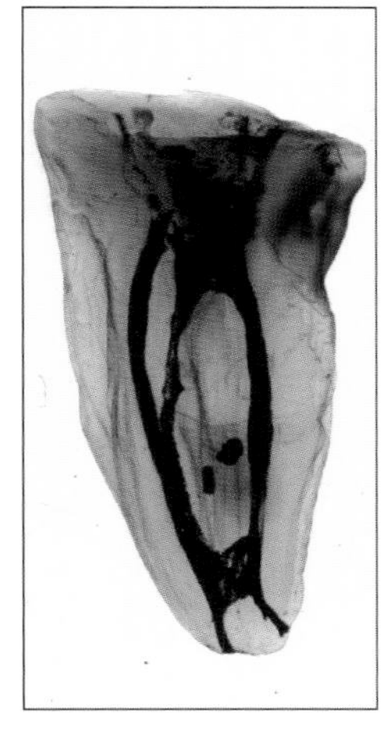

图 1.38 下颌第二磨牙的透明标本

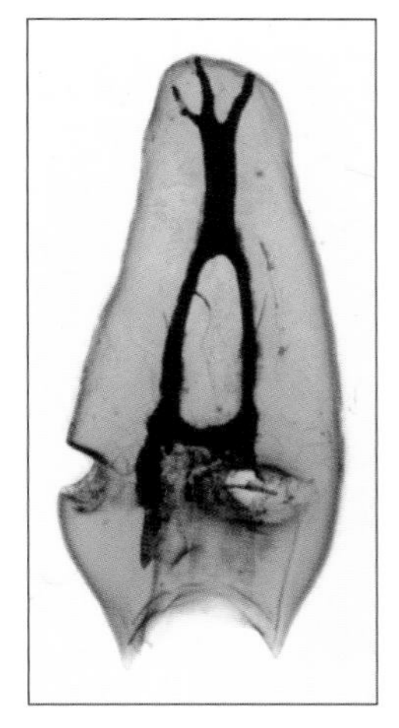

图 1.39 下颌前磨牙的透明标本

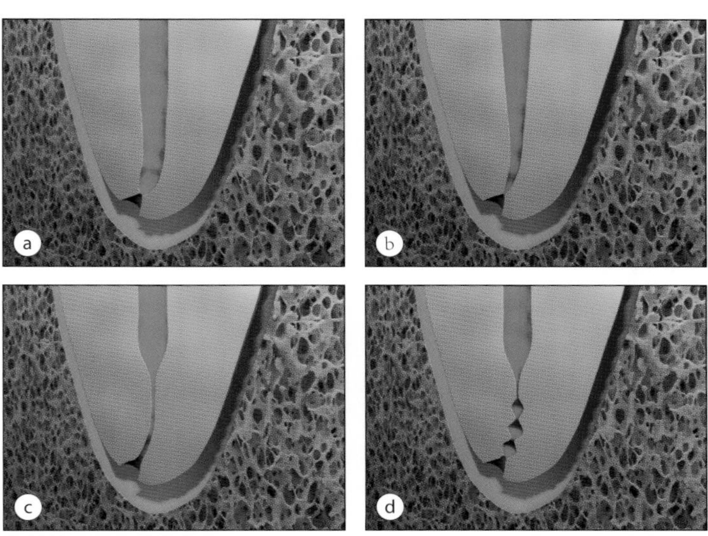

图 1.40 根尖狭窄分类：（a）传统单个狭窄；（b）锥形狭窄；（c）平行狭窄；（d）多个狭窄（引自 Dummer 等，1984）

下颌前牙根管系统可能为 1 型或者其他类型（Weine's 分类中的 2 型、3 型、4 型），这是因为下颌前牙出现双根管的概率为 40%~50%。上颌第一前磨牙、下颌第二前磨牙常为 1 型根管系统，但上颌第二前磨牙、下颌第一前磨牙可能拥有更复杂的根管系统。上颌磨牙近颊根管和下颌磨牙近中根管通常拥有复杂的根管系统（2~4 型），但上颌磨牙腭根和远颊根管常为 1 型根管。下颌磨牙远中根管可能为 1 型或 2 型根管。含双根管的椭圆形根有时会出现根管下段融合而产生鳍状结构（图 1.34），上颌尖牙腭侧可能出现牙颈部膨大（图 1.35）。

通常，越往根尖根管直径越小，至根尖处最细，根尖距离根尖孔 0~1.5mm。根管最狭窄处称为根尖狭窄，可为椭圆形、圆形或不规则形。从根尖狭窄到根尖孔根管又逐渐变宽，根尖孔可位于牙根表面距根尖 0~3mm 的任何位置（图 1.36），并且根尖孔可能不止一个（图 1.37~ 图 1.39）。Dummer 等（1984）将前牙和前磨牙的根管狭窄分为 4 种类型（图 1.40）。

根管侧支、次根管、副根管

在存在平行根管的牙中，根管侧支可存在于根的整个长度，可以小至几微米，大到主根管大小。组织切片（图 1.41）、透明牙齿标本（图 1.42）、X 线片中均能够观察到根管侧支的存在（图 1.43）。炎性分解产物能够通过侧支中的血管（图 1.44）在牙髓和牙周组织之间传递，这种物质交换可能影响牙髓治疗的效果和牙周组织健康。

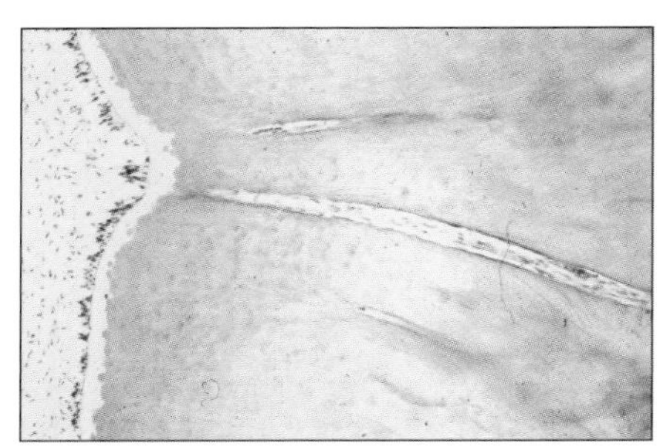

图 1.41 组织切片上清晰的根管侧支

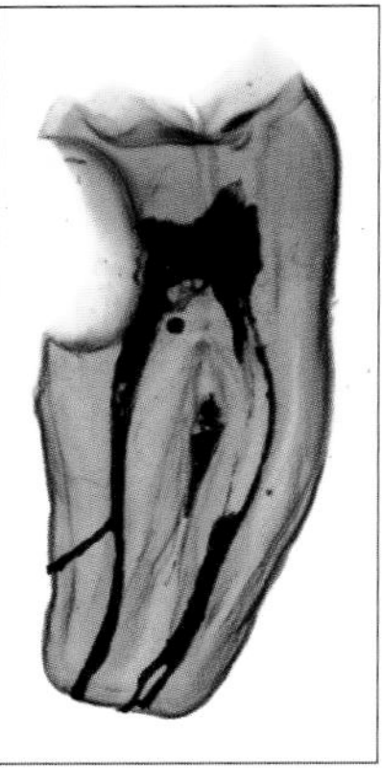

图 1.42 清理后的含根管侧支的下颌第二磨牙

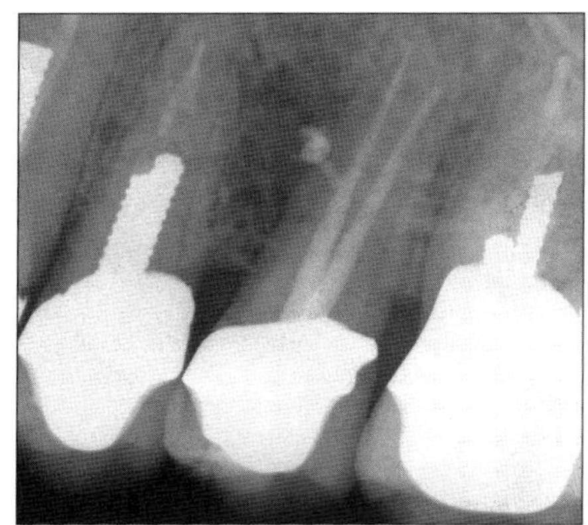

图 1.43 充填后上颌前磨牙根管侧支X线片

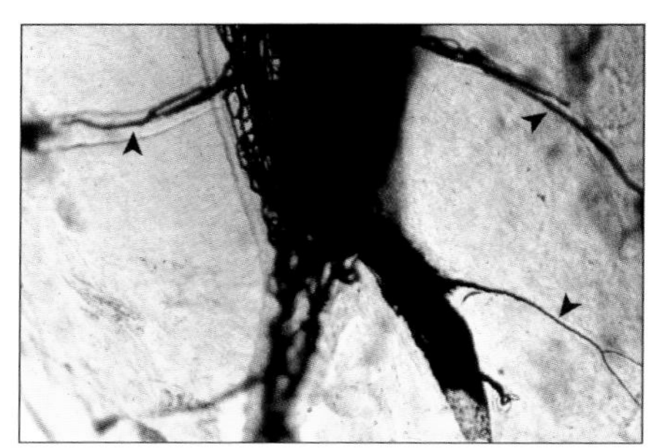

图 1.44 根管侧支中小血管（由 Prof. I Kramer 提供）

DeDeus（1975）将根管侧支定义为从主根管中段1/3通向牙周膜间的细小分支；根尖区的相同结构称为次根管；副根管则是从次根管发出通往牙周膜的小分支。在观察1140颗透明牙齿标本后，DeDeus还发现27%的牙齿具有根管分歧，主要分布在根尖区；根管分歧结构在前磨牙和磨牙中最多，但这种结构并非它们独有（图1.28）。

髓腔大小

了解髓腔空间的大小对于解决根管治疗过程中根管冲洗问题十分有用。牙齿的平均长度有助于确定工作器械进入的长度（表1.6）。根管平均长度和直径（表1.7）显示根管呈毛细血管样。表1.8展现了髓腔的平均体积和标准差，从表中我们可以发现髓腔整体体积是很大的。但是目前所得的数据对非高加索人种的牙齿并不适用。牙医发现这些数据和非洲人种、蒙古人种的实际情况并不相符。

表 1.6 牙齿平均长度（mm）

牙齿	上颌	下颌
中切牙	22.5	20.7
侧切牙	22.0	21.1
尖牙	26.5	25.6
第一前磨牙	20.6	21.6
第二前磨牙	21.5	22.3
第一磨牙	20.8	21.0
第二磨牙	20.0	19.8

表 1.7 不同牙和牙根的根尖孔直径（mm）

牙齿 / 牙根分型	根尖孔直径（mm）
上颌切牙	0.289 ± 0.121
下颌切牙	0.263 ± 0.190
上颌前磨牙	0.210 ± 0.171
下颌前磨牙	0.368 ± 0.184
上颌磨牙	
腭根	0.298 ± 0.062
近中根	0.235 ± 0.101
远中根	0.232 ± 0.066
下颌磨牙	
近中根	0.258 ± 0.343
远中根	0.392 ± 0.078

（引自 Morfs 等，1994）

表 1.8 牙髓腔的平均体积和标准差（SD）

	上颌		下颌	
牙齿	平均体积（mm^3）	标准差	平均体积（mm^3）	标准差
中切牙	12.4	3.3	6.1	2.5
侧切牙	11.4	4.6	7.1	2.1
尖牙	14.7	4.8	14.2	5.4
第一前磨牙	18.2	5.1	14.9	5.7
第二前磨牙	16.5	4.2	14.9	6.3
第一磨牙	68.2	21.4	52.5	8.5
第二磨牙	44.3	29.7	32.9	8.4
第三磨牙	22.6	3.3	31.1	11.2

（引自 Fanibunda, 1986）

牙齿、牙根和根管形态

上颌切牙

上颌中切牙牙根体积大，侧切牙牙根细长，横切面为三角形、圆形或椭圆形，越往根尖越圆。根管分类为1型，呈锥形，横切面为不规则三角形（底朝唇侧）或椭圆形，

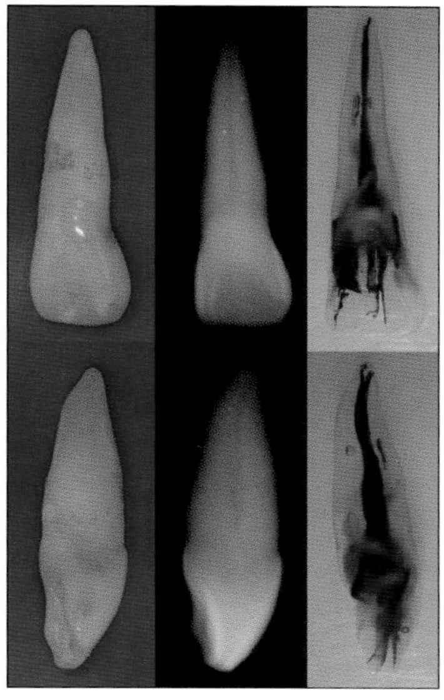
图 1.45 中切牙颊面和伴根管侧支的中切牙邻面 X 线片

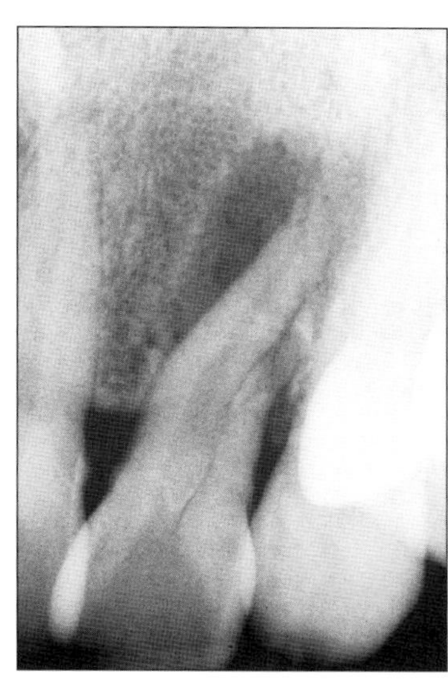
图 1.46 双根管的侧切牙根尖片

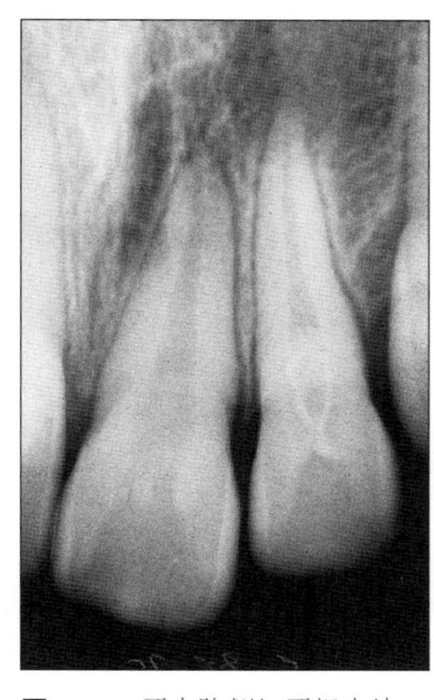
图 1.47 牙内陷侧切牙根尖片

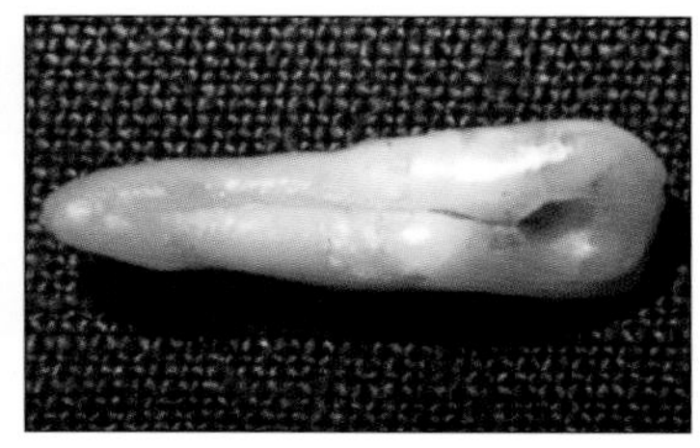
图 1.48 上颌侧切牙根面沟

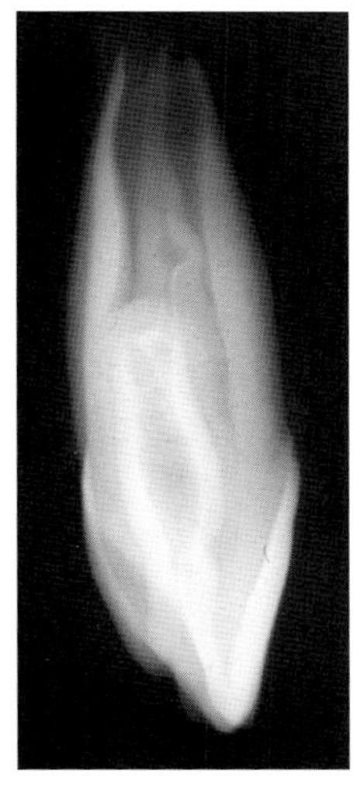
图 1.49 畸形上颌侧切牙 X 线片

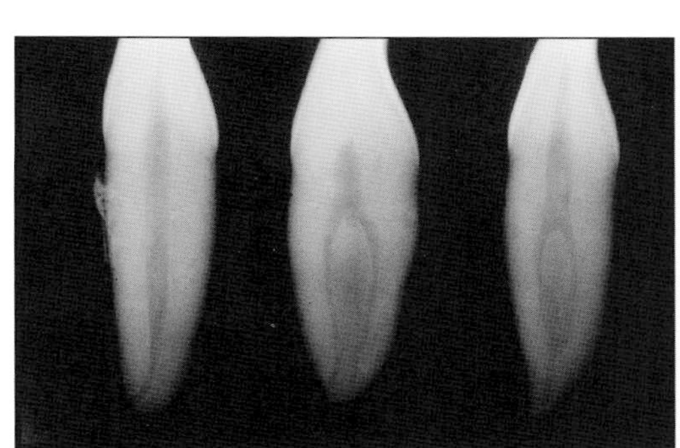
图 1.50 离体下颌切牙 X 线片

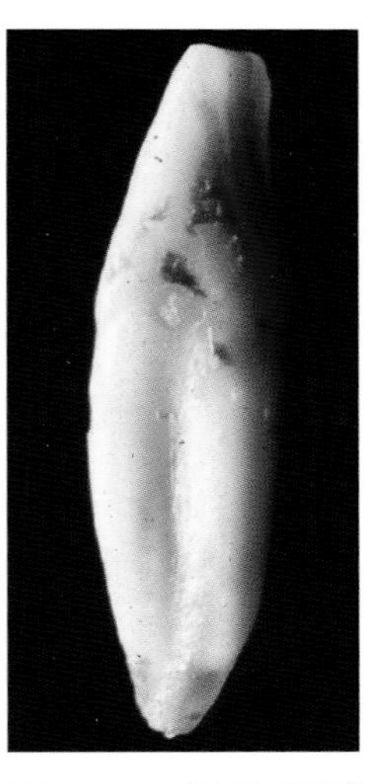
图 1.51 下颌切牙牙根邻面沟

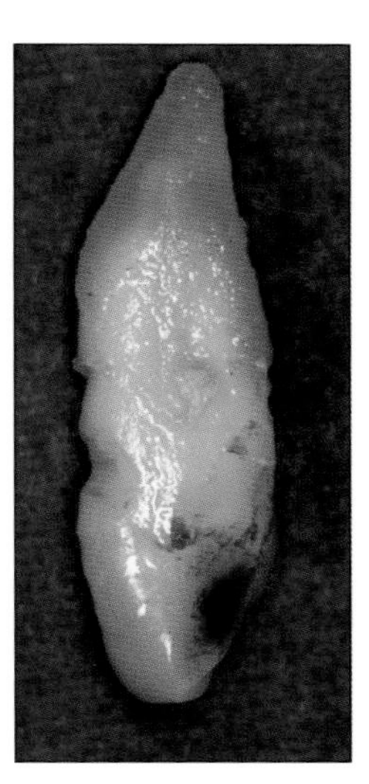
图 1.52 上颌尖牙样本

同牙根一样越往根尖形状越圆。一般来说，中切牙牙根较直，偶见根尖偏向远中或唇侧。上颌切牙多为单根和单根管。近 60% 的中切牙可出现副根管（图 1.45）。

上颌侧切牙较中切牙体积稍小，具有相同的形态，但根尖弯向远腭。多根或双根管在侧切牙中较常见（图1.46），也经常有根面沟和牙内陷的出现（图1.47~图1.49）。

下颌切牙

下颌切牙拥有近远中向狭窄、唇舌向较宽的单个牙根。40%下颌切牙有双根管，常在根尖1/3处融合（图1.50）。形成两个独立的根尖孔的最大概率为5.5%。根管分类按概率从高到低依次为1型、2型、3型。当存在双根管时，唇侧根管更直，两者常在牙颈处分开。

单根管下颌切牙的根管通常较直但可能向远中（很少向唇侧）弯曲。近远中面可见根面沟（图 1.51），此处容易因过度预备造成根管穿孔。

上颌和下颌尖牙

尖牙在全口牙列中最长。根宽，唇腭向呈不规则锥形，近远中向呈规则锥形。根管分类为1型，根管在牙颈部呈椭圆形，到根尖1/3处开始变为圆形，根管可能在此处偏向远中走行。根管在冠1/3处经常出现腭向膨大（图1.52，图1.53）。上颌尖牙很少出现双根的情况（图1.54）。

下颌尖牙与上颌尖牙形态相似，较上颌尖牙小（图

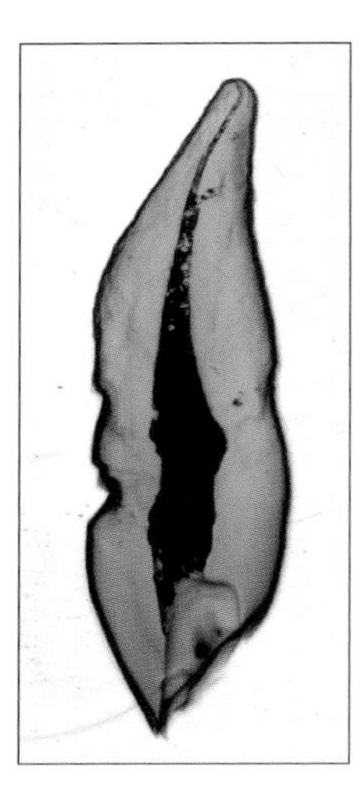

图 1.53 上颌尖牙透明标本

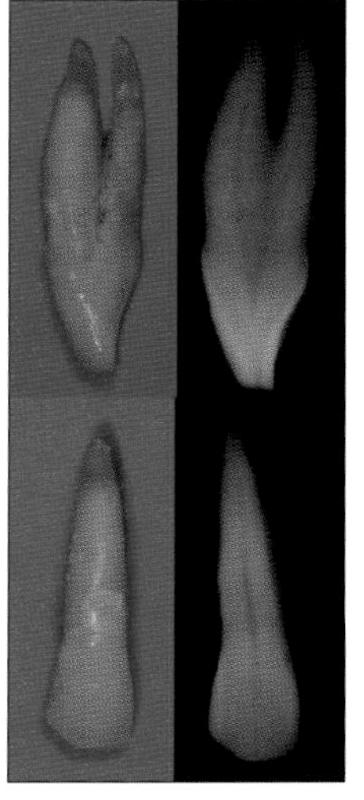

图 1.54 双根的上颌尖牙

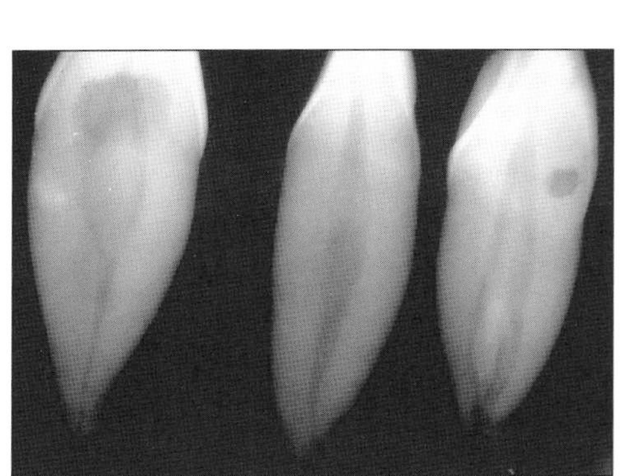

图 1.55 离体下颌尖牙 X 线片

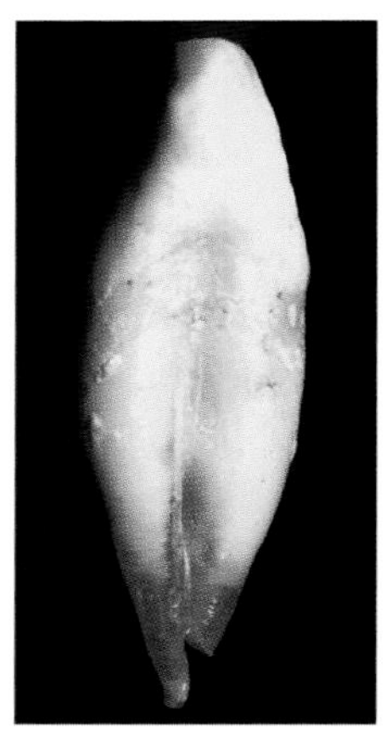

图 1.56 含双根的下颌尖牙

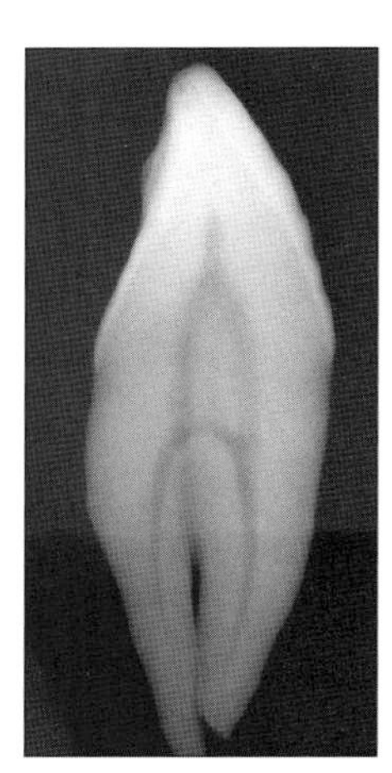

图 1.57 含双根的下颌尖牙 X 线片

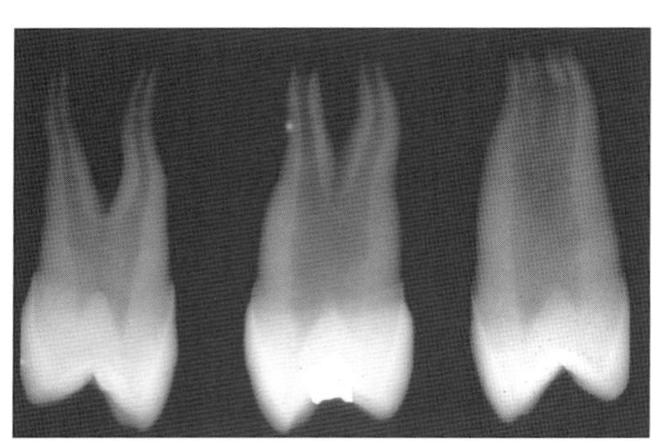

图 1.58 离体上颌第一前磨牙 X 线片

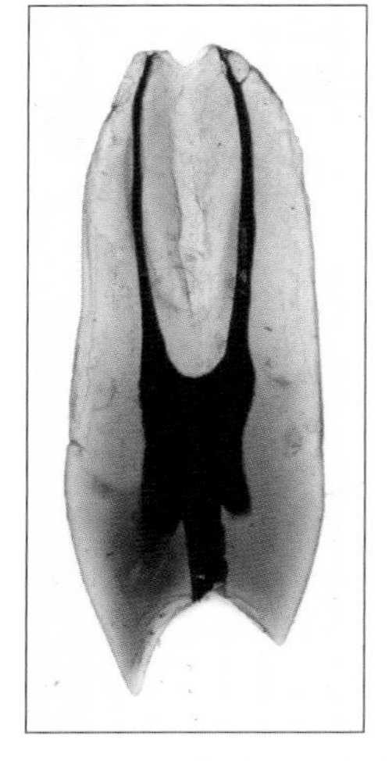

图 1.59 黄种人上颌第一前磨牙透明标本

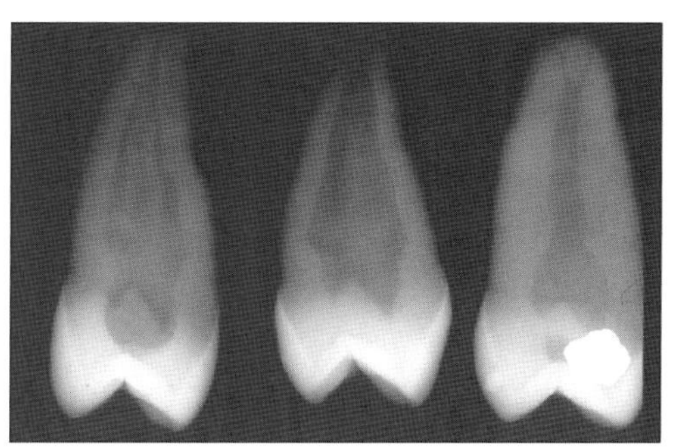

图 1.60 离体上颌第二前磨牙 X 线片

1.55），是下颌最长的牙。牙根近远中向狭窄，唇舌向宽大，很少有双根。根管分类为1型、2型或3型，20%有双根管（图1.56，图1.57）。1型根管的横断面形态同牙根一致，而其他分型的根管横断面在分开后呈圆形。

上颌前磨牙

上颌第一前磨牙形态多变，常含双根和双根管（图 1.58）。高加索人种中双根的比例超过 55%，而蒙古人种中该比例少于 20%。双根可能是相互独立的或从共同的根干中份分出。忽略种族和牙根数的影响，上颌第一前磨牙常为双根管（图 1.59），根管分类依次可为 3 型、2 型和 1 型。根管在颈 1/3 处呈椭圆形或“8”字形。此外，2%~6% 的上颌第一前磨牙具有三根和 3 个根管，似磨牙形态，颊侧根管有时直接从髓室分出。

上颌第二前磨牙多为单根和单根管（85%），颊舌向宽（图1.60）。根管分类依次可为1型、2型、3型、4型，但4型出现的可能比预期要多。上颌第二前磨牙的双根管多在根尖融合。其他情况（15%）为每根单独为1型的双根。颈部根管形态同第一前磨牙一样多变，为椭圆形或“8”字形。

下颌前磨牙

下颌第一前磨牙较尖牙牙冠更大，但根更细短。根（和根管）横切面为椭圆形，近远中向狭窄。大部分下颌前磨牙为 1 型单根管。然而，15%~30% 的第一前磨牙在根中 1/3 或根尖 1/3 处分为颊、舌两根管（图 1.61），后者较不常见。根管分类为 1 型、2 型或 4 型（图 1.62，图 1.63）。不到 2% 的牙含有三根管。也有学者报道有 C 型根管的存在。

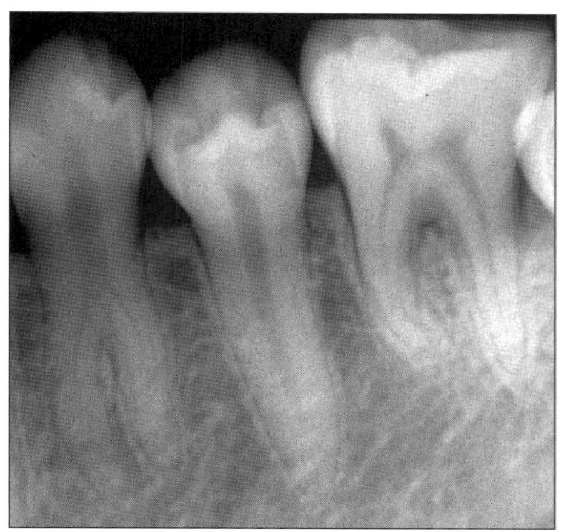

图 1.61 含双根的下颌第一前磨牙 X 线片

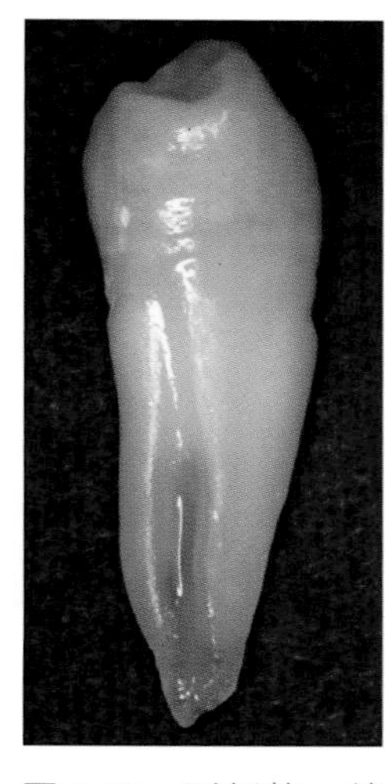

图 1.62 下颌第一前磨牙立体标本

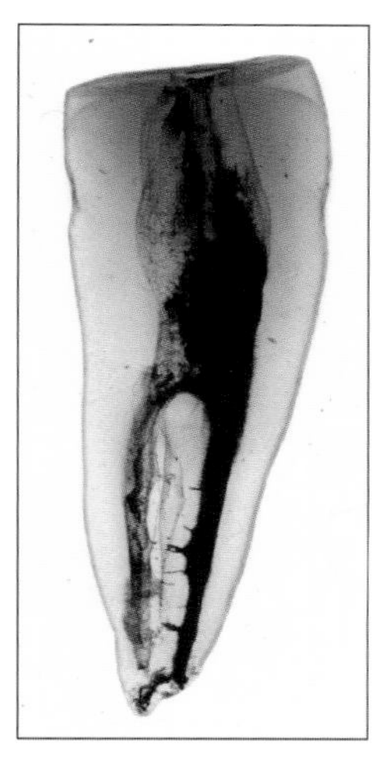

图 1.63 下颌第一前磨牙透明标本

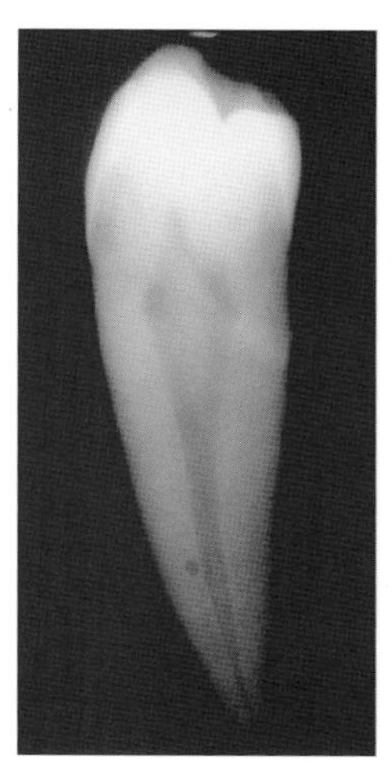

图 1.64 离体下颌第二前磨牙 X 线片

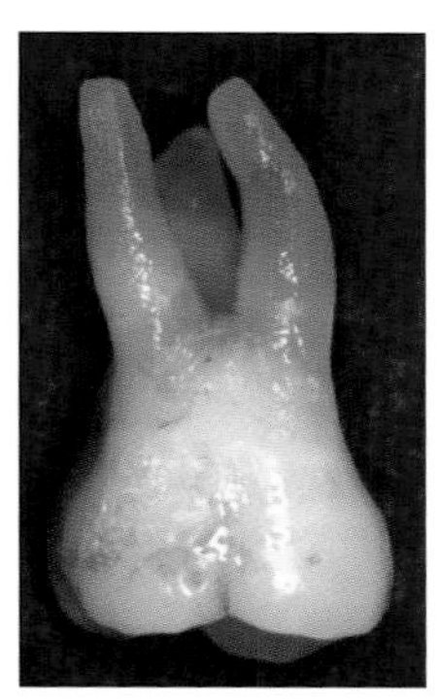

图 1.65 右上颌第一磨牙

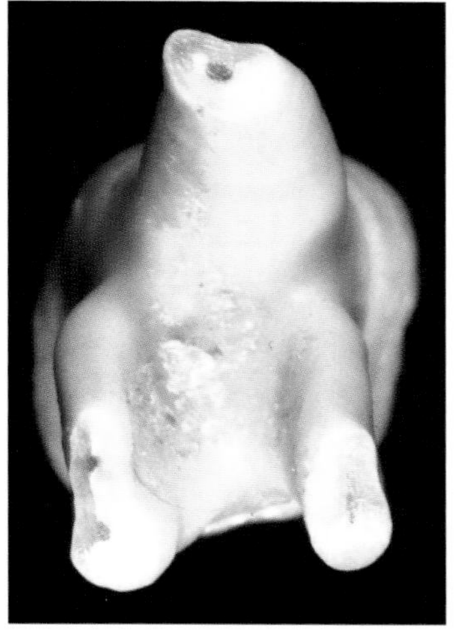

图 1.66 含两个近颊根管的上颌第一磨牙

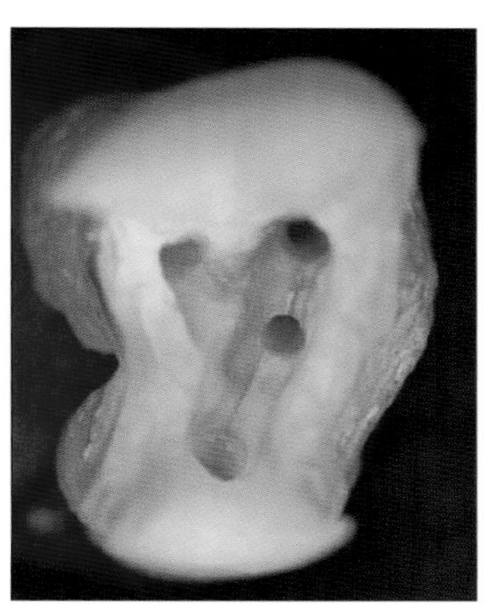

图 1.67 上颌第一磨牙 4 个根管口

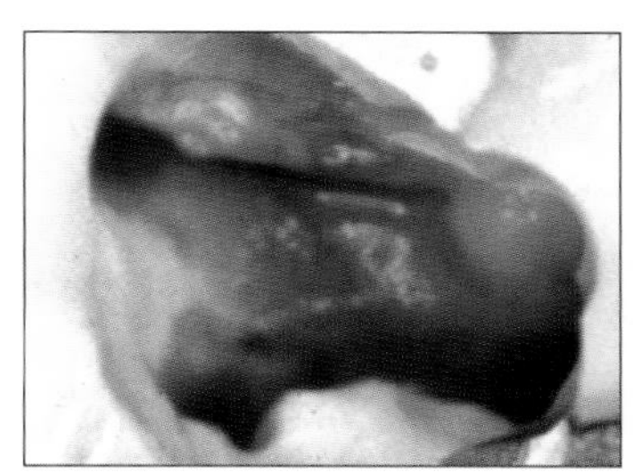

图 1.68 上颌第一磨牙髓室底纵沟

下颌第二前磨牙常为单根和1型单根管，颊舌向宽（图1.64）。当髓室底位于牙颈下方时，出现2型、3型或4型双根管的概率为25%。1%下颌第二前磨牙含三根管，包括两个颊侧根管和一个舌侧根管。

上颌第一磨牙

上颌第一磨牙含三根，即 2 个颊根和 1 个腭根。同上颌前磨牙牙根形态相同，上颌第一磨牙的近颊根在颊腭向较宽，在近远中向较窄。牙根常从冠部近中发出，突然弯向远中。远颊根最小，横切面为圆形或椭圆形，近远中向狭窄；根尖 1/3 向近中弯曲。腭根最粗大，椭圆形，近远中向宽大。根尖 1/3 常向颊侧弯曲。近颊根常在根尖 1/3 向远中腭侧弯曲（图 1.65）。上颌第一磨牙通常有 4 个根管，多出的根管位于远颊根中（图 1.66）。

尽管有时被描述为三角形，但上颌第一磨牙的髓室底实际为四边形。所有根管口位于中央斜嵴近中，使开髓时中央斜嵴能够保持完整。腭根根管口最为明显，对应近舌尖的位置。近颊根管口对应近颊尖的位置。近颊副根管（近舌或MB2）和远颊根管的位置与近颊主根管有关；远颊根管的位置与远颊尖无关。远颊根管距离远中面2~3mm，稍接近近颊根管的腭侧。近舌根管（MB2）位于近颊根管和腭根管口连线上，与舌侧的平均距离为1.82mm（图1.67）。由于所有的根管位于颊腭平面，因此术前X线片中根管影像经常发生重叠。髓室底的纵沟是第二个近颊根管口可能存在的标志（图1.68），只有在完全去除此区域的牙本质后才能充分暴露第二近颊根管口（图1.69）。近颊根管的根管分型可为1型、2型或3型。随着牙根的弯曲，主近颊根管可能向颊腭向弯曲。

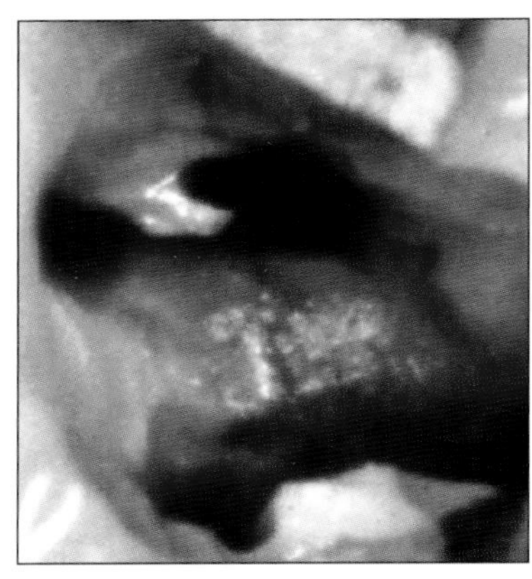

图 1.69 除去纵沟后明显的近颊根管

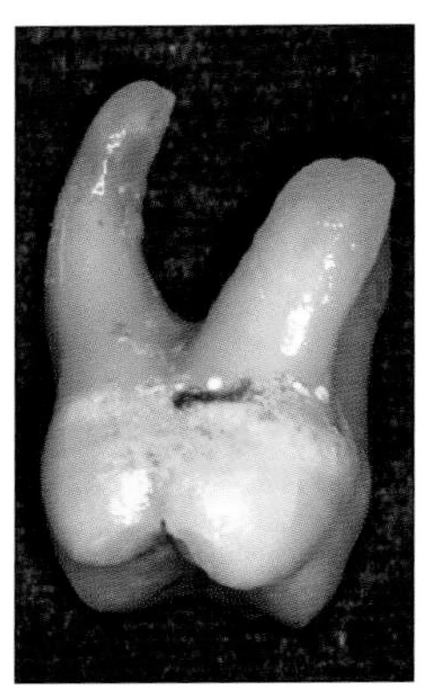

图 1.70 上颌第一磨牙腭根颊向弯曲

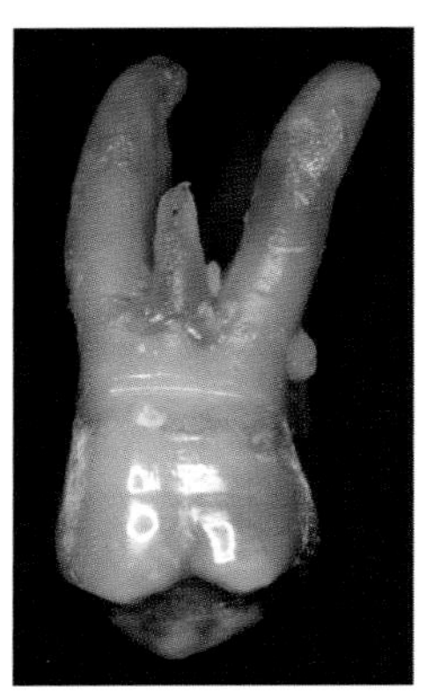

图 1.71 上颌第一磨牙含额外牙根

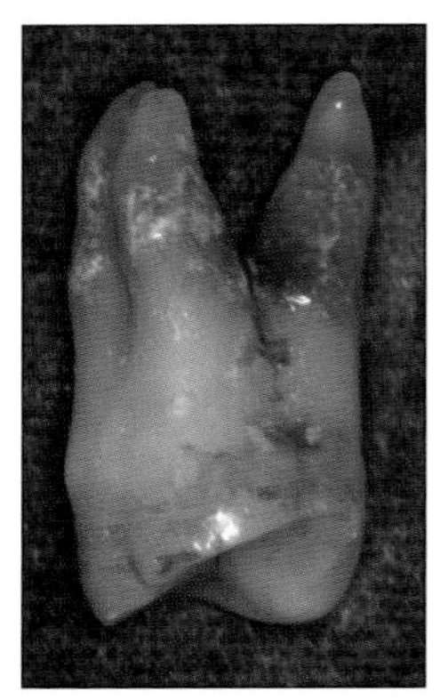

图 1.72 上颌第二磨牙颊根融合

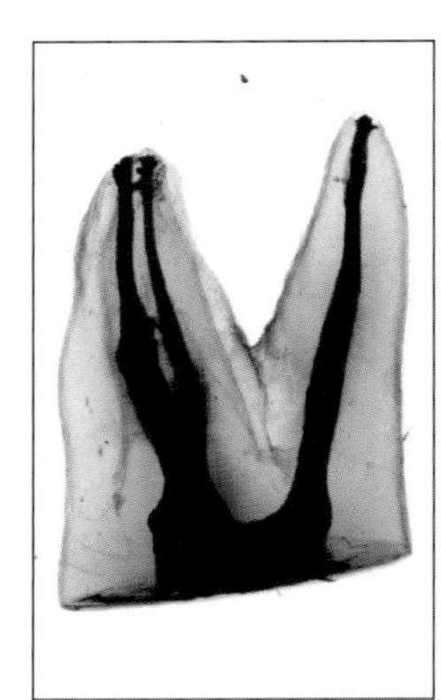

图 1.73 上颌第二磨牙透明标本

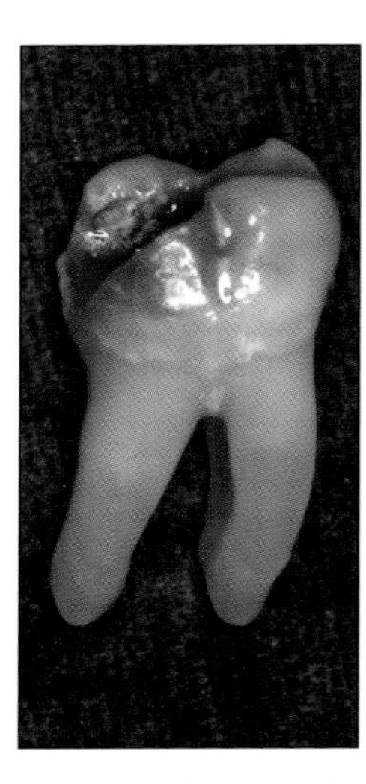

图 1.74 离体下颌第一磨牙

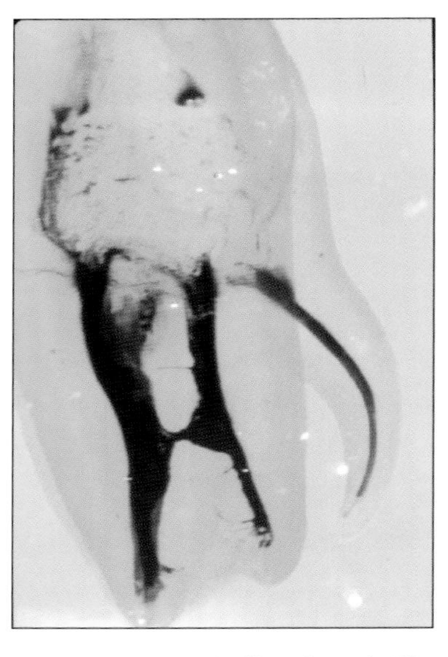

图 1.75 双根下颌第一磨牙透明标本

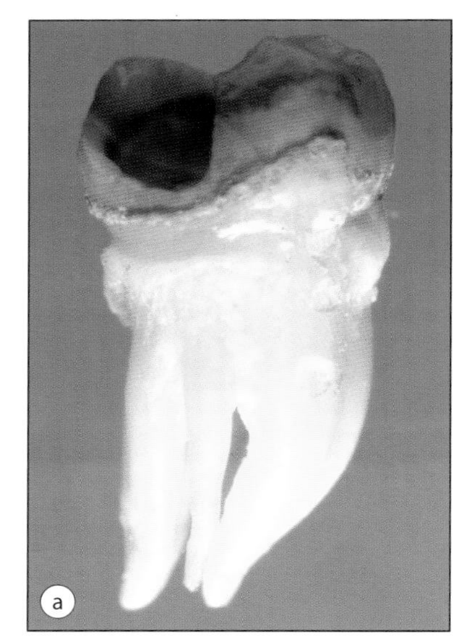

图 1.76 （a）三根下颌磨牙；（b）五根下颌磨牙

远颊根和腭根常含 1 型根管，腭根很少有双根管。远颊根管是三根管中最短的，从髓室发出后先向远中弯曲而在根尖 1/2 可能弯向近中。腭根管是最长、最宽的，根尖 4~5mm 段向颊侧弯曲（图 1.70）。这一弯曲在 X 线片中表现并不明显。异常解剖形态的牙可观察到额外的根和根管（图 1.71）。

上颌第二磨牙

上颌第二磨牙与上颌第一磨牙相似，稍小，具有相似的牙根和根管形态。牙根间分叉度较小，可能发生牙根融合（近中两根的其中一个与腭根融合）（图1.72，图 1.73），这会导致根管数量减少。颊侧两个根管口相距较近。上颌第二磨牙常含三根和4个根管，但近舌根管较难发现。近颊根管可为根管2型或3型。

下颌第一磨牙

下颌第一磨牙常含双根（图 1.74）：一个近中根和一个远中根。近中根从冠部向近中发出，在根尖 1/3 逐渐弯向远中。远中根颊舌向较近中根更窄，但近远中向宽度与近中根相似。远中根常弯向近中。蒙古人种中存在额外远舌根的变异（比例超过 40%）（图 1.75），此远舌根形态更小更弯曲。图 1.76 显示少见的五根下颌磨牙。

下颌第一磨牙髓室为梯形而非三角形。近、远中根管口均位于牙冠远中 2/3，因此应在此处开髓。

双根磨牙常含 3 个根管：2 个远中根管，1 个近中根管（图 1.77）。根据报道 55%~85% 近中根为 3 型根管，其余为 2 型根管。其中近颊根管较为弯曲，因此根管预备难度最大。近颊根管自髓室向近中发出，在根中部分弯向远中。从近中面观，远颊根管先弯向颊侧再向舌侧弯曲。近舌根管的上段较直，在中 1/3 弯向颊侧。

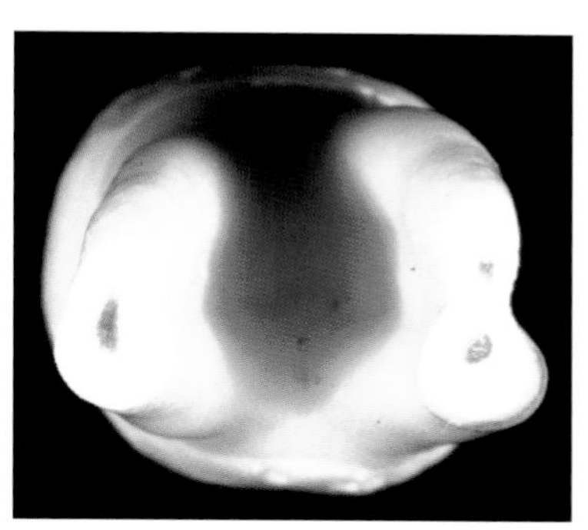

图 1.77 含 3 个根管的下颌第一磨牙

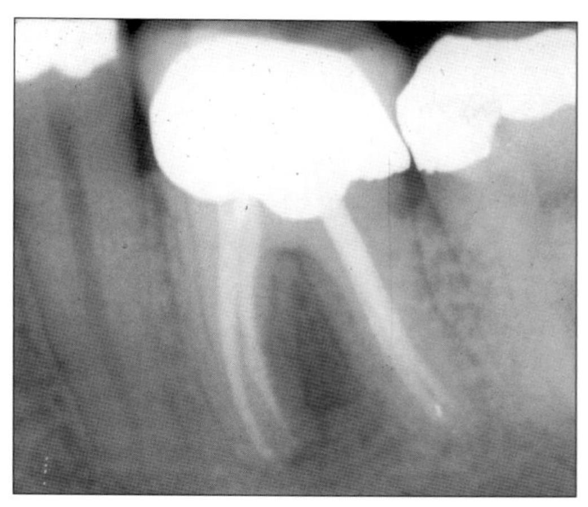

图 1.78 含 4 根管的下颌第一磨牙根尖片

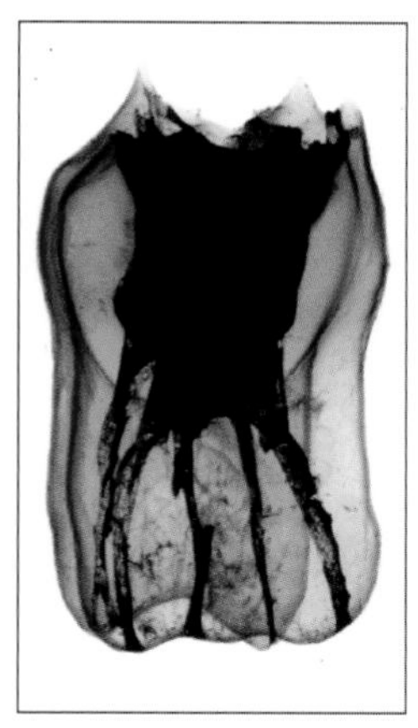

图 1.79 含 5 个根管的下颌第一磨牙透明标本

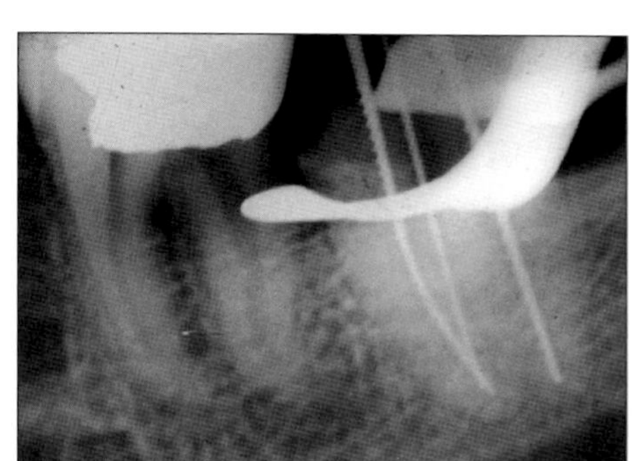

图 1.80 下颌第二磨牙根尖片

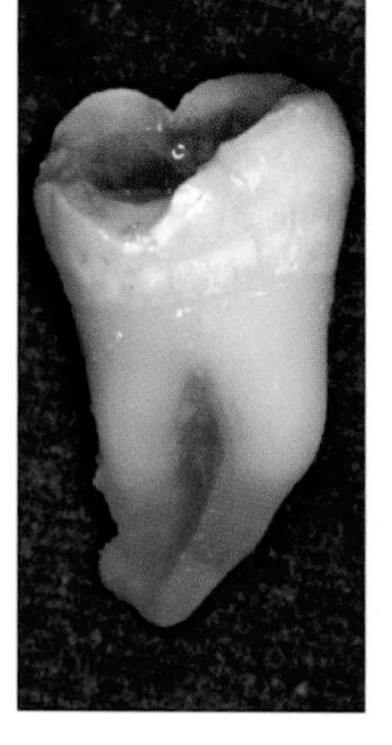

图 1.81 含融合根的下颌第二磨牙

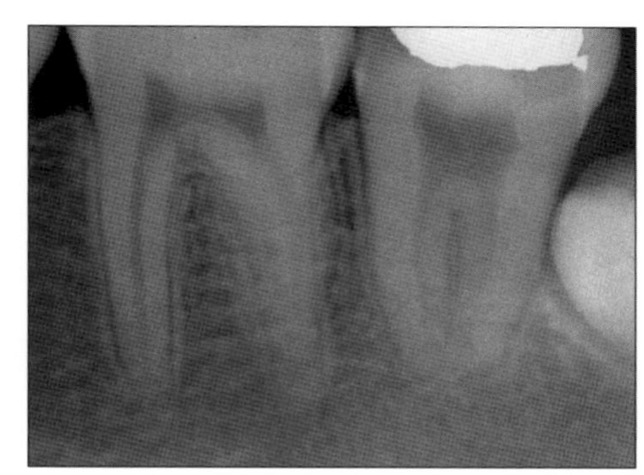

图 1.82 下颌第二磨牙根尖片

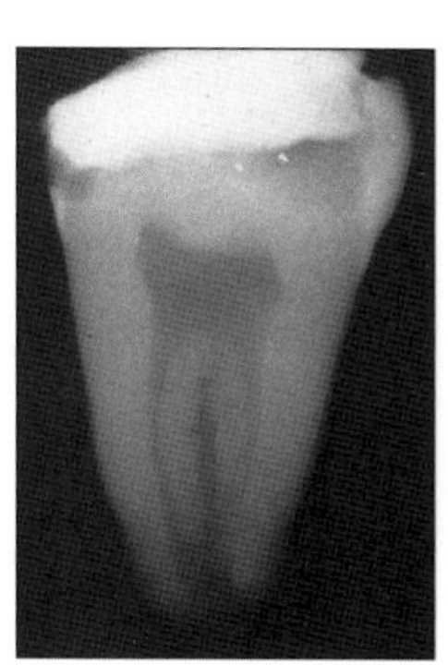

图 1.83 离体第二磨牙颊舌向投照 X 线片

远中单根管（1 型）更大，横切面似椭圆形（有时为肾形），常位于牙根远中，并且牙根缺乏解剖学根尖。超过 25% 的远中根有双根管。其中近一半根管有单独的根管口（根管 2 型或 3 型）（图 1.78）。蒙古人种中出现远中第二根管的概率较高，并出现有 5 个根管的病例（图 1.79）。第二远中舌侧根管常向颊侧弯曲。有学者报道了 5 个根管和 6 个根管、第三远中根管的存在。

下颌第二磨牙

下颌第二磨牙有多种变异形态，其中最为常见的一种与下颌第一磨牙形态相似。高加索人种下颌第二磨牙的近中根含有双根管（有时为单根管），远中根常含单根管（1 型根管）（图 1.80）。下颌第二磨牙近中根根管形态与下颌第一磨牙不同，根管 2 型比 3 型更常见。牙根更加相近并可能发生融合（图 1.81）。两根融合后仅有一个根管的情况十分罕见（图 1.82~ 图 1.86）。高加索人种中牙根融合十分常见，牙根未完全分离又相互联系，便形成了 C 型根管（图 1.87）。似乎 C 型牙根不一定总是有 C 型根管口。

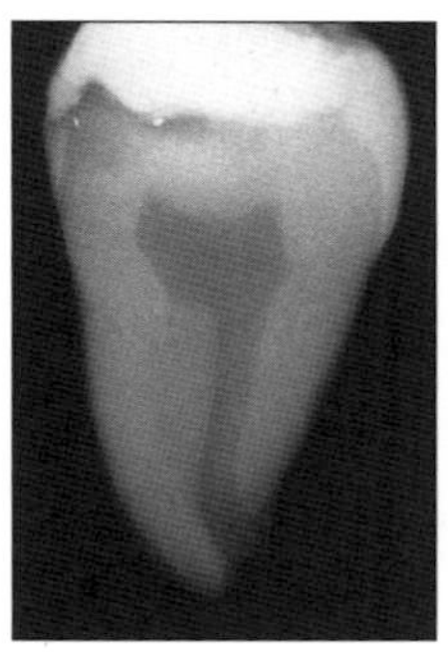

图 1.84 离体第二磨牙远中向投照 X 线片

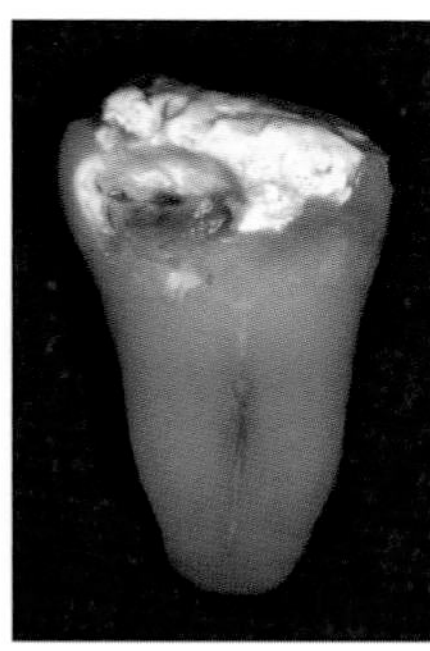

图 1.85 离体样本舌面观

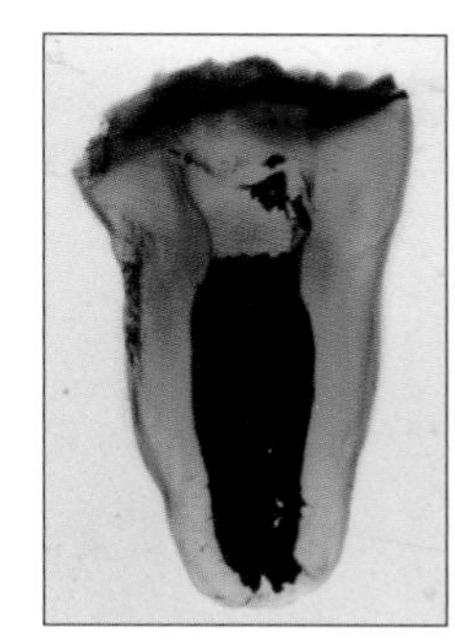

图 1.86 透明标本

有 C 型根管口的磨牙不一定有连续的 C 型根管。

上颌和下颌第三磨牙

上颌第三磨牙的牙根形态和根管解剖变异较大，可含三根（图 1.88），常出现牙根融合并只有一个或两个明显的根管（图 1.89）。

下颌第三磨牙的牙根和根管常较短且发育不完全（图 1.90）。解剖形态变异大，牙根发生融合时根管也融合（图 1.91）。

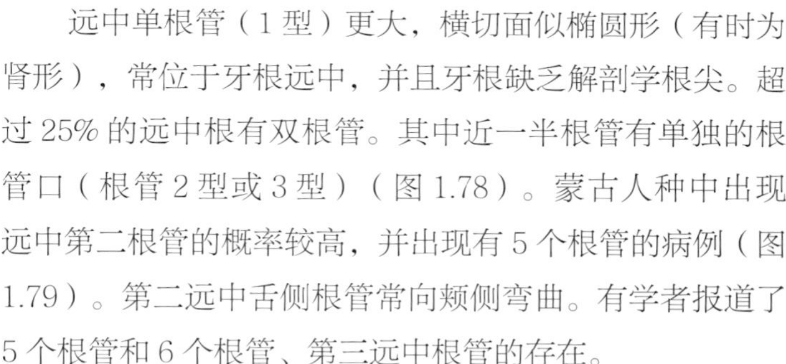

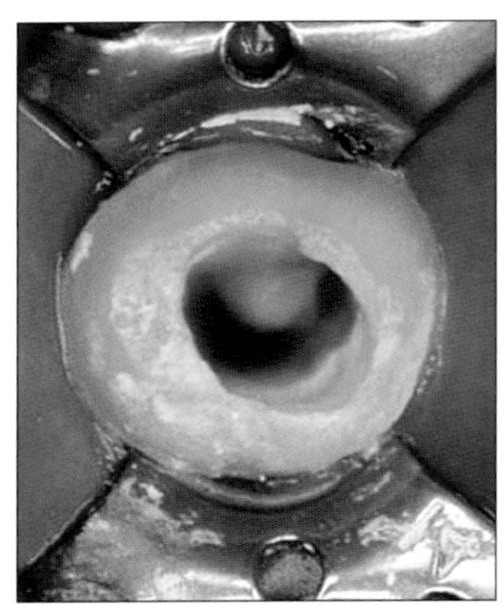

图 1.87 下颌第二磨牙 C 型根管

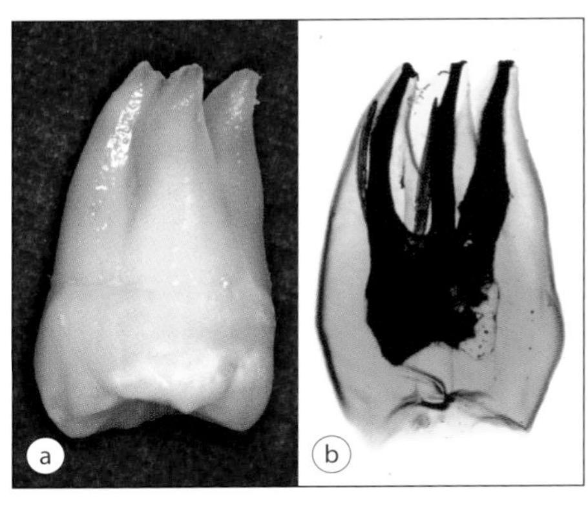

图 1.88 （a）上颌第三磨牙；（b）上颌第三磨牙透明标本

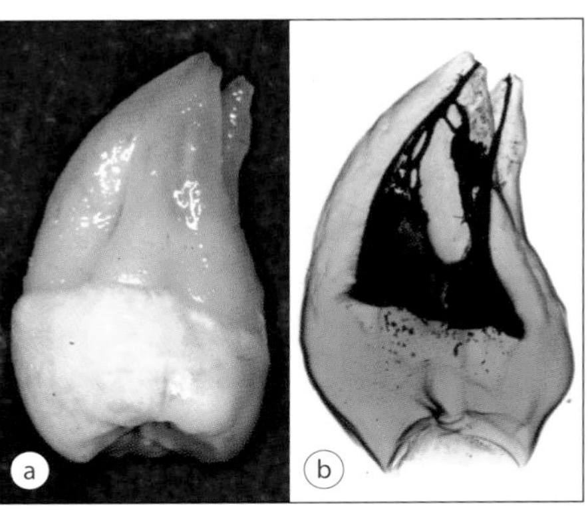

图 1.89 （a）上颌第三磨牙；（b）上颌第三磨牙透明标本

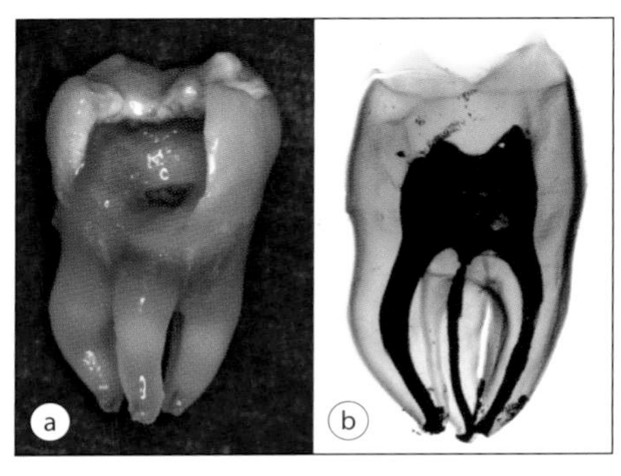

图 1.90 （a）离体下颌第三磨牙；（b）下颌第三磨牙透明标本

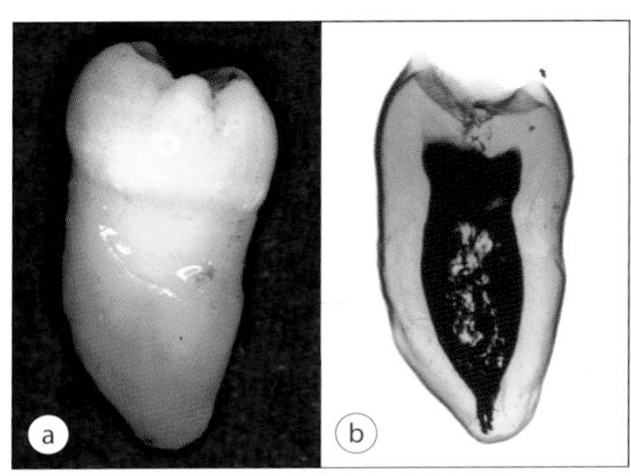

图 1.91 （a）离体下颌第三磨牙；（b）下颌第三磨牙透明标本

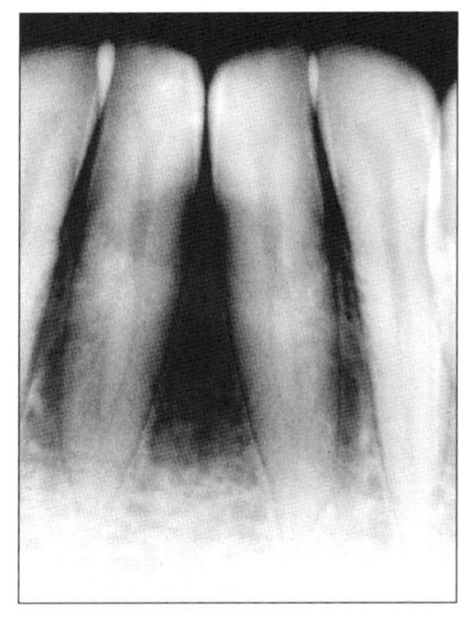

图 1.92 根管分叉的下颌切牙根尖片

临床信息的获取和感知

处理牙髓和根尖周疾病需要具备外科操作技能，特别是临床医生需要在无法直视的条件下处理牙齿内错综复杂的根管系统，这种技能显得尤为重要。治疗需要依靠娴熟的手感，通过指尖进行感受或“感知”。当外界的影像通过人眼产生视觉信号后，人体还需要对视觉信号进行感知，否则什么都看不见。同样地，临床医生在治疗时也会遇到这样“睁眼瞎”的情况。值得注意的是，“感知”信息的过程和能力比信息本身更为重要。触觉和视觉信息都需要转化成相应的大脑信息才有意义。因此，培养构造三维结构的思维能力是十分重要的。

整合以下几方面的信息有助于解决牙髓问题：

- 牙齿解剖形态知识。
- 临床探查根管系统时的手感。
- 临床表现和 X 线片表现。

第一点的重要性不言而喻。第二点有赖于经验丰富的指导教师和大量的离体牙技巧训练。最后一点是在熟悉牙齿解剖形态和投射影像的基础上培养出来的综合技能。当缺乏三维成像技术时，牙医必须努力拥有这项高水准技能。

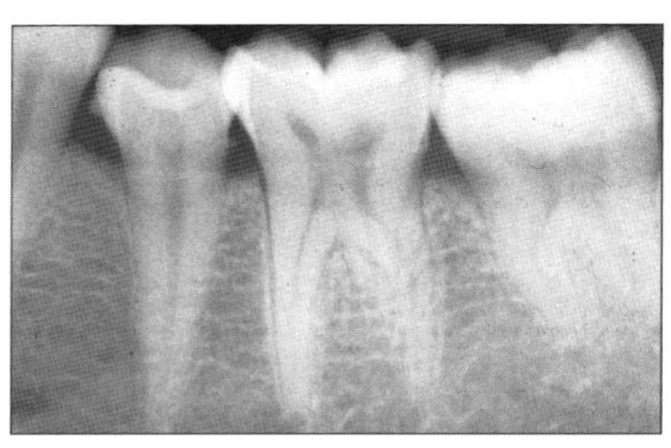

图 1.93 含额外远中根的下颌磨牙根尖片

熟悉牙齿髓腔形态所培养出来的临床直觉能够帮助医生收集更多的临床诊断信息。通过大量观察正常牙齿的投射影像，在大脑中构建出牙齿的三维结构，这样就能在观察 X 线片时获得有用信息。X 线片上根管影像的消失提示存在根管分叉（图 1.92）。观察牙周膜的走向是一种十分明智的做法，对于寻找额外牙根很有帮助（图 1.93）。根尖部之外的根尖周区域牙周膜的增宽提示可能有副根管和根管侧支的存在（图 1.94，图 1.95）。

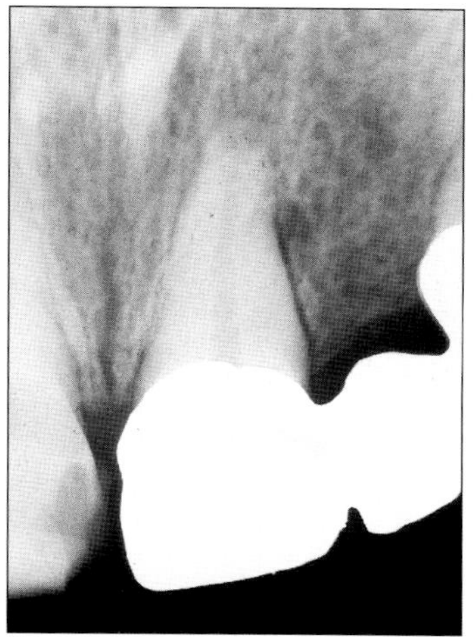
图 1.94 上颌切牙根周透射影

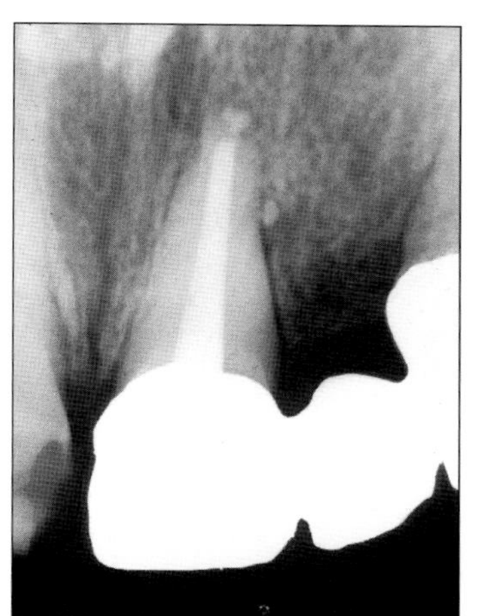
图 1.95 根尖和根管侧支充填的切牙

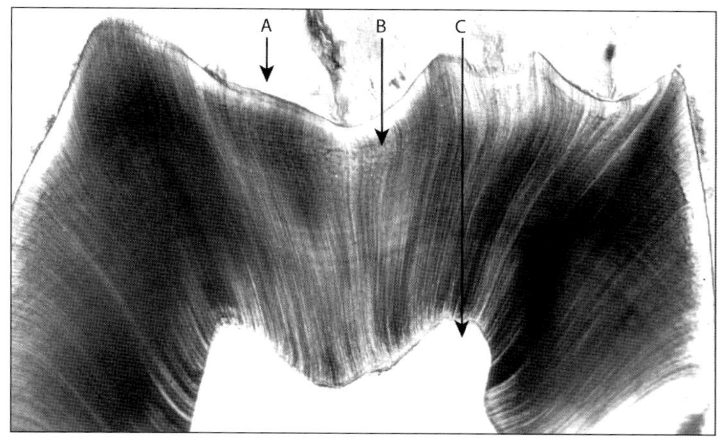

图 1.96 牙冠磨片：A= 牙釉质；B= 牙本质；C= 牙髓

球样牙根影像提示可能存在根管急弯，异常的垂直影像说明牙根表面存在根面凹。治疗中的手感以及器械在根管内形成的弯曲也能为医生提供更多线索。

牙髓 – 牙本质复合体的解剖形态和生理学特征

牙髓

牙髓是一小块（约 25mm^3）结缔组织，同身体其他部位的结缔组织一样，包含有细胞、神经纤维、血管以及凝胶样基质。牙髓独有的特征是周围围绕着一层成牙本质细胞，该细胞能够向牙本质硬组织内分泌结缔组织（图 1.96）。但是成牙本质细胞胞体不会被包埋在矿化基质中而是始终处于牙髓边界上，每个成牙本质细胞均会有细胞突起伸入并穿透牙本质。成牙本质细胞突穿透并生成牙本质。牙本质和牙髓因此被认为是牙髓 – 牙本质复合体（图 1.97，图 1.98）。成牙本质细胞在三维空间内分布在基底膜上，其大小和形态可能是多基因常染色体决定的特征，

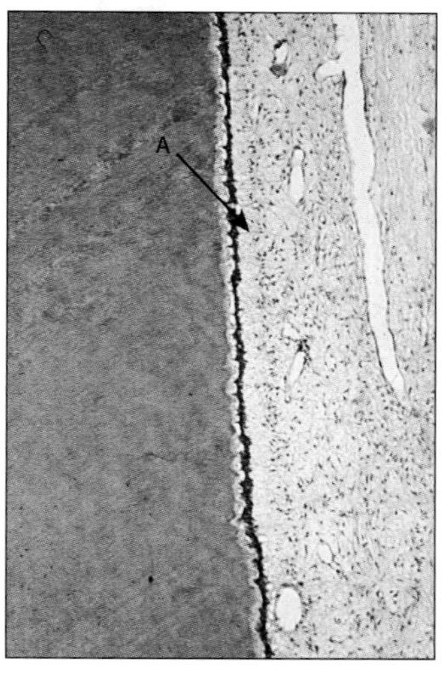

图 1.97 牙髓 – 牙本质复合体低倍下视野：A= 无细胞层

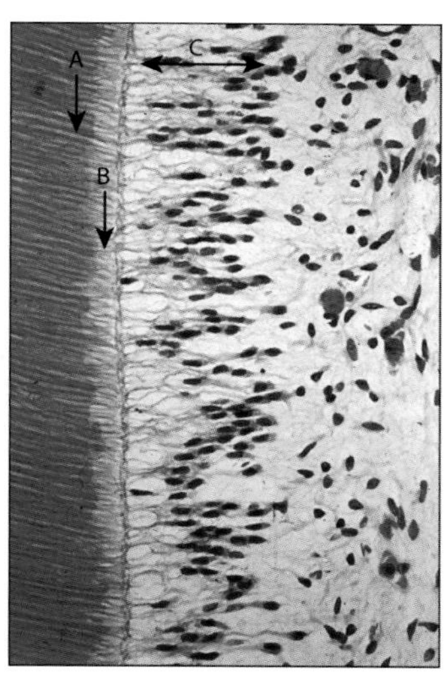

图 1.98 牙髓 – 牙本质复合体高倍下视野：A= 矿化牙本质；B= 前期牙本质；C= 成牙本质细胞

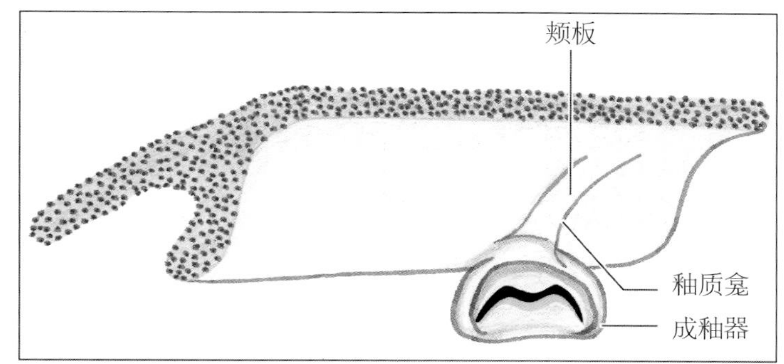

图 1.99 钟状期的牙胚

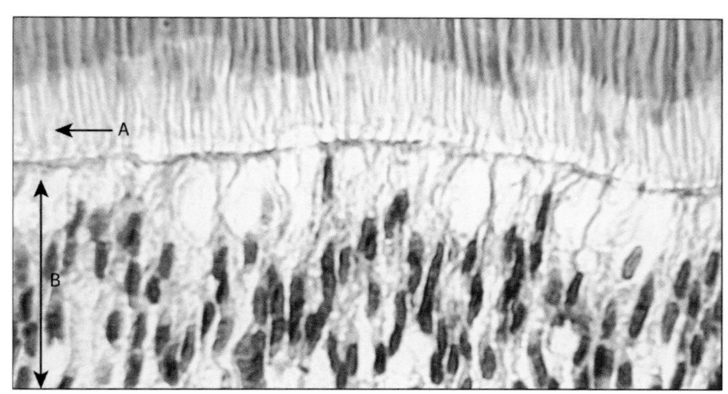

图 1.100 前期牙本质（A）：B= 成牙本质细胞层

决定着牙齿最终形态（图 1.99）。相关的基因和后天因素尚不明确。

在牙发育过程中牙本质基质慢慢沉积，成牙本质细胞突也相应变长而且胞体不断向髓腔内后退。随着先前沉积的有机基质的矿化，牙本质基质逐渐形成硬且钙化的组织。牙本质前沿保持未矿化，称作前期牙本质（图 1.98，图 1.100）。

有机基质包括胶原（Ⅰ型胶原、Ⅰ型三聚体、Ⅴ型胶原）

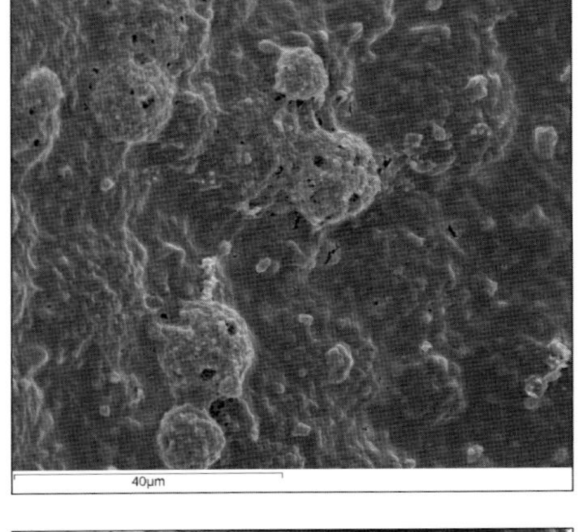

图 1.101 钙球体

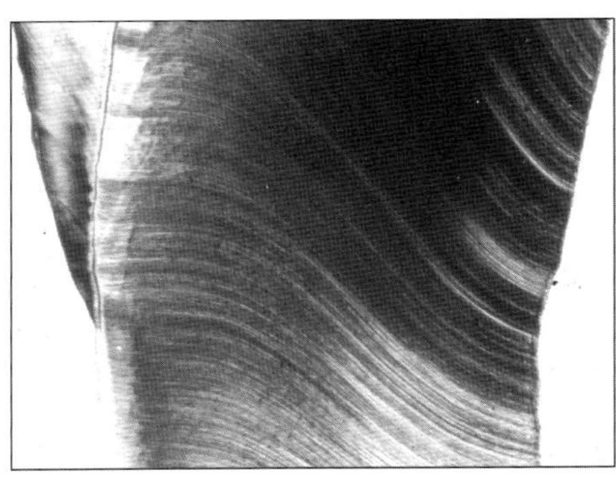

图 1.102 釉牙骨质界的牙磨片

和非胶原成分（蛋白聚糖、糖胺聚糖、含 γ- 羧基谷氨酸盐的蛋白质和磷酸蛋白），这些成分以胞吐的形式分泌到前期牙本质中，同时磷蛋白和骨钙素等组分被释放在矿化前沿。不断向前推进的矿化前沿边界呈现不规则的形状，有时会形成被称为“钙球体”的拱顶形结构（图 1.101）。成千上万的成牙本质细胞在分泌牙本质基质的同时向牙髓中心靠近，形成坚硬且拥有弹性的牙本质壳。因此牙本质全层贯通着无数牙本质小管，管内有成牙本质细胞突，自牙髓表面向釉牙本质界呈放射状排列。冠部和根部的牙本质表面分别覆盖由脆性较大的釉质和脆性较小且较薄的牙骨质（图 1.102）。在约 10% 的牙齿中，釉质和牙骨质不相接，在牙颈部形成一条牙本质直接暴露的沟隙。由于冠部的牙本质小管呈舒缓的 S 形（图 1.102），因此牙颈部釉质受损时通过牙本质小管激惹的牙髓范围更偏向于根尖方向（图 1.103）。所以牙颈部龋洞越深，受损的牙本质小管越多，对牙髓造成的损伤也就更严重（图 1.104）。

成牙本质细胞突在小管中确切的延伸长度是一个有争议的问题。一种观点认为深龋发生时某些细胞突向牙髓方向退缩，而其他细胞突仍延伸小管全长。成牙本质细胞突起和牙本质小管之间的空隙内充满一种特殊的富含蛋白质的牙本质液，这种渗出液被认为是负压下牙髓的渗出液。当压力发生变化时，牙本质液和牙髓中的体液会相互渗透。

成牙本质细胞呈单层排列，但由于细胞核高低不一，

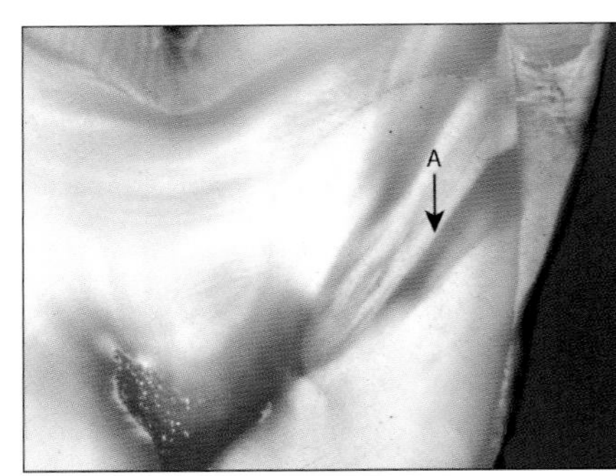

图 1.103 龋坏造成的牙本质硬化（A）

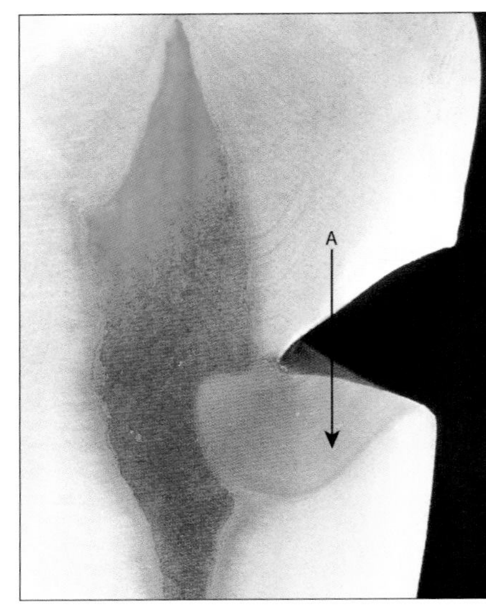

图 1.104 深楔状缺损暴露损伤更多的牙本质小管，造成牙本质硬化（A）

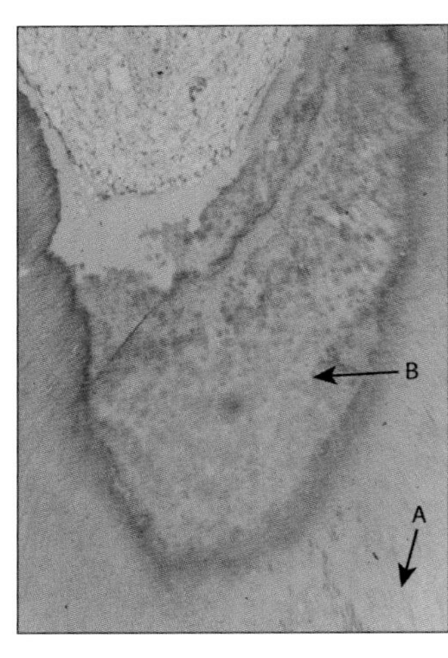

图 1.105 原发性牙本质（A）和不规则继发性牙本质（B）

组织切片中看起来像是具有多层结构（图 1.100）。成牙本质细胞在完全成熟后不能分裂增殖，一旦受损，就会被来自牙髓的未分化间充质细胞替换。

紧邻成牙本质细胞层的是一个结缔组织区域，此区细胞相对较少，称为“无细胞层”（图 1.97）。年轻牙髓的细胞分泌功能活跃时或成熟牙髓形成修复性牙本质时该层通常消失（图 1.105）。

牙髓的其余部分包括包绕着成纤维细胞和炎性细胞的细胞基质、胶原纤维和血管神经纤维网（图 1.106）。细胞基质内有能够分泌蛋白质和糖类以形成黏性基质的成纤维细

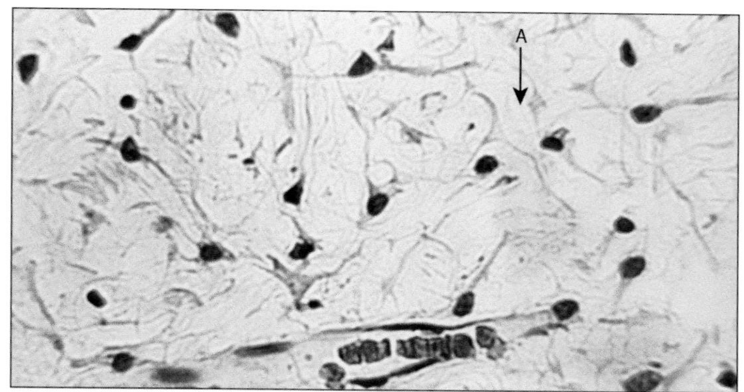

图 1.106 牙髓组织成分：A= 细胞基质

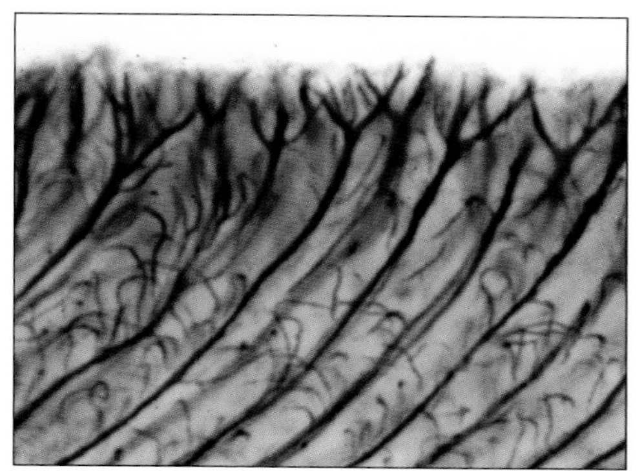

图 1.107 牙本质小管间交通侧支的放大视野

胞。炎症发生时细胞基质内有体液渗入和免疫细胞浸润。淋巴管有助于引流渗出液和大分子物质使组织恢复正常。

随着年龄的增长和牙齿受到外界的生理刺激，牙髓内的细胞成分和神经血管含量逐渐减少，从而降低了成熟牙髓的损伤应激能力。牙髓组织具有丰富的神经血管供应，小动脉和神经束主要通过根尖孔供应支配牙髓，此外还有一些细小的神经血管通过根管侧支进入牙髓。因此牙周组织和牙髓之间能够进行组织液交换，但是牙骨质不具有渗透性（这一特性保证了根管治疗对牙齿的无害性）。

矿化牙本质的结构如图 1.102 所示。牙本质在近髓侧每平方毫米内小管数目可能多达 65000 个，在釉牙本质界处每平方毫米内小管数目大约为 15000 个。小管近牙髓一端的直径约 3μm，近表面处则小于 1μm。牙本质小管占牙本质近髓侧表面积的 45%，占釉牙本质界附近牙本质总表面积的 1%。牙本质小管占牙本质体积的 20%~30%，小管间通过侧支相互交通（图 1.107）。在牙发育期间，原发性牙本质以每天 4μm 的速率沉积。牙齿发育完成后，继发性牙本质由形成原发性牙本质的成牙本质细胞分泌形成。继发性牙本质沉积的速率较慢，每天约 0.8μm，在整个牙髓表面均匀地形成；该种牙本质也称为生理性或规则的继发性牙本质。可通过小管方向发生的轻微变化将其与原发性牙本质区分开来（图 1.108）。通常

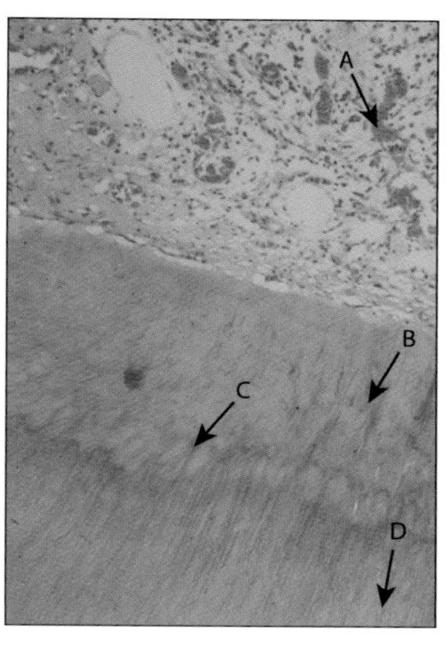

图 1.108 继发性牙本质小管方向改变：A= 牙髓；B= 继发性牙本质；C= 小管方向改变；D= 原发性牙本质

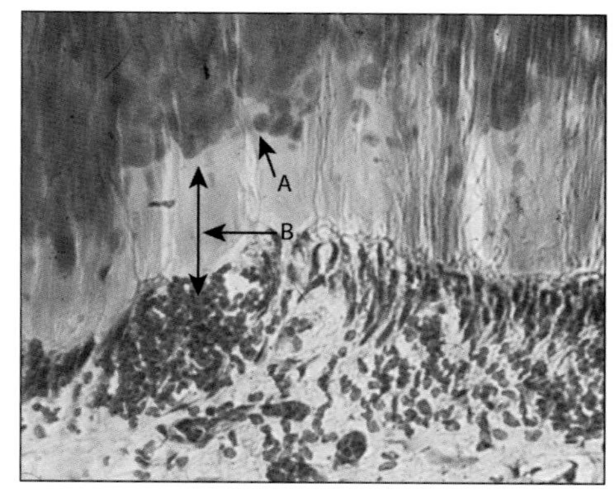

图 1.109 不规则继发性牙本质的沉积：A=矿化前沿球状牙本质；B=增宽的前期牙本质

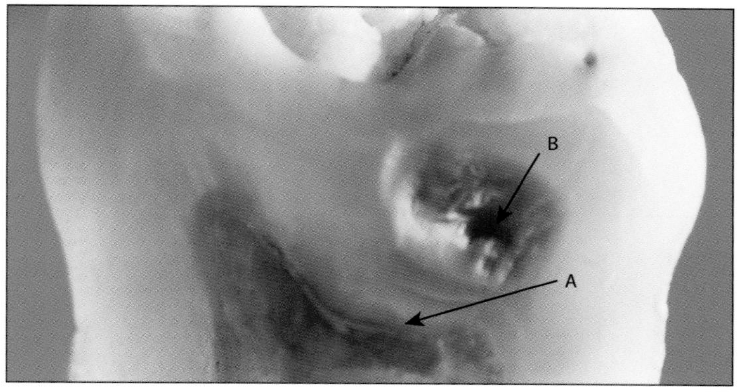

图 1.110 龋坏（B）引起继发性牙本质（A）不规则沉积

认为小管方向和形成速率的变化是由牙发育完成时牙本质形成的短暂中断所导致。不规则的继发性牙本质，顾名思义，以每天约 3μm 的速率不规则地沉积，该种牙本质的形成是为了应对外部的有害刺激，例如龋齿、磨损和磨耗（图 1.105，图 1.109，图 1.110）。它由新分化的类成牙本质细胞替代损伤坏死的成牙本质细胞分泌沉积而成；因此，小管不与原发性和继发性牙本质相连续。

管周牙本质是牙本质小管内成牙本质细胞突生成的牙本质。它比管间牙本质（管间的矿化组织）矿化程度高40%，并且缺少纤维基质（图1.111）。管周牙本质的形成被认为是正常的增龄性变化，刺激（如龋齿、磨

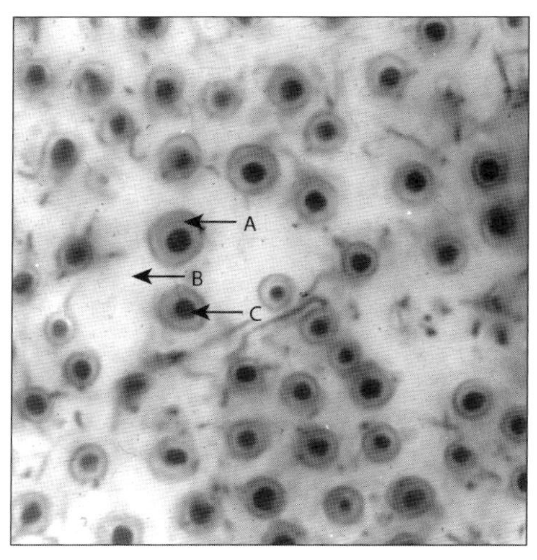

图 1.111 牙本质小管横断面：A= 管周牙本质；B= 管间牙本质；C= 牙本质小管

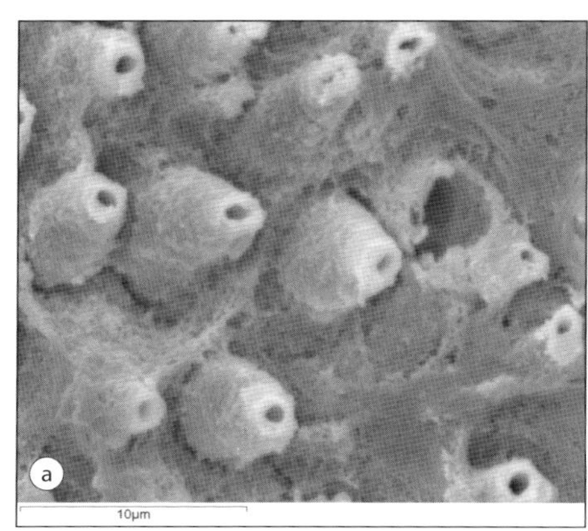

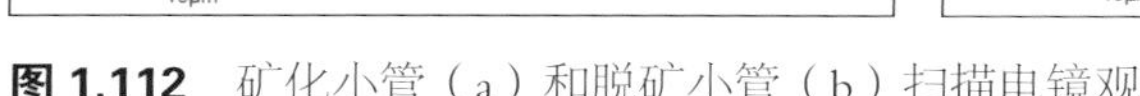

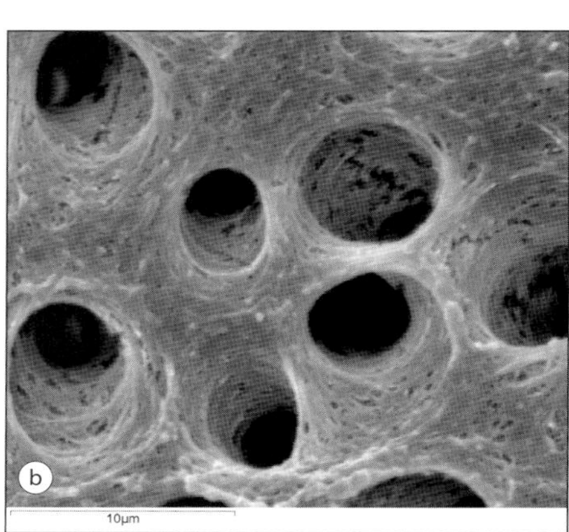

图 1.112 矿化小管（a）和脱矿小管（b）扫描电镜观

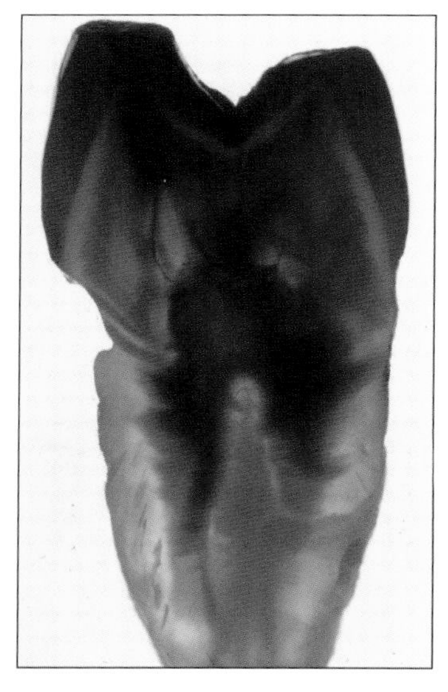

图 1.113 牙本质硬化导致牙根透明化

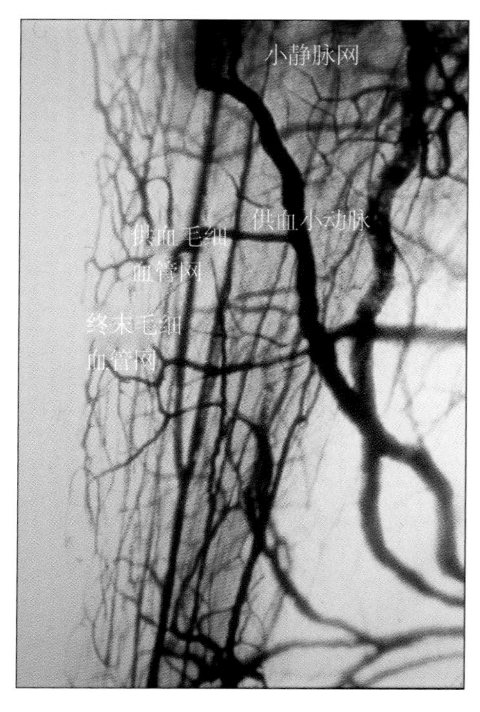

图 1.114 血管结构（由 Prof. I Kramer 提供）

损和磨耗）能够加速此种牙本质的形成。成牙本质细胞突变性后和矿物晶体一起封闭牙本质小管的过程称为硬化（图1.112），因此牙根随着年龄的增长变得透明（图 1.113）。

血供

牙髓中血管的分布对处于坚硬且缺乏弹性的牙髓腔内的牙髓十分有益。随着牙齿的发育，血管分布根据牙髓代谢的需要而改变和适应。根据其形态可将其分为：（1）供血小动脉；（2）供血毛细血管网；（3）终末毛细血管网；（4）小静脉网（图 1.114）。

供血小动脉通常有 5~8 根，是牙槽动脉通过根尖孔进入牙髓后的分支，小动脉穿过牙髓中央形成树枝状结构。这些小动脉在向冠髓延伸的同时发出一些分支沿着根管壁走行形成侧向分支，侧向分支最终形成供血毛细血管网（图 1.115~ 图 1.118）。供血毛细血管网包含垂直于牙本质表面的升支和降支，通过终末毛细血管网进行供血和回流。终末毛细血管网到达成牙本质细胞层后在其牙髓侧（图 1.119）和细胞层内（图 1.120）形成广泛的毛细血管丛。该毛细血管丛在牙冠部平行于牙本质表面，宽度为 400~500μm，并向根方逐渐变窄。负责静脉回流的毛细血管网汇合成小静脉，小静脉在牙髓周边下行并汇入牙髓中央的主要小静脉（2~3 根）（图 1.121）。一些小血管可通过根管侧支进入牙髓，但其作用无法与上述血管相比（图 1.122）。

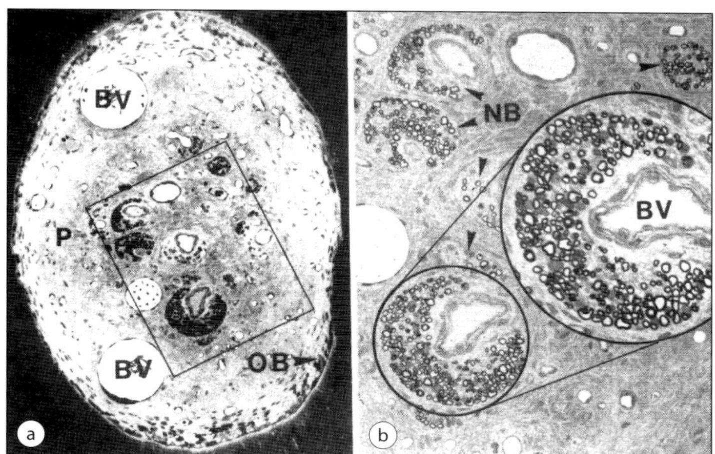

图 1.115 人类下颌前磨牙根部牙髓（P）的横截面。图 a 中的矩形区域在显微镜下视野如图 b 所示。神经纤维束（NB）中的一些神经纤维与血管（BV）一起形成神经血管束（图 b 插图）。OB= 成牙本质细胞。放大倍数：（a）×55；（b）×130，插图 ×225[Nair PNR，Schroeder HE（1995） Number and size spectra of non-myelinated axons of human premolars. Anat Embryol 192, 35-41]

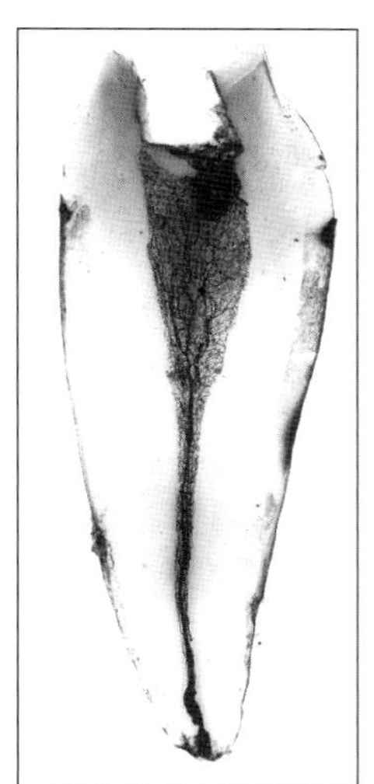

图 1.116 牙髓的血管网（由 Prof. I Kramer 提供）

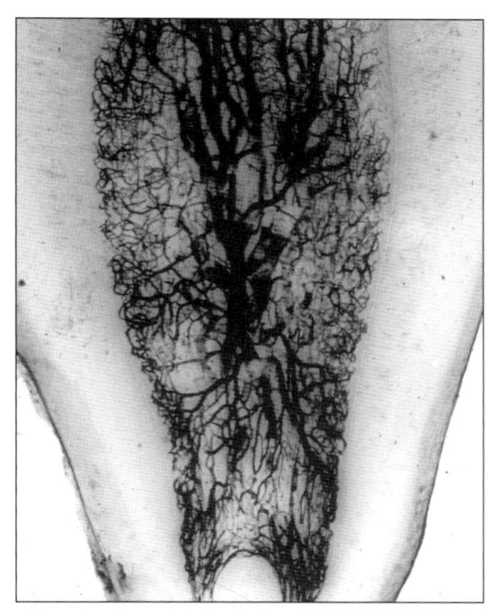

图 1.117 牙髓血管网的放大视图（由 Prof. I Kramer 提供）

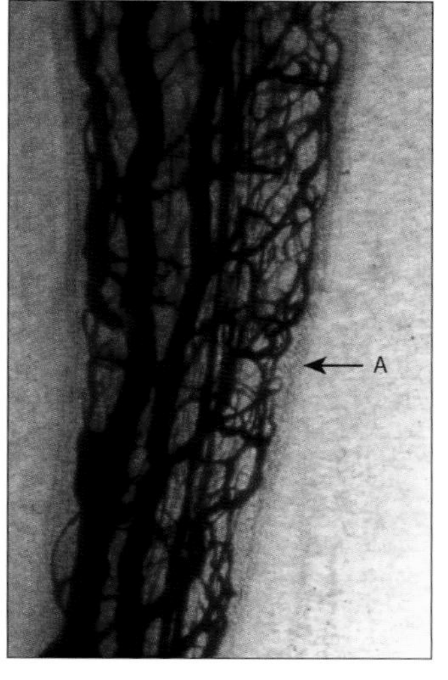

图 1.118 牙髓中小动脉和毛细血管与牙本质（A）的关系（由 Prof. I Kramer 提供）

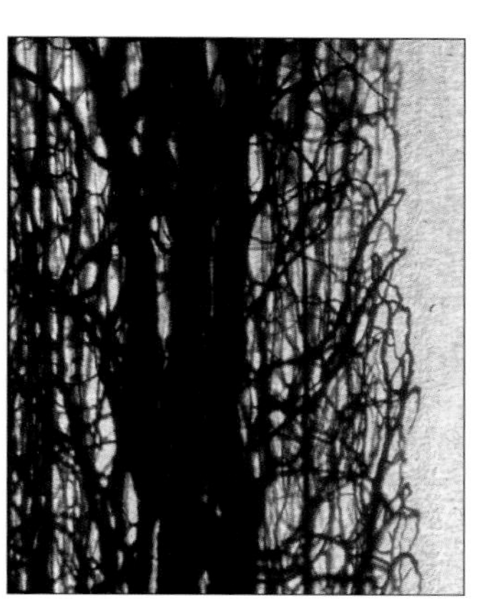

图 1.119 邻近牙本质的毛细血管丛（由 Prof. I Kramer 提供）

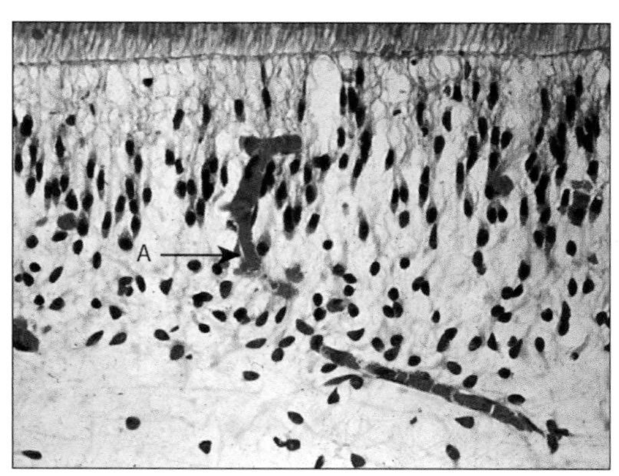

图 1.120 成牙本质细胞牙髓侧的毛细血管丛（A）

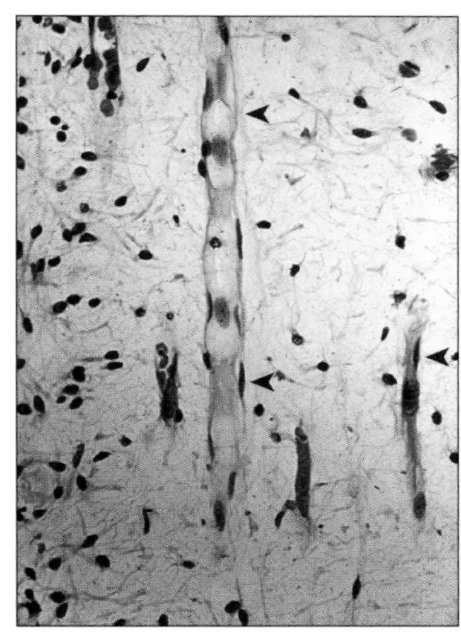

图 1.121 小静脉（箭头所示）穿过牙髓中心

血供的作用

牙髓血管微循环维持牙髓的营养、代谢和动态平衡，牙髓的血供比其他口腔组织更为丰富。同其他器官组织一样，正常情况下牙髓中只有部分毛细血管维持血液灌注。之前人们一直认为牙髓是一种比较脆弱的组织，由于牙髓被包裹在坚硬的牙本质中，即使只是发生轻微炎症也会由于缺乏根尖血供而很快发生坏死。但是 Elegant 实验表明，由于牙髓炎症可以局限化，牙髓发生炎症后其根尖血供并不一定会发生中断（图 1.123）。牙髓血管分布的独特之处在于可以防止髓腔内压力持续增加。血管能够对炎症病变区域的血液及组织液进行分流，这种分流作用以及牙髓基质的“屏障”作用使组织压力局限化。液体分流通过动静脉分流和静脉 - 静脉分流来实现。牙髓中的动静脉压力差比较小（20~40mmHg）。淋巴管的存在可以促进大分

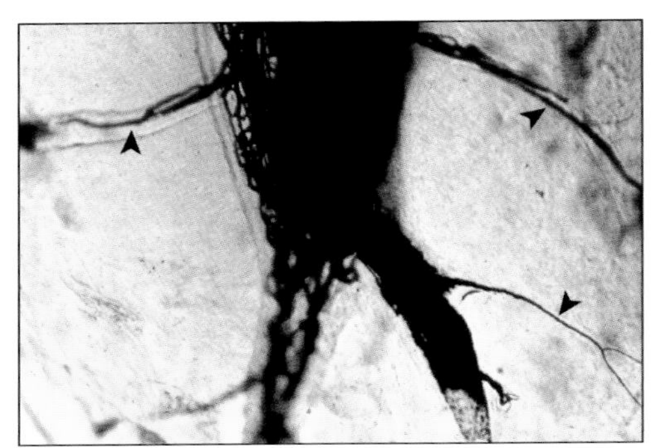

图 1.122 进入根管侧支的小血管（箭头所示）（由 Prof. I Kramer 提供）

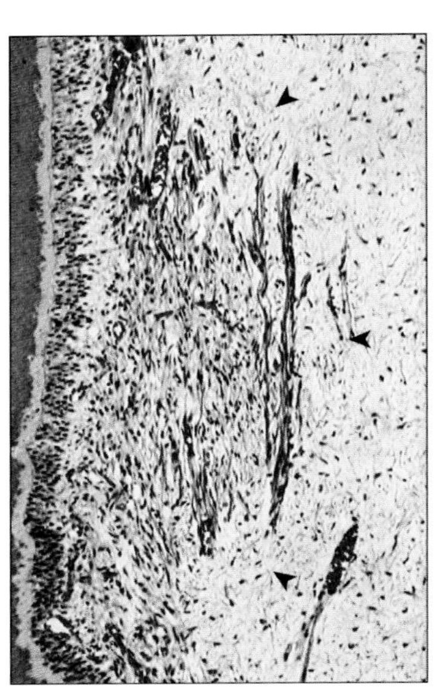

图 1.123 牙髓（箭头所示）炎症局限化

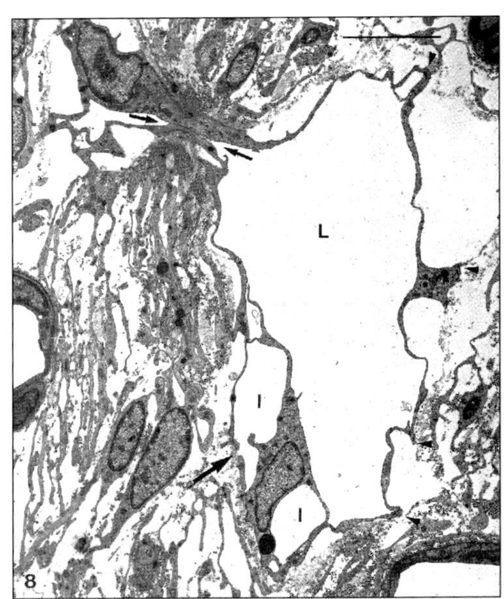

图 1.124 猫科动物牙髓中的淋巴管（引自 Bishop & Malhotra，1990）

子蛋白质和血细胞回流到循环系统中（图 1.124），不过这一观点在之前一直存在争议。在初级供血小动脉中，平均血液流速约为 1.5mm/s，在次级小动脉中降低至 1mm/s，在终末小动脉中降低至 0.5mm/s，在毛细血管网中降至 0.2mm/s。然后在回流小静脉中增加至 0.4mm/s，在终末小静脉中增加至 0.6mm/s。一个主要小动脉可以供应 100 个毛细血管。

交感神经纤维和化学以及体液介质（血管扩张剂或收缩剂）可以通过调节血管舒缩来控制血液流动。与大多数组织相反，牙髓中没有观察到反应性低氧血症和功能性充血的发生。压迫颈外动脉能够造成口腔组织反应性充血，但在牙髓却不会有充血现象的发生。因此，牙髓不会对血管压力产生反应，这与其他组织形成鲜明对比。

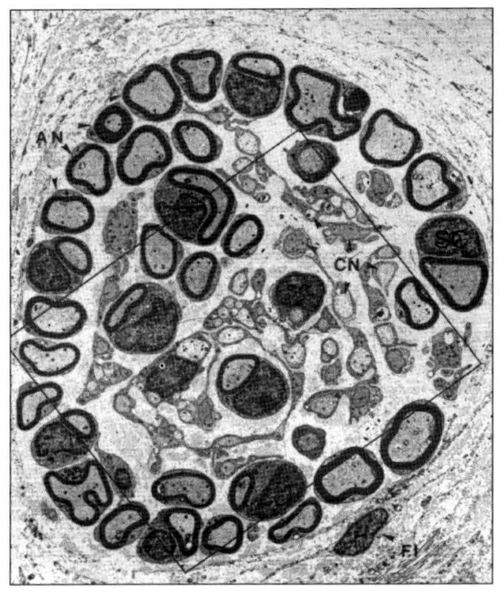

图 1.125 轴突束的透射电子显微镜影像，包含有髓轴突（AN）和无髓轴突（CN）。标注神经纤维束周围没有围神经束。矩形区域的部分在图 1.126 中放大呈现。FI= 成纤维细胞；SC= 施万细胞。放大倍数：×5360[Nair PNR，Schroeder HE（1995） Number and size spectra of non-myelinated axons of human premolars. Anat Embryol 192, 35–41]

神经分布

牙髓内的神经很丰富，包括感觉神经（直径较大的有髓 A 纤维和直径较小的无髓鞘 C 纤维，以后者为主）和自主神经纤维（用于调节血供）（图 1.125，图 1.126）。神经束伴同血管自根尖孔进入牙髓（图 1.115）。神经束向冠方穿行的过程中发出小分支，并最终在近牙髓牙本质交界处由单个轴突形成密集的网络，称为 Raschkow 丛（图 1.127）。髓角处的神经分布最为密集。轴突还可以分支形成终端细丝深入到牙本质小管内（图 1.128）。单个轴突可支配最多 100 个牙本质小管，在牙本质小管中延伸的长度可达 100μm 或 200μm。一些小管内可含有数种神经纤维。由于神经产生的神经肽多种多样，因此神经对牙髓功能的作用可能比原先想象得更为复杂。除了感觉功能之外，它们在神经源性炎症中也发挥了重要作用（图 1.129）。

神经的作用

牙髓中的自主神经由控制微循环的交感神经纤维组成。牙髓感觉神经包括至少 2 种或 3 种不同类型的纤维。有髓鞘的 A δ 纤维为有髓鞘神经纤维，传导速度更快，疼

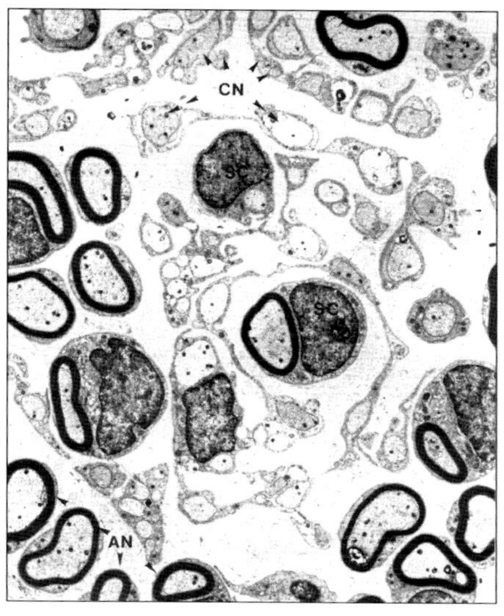

图 1.126 图 1.125 中矩形区域的放大视野，显示了无髓鞘轴突的细节及无髓鞘轴突的大小变化。AN= 有髓轴突；SC= 施万细胞。放大倍数：×9110[Nair PNR，Schroeder HE（1995） Number and size spectra of non-myelinated axons of human premolars. Anat Embryol 192, 35–41]

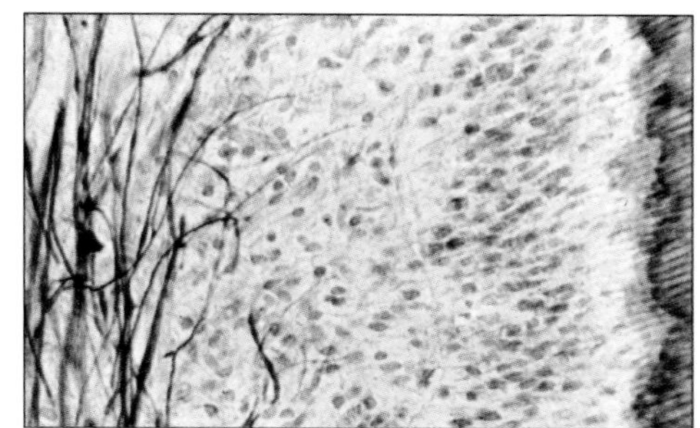

图 1.127 Raschkow 丛

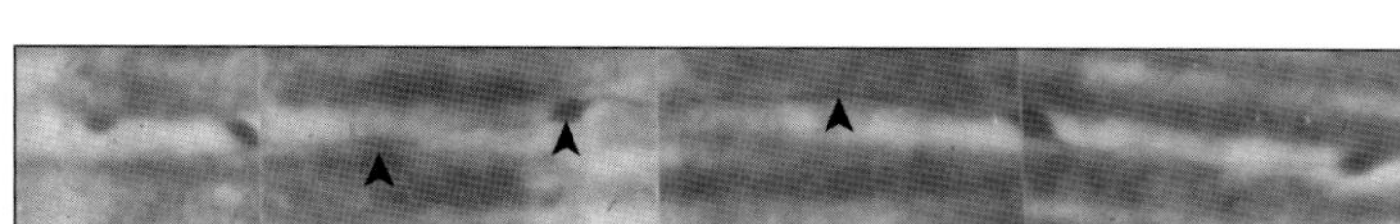

图 1.128 牙本质小管内神经轴突（箭头所示）

痛特征为尖锐刺痛，通常与牙本质受激惹有关。无髓鞘的 C 纤维传导速度较慢，刺激阈值较高，特征为烧灼样疼痛。钻磨、探诊、风吹、加热和冷却牙本质均能够激惹 Aδ 纤维。暴露的牙本质表面与高渗液体接触也会激惹 Aδ 纤维。牙本质的这种敏感性可由“流体动力学理论”解释（图 1.130）。上述刺激的共同特征是它们都能够导致液体在牙本质小管中快速流动，这种机械流动能够刺激 Aδ 纤维。临床上，酸蚀会暴露牙本质小管从而增加牙本质敏感性；而使用草酸钾盐晶体等物质堵塞牙本质小管，能够防止管内液体流动从而使牙本质脱敏。随着时间的推移，牙本质硬化对牙本质小管的阻塞也会使牙本质脱敏。

在牙髓电活力测试中，Aδ 纤维首先被激惹，因为它的疼痛阈值较低。随着电流刺激强度的增加，神经纤维释放更多的神经信号并且有更多的 Aδ 纤维被激活；若电流继续加大，C 纤维也可能被激活从而引起强烈的不适感。年轻牙齿的牙根未发育完成时，由于牙髓中缺乏 Aδ 纤维，其牙髓电活力测试的结果相对不可靠。

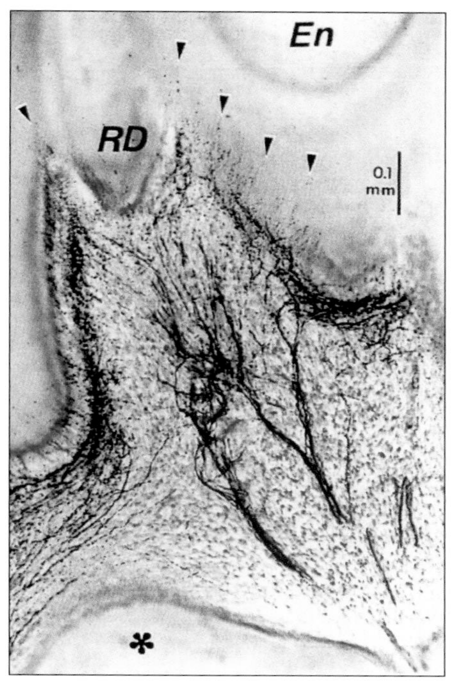

图 1.129 免疫组化切片显示 CGRP–IR 神经纤维在冠髓中广泛分布并伸入牙本质中，最长能达到 0.1mm，但在修复性牙本质（RD）中不存在该种纤维。En= 牙釉质 [Reproduced with permission from Byers MR, Taylor PE, Khayat BG et al (1990) Effects of injury and inflammation on pulpal and periapical nerves. J Endod 16, 78–84]

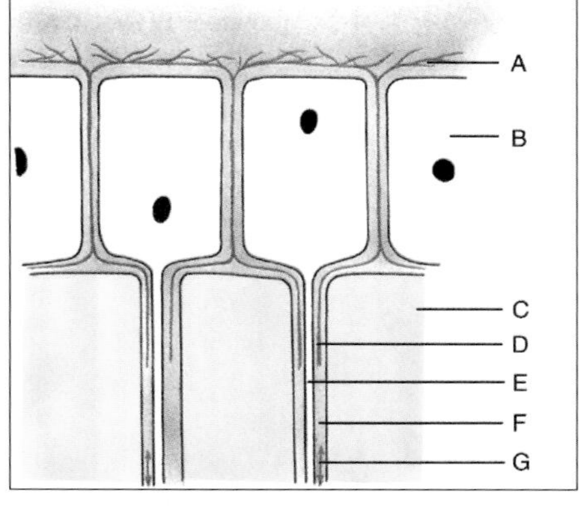

图1.130 流体动力学理论：A=神经丛；B=成牙本质细胞；C=牙本质；D=Aδ 神经纤维；E=成牙本质细胞突；F=牙本质小管；G=流体运动刺激Aδ 神经纤维

热刺激、机械或化学刺激传导到牙髓深部时 C 纤维可以被激活。除非使牙髓受损，例如牙髓温度升高到约 44℃，否则刺激牙本质不会激活 C 纤维。同样，牙髓温度极低也会刺激 C 纤维。通常认为 C 纤维在牙髓炎导致的钝痛和放射痛的发展中起重要作用。

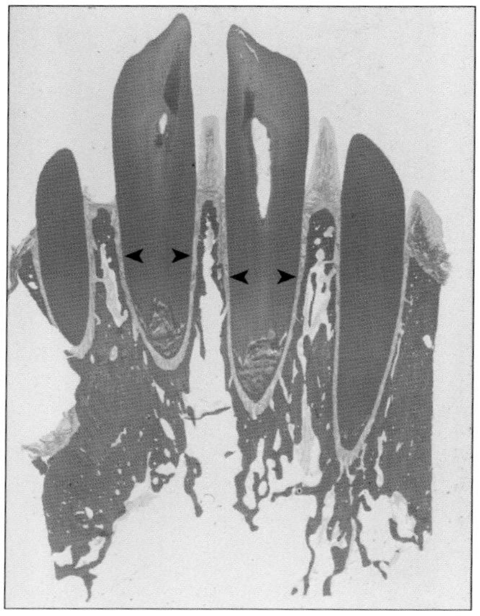

图 1.131 牙槽骨内支持牙齿的牙周膜（箭头所示）

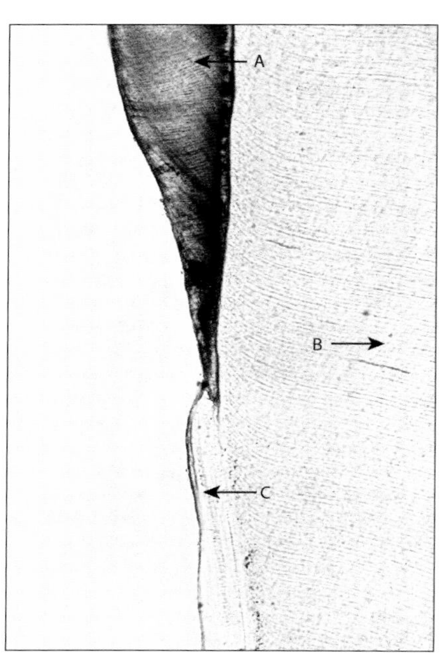

图 1.132 磨片显示牙骨质、根部牙本质和牙釉质之间关系：A= 牙釉质；B= 牙本质；C= 牙骨质

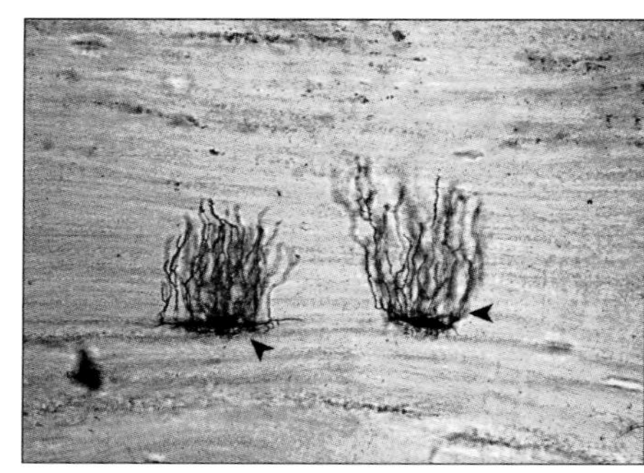

图 1.133 细胞牙骨质内的牙骨质细胞（箭头所示）

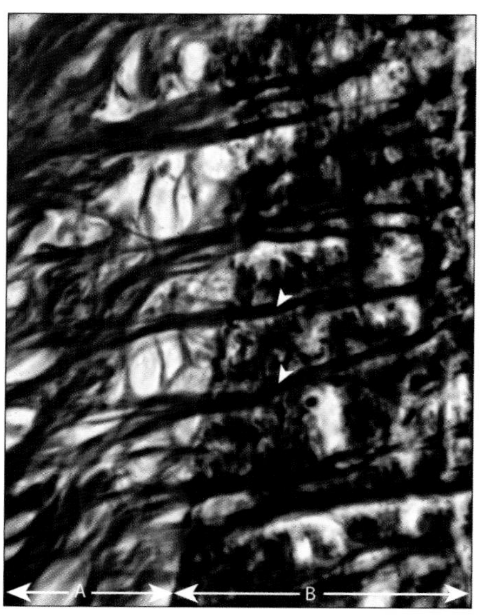

图 1.134 牙骨质中的 Sharpey's 纤维（箭头所示）：A= 未矿化组织；B= 矿化组织

第三种神经是有髓鞘的 Aβ 纤维，传导速度最快。它们与牙冠所遭受的生理机械刺激相关，在调节牙齿咀嚼和咬合方面发挥重要作用。不过该神经纤维也能够在牙本质受到刺激时做出反应。这 3 种神经除了内含神经纤维的种类和激惹类型不同外，刺激阈值也各不相同，导致患者的感觉和疼痛耐受力也各不相同。这就造成患者对牙齿疼痛的描述多种多样，单纯只靠症状并不能诊断牙髓的状态。

正常牙髓中除了一些可能来源于血液的树突状抗原呈递细胞和 T 细胞外，很少有炎性细胞的出现。牙髓感染早期会发生由多形核白细胞和巨噬细胞主导的非特异性炎症反应。随后发生特异性抗菌免疫应答，淋巴细胞、巨噬细胞和浆细胞被召集。

牙周组织

包括牙骨质、牙周膜和牙槽骨组成（图 1.131）。

牙骨质

牙骨质覆盖根部牙本质（图 1.132）。牙骨质与釉质邻接的牙齿占 70%，重叠关系的占 20%，两者间隔的占 10%，这可能是造成牙龈发育完全的未磨损的年轻牙齿发生牙颈部敏感的原因。牙骨质主要是一种比牙本质渗透性差的无机组织。正是由于牙骨质的这种性质，根管治疗才能够进行。它由 3 种牙骨质组织组成：（1）细胞牙骨质；（2）无细胞牙骨质；（3）中间体。

细胞牙骨质内含有牙骨质细胞，两者之间通过小管连通，也可与牙本质相互连通（图 1.133）。通常存在于牙齿根尖和根分叉区域。在细胞牙骨质中能够发现嵌入的 Sharpey's 纤维（图 1.134）。

无细胞牙骨质位于最内层且无细胞成分（图 1.135）。覆盖在整个牙根透明层的表面形成一薄层，可以观察到平行于根面的生长线。其内包埋有紧密堆积的矿化牙周纤维（Sharpey's 纤维）。

中间牙骨质存在于牙骨质牙本质交界处的区域，同时具有牙骨质和牙本质的特征。近釉质处的中间牙骨质还具有釉质的特征。

功能

牙骨质的功能包括支持、牙齿磨损的补偿和修复。

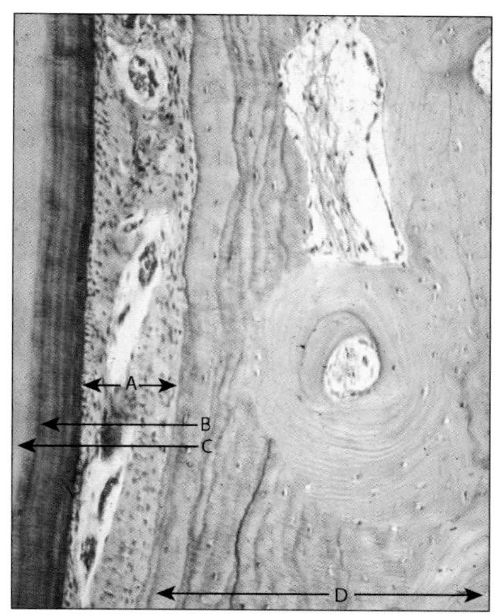

图1.135 牙骨质；牙本质，牙周膜和牙槽骨：A=牙周膜；B=无细胞牙骨质；C=牙本质；D=牙槽骨

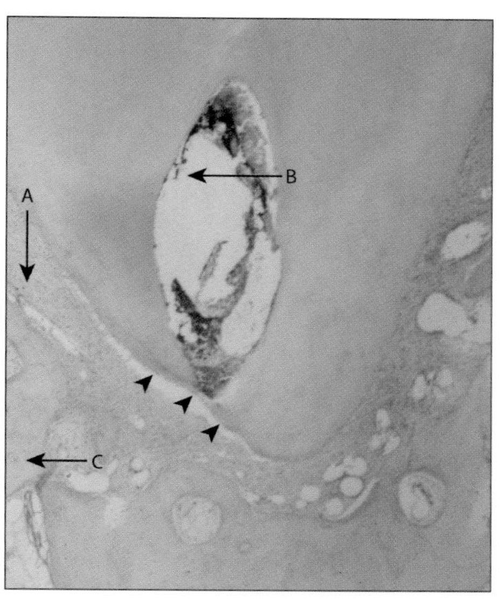

图 1.136 牙骨质形成导致的牙周组织愈合（箭头所示）；A= 牙周膜；B= 根管；C= 牙槽骨（由 Prof. Pitt Ford 提供）

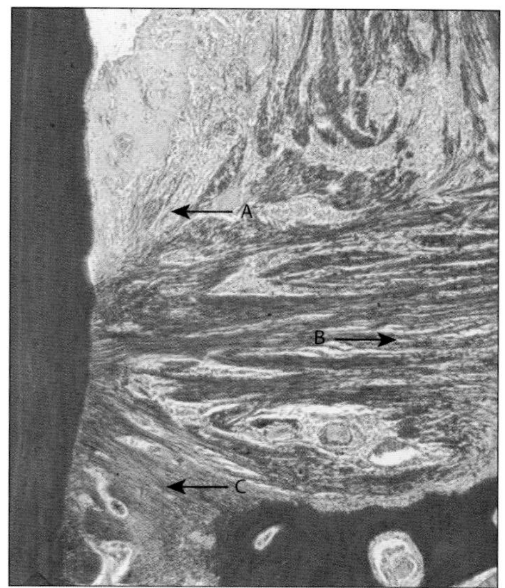

图 1.137 牙龈纤维、越隔纤维和牙槽嵴纤维纵向视图：A= 牙龈纤维；B= 越隔纤维；C= 牙槽嵴纤维

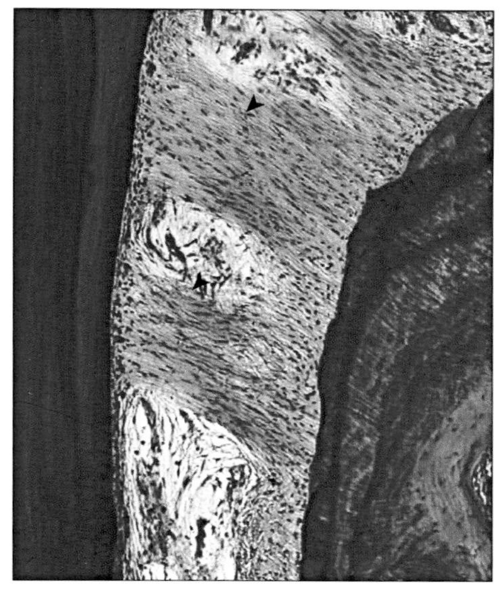

图 1.138 斜行纤维纵向视图

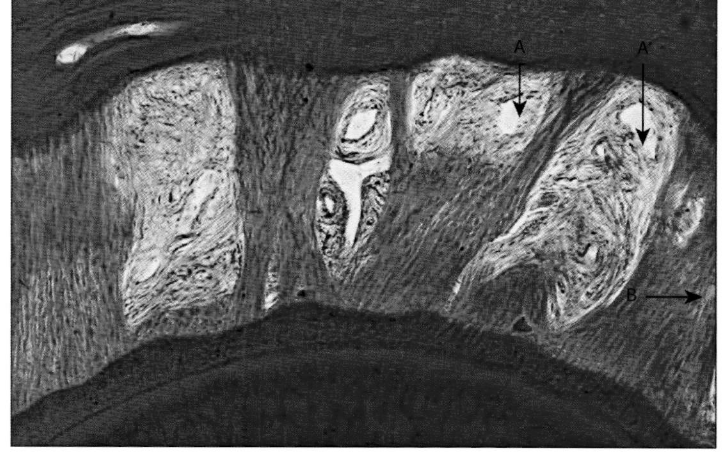

图 1.139 斜行纤维横断面：A= 穿行血管的空间；B= 牙周膜纤维

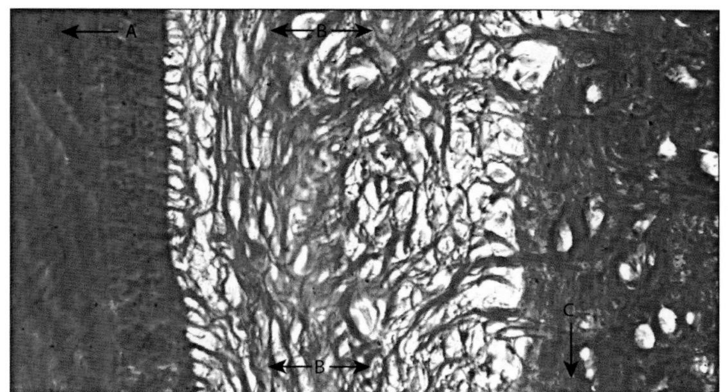

图 1.140 中间纤维丛：A= 牙本质；B= 中间丛；C= 牙槽骨

牙骨质提供牙周膜纤维的附着，使牙齿悬吊在牙槽骨中。为了弥补牙咬合面的磨损，牙骨质不断增生沉积。牙根表面发生牙骨质和牙本质吸收时，继发性牙骨质能够发挥重要作用。如果该生理功能丧失，就会导致外吸收的发生，当外吸收范围较大时也会产生相应的临床症状。根尖孔周围牙骨质的形成被认为是根管治疗后成功愈合的结果（图1.136）。

牙周膜

牙周膜是一种致密的纤维结缔组织，它支持并将牙齿附着在牙槽窝内（图 1.131）。其主要成分是包埋在类凝胶基质中的胶原。根据不同的功能将纤维进行分组。包括牙龈纤维、越隔纤维、牙槽嵴纤维（图 1.137）、水平纤维、斜行纤维（图 1.138，图 1.139）和根尖纤维。牙周膜另一个重要的组分是 Oxytalan 纤维。中间纤维丛区域中可进行功能调节（图 1.140）。细胞成分主要是成纤维细胞和

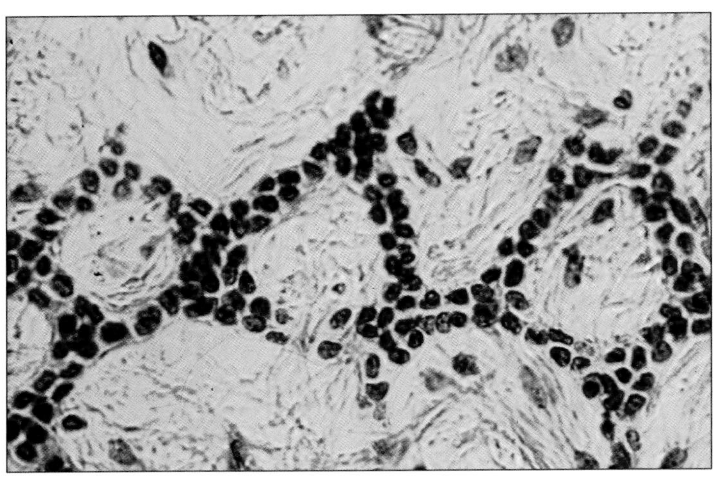

图 1.141 Hertwig 根鞘断裂的外观

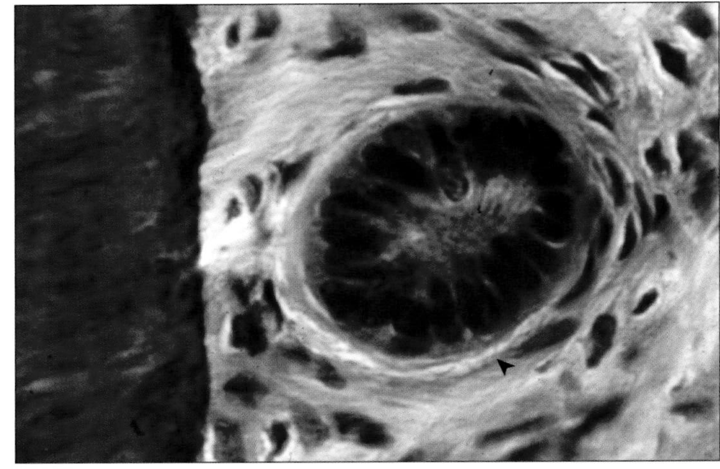

图 1.142 Malassez 上皮剩余

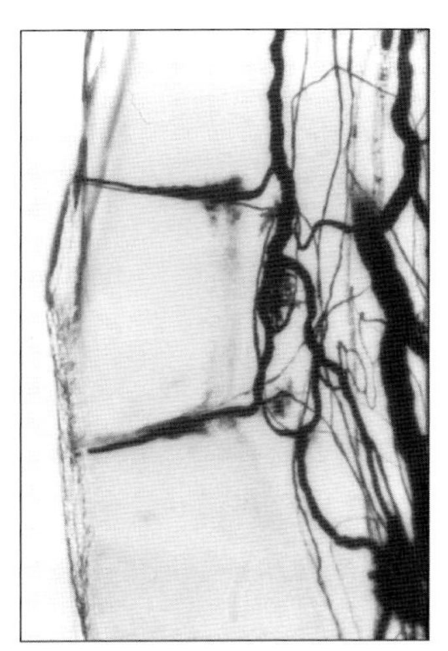

图 1.143 根尖部血管交通

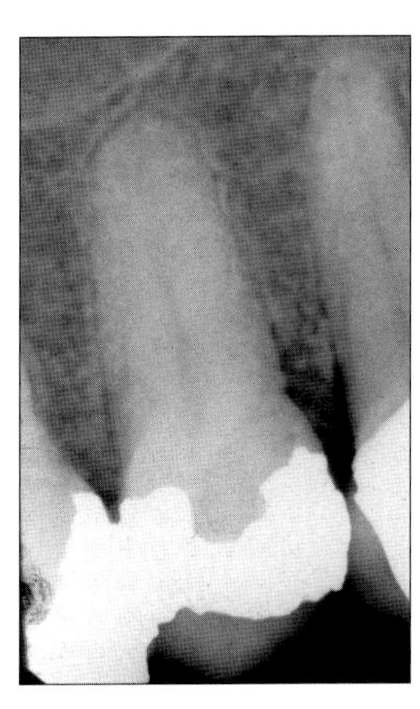

图 1.144 正常牙周

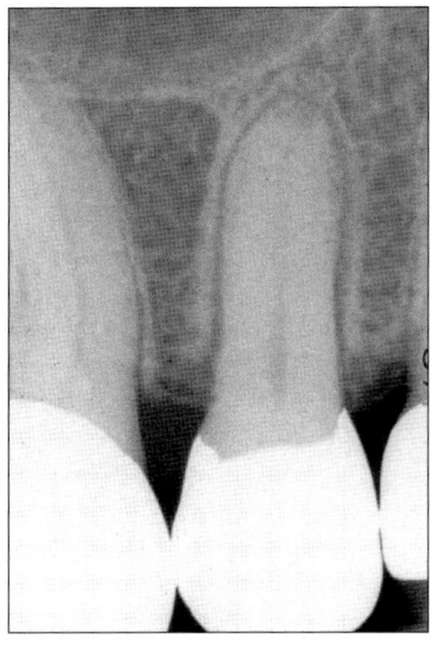

图 1.145 图 1.148 中牙制作全冠后，早接触引起牙周膜的超负荷和增宽

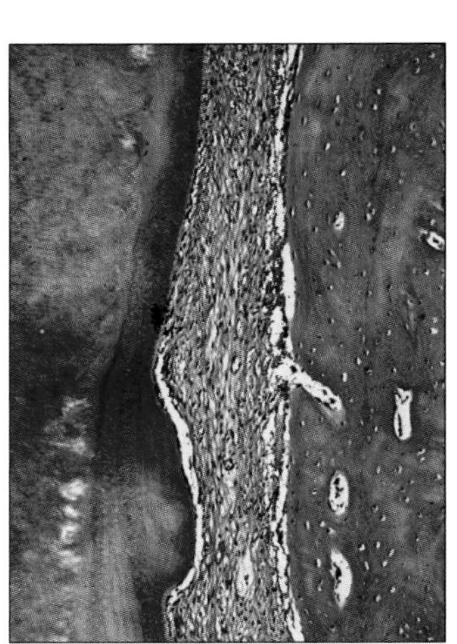

图 1.146 失用性牙周膜。缩窄的牙周膜中纤维无序排列

少数防御细胞。促进牙根形成的 Hertwig 根鞘，在牙根形成后不能完全消失，而是发生退化断裂（图 1.141），称为 Malassez 上皮剩余（图 1.142）。上皮团之间的距离较远，并且组织切片中不一定能够看到上皮条索之间的内连接。这些细胞受到炎症刺激时可以增殖形成囊肿。它们还产生细胞因子并参与根尖防御反应。

血管分布

牙周膜的血供源自下牙槽动脉。小动脉在近根尖部由牙槽窝侧壁进入牙周膜，分支沿着牙根长轴相互交织形成毛细血管网（图 1.139）。胶原纤维穿行于毛细血管网中。与牙骨质相比，牙槽骨靠血管更近。牙髓与牙周膜的血管之间存在交通，特别是在根尖和根分叉附近尤为明显（图 1.143）。小静脉回流至根尖或穿过牙槽窝骨壁的孔隙进入骨髓腔。

神经分布

神经束穿过牙槽骨中进入牙周膜。它们发出分支并终止在牙骨质附近形成小圆体。神经感受痛觉、触觉和压感觉并且形成咀嚼器官反馈机制的重要组分。

功能

牙周膜具有本体感受功能，并且由于其纤维和液压流体系统（血管与骨髓中的血管储备和韧带组织液的连通）起缓冲作用。牙周膜具有很强的适应性。当咬合力过大时，牙周膜可以增宽从而缓冲外力对牙齿的冲击（图 1.144~图 1.147）。图 1.144 和图 1.145 中的 X 线片显示了牙齿戴入修复冠早接触前后的情况：在图 1.145 中，牙周膜间隙明显更宽。图 1.146 是失用性牙齿的组织切片，可以观察到在狭窄的牙周膜中纤维无序排列。图 1.147 显示了承受正常大小咬合力的牙齿的牙周膜，可以观察到造成牙周

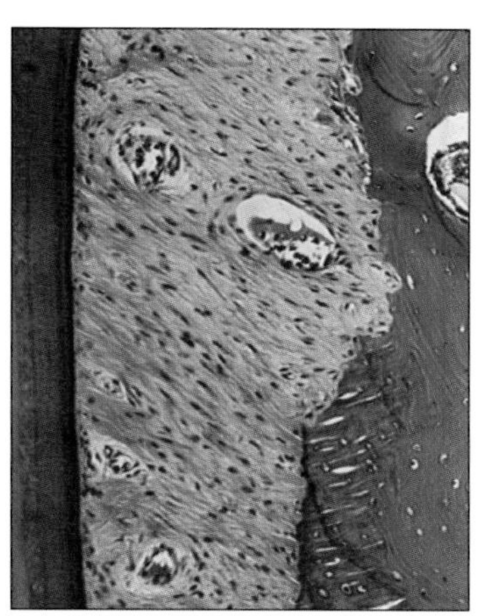

图 1.147 超负荷的牙周膜有纤维倾斜和骨吸收

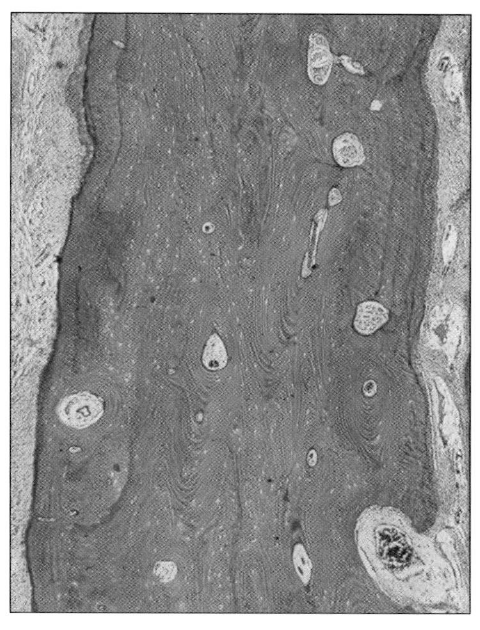

图 1.148 牙槽骨

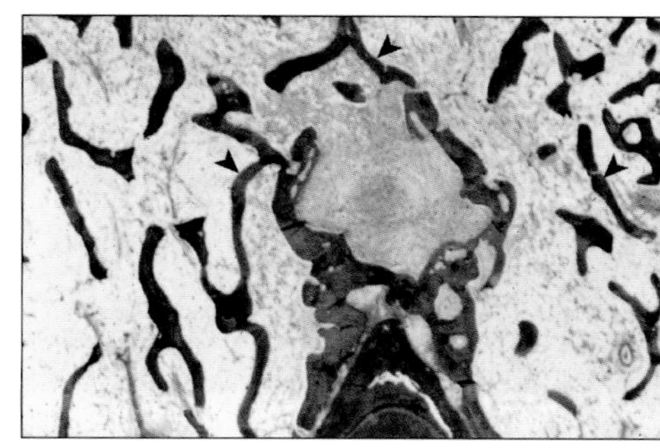

图 1.149 松质骨中的骨小梁

膜增宽相邻骨吸收；这种增宽应当与病理性刺激所导致的牙周膜增宽区别开来。牙周膜在牙齿的萌出和手术或创伤后的愈合中也起到重要作用。牙髓和牙周组织之间的血管交通也为组织之间炎症与微生物的传播提供了通道。

牙槽骨

牙槽骨是上下颌骨支持牙齿的部分，在牙周膜的另一端与牙周膜纤维形成附着（图 1.148）。牙槽骨由两个被松质骨分离的密致骨板组成（图 1.149）。在某些区域牙槽骨很薄，没有松质骨（图 1.148）。下颌骨中的牙槽骨和皮质骨板最厚。松质骨骨小梁之间充满骨髓，后者由未成熟的造血组织和成熟脂肪组织组成（图 1.149）。骨小梁的形状和结构反映了特定部位的应力需求。骨的无机质表面排列着成骨细胞，发挥成骨作用：被矿物组织包绕的成骨细胞称作骨细胞，相邻的骨细胞之间通过骨小管互相连接；破骨细胞发挥骨吸收作用，可在 Howship 陷窝中见到（图 1.150）。与牙周膜相邻的密质骨 X 线片表现为在牙周膜暗线旁的致密白线（图 1.144，图 1.145）。

骨是一种处于动态变化中的组织，因功能需求不断形成和吸收。除了局部负荷的需要，骨代谢还受激素控制。根尖或边缘附着部位的骨组织容易受到炎症介质的影响而发生吸收。在健康状态下，牙槽嵴顶低于釉牙骨质交界处约 2mm（图 1.151），但有牙周病时，牙槽嵴顶的高度会降低。

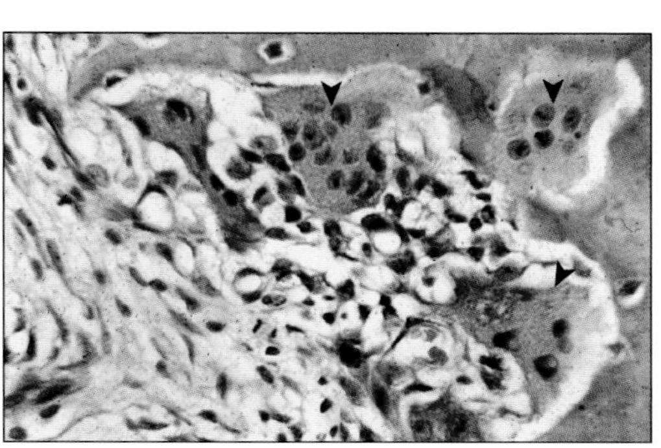

图 1.150 Howship 陷窝中破骨细胞（箭头所示）

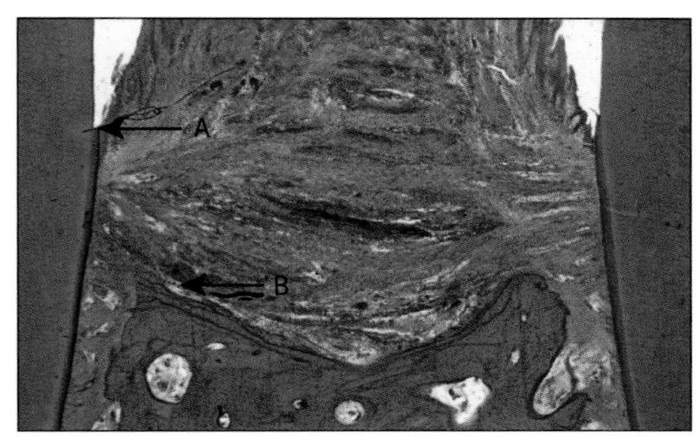

图 1.151 健康牙槽骨和釉牙骨质界之间的关系：A= 釉牙骨质界；B= 牙槽骨

参考文献及延伸阅读

[1]Bishop, M.A., Malhotra, M.P., 1990. An investigation of lymphatic vessels in the feline dental pulp. Am J Anat 187, 247–253.

[2]De Deus, Q.D., 1975. Frequency, location, and direction of the lateral, secondary, and accessory canals. J Endod 1 (11), 361–366.

[3]Dummer, P.M., McGinn, J.H., Rees, D.G., 1984. The position and topography of the apical canal constriction and apical foramen. Int Endod J 17 (4), 192–198.

[4]Fanibunda, K.B., 1986. A method for measuring the volume of human dental pulp cavities. Int Endod J 19, 194–197.

[5]Gulabivala, K., Aung, T.H., Alavi, A., et al., 2001. Root and canal anatomy of Burmese mandibular molars. Int Endod J 34 (5), 359–370.

[6]Gulabivala, K., Opasanon, A., Ng, Y.-L., et al., 2002. Root and canal anatomy of Thai maxillary molars. Int Endod J 35, 56–62.

[7]Hess, W., Zurcher, E., 1925. The anatomy of the root canals of the teeth of the permanent and decidous dentitions. William Wood & Co., New York.

[8]Morfis, A., Sylaras, S.N., Georgopoulou, M., et al., 1994. Study of the apices of human permanent teeth with the use of scanning electron microscope. Oral Surg Oral Med Oral

Pathol 77 (2), 172–176.

[9]Oehlers, F.A.C., 1957. Dens invaginatus (dilated composite odontome): I. Variations of the invagination process and associated anterior crown forms. Oral Surg Oral Med Oral Pathol 10 (11), 1204–1218.

[10]Thesleff, I., 2003. Epithelial-mesenchymal signalling regulating tooth morphogenesis. J Cell Sci 116 (9), 1647–1648.

Vertucci, F.J., 1984. Root canal anatomy of the human permanent teeth. Oral Surg Oral Med Oral Pathol 58, 589–599.

[11]Weine, F.S., Healey, H.J., Gerstein, H., et al., 1969. Canal configuration in the mesiobuccal root of the maxillary first molar and its endodontic significance. Oral Surg Oral Med Oral Pathol 28, 419–425.

[12]Zillich, R., Dowson, J., 1973. Root canal morphology of mandibular first and second premolars. Oral Surg Oral Med Oral Pathol 36, 738–744.

活髓保存治疗的生物学基础和治疗原则

K Gulabivala, Y-L Ng

本章节的目的是概述牙髓病预防和治疗的生物学基础。合理的治疗建立在了解疾病病理过程的基础之上，因此也就需要了解相关组织的正常解剖生理学知识（见第 1 章）。由于牙髓处于缺乏弹性的封闭环境中，且具有明显的组织脆性，因此学者们曾认为较小的刺激就会造成牙髓坏死和感染。但是牙髓同时拥有显著的恢复和修复能力，在恶劣的口腔环境中或受到医源性干预刺激后仍能存活。显然牙髓 – 牙本质复合体结构就是牙髓拥有这种修复能力的基础之一。本章节探讨了宿主机制与修复因素的相互作用，这种作用决定了患牙的预后。

牙髓的功能

牙髓具有形成（牙本质）和防御（通过牙髓 – 牙本质复合体、炎症和免疫应答反应）的功能。牙齿完全形成后，牙髓主要发挥防御功能；与此同时牙本质沉积速度也会发生明显的变化，这表明牙髓并不是一个退行性的器官。如果继发性牙本质以原发性牙本质沉积的速度持续形成，髓腔将会完全闭塞导致牙齿的机械性能发生巨大改变。因此，牙髓和牙本质的存在使牙齿具有弹性以承担咀嚼负荷。牙齿被认为是身体中最坚硬的结构，从流体动力学角度被认为是无顺应性的。但是力学分析显示，灵敏的应变仪能够检测到牙本质在微应变水平发生的弯曲。根据自适应调节机制，牙髓中的本体感受器一定能够检测到咬合力下牙齿的微小形变；但是目前尚无直接证据证明牙髓中存在本体感受器。具有本体感受功能的 Aβ 纤维的存在在一定程度上解释了为何无髓牙更易发生折断。

防御反应对牙髓的存活至关重要。最明显且广为人知的防御反应包括：牙髓初始炎症反应；牙髓渗出液中的大分子物质堵塞受累及的牙本质小管；矿物质沉积导致的牙本质小管硬化，管周牙本质的形成；最后，还有继发性牙本质和第三期牙本质沉积（图 2.1）。

人们认为牙髓 – 牙本质复合体是一种感觉器官，它可以通过引发疼痛来提示病变（如龋病或者其他形式的牙体硬组织缺失）的存在。但这种提示对前期没有疼痛症状的不可逆性牙髓炎患牙是没有效果的。牙本质在刚刚发生暴露的数日内可能会有敏感症状，但此后，随着牙髓的恢复，敏感也将消退。

第一道感觉防线包括低阈值皮肤型 Aδ 神经纤维的激惹，这种神经纤维负责感受探诊、喷气、高渗溶液、极端温度或者咬合负荷（牙裂综合征）对牙本质的刺激，并引发尖锐刺痛。暴露牙本质小管附近的炎症可降低该神经纤维的感受阈值，并导致痛觉过敏或超敏反应。此外，感觉防线还包括阈值相对较高的 C 纤维的激惹，这种纤维会引发深层的、广泛的、钝性及搏动性疼痛，通常与牙髓炎相关。本体感受器 Aβ 神经纤维的激惹能够提醒人们注意牙齿的咬合力已超负荷。

除了感觉防御，牙髓的炎症反应有助于激活全部的非特异性和特异性免疫应答（见第 3 章）。这一机制能够保护牙髓软组织抵御外源分子或微生物的侵害。与炎症反应同时发挥作用的牙髓 – 牙本质复合体有一个极其重要的功能，就是形成继发性（反应性）或三期（修复性）牙本质（图 2.2）和硬化（钙化）牙本质（图 2.3）以阻止有害因素的进一步侵入。严重的炎症很有可能会通过扰乱成牙本质细胞的功能而干扰牙髓 – 牙本质复合体的应答反应。

牙髓 – 牙本质复合体的修复过程与牙齿发育过程相似。在牙齿形成过程中，上皮细胞与间充质细胞之间的分子信号（生长因子）控制引导成牙本质细胞的分化。生长因子对全身多种细胞活动有深远的影响。这些分子中有一个亚类称为转化生长因子 β（TGF-β）族，负责成牙本质细胞分化的信号传递。分化的成牙本质细胞能够合成 TGF-β 和其他生长因子，并将其分泌到牙本质基质中，随后牙本质基质发生钙化。龋病、牙体缺损或牙体预备造成的牙本质基质溶解会使上述分子再次释放，从而促进牙齿愈合。轻微的牙本质 – 牙髓损伤而释放的 TGF-β 分子呈浓度梯度向牙本质小管牙髓方向扩散，防止牙本质小管液外流并刺激活性成牙本质细胞生成反应性牙本质。当损伤导致成牙本质细胞发生变性甚至凋亡时，牙髓中未分化的间充质细胞会取代变性坏死的细胞并分化成为成牙本质细胞。这是一个更加漫长复杂的过程，未分化的细胞发生迁移和分化，随后分泌新的牙本质基质。该过程中新形成的牙本质结构紊乱，被称为修复性牙本质（图 2.1）。此外，冠方渗漏导致的持续性微生物侵入以及修复材料的生物毒性均会妨碍牙本质的修复过程，导致炎症加剧（图 2.4）。

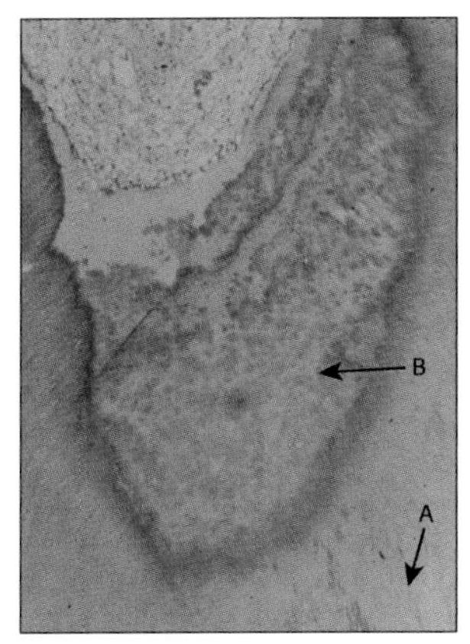

图 2.1 原发性（A）和不规则继发性（B）牙本质

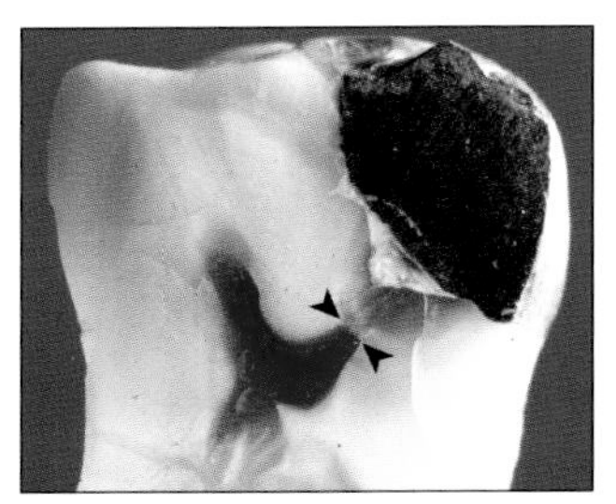

图 2.2 龋病及其治疗导致的继发性牙本质沉积（箭头所示）

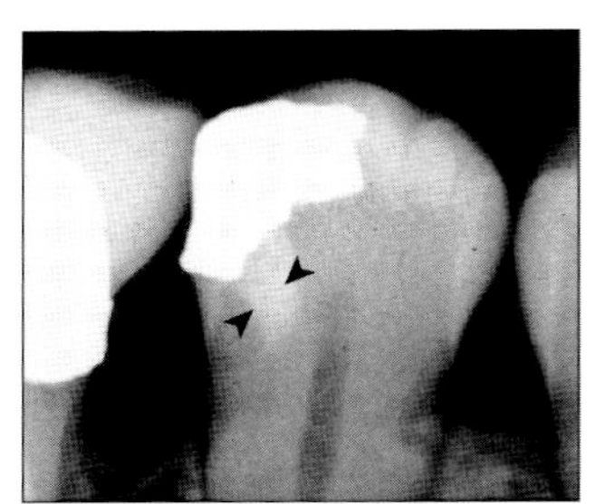

图 2.3 硬化牙本质（箭头所示）

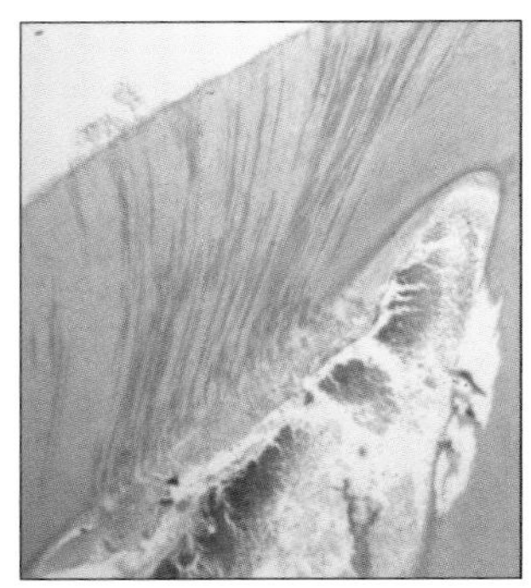

图 2.4 牙本质小管中的细菌（低倍视野）

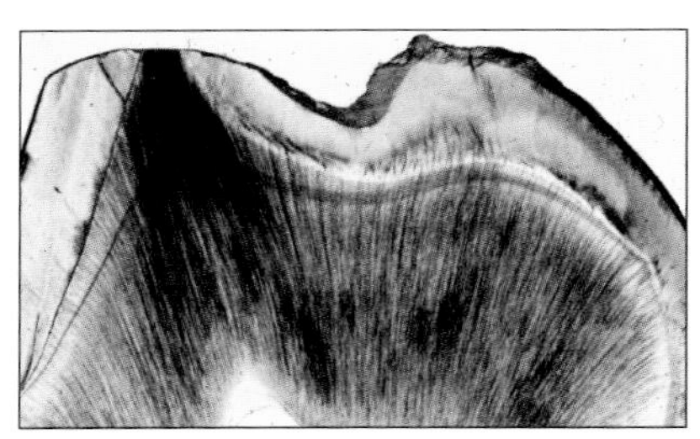

图 2.5 牙本质磨损的影响

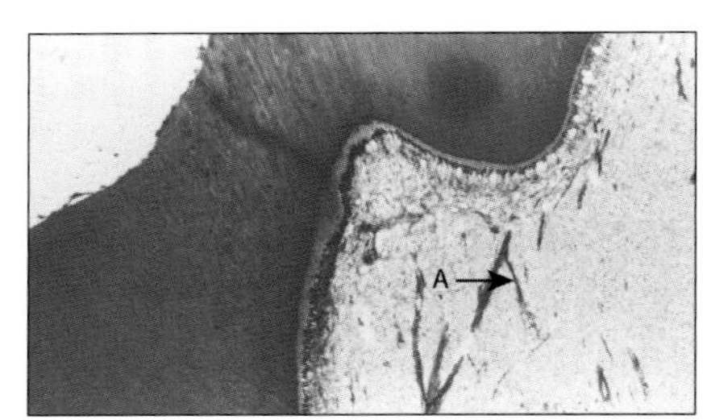

图 2.6 龋坏对牙髓的影响：A= 发炎的牙髓组织

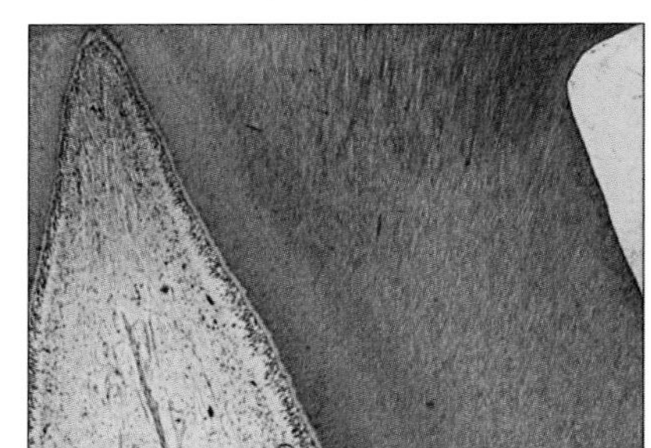

图 2.7 窝洞预备对牙髓的影响

牙髓损伤的病因

牙髓损伤可由多种直接或间接方式造成。详见表 2.1 总结（图 2.5~ 图 2.7）。血供障碍或深达牙髓 - 牙本质复合体的破坏都会造成牙髓的损伤。急性（撞击）或慢性（咬合）创伤均可导致牙髓血供障碍。深达牙髓 - 牙本质复合体的破坏可能发生于：（1）牙裂或牙折（由急性或慢性创伤导致）；（2）生理因素（磨耗、内部碎裂）、饮食（磨耗、酸蚀）、功能异常（磨耗、磨损）、不良习惯（磨耗、磨损）、病理性因素（龋病、吸收）或者医源性因素（手术、美容）导致的牙本质暴露；（3）牙髓的直接暴露和破坏。

上述任何过程导致的牙本质暴露都将引起成牙本质细胞突和胞体的直接机械损伤。这种损伤会破坏成牙本质细胞间的紧密连接，并使成牙本质细胞向牙髓方向后退；这将为牙髓内的细胞外液外流通道打开。同样，微生物也能从外界渗透进入该通道对牙髓造成刺激。这种通道的开放程度取决于牙本质暴露的面积大小、牙本质小管的渗透性和牙本质破坏的深度。其中牙本质小管的渗透性受多种因素的影响，包括龋坏程度、生理性改变、病理性改变、口腔环境酸碱程度、钙化程度和修复材料的覆盖程度。无论是龋性或非龋性原因，牙本质损伤的速度都可能影响牙髓的自我防护能力。有研究称牙本质能够将细菌物质黏附到小管壁上从而减缓细菌进入牙髓。

适度的病理生理学反应，即炎症、牙本质小管液外流、蛋白分子暂时堵塞牙本质小管和随之发生的矿化（牙本质硬化）及反应性牙本质的形成，均有助于及时关闭牙髓直接暴露的通道。如果受损的牙髓无法进行修复反应并封闭暴露的通道，不停侵入的微生物最终将导致牙髓慢性炎症和坏死。在该过程中最开始可观察到中性粒细胞（PMN）在牙髓-牙本质复合体边界发生聚集并向牙本质小管内迁移，这种现象最初被误认为是“成牙本质细胞的召集作用”。接下来巨噬细胞向病变部位迁移，这种现象在使用刺激性或致敏性材料时更加显著。

随后包括 T 细胞和 B 细胞在内的特异性免疫应答发生。当中性粒细胞大量聚积时，牙髓坏死的概率可能会增加。

因此，对牙髓 - 牙本质复合体的保护依赖于修复材料对暴露牙本质进行覆盖。这种修复方式的目的可能仅仅是对牙体形成保护，也有可能是替代缺失的组织来修复牙齿的形态、功能、美观和发音。值得注意的是，该修复过程的复杂性和有创性也可能会引起牙髓的进一步损伤，不过就像外科手术一样，这种损伤是为了实现最终的保护所必须承担的风险。意识到修复过程带来的损伤是十分重要的。这其中的一

表 2.1 牙髓损伤

治疗相关因素	破坏因素	研究
治疗前因素	**牙颈部暴露牙本质**（遗传决定的）	Ten Cate （1994）
	牙表面缺损 （获得性）酸蚀 磨损 磨耗 内部碎裂 **龋**	Lundy & Stanley （1969） Tronstad & Langeland（1971） Meister 等（1980） Rosenberg （1981） Stanley 等（1983） Brannstrom & Lind （1965） Reeves & Stanley （1966） Massler （1967） Langeland （1987）
	创伤 牙亚脱位或全脱出 牙折 牙釉质 牙本质牙髓暴露	Andreasen & Andreasen（1994）
	牙周疾病	Seltzer 等（1963） Mazur 等（1964） Rubach & Mitchell （1965） Bender & Seltzer （1972） Langeland 等（1974） Czarnecki & Schilder （1979） Dongari & Lambrianidis（1988）
治疗过程中因素	**牙预备** 冠内 冠外 医源性牙髓暴露	Marsland & Shovelton（1957） Shovelton & Marsland（1958） Langeland（1959） Hartnett & Smith （1961） Morrant & Kramer（1963） Hamilton & Kramer （1967） Marsland & Shovelton（1970） Morrant （1977） Turner 等（1989） Ohshima（1990）
	其他修复操作 局部麻醉 固位钉 洞形清理 取模 临时冠 电切 正畸	Langeland & Langeland（1965） Suzuki 等（1973） Cotton & Siegel （1978） Spangberg 等（1982） Kim 等（1984） Plamondon 等（1990） Nixon 等（1993） Odor 等（1994）
	修复材料 牙本质衬洞剂 临时材料 永久材料	Cox （1987） Cox 等（1987） Qvist （1993） Jontell 等（1995） Katsuno 等（1995） Gwinnett & Tay （1998） Smith 等 2002
治疗后因素	**微生物微渗漏** **其他修复前因素**	Brannstrom & Nyborg（1971） Vojinovic 等（1973） Bergenholtz 等（1982） Browne & Tobias （1986） Mejare 等（1987）

个关键问题是修复材料通过何种方式在牙齿结构上形成固位；无论是机械还是化学固位都有其各自的优缺点。

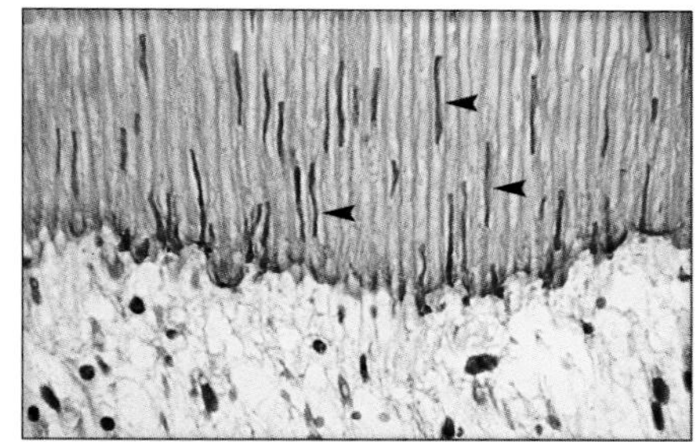

图 2.8 损伤导致中性粒细胞迁移至牙本质小管内

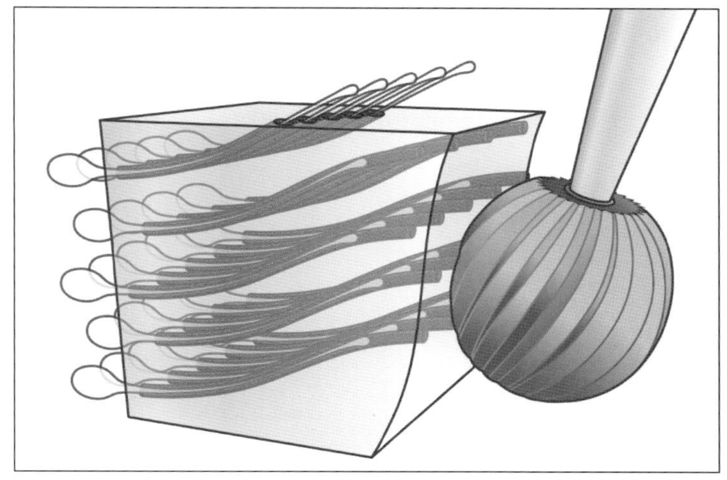

图 2.9 对成牙本质细胞的直接损伤

自修复治疗技术应用以来，关于造成牙髓损伤的各种因素孰轻孰重的争论一直没有停止。在 20 世纪 50 年代和 60 年代，研究人员认为修复方法和毒性修复材料（硅酸盐和磷酸锌修复材料）的影响是最主要的。在 20 世纪 60 年代末和 20 世纪 70 年代初，动物和人体组织学对照研究表明，只要修复材料和牙本质之间产生的微生物渗漏能够被有效控制，修复方法和“毒性”修复材料导致的牙髓损伤就是可逆的。在这些研究中，使用氧化锌丁香油水门汀材料进行盖髓衬底来消除微生物渗漏后，即便暴露的牙髓与“毒性”材料接触，经过一段时间也能够愈合。然而，有证据表明，进入牙髓中的树脂分子能够引起异物反应，它们会干扰牙髓的免疫防御，削弱其抵御细菌侵害的能力。

目前对窝洞的大小、剩余牙本质厚度（图2.6，图2.7）、修复材料的选择、微生物渗漏和牙髓炎症之间复杂相互作用的了解尚不够明确，但很有可能是由于窝洞内存在细菌（Qvist等，1989）。牙髓的损伤程度和存活能力很大程度取决于剩余牙本质的量、有活力的成牙本质细胞的多少以及神经炎症反应和免疫反应的完整性。尽可能多地保留牙本质十分重要，因为剩余牙本质是牙齿对抗后续损伤的保护层。较深的窝洞预备或牙冠预备使更多的牙本质小管受累，降低了成牙本质细胞的生存力，增加了牙

图 2.10 牙本质干切削引起的白炽

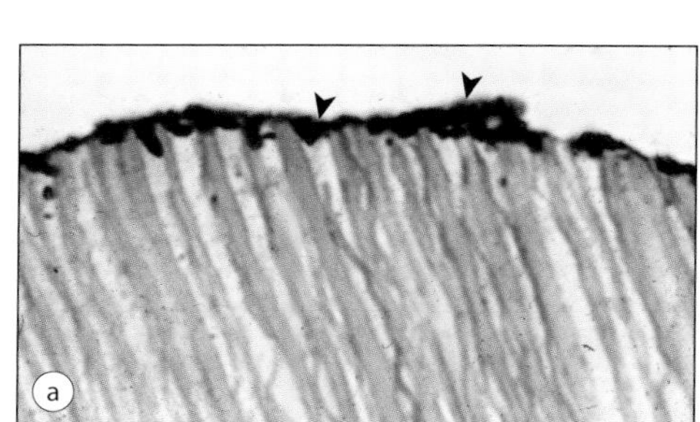

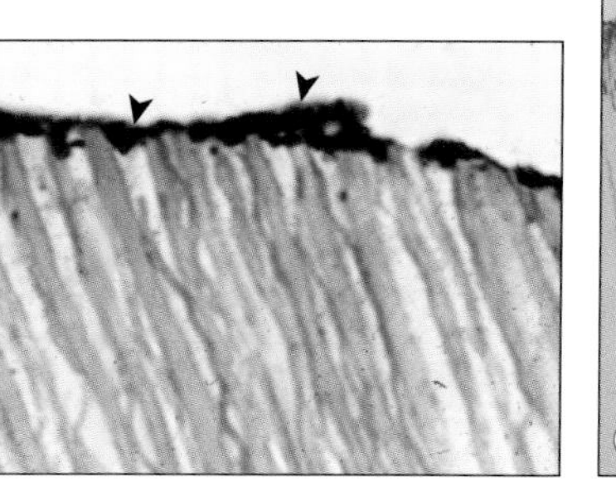

图 2.11 细菌（a）排列于牙本质切削面表面（高倍视野）；（b）在牙本质小管内

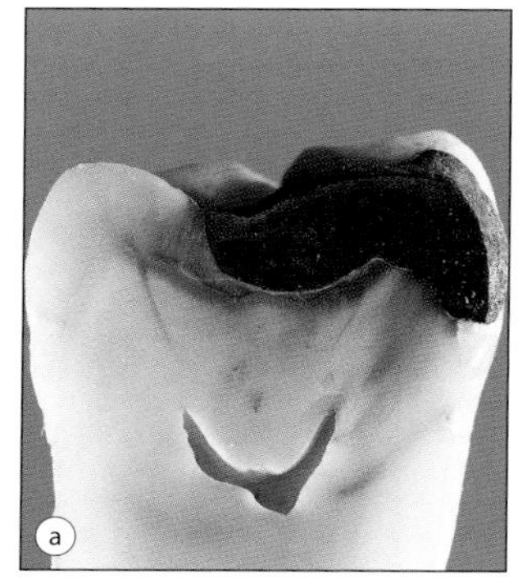

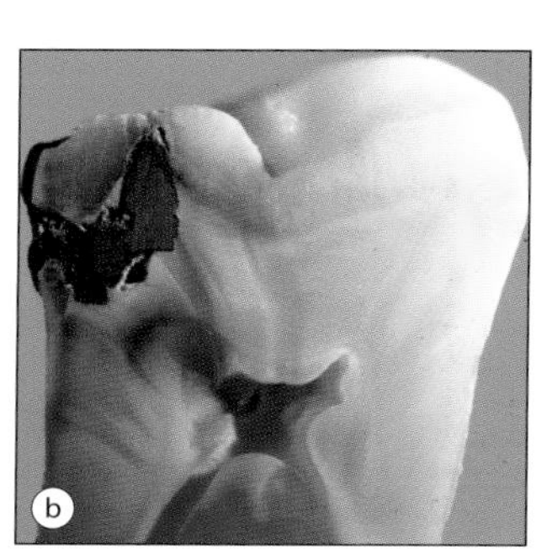

图 2.12 （a）充填良好的修复体和（b）不良修复体下方的微渗漏

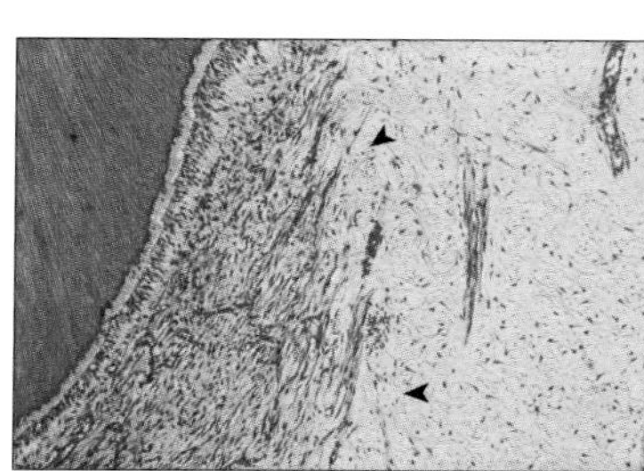

图 2.13 局限的牙髓炎症

髓炎症的程度并促进中性粒细胞向牙本质小管内迁移（图2.8）。牙体预备过程中的脱水、产热会对成牙本质细胞和牙髓造成直接伤害，此外微生物、化学因素等也会通过牙本质小管对牙髓造成损伤（图2.9~图2.11）。牙体预备中的产热可能受到以下因素影响：车针类型（金刚石或钨钢、大号或小号），转速（手机种类），钻磨持续的时间和种类（间歇或连续，高或低的界面压力，车针卡住），切削技巧（沟槽或面切割），切削过程中造成的振动以及冷却是否充分。虽然对于保持牙髓活性所需的最小牙本质厚度很难进行定量，但牙本质厚度<0.25mm会导致严重的炎症反应。此外，窝洞受到细菌渗漏污染的牙齿可能发生更严重的牙髓炎症。

修复失败并带来术后并发症，最常见的是由微生物微渗漏作用引起的（图 2.12）。术后并发症包括：

- 牙本质过敏症。
- 边缘着色。
- 修复体腐蚀或降解。
- 继发龋。
- 牙髓炎和牙髓坏死。

在较大的窝洞中微生物渗漏增强，是由于其暴露于口腔环境的边缘界面更大。牙齿承受咬合力时，其发生形变的可能性也会增加，导致边缘连接处应力增加，更可能破坏修复体窝洞之间的边缘完整性。修复材料的选择也会影响微生物渗漏的严重程度。尽管树脂改良型玻璃离子水门汀也具有防止微生物渗漏的作用，但氧化锌丁香油是防止微生物渗漏最有效的材料，而釉质粘接型或牙本质粘接型的复合材料对阻止微生物渗漏的作用并不理想；粘接和“微生物封闭”的概念应当区别开来。由于材料性能、操作的不确定性和材料固化收缩等因素，粘接修复体很难实现边缘的全封闭。此外，在功能上，修复体可能会由于机械性、化学性、热动力学的应力和疲劳而失去粘接完整性，所有这些都会导致纳米级或微米级的渗漏。

修复材料、窝洞大小和形态、酸蚀和微生物渗漏等因素都会影响牙髓炎症的程度，这些变量之间复杂的相互作用导致了牙髓损伤。但在强调微生物渗漏的同时也不能忽视修复操作和材料对牙髓的损害作用。在临床治疗中，有既往治疗史的患牙往往可能因为不伴有症状而漏诊牙髓炎。此时在患牙的牙髓炎或牙髓纤维化基础之上进行的任何修复治疗都有可能足以打破平衡，导致其出现明显的“突发”牙髓凋亡、坏死、感染及相应症状。

开放的牙本质小管能够为细菌及其产物提供持续的渗透通道，导致牙髓持续性的慢性炎症，最终坏死。但是，相比死髓牙而言，具有健康牙髓的牙齿，其开放牙本质小管能够对细菌入侵起到抵抗作用。牙髓坏死所需要的时间还不确切，但是其长短取决于初始条件、持续性刺激的性质和牙髓反应，有时可能需要几个月或者几年。相比之下，患牙从牙

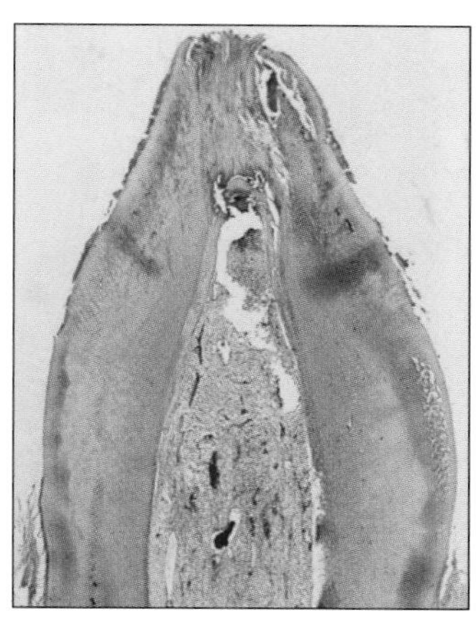

图 2.14 严重的炎症波及大部分的牙髓

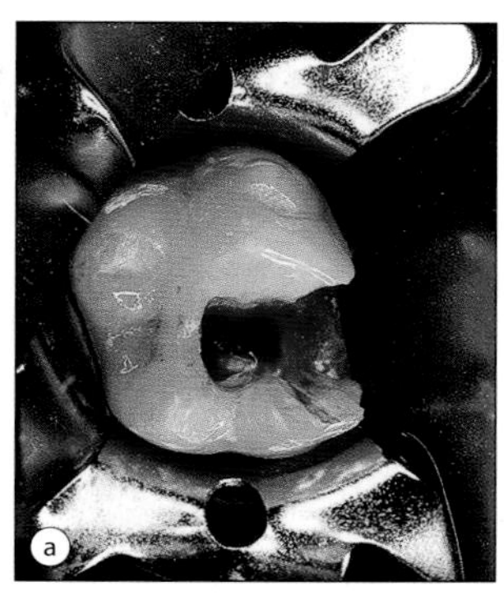

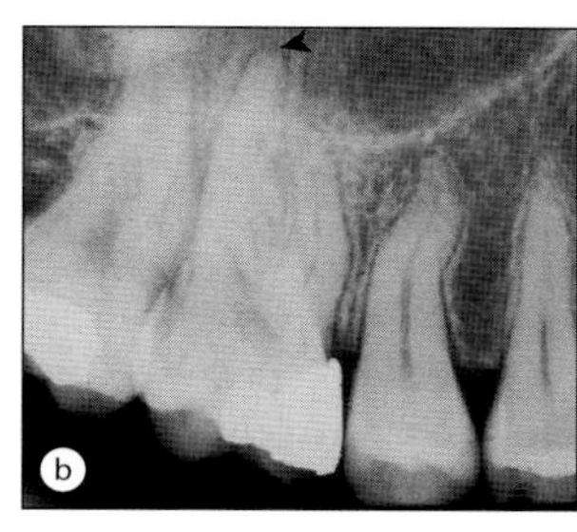

图 2.15 （a）有活髓组织的髓腔；（b）同一颗牙的X线片，显示开髓前腭根根尖周区域

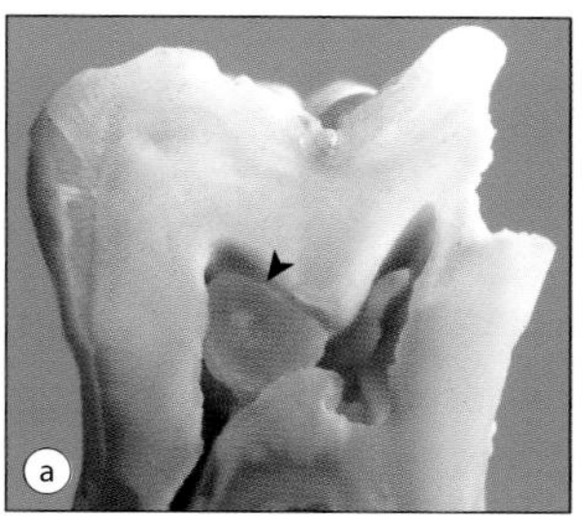

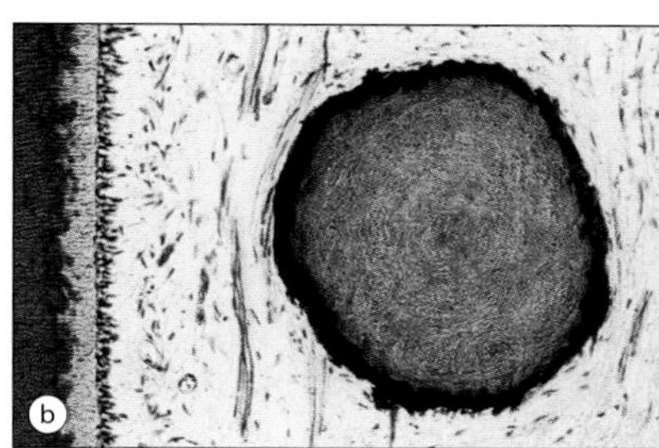

图 2.16 （a）牙齿纵切面，显示髓腔中巨大圆形髓石；（b）髓腔中的钙化石

髓炎发展为根尖周炎可能只需要几天的时间。在这些情况下，患牙有可能在数年前就已经发展为无症状的牙髓炎。

牙髓的严重炎性病变与退行性变

牙髓炎症的扩散

如果局部的牙本质小管在成牙本质细胞损伤后仍然保持开放，那么只有其对应区域的牙髓会发生炎症反应（图2.13）。牙髓的炎症从该区域扩散到全部牙髓的过程尚不完全明确。推测可能与牙髓通过未分化的间充质细胞替代成牙本质细胞来封闭牙本质小管的能力有关。如果这一过程没有阻断炎症根源，病变将发展成持续的慢性炎症。可以推断，邻近牙本质小管累及的数目越多，成牙本质细胞损伤程度越严重，炎症波及的牙髓组织也就越广泛。局部反应能否会发展为更严重的炎症取决于刺激因素是否持续存在。炎症的进展可能导致一系列的组织学病变，包括慢性炎症合并微脓肿、大量PMN聚集和局部牙髓坏死（图2.14）。但是牙髓病的这些组织学改变与临床症状之间并没有明确的关联；50%的病例中，牙髓始终没有临床症状。这就造成临床上诊断牙髓的状态极其困难，因为牙髓组织是无法在直视下检查的。在一些病例中（通常是年轻患者），即使根髓是健康有活力的（图2.15a），但影像学可能会观察到与冠髓炎症相关的根尖周改变（图2.15b），增加了病例的复杂性。通过现有的牙髓活力测试方法，只能明确辨别活髓（即使处于炎症状态）和完全坏死的牙髓状态。

在受到创伤冲击后，血供的突然中断可导致牙髓完全坏死而不引起牙髓的感染、炎症或者相应的影像学根尖周改变。只有在坏死牙髓感染后才会出现明显的病理改变。这种创伤后的无感染状态可以保持长达6年的时间。

营养不良性牙髓钙化

在任何年龄段的牙髓中都能够发现有营养不良性钙化或髓石的存在。这种情况在伴有牙髓病的患牙中较为多见，但在未萌出的牙齿中也有发生。引起钙化的确切因素尚不清楚，推测可能是由于生长因子激活相关机制导致间充质细胞生成牙本质。近来有学者提出可能是由纳米细菌或微粒所致，但该假说尚未被广泛接受。牙髓钙化分为两种类型：层叠钙化沉积形成的光滑圆形髓石通常存在于冠髓中（图 2.16a），而没有层状结构的不规则钙化更常见于根髓中（图 2.17a）。钙化有时呈棒状或叶状。层叠的髓石随着表面胶原纤维的沉积而逐渐增大（图 2.16b），而不规则的髓石则直接由牙髓中的胶原蛋白纤维束钙化形成（图 2.17b）。有人认为，钙化是营养不良的表现，但牙髓钙化并不总是伴随有退行性变。牙髓钙化的主要影响是增加根管治疗的技术难度。有时牙髓内发生的弥散性钙化能够将髓腔完全堵塞（图 2.18）。这使根管的定位和疏通变得十分困难。而且，脱落的髓石可能被推向根方造成堵塞。根管中的不规则钙化为细菌提供了场所，使根管清理变得更加困难。

牙髓病的预防和治疗原则

由上文可以得出结论，牙髓病预防的基本原则是防止

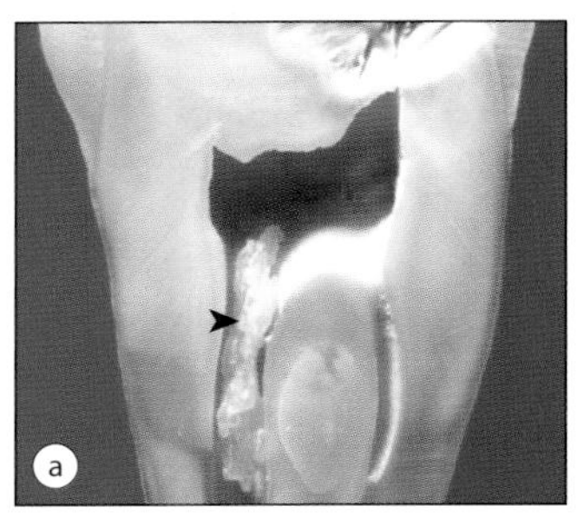
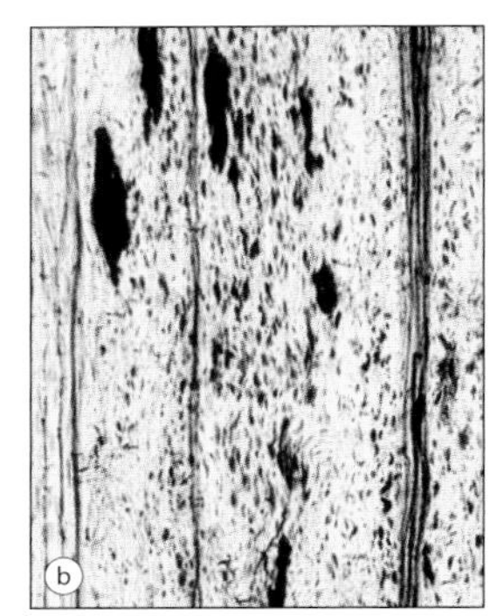

图 2.17 （a）牙齿纵切面：显示根管中的不规则钙化；（b）根髓中的不规则钙化

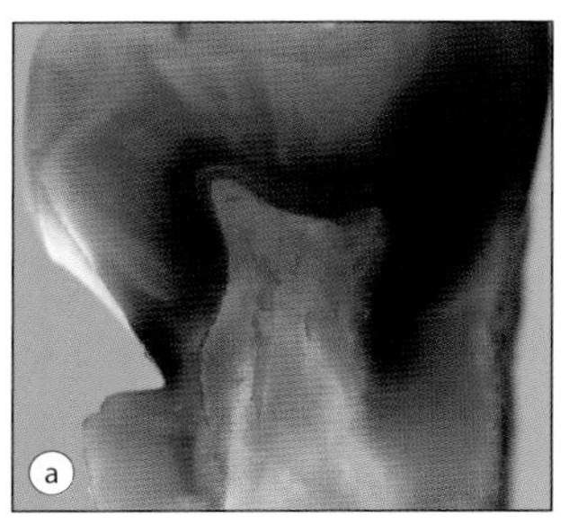
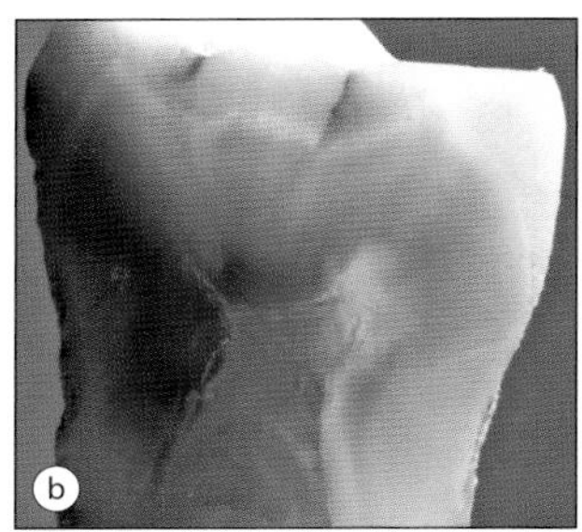

图 2.18 （a，b）钙化几乎堵塞整个髓腔

牙本质暴露，最大限度保留牙体组织和防止牙髓组织受到直接或间接的损伤。尤其是要避免持续的微生物感染。预防龋病的方法已被广泛普及，包括使用窝沟封闭剂预防咬合面龋、通过多种方式补充氟化物、控制口腔内精制碳水化合物摄入频率和停留时间，以及菌斑控制。由于患者依从性较好，这些方法已经取得了显著的效果。

但伴随着各种生理、病理状况及不可预测的生活事件的发生，即使上述预防措施十分到位且有效，也无法长时间保证牙本质暴露不会发生。健康的西方生活方式带来越来越长的寿命，随之不可避免地迟早会导致牙本质暴露，增加牙髓病和根尖周病的发病率与患病率。紧张的现代生活方式会造成咬合紊乱，而牙齿的结构并不能适应咬合紊乱，也无法抵御酸性食物、饮料以及不良饮食习惯和其他胃肠道疾病导致的胃酸反流等危害。事实上，古代人也承受着牙齿磨耗之苦，不过更多是由于功能受损而非咬合紊乱所致，这是由于古代人寿命相对短暂，因而没有可比性。伴随人类寿命的延长，牙齿表面缺损已经成为现代社会的特有问题（2009 年患病率为 15%）。因此，未来这将为牙科专业带来挑战（英国健康与社会关怀信息中心。2009 年成人口腔健康调查；http://www.hscic.gov.uk/pubs/dentalsurveyfull report09 访问日期 2013 年 6 月）。

从治疗原则上看，不管有没有使用粘接技术，使用修复材料覆盖暴露的牙本质都是一种失败的治疗方式，因为没有任何一种材料能够与牙体组织建立并维持永久的粘接。但所幸的是，牙髓－牙本质复合体的自我修复机制使牙齿足以对抗大部分外界伤害。

因此，将来的预防和治疗原则必须专注于寻找能够有效防止牙齿表面微生物定植并侵入牙髓的方法。这将需要对牙髓固有天然防御机制有更深入的了解，并利用它们来治疗早期疾病。同时也需要发现更好、更有效的方法在早期阶段检测出牙髓疾病。治疗任何牙齿疾病都需通过保守治疗来保持牙齿的完整性。因此，牙医需要谨慎看待现代美容牙科的流行，或者采取更保守的方式来满足预想和标准化的牙科美学要求。

随着龋病保守治疗方法的发展，我们无须再严格遵守 Black 窝洞预备原则，这种预备原则在过去曾大大造福人类，但现在已被新的窝洞设计原则所取代。这些原则都是基于对龋病的发展、生物学、牙齿生物力学和牙科材料性能更好的理解而制订。现在的窝洞预备主要有两种方法：第一种是针对龋病治疗（与预防不同）改良后的窝沟封闭；第二种是所谓的“非创伤性修复治疗”。治疗中将封闭剂涂在龋坏表面的目的是阻断尚未形成龋洞的病损的发展。研究发现只要封闭剂保持完整，其下方的龋坏就不会进展。当龋坏与口腔环境隔绝时，感染牙本质中微生物的数量和活力也显著下降。以往医疗资源不足时，在寻求牙科治疗时大多只能选择拔除患牙，而非创伤性修复治疗作为一种满足该人群龋病治疗需求的可行措施，受到了世界卫生组织的积极推广。非创伤性充填技术采用手工去腐，无须麻醉及昂贵的仪器，采用能够释放氟刺激再矿化的玻璃离子水门汀粘接于牙齿表面修复窝洞。

活髓治疗的原理

当预防和保守治疗措施无法保护牙齿，且从牙本质表面开始侵犯牙髓时，需要找到保护或再生牙髓-牙本质复合体的方法。保护或再生患牙牙髓-牙本质复合体的治疗方法包括间接盖髓术、直接盖髓术和活髓切断术。现在又增加了“再生牙髓治疗”，也许未来还会有“再生牙齿置换”技术。在使用这些方法之前应对其原理和预后有明确的了解。

潜在的受累牙髓可能以多种方式表现出来。牙髓可因为龋坏、牙齿表面缺损、急性创伤或者窝洞预备而被破坏

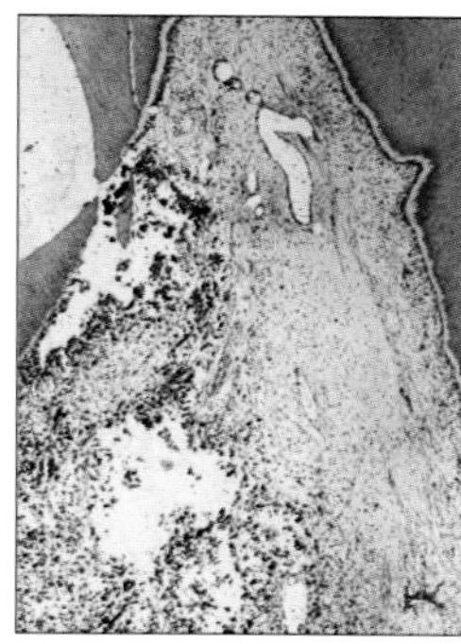

图 2.19 牙髓暴露下的坏死 / 炎性牙髓

或将近被破坏。针对不同的患者，操作者要评估牙髓的现状、牙髓损伤和微生物感染的程度。在急性或慢性（牙齿表面的缺损）创伤的情况下，硬组织损伤清晰可见，创伤史有利于了解牙齿受损的程度。通过急性损伤的性质可以判断牙髓受损的程度和治疗成功的概率。在处理深龋时，牙髓的状态相对欠明确，因为龋坏程度在接近牙髓时不明显。通过判断成牙本质细胞的丧失和情况，急性或慢性的性质将会提供一些牙髓损伤程度的信息。损伤程度的评估通过进行大量临床评估来完成。第一种评估方法是判断牙髓的组织学状态。该判断基于疼痛史、查体结果、牙髓活力测试和 X 线片检查。牙髓的组织病理学状态与临床体征和症状的相关性差，使操作者只能通过所学知识进行猜测。没有疼痛史或根尖周病的体征，且牙髓活力测试反应阳性的患牙，其活髓治疗成功的可能性通常较大。相反，这种方法对表现出严重的跳痛、自发性疼痛、热刺激加重疼痛和夜间痛的患牙，可能治疗效果不好。第二种评估方法是评价龋坏是否近髓，并由此推测牙髓表面发生坏死和细菌感染的程度（图 2.19）。

治疗的目的是清除尽可能多的受感染硬组织或软组织，并使用抗菌修复体修复牙齿，以便保持剩余牙髓组织的健康，阻止炎症的发生。

间接盖髓、直接盖髓和活髓切断术之间的不同主要是牙髓损伤的深度和范围不同，进而恢复情况也不同。越靠近根方的操作对残余牙髓的损伤越大，通过组织再生而恢复的要求也更高。在间接盖髓中，根据定义，牙本质即使很薄也应完好。虽然成牙本质细胞受损，但牙髓-牙本质复合体恢复的潜力应该是最大的。在活髓治疗中，重要的牙本质屏障缺失，因此至关重要的是有足够健康的牙髓，即使其处于炎症状态，也能通过牙髓干细胞的刺激和分化，分泌并且矿化功能性的第三期牙本质层，再生牙本质屏障。在治疗成功的病例中，新形成的牙髓-牙本质复合体与剩余牙本质几乎不能区分开（图2.20）。如果牙髓炎症太重或者过度纤维化，

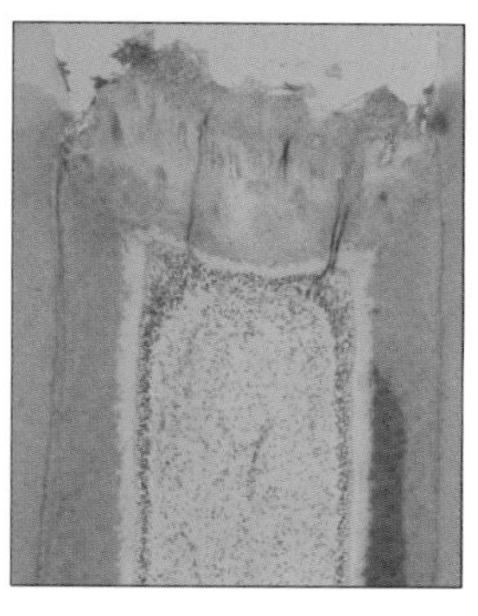

图 2.20 牙髓切断的牙齿拥有看似正常的成牙本质细胞层和相对无炎症的牙髓。注意牙髓切断后，冠方牙本质中的内含物

也许就没有足够的再生能力，尝试性修复可能会形成一个钙化屏障，但该屏障不具备正常牙髓-牙本质复合体结构的完整性以及防御能力。这种有缺陷的屏障可能最终会受微生物定植的影响，而一个功能齐全的牙髓-牙本质复合体最终将形成无炎症牙髓。对治疗预后的判断（再生/修复/不愈合）比较主观，随着6周到6个月的时间而变化。

再生牙髓治疗

这是一种循证基础有限的新治疗方法。仅有病例报告/系列支持，其中许多病例为畸形中央尖咬合磨损或破坏而导致牙髓坏死且牙根尚未发育完全的下颌前磨牙。涉及的病例有根尖周病变，有时甚至有脓肿。拟行的治疗包括传统的橡皮障隔离下开髓、低浓度的次氯酸钠溶液冲洗根管、混合抗生素（环丙沙星、甲硝唑、米诺环素）或者氢氧化钙糊剂充填冠1/2到根管3/4处。后者有助于控制感染，而不会破坏包含牙乳头残留物的根尖周组织中的任何间充质干细胞。一旦感染控制，去除糊剂并清理根管。然后预备根管超出工作长度至根尖周组织或残余牙乳头，刺出血液，促使干细胞/间充质细胞大量涌入。随后在血凝块上覆盖三氧化矿物凝聚体（MTA）并永久修复。这些病例的随访显示患牙根尖周病变消退，根管内壁增厚，牙根继续生长及根内硬组织持续沉积。然而，牙根继续发育的概率并不像根管内壁增厚一样高。米诺环素造成的牙冠变色并不符合预期效果。建立犬的实验模型后，犬牙组织学表现提示，有时新生组织像牙本质；有时新生组织像牙骨质，且伴随骨和牙周膜进入根管。后者并不是牙髓实质组织，说明治疗并没有引导组织再生，而是发生了损伤修复。

活髓治疗成功率的评估

所有活髓保存治疗的病例都应通过随访来判断治疗预后。建议在6~12周进行初步评估，其次是6~12个月的随

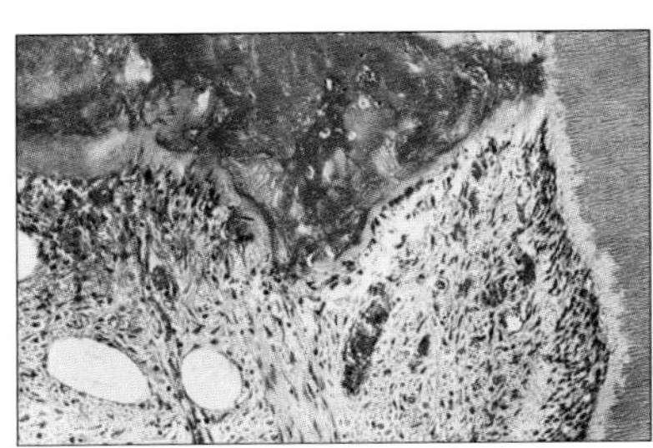

图 2.21 钙化桥的形成

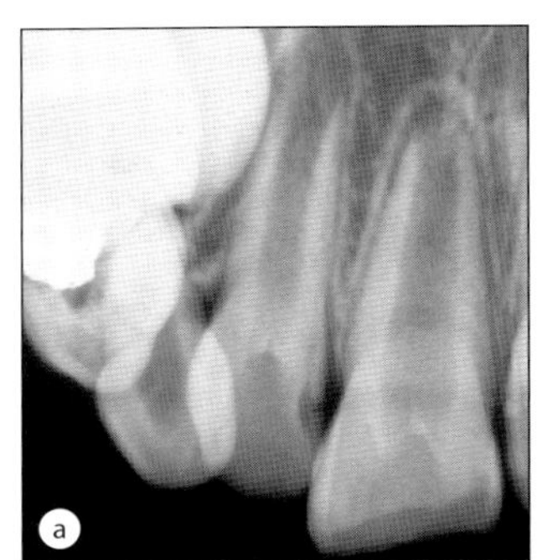

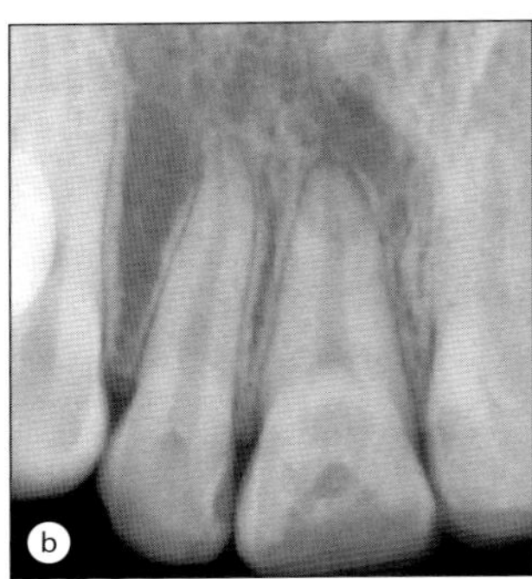

图 2.22 （a，b）成功的牙髓切断术后，牙根继续形成

访。每一次复诊时，记录有无症状，检查评估触诊邻近软组织的疼痛情况、牙齿有无压痛或叩痛、影像学上有无牙髓炎和根尖周炎病变的迹象，以及牙髓活力测试的反应。不过，牙髓活力测试对活髓切断的牙齿可能并不那么有效。在盖髓和活髓切断的病例中，还需要做额外的测试，包括影像学检查钙化屏障的存在和完整性（图2.21）以及去除充填材料直接进行探查。虽然建议在6周时进行初步检查，不过这个时间点可以通过影像学评估改变。如果没有证据表明完整的钙化桥形成，则可认为治疗失败，必须考虑传统的根管治疗。此外，在牙根未完全形成的病例中，应有牙根形成进展的影像学证据（图2.22）。一旦牙根完全形成，有人认为需进行根管治疗，以避免根管系统持续钙化而增加后期治疗的难度（图2.23）。但是，这并不被多数学者认同，许多人认为残留的牙髓是健康的（图2.20），只有在进行修复需满足修复体固位要求时才能去除。

活髓保存治疗成功的可能性

龋病的保守治疗

咬合面龋坏的窝沟封闭

封闭咬合面龋坏的方法至少有部分是成功的。最新的研究（Bakhshandeh 等，2011）报道 7.4% 的咬合面龋封闭剂部分或完全脱落，保留有封闭剂的病例中下方龋坏继续发展的只占 7.5%。

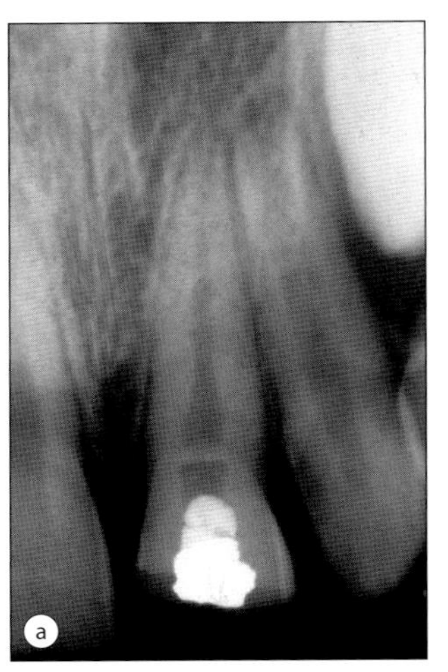

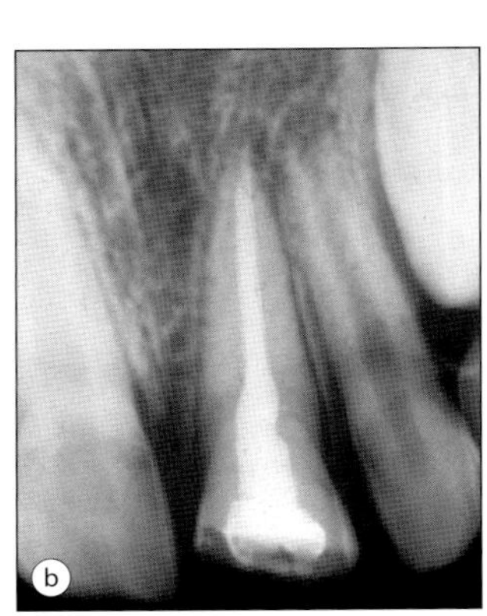

图 2.23 （a）牙髓切断术后牙根完全形成；（b）牙根完全形成后选择失活

非创伤性修复治疗（ART）

最近的一项 meta 分析（de Amorim 等，2011）显示，使用高黏性玻璃离子的恒牙单面 ART 修复体前 3 年和 5 年总存活率分别是 85%（95%CI：77%，91%）和 80%（95%CI：76%，83%）。多面修复体总的 1 年存活率是 80%（95%CI：76%，83%）。

间接盖髓（一步与分步去腐法）

一项成人恒牙的临床试验（Bjorndal 等，2010）报道，18% 的病例最后一次去腐时发生了牙髓暴露的并发症，74% 的龋坏牙齿通过分步去腐后 1 年内保持活髓并未发生根尖周疾病。患者的年龄、术前有无疼痛和去腐过程中牙髓暴露情况是影响预后的重要因素。

直接盖髓

一篇包含了 1971—2010 年间发表的 10 项研究的系统综述（Aguilar & Iinsuwanont，2011），报道了龋源性露髓的恒牙在使用氢氧化钙或 MTA 作为盖髓材料进行直接盖髓术后总成功率如下：术后 6 个月至 1 年为 88%，1~2 年为 95%，2~3 年为 88%，3 年或以上为 73%。学者们发现 MTA 优于氢氧化钙，而且根尖未发育成熟患牙的治疗效果明显更好。

牙髓切断术

一篇系统综述（Aguilar & Iinsuwanont，2011）报道，部分（6 项研究）或全部（7 项研究）在龋源性牙髓暴露的恒牙中使用氢氧化钙或 MTA 的牙髓切断术达到了比直接盖髓更明确的效果，总成功率都很高：分别为

98%~99%、93%~99%。预后不受盖髓材料或根尖发育程度的影响。

影响活髓治疗效果的因素

影响活髓治疗效果的主要因素包括根尖的发育程度，现存牙髓的健康状况；感染硬组织或软组织是否得到充分清理；操作过程是否仔细小心避免损伤残余牙髓组织；是否消除永久修复体周围的微生物渗漏。衡量残余牙髓的健康情况可能很困难，因为它是一种主观评估方法，而且依赖于牙髓诊断经验。相比术前临床表现与症状，牙髓暴露后出血的程度是评价牙髓状态更可靠的工具。若10分钟后，甚至用次氯酸钠溶液冲洗后，牙髓还在持续出血，提示残髓可能有严重炎症，完全的牙髓摘除术可能是一种更有效的治疗方式。感染组织的去除是一个主观经验的问题，但可以通过多种染料来协助诊治。最后一个因素取决于修复材料的正确选择以及适当的操作防止渗漏。

以下因素，如年龄和患者的健康、牙髓暴露程度和病因（龋病或创伤）以及牙髓暴露于口腔环境的时间（长达48小时）等并不会影响活髓治疗的效果。

未来牙髓再生与活髓保存治疗的方法

所谓创新，就应当认识到当前治疗方法的缺陷和潜力。显然，活髓治疗可以实现高成功率，但其预后是不确定的，因为根据临床判断主要预后因素的方式仍有缺陷。影响预后的主要因素有：（1）术前牙髓的健康状况；（2）消除炎症源；（3）治疗为愈合和组织再生提供最佳条件；（4）排除将来的微生物微渗漏。因此，创新应着眼于加强以上每一个领域可预测性和规范术者操作。也就是说，有必要用更好的方法来判断残余牙髓的健康，切实去除和控制感染；基于生物学开发出一种确保牙髓愈合和再生的可靠方法，更有效地防止细菌微渗漏。

有观点认为，将粘接牙科学运用到盖髓术中可能是一项创新，虽然短期研究显示了合理的早期组织反应，但这种方法并没有真正解决上述需要改进的问题。根据目前得到的关于传统治疗方式的大量临床数据显示，如上所述，放弃这些治疗方式而支持新方法还为时过早，迄今为止几乎没有证据支持新方法的使用。

另一项创新是使用MTA（图2.24）作为盖髓剂，发挥其对牙髓和根尖周组织的生物相容性。虽然有证据表明健康

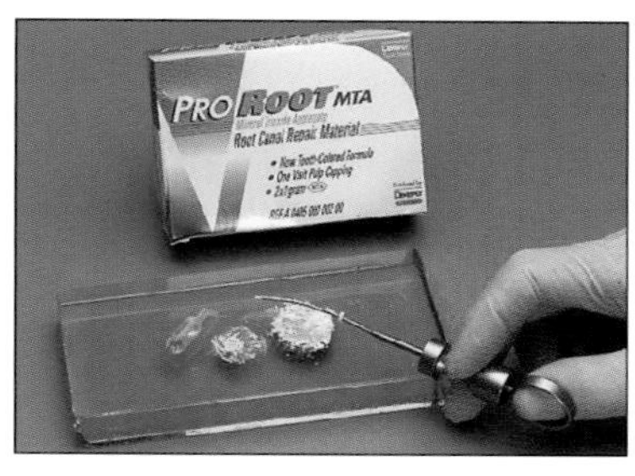

图2.24 三氧化矿物凝聚体（MTA）

牙髓组织发生了愈合，但这仍然不能作为创新方法的衡量标准。MTA作为盖髓剂可能有助于更好的组织愈合，但这种现象似乎是偶然发生的而不是治疗方法的革新所造成的。

一种能够有效促进愈合和再生的可行性方法将会是募集天然生长因子和干细胞的仿生方法，根据需要使用支架来刺激再生和愈合。这些方法可用于再生牙髓和牙髓-牙本质复合体。正在研究中的有潜力的再生牙髓学技术包括：通过血凝块实现根管再生；产后干细胞疗法；牙髓移植；支架植入；可注射支架输送；三维细胞打印和基因传递。我们坚信最终将会实现在体外再生牙齿并将其植入口腔，然而距离这一理想的实现似乎还有数十年之遥。

参考文献及延伸阅读

[1]Aguilar, P., Linsuwanont, P., 2011. Vital pulp therapy in vital permanent teeth with cariously exposed pulp: a systematic review. J Endod 37 (5), 581–587.

[2]Andreasen, J.O., Andreasen, F.M., 1994. Text book and colour atlas of traumatic injuries to the teeth, 3rd ed. Mosby, Munksgaard, Denmark.

[3]Bakhshandeh, A., Qvist, V., Ekstrand, K.R., 2011. Sealing occlusal caries lesions in adults referred for restorative treatment: 2-3 years of follow-up. Clin Oral Investig 16 (2), 521–529.

[4]Banchs, F., Trope, M., 2004. Revascularization of immature permanent teeth with apical periodontitis: new treatment protocol? J Endod 30, 196–200.

[5]Barnes, D.E., 1996. Foreword: Proceedings of the International Association of Dental Research Symposium on Minimal Intervention Techniques for Dental Caries. J Public Health Dent 56 (3 Spec No), 131.

[6]Baume, L.J., Holz, J., 1981. Long term clinical assessment of direct pulp capping. Int Dent J 31, 251–260.

[7]Bender, I.B., Seltzer, S., 1972. The effect of periodontal disease on the pulp. Oral Surg 33, 458–474.

[8]Bergenholtz, G., 2000. Evidence for bacterial causation of adverse pulpal responses in resin-based dental restorations. Crit Rev Oral Biol Med 11 (4), 467–480.

[9]Bergenholtz, G., Cox, C.F., Loesche, W.J., et al., 1982. Bacterial leakage around dental restorations: its effect on the dental pulp. J Oral Pathol 11 (6), 439–450.

[10]Bjørndal, L., Reit, C., Bruun, G., et al., 2010. Treatment of deep caries lesions in adults: randomized clinical trials comparing stepwise vs. direct complete excavation, and direct pulp capping vs. partial pulpotomy. Eur J Oral Sci 118 (3), 290–297.

[11]Brannstrom, M., Lind, P.O., 1965. Pulpal response to early dental caries. J Dent Res 44, 1045–1050.

[12]Brannstrom, M., Nyborg, H., 1971. The presence of bacteria in cavities filled with silicate cement and composite resin materials. Swed Dent J 64, 149–155.

[13]Brannstrom, M., Nyborg, H., 1977. Pulpal reaction to polycarboxylate and zinc phosphate cements used with inlays in deep cavity preparations. J Am Dent Assoc 94, 308–310.

[14]Browne, R.M., Tobias, R.S., 1986. Microbial microleakage and pulpal inflammation: a review. Endod Dent Traumatol 2, 177–183.

[15]Byers, M.R., Taylor, P.E., Khayat, B.G., et al., 1990. Effects of injury and inflammation on pulpal and periapical nerves. J Endod 16, 78–84.

[16]Byers, M.R., Swift, M.L., Wheeler, E.F., 1992. Reaction of sensory nerves to dental restorative procedures. Proc Finn Dent Soc 88 (Suppl. 1), 73–82.

[17]Cotton, W.R., Siegel, R.L., 1978. Human pulpal response to citric acid cavity cleanser. J Am Dent Assoc 96, 639–644.

[18]Cox, C.F., 1987. Biocompatibility of dental materials in the absence of bacterial infection. Oper Dent 12 (4), 146–152.

[19]Cox, C.F., 1994. Evaluation and treatment of bacterial microleakage. Am J Dent 7,

293–295.

[20]Cox, C.F., Suzuki, S., 1994. Re-evaluating pulp protection: calcium hydroxide liners vs cohesive hybridization. J Am Dent Assoc 125, 823–831.

[21]Cox, C.F., Keall, C.L., Ostro, E., et al., 1987. Biocompatibility of surface sealed dental materials against exposed pulps. J Prosthet Dent 57 (1), 1–8.

[22]Cvek, M., 1978. A clinical report on partial pulpotomy and capping with calcium hydroxide in permanent incisors with complicated crown fracture. J Endod 4, 232–237.

[23]Czarnecki, R.T., Schilder, H., 1979. A histological evaluation of the human pulp in teeth with varying degrees of periodontal disease. J Endod 5, 242–253.

[24]de Amorim, R.G., Leal, S.C., Frencken, J.E., 2012. Survival of atraumatic restorative treatment (ART) sealants and restorations: a meta-analysis. Clin Oral Investig 16 (2), 429–441.

[25]Dongari, A., Lambrianidis, T., 1988. Periodontally derived pulpal lesions. Endod Dent Traumatol 4, 49–54.

[26]Felton, D., Bergenholtz, G., Cox, C.F., 1989. Inhibition of bacterial growth under composite restorations following gluma pretreatment. J Dent Res 68 (3), 491–495.

[27]Fuller, E., Steele, J., Watt, R., et al., 2011. Oral health and function – a report from The Adult Dental Health Survey 2009. The information centre for health and social care. http://www.hscic.gov.uk/pubs/dentalsurveyfullreport09 (accessed June 2013).

[28]Gwinnett, A.J., Tay, F., 1998. Early and intermediate time response of the dental pulp to an acid etch technique in vivo. Am J Dent 11, S35–S44.

[29]Hamilton, A.I., Kramer, I.R.H., 1967. Cavity preparation with and without waterspray. Br Dent J 123, 281–285.

[30]Handelman, S.L., Leverett, D.H., Solomon, E.S., et al., 1982. Use of adhesive sealants over occlusal carious lesions: radiographic evaluation. Community Dent Oral Epidemiol 9 (6), 256–259.

[31]Handelman, S.L., 1982. Effect of sealant placement on occlusal caries progression. Clin Prev Dent 4 (5), 11–16.

[32]Handelman, S.L., Washburn, F., Wopperer, P., 1976. Two-year report of sealant effect on bacteria in dental caries. J Am Dent Assoc 93, 967–970.

[33]Hartnett, J.E., Smith, W.F., 1961. The production of heat in the dental pulp by use of the air turbine. J Am Dent Assoc 63, 210–214.

[34]Haskell, E.W., Stanley, H.R., Chellemi, J., et al., 1978. Direct pulp capping treatment: a long-term follow-up. J Am Dent Assoc 97, 607–612.

[35]Horsted, P., Sondergaard, B., Thylstrup, A., et al., 1985. A retrospective study of direct pulp capping with calcium hydroxide compounds. Endod Dent Traumatol 1, 29–34.

[36]Iways, S., Ikawa, M., Kubota, M., 2001. Revascularization of an immature permanent tooth with apical periodontitis and sinus tract. Dent Traumatol 17, 185–187.

[37]Jontell, M., Hanks, C.T., Bratel, J., et al., 1995. Effects of unpolymerized resin components on the function of accessory cells derived from the rat incisor pulp.

[38]J Dent Res 74 (5), 1162–1167.

[39]Katsuno, K., Manabe, A., Itoh, K., et al., 1995. A delayed hypersensitivity reaction to dentine primer in the guinea-pig. J Dent 23 (5), 295–299.

[40]Kidd, E.A., Fejerskov, O., 2008. The control of disease progression: Non-operative treatment. In: Fejerskov, O., Kidd, E., Nyvad, B., Baelum, V., (Eds.), Dental caries: the disease and its clinical management, 2nd ed. Blackwell Munksgaard Ltd, San Francisco, pp. 252–255.

[41]Kim, S., Edwall, L., Trowbridge, H., et al., 1984. Effects of local anaesthetics on pulpal blood flow in dogs. J Dent Res 63, 650–652.

[42]Kramer, I.R.H., 1959. Pulp changes of non-bacterial origin. Int Dent J 9, 435–450.

[43]Langeland, K., 1959. Histologic evaluation of pulp reactions to operative procedures. Oral Surg Oral Med Oral Pathol 12, 1235–1248.

[44]Langeland, K., 1961. Effect of various procedures on the human dental pulp. Oral Surg Oral Med Oral Pathol 14, 210–233.

[45]Langeland, K., 1987. Tissue response to dental caries. Endod Dent Traumatol 3, 149–171.

[46]Langeland, K., Langeland, L.K., 1965. Pulpal reactions to crown preparations, impression, temporary crown fixation and permanent cementation. J Prosthet Dent 15, 129–142.

[47]Langeland, K., Rodrigues, H., Dowden, W., 1974. Periodontal disease, bacteria and pulpal histopathology. Oral Surg 37, 252–270.

[48]Lundy, T., Stanley, H.R., 1969. Correlation of pulpal histopathology and clinical symptoms in human teeth subjected to experimental irritation. Oral Surg Oral Med Oral Pathol 27 (2), 187–201.

[49]Marsland, E.A., Shovelton, D.S., 1957. The effect of cavity preparation on the human dental pulp. Br Dent J 102 (6), 213–222.

[50]Marsland, E.A., Shovelton, D.S., 1970. Repair in the human dental pulp following cavity preparation. Arch Oral Biol 15, 411–423.

[51]Massler, M., 1967. Pulpal reaction to dental caries. Int Dent J 17, 441–460.

[52]Mazur, B., Kaplowitz, B., Massler, M., 1964. Influence of periodontal disease on the dental pulp. Oral Surg 17, 592–603.

[53]Meister, F., Brown, R.J., Gerstein, H., 1980. Endodontic involvement resulting from dental abrasion or erosion. J Am Dent Assoc 101, 651–653.

[54]Mejare, B., Mejare, I., Edwardsson, S., 1979. Bacteria beneath composite resotorations – a culturing and histological study. Acta Odontol Scand 37, 267–275.

[55]Mejare, I., Mejare, B., Edwardson, S., 1987. Effect of a tight seal on survival of bacteria in saliva-contaminated cavities filled with composite resin. Endod Dent Traumatol 3, 6–9.

[56]Mejare, I., Cvek, M., 1993. Partial pulpotomy in young permanent teeth with deep carious lesions. Endod Dent Traumatol 9, 238–242.

[57]Morrant, G.A., 1977. Dental instrumentation and pulpal injury: Part 1. J Br Endod Soc 10, 3–8; Part 2. J Br Endod Soc 10, 55–62.

[58]Morrant, G.A., Kramer, I.R.H., 1963. The response of the human pulp to cavity preparations using turbine handpieces. Br Dent J 115, 99–110.

[59]Murray, P.E., Lumley, P.J., Smith, A.J., 2002a. Preserving the vital pulp in operative dentistry: 2. Guidelines for successful restoration of unexposed dentinal lesions. Dent Update 29, 127–135.

[60]Murray, P.E., Lumley, P.J., Smith, A.J., 2002b. Preserving the vital pulp in operative dentistry: 3. thickness of remaining cavity dentine as a key mediator of pulpal injury and repair responses. Dent Update 29, 172–179.

[61]Murray, P.E., Lumley, P.J., Hafez, A.A., et al., 2002c. Preserving the vital pulp in operative dentistry: 4. Factors influencing successful pulp capping. Dent Update 29, 225–234.

[62]Nair, P.N.R., Schroeder, H.E., 1995. Number and size spectra of non-myelinated axons of human premolars. Anat Embryol 192, 35–41.

[63]Nixon, C.E., Saviano, J.A., King, G.J., et al., 1993. Histomorphometric study of dental pulp during orthodontic tooth movement. J Endod 19, 13–16.

[64]Odor, T.M., Pitt Ford, T.R., McDonald, F., 1994. Effect of inferior alveolar nerve block anaesthesia on the lower teeth. Endod Dent Traumatol 10, 144–148.

[65]Ohshima, H., 1990. Ultrastructural changes in odontoblasts and pulp capillaries following cavity preparation in rat molars. Arch Histol Cytol 53 (4), 423–438.

[66]Phantumvanit, P., Songpaisan, Y., Pilot, T., et al., 1996. Atraumatic restorative treatment (ART): a three-year community field trial in Thailand – survival of one-surface restorations in the permanent dentition. J Public Health Dent 56 (3), 141–145.

[67]Pissiotis, E., Spångberg, L.S., 1994. Dentin permeability to bacterial proteins in vitro. J Endod 20 (3), 118–122.

[68]Plamondon, T.Y., Walton, R., Graham, C., et al., 1990. Pulp response to the combined effects of cavity preparation and periodontal ligament infection. Oper Dent 18, 86–93.

[69]Qvist, V., Stoltze, K., Qvist, J., 1989. Human pulp reactions to resin restorations performed with different acid-etch restorative procedures. Acta Odontol Scand 47 (5), 253–263.

[70]Qvist, V., 1993. Resin restorations: leakage, bacteria, pulp. Endod Dent Traumatol 9, 127–152.

[71]Rakich, D.R., Wataha, J.C., Lefebvre, C.A., et al., 1999. Effect of dentin bonding agents on the secretion of inflammatory mediators from macrophages. J Endod 25 (2), 114–117.

[72]Reeves, R., Stanley, H.R., 1966. The relationship of bacterial penetration and pulpal pathosis in carious teeth. Oral Surg 22 (1), 59–65.

[73]Rosenberg, P.A., 1981. Occlusion, the dental pulp, and endodontic treatment. Dent Clin North Am 25, 423–437.

[74]Rubach, W.C., Mitchell, D.F., 1965. Periodontal disease, accessory canals and pulp pathosis. J Periodontol 36, 34–38.

[75]Rykke, M., 1992. Dental materials for posterior restorations. Endod Dent Traumatol 8, 139–148.

[76]Santini, A., 1983. Assessment of the pulpotomy technique in human first permanent mandibular molars. Br Dent J 155, 151–154.

[77]Seltzer, S., Bender, I.D., Ziontz, M., 1963. The interrelationship of pulp and periodontal disease. Oral Surg 16, 289–301.

[78]Shovelton, D.S., 1976. Pulp Protection. J Br Endod Soc 9, 57.

[79]Shovelton, D.S., Marsland, E.A., 1958. A further investigation of the effect of cavity preparation on the human dental pulp. Br Dent J 103, 16–27.

[80]Shovelton, D.S., Friend, L.A., Kirk, E.E.J., et al., 1971. The efficacy of pulp capping materials – a comparative trial. Br Dent J 130, 385–391.

[81]Smith, A.J., Murray, P.E., Lumley, P.J., 2002. Preserving the vital pulp in operative dentistry: 1. A biological approach. Dent Update 29, 64–69.

[82]Spangberg, L.S., Robertson, P.B., Levy, B.M., 1982. Pulp effects of electrosurgery involving based and unbased cervical amalgam restorations. Oral Surg 59 (6), 678–685.

[83]Stanley, H.R., 1996. Trashing the dental literature – misleading the general practitioners. A point of view. Guest editorial. J Dent Res 75 (9), 1624–1626.

[84]Stanley, H.R., Pereira, J.C., Spiegel, E., et al., 1983. The detection and prevalence of reactive and physiology sclerotic dentine, reparative dentine and dead tracts beneath various types of dental lesions according to tooth surface and age. J Pathol 12, 257–289.

[85]Suzuki, M., Goto, G., Jordan, R.E., 1973. Pulpal response to pin placement. J Am Dent Assoc 87, 636–640.

[86]Ten Cate, A.R., 1994. Oral histology – development, structure and function, 4th ed. Mosby, St Louis.

[87]Tronstad, L., Langeland, K., 1971. Effect of attrition on subjacent dentin and pulp. J Dent Res 51, 17–30.

[88]Trowbridge, H.O., 1981. Pathogenesis of pulpitis resulting from dental caries. J Endod 7, 52–60.

[89]Turner, D.F., Marfurt, C.F., Sattelberg, C., 1989. Demonstration of physiological barrier between pulpal odotoblasts and its perturbation following routine restorative procedures: a horse-radish tracing study in the rat. J Dent Res 68, 1262–1268.

[90]Van't Spijker, A., Rodriguez, J.M., Kreulen, C.M., et al., 2009. Prevalence of tooth wear in adults. Int J Prosthodont 22 (1), 35–42.

[91]Vojinovic, O., Nyborg, H., Brannstrom, M., 1973. Acid treatment of cavities under resin fillings. Bacterial growth in dentinal tubules and pulpal reactions. J Dent Res 52 (6), 1189–1193.

[92]Zeng, J., Yang, F., Zhang, W., et al., 2011. Association between dental pulp stones and calcifying nanoparticles. Int J Nanomedicine 6, 109–118.

3 根管治疗与再治疗的生物学基础和治疗原则

K Gulabivala, Y-L Ng

根管系统的主要功能是供给牙髓组织神经血管营养，当牙髓处于感染状态时，髓腔及根管内的炎症会通过根管侧支和根尖孔扩散至根尖周组织（图 3.1）。虽然炎症突破牙体组织扩散至根尖周组织并非严重的问题，但却会导致临床上的根管治疗成功率降低 10%~20%。因此，将微生物感染的前沿定义为病变边界可能更为合适。无论是预防根尖周炎的发生还是治疗已形成的根尖周炎，根管治疗都是十分有效的治疗措施。

根管治疗是触觉、空间感及思维三者的有机结合，对术者的技术要求非常高，具体的方法步骤将会在第 8 章进行详细介绍。临床口腔医生在进行根管治疗时应注意生物学因素对治疗的影响。根尖周炎的高发病率使根管治疗的需求量极大，促进了根管治疗器械、材料及技术的发展，提高了根管治疗的成功率。但是数据显示，尽管根管治疗技术取得了长足的进展，根尖周组织的愈合能力却没有得到相应的提升（图 3.2）。不论是从治疗方案的制订还是临床操作实践来说，真正的牙髓病学的进展，是绝对不能忽略对生物学因素的考量的。

牙髓感染、炎症与正常根尖周组织三者之间的动态演变和相互作用阐明了根管治疗如何影响到牙体及牙周的生物学环境，进而影响根尖周炎的进程。掌握根尖周组织的正常结构及生理功能是理解感染及炎症进展的基础，同时也是进行根管治疗的基础。

根尖周病病理发病机制

病理学相关因素

在早期研究中，为了阐明根尖周炎的感染细菌来源，各种理论学说相继建立，如组织液停滞学说和牙髓组织坏死学说。这些早期学说已被 Goldman 和 Pearson（1965）证明是不正确的。组织学研究表明根尖周组织与坏死的牙髓组织接触 7 个月后，就可观察到结缔组织和牙骨质样硬组织在根管壁表面形成。

细菌

Kakehashi 等（1965）在无菌大鼠和普通大鼠体内建立牙髓暴露模型，并比较了牙髓和根尖周组织的反应性变化，揭示了细菌感染和根尖周病变进展之间存在着明确的因果联系。牙髓暴露的牙齿最终在无菌大鼠体内发生愈合，而在普通大鼠中则导致了牙髓坏死和根尖周病变。Sundqvist（1976）的实验则更进一步印证了根管系统感染与根尖周病变之间存在的因果联系：完整的无根尖周病变的外伤性患牙的牙髓细菌培养结果是阴性的，相比之下，19 颗存在根尖周病变的患牙中有 18 颗的牙髓细菌培养结果为阳性。

细菌产物

细菌的各种代谢产物，包括唾液酸、M 蛋白、多种酶、细胞囊及胞壁构成物、脂多糖（LPS）等，均参与了根尖周病变的形成。目前已有大量研究证实了脂多糖与根尖周病变及其临床症状之间的相关性。尽管细菌是根管系统感染中最常见的微生物，但其他的胞外生物（如真核生物和古生菌）及胞内生物（如病毒）的存在也被认为与根尖周病变息息相关。

真菌

真菌在根管系统中的存在在大量的研究报道中均有提及（表 3.1），并且真菌也被认为是导致根管治疗失败的潜在因素之一，虽然到目前为止尚缺乏相关的有力证据。目前已有多种真菌从根管系统中被分离获取，包括念珠菌、曲霉菌、青霉菌、镰孢菌、短梗霉菌、外瓶霉菌、枝孢菌等。

古生菌

作为生物界的第三大种群，古生菌广泛存在于各种各样的环境中，并且与包括多细胞动物在内的真核生物密切相关。同时古生菌也通过与细菌的共生和竞争作用影响到人体的健康及疾病。研究人员通过 mcrA 基因增强技术检测到产甲烷菌属是存在于人体内原发性及继发性感染的根管系统中唯一的古生菌。古生菌在根管系统内的多样性极低，仅存在两种表型（口腔甲烷短杆菌，3 型 mcrA 基因）。这种低多样性提示其在根尖周病变中发挥的作用极其有限。

宿主相关因素

根尖周病变是细菌及其产物与宿主防御系统之间相互

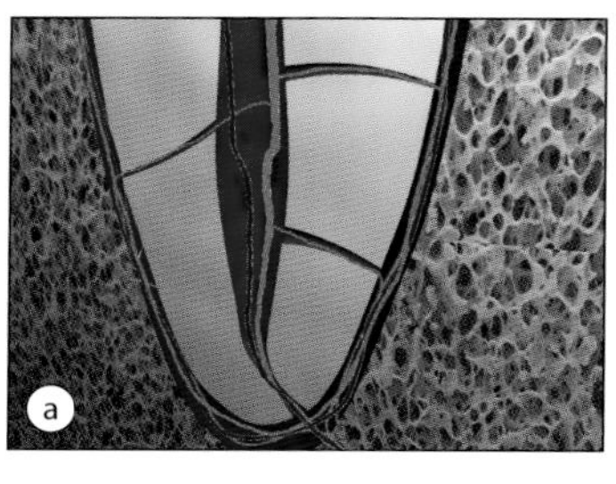

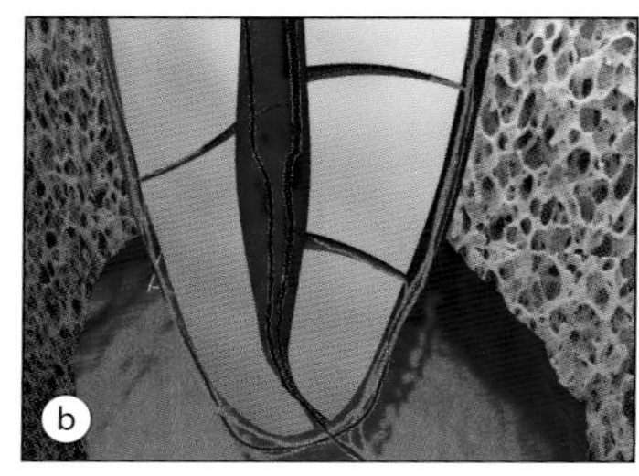

图 3.1 （a，b）炎症通过根管侧支和根尖孔从牙髓腔及根管系统蔓延到根尖周组织

作用的结果。宿主的非特异性防御系统及特异性防御系统均参与了对抗细菌入侵机体的防御过程。而根尖周病变感染部位的骨组织丧失所产生的空腔则促使机体的防御因子迁移至感染邻近部位以对抗感染（图 3.3）。

通过对临床上长期迁延不愈的根尖周病变进行组织病理学研究，研究人员已清楚了解了根尖周病变的组成。此外，免疫系统也被认为是参与了根尖周病变的进程（图 3.4，图3.5）。

根尖周病变根据其不同的临床表现分为以下几个类型：急性根尖周炎；慢性根尖周炎；急性根尖脓肿（无窦道形成）；慢性根尖脓肿（伴窦道形成）；根尖囊肿。炎症感染和免疫应答对不同个体的根尖周病变的进程影响也不同。根尖周病变的本质是慢性炎症组织或肉芽组织的形成（初期病变除外），表明炎症感染和机体的自我修复是同时并存的。根据病变的组织破坏程度不同，巨噬细胞在

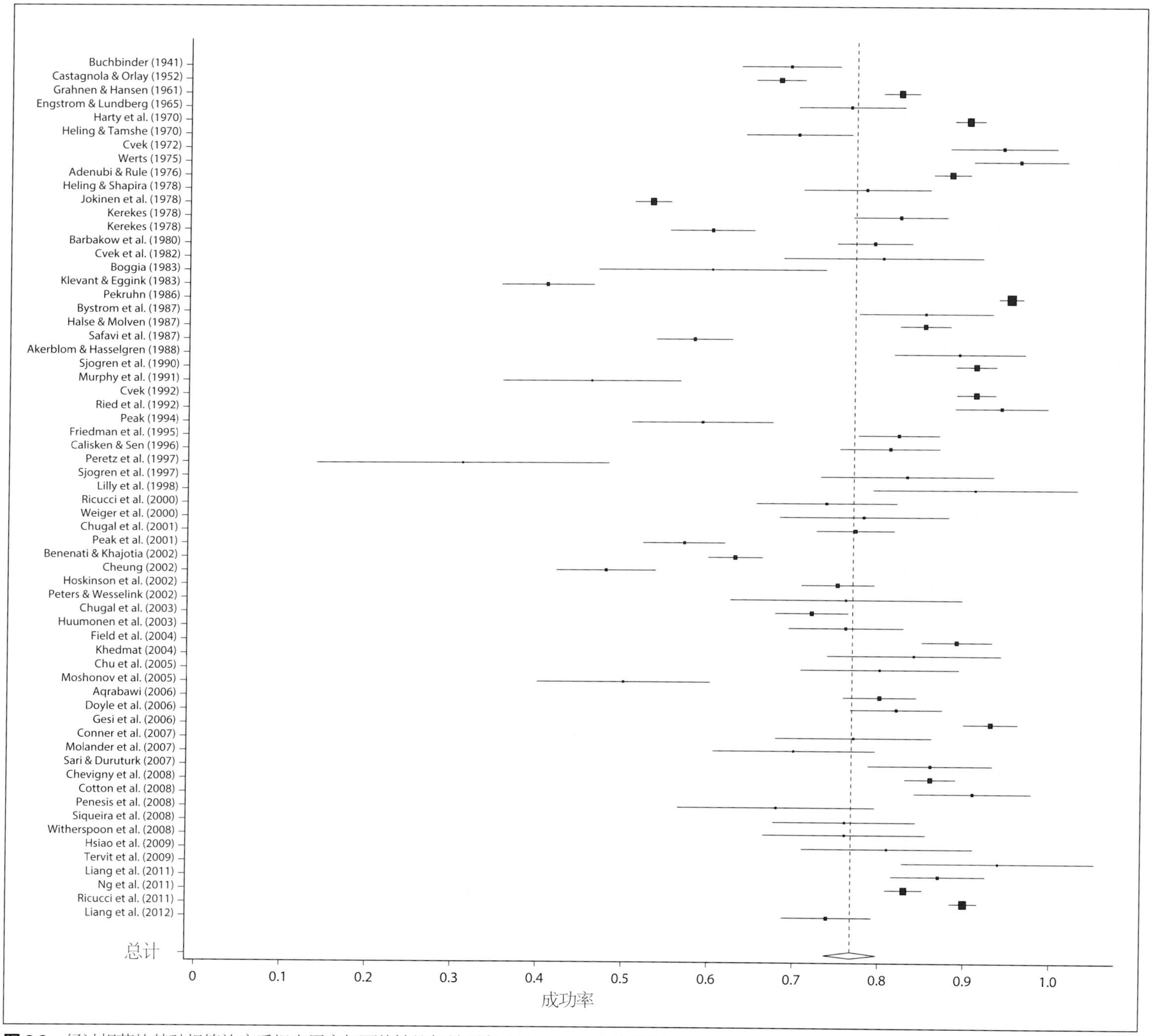

Buchbinder (1941)
Castagnola & Orlay (1952)
Grahnen & Hansen (1961)
Engstrom & Lundberg (1965)
Harty et al. (1970)
Heling & Tamshe (1970)
Cvek (1972)
Werts (1975)
Adenubi & Rule (1976)
Heling & Shapira (1978)
Jokinen et al. (1978)
Kerekes (1978)
Kerekes (1978)
Barbakow et al. (1980)
Cvek et al. (1982)
Boggia (1983)
Klevant & Eggink (1983)
Pekruhn (1986)
Bystrom et al. (1987)
Halse & Molven (1987)
Safavi et al. (1987)
Akerblom & Hasselgren (1988)
Sjogren et al. (1990)
Murphy et al. (1991)
Cvek (1992)
Ried et al. (1992)
Peak (1994)
Friedman et al. (1995)
Calisken & Sen (1996)
Peretz et al. (1997)
Sjogren et al. (1997)
Lilly et al. (1998)
Ricucci et al. (2000)
Weiger et al. (2000)
Chugal et al. (2001)
Peak et al. (2001)
Benenati & Khajotia (2002)
Cheung (2002)
Hoskinson et al. (2002)
Peters & Wesselink (2002)
Chugal et al. (2003)
Huumonen et al. (2003)
Field et al. (2004)
Khedmat (2004)
Chu et al. (2005)
Moshonov et al. (2005)
Aqrabawi (2006)
Doyle et al. (2006)
Gesi et al. (2006)
Conner et al. (2007)
Molander et al. (2007)
Sari & Duruturk (2007)
Chevigny et al. (2008)
Cotton et al. (2008)
Penesis et al. (2008)
Siqueira et al. (2008)
Witherspoon et al. (2008)
Hsiao et al. (2009)
Tervit et al. (2009)
Liang et al. (2011)
Ng et al. (2011)
Ricucci et al. (2011)
Liang et al. (2012)
总计
0 0.1 0.2 0.3 0.4 0.5 0.6 0.7 0.8 0.9 1.0
成功率

图 3.2 经过规范的基础根管治疗后根尖周康复可能性的相关研究（1941—2012）森林图

表 3.1 关于根管真菌隔离的文献

研究	样本量（牙数）	是否经过根管治疗	研究方法 / 培养基	根管系统中的酵母菌培养率	酵母菌种的复原
Slack（1953）	514	根管涂层	营养肉汤 Robertson 肉汤	5.8%	未形成
MacDonald 等（1957）	46	无	百诺青霉素酶 葡萄糖肉汤 巯乙酸肉汤	2.2%	未形成
Leavitt 等（1958）	154	无	胰蛋白胨大豆肉汤	10%	未形成
	76	无	葡萄糖肉汤	5%	未形成
Hobson（1959）	98	无	营养肉汤 Robertson 肉汤	0.6%	未形成
Jackson 和 Halder（1963）	214	无	Sabouraud 肉汤 葡萄糖肉汤	26%	白色念珠菌
	214	有	Sabouraud 肉汤 葡萄糖肉汤	33.6%	白色念珠菌
Wilson 和 Hall（1968）	263	无	Robertson 肉汤 Sabouraud 液体培养基 Robertson 肉汤	1.9%	未形成
	263	复合抗生素糊剂处理	Sabouraud 液体培养基	6.8%	未形成
Goldman 和 Pearson（1969）	563	无	胰蛋白胨大豆肉汤 血琼脂（BA）	0.5%	未形成
Kessler（1972）	6	无	血琼脂（BA）	16%	未形成
Slack（1975）	560	无	营养肉汤 Robertson 肉汤	5.2%	未形成
Matusow（1981）	1 份病例报告	有	Schaedler 肉汤琼脂 巯乙酸盐肉汤	—	白色念珠菌
Kinirons（1983）	1 份病例报告	无	组织学检查	—	念珠菌属
Tronstad 等（1983）	40	有	Brucella 血琼脂	10%	白色念珠菌
Damm 等（1988）	2 份病例报告	无	组织学检查	—	念珠菌属
Nair 等（1990a）	9	有	透射显微镜	22%	未形成
Najzar-Fleger 等（1992）	292	无	Sabouraud 琼脂	55%	念珠菌属
Sen 等（1995）	10	无	扫描电镜	40%	未形成
Lomcali 等（1996）	8	无	扫描电镜	25%	未形成
Waltimo 等（1997）	967	有	多种培养基	4.9%	白色念珠菌 光滑念珠菌 假丝酵母菌 念珠菌
Sundquist 等（1998）	54	有	Brucella 血琼脂	3.7%	白色念珠菌
Molander 等（1998）	120	有	Brucella 血琼脂 半流质培养基（HCMG-Sula）	4.2%	白色念珠菌
Baumgartner（2000）	24	无	分子技术	21%	白色念珠菌

（引自 Egan 等，2002）

根尖孔的聚集程度也有所变化。对根尖周病变类型的诊断在治疗及预后方面发挥着重要的作用。

由于根管系统解剖结构的特殊性，机体的防御系统能够进入其中的程度十分有限，这使根管内的慢性炎症在细菌及其代谢产物的刺激下容易迁延不愈（图 3.6）。因此在根尖周病变中，除了常见的多形核白细胞及巨噬细胞外，还存在少量的嗜酸性粒细胞和肥大细胞。此外，比例不定的免疫细胞（淋巴细胞和浆细胞）也被发现存在于根尖周病变中。由于上皮细胞增殖所形成的拱形囊壁有助于形成穿过根尖孔屏障并作为窦道的一部分（图 3.7a），或者是进展期囊肿的内衬上皮（图 3.7b），因此上皮细胞在根尖周病变中所占的比例变动较大（可高达 50%）。根尖周病变中其他的组织成分还包括内皮细胞和成纤维细胞，这两者都被发现存在于机体组织自我修复处。

一些学者根据骨组织感染的动物模型，将根尖周病变中不同的组织细胞的分布划分为 4 个区域（图 3.8），但这一模型并未得到学术界的广泛认同。还有一些学者则认为病变组织中不同类型的细胞是无规律的分散分布的。或许这两种观点都有其正确之处，在慢性炎症病变中组织细胞的分区聚集较为常见，而在反复发作的急性炎症病变中组织细胞则更多地呈现出散在分布的状态。

早期的研究多集中在根尖周病变中不同类型细胞的构

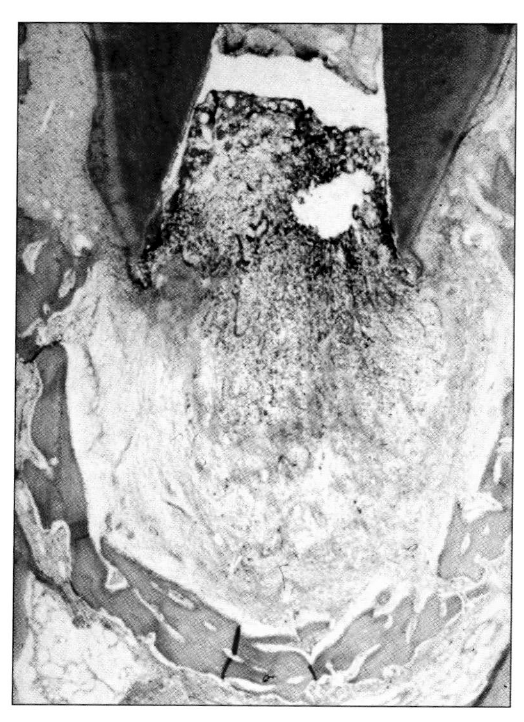

图 3.3 根尖周病变的总体结构（注意呈带状分布的细胞类型）

单核细胞
PMNs
巨噬细胞
血管
PMNs
被感染的根管
PMN
IL-1
巨噬细胞
IL-11
IL-8
IL-12
IL-6
IL-10
TNF-α
IFN-γ
GM-CSF
Th1
Th2
T_{Reg}
IL-13
IL-4
IL-2
骨质
根尖周炎
B 细胞
浆细胞
抗体
破骨细胞
促进骨吸收
IL-1, IL-6, IL-10, IL-11, IL-13, TNF-α, GM-CSF
抑制骨吸收
IL-4, IFN - γ
其他细胞趋化因子
细胞分泌
刺激其他细胞
抑制其他细胞
刺激细胞分化
多形核白细胞：PMN
辅助淋巴细胞：Th1、Th2
调节型 T 细胞：T_{Reg}
白介素：IL−1、IL−2、IL−4、IL−6、IL−8、IL−10、IL−11 及 IL−13
粒细胞 / 巨噬细胞集落刺激因子：GM−CSF
干扰素：IFN− γ
肿瘤坏死因子：TNF− α

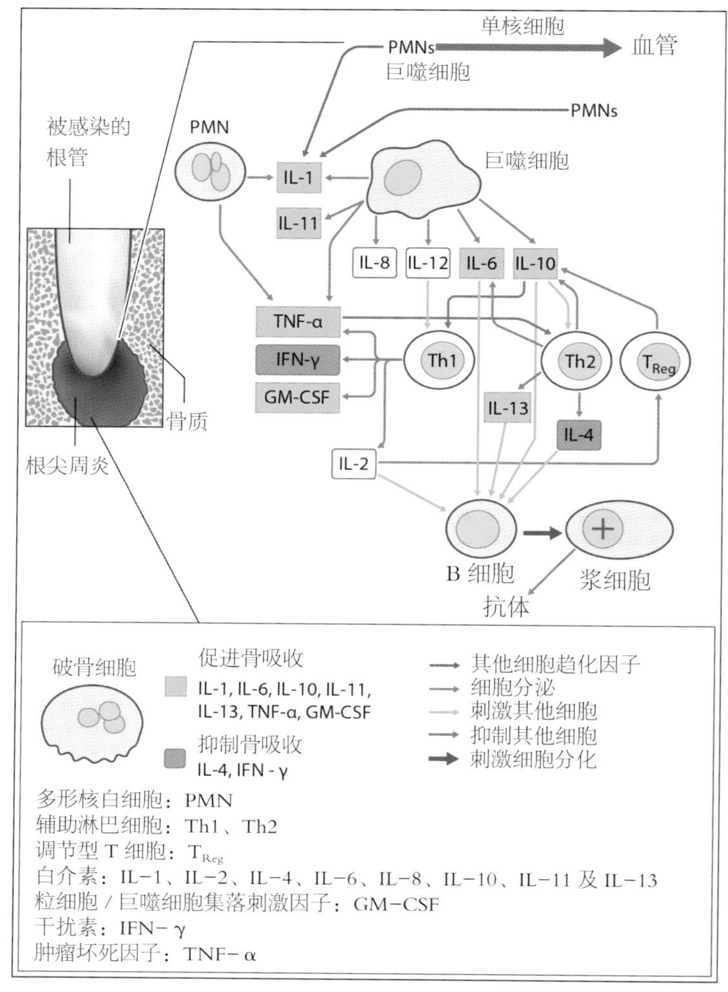

图 3.5 根尖周损伤变化原理图（由 Morgana Vianna 提供）

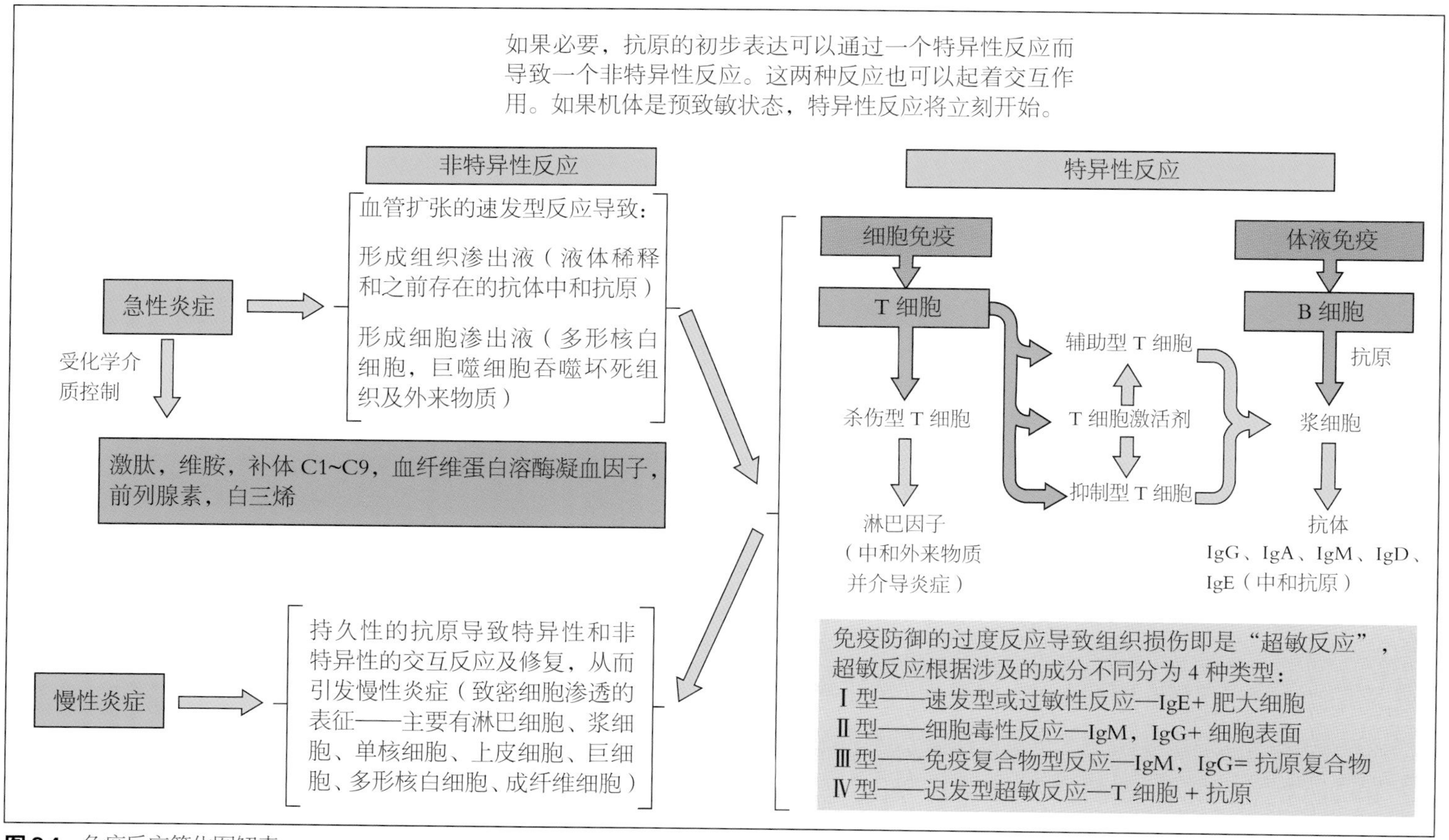

如果必要，抗原的初步表达可以通过一个特异性反应而导致一个非特异性反应。这两种反应也可以起着交互作用。如果机体是预致敏状态，特异性反应将立刻开始。
非特异性反应
血管扩张的速发型反应导致：
形成组织渗出液（液体稀释和之前存在的抗体中和抗原）
形成细胞渗出液（多形核白细胞，巨噬细胞吞噬坏死组织及外来物质）
急性炎症
受化学介质控制
激肽，维胺，补体 C1~C9，血纤维蛋白溶酶凝血因子，前列腺素，白三烯
慢性炎症
持久性的抗原导致特异性和非特异性的交互反应及修复，从而引发慢性炎症（致密细胞渗透的表征——主要有淋巴细胞、浆细胞、单核细胞、上皮细胞、巨细胞、多形核白细胞、成纤维细胞）
特异性反应
细胞免疫
体液免疫
T 细胞
B 细胞
辅助型 T 细胞
抗原
杀伤型 T 细胞
T 细胞激活剂
浆细胞
抑制型 T 细胞
淋巴因子
（中和外来物质并介导炎症）
抗体
IgG、IgA、IgM、IgD、IgE（中和抗原）
免疫防御的过度反应导致组织损伤即是“超敏反应”，超敏反应根据涉及的成分不同分为 4 种类型：
Ⅰ型——速发型或过敏性反应—IgE+ 肥大细胞
Ⅱ型——细胞毒性反应—IgM，IgG+ 细胞表面
Ⅲ型——免疫复合物型反应—IgM，IgG= 抗原复合物
Ⅳ型——迟发型超敏反应—T 细胞 + 抗原

图 3.4 免疫反应简化图解表

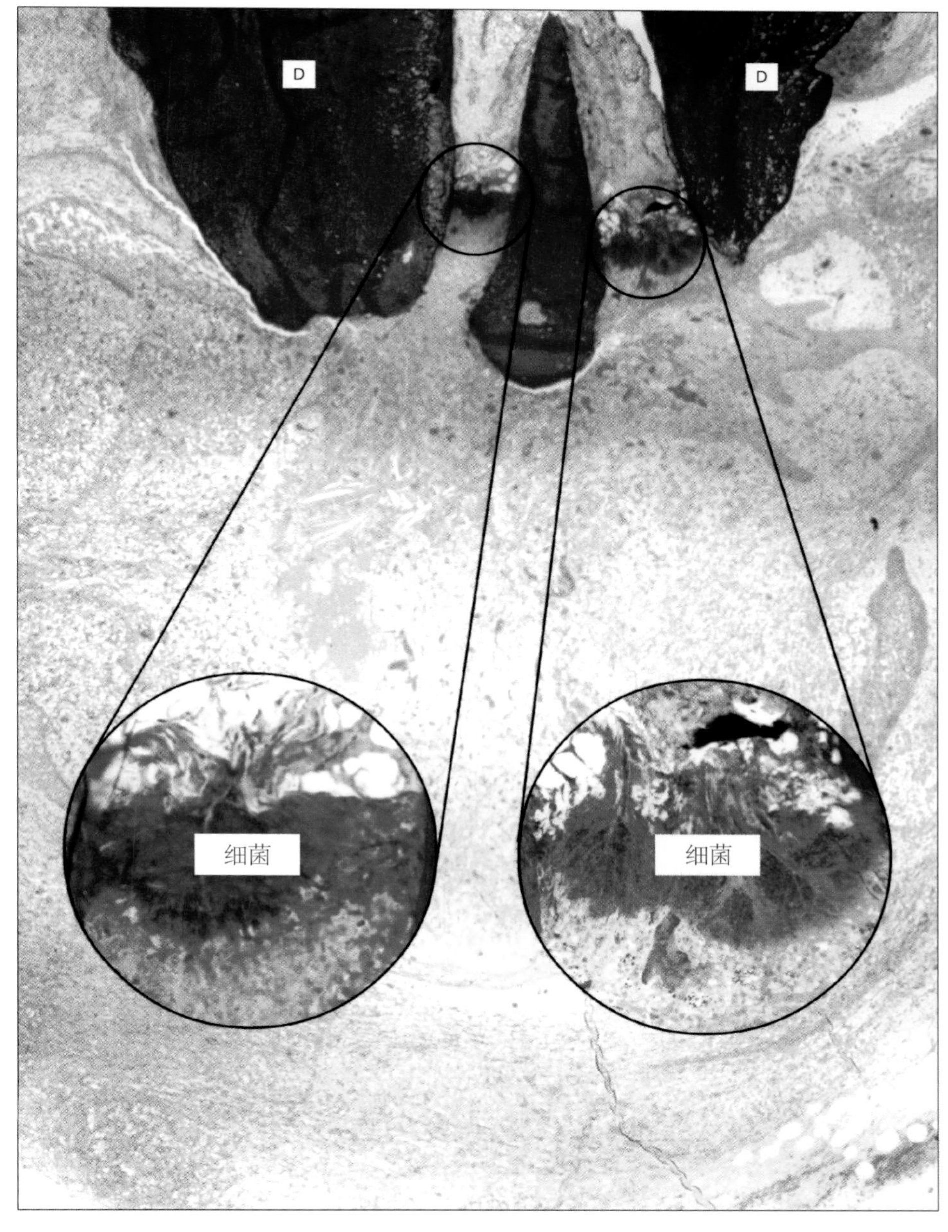

图3.6 根尖周炎患牙根尖孔内的细菌（D=牙本质）。由于细菌堵塞，在圆形插入物中左、右管分支被撑大。注意在根尖孔即细菌群的主要位置，细菌群似乎是被一个明显的中性粒细胞壁阻碍。显然，任何根尖组织的外科手术和/或微生物采样会污染样品与根管内菌群。放大倍数：×65，插图×340（由Dr PNR Nair提供）

成比，想借此了解炎症反应的类型，但事实表明这两者之间的联系极为有限。目前的研究方向已逐渐转向了细胞表面标记物（CD受体）的表型测定。通过单克隆抗体检测细胞的活性以及它们在病变进程中发挥的作用。在根尖周病变中T细胞和B细胞同时存在，但是T细胞占主要部分。T细胞和B细胞各自所占的比例大小与病变自身的性质有一定关系。根尖囊肿中的T/B细胞的构成比显著高于根尖肉芽组织和根尖瘢痕组织的。T细胞在根尖周肉芽组织中占主要地位，而B细胞则更多地出现在进展期的根尖周病变中。

在根尖周病变中浆细胞可产生大量抗体。受体及配体的肿瘤坏死因子家族的成员，核转录因子-κB（NF-κB或RANK），核转录因子-κB受体活化因子配体（RANKL）及骨保护素（OPG）都参与了骨代谢，并且在T细胞、B细胞和巨噬细胞浸润的慢性根尖周病变中处于高水平表达。RANKL/OPG的比值可能是RANKL介导的骨吸收进程中关键的决定性因素（图3.5）。

在非特异性及特异性防御反应中，机体的神经系统和免疫系统相互作用、相互影响，而微生物也可能参与了这一生理调控机制。通过对人体和动物学实验中细胞及分子层面的研究结果的综合，研究人员有望建立一个模型以阐明根尖周病变的进展中细胞（微生物和宿主）和神经元之间的相关性。尽管这些因素之间的功能是相互关联的，但这一机制尚未完全明确。

根尖周病变中的分子组成包括了细胞因子（如白介素、肿瘤坏死因子及集落刺激因子等）、干扰素、花生四烯酸及其代谢产物、基质金属蛋白酶、黏附分子、细胞分裂素、补体系统、纤溶活性肽、血管活性胺、溶酶体酶类、前列

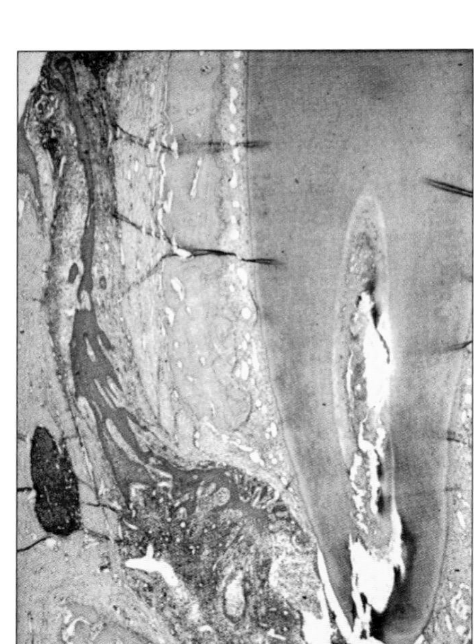

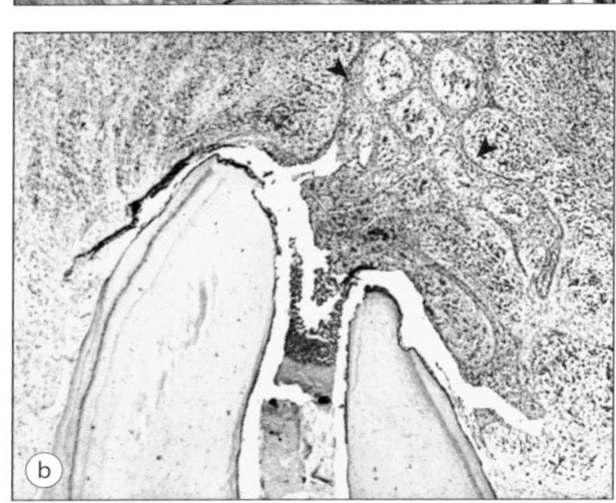

图3.7 （a）上皮相连窦道（引自Valderhaug, 1974）；（b）邻近根尖孔的上皮组织增生

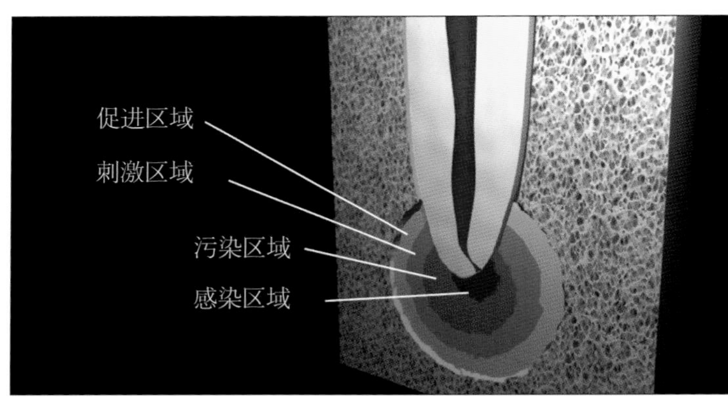

图 3.8 FISH 区域

腺素、白三烯、神经肽等。

神经肽类的物质中与根尖周病变相关的有降钙素基因相关肽（CGRP）、P 物质、血管活性肠多肽、多巴胺水解酶和神经肽 Y。这些物质中最为特别的是降钙素基因相关肽（CGRP），被认为是同时参与了牙髓和根尖周病变的进程（图 3.9）。

病毒

病毒在根尖周病发病机制中的作用主要在于影响了根尖周病变的临床症状、化脓、上皮性及囊性增生等进程。作为宿主细胞内的定居者，它们的存在可能改变宿主反应。研究发现的根尖周病变的相关病毒包括单纯疱疹病毒（HSV-1/2）、水痘-带状疱疹病毒（VZV）、EB病毒（EBV）、人巨细胞病毒（HCMV）、人疱疹病毒6型（HHV-6），人疱疹病毒7型（HHV-7）、人疱疹病毒8型（HHV-8）和人乳头状瘤病毒（HPV）。

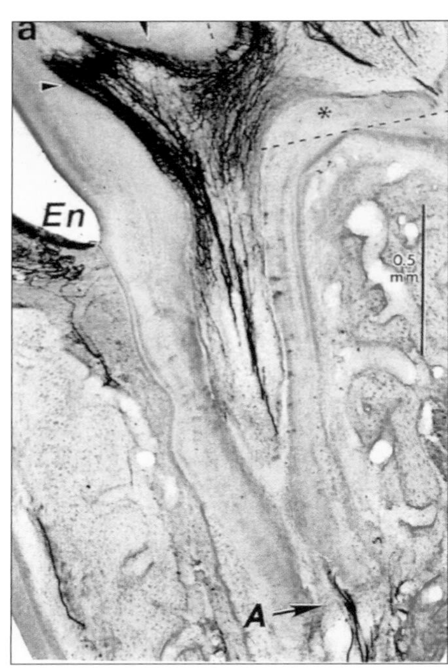

图3.9 免疫组化切片显示位于髓角并延伸到根管顶端（A）的降钙素基因相关肽（CGRP）神经纤维：En=牙釉质（引自Byers 等, 1990）

根尖周病的发病机制和自然进程的综合模型

根尖周病变的病理机制尚未完全明了，根据现有的研究结果，针对根尖周病变的进展学者们提出了“综合”模型。针对多微生物感染所诱发的宿主反应，其构成和发病机制之间的相关性将在后文进行讨论。

对于根尖周病变的发病机制，科学家们已经在多种人工诱导的动物模型上进行了大量的研究。相关的动物模型包括大鼠、兔、狗、白鼬、猫和猴子（图 3.10a~c）。但由于动物体内微生物和宿主的反应可能与人类存在一定差异性，因此学术界对相关的动物实验结果一直持保留意见。

随着根管感染的进展和成熟，当细菌或其代谢产物到达某一特定部位，使其可以通过根尖孔刺激根尖周组织时，炎症才会侵袭到根尖，而促使炎症侵袭根尖的关键性因素究竟是细菌本身还是其代谢产物，目前尚无定论（图 3.10c，d）。在无细菌暴露史的宿主中，最初的炎症反应

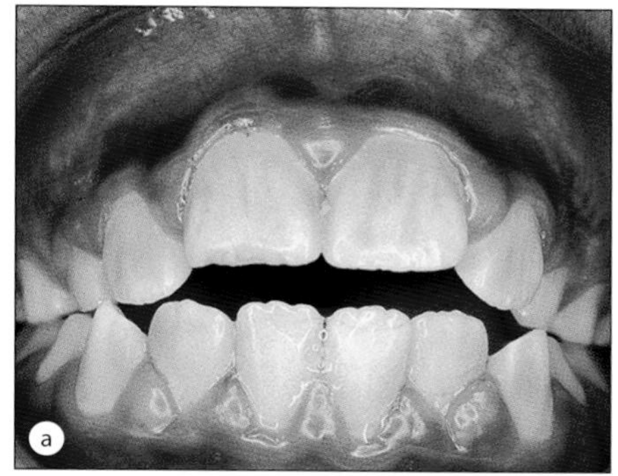

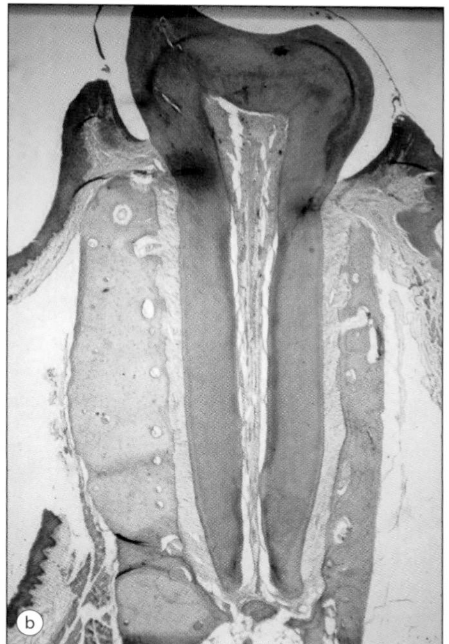

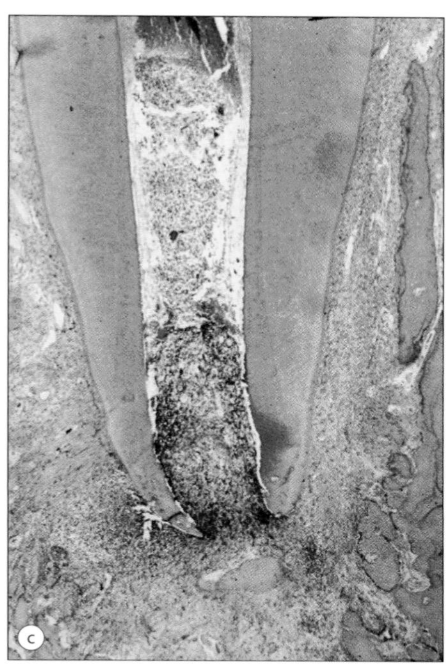

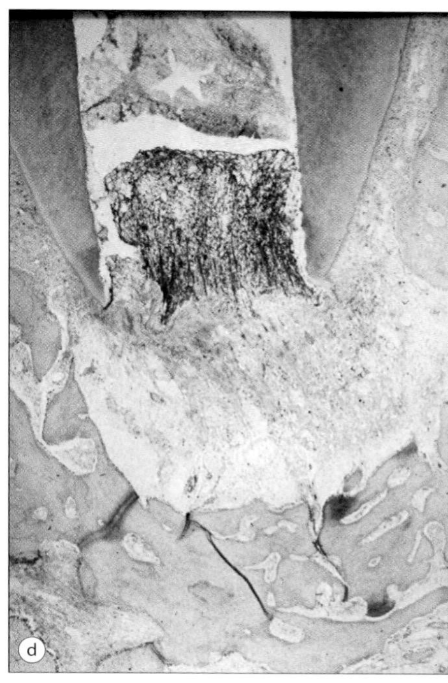

图 3.10 （a）Valderhaug 所做实验中猴子的口腔（1974）；（b）猴子根尖周炎模型（引自 Valderhaug，1974）；（c）根管感染的根尖部病变进展及根尖肉芽肿模型的建立（引自 Valderhaug，1974）；（d）由一个界限明显的肉芽肿导致的根尖感染部位

是非特异性的急性炎症。这一过程始于血管通透性改变引起液体渗出，是由几个生化级联系统介导的，而这些生化级联系统又是由一些预成的能同时启动、传播并控制炎症反应的血浆蛋白所组成（图 3.4）。这种非特异性的急性炎症反应过程包括以下几个部分：（1）补体系统：负责产生化学级联反应从而促进调理作用、趋药性和凝集反应，同时还可形成膜攻击复合体；（2）激肽系统：合成维持血管扩张及其他炎性反应所需的蛋白（如缓激肽）；（3）凝血系统或凝血级联反应：在损伤部位形成保护性的网状蛋白；（4）纤维蛋白溶解系统：对抗凝血系统的作用，平衡血凝块并产生多种炎症介质。以上级联反应中的亚产物可能在非特异性急性炎症反应的进一步活化中发挥一定的作用，从而促进炎症的进程。此外，部分代谢产物如花生四烯酸等，也有助于炎症介质（白三烯和前列腺素）的形成。

紧接着非特异性炎症反应之后的便是快速的持续性细胞渗液，主要包括中性粒细胞、巨噬细胞、树突状细胞（DCs）和自然杀伤（NK）细胞，同时伴有细胞炎症介质的释放从而促进炎症进程（图 3.5）。中性粒细胞是在多种细菌来源的趋化因子作用下到达炎症位点的，这些趋化因子包括构成许多细菌蛋白的氨基酸末端肽 F-Met-Leu-Phe，及其他的病原体相关分子模式（PAMPs）如脂多糖、甘露糖和磷壁酸成分等。在已暴露的宿主中，趋化因子则是通过不同的模式识别受体激活非特异性免疫反应的。模式识别受体如 Toll 样受体家族（TLRs）主要存在于巨噬细胞、树突状细胞和嗜中性粒细胞中。其他在免疫应答中发挥重要作用的受体则主要存在于吞噬细胞中，包括补体、细胞因子、白介素和免疫球蛋白等。

机体对细菌及其代谢产物的吞噬作用始于吞噬细胞表面受体对细菌及免疫修饰细胞的黏附；它们在吞噬体中被内化，并被呼吸暴发及其所产生的活性氧（ROS）所吸收。

最初的细胞渗出也伴随着可能存在的循环抗体。通过抗原抗体复合物的形成，中性粒细胞的迁移也将随着补体 C3b 和 C5a 的激活被进一步激发。通过少量的细胞浸润及大量肉芽组织的纤维包裹，预存免疫性能更好地将细菌局限于根尖孔，防止其扩散（图 3.10d）。相比之下，当预

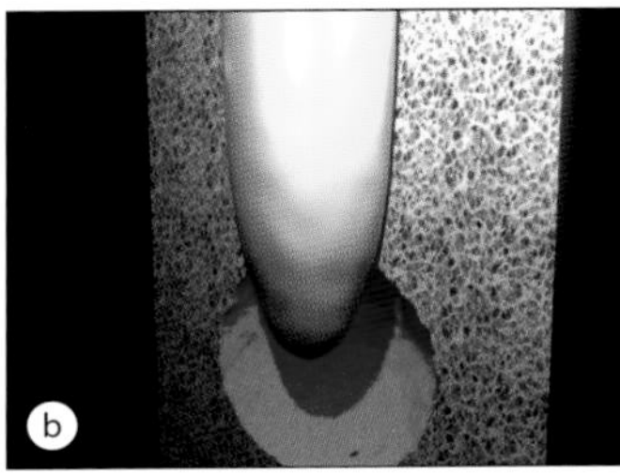

图 3.11 （a）早期的急性炎症；（b）已成型的慢性炎症

存免疫性缺失时，细菌及细胞浸润将在骨小梁中发生弥散性的扩散。相较于弥散性的广泛性病变而言，局限性病变在组织学上表现为边界清晰、范围较小的根尖区透射影像。急性炎症期的患牙往往伴有自发痛及轻度叩痛，且疼痛在牙周袋内会有加重，但这种一过性的轻微疼痛也很容易被忽视。当少量的骨吸收已经发生时，影像学上可能并没有明显变化（图 3.11a）。

聚集于根管内的细菌及其代谢产物不易被清除，从而诱发了延迟免疫应答及特异性免疫应答。这些免疫应答是由被细菌及其代谢产物激发的宿主细胞介导的，部分级联反应也可作为触发器激活宿主细胞，介导免疫应答。与非特异性免疫反应不同，适应性或获得性免疫反应的激活则依赖于淋巴细胞的活化，整个过程包括了大量不同的识别模式、记忆、自我约束及机体的耐受性。虽然参与获得性免疫应答的主要是淋巴细胞，但抗原提呈细胞（APC）也在免疫应答的激活中发挥了重要作用，它将主要组织相容性复合体（MHC）相关抗原与 T 细胞联系在一起。

根据刺激的性质和宿主的易感性，可能会表现出一系列不同的反应，包括 Ⅰ ~ Ⅳ型过敏反应（图 3.4）。免疫反应的严重程度取决于刺激源及宿主本身，因人而异。在某些情况下，机体的免疫反应可能会被放大，对机体形成的损伤比细菌侵袭更大。其他一些由基因决定的宿主相关的因素也可能在免疫反应调控中发挥了一定的作用，但目前在根尖周病变的研究中涉及这些宿主相关因素的研究还十分欠缺。

无论是在动物模型还是体内病变中，中性粒细胞的缺乏均会导致根尖周病变的加重。通过生物调节剂的全身应用从而增加中性粒细胞则可相应地减少 40% 的根尖周骨质破坏。而在中性粒细胞受损的糖尿病患者中，以上的结论并不成立。此类患者的严重牙髓感染的患病率极高，但根尖周病变的患病率却并不高。动物学实验也表明，根尖周病变的大小与糖尿病之间无显著联系。

到目前为止，获得性免疫对根尖周病变的影响仅停留在动物学研究阶段。体液免疫和细胞免疫存在显著性缺陷的转基因鼠的牙髓感染很难控制在根管内，而是会形成严重的颌面部脓肿，并伴发感染性休克。对免疫缺陷型动物模型的研究也证实了这一结论。在免疫缺陷型动物体内发生的炎性浸润与早期骨髓炎侵袭骨小梁系统的表现极为相似。最近的研究揭示部分遗传因子 [白介素 -6（IL-6）低表达，IL-1β 适度及过量表达，肿瘤坏死因子 - α（TNF- α）低表达] 也参与了根尖脓肿的进程。

根尖周病变的临床进程有以下几个不同的路径：剧烈牙痛直至根尖周骨吸收形成急性根尖脓肿，缓解组织压力；慢性化脓形成窦道；或者是转化为慢性而稳定的动态病变（图 3.11b）。

进入根尖周组织的细菌通常会由中性粒细胞和巨噬细胞迅速清除掉；巨噬细胞在这一过程中释放白三烯和前列腺素。白三烯能将巨噬细胞吸引至病变处，前列腺素则促进骨吸收以形成空腔，为后继免疫细胞的浸润做准备。活化的巨噬细胞同时也产生一系列的炎症介质，包括 IL-1、TNF- α，趋化因子如 IL-8、IL-10、IL-12 及干扰素 - γ（IFN- γ）。这些细胞因子增强了局部的血管反应，促进了破骨细胞的骨吸收作用，并且能通过引起激素型发热、形成急性期蛋白及血清，从而对机体产生预警。在 IL-6 的配合下，IL-1 及 TNF- α 通过上调造血集落刺激因子的表达，调动更多的中性粒细胞和巨噬细胞从骨髓中出来。中性粒细胞和巨噬细胞在致病菌坏死后能形成化脓，紧接其后的则是急性或慢性炎症过程（图 3.12）。在慢性炎症中，坏死细菌菌体分解释放出来的细胞因子和脂多糖将刺激 Malassez 上皮剩余增殖，形成窦道（通常位于口内）。在猴子体内进行的实验表明大致有一半的根尖周病变最终都发展为窦道排脓（图 3.7a）。目前尚不清楚未经干预的自然进程下的根尖周病变发展为急性炎症、慢性炎症（伴或不伴窦道）或无症状慢性肉芽肿的相应比例。临床上大多数的病例都会转为无症状的慢性炎症。

根尖周病变的快速进展期发生在第7~15天（来源于一项动物学研究结果），在接下来的30天则进入一个慢性进展期，形成根尖透射区。从第15天起，病变区的细胞浸润以淋巴细胞为主（50%~60%），其次为中性粒细胞（25%~40%）、单核巨噬细胞、浆细胞及母细胞。淋巴细胞是由促炎症反应的IL-1和TNF- α 调动。在病变处于

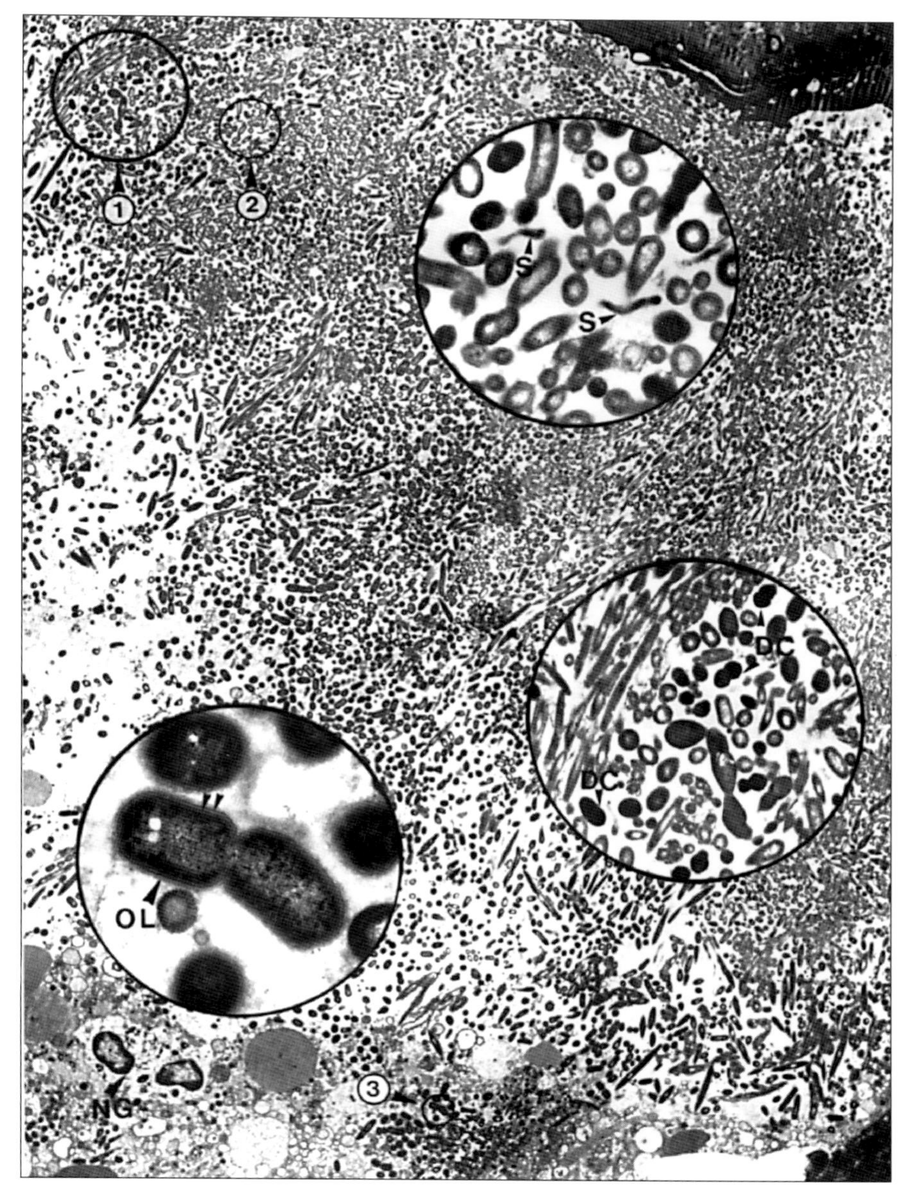

图3.12 与急性损伤相关的一个巨大根尖斑块。注意菌群的混合性。可见大量分裂的球菌（DC，中部插图），杆菌（下部插图），丝状杆菌和螺旋体（S,上部插图）。杆菌通常表现为一个革兰阴性细胞壁（双箭头），还有一些表现为第三表层（OL）。标记为①、②、③的圆形区域被放大，依次作为中部、上部和下部插图：D=牙本质；C=牙骨质；NG=中性粒细胞。原始图放大倍数：×2680。其他插图放大倍数：上部插图×19200；中部插图×11200；下部插图×36400（引自Nair，1987）

进展活跃期时以辅助型T细胞（T_H）为主，当病变进入慢性炎症阶段时则以抑制型T细胞（T_S）为主。这两种T细胞间的平衡参与了病变进程的调节。在分子层面，T_H介导的病理机制包括产生干扰素-γ，从而激活巨噬细胞分泌骨吸收因子IL-1β、IL-1α、IL-4、IL-5及IL-6，这些骨吸收因子刺激了抗体的产生，并最终形成免疫复合体。白介素的骨吸收活性中的60%是由IL-1β贡献的，除此之外IL-1α、TNF-α和淋巴毒素（LT）也与白介素的骨吸收活性相关。花生四烯酸及其代谢产物以及大量的其他介质也参与了骨吸收进程，但详细机制目前尚不清楚。在细菌的吞噬作用及LPS的活化作用刺激下，巨噬细胞可合成分泌以上炎症因子，辅助型T细胞（T_H）可直接发挥杀菌功效并合成分泌淋巴毒素（LT）。

慢性根尖周炎的一个现象是中性粒细胞趋化到根尖孔，并在此聚集形成一个几近连续的“屏障”以阻止细菌转移。在其他病变中，这种屏障是由上皮细胞增殖形成的（图3.13）。

慢性炎症急性发作可能是细菌和宿主反应之间的平衡被打破或某些特异性细菌增殖的结果。这种伴随着致病菌入侵根尖周病变区的急性炎症反应也可能导致根尖周病变扩大（大量的致病菌会在根尖周病变内坏死）（图3.12）。

细菌（及其代谢产物）和宿主防御反应之间平衡的破坏不仅导致了根尖周病变组织学上的改变，同时也伴有临床表现的改变，但是这两者之间的改变并没有必然的相关性。根据不同的临床症状及病理改变，根尖周病变有以下几种分类。

急性根尖周炎

这个类型的病变临床上并不常见，但其临床表现非常明显易于诊断，一旦遇到此类患者将会给你留下深刻印

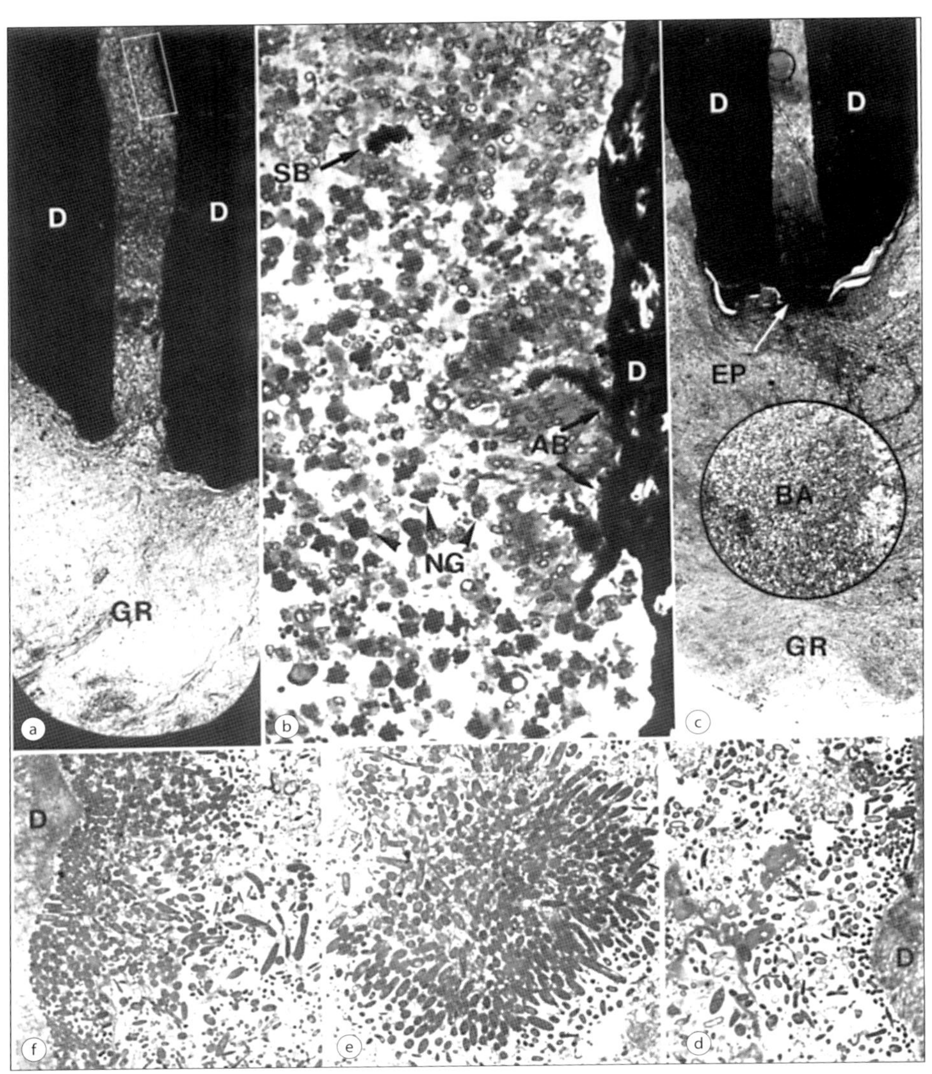

图3.13 被感染的人牙根根尖周的根尖段牙髓菌群，菌群似乎被中性粒细胞墙（图b中的NG）或上皮栓（图c中的EP）阻塞。沿着细菌的疏松连接处（图c中的插图），大量聚集的细菌附着在牙本质壁（图b中的AB和SB），在中性粒细胞包围的根管中保持着悬浮状态。电子显微镜下观察到一簇单细胞克隆体聚合在牙本质壁表面，正在形成细小（d）或密集的（f）层状菌斑。图a中标注的长方形区域和图c中标注的圆形区域被放大成图b以及图c插图。注：GR=肉芽肿，D=牙本质。放大倍数:（a）×50；（b）×400；（c）×40（插图×400）；（d）×2440；（e）×3015；（f）×3215（引自Nair，1987）

象。急性根尖周炎多发于炎症由牙髓向根尖周区扩散的过程中，炎症的扩散太过迅速以至于根尖周骨吸收还来不及形成。其结果是根尖牙周膜中形成血管反应性水肿和中性粒细胞聚集，导致剧烈疼痛。患牙会有浮起感，并伴有明显触痛。在炎症早期可能并没有明显的根尖周触痛，但随着病程进展很快就会出现明显触痛（图 3.14a）。X 线片上根尖周病变区无明显变化（图 3.14b）。随着根尖周病变区的逐渐形成及感染由急性期转为慢性状态，疼痛会逐渐缓解。

慢性根尖周炎

慢性根尖周炎的组织学表现已在之前的章节中进行了详细的阐述。这种类型的病变一般无明显临床症状，仅表现为 X 线片上的根尖周透射区（图 3.15）。这种无临床症状的影像学改变掩盖了病变区域处于动态改变的事实。在整个慢性根尖周炎的病变进程中，病变区的细胞构成一直在发生变化（如上所述），同时伴有上皮增生，而这种上皮增生可能伴有囊性变，也可能不伴有囊性变。

上皮增生及根尖囊肿

Malassez上皮剩余在炎症介质的刺激下会发生增生。这种上皮增生的形式多种多样，在非炎性结缔组织和肉芽组织间形成链状的、拱廊形的以及环状的上皮簇（图 3.7b）。上皮增生也可能发生于肉芽肿内，可能起到堵塞和监控的作用以阻止根管内的细菌及毒素向根尖孔外扩散（图 3.13）。有时候这种上皮栓会突起于根尖周病变区，形成囊腔连接至根部与根管系统相延续，被称为“隔间或根尖囊肿袋”（图 3.16a,b）。在这种情况下，根管系统内的微生物有了进入囊腔的直接通路，可能会浸润、侵袭根尖囊肿（图 3.16c）。

真性囊肿指的是那些有独立病理进程、上皮内衬的囊腔内含液体或半固体物质的根尖囊肿。这种真性囊肿独立发展为根尖周病变，不与根管系统及周围组织存在任何交通（图 3.16a,f）。大范围、局限性、边界致密的病变曾被认为是真性囊肿，但这两者之间的相关性到目前为止尚未被证实。然而在图 3.16g 中所显示的病灶的大小有可能提示了囊性变的存在。通过消除根管内的细菌感染，间隔囊肿应该能被治愈。当传统的根管治疗无效时，真性根尖囊肿往往需要通过外科手术才能治愈。但这一治疗理论的正确性尚有待证实。

目前，根尖囊肿的形成机制尚未完全明确。一个可能的原因是上皮细胞包裹于脓肿或肉芽肿周围并切断组织的营养来源，导致组织的退化变性。有一种分子学说则认为外界刺激下产生的上皮增生是形成囊肿的关键性因素，但这一学说也有待证实。部分内源性调节因子（细胞因子、前列腺素、白介素、角质细胞生长因子、表皮生长因子）也被认为是参与了细胞增生的过程。成熟的根尖囊肿中的内衬上皮细胞在炎症刺激下具有单能干细胞分化潜能。根尖囊肿顽固存在并不断变大；内衬上皮中的增生标记物（如 ki67）及 Notch 信号通路（该信号通路同时也参与调节胚胎发育，帮助维持成熟组织的稳定性，维持干细胞／组细胞的分化、增殖和稳定）也参与了根尖囊肿的囊壁上皮细胞的活化。

另一种根尖囊肿形成理论则认为上皮细胞的不断分裂增殖导致了增生区中央的细胞因缺乏营养供给而坏死，从而产生了降解变性。

关于根尖囊肿扩大的机制目前也尚无定论。目前已有的理论机制包括囊液的选择性吸收以及囊壁与周围连接组织间活跃的生化作用。无论囊肿扩大的真正机制是什么，至少有一点可以确定的是，随着病程发展囊肿也在不断生长，并且是作为一个独立的病变体存在于另一病变体——肉芽肿内的（图 3.16f）。临床上肉芽肿性病变与囊性病变的发病率并不固定。虽然报道的根尖周病变的囊肿的发病率从 6% 到 55% 不等，但对病理切片进行严格的组织病理学检查显示囊肿的实际患病率要低于 20%。正因如此，也有学者认为在彻底清除根管内的病原微生物后，肉芽肿性病变是可以被治愈的，而独立形成的囊肿则需要更进一步的手术治疗。

慢性化脓性根尖周炎

在某些情况下，细菌与中性粒细胞为主的宿主防御细胞之间的相互作用往往是两败俱伤的，在杀死细菌的同时，机体自身的防御细胞也会大量死亡。坏死细胞的聚集和溶酶体酶的释放导致了脓液的形成。脓液通常会通过最近的

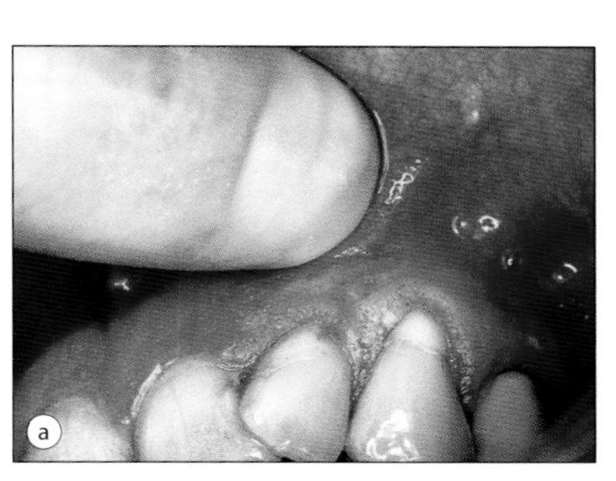

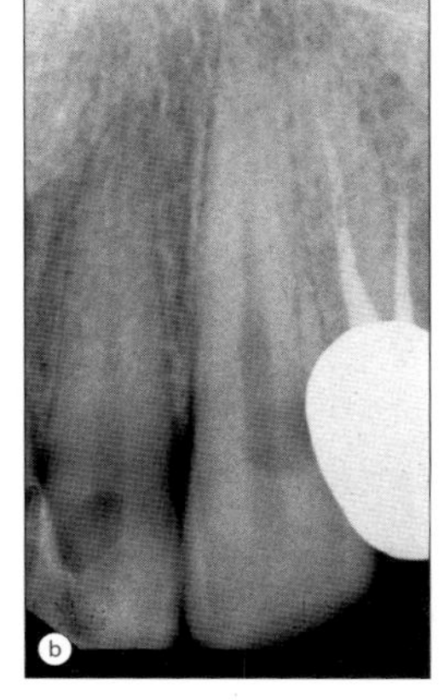

图 3.14 （a）轻柔触诊上颌左侧切牙和尖牙；（b）放射性影像检测未发现根尖周变化的明确证据

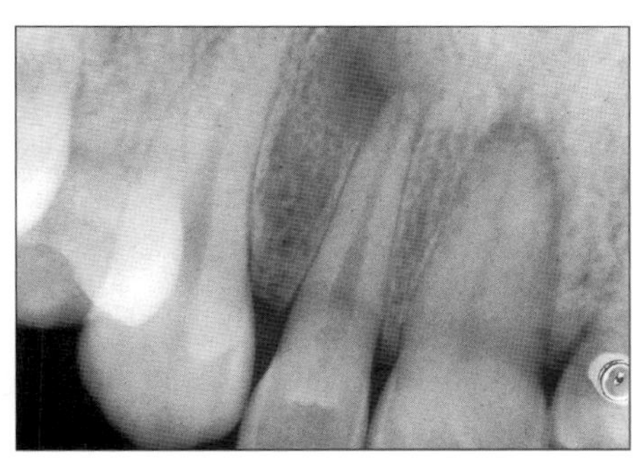

图 3.15 放射性影像发现有慢性根尖周炎症状况

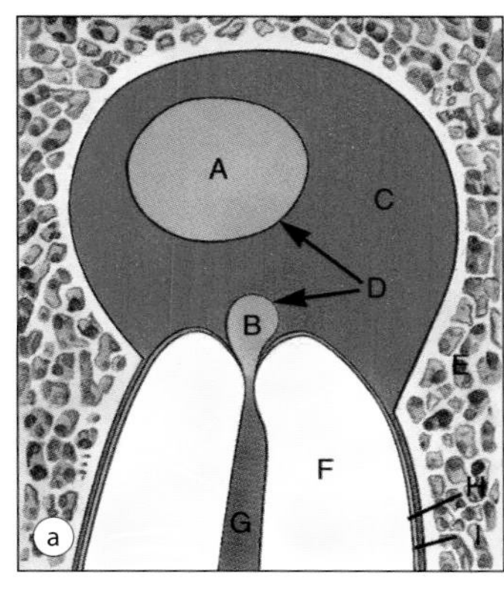

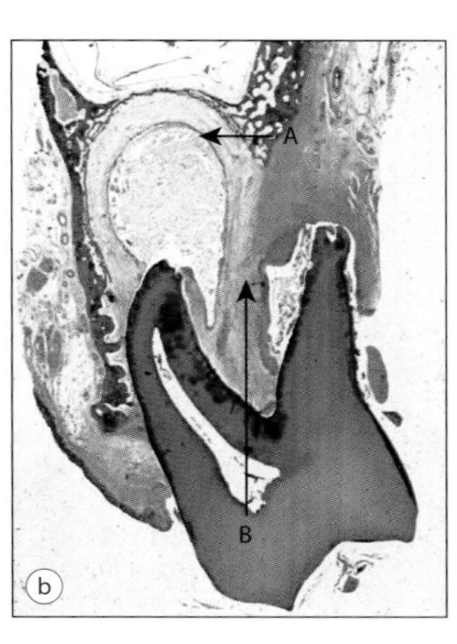

图 3.16 （a）牙源性囊肿和真性囊肿：A= 真性囊肿；B= 牙源性囊肿；C= 肉芽肿；D= 上皮细胞；E= 牙槽骨；F= 牙本质；G= 根管；H= 牙骨质；I= 牙周膜。（b）牙源性囊肿的组织切片：A= 牙源性囊肿；B= 肉芽肿

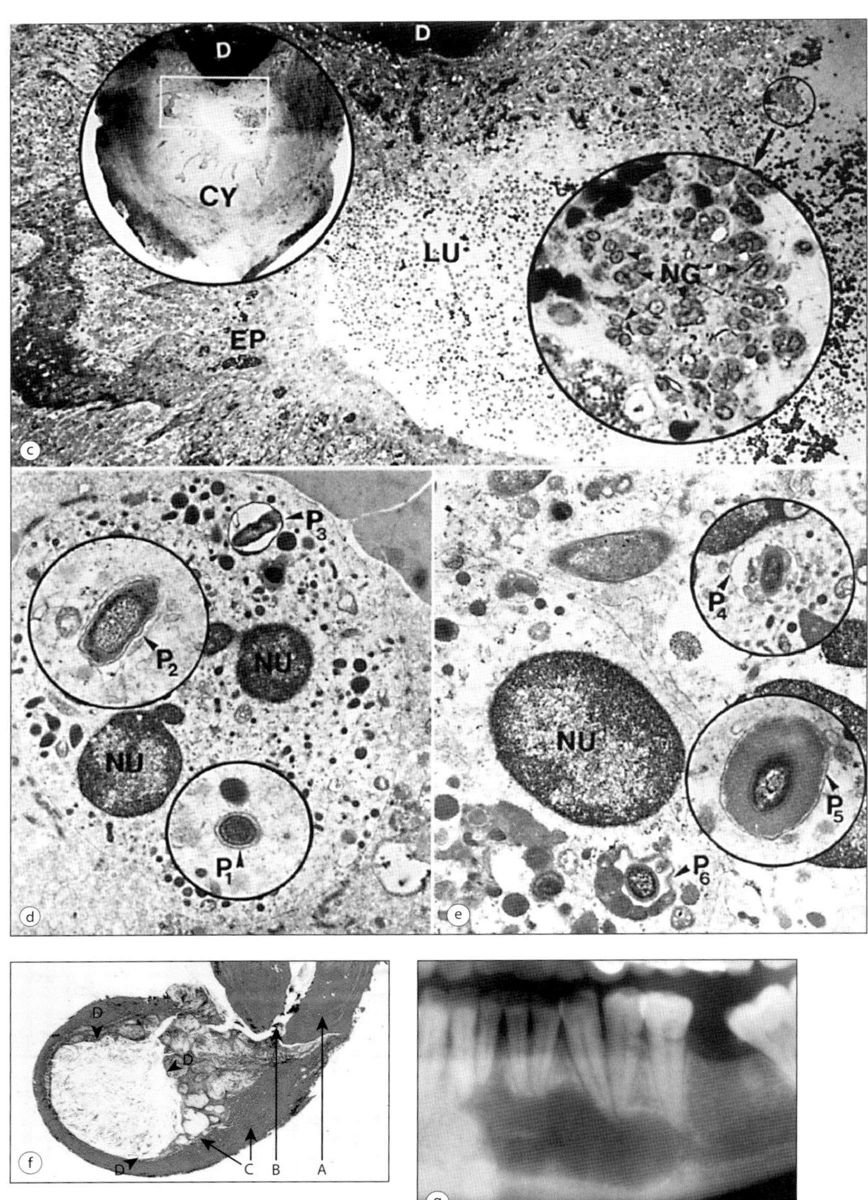

图 3.16（续） （c）根尖囊肿中的细菌。标注出了明显的囊肿腔（LU）上皮层（EP）和一簇吞噬细菌的中性粒细胞（NG）群。图 a 中的上部插图展现的是一个完整封装的囊肿概况（CY）。电子显微镜图 d 和图 e 展现了几种不同类型的包含有细菌的膜分隔的吞噬体（P_1~P_6）。图 P_1 和图 P_2 中标注出了紧密黏附的细菌和吞噬体膜，但是在图 P_3 中细菌和吞噬体膜之间有一个明显可见的空白区域。图 P_4 和图 P_5 中，在细菌表面包裹着不同厚度的电子致密体能够被明显区分出来。虽然图 P_6 中缺乏这样的包裹，但是吞噬体包含有几种膜分隔的颗粒状结构体：D= 牙本质；NU= 细胞核。（f）真性囊肿组织切片；A= 根尖；B= 根管；C= 肉芽肿；D= 真性囊肿。（g）下颌切牙的大根尖囊肿。放大倍数：（c）×100（左部插图 ×10，右部插图 ×850）；（d）上部插图 ×8900，下部插图 ×17500；（e）×12800（下部插图 ×8900，上部插图 ×17500）（引自 Nair，1987）

窦道排出体表，窦道在形成一段时间后便会覆盖内衬上皮细胞（图 3.7a）。临床上常常可见排脓的窦道，有时会形成一个“牙龈溃疡”（图 3.17a），极少数的情况下窦道会直接开口于口外的皮肤表面（图 3.18）。患者可能会自觉味觉异常，但通常无疼痛感；触诊患牙周围时会有轻度不适。此型根尖周炎的影像学表现同根尖囊肿类似，通过在窦道内放置牙胶尖示踪即可确定病源牙（图 3.17a）。

急性根尖周脓肿 / 蜂窝织炎

各种类型的根尖周病变在其病程进展中都可能出现急性根尖周脓肿 / 蜂窝织炎。如果是由急性根尖周炎直接转为急性根尖周脓肿，则会表现为患牙的剧烈疼痛。随着根尖周病损的形成，组织内压力得到释放，疼痛也会随之减轻或消退。临床上对这类患牙进行开髓治疗时要尤为小心，必要时可用手指协助固定患牙以减少高速涡轮机切屑牙体时产生振动所导致的不适。急性根尖周脓肿通常是由于大量细菌涌向根尖周区并击败机体的防御体系所导致的（图3.12）。在这一过程中会有大量的中性粒细胞迅速进入病变区。大量细胞的快速死亡和溶酶体酶的释放导致了脓液在根尖周区积聚，形成“脓肿”。强酸性的环境导致周围组织继发性坏死，并可能使病变进一步恶化。急性根尖周脓肿通常是由内含脓液的病理性腔隙构成，内衬的脓性内膜则由肉芽组织组成。其临床表现为病变区不同程度的肿胀和疼痛（图3.19a，b），同时患牙伴有浮起感。随着病变进一步恶化，可能会出现过敏反应，大量的渗出性成分造成病变区压力增大（图 3.19c）。肿胀的部位取决于脓液扩散积聚的组织平面（由

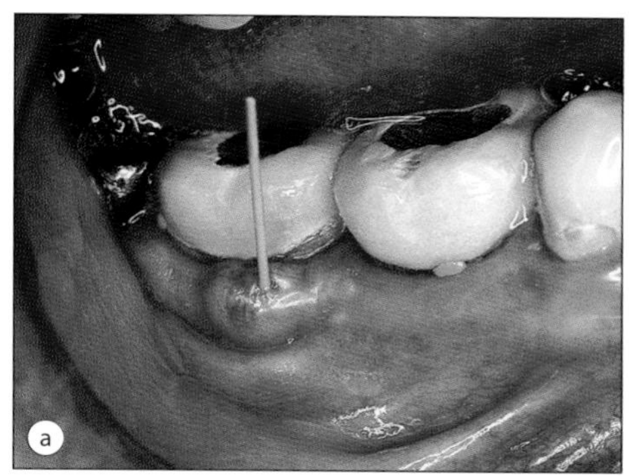
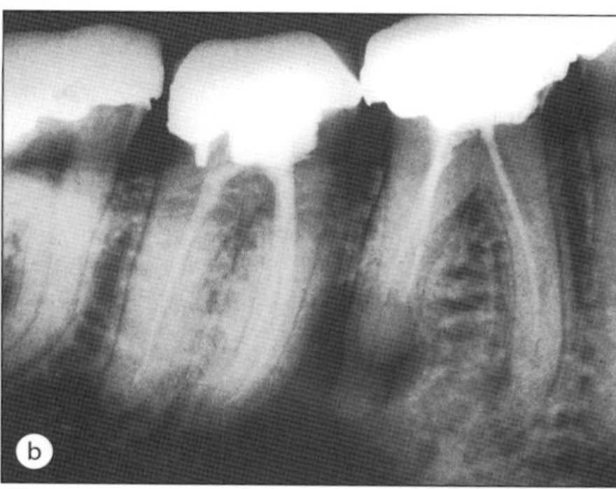

图 3.17 （a）慢性化脓性根尖周炎（窦管中插有牙胶尖示踪）；（b）患牙X线片

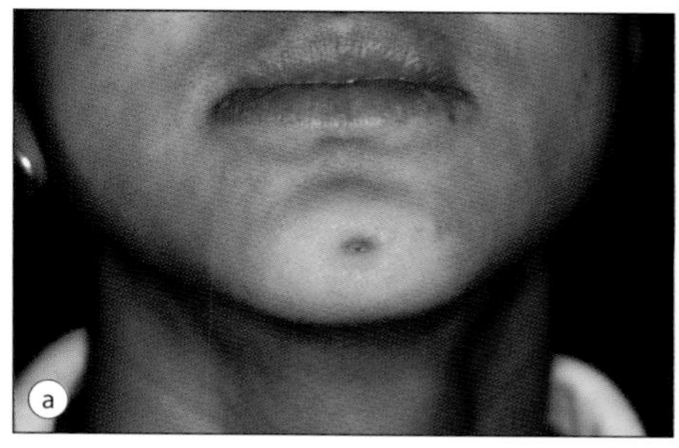
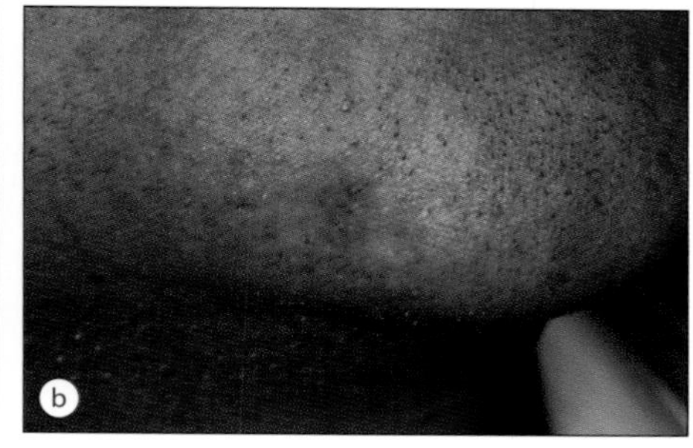

图 3.18 源于下颌切牙（a）和下颌尖牙（b）的口外窦道

肌肉及筋膜决定）（图3.19e~g）。淋巴系统也经常参与牙髓感染的进程，并可以提示感染扩散的途径。临床上有时候会出现伴有淋巴结肿大及压痛的淋巴结炎（图3.19d），以及表现为淋巴脉管系统感染的淋巴管炎。活性病原菌、蜂窝织炎和脓液也可能通过淋巴系统与肌筋膜平面扩散，造成弥散性蜂窝织炎，并伴有发热及全身不适等临床症状。能形成脓液及渗出液聚集的组织间隙解剖结构将在第10章进行详细阐述。由链球菌属感染导致的蜂窝织炎扩散的显著特征是形成弥散性的、致密的组织肿胀，有时会危及生命。如果病变累及患牙为上颌牙，则有可能形成海绵窦血栓，导致面部感染通过静脉系统扩散至颅内，一般的扩散途径可能是通过面静脉到达海绵窦。如果累及患牙为下颌牙，则可能会出现路德维希咽峡炎。在抗生素出现之前，路德维希咽峡炎的死亡率超过了50%，随着抗生素时代的来临，以及不断发展成熟的影像学技术和手术技术，目前该病的死亡率已降至8%左右。路德维希咽峡炎临床表现为严重的全身症状，伴有明显发热、发音、吞咽及呼吸困难（3.19h，i）。如果炎症累及声门则患者可能在12~24小时内死亡。一旦怀疑患有路德维希咽峡炎，患者应尽早确诊并尽快就诊（见第10章）。

根尖周骨髓炎

根尖周骨髓炎是属于炎症感染非常严重的根尖周病变，临床上十分罕见。颌骨慢性骨髓炎通常是由混合厌氧菌感染所致。病灶处的感染通过骨髓腔扩散，导致骨坏死，更具体地说，是造成了骨矿化处细胞（成骨细胞和破骨细胞）及骨髓腔内细胞（造血细胞和脂肪细胞）的坏死。炎症的扩散可能是局限性的，也可能是弥散性的。中性粒细胞充满了整个骨髓腔，破坏了骨小梁内的成骨细胞内衬，诱发了骨吸收进程，形成骨腔。患者会出现全身症状，包括体温升高、淋巴结肿大及严重疼痛。患牙可能出现松动，但在发病早期并无明显肿胀。如果不进行治疗，急性骨髓炎将进展为慢性骨髓炎，症状会随之减轻，但病变仍十分严重，需要及时治疗。

根尖周骨质硬化／致密性骨炎

这一类型的病变在临床上并不少见，但相关的资料信息却十分匮乏。通常这种类型的病变都被认为是机体面对轻微刺激时产生轻度反应所形成的。这种轻度的反应是机体正常组织在受到外界刺激时产生缓冲作用导致的，例如冠髓已感染坏死但根髓尚有活力。受刺激的牙髓反应降低了炎症感染及其分子产物的毒性，从而降低其对根尖周组织的直接破坏力。低度有效的外界刺激会促进骨形成而不是骨吸收，并导致骨髓腔内的慢性炎症感染及骨密度的增加。这种类型的病变并无明显的临床症状，仅表现为不同程度的根尖透射区的形成及牙周膜的增宽（图 3.20）。在极少数的情况下，炎症也可能同时引起牙根吸收（图 3.21）。此类根尖周病变的影像学改变需与其他疾病相鉴别，如良性肿瘤或骨质发育不良也可产生根尖透射区；一般来说60%的根尖附近透射区病变都是根尖周来源的。

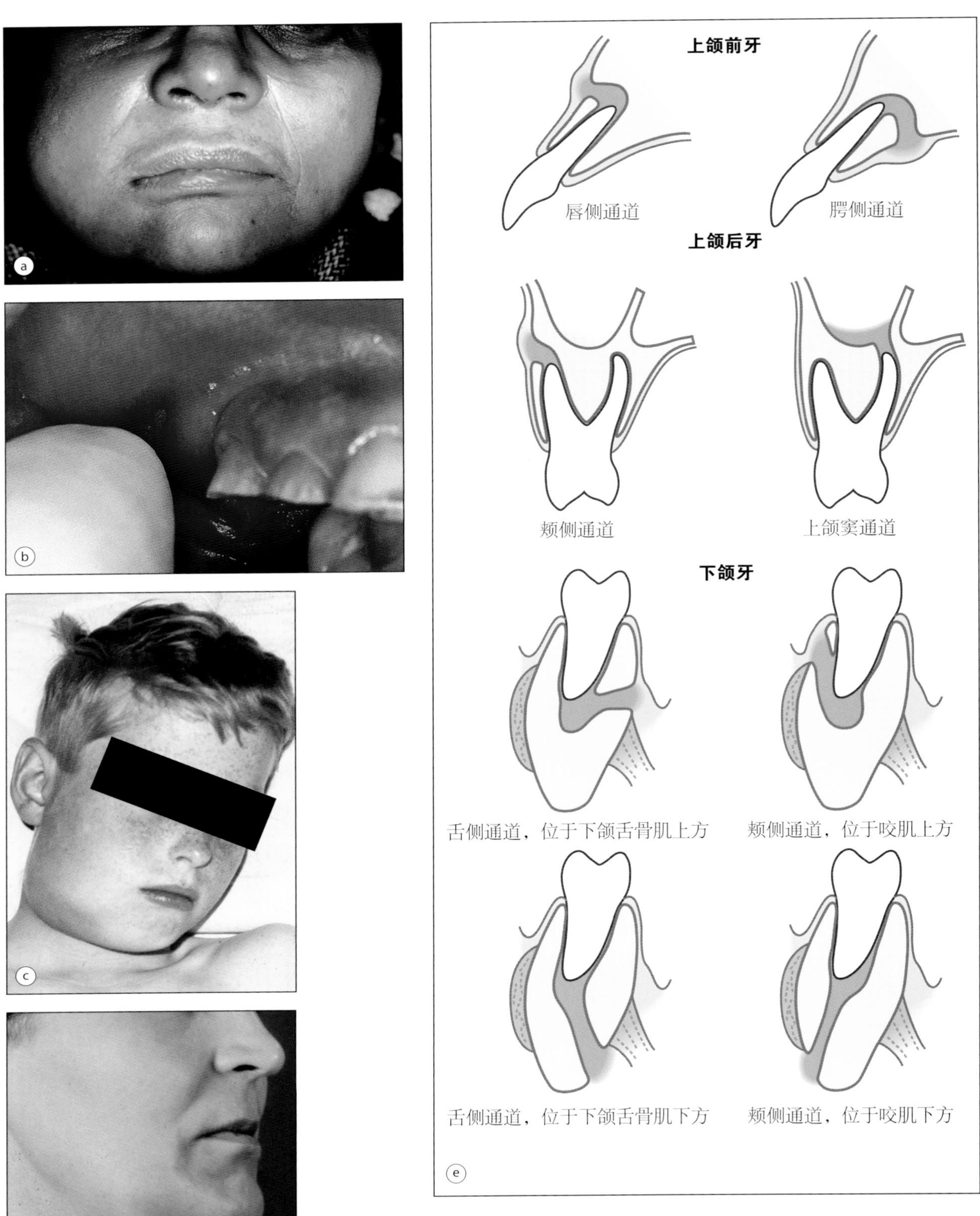

图3.19 （a）上颌尖牙导致的右脸和眼眶下肿胀；（b）图a中肿胀的口内观察；（c）颌下肿胀扩散；（d）局部颌下肿胀（箭头所示）；（e~g）线路图展示了感染扩散路径；（h，i）路德维希咽峡炎的治疗

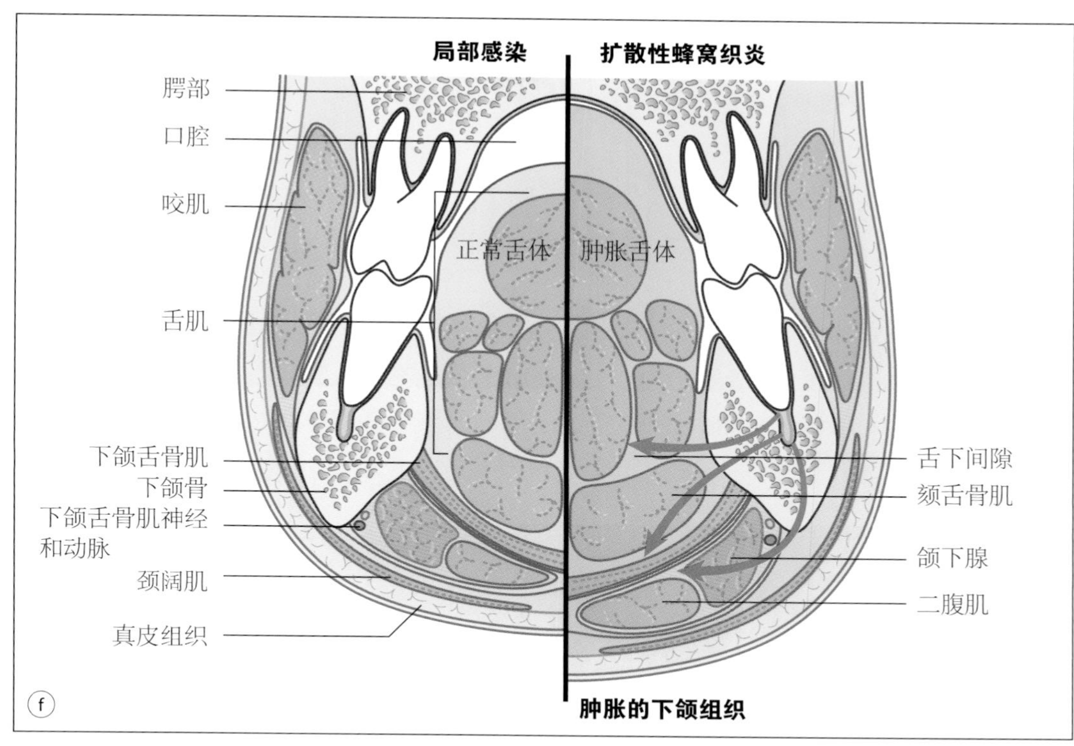

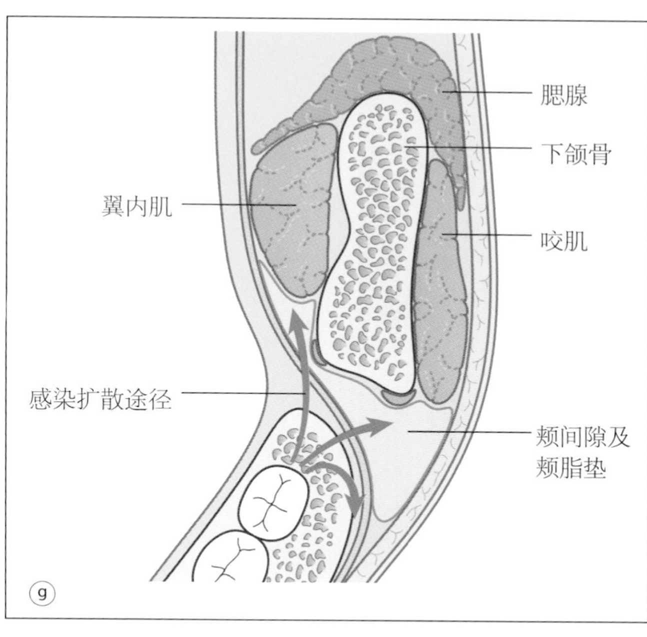

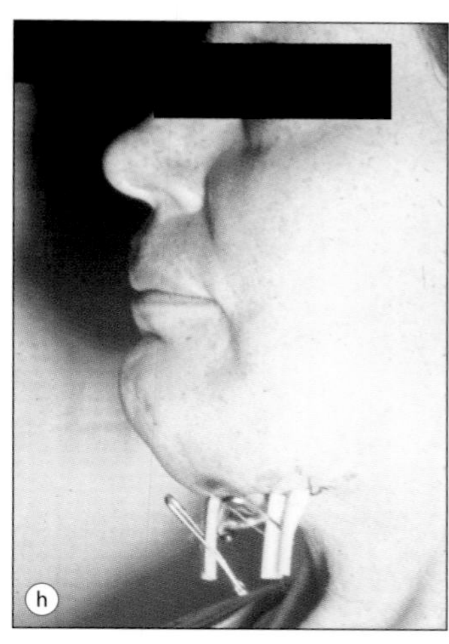

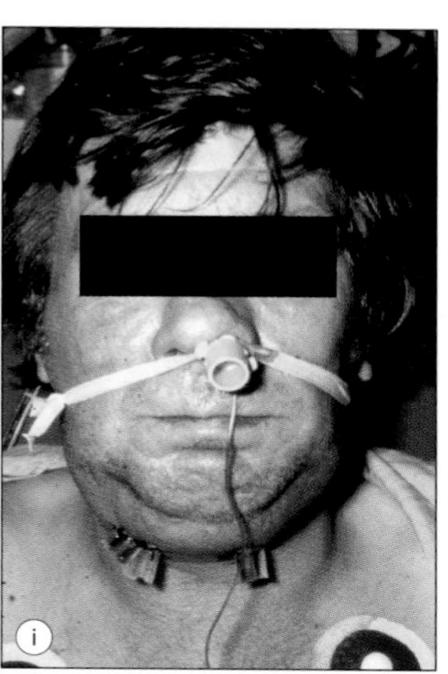

图 3.19（续）

根管治疗后根尖周病变的转归

目前大量对人体根尖周病变组织进行的研究都没有说明与病变相关的患牙是否经过适当的治疗。许多学者都认为，患牙治疗与否并不会对根尖周病变产生影响。仅有少数的研究是针对特定组织样本进行的，将已治疗患牙和未治疗患牙区分开来。针对已治疗患牙和未经治疗患牙的根尖周病变中的淋巴细胞及其亚群的定量分析表明，两种根尖周病变中的炎性浸润及 T 细胞、B 细胞、TH 细胞间的相对比例构成存在显著性差异。

根尖组织在不同的根管治疗程序后短期内（7~14 天）的反应可能会形成一个非典型病变，主要表现为病变区中心细胞整体坏死以及中性粒细胞在周围的聚集，这可能是由于次氯酸钠冲洗液冲出根尖孔导致的。

如根管内清除不彻底还存在残余感染，则会形成根管外感染（图 3.23，图 3.24），出现异物反应（图 3.25）或根尖囊肿（3.26），导致根尖周病变迁延不愈转为顽固的慢性炎症（图 3.22）。

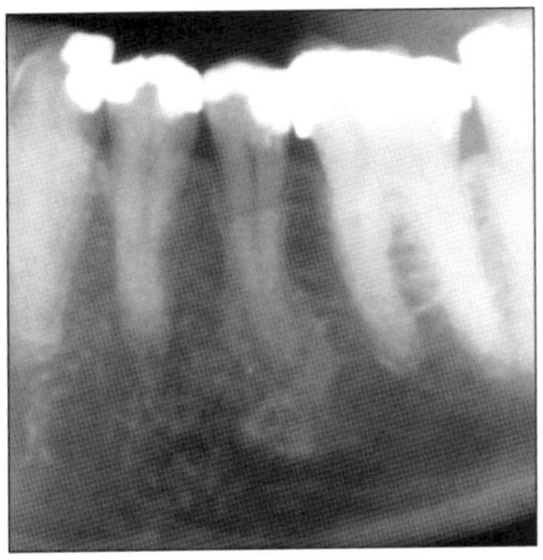

图 3.20 与 35 相关的根尖周致密性骨炎

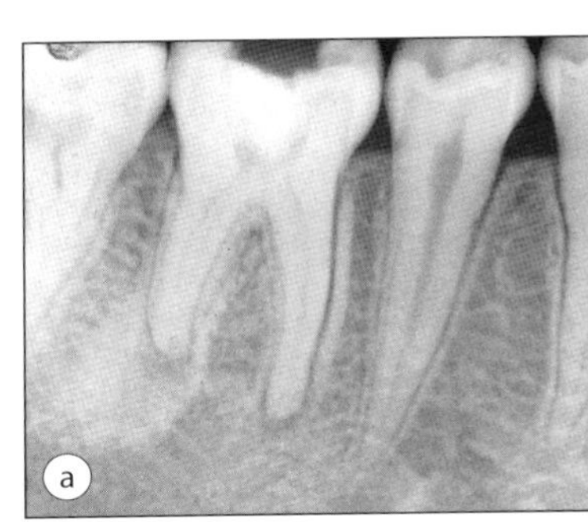

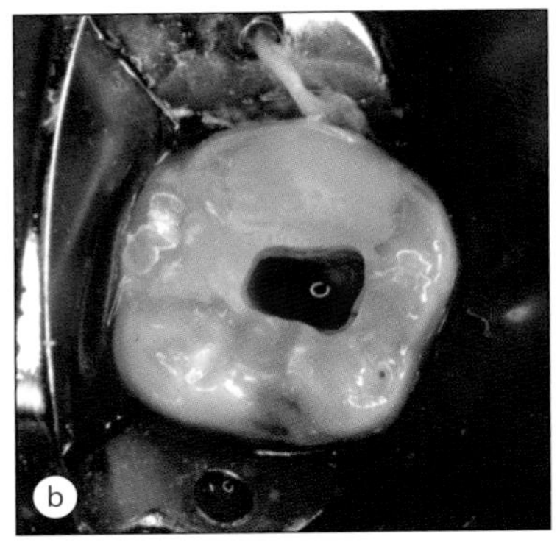

图 3.21 （a）致密性骨炎相关的根尖吸收；（b）由开髓孔进入牙齿内部，显示伴有牙髓组织炎症的核心

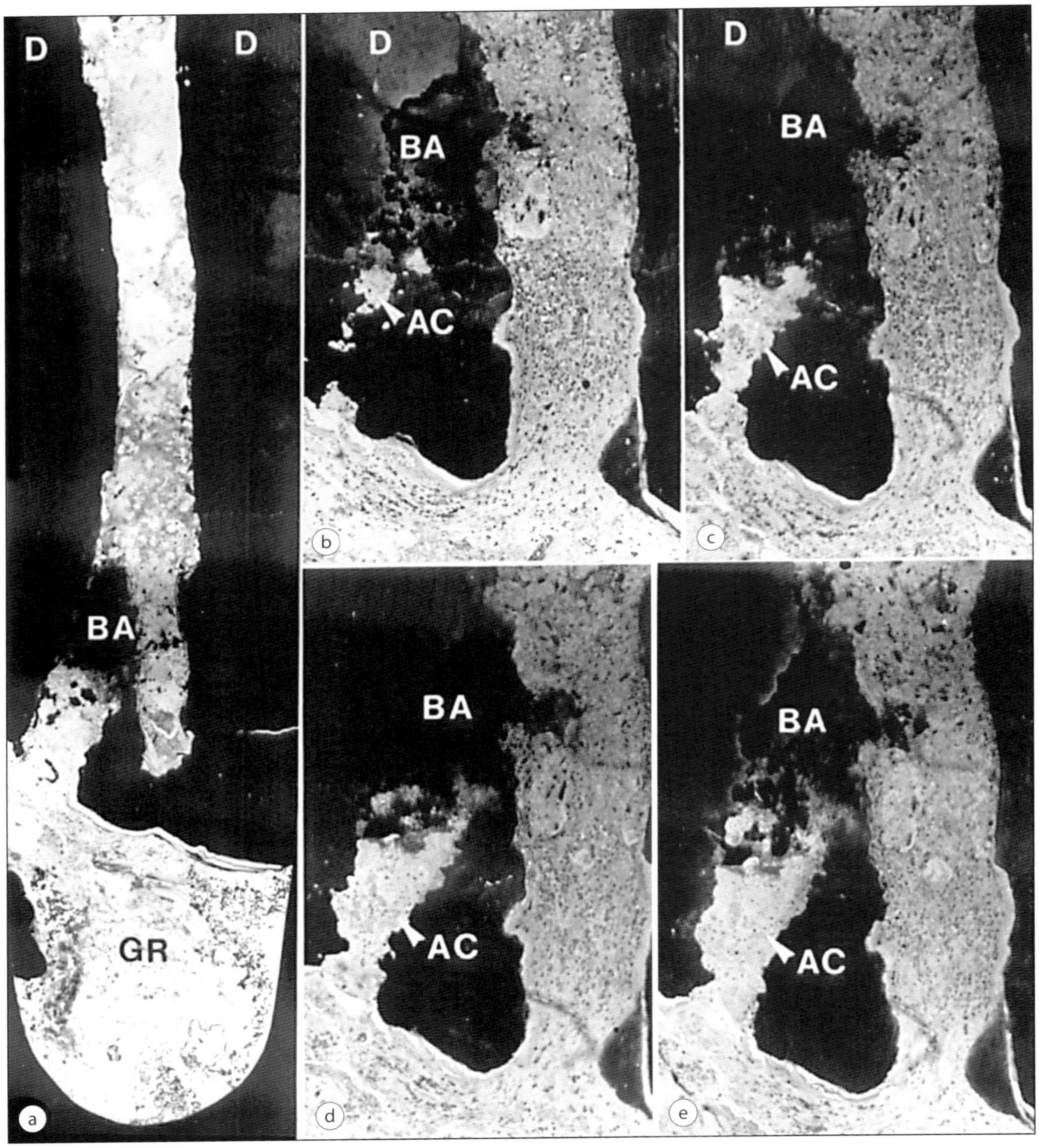

图 3.22 通过外科手术移除了根尖周病变的根尖部分的轴切面（GR）。根管处可见明显的细菌群（BA）。（b~e）展现了不同间隔距离的连续切片，从副根管剖面（a）到新出现病症（b）和逐渐变宽（c~e）（AC）。注意副根管被细菌堵塞（BA）。放大倍数 :（a）×52；（b~e）×62（引自 Nair 等，1990）

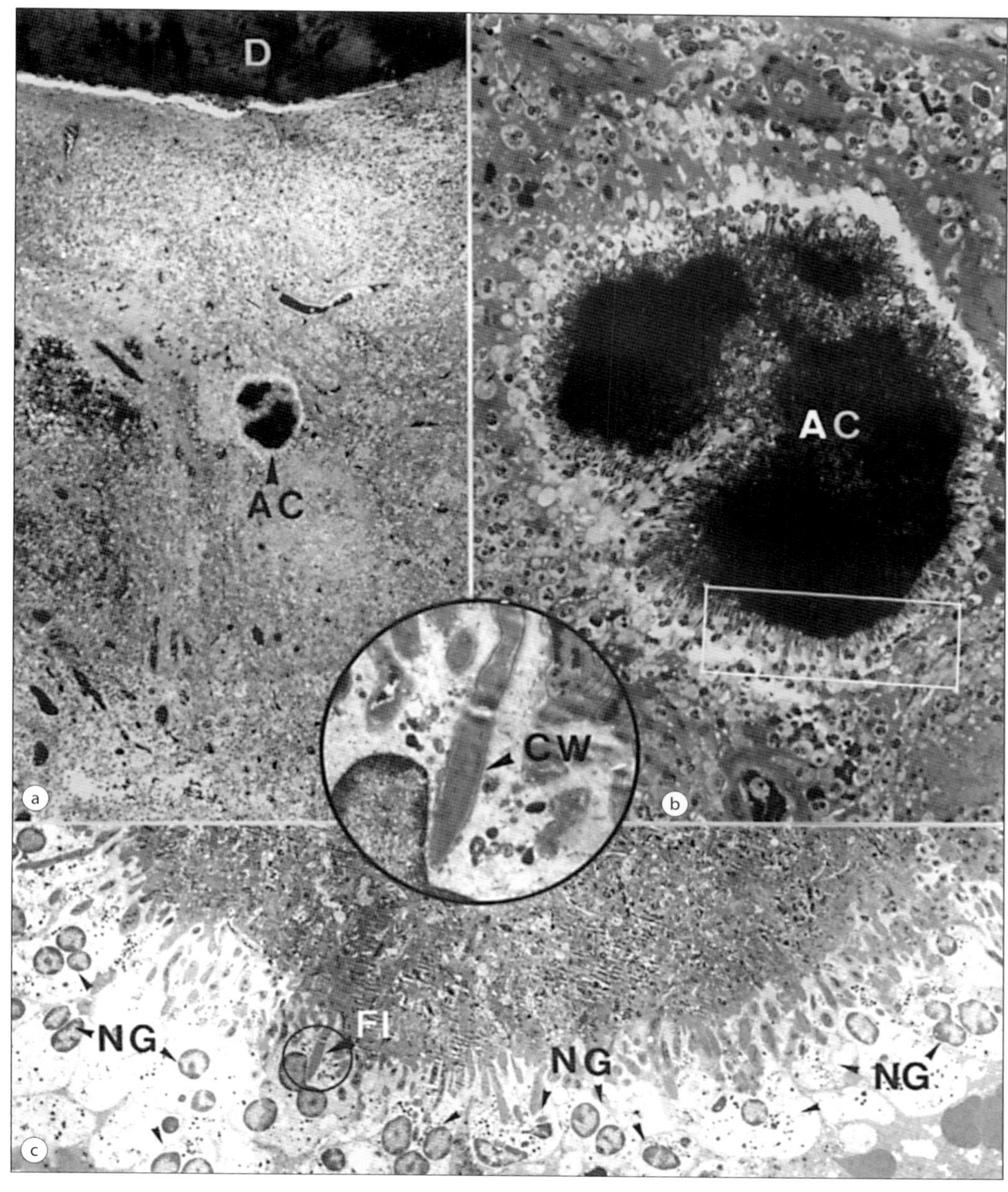

图 3.23 人根尖肉芽肿组织中的放线菌。菌落（图 a 中的 AC）在图 b 中被放大；图 b 中标示的矩形区域被放大成图 c。注意外围被中性粒细胞（NG）包裹着的针状细丝样星爆形菌群，其中一些包含有被吞噬的细菌。一个外周丝状体（FI）被放大成插图，注意它典型的革兰阳性菌细胞壁（CW）。D= 牙本质。放大倍数：（a）×60；（b）×430；（c）×1680；插图 ×6700（引自 Nair & Schroeder，1984）

根管内微生物与根尖周病变的关系

到目前为止，我们已经介绍了在根管内微生物的刺激下根尖周组织可能出现的一系列反应，那么为什么根尖周组织会出现不同的反应呢？这些反应究竟是与根管内感染的微生物种类相关，还是由宿主自身决定的呢？弄清楚这个问题是非常有临床意义的，有助于我们将不同的微生物感染区分开来，并针对其各自不同的病理特性及治疗敏感性制订合适的治疗方案。

鉴别根管内感染菌的目的在于揭示这些感染菌或菌群在疾病急性发作或病程中所发挥的作用，尤其是常规治疗无效或治疗失败的病例。

还有一种观点则认为，对于一个非特异的微生物感染病灶来说，鉴别出单个菌种的致病性是很困难的；细菌亚种的大量变异也增加了鉴别的难度，而这些变异的亚种也是病变的病理机制不同的原因之一。

动物实验表明，根管中微生物的变化可能与根尖周病变的发展相关。在根尖周病变快速进展期（第 7~15 天），细菌总量并没有增加，但偏性厌氧菌和革兰阴性菌所占的比例翻了一番。平均来说，一颗牙上的菌种数约为 3.5 种，在根尖周病变进展期这一数字并不会增加，但在第 15 天时总体的细菌多样性会有所增加。因此，在病变进展期，根管内感染微生物的总量并没有增长，但是转为以厌氧菌和革兰阴性菌为主。

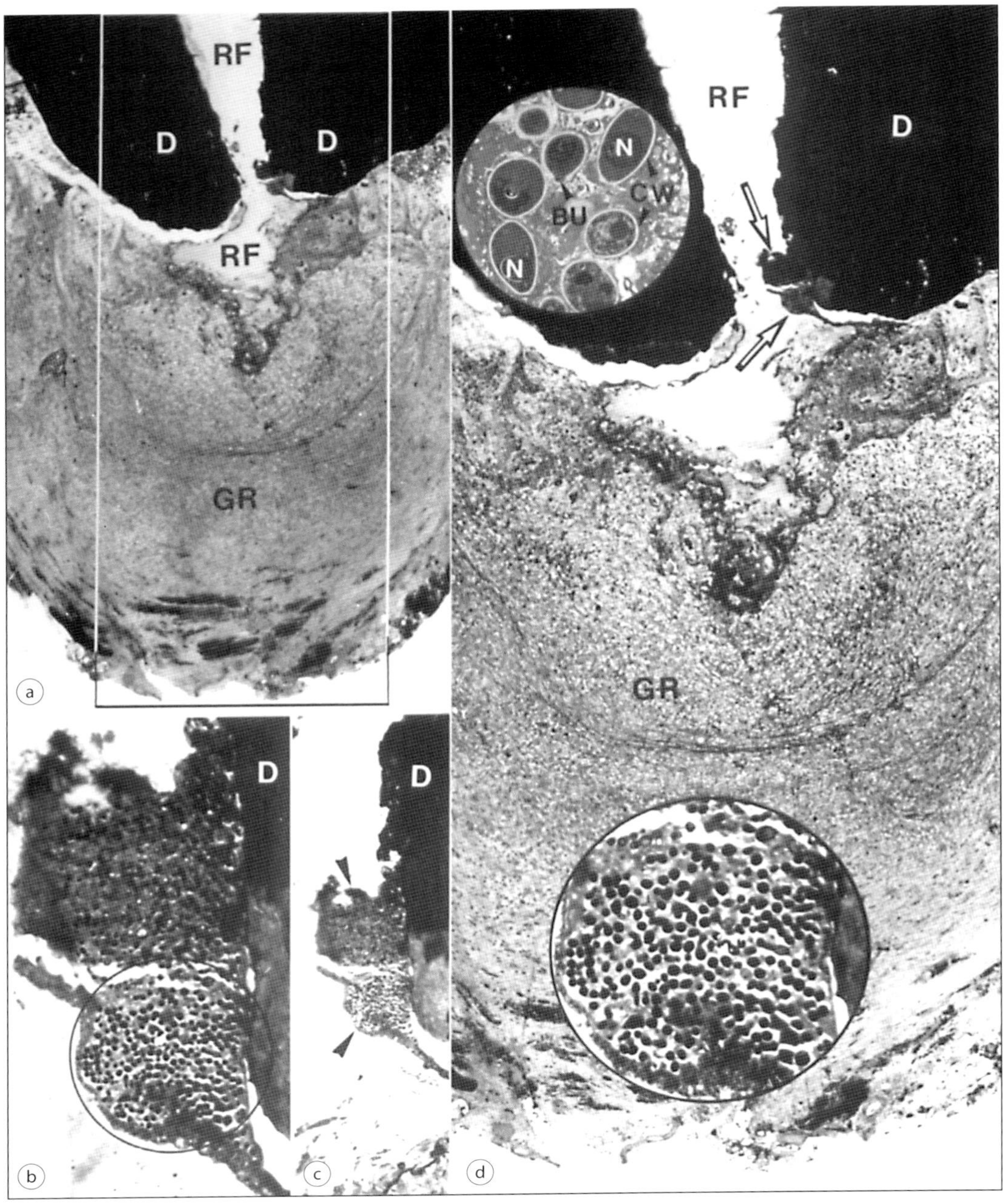

图3.24 通过手术抑制牙齿根尖周病变的（图a和图d中的GR）根管和根尖孔里的真菌（图a和图d中的RF）。图a中标示的矩形区域被放大成图d。注意位于牙本质壁（D）和根管填充物（图d中的箭头所示）之间的两个微生物群。在图c和图d中，这些微生物群被阶梯式逐步放大。在图d下部插图中，图b中标示的圆形区域被进一步放大；图d上部插图是微生物体的电子显微镜视图，它们直径为3~4μm，并展现了清晰的细胞壁（CW）、细胞核（N）和细胞出芽（BU）。放大倍数:（a）×33；（b）×330；（c）×132；（d）×59（下部插图×530；上部插图×3400）（引自Nair等, 1990a）

在经典的猴子动物模型中，未感染的牙齿不会形成根尖周病变而绝大多数感染患牙会进展为根尖周病变。研究人员发现，在实验期间，病灶处兼性厌氧菌所占的比例不断下降，偏性厌氧菌则不断增加。专性厌氧菌与兼性厌氧菌之比由1.7（第7天）升至3.9（第90天），并且会继续攀升至6.5（第180天），最终这两者之比将超过11.3（1060天）。根管系统中感染主要位于主根管，其次是牙本质，再次是根尖部。由于毗邻根尖周组织，根尖部位的感染菌群对根尖周组织的改变影响是最大的。

为了研究未被抽样或培养的致病菌在根尖周病变进程中所发挥的作用，11株独立致病菌（其中8株来自1颗患牙，代表患牙的总感染）以多种不同的组合方式被接种于新鲜坏死的猴子的牙齿上，每颗牙齿上接种的病菌总量是一定的。6个月后，有8种菌属［口腔普氏菌（原名口腔拟杆菌）、坏死梭杆菌、具核梭杆菌、米氏链球菌、粪肠球菌（原名粪链球菌）、厌氧消化链球菌、牛放线菌及痤疮丙酸杆菌］在全部被接种的患牙中均被检测到，但其所占比仅在来源牙中恢复到原有水平。这一结果显示选择性压力在根管系统中发挥了作用，重现“同质感染”。其他的菌种组合无法生存，有些菌种甚至完全消失，这也提示了培养得到的菌株是功能性微生物菌群的核心。

根尖周病变是多种致病菌混合感染所致，而非单一菌感染，部分根尖周感染与致病菌的种类和程度密切相关。如果只进行单菌种接种，则仅有粪肠球菌在所有的根尖周

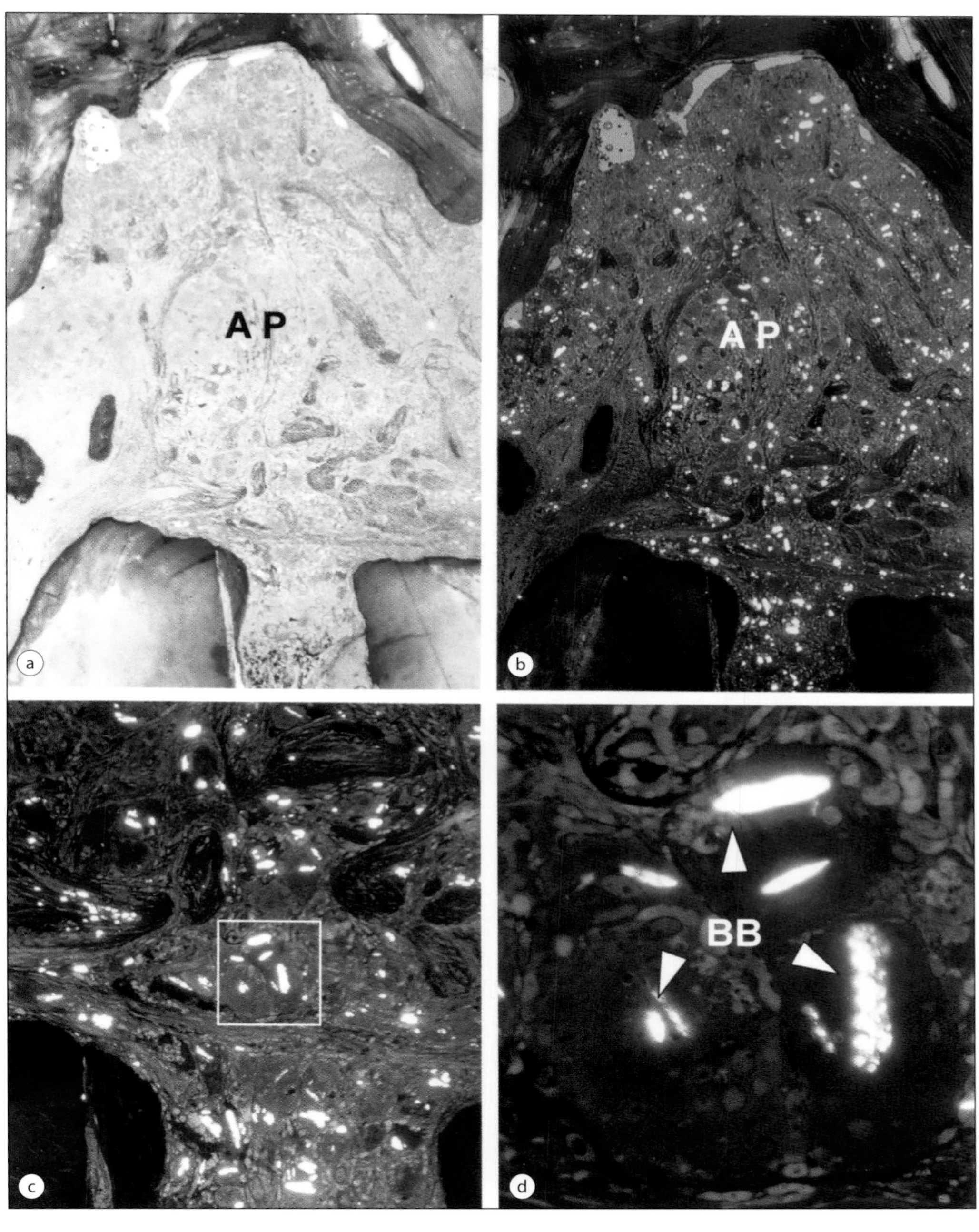

图3.25 因受滑石粉污染的牙胶锥（a）导致异物巨细胞反应的根尖周炎（AP），图b是偏光镜下显示的相同区域，注意图b中双折射体（the birefringent bodies）分布于整个病变区域。图c显示的是被放大的根尖孔，图c中标示的正方形区域被进一步放大成图d。注意多核巨细胞中的裂缝样包涵体显露出了双折射体（BB）。放大倍数：（a，b）×25；（c）×66；（d）×300（引自Nair，1998）

病变中被发现存活。虽然口腔普氏菌（原名口腔拟杆菌）是根尖周混合菌群感染中的主要菌种，但它却无法作为单一致病菌存在于根尖周感染中。金黄色葡萄球菌、血链球菌、铜绿假单胞菌及脆弱拟杆菌等单独存在于根管内时也可导致根尖周反应。

总体来看，根尖周疾病是由根管系统内的多种微生物混合感染所导致的，其病变范围程度与感染多样性密切相关。

尽管一些菌种被认为是与有症状的根尖周炎相关（表3.2），但致病菌与疾病之间的因果联系仍不明确。黑色素革兰阴性厌氧杆菌（黑色素细菌；BPB），尤其是产黑普氏菌（原名产黑色素类杆菌），以及微小微单胞菌（原名微小消化链球菌）最初被认为与化脓性感染相关。但是黑色素革兰阴性厌氧杆菌的存在不一定会导致急性脓肿。还有一些致病菌也被认为与根尖周病变出现临床症状相关，包括放线菌、大芬戈尔德菌（原名大消化链球菌）、无色素普氏菌、卟啉单胞菌、消化球菌、真细菌属、丙酸杆菌、螺旋体和梭杆菌属（表3.2）。根据感染的生态学基础，临床症状加重的原因很可能是极为复杂并与致病菌的种类、数量、各类致病菌之间的相互作用以及其他未知的微生物因素相关的。除了致病菌本身，其与宿主之间的反应也会对病变产生影响，病毒及其他的免疫因素也可能对病变产生影响。虽然急性根尖周病变的病因尚不明确，但分子学研究表明某些致病菌与急性根尖周病变的联系要多于其与慢性根尖周病变的联系。近年来，焦磷酸测序技

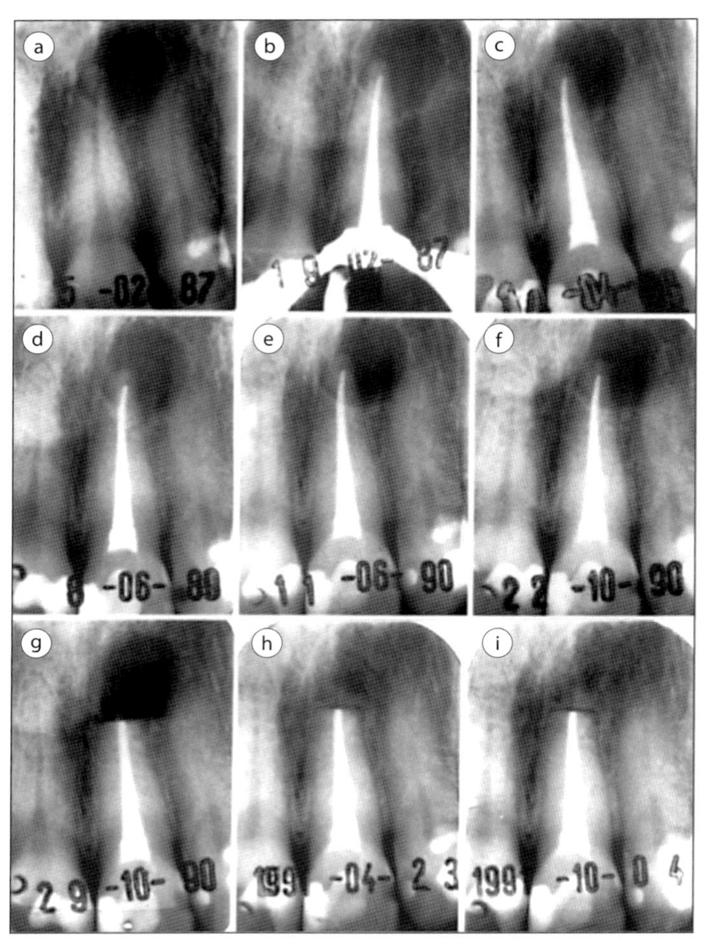

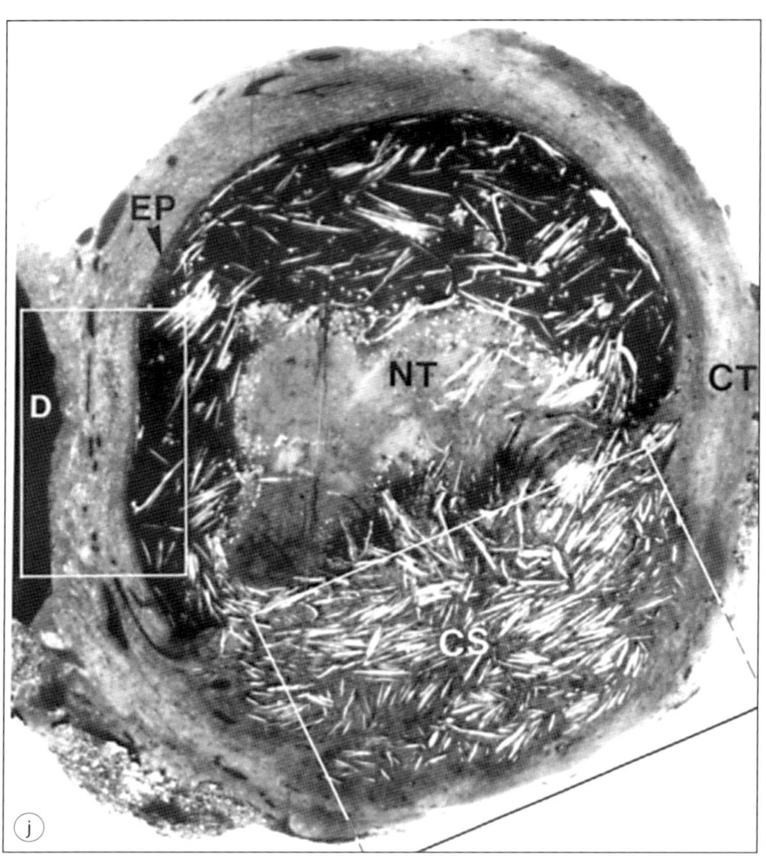

图 3.26 显示了一位 37 岁的女性患者经过 4 年 9 个月的临床管理后，左侧中切牙根尖周影像的纵向射线照片。注意射线影像观察（a）和根管填充后（b）位于根尖的根管偏移。（c~f）根管治疗 14、28、40、44 个月后，病变区体积没有显示有任何减少。（g）进行了根尖手术。（h，i）1 年内根尖周区域显示明显的骨融合（引自 Nair 等，1993）。（j）根尖组织轴切面在图 a 和图 g 中可见。较大病灶被封装于一个边缘狭小和厚实的胶囊状结缔组织（CT），并包含有一个清晰的沿着复层鳞状上皮（EP）排列的内腔层。注意胆固醇结晶（CS）集中于远中颈的病变面结缔组织。细胞腔中央包含有白色斑点的坏死组织（NT），内腔的其余部分被黑色斑点的红细胞充填，其间可见胆固醇结晶空间。在图 j 中矩形区域被进一步放大为图 l（引自 Nair 等，1993）。（k）根尖囊肿切片。图 l 大量胆固醇结晶（CS）存在于病变区。胆固醇空间被多核巨细胞（GC）包围，选取了一部分放大成插图。注意大量的细胞核（NU）。放大倍数：（j）×98（插图 ×322）（引自 Nair 等，1993）

术的发展使大规模同步测序变得可行，通过该项技术证实了根管内相关部位特异性菌群的存在与根尖周疾病的严重程度和临床表现相关。在炎症的急性感染期，数量最多的菌种为梭杆菌，普氏菌也占有极大比例。

根管系统微生物特性

随着科学的不断发展，新的研究方法揭示了更多的"隐藏拼图"，对根管感染的认识也不断更新。根管感染的多微生物属性可以通过其多样性体现：一方面是根管内感染的致病菌的丰富性（同一病变中存在多种致病菌），另一方面是致病菌分布的均匀性（每一菌种的数量都相对丰富）。到目前为止，极少有研究能证实根管内环境的多样性，绝大多数研究都是通过生化实验和基因测序对根管内的取样标本和分离出的微生物进行鉴定（图 3.27）。

新的采样及测序方法（DNA 焦磷酸测序）可能会进一步扩展根管感染的致病菌的种类。到目前为止，对根管感染致病菌的研究主要集中在对致病菌种的进一步分类（门、类、目、科、属），而不是在菌种层面对其进行鉴定。

根管内微生物的物种丰富性及定性分析（表 3.3）

由于缺乏先进的厌氧培养技术，20 世纪 60 年代以前的研究主要发现的都是需氧菌和兼性厌氧菌，同时也伴随一些偏性厌氧菌（链球菌、乳杆菌、革兰阴性球菌及部

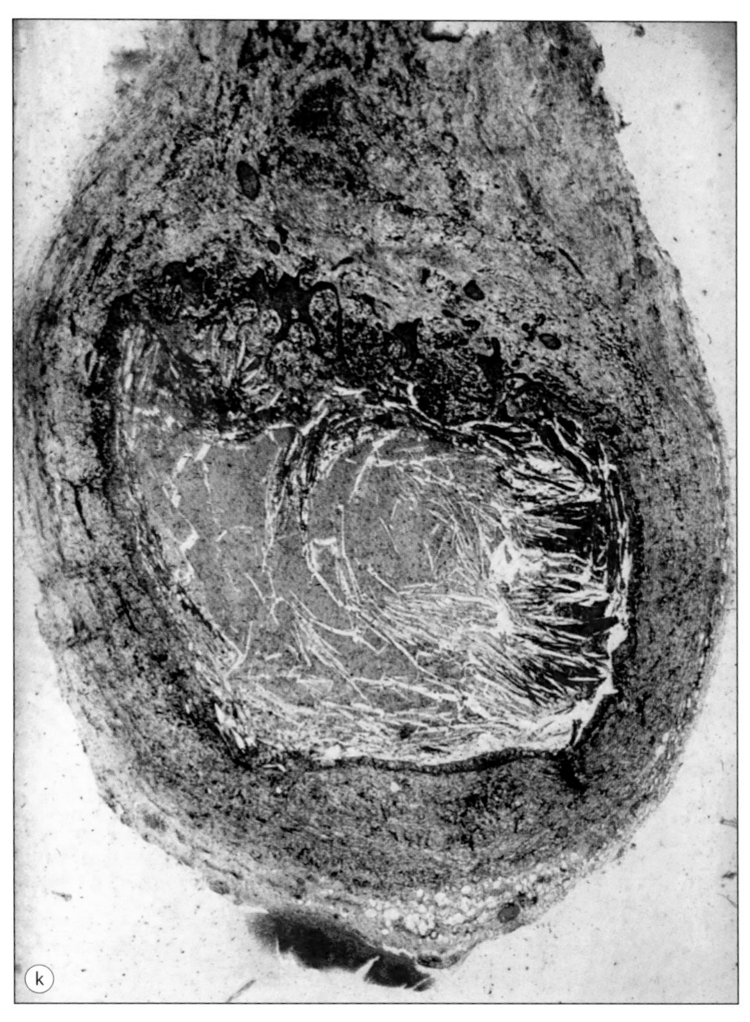

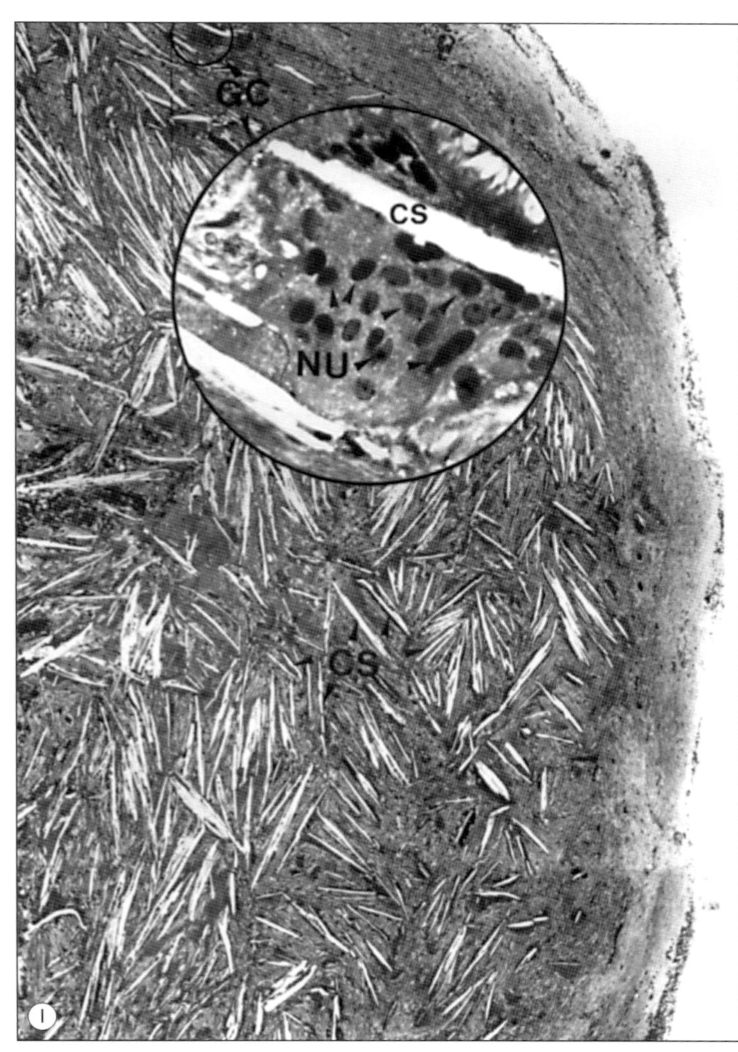

图 3.26（续）

表 3.2 根尖周炎基本症状和相关细菌分类

研究	研究类型	研究菌种	研究	研究类型	研究菌种
Sundquist（1976）	细菌培养	拟杆菌	Brauner 和 Conrads（1995）	细菌培养	链球菌
Sundquist 等（1979）	细菌培养	产黑色素类杆菌 微小消化链球菌	Gomes 等（1996）		消化球菌 真细菌
Griffe 等（1980）	细菌培养	放线菌			卟啉单胞菌
Yoshida 等（1987）	细菌培养	大芬戈尔德菌 （原名大消化链球菌） [1]普氏菌和卟啉单胞菌			丙酸杆菌 梭杆菌
			Wasfy 等（1992）	细菌培养	链球菌
Fukshima 等（1990）	细菌培养	消化链球菌 消化球菌 真细菌	Baungartner 等（1999） Jung 等（2000） Siqueira 等（2001）	细菌培养 细菌培养 PCR	未见相关细菌 未见相关细菌 未见相关细菌
Hashioka 等（1992）	细菌培养	普氏菌和卟啉单胞菌 消化链球菌 消化球菌 真细菌	Siqueira 等（2002） Jacinto 等（2003） Foschi 等（2005）	PCR 细菌培养 PCR	未见相关细菌 普氏菌 消化链球菌 牙密螺旋体
Gomes 等（1994）	细菌培养	普氏菌和卟啉单胞菌 消化链球菌	Montagner 等（2010）	PCR	牙密螺旋体 索氏密螺旋体 中间密螺旋体 食淀粉密螺旋体

[1] 以往的类杆菌属分类

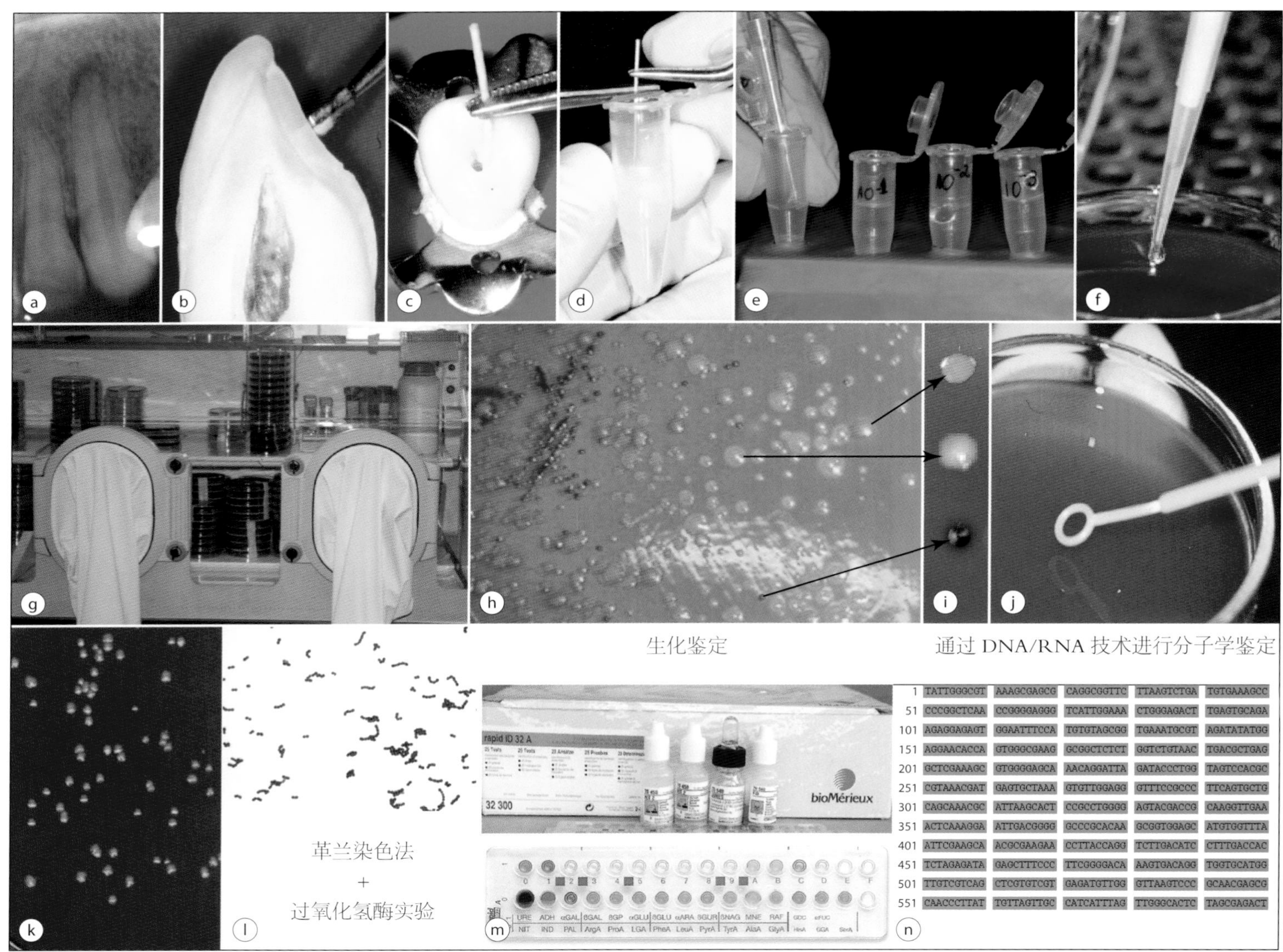

图 3.27 采样、培养、分离和纯化示意图。（a）合适样本的选取；（b）工作区橡皮障隔离和消毒后进入髓腔；（c）使用无菌纸在根管完全伸展，进行微生物取样；（d）将无菌纸放入转移培养基，进入微生物实验室进行微生物培养；（e）10 倍稀释；（f）将稀释后的样本依次接种于血琼脂平板；（g）将血琼脂平板放入有氧环境中培养 24~48 小时，缺氧条件下继续培养 7~21 天（厌氧工作站；Don Whitley Scientific Ltd, West Yorkshire, UK）；（h）来源于基本根管感染的微生物开始在血琼脂平板中生长（稀释 1:10）；（i）根据微生物在血琼脂平板中的不同形态特征，对微生物进行分离；（j）将微生物细分成两份，分别接种于两个血琼脂平板中，在有氧和无氧环境中培养；（k，l）对纯化后的微生物染色，显微镜下观察，行接触酶试验；（m）根据接触酶试验实验结果，选择生化实验对微生物进行鉴定（厌氧菌的生化鉴定工具，例如：Rapid ID 32 A，来自 bioMérieux, Craponne, France）；（n）临床分离样本还可应用 DNA/RNA 技术进行分子鉴定，并与已有的几种数据库进行序列比对（i.e. Genebank）（由 Morgana Vianna 提供）

分厌氧菌）。随着厌氧培养技术的改进，越来越多的菌株和菌种被分离并鉴定，每一种新的菌株往往是先被分离提取，然后才被鉴定。绝大多数的根管内细菌都是来源于口腔的，还有部分细菌则是来源于体内其他部位或是体外。根管系统的特殊性使只有特定的细菌能在其内存活，根管内细菌的构成比也与口腔和牙周组织内不同。分子技术，如聚合酶链反应（PCR）及相关技术，使细菌的检测和鉴定有了重大进展，在根管感染微生物的多样性研究中发挥了重要作用。这主要是因为检测并不依赖于那些能被体外培养的细菌；据推测，50% ~90% 的微生物是无法体外培养的，在口腔中这一比例会略低，但也存在相当一部分口内微生物是无法体外培养的。分子培养技术的进步，如实时定量 PCR，以及现在的焦磷酸测序，都为根管感染的研究提供了新的解决方案。这些新的分子生物学研究技术展示了 3 个生命领域的存在：细菌（真细菌）、真核生物（真菌），以及古生菌（产甲烷菌）（图 3.28）。这些都可以在生命树中找到（图 3.29）。其中最为典型的菌门是变形菌门（43%）、硬壁菌门（25%）、梭杆菌门（15%）、拟杆菌门（9%），以及放线菌门（5%）（表 3.3）。

表 3.3 未治疗的伴有根尖周炎的感染根管中典型的微生物分类（由 Morgana Vianna 提供）

硬壁菌门	放线菌门	梭杆菌门
粪肠球菌	氨基酸球菌属	纤毛菌属
氨基酸杆菌属	麦氏放线菌	坏死梭杆菌
厌氧球菌	内氏放线菌	具核梭杆菌
弯曲芽孢杆菌	龋齿放线菌	可变梭杆菌
巨大芽孢杆菌	口腔放线菌	**螺旋体**
短小芽孢杆菌	黏性放线菌	密螺旋体属
梭状芽孢杆菌属	节杆菌属	互养菌门
屎肠球菌	节杆菌	互养菌属
希氏肠球菌	双歧杆菌属	
短真杆菌	短杆菌属	
缠结优杆菌	白喉杆菌	
真杆菌属	海迪茨菌	
微小微单胞菌	迟缓埃格特菌	
溶血孪生菌	藤黄微球菌	
麻疹孪生菌	里拉微球菌	
干酪乳杆菌	痤疮丙酸杆菌	
发酵乳杆菌	丙酸丙酸盐杆菌	
加氏乳杆菌	黏滑罗氏菌	
鼠李糖乳杆菌	罗氏菌属	
明串珠菌属	斯莱克氏菌	
巨单胞菌属	**变形菌门**	
光岗菌属	鲁氏不动杆菌	
艰难杆菌属	放线杆菌属	
乳酸片球菌	曲形弯曲杆菌	
消化球菌属	直肠弯曲杆菌	
嗜胨菌	唾液弯曲杆菌	
厌氧消化链球菌	柠檬酸杆菌属	
瘤胃球菌属	啮蚀艾肯菌	
生痰新月形单胞菌	肠杆菌属	
金黄色葡萄球菌	埃希氏菌属	
表皮葡萄球菌	流感嗜血杆菌	
人葡萄球菌	金氏杆菌属	
沃氏葡萄球菌	肺炎克雷伯菌	
咽峡炎链球菌	奈瑟氏菌属	
星座链球菌	巴斯德氏菌属	
格氏链球菌	变形杆菌属	
婴儿链球菌	铜绿假单胞菌	
小链球菌	**拟杆菌 / 绿菌门组**	
缓症链球菌	不解糖卟啉单胞菌	
变形链球菌	牙髓卟啉单胞菌	
口腔链球菌	牙龈卟啉单胞菌	
化脓链球菌	颊普雷沃菌	
唾液链球菌	中间普雷沃菌	
血链球菌	普雷沃菌	
远缘链球菌	产黑素普雷沃菌	
猪链球菌	口腔普雷沃菌	
中链球菌	口普雷沃菌	
殊异韦荣菌	**纤维杆菌门 / 酸杆菌门**	
小韦荣菌	纤维杆菌属	

细菌细胞结构及耐氧性
革兰阳性需氧球菌
革兰阳性需氧杆菌
革兰阴性需氧球菌
革兰阴性需氧杆菌
革兰阳性兼性球菌
革兰阳性兼性杆菌
革兰阴性兼性杆菌
革兰阳性兼性球菌
革兰阳性厌氧杆菌
革兰阴性厌氧杆菌

根管内微生物分布均质性及定量分析（表 3.4）

表 3.3 中所列出的细菌并不会全部存在于每一颗患牙上。感染患牙的单根管细菌培养的细菌数估计在 10^1~10^8CFUs/mL 之间波动，平均值为 10^5CFUs。具体的比例在不同的研究、不同的患牙间都不一样，这点和体内其他感染的特点是一致的。总的来说，不同的感染患牙可培养的菌种数介于 0~16 之间，平均值则介于 6~9.2 之间。目前推测每颗患牙的培养菌株数介于 1~12 之间，平均值

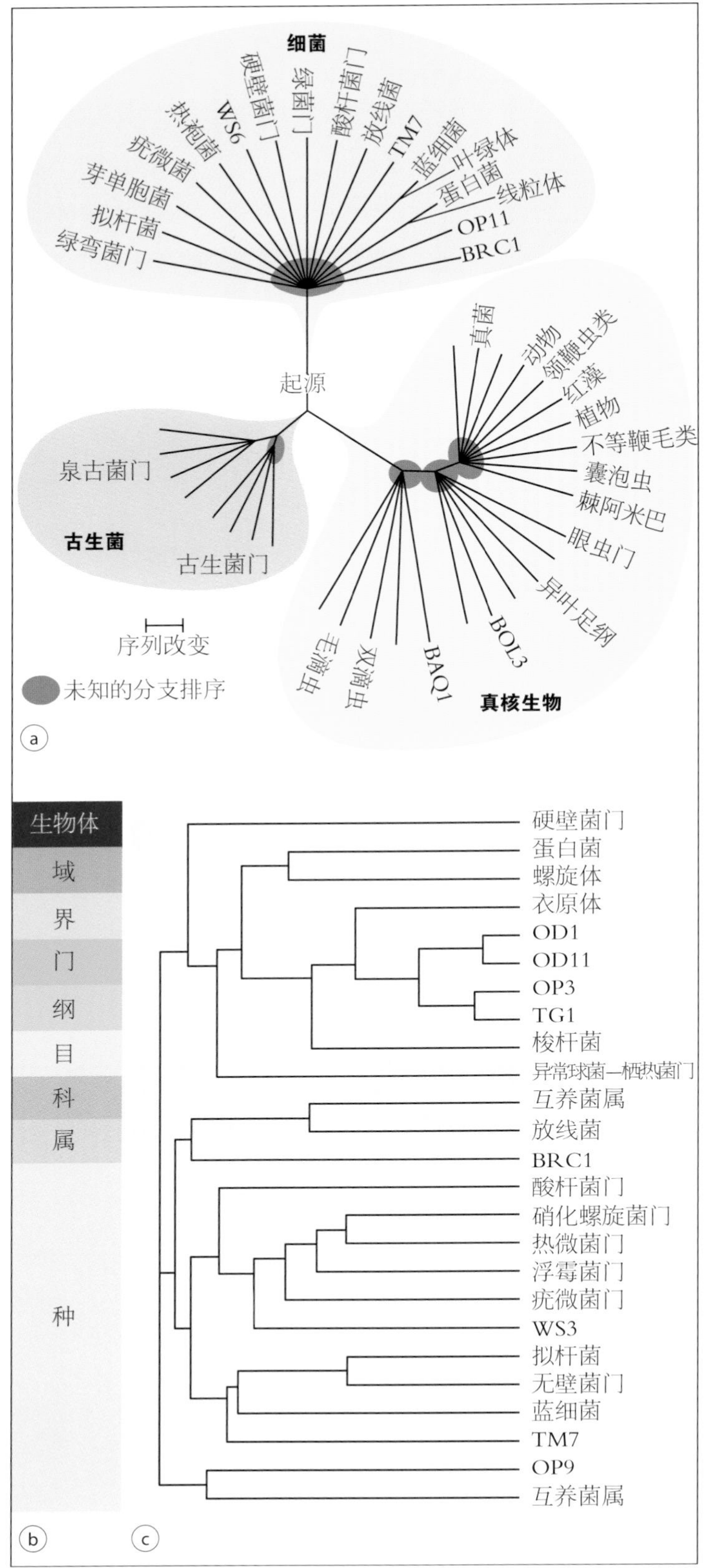

图3.28 （a）生命分子树（ToL），基于rRNA序列比对。简图汇总了许多rRNA序列比对的结果，仅有少数已知种系被列出[Reproduced from Pace NR（2009）Mapping the tree of life: progress and prospects. Microbiology and Molecular Biology Reviews 73（4），565－576. Copyright©2009， American Society for Microbiology、All Rights Reserved]；（b）生物学层次分为8个主要分类；（c）谱系树由环境测序数据构建，来自Özok等（2012）报道的在被感染的根管中发现的具有代表性的细菌种类

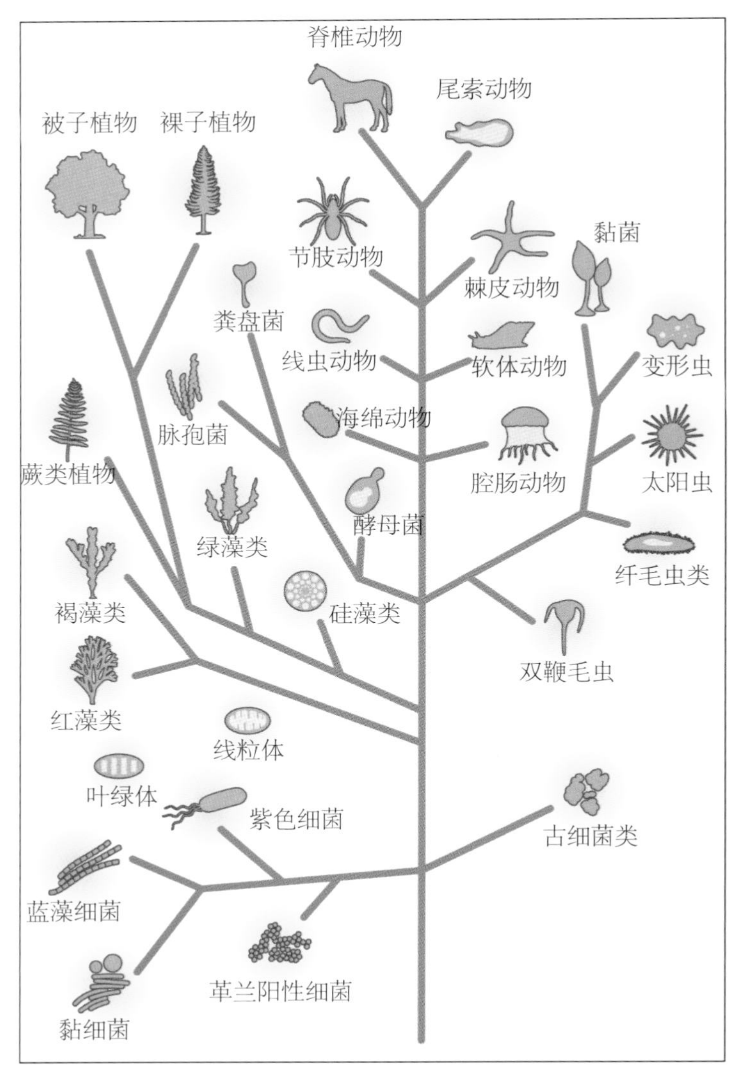

图 3.29 生命之树

则为 2.0~5.7。细菌培养定量分析显示，感染根管内的需氧菌和厌氧菌的水平基本持平。相比之下，进行根管治疗的患牙的残余微生物中的细菌浓度则为 10^1~10^3CFUs。随后的研究结果呈现出菌种数越来越多的趋势，但这一趋势也并非绝对正确。菌种数的增加可能是细菌培养及鉴定技术不断改进完善的结果。

非培养技术比培养技术更能显示根管内感染微生物的总体多样性。通过实时 PCR（qPCR）技术所得到的感染患牙的单根管样本基因扩增数平均值为 10^4~10^9 个基因拷贝。这一数值与 CFU 计数并不一致，可能的原因是每个

表 3.4 细菌培养和实时定量 PCR（qPCR）细菌接种量定量分析

研究	研究类型	细菌 / 细胞 / 基因含量
Kantz 和 Henry（1974）	细菌培养	10^{7}/mL/ 样本（细菌）
Zavistocki 等（1980）	细菌培养	$10^{7.7}$/gm/ 样本（细菌）
Byström 等（1987）	细菌培养	10^{1}~10^{7}/mL（细菌）
Ando 和 Hoshino（1990）	细菌培养	10^{3}/gm/ 样本（细菌）
Sato 等（1993）	细菌培养	10^{1}~10^{6}/mL（细菌）
Brauner 和 Conrads（1995）	细菌培养	10^{5}/ 样本（细菌）
Dougherty 等（1993）	细菌培养	10^{1}~10^{6}/mL（细菌）
Vianna 等（2006）	RT-PCR	4.6×10^{4}~6.7×10^{7}/mL（基因拷贝数）
Blome 等（2008）	RT-PCR	2.6×10^{5}~2.6×10^{7}（细菌计数）
Saito 等（2009）	RT-PCR	2.8×10^{5}~2.09×10^{9}/ 样本（细胞）

菌落都可能存在一个基因的多个拷贝。焦磷酸测序结果显示根尖样本中的平均菌种 / 菌型数为 13~130。

根管内微生物的分布及生理状态

若要全面了解根管内微生物的分布及生理状态，应综合参考多个研究结果，单一的研究方法无法得出全面完整的结论。

目前，有直接证据表明细菌通过多种路径进入根管系统。最常见的入侵路径是冠方的龋坏暴露，通过冠部或根方开放的牙本质小管，或者是在活髓状态下通过牙周组织内根管侧支血管交通进入，也可能通过牙周病后暴露于口腔内的根管侧支进入。牙隐裂（牙釉质及牙本质内的）也可成为根管感染的入侵通道。另一个较为少见的途径则是引菌作用，即血源性的慢性感染病变或菌血症。经由这种途径感染的患牙存在慢性炎症但牙体是完整的，已经坏死的根管系统一般不可能通过这个方式被感染。细菌的入侵点可能决定了后续根管内感染的分布和性质。

目前，对根管内微生物性质的研究要远远多于对细菌分布的研究。目前我们所获得的相关信息是运用光镜、暗视野显微镜、荧光显微镜、共聚焦及电子显微镜［扫描电镜（SEM），透射电镜（TEM）］进行研究得到的，同时还运用细菌培养学实验研究对细菌毒素的分布进行分析。

细菌培养学研究

细菌的鉴别无法完全通过形态学研究完成，还需要细菌培养或原位杂交技术进行补充。常规的形态学研究多集中于细菌在根管系统内的冠方－根方分布情况及细菌在牙本质层内的渗透情况。早期由于局部感染理论存在争议，那时关于根管内感染分布的研究主要致力于确定根尖周组织感染的存在。即使根管系统已被感染，慢性根尖周病损也可能保持无菌状态。事实上大部分的根尖周病变在患牙被拔出后即可愈合，这也说明了只有极少数的根管内感染会转为根尖外感染。

根尖部（根尖 5mm）细菌培养的结果揭示了放线菌、乳杆菌、产黑色素类杆菌、消化链球菌、非色素类杆菌、韦荣氏菌、粪肠球菌、具核梭杆菌及变形链球菌的存在，这一结果与 Nair（1987）的光镜和电镜研究结果（如下所述）相似。绝大多数（68%）为偏性厌氧菌。

龋齿根管内入侵牙本质深层（0.5~2.0mm）的微生物群中大部分（80%）为偏性厌氧菌。其中的优势菌为革兰阳性杆菌（68%）和革兰阳性球菌（27%）。以乳杆菌（30%）、链球菌（13%）及丙酸杆菌（9%）为主。另一个类似的研究则在不确定牙冠部状态的情况下检测了牙本质全层并发现了由革兰阳性菌和革兰阴性菌组成的更具多样性的微生物群，包括普氏菌、卟啉单胞菌、梭杆菌、消化链球菌、放线菌、链球菌、丙酸杆菌、乳杆菌及双歧杆菌等。脂多糖存在于牙本质层内深达300μm的厚度中，这也证明了革兰阴性菌在牙本质内层的存在。

对根尖手术中获取的根尖部牙骨质样本的观察研究也可说明普氏菌、梭杆菌、消化链球菌、真杆菌及弯曲杆菌的存在。当患牙存在相交通的窦道时，这一研究结果也与之前的研究相一致。研究人员已发现了细菌及其代谢产物会由牙周组织表面渗透进一定深度的牙骨质内，但目前这一研究结果尚存在争议。原因是他们认为这些致病菌是可以和活髓共存的，或许健康的牙髓即表明了活髓可以通过细菌来防御炎症的入侵。

显微镜学研究

显微镜学研究（光镜、暗视野显微镜、荧光显微镜、共聚焦显微镜、透射电镜和扫描电镜）显示了细菌入侵的模式，揭示了细菌入侵与牙髓坏死之间的相关性。根据这些研究结果，下面给出了一个“综合图”。

细菌的入侵通常始于冠方，并逐渐聚集于冠方（图 3.30）。致病菌由冠方向根管系统内的分布状况与两个因素相关：一是髓腔是否暴露；另一个是根尖周病变是否存在。通常情况下，细菌多是存在于根管侧壁的生物膜内的，这种

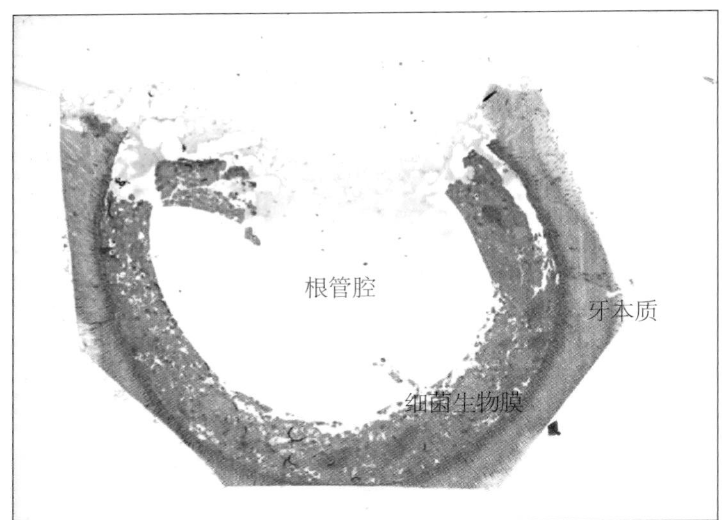

图 3.30 牙根冠方部分的细菌分布

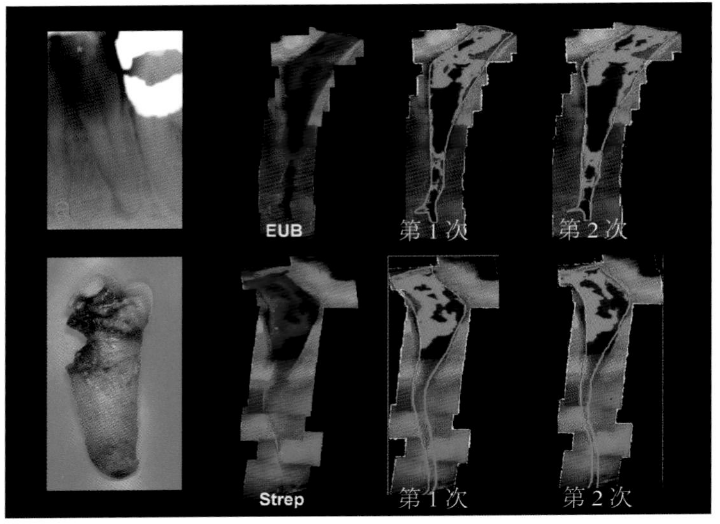

图 3.31 具有完整牙髓腔和根尖周炎的牙齿根管上附着的生物膜斑块（红色染色）。使用通用（EUB）和链球菌（Strep）rRNA 探针通过原位分子杂交显示的细菌分布（红色）。第 1 次和第 2 次是两次分别独立染色的切片

生物膜是不连续的（仅覆盖 30%~50% 的根管侧壁表面），其厚度也是不均匀的（图 3.31），当髓腔完整时，覆盖于其内的生物膜通常都会更薄且连续性更低一些。生物膜也会分布于其他物质的表面，如坏死的牙髓组织（图 3.32）及退化变性的血管壁表面均会被生物膜覆盖。当患牙的髓腔完整未暴露时，其根管系统内的细菌数量也较少（图 3.31），但是当患牙的髓腔因龋暴露时，其根管内壁则会被菌斑覆盖得更为均匀。但即便是在髓腔暴露的情况下，菌斑也不是连续而完整地覆盖于整个根管内壁的（图 3.33）。当患牙无根尖周病变时，其根方可能尚存在活髓，感染由冠方向根方也是不断减轻的（图 3.34）。当患牙存在根尖周病变时，则根管内感染可能存在下列几种情况之一：致病菌主要聚集在冠方和根方中段；致病菌聚集于冠方和根尖部（图 3.35）；致病菌分布于牙根中段和根尖部。致病菌在根管内分布的变化可能揭示了根管系统存在多个不同的营养供给。致病菌在根管内的多种分布形式也再次证实了根管内感染的多样性，每一个根管的感染都是独一无二的。

显微镜学研究只能揭示细菌的形态，因此仅能做有限的描述（图3.36）。菌群中球菌和杆菌所占的百分比在根管冠部显著高于根管尖部，而运动杆菌的分布则无明显差异。相反，丝状杆菌和螺旋体所占百分比则在根管尖部略高于根管冠方（图3.37）。根尖透射影的大小和螺旋体所占百分比显著相关。根管内偶尔可见明显的酵母菌或真菌，有时细菌正在出芽（图3.38）。

针对龋性暴露的牙齿根尖部分（5mm）的透射电镜观察证实，其存在有大量的由各种不同形态的细菌如球菌、棒杆状菌和丝状杆菌等组成、结构松散的微生物丛（图 3.13）。Nair 于 1987 年首先描述说，这种细菌就像悬浮在表面湿润的根管腔隙内，少数情况下，可见黏附于根管牙本质壁或位于根管内由大量中性粒细胞组成的散在分布的致密聚合物。在急性病例中，中性粒细胞可以穿透根管壁上的生物膜甚至延伸到根管冠部（Richardson 等，2009）（图 3.39a，b）。高倍镜下，可见这些中性粒细胞正主动吞噬根管内细菌（图 3.39c）。

这种致密聚合物被描述为细胞形态一致的菌丛。而细菌间隙则由无定形的胞外基质填满。不受这些黏附于牙齿的单菌种聚合物支配，牙本质壁被描述成受单层或多层各种形态的细菌聚合物覆盖。丝状杆菌往往垂直黏附于根管壁上，而球菌则以与之相同的方向排列。球菌偶尔会附着在丝状杆菌上，呈现出玉米粒棒状结构（图 3.40）。随后，Nair 又更新了他的解释（个人沟通）：大多数细菌都以生物膜的形式存在。

在根管尖部2mm处，也可见明显的类似菌斑沉积物。上皮细胞或大片的中性粒细胞群往往会堵住根尖止点。在急性炎症情况下，大量的生物膜将填满整个根管腔隙（图3.41）。在这些情况下，微生物可能会侵入根尖周病变区，引起广泛的组织坏死和急性中性粒细胞反应。在后一种情况下，根尖周慢性肉芽组织可发生溶解，并被明显年轻的根尖菌斑占据。扫描电镜或光镜下可见锯齿状的牙根吸收，及包埋于胞外基质中的多层菌斑（图3.42）。然而，牙根外的这种细菌蔓延是较罕见的（图3.43）；一

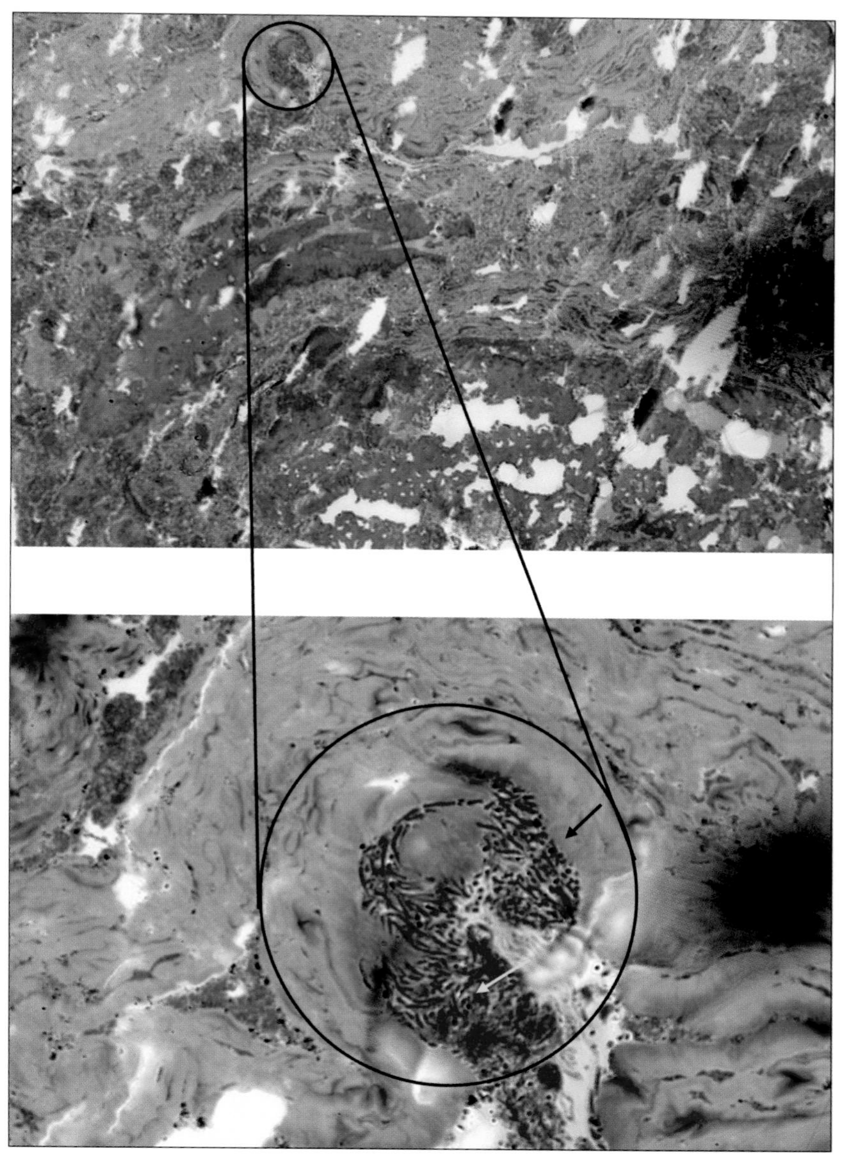

图 3.32 沿着坏死的牙髓组织分布的细菌生物膜。坏死组织（黑色箭头）内的细菌（黄色箭头）。放大倍数：上部插图 ×40；下部插图 ×100

项显微镜学研究显示，其发生率约为6%。

只有在牙髓坏死的情况下，细菌才能明显地侵入牙本质。特定细菌与牙本质小管内Ⅰ型胶原蛋白的黏附，促进了细菌在小管内的定植（图 3.44）。前期牙本质往往易被感染，但钙化牙本质则不然。细菌侵入管壁牙本质仅局限于靠近根管腔的部分（图 3.45），因为此处营养充分，利于细菌生长和繁殖（图 3.46）。对于某些牙齿，细菌能渗透到牙本质小管深度的 1/3 或 1/2，此牙本质小管末端为活的牙周膜组织。只有当牙本质小管末端的牙周组织已坏死时，才能观察到细菌已侵入牙本质小管全长（图 3.47）。因为根管尖部的牙本质小管数量稀少，故其牙本质小管感染较少见，但此时细菌可能侵入得更深，尤其是在因龋坏导致髓腔暴露的牙齿。除非存在牙根外感染，牙骨质的感染很罕见。

原位分子杂交显微镜学研究

对根管样本的培养能够分离细菌，并通过生化或基因手段鉴别细菌，但很显然，这样局部环境就丧失了，同样，它与根管、根管内容物及其他菌种之间的联系也丧失了。虽经各种努力，但培养技术还是可能导致已发现细菌的相对比例出现偏差。显微镜技术保持了细菌细胞与栖息点的相关环境，但未能提供比细胞形态分析更复杂的身份识别信息。原位杂交（图 3.48）则结合了上述两种技术的优势，通过特定探针来识别靶细胞结构或成分，从而识别特定菌细胞。对根管内细菌的原位分子杂交标记实例包括细菌细胞表面抗原的金标记（图 3.49），16S rRNA 探针的金标记（图 3.50），通用细菌 16S rRNA 探针的荧光原位分子杂交（FISH）（图 3.51），如螺旋体的 FISH（图 3.52）、链球菌的 FISH（图 3.35）。该技术有利于揭示根管表面的细菌分布，以及特定菌种如链球菌的分布。链

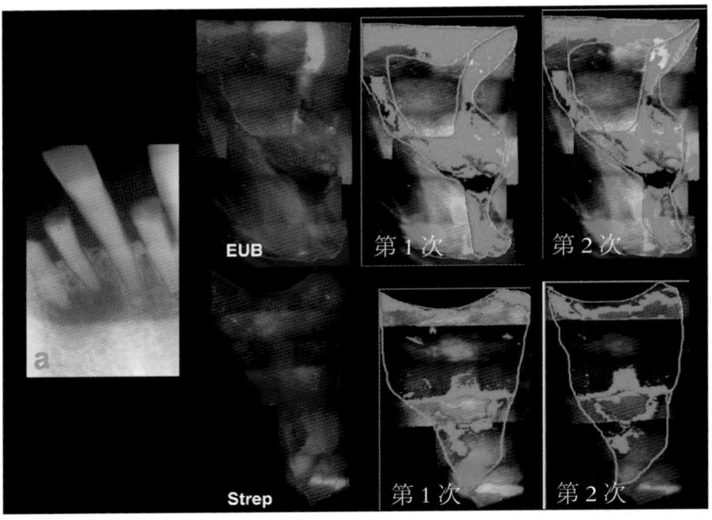

图 3.33 在伴有牙髓暴露和根尖周炎的牙齿中根管被均匀地涂覆散在的菌斑。使用通用（EUB）和链球菌（Strep）rRNA 探针通过原位分子杂交显示的细菌分布（红色）。第1次和第2次是两次分别独立染色的切片

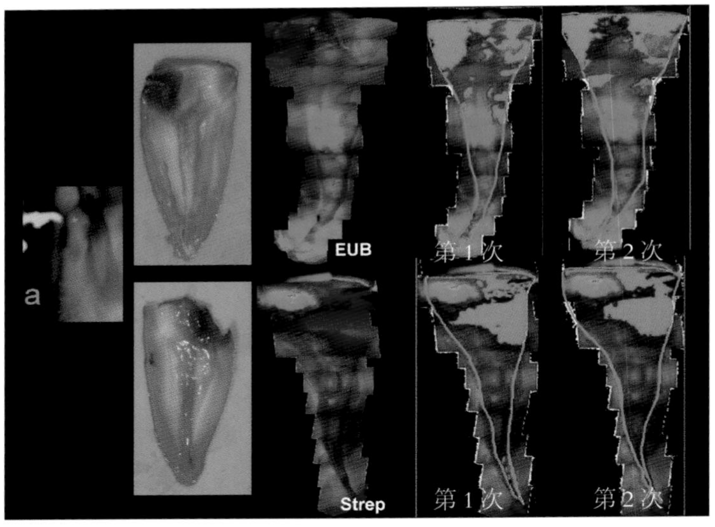

图 3.34 在感染根管但没有发生根尖周病变的牙齿中存在活髓。使用通用（EUB）和链球菌（Strep）rRNA 探针通过原位分子杂交显示的细菌分布（红色）。第1次和第2次是两次分别独立染色的切片

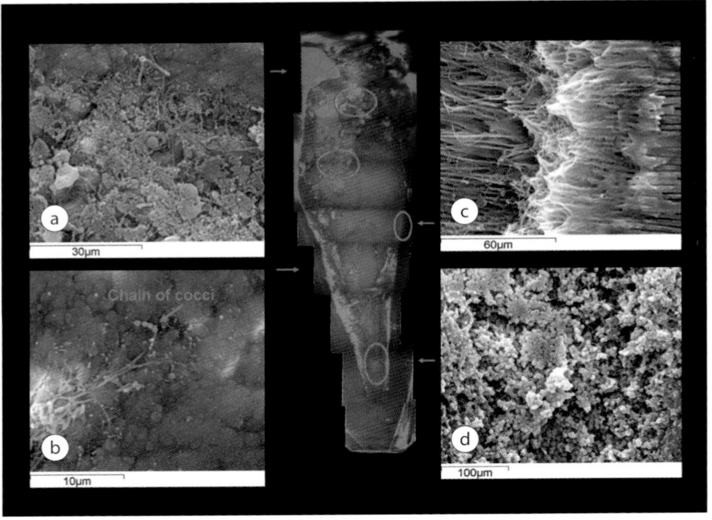

图 3.35 细菌集中分布在根管的冠方部分和根尖。使用通用（EUB）和链球菌（Strep）rRNA 探针通过原位分子杂交显示的细菌分布（红色）。第1次和第2次是两次分别独立染色的切片

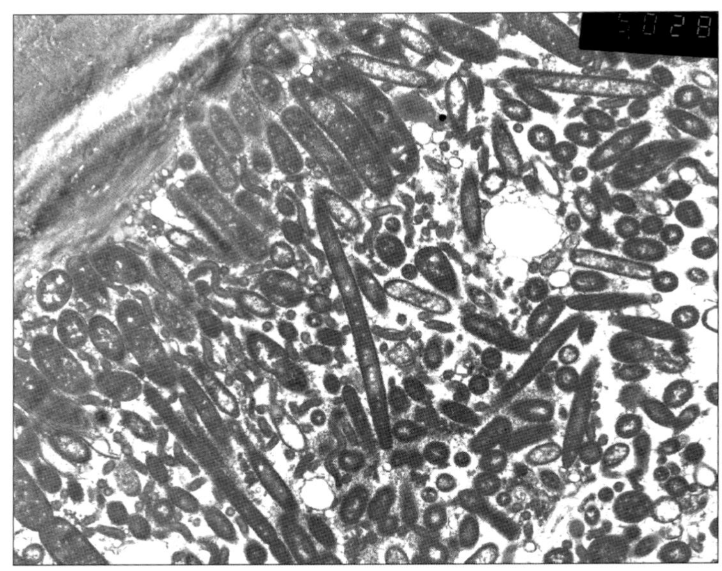

图 3.36 在透色电子显微镜下观察到生物膜中的不同细菌形态

球菌特异性生物膜在根管表面覆盖的总生物膜中只仅占有较小比例；且链球菌的所占百分比通常随着其暴露于外部口腔环境的减少而降低。髓腔暴露且有根尖周病变的患牙链球菌感染程度低于髓腔暴露但无根尖周病变的患牙。这意味着链球菌是根管内最初定植者，但随着生物膜的成熟，其数量被其他菌种超越。该技术应该能够剖析局部微生态及细菌生理学。图 3.52 显示了部分残髓周围各种形态类型的典型的生态画卷，Bill Costerton 教授解释为，其中一种细菌可直接从残髓得到营养物，而其他细菌则似乎排列在初始菌种周围。

总之，根管内微生物群落的总体状况是细菌在根管系统和牙本质内的变异分布。任何特定时间的状态都可能意味着细菌感染已到达甚至超出根尖止点。细菌侵入到牙本质的深度也是可变的，但通常局限于靠近根管表面的牙本质小管中，且以革兰阳性菌为主，多半为链球菌。在极少数慢性病变中，细菌增殖超出根尖孔，导致根尖周病变。研究证实，在根尖周组织中主要为厌氧菌，可能与异物或坏死组织（细胞或牙本质）相关，而防御细胞无法或很难进入这些区域。此外，牙根表面覆盖的一种胞外菌斑状基质中也可见细菌存在。该菌斑中的细菌主要是球菌和杆菌，但也可见丝状杆菌存在。侵入到根尖周组织的菌属主要包括放线菌属和丙酸丙酸盐杆菌。许多来自根管的微生物群也牵涉其中，但是因为获取未受污染的样品较为困难，它们在根尖周组织中是否真实存在仍具争议。在慢性

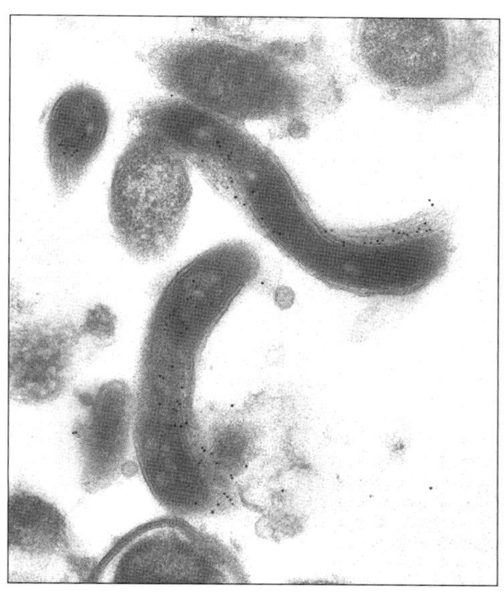

图 3.37 在根尖的丝状杆菌和螺旋体比在根管的冠状部分的百分比更大，根尖部丝状杆菌和螺旋体比例高于根管冠方

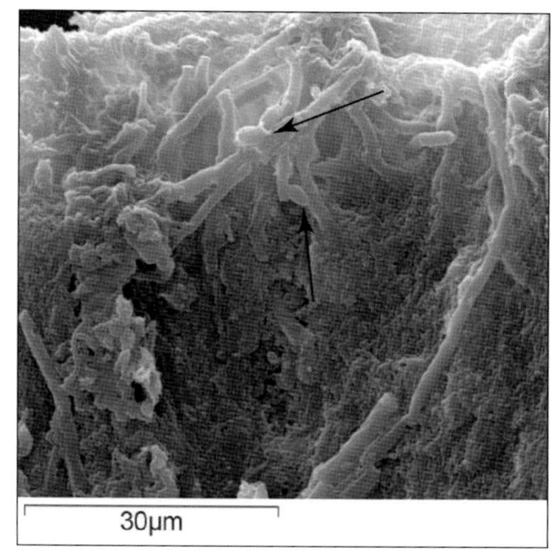

图 3.38 在感染的根管中存在酵母菌

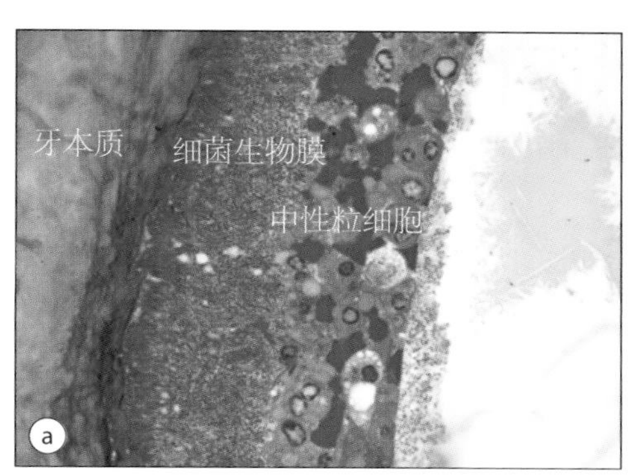

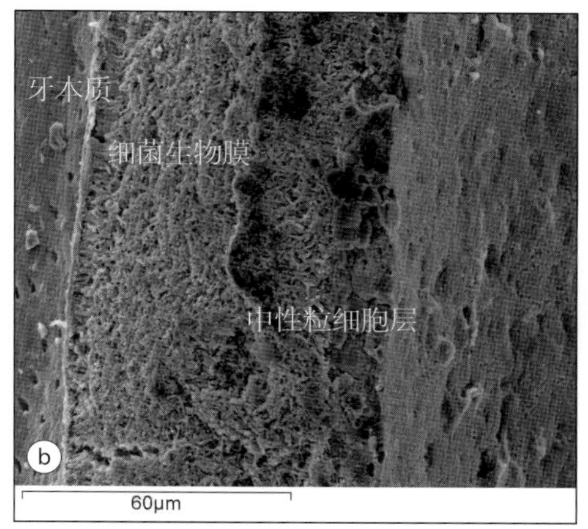

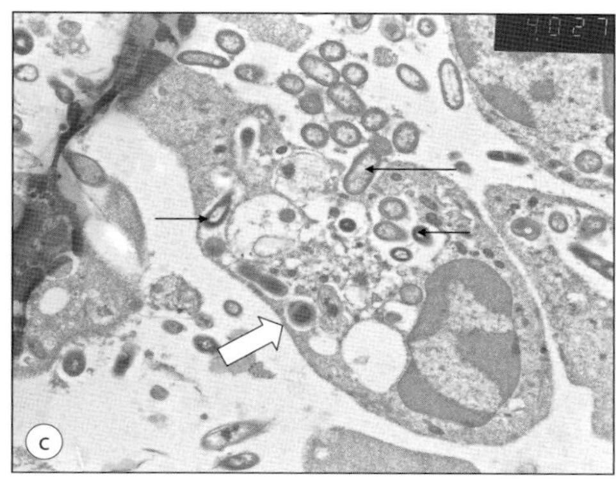

图 3.39 在（a）光学显微镜和（b）扫描电镜下的衬在管壁生物膜上的中性粒细胞，以及（c）主动吞噬根管内的细菌

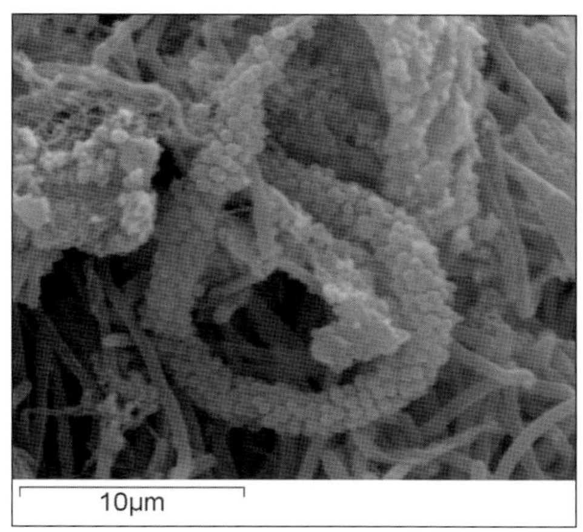

图 3.40 球菌附着在丝状杆菌上呈现出如玉米粒般的外观

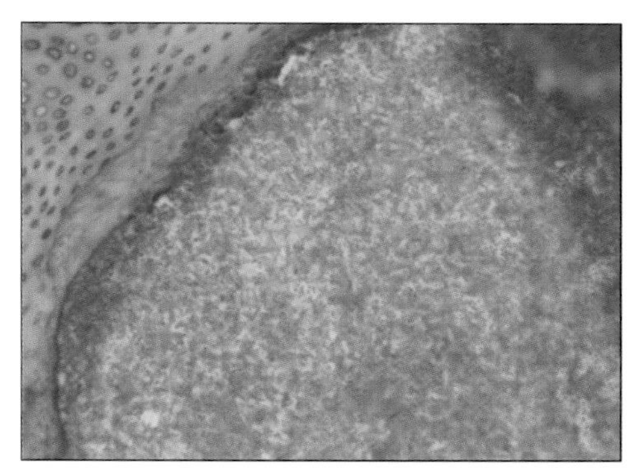

图 3.41 大量根尖生物膜蔓延到了急性根尖周炎患牙的整个根管

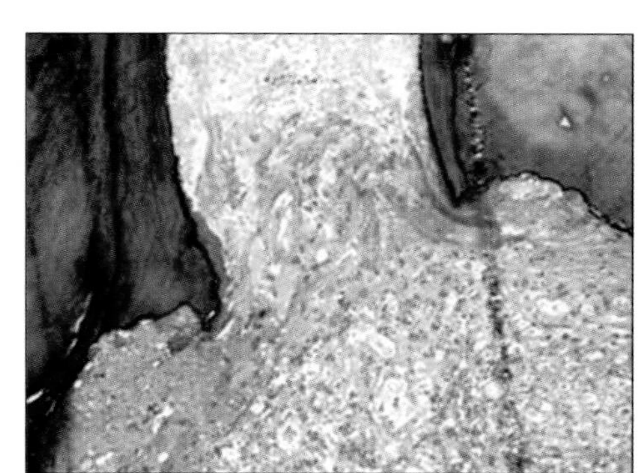

图 3.42 根尖吸收与嵌入细胞外基质的多层菌斑

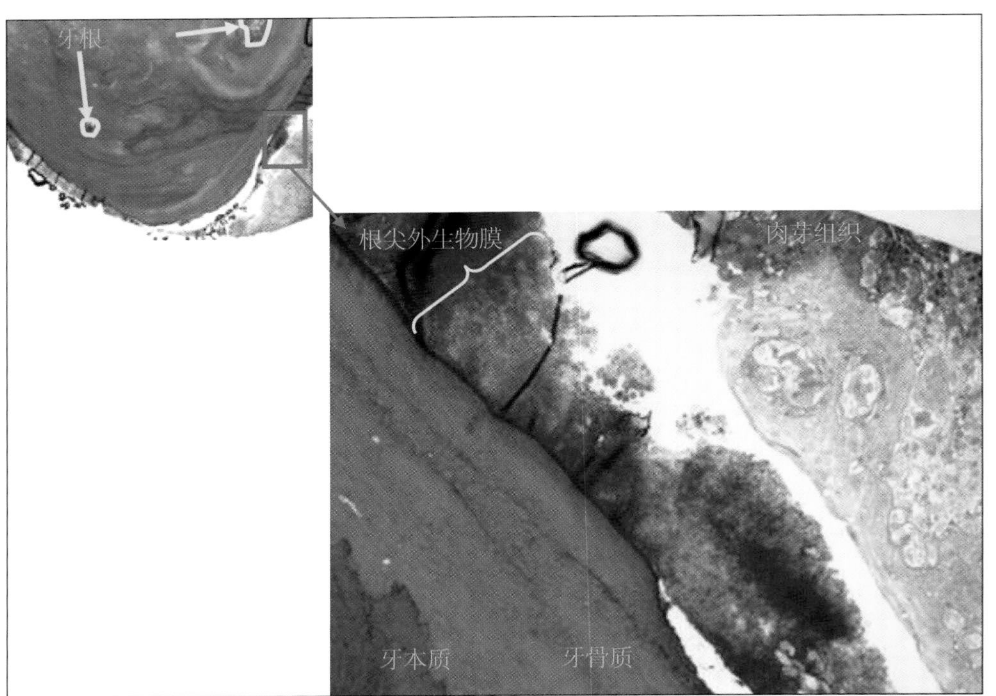

图 3.43 细菌扩散到牙髓外牙周组织生物膜根部基质

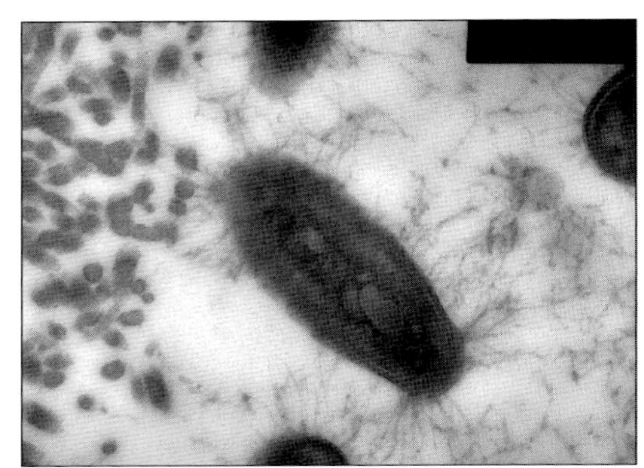

图 3.44 细菌细胞附着在牙本质小管中的胶原纤维上

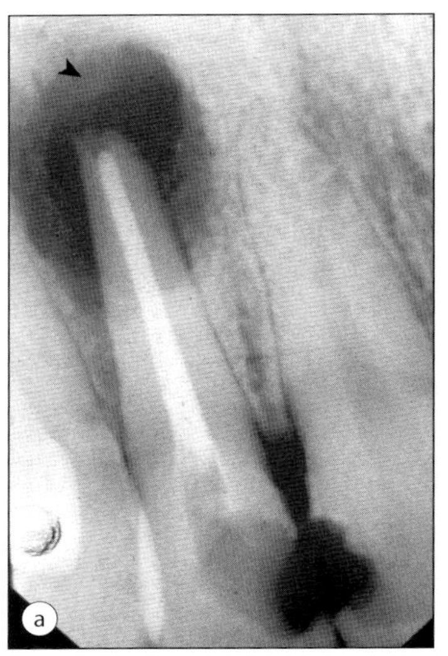
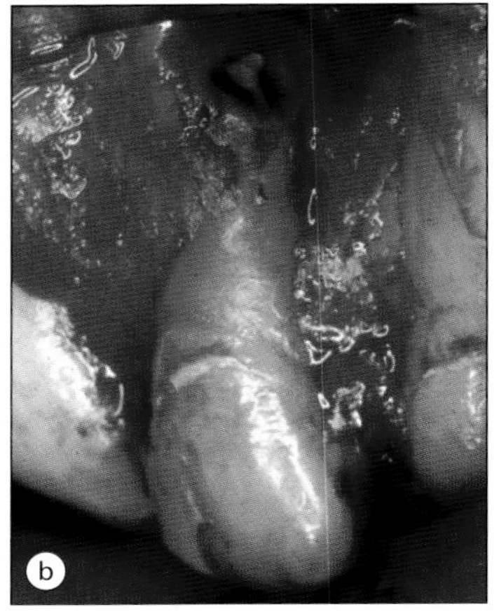
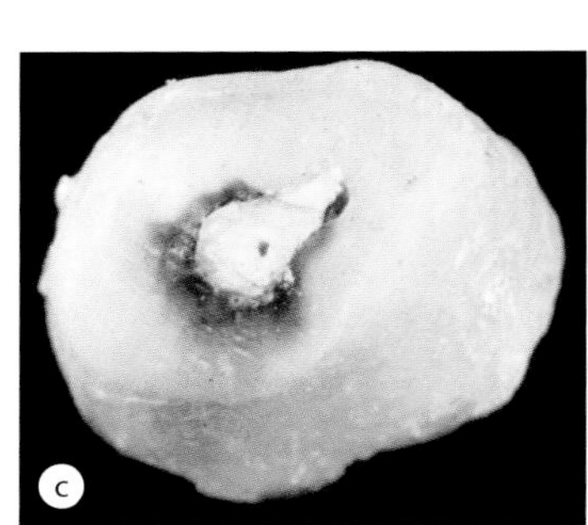
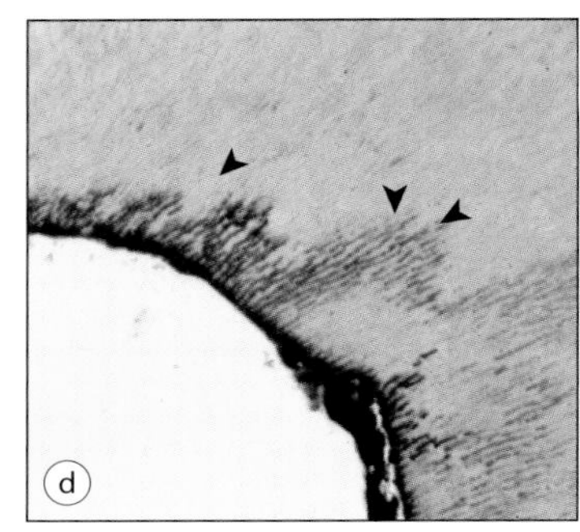

图 3.45 （a）在X线片上显示完整的根充形态；（b）根尖切除术及图a箭头所示的染色的牙本质；（c）根切显示染色/感染的牙本质（2.82）；（d）图c中所示的根端的组织学图，显示感染的牙本质小管（S）

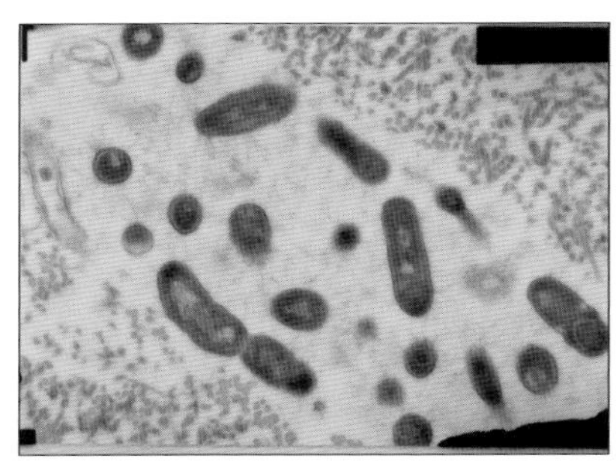

图 3.46 细菌在根管内的细胞分裂

根尖周病变急性发作期，由于一些未知的原因，根管内细菌突破了局部根尖周组织的防御，细菌侵入根尖周组织是很常见现象；但在大多数慢性根尖周病变中，可能找不到细菌的。

微生物生态学及生物膜生理学在根管感染治疗中的重要性

微生物生态学

根尖周病变的发展取决于混合感染的性质、细菌种类的繁衍及其最终存活率。它也受到根管系统中至今尚未发现的生态因素的影响。因此，相关研究聚焦于细菌与其环境相互作用的性质。

微生物与其生物和非生物环境之间的相互作用对其生存非常重要。根管微生物群的局限性意味着其选择性压力。通过研究从大量有根尖周病的根管中分离所有可培养细菌

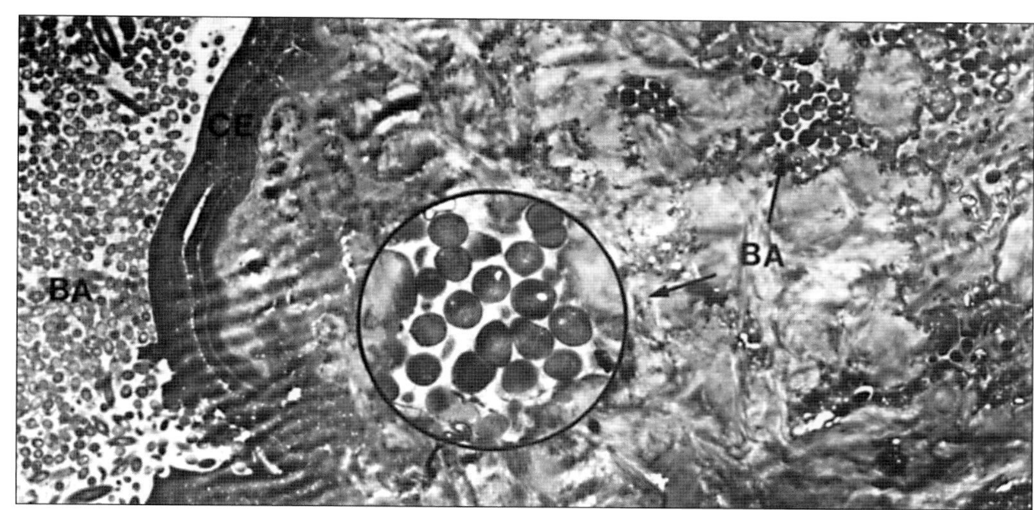

图 3.47 在根部的冠状部位至根尖区牙本质中存在细菌簇（图 3.12）。表明在牙骨质周围可见到局部根尖菌斑（CE），崩解的牙本质小管中存在大量的细菌簇（BA）。放大倍数 ×5300；插图 ×12800（引自 Nair，1987）

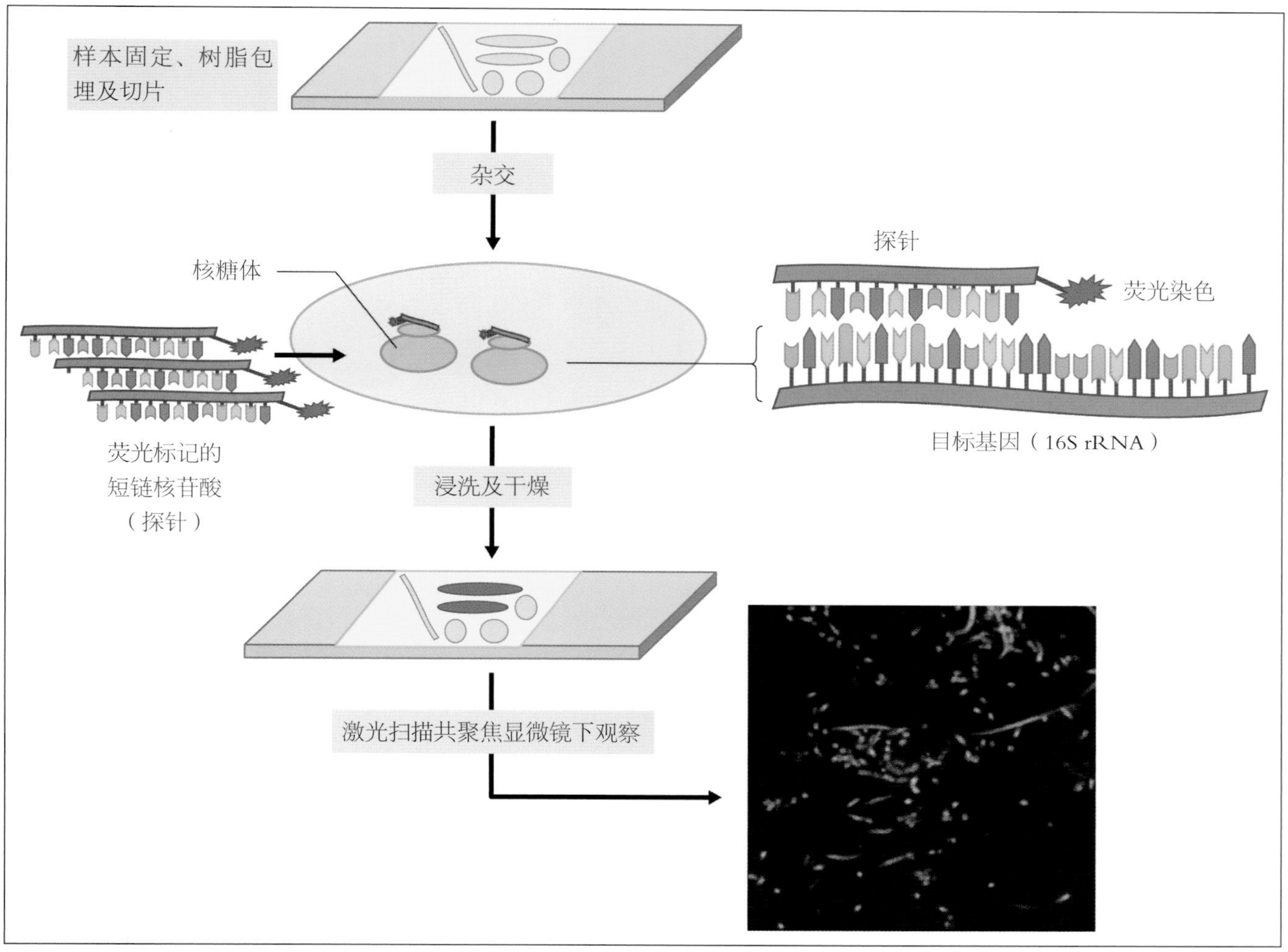

样本固定、树脂包埋及切片
杂交
核糖体
探针
荧光染色
荧光标记的短链核苷酸（探针）
目标基因（16S rRNA）
浸洗及干燥
激光扫描共聚焦显微镜下观察

图 3.48 用于细菌鉴定的原位分子杂交技术（由 Athena Iacovidou 和 Morgana Vianna 提供）

并计算细菌配对的可能性，已经证实：

- 一些菌种之间的正相关性：具核梭杆菌和微小微单胞菌（以前的微小消化链球菌）；牙髓卟啉单胞菌、生痰新月形单胞菌和直肠沃廉菌；中间普雷沃菌和微小微单胞菌；厌氧消化链球菌和真细菌属。
- 其他菌种之间的负相关性：丙酸丙酸盐杆菌属，黄褐二氧化碳噬纤维菌和小韦荣氏球菌。

这些正相关和负相关的产生被认为是由营养物相互作用（图 3.53）、局部生理情况（Eh，pH）、细菌素和细菌共聚集或物理吸引与结合等引起。

菌群内的微生物相互作用使其能够根据局部环境的变化而演变，因此龈上和龈下菌斑虽仅隔数毫米，却因各自局部唾液和血清营养来源的不同而发展迥异。有人提出了根管微生物群的类似模型：冠部渗漏使唾液进入及兼性厌

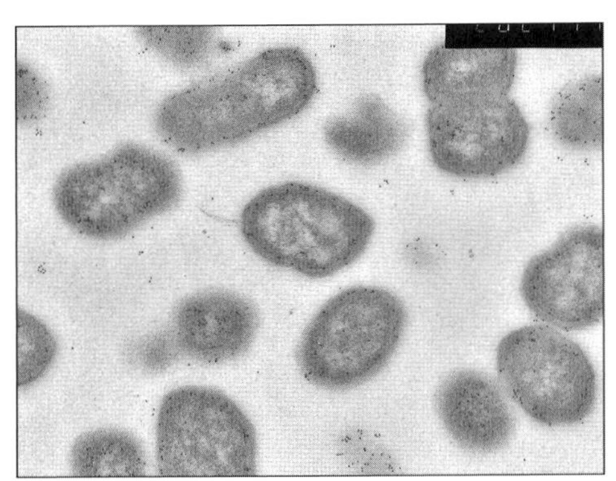

图 3.49 Prevotella 细胞表面抗原标记

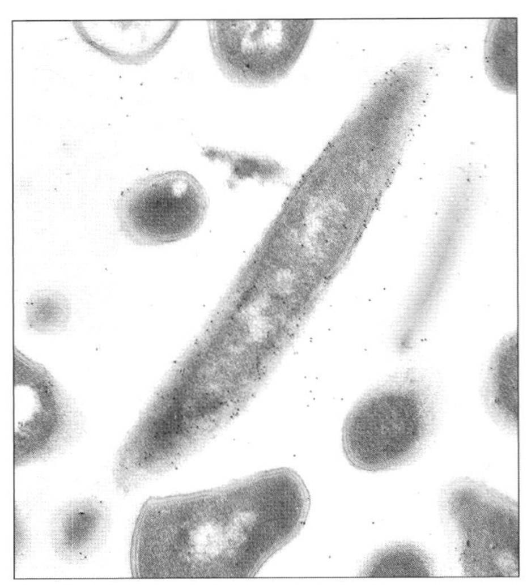

图3.50 使用rRNA探针对梭杆菌16S rRNA标记

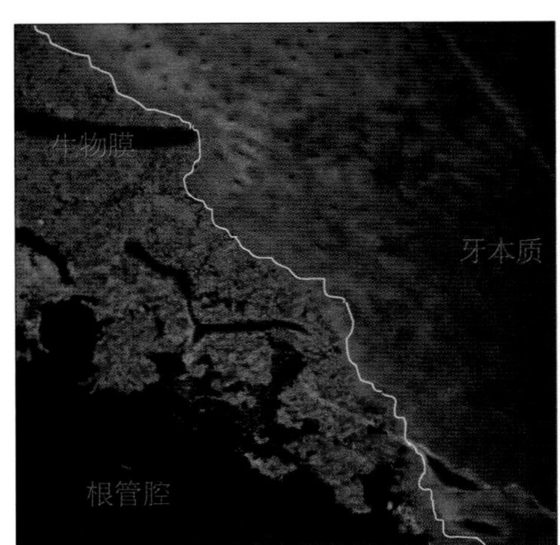

图 3.51 通用细菌 16S rRNA 探针的荧光原位杂交（FISH）

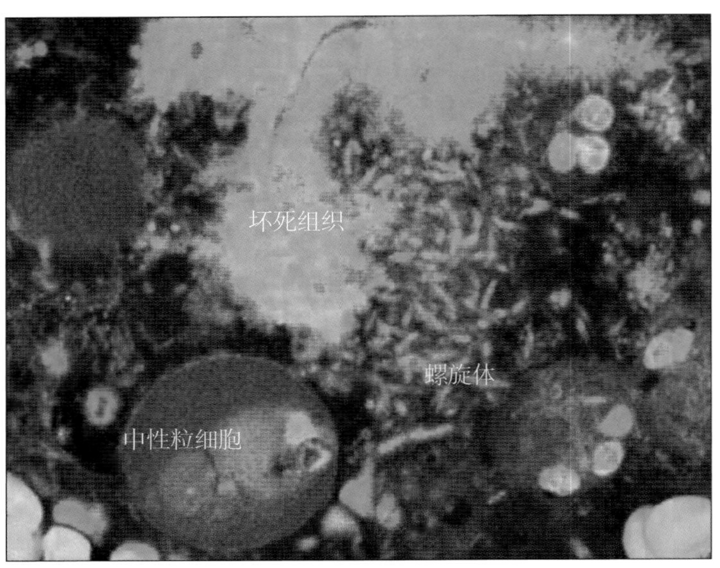

图 3.52 螺旋体的 FISH 标记，显示了经典的生态情景

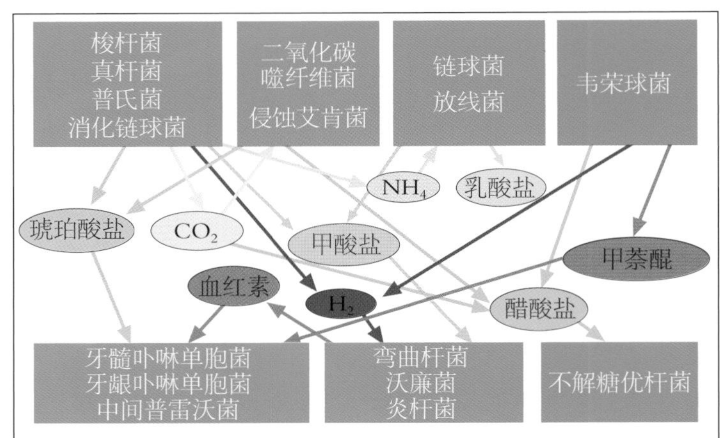

图 3.53 一些常见的根管病原体之间的相互依存作用

氧菌在根管冠部生长，而来自根管尖部的血清则有利于根尖部蛋白降解菌的生长。前面所述根管内细菌的生长模式即为证据。

尽管从生态学角度来看，根管坏死和感染状态的环境特点没有得到充分表述，但其在人体营养来源方面具有独特的自然史。在牙髓炎初期阶段它可为活体组织提供丰富的营养物质，但一旦牙髓坏死，营养供应就会随着外界环境被牙本质隔离而迅速耗尽。诸如唾液、血清、血液和炎性渗出物等关键液态营养源都非常有限。即使以冠部唾液微渗漏和根尖部炎性渗出物等形式摄取到最低量的营养物，细菌群落也会在根管内形成。根管内环境被新定植的细菌改变，随着继发性感染菌的侵入，初始定植菌可能被取代。依据经典的生态学理论，当相对稳定的菌群聚集即顶级群落形成时，这种菌群演替即将结束。尽管在慢性炎症情况下，与外界隔绝的根管环境中可以很好地实现平衡，但这种理念难以被应用于一般环境中的微生物群落，因为随机扰动会阻碍群落达到平衡。尽管尚未得到根管内研究的明确证实，在封闭的根管系统感染后期，细菌可能进入某种饥饿或休眠期。若细菌休眠确实发挥重要作用，则它可能促进根尖周疾病转为慢性炎症。总的来说，根管内细菌是一个复杂的多微生物群落，以一个整体来应对环境及可能的治疗措施。

与封闭于根管系统中的微生物群落具有最小多样性相反，根尖脓肿时的微生物群落存在广泛的多样性。在这些牙齿的根管系统中可见中性粒细胞，衬于细菌生物膜内层（图 3.39a，b），它们可以吞噬细胞（图 3.39c）。中性粒细胞在血管外的寿命仅有 2~3 天，因此，这意味着非常动态和营养丰富的环境，这与上述观点形成鲜明对比。

不同种类细菌之间及其与环境间的相互依赖是根管治疗成功的关键。治疗程序（机械和化学方法）可以干扰环境，杀死一些细菌，并造成多米诺效应，通过改变营养、生理和毒素平衡而间接杀死其他种类的细菌。幸存的细菌通常是那些生命力顽强、足以抵抗因治疗引起的环境变化，且能独立于其他菌种而在营养耗尽的特殊情况下生存的菌种。换句话说，它们生命力强，因为它们有很好的适应能力。这意味着，初次根管治疗的失败可能导致更顽固的感染，再治疗时更难以清理。因此，在初次治疗时尽最大努力来根除感染，在生物学上是非常明智的。

生物膜与浮游微生物的生理学

微生物群落在表面及界面处的聚集，并表现出规整的结构、组织和分工协作、繁衍和专门的生存策略，被称为生物膜。细菌细胞可以游动形式存在，四处漂移以寻找营养和适合生长、繁殖与存活的环境（图 3.54），这类细菌细胞被称为浮游细菌。相同的菌种也可定栖在一个营养丰富，且利于生长、繁殖与生存的环境中，这种生存形式被称为生物膜（图 3.55）。后一种存在形式难以找到，特别是对于单一菌种而言，但可通过多菌种间的集体合作，从而能够更有效地利用现有资源。这种合作促成了一种最原始的复杂菌群的形成。与其他群落一样，这种合作需要以化学信号传递的形式进行细胞交流，这种现象称为群体感应。多种细胞可将信号分子释放到环境中，如果产生了足够量的信息分子，即可超过临界阈值，并触发一系列改变和事件。这包括：促进生长、繁殖、胞外基质分泌和控制以及毒力基因表达等的关键基因的开关通断。相同的菌种，可以是浮游状态，也可形成细菌生物膜；这取决于其基因表达差异，而非其相对简单的基因组。

生物膜内细菌的生长及繁殖率以及代谢速率会有差异，这取决于其组成和活性。这些局部差异可导致浓度和静电梯度的差异。当菌细胞繁殖时，菌落将改变形状并呈堆叠状，其大小和长度会受到控制；堆叠成形的菌落间的水通道将成为传递信息分子的原始循环系统。有些菌细胞新陈代谢缓慢，并在生物膜中发挥持留菌的作用；其他菌细胞可能从生物膜中分离出来，暂时成为浮游状态从而实现散播。就这样，一种高度专业化和协作的细菌群落形成了，类似于一个多细胞生物，能够感知环境并适应其变化。

菌群的大小、形状和组成是可变动的，这取决于菌群的生理活性。它们一定程度上由胞外基质（ECM）的相对占比决定，胞外基质的组成通常说成是胞外多糖，但

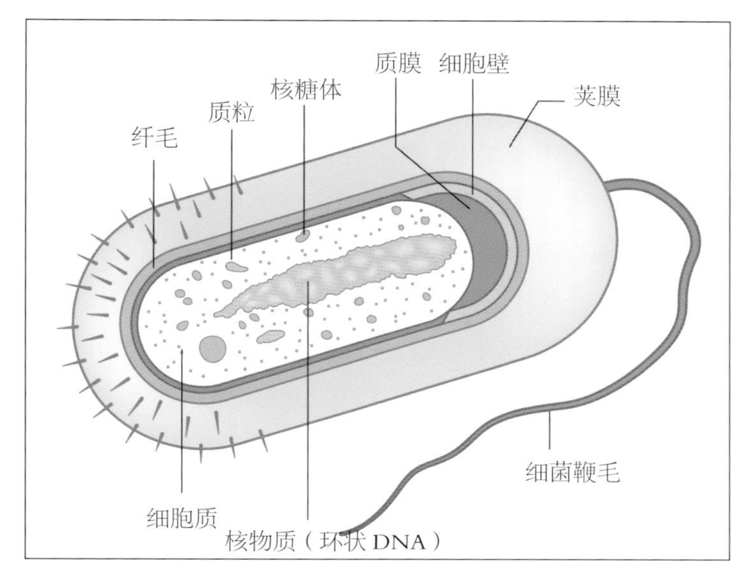

图 3.54 浮游细菌示意图

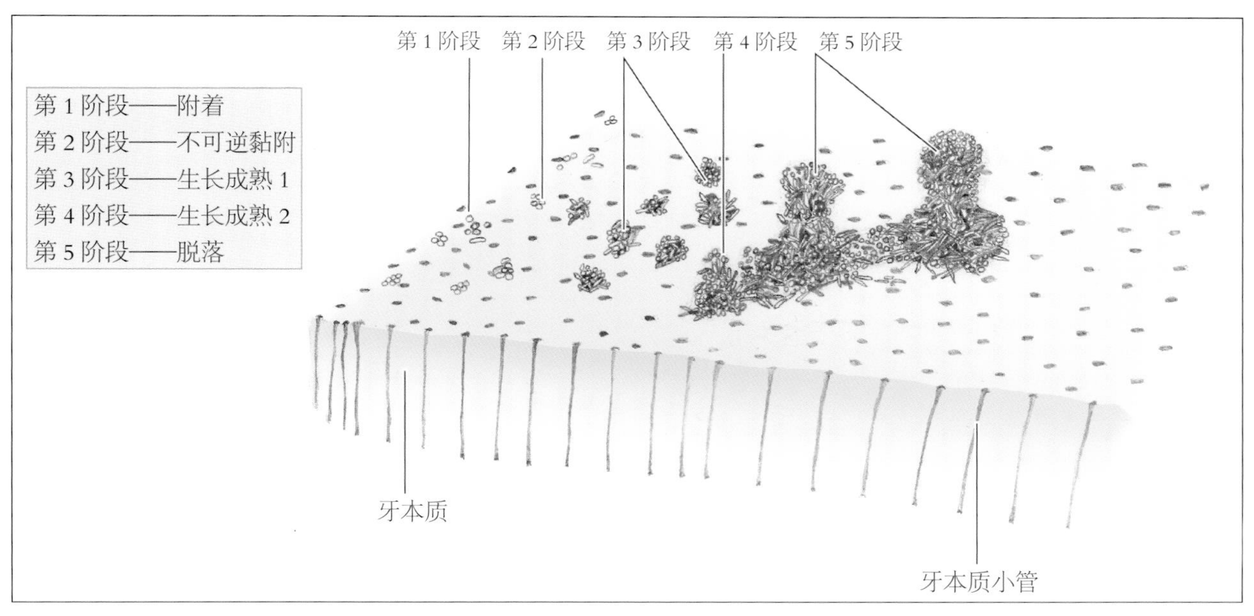

图 3.55 生物膜形成的 5 个阶段的经典示意图

也会随着可用营养物及其功能改变而变化。胞外基质是一个“储存栈”和外排分子如 DNA 等的“废品清理场”，DNA 是胞外基质的一个重要元素。细胞与胞外基质的相对比例会随着其生理活性和营养可用性而发生波动，介于 30%~70% 之间。

直到 1987 年，Nair 才首次可靠地原位观察了根管微生物群，揭示了根管内的附着生物膜和液体中的浮游细菌。此后，其他证据相继出现。但仍不知道浮游细菌是否真的是浮游在液体中，或包裹于基质中。若是浮游状态，则不清楚它们是否只是从根管表面脱落下来的还是独立生长的。根管系统内生物膜和浮游细菌的相对分布尚不明确，但这些可能决定感染的性质，尤其是那些治疗后仍持续存在的生物膜。尽管本专著 1994 年第 2 版中就已经提及，但将根管微生物群认定为生物膜在牙髓病学文献中还是一个较新的概念。

根管感染本质上就是细菌生物膜覆盖于牙本质表面及牙本质小管内不同深度，并延伸甚至超出根尖孔。生物膜通常是散在而不连续的（图 3.31~ 图 3.35）；不同的细菌群体间可通过流动膜或流体柱并借助分子信使相互交流。在这种合作机制下，单个菌细胞可通过开启或关闭相关基因的表达来应对周围环境的变化。营养耗尽将会使其新陈代谢速度减慢，并进入休眠状态。此时若被取样，也会使其呈现出不可培养状态。因此，细菌群体可呈现各种各样的种类和表现型（包括生物膜和浮游态）。这种不同细菌之间的相互依赖既有利于治疗，也存在潜在的不确定性。

根管系统内生物膜中胞外基质的相对含量和组成目前尚不清楚。然而，明确这一性质非常重要，因为在生物膜清除时它发挥主要作用。

由于根管解剖的复杂性，让适当浓度的杀菌剂渗入根管系统和生物膜的每个角落是不太可能的。可靠的方法是使用足够浓度的抗菌剂以获得充分的剂量，沿其扩散梯度实现有效杀菌或生态改变。可能是由于细菌之间的相互依赖和相互依存性，营养需求更复杂的细菌通常以一种类似多米诺效应的链序列方式被杀死，因为营养和来自邻近细菌的刺激（诸如密度感应信号）被剥夺。因此，根管治疗可能需要结合直接和间接杀灭效应。间接杀灭的重要性可能被现代牙髓病治疗学低估了，这也是为什么生物膜生理学知识对其治疗有益了。

相反地，生物膜形式也有一定的防御作用。如果尝试的手段不足以彻底清除生物膜，那将会导致生物膜察觉并适应这些变化，以促进它更好地存活。认识到根管感染是一种“智能的”、多细胞生物样的生物膜，对于构想出处理生物膜的策略是非常重要的，因为生物膜细菌更耐药。这是因为：

- 胞外多糖将细菌包埋于其中，并可限制抗菌药物向细胞扩散。
- 不同层面的菌细胞发挥类似扩散屏障的作用。
- 生长缓慢的菌细胞、持留菌细胞、代谢不活跃或休眠期菌细胞更耐药。
- 菌细胞可能存在特定的耐药机制。
- 生物膜可能存在固有的耐药性。

有效的治疗方法应该认识到这些问题，并在初次治疗时就足够有效地防止感染被幸存的耐药性更强的菌株所支配。

根尖周病的预防和治疗

技术驱动的机械化学处理的生物学和临床观点

基于根尖周病是细菌（及其产物）和宿主防御机制之间相互作用的结果，因此，它的预防和治疗也有赖于阻止或终结这种相互作用。

根尖周炎的预防应从其临床表现着手，若牙髓炎已是不可逆的，活髓治疗无法解决问题，则需要行牙髓摘除术。此时根尖周炎尚未形成，意味着根管尖部尚无细菌定植，并可能存在健康的活髓组织。

机械化学处理的目的就是在牙髓的自然防御系统丧失后，摘除牙髓，并防止感染。无菌操作是该治疗的基本要求。操作程序的技术方面没有那么重要，主要在于去除牙髓组织（图3.56）。这已经得到验证，不论操作程序如何（通过传统牙片技术判断），其成功率很高（90%~99%）（图3.57a）。

一旦根尖周病变形成，机械化学操作程序的变化将产生更大的影响（图 3.57b）。总之，我们面临新的挑战，因为现在的目的不只是预防感染，而是去除细菌生物膜并阻止其对机体的相关影响。因此，随着感染的多样性，根尖周病变也变得更复杂，我们的挑战也会更大。目前对于这个问题已经有了许多治疗方案。

根管治疗后的愈合过程尚待深入研究，但可以运用慢性炎性病变的“FISH 区”将其概念化（图 3.8）。即使不

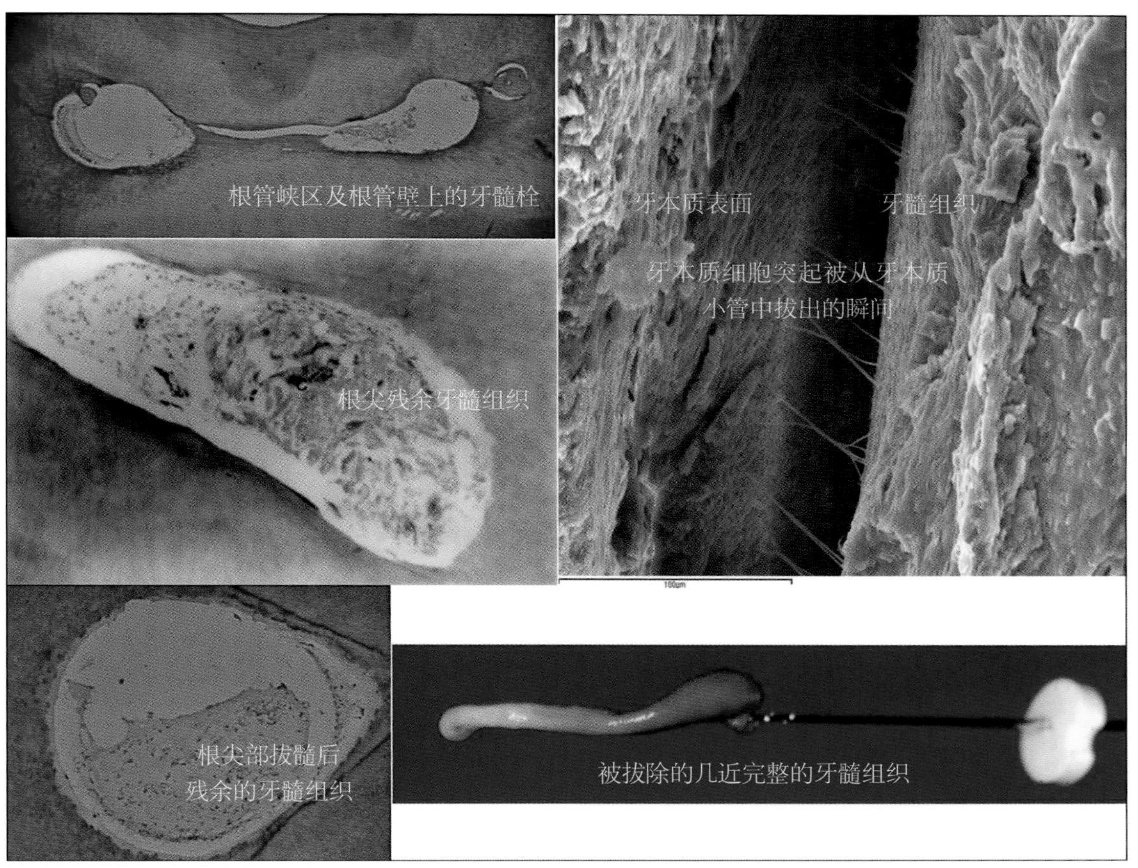

图 3.56 活髓组织的拔出

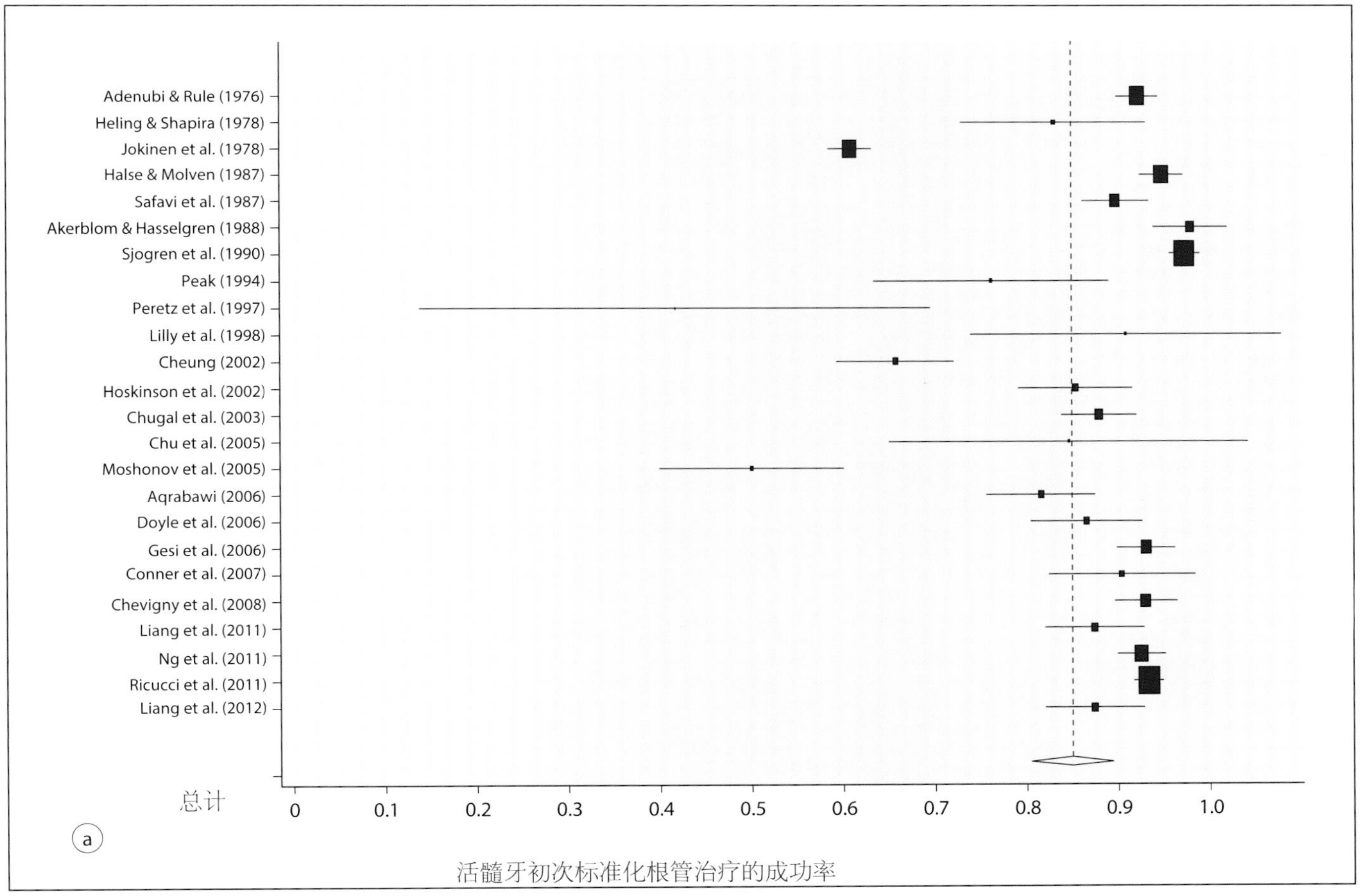

图 3.57 （a）通过 1976—2012 年对整体和个体研究的样本图显示经过初次标准化根管治疗的活髓牙根尖周愈合的概率

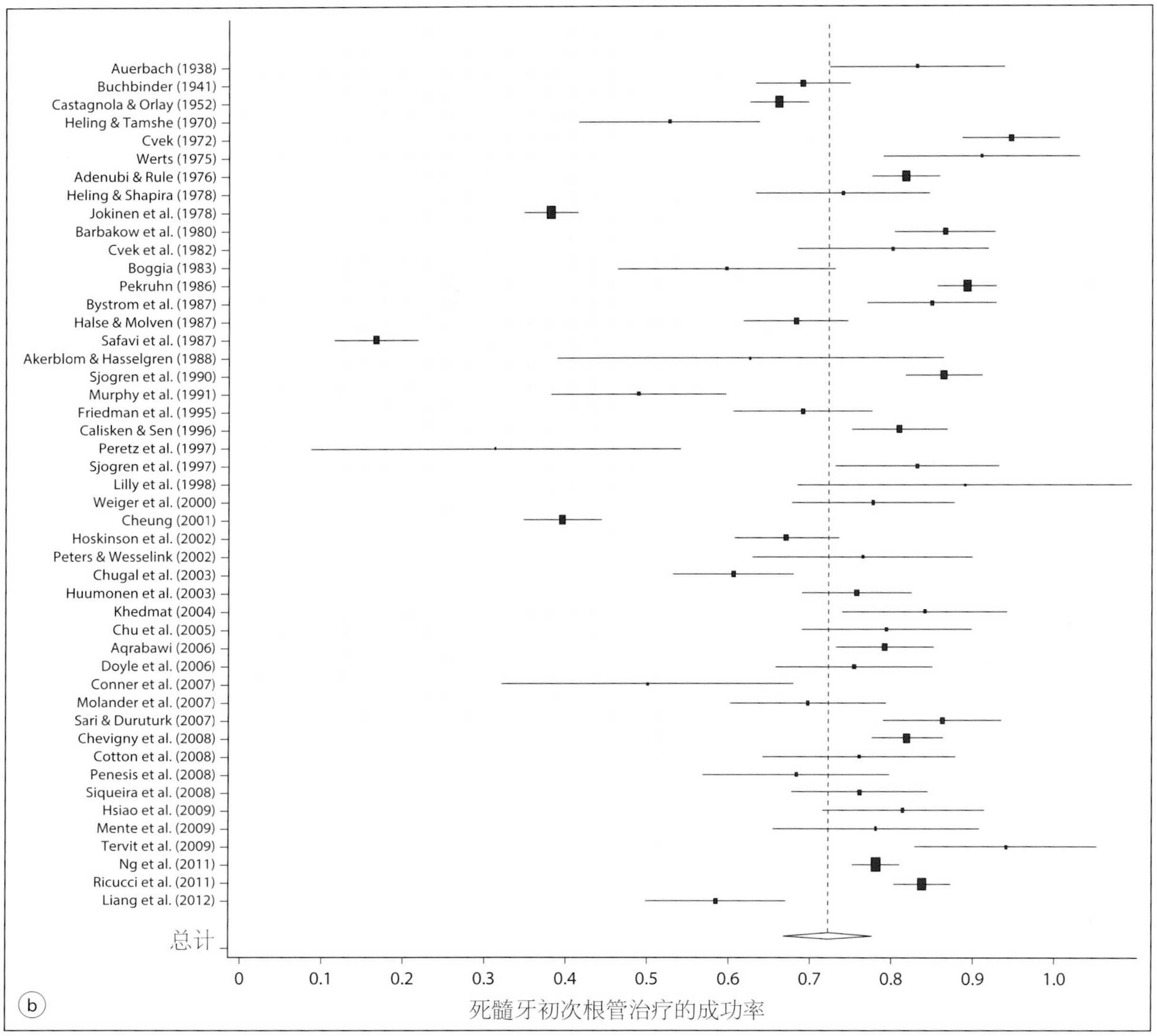

图 3.57（续） （b）通过 1938—2012 年继续对整体和个体的研究表明经过标准化根管治疗的伴有根尖低密度的死髓牙愈合成功率

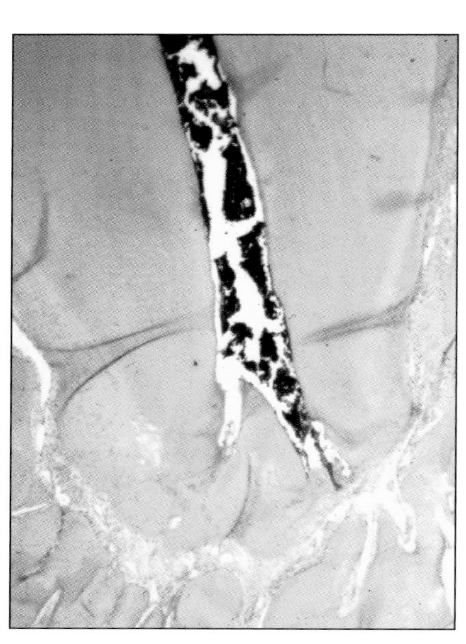

图 3.58 使用 Sealapex 时，通过形成牙骨质的低效率愈合视图。黑色颗粒是残留的 Sealapex 和根部填充材料（由 Prof. M Tagger 提供）

能（理想地）彻底消除感染和污染区域，去除细菌及其产物应该可以减少感染。这将允许激惹区的巨噬细胞侵入感染及污染区，从而清除坏死细胞及其残骸。该过程也为成骨细胞和成纤维细胞腾出空间，连同从最外层活跃的刺激区新长入的血管和神经纤维，一起进入激惹区增殖。就这样，从病变的边界逐渐向内愈合，直到形成正常的牙周膜。假设牙周组织多能干细胞没有受到不可逆性损害，那么理想的愈合结果将是根尖止点处牙骨质的再生和形成，使根管系统与根尖周组织彻底隔绝（图 3.58），但这不是一个必然的结果。

感染去除不完全将减少而不是彻底清除炎性区域，事实上，普遍情况就是如此（图 3.59）。这意味着根管治疗后根管尖部有残余感染是常规情况，治疗结束后残余感染、根充材料及宿主防御反应之间的相互作用将对其预后起决定性作用。这就解释了几个有关根尖周愈合结果的临床研

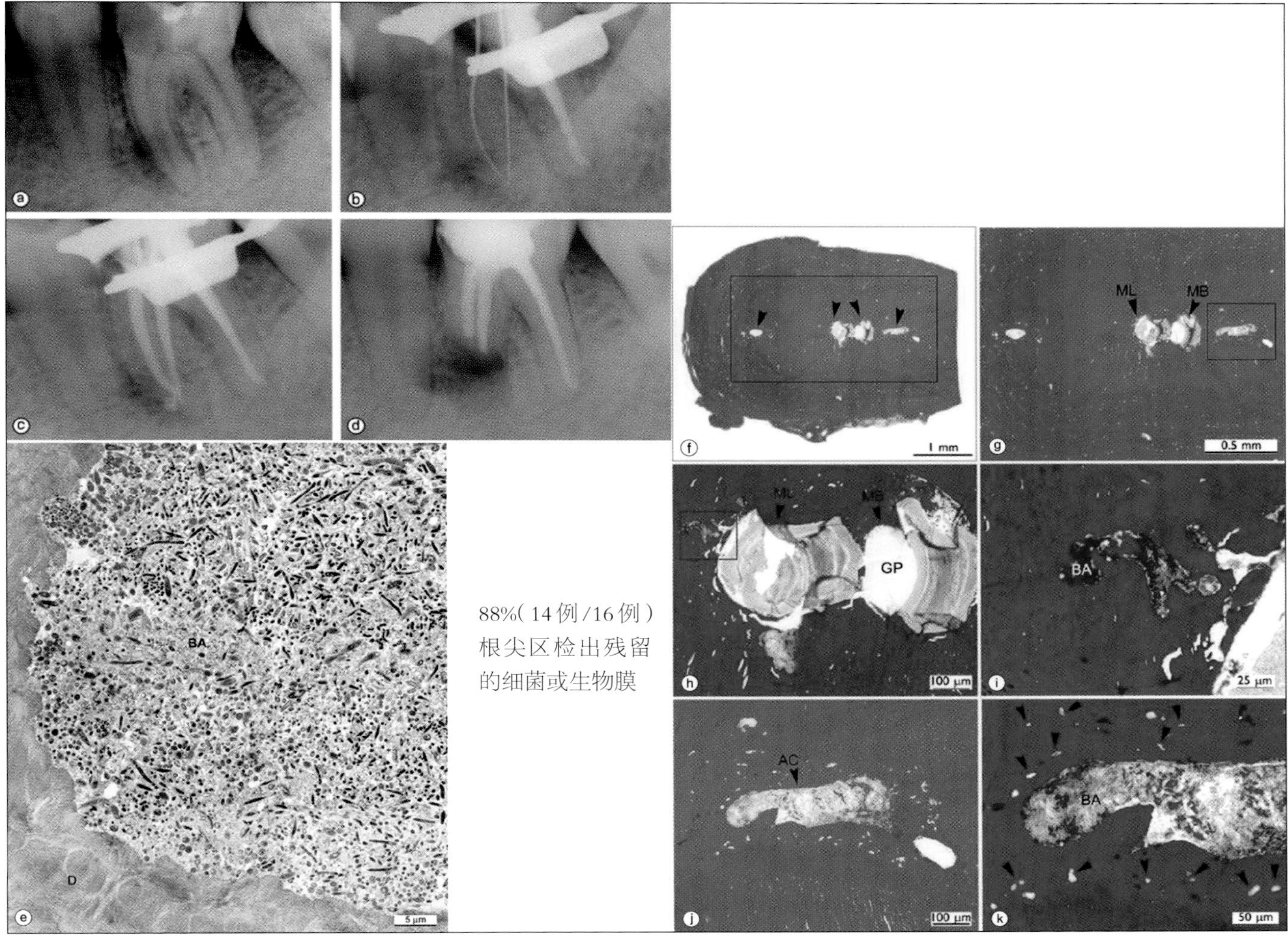

图3.59 （a~k）2005年Nair等提出根管治疗后根尖区存在残留的细菌生物膜。BA=细菌；ML=近舌根管；MB=近颊根管；GP=牙胶；AC=根尖；D=牙本质

究的疑问。它解释了为什么尽管1个世纪以来机械化学处理技术在不断变化，而根管治疗成功率却并没有得到提高（图3.60）。也解释了为什么根管治疗成功率对根管清理的根尖长度如此敏感（图3.61）；同时，它进一步解释了为什么根管治疗结束后根尖周病变仍需如此长的时间才能愈合（图3.62）。

机械化学操作的技术要点

根尖周病需要进行根管治疗，后者包含一系列步骤（机械与化学处理），每一步的疗效有赖于上一步的完成质量。它需要无菌操作，并包括以下步骤：

- 从牙冠部开髓进入髓室（冠部通路）。
- 定位髓室底所有根管口。
- 疏通根管，顺利到达根尖止点。
- 测定根管工作长度。
- 保持根管通畅及根管位于牙根的中心，将根管逐步切削成规则的锥形（根部通路），以使抗菌剂和根管充填材料能够顺利到达整个根管系统。
- 化学处理整个根管系统表面和空腔，以清除细菌生物膜和残髓组织（这是一个由流体动力学控制的过程）。
- 约诊间继续化学处理以控制残留的细菌生物膜（至少暂封1周）。
- 复诊时再次进入根管，评估根管清创的效果（体征、症状、根管内观察、细菌培养试验/细菌存在试验结果），并判断是否需要进一步清创或充填。
- 若有持续的症状和体征，或细菌培养/细菌存在试验阳性，则需要再次对根管系统进行评估，以确认是否有根管遗漏；并再次进行机械化学处理。
- 若无明显症状和体征，且细菌培养/细菌存在试验阴性，则对根管系统进行充填，直至根尖止点（根管充填）。

根管充填之前的治疗步骤通常就足以实现根尖周病变的愈合（图3.63）。根管充填的目的是用惰性材料（通常是牙胶尖与封闭剂）来充填根管系统，从而将根尖周组织

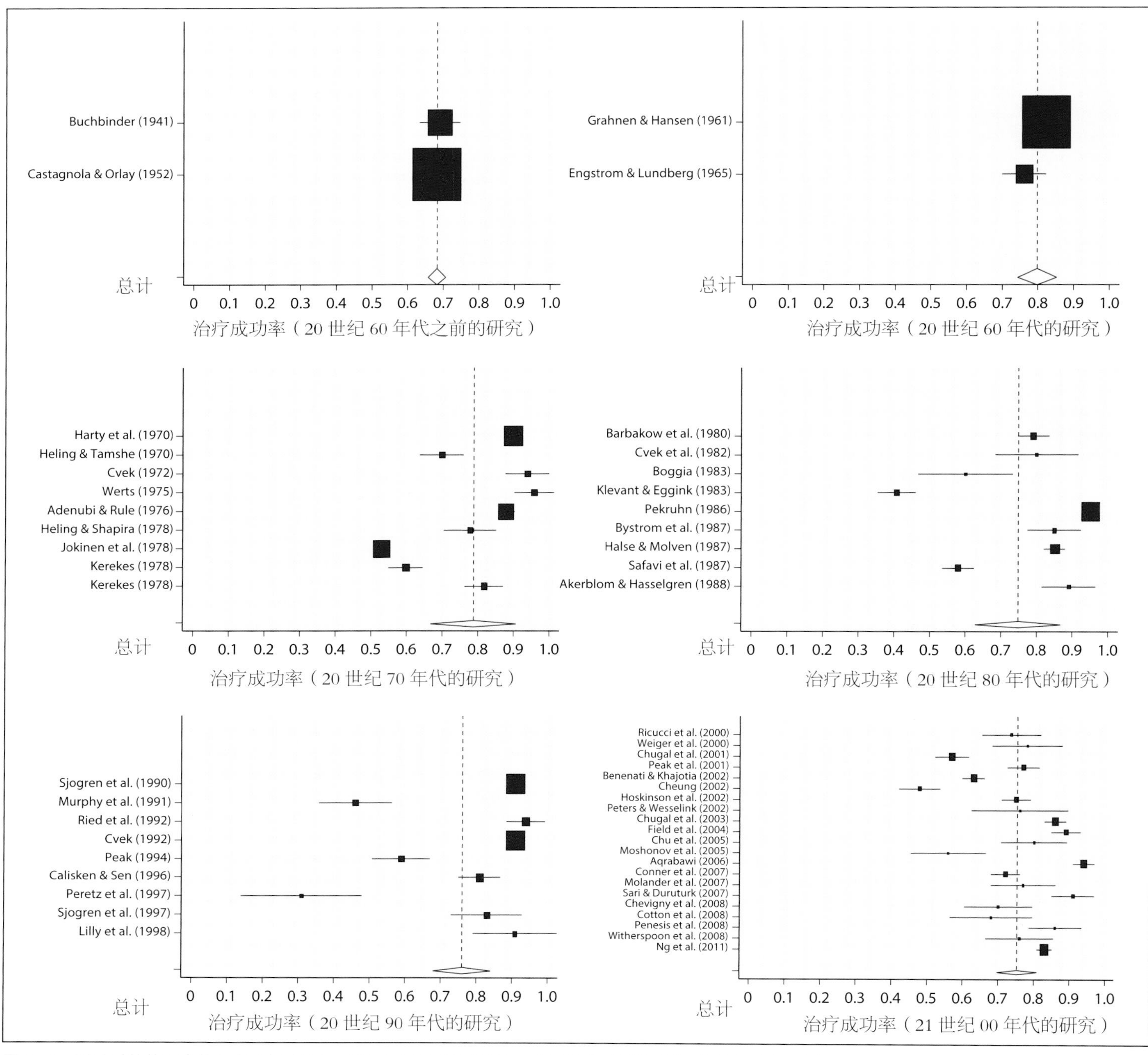

图 3.60 通过对整体和个体研究的样本图显示经过反复根管冲洗的初次标准化根管治疗的牙齿根尖周愈合的概率

与根管系统及口腔环境相隔离，也有助于封闭根管系统内的残余感染。开髓窝洞或牙齿的永久性修复可形成最终的冠部封闭，以防止根管系统再感染。

因为各种原因，细菌培养试验在现代根管治疗临床实践中已不再广泛应用。这个问题仍有争议，少数临床医生仍进行该试验。根管治疗结束时的疗效衡量指标是无持续性根尖周病的临床症状和体征，以及令临床医生好奇的根管充填 X 线表现（其形态和同质性）。然而，最终的疗效衡量标准是根尖周愈合（以及无症状和体征），因为治疗的目的是消除根尖周疾病（图 3.64）。尽管大多数根尖周病变可在 1 年内愈合，但通过连续 X 线片法检测发现，其完全愈合则需要 4 年甚至更长的时间（图 3.62），并可见根尖透射区的范围逐渐减少，直至恢复正常。锥形束 CT（CBCT）能够更精确地评估根尖愈合情况，降低愈合率，延长愈合时间，因此当用其衡量根管治疗疗效时，将得到更长的愈合时间和更低的愈合成功率，但这与影响疗效的相关因素并无关系。

机械化学和充填操作对生物学现象的影响

大量的定性及定量研究评估了根管治疗不同阶段对根

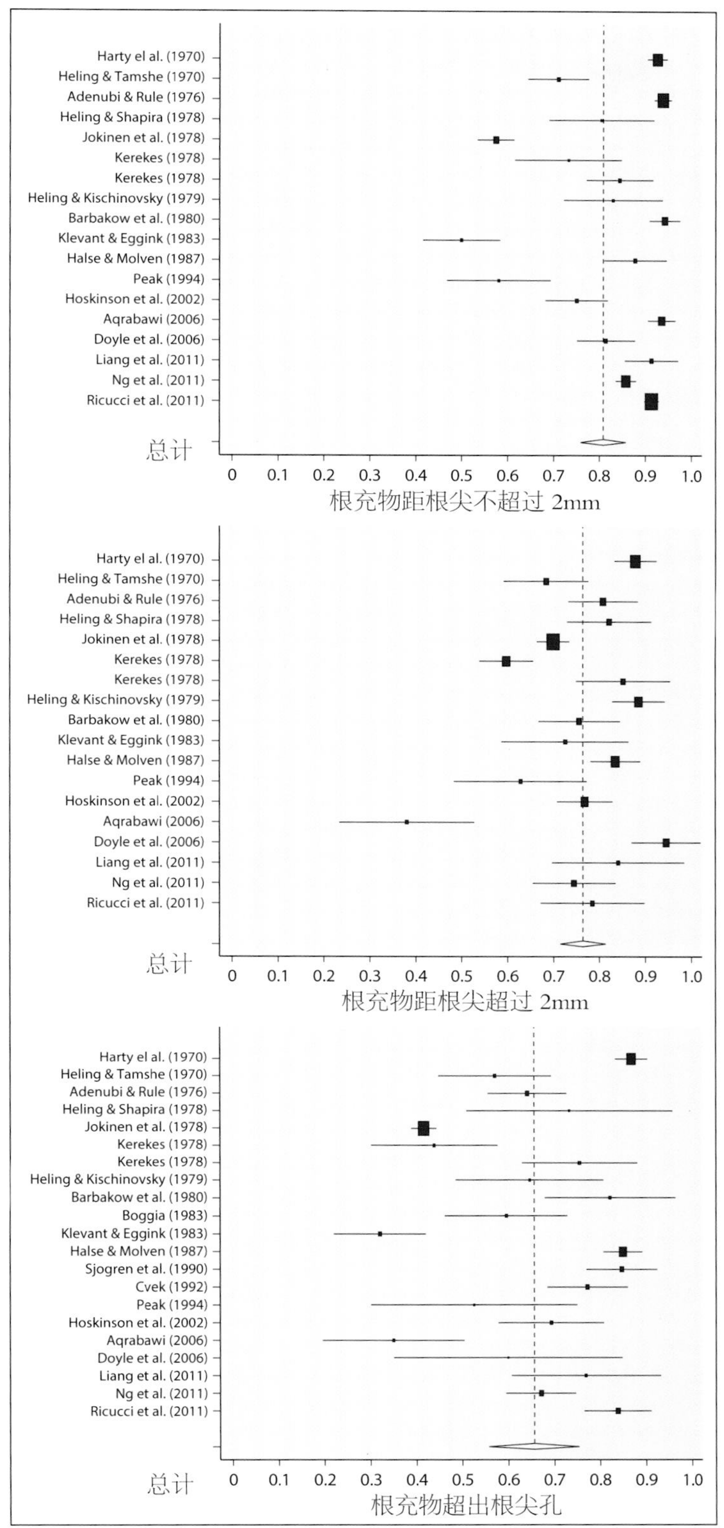

图 3.61 通过对整体和个体研究的样本图显示经过根管充填的初次标准化根管治疗后各种根充结果对应的牙齿根尖周愈合的概率

管内菌群的影响。一些研究只报道了根管内微生物培养阳性，而其他研究则对各阶段治疗前后根管内细菌进行了鉴定和定量研究。

采用水或生理盐水作为冲洗剂，来测试“机械预备”对根管微生物群的影响。

总体上，研究结果显示：细菌培养阴性的病例占25%（4.6% ~53%）。当“机械预备”辅以次氯酸钠（浓度为 0.5% ~5.0%）冲洗时，清创后即刻细菌培养阴性的病例上升至 75%（25% ~98%）。

大多数研究报告指出，若根管治疗约诊间没使用有效的抗菌封药，细菌培养结果出现逆转。这种逆转是由于残余细菌再次生长，或冠部封闭周围的细菌渗漏引起再次感染。

Sundqvist课题组进行的经典对照研究定性及定量评估了根管治疗各步骤对根管微生物群的影响。他们分别评估了机械预备、盐水或次氯酸钠冲洗（0.5%、5.0%、5.0%+EDTA）、超声活化冲洗和氢氧化钙封药的效果；根管化学预备以外的每一种技术都能提高抗菌效果，并进一步减少残余细菌量。在根管预备过程中加入化学制剂可以提高抗菌效果，从而进一步减少细菌残留。他们发现在首次根管清理后，细菌量从最初的10^2~10^8个减少到10^2~10^3个，并在经约诊间根管内封氢氧化钙后，细菌数目进一步减少到无法计数（从预备的根管内取样）。值得注意的是，当初始感染的多样性很强即菌种更多、更丰富时，感染就更难以控制。在机械预备和清水冲洗根管后，采用氢氧化钙糊剂封药也是有效的。由于一些新兴研究指出其效果有限，氢氧化钙封药的疗效最近备受争议。

根管治疗过程中的集体抗菌作用并没有被证明会导致任何特定菌种的持续存在。

因此，初次根管治疗时特定细菌不会涉及持续性感染问题。相反地，根管再治疗的数据显示了与前述情况相反的结果，经过生物力学处理后某些菌种比其他菌种数量更多，这意味着它们可能更能耐受该治疗方案。这些持续存在的细菌包括粪肠球菌、链球菌属、葡萄球菌属、乳杆菌属、丙酸杆菌属、放线菌属、酵母菌及其他革兰阳性菌。

即使大多数针对根管微生物群的纵向研究没有明确显示特定细菌的耐药性，但其他研究表明治疗后微生物培养试验中革兰阳性菌的检出率出人意料地高。Moller 团队的猴 4- 菌株感染模型（米氏链球菌、厌氧消化链球菌、口腔普氏菌、具核梭杆菌）研究进一步发现，兼性厌氧菌比厌氧菌更能耐受机械化学处理。此外，包括粪肠球菌在内的 5 菌株感染存活率更高。

根管填充的作用可能有助于控制残留感染，但是否进行根管填充对愈合没有明显的影响（图 3.63）。通过监测根管预备过的感染根管，在封闭后可以在一定程度上起到

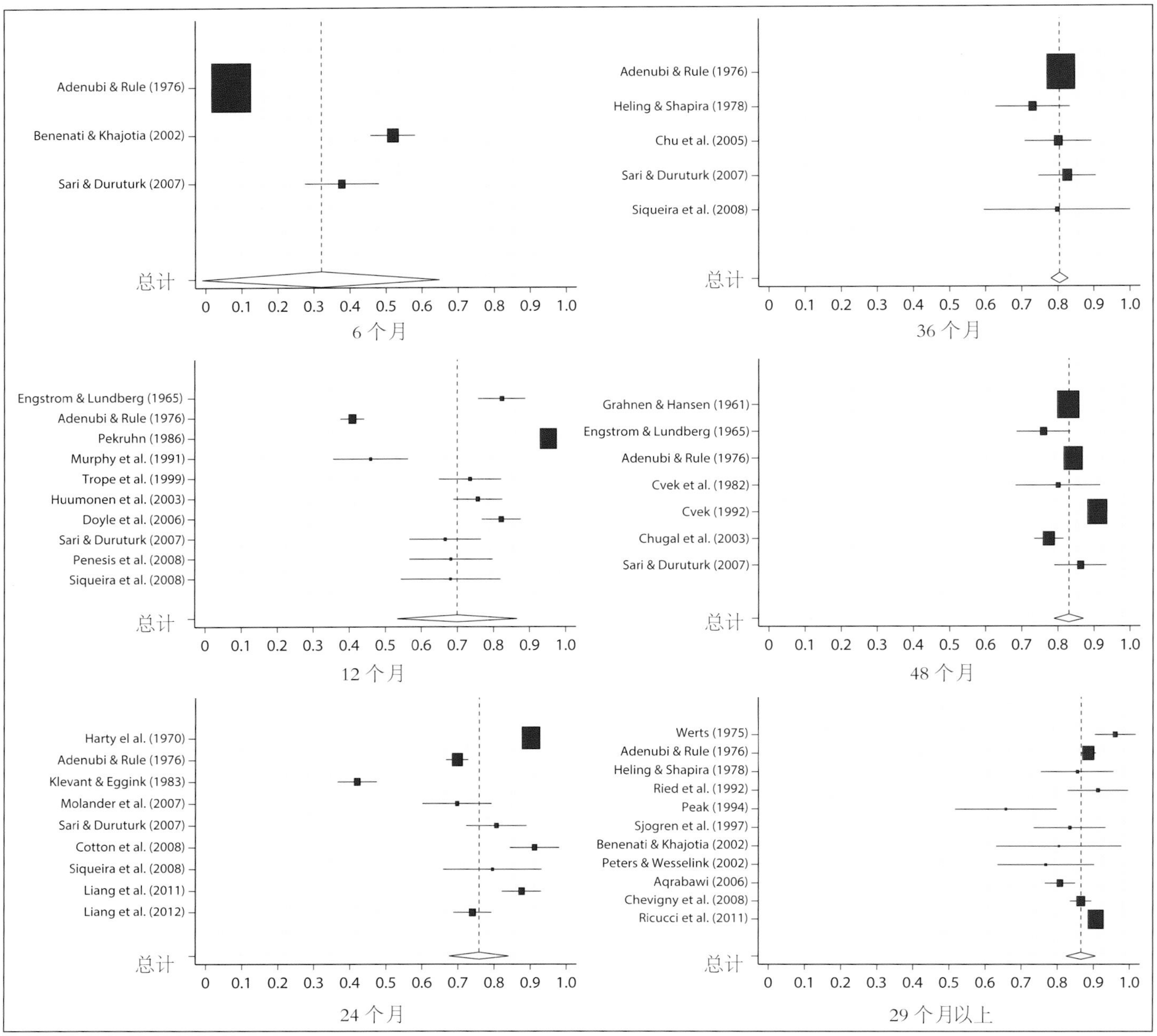

Adenubi & Rule (1976)
Benenati & Khajotia (2002)
Sari & Duruturk (2007)
总计
0 0.1 0.2 0.3 0.4 0.5 0.6 0.7 0.8 0.9 1.0
6 个月

Adenubi & Rule (1976)
Heling & Shapira (1978)
Chu et al. (2005)
Sari & Duruturk (2007)
Siqueira et al. (2008)
总计
0 0.1 0.2 0.3 0.4 0.5 0.6 0.7 0.8 0.9 1.0
36 个月

Engstrom & Lundberg (1965)
Adenubi & Rule (1976)
Pekruhn (1986)
Murphy et al. (1991)
Trope et al. (1999)
Huumonen et al. (2003)
Doyle et al. (2006)
Sari & Duruturk (2007)
Penesis et al. (2008)
Siqueira et al. (2008)
总计
0 0.1 0.2 0.3 0.4 0.5 0.6 0.7 0.8 0.9 1.0
12 个月

Grahnen & Hansen (1961)
Engstrom & Lundberg (1965)
Adenubi & Rule (1976)
Cvek et al. (1982)
Cvek (1992)
Chugal et al. (2003)
Sari & Duruturk (2007)
总计
0 0.1 0.2 0.3 0.4 0.5 0.6 0.7 0.8 0.9 1.0
48 个月

Harty el al. (1970)
Adenubi & Rule (1976)
Klevant & Eggink (1983)
Molander et al. (2007)
Sari & Duruturk (2007)
Cotton et al. (2008)
Siqueira et al. (2008)
Liang et al. (2011)
Liang et al. (2012)
总计
0 0.1 0.2 0.3 0.4 0.5 0.6 0.7 0.8 0.9 1.0
24 个月

Werts (1975)
Adenubi & Rule (1976)
Heling & Shapira (1978)
Ried et al. (1992)
Peak (1994)
Sjogren et al. (1997)
Benenati & Khajotia (2002)
Peters & Wesselink (2002)
Aqrabawi (2006)
Chevigny et al. (2008)
Ricucci et al. (2011)
总计
0 0.1 0.2 0.3 0.4 0.5 0.6 0.7 0.8 0.9 1.0
29 个月以上

图 3.62 通过对整体和个体研究的样本图表明不同随访时间下经过持续标准化根管治疗后伴有根尖周病变的死髓牙根尖周愈合的概率

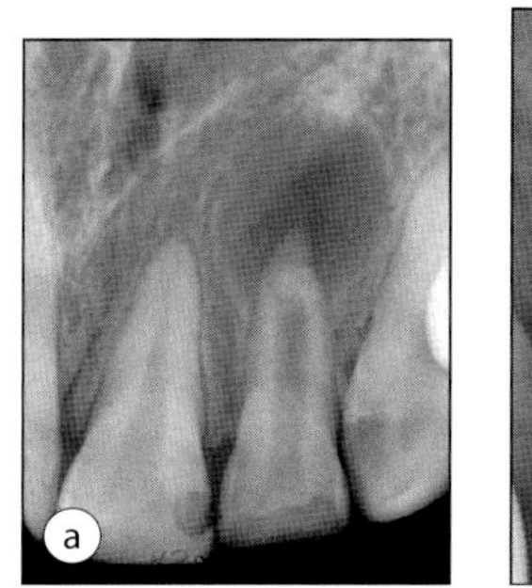

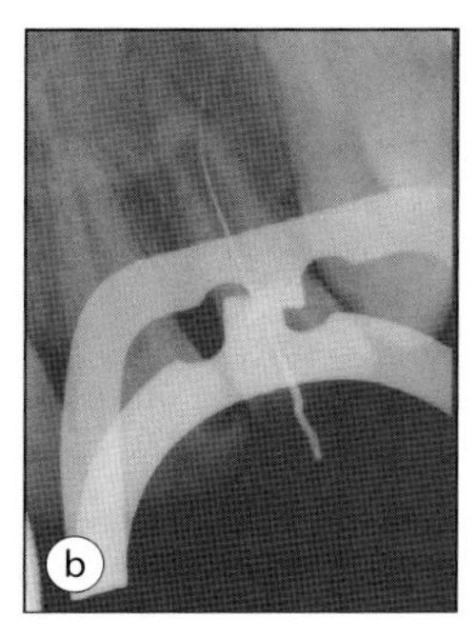

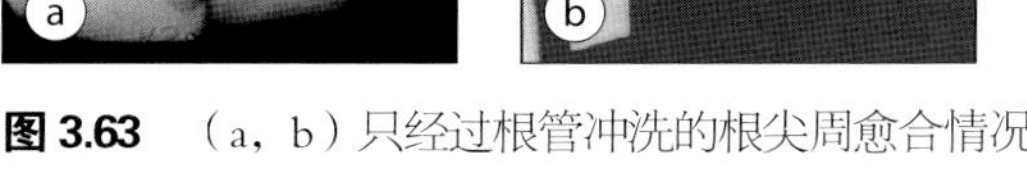

图 3.63 （a，b）只经过根管冲洗的根尖周愈合情况

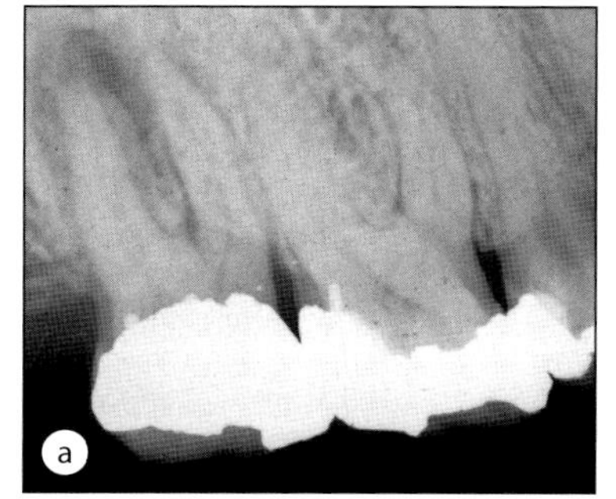

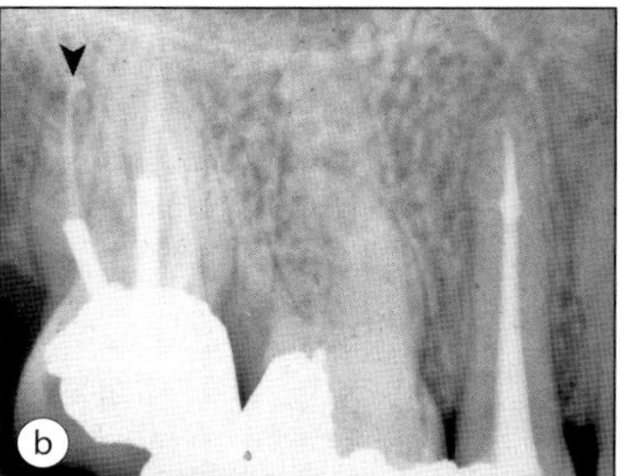

图 3.64 （a，b）上颌第二磨牙（箭头所示）的远颊根管超充引发的并发症

控制残余感染的效果推理得知以上结论。

持留性细菌对根管治疗效果的影响

根管充填前微生物培养结果阴性可将治疗成功率提高12%（波动范围 0~26%）。许多因素导致微生物培养在临床实践中逐渐被淘汰。有评论指出，影响治疗结果的潜在因素很多，但并不是所有这些因素都被列为研究考虑对象。1963 年 Seltzer 团队的一项大型研究加速了微生物培

养试验的终止，尽管其研究显示当存在根尖周病变且微生物培养阴性时，成功率之间有 10% 的差异。当存在根尖周病变且微生物培养试验阳性时，成功率结果会更低。

根管充填前培养的细菌包括肠球菌属、链球菌属、葡萄球菌属、乳杆菌属、韦荣氏球菌属、假单胞菌属、梭杆菌属和酵母菌。一些研究发现治疗失败与个别菌种无关，但与其他菌种有关。1963 年 Frostell 指出，尽管微生物培养阳性病例的总体失败率为 31%，肠球菌属检出阳性时失败率则为 55%，链球菌属检出阳性时失败率为 90%。1998 年 Sundqvist 对 54 颗无症状根尖周病的患牙进行高质量的根管治疗，总体成功率为 74%，但粪肠球菌检出率阳性的患牙治疗成功率则为 66%。这些联系不能被认定为因果关系，我们应探寻细菌数量和治疗效果之间的关系。根管充填前未检测到细菌的患牙治疗成功率为 80%，而检测到细菌的患牙成功率则为 33%。

2006年Fabricius在一项针对猴的较新研究中，使用同样的4菌株或5菌株感染模型来检测根管清理和充填对治疗结果的影响。当根管清理后有细菌残留时，79%的根尖周病变未愈合；而当根管内没有细菌残留时，仅28%的根尖周病变未愈合。多种混合残留菌与未愈合根尖周病变的相关性比单个菌种更大。若根管清理结束时没有细菌残留，不管有没有高质量的根管充填，病变都会愈合。相反，若根管内有细菌残留，根管充填不佳与病变未愈合的相关性大于根管充填完善时。在去除根管填充物后，若根管内有细菌，则97%的根尖周病变没有愈合；若未能检测到细菌，则未愈合率仅为18%。该研究强调了在永久性根管填充之前将细菌数目减少到探测范围之下的重要性，如此能够达到根尖周组织愈合的最佳条件。这也进一步说明了当根管内存在残留感染时根管充填的重要性。

不管采取何种方法获得细菌培养，通过培养结果阴性来了解治疗进程对治疗结果具有积极影响。特定菌种与治疗失败的相互关系尚不明确，但是从阳性培养物中分离的几种细菌是相对不变的，它们可能是产生耐药和导致治疗失败的原因。然而，解释影响根管治疗结果的其他因素也非常重要。

影响根管治疗结果的因素

临床上主要是通过有无感染和炎症体征来评估疗效，如疼痛、叩痛、软组织触痛、肿胀、窦道及经过足够长时间 X 线显示根尖周病变愈合，牙周膜间隙完全恢复正常等。

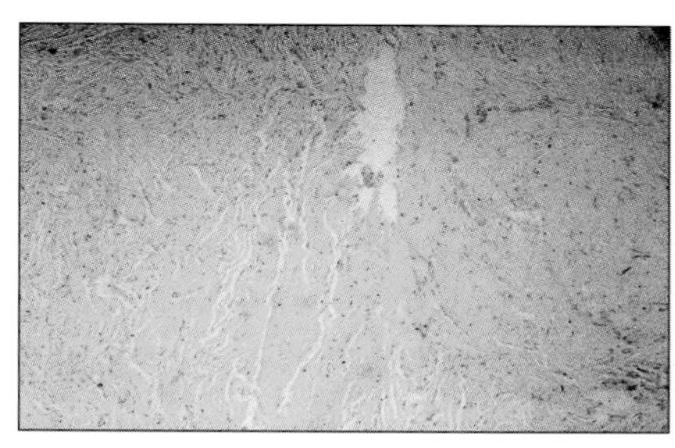

图 3.65 纤维性愈合（组织学观察）

没有根尖周病的症状和体征，但是根尖周透射影像持续存在，则表明病变区形成了纤维性愈合（图 3.65）或持续性慢性炎症。只有长时间观察，并有急性发作才能诊断为后者，而前者则会保持无症状。

对影响根管治疗疗效的相关因素进行系统评价和 meta 分析数据显示：在没有感染的情况下行活髓摘除术，根管治疗的平均成功率为 83%；当根管治疗的目的在于清除根尖周病相关的感染时，其平均成功率降低为 72%。

影响根管治疗疗效的主要因素包括：

- 根尖病变的存在及其大小。
- 根管治疗的根尖止点与影像学根尖顶点的关系。
- 微生物培养试验的结果。
- 通过根管充填的 X 线片判断根管治疗的质量。
- 最终冠部修复的质量。

对根管治疗结果具有最小影响的因素是：

- 患者年龄。
- 患者性别。
- 患者的一般健康状况。
- 除工作长度控制以外的治疗技术（根管预备、根管冲洗和根管充填材料与技术）。

20 世纪根管机械与化学预备技术的进步并没有导致根管治疗成功率的提高（图 3.60）。值得注意的是，所有对根管治疗疗效强烈影响的因素在某种程度上都与根管感染有关。因此，根管治疗疗效的进一步提高有赖于对根管感染（特别是根尖感染）性质以及治疗对微生物群落的改变方式的理解。

根管治疗失败的原因

当实行标准化的根管治疗时，其失败率为 10% ~20%。若治疗技术不规范，目前世界范围内相当一部分全科诊所内所进行的根管治疗（图 3.66），其成功率会相应降低。

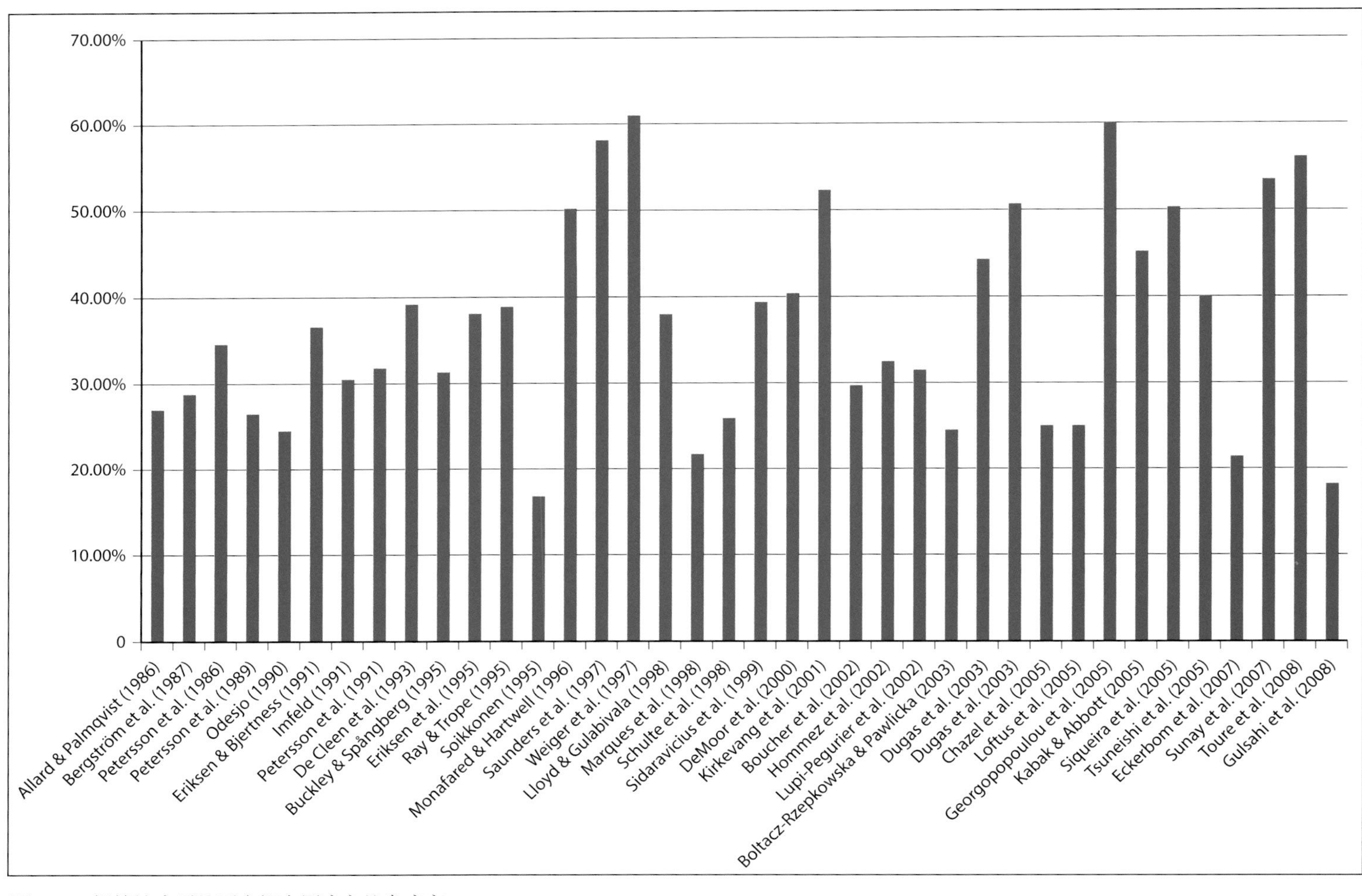

图 3.66 根管治疗后的牙齿根尖周病变的发病率

根管治疗失败的可能原因概括如下：

微生物感染（持续性根尖周炎）。

- 根管内（存在持续的或新的感染）。
- 牙根外（预先存在的或治疗引起的）。

非微生物原因（持续性根尖周炎 / 病变或新的炎症 / 病变）。

- 真性囊肿。
- 机体异物反应：胆固醇晶体、被推出的牙本质碎屑、被推出的氢氧化钙糊剂、超充的封闭剂、超充的牙胶充填物、超充的银汞合金或来自纸屑、棉捻及豆类等的纤维素成分。

与治疗失败相关的根管内微生物

根管治疗后持续性根尖周炎患牙根管内的微生物种类如表 3.5 所示，与未治疗牙齿根管内的菌谱不同。主要微生物为革兰阳性菌（图 3.67），其中大部分是兼性厌氧球菌。从已充填根管系统中取样前，需要首先去除根充材料，这可能会杀死部分细菌，从而影响取样结果。最常见的菌种包括粪肠球菌、丙酸杆菌属、链球菌属、乳杆菌属、消化链球菌属和酵母菌。

从根管治疗后患牙中获取的细菌主要存在于副根管（图3.22）、牙本质小管（图3.47）或主根管内根充材料周围（图3.24）。它们属于未治疗患牙根管内菌种的一部分，尽管细菌多样性和数量菌减少。与未经治疗的患牙不同，根管治疗后患牙只有少量混合培养物，通常只3种、2种或1种可培养细菌，平均每颗牙齿只有1.7个菌种。根管充填不完善的患牙所含细菌数目最多，达10^3~10^5个，每个根管最多有3~6种可培养细菌，且其菌种多样性类似于未治疗患牙，这也印证了其治疗的不规范。粪肠球菌是最常见的菌种，然而在初次感染根管中仅有少量存在，容易被消除，但当其大量感染时，则难以根除。

尽管纵向研究尚未发现任何特定菌种具有耐药性，根管治疗后患牙根管内存在的特殊菌群暗示，除了从先前感染中幸存的细菌，还可能是治疗期间带入的污染菌。这可能是由于：

- 患牙隔离不充分。

表 3.5 伴有持续性根尖周炎的根管治疗后牙齿中典型的微生物分类（由 Morgana Vianna 提供）

拟杆菌	放线菌	梭杆菌
氨基酸球菌属	内氏放线菌	酸杆菌属
巨大芽孢杆菌	龋齿放线菌	纤毛菌属
粪肠球菌	口腔放线菌	
屎肠球菌	黏性放线菌	
迟缓真杆菌	短状杆菌属．	
黏液真杆菌	白喉棒状杆菌	
真杆菌属	海迪茨菌	
大芬戈尔德菌	藤黄微球菌	
麻疹孪生球菌	丙酸杆菌属．	
干酪乳杆菌	痤疮丙酸杆菌	
发酵乳杆菌	丙酸丙酸盐杆菌	
格氏乳杆菌	**变形菌门**	
鼠李糖乳杆菌	痰液弯曲菌	
明串珠菌属	柠檬酸杆菌属	
微小微单胞菌	侵蚀艾肯菌	
消化球菌属	大肠杆菌属	
不解糖嗜胨菌属	肺炎克雷伯菌	
消化链球菌属	奈瑟菌属	
金黄色葡萄球菌	变形杆菌属	
表皮葡萄球菌	铜绿假单胞菌	
咽峡炎链球菌	**拟杆菌门 / 绿菌门**	
戈氏链球菌	卟啉单胞菌属．	
变异链球菌	牙髓卟啉单胞菌	
化脓性链球菌	洛氏普雷沃菌	
血链球菌	中间普氏菌	
韦荣氏球菌属	产黑色素普氏菌	
	生痰新月形单胞菌	

细菌细胞结构及耐氧性
革兰阳性需氧球菌
革兰阳性需氧杆菌
革兰阴性需氧球菌
革兰阴性需氧杆菌
革兰阳性兼性球菌
革兰阳性兼性杆菌
革兰阴性兼性杆菌
革兰阳性兼性球菌
革兰阳性厌氧杆菌
革兰阴性厌氧杆菌
革兰阴性厌氧球菌

- 无菌操作不严格。
- 冠部微渗漏。
- 根管开放引流。

与治疗失败相关的牙根外微生物

在没有污染的情况下进行根尖周组织取样是非常困难的。取样途径包括通过根管或者直接通过软组织，这两种途径都容易被污染。许多研究通过刮片法从根尖周组织取样，该方法可能包含了根管尖部的微生物。

根管尖部的细菌可能超出根尖孔并进入根尖周病变。这个部位的感染，可能导致其发生改变，并适应新的部位。这种根尖周感染可能会向根管系统内散播新的感染，成为难治性的根源。这已成为一个研究热点和争议话题。这个问题的研究话题由以下断言加剧了，即拔除患牙引起泵送运动使根管尖部的细菌发生移动，并人为改变体内存在的形态关系。因此，不仅根尖周组织能被根管污染，根管也能被根尖周组织污染。这种压力变化引起液体流动导致的细菌移动确实存在，但牙冠部完好时一般较少发生。

未治疗的慢性根尖周脓肿患牙似乎主要以链球菌属、消化链球菌属和拟杆菌属为主，这与有症状患牙根管内菌群相一致。在“牙根外感染”病例中，根尖周组织的细菌特点有些不同（表3.6）。除了上述菌属外，还包括放线菌属、丙酸杆菌属、梭杆菌属、普氏菌属和葡萄球菌属；这些菌属与有症状患牙中发现到的菌属大部分相同。部分学者认为牙根外感染相关的两组主要细菌是放线菌属（图3.23）和丙酸杆菌属。衣氏放线菌一直是难治性病例的罪魁祸首，也是目前为止引起放线菌病最常见的细菌。衣氏放线菌是从人脓肿中分离出的最常见放线菌；然而，戈氏放线菌（以前称衣氏放线菌血清II型）也很常见，它们在人脓肿中的检出率分别为56%和25%。使用棋盘式DNA-DNA杂交分析根尖周脓肿患牙根管内细菌样本，发现衣氏放线菌和戈氏放线菌的检出率分别为14.8%和7.4%；然而，戈氏放线菌在根管治疗后持续性感染中的作用尚不明确。最近，一种新的放线菌种，口腔放线菌被发现与根管

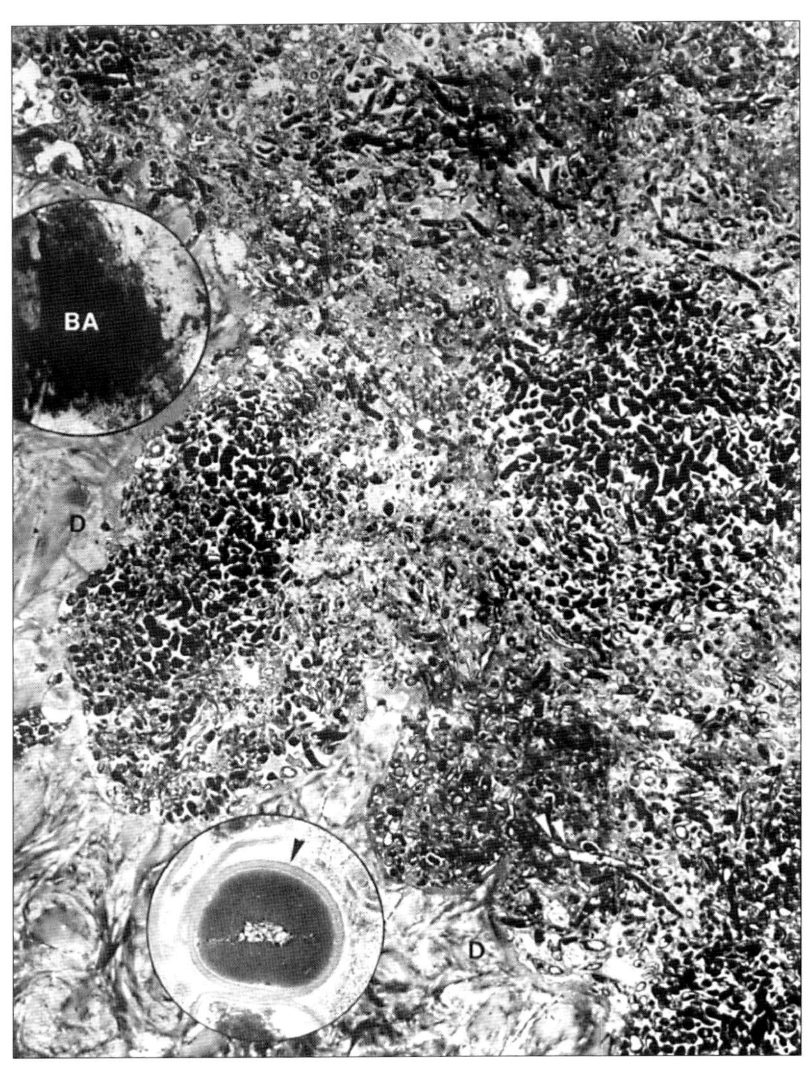

图 3.67 在图 3.22a 中所示菌群（BA，上部插图）的透射电子显微镜视图。从形态学讲，菌群似乎仅由革兰阳性菌、丝状杆菌（箭头所示）组成。注意下部插图可见到大量的革兰阳性菌。上部插图是图 3.22a 中菌群（BA）的放大图。放大倍率：×3400；上部插图 ×132；下部插图 ×21300（引自 Nair 等，1993）

治疗后疾病有关。使用PCR相关技术检测，已经发现其存在于未治疗感染根管和根管充填后慢性根尖周炎患牙中，尽管其检出率在这两种感染中都较低。

囊肿及其处理

囊肿是肉芽肿内的一个独立病理实体（图 3.16f，图 3.26k）。去除根管内病因后，病变的肉芽肿部分会随之消失，但囊肿部分却依然存在（图 3.26a，b）。组织学检查可见针状胆固醇形成结晶（图 3.26j，l），可能与异物反应有关。囊肿的成功治疗可能需要摘除术、穿刺减压或诱导囊肿邻近组织的急性炎症。摘除术已经可靠验证，没有明显复发，但有关减压术有效性的文献报道较少。其愈合可能很迅速、缓慢或不可预测，且该方法没有活检的机会。减压术后囊肿可能迅速愈合，也可能转为慢性过程而迁延不愈，因此此种方法预后不可预测，并且无法进行组织病理检查。然而，减压术是手术摘除前缩小囊肿范围的有效手段。最后一种方法于 1972 年由 Bhaskar 提出，使用器械超出根尖孔，诱导囊肿邻近组织的急性炎症。这个相当不可预测的方法没有得到广泛支持。尽管总体上囊肿的发病机制和治疗方法尚不清楚，但与易感染牙髓相关的所有根尖周病变的治疗方案都是明确的。鉴于临床上无法鉴别诊断肉芽肿和囊肿，且传统非手术根管治疗的高成功率，该方法是治疗所有坏死和感染牙髓相关的根尖周病的首选方法。如果随访发现，技术恰当的根管治疗没有解决问题，应考虑手术治疗。

异物反应及其处理

在小部分治疗后病例中（如果患牙已经开放引流），有时也会发生在治疗前，异物可能进入根管，患者在试图保持根管清洁时或牙医将其推出至根尖周组织（图 3.68）。根尖周组织中发现的异物包括针线（图3.68）、棉捻或纸尖（图3.69）、豆类导致的肉芽肿（图3.70）、牙本质屑。根管填充材料，包括封闭剂（图3.64）、银汞合金（图3.71）、牙胶尖（图3.72）及其他材料，如牙胶

表 3.6 根尖孔外感染相关细菌

	研究	样本量	研究方法	优势菌种
开放性病变（有窦道形成）	Happonen 等（1986）	16	细菌培养	放线菌，丙酸杆菌
	Haapasalo 等（1987）	1	细菌培养	丙酸杆菌，梭杆菌
	Tronstad 等（1987）	5	细菌培养	混合菌种
	Tronstad 等（1990）	1	细菌培养	混合菌种
	Weiger 等（1995）	12	细菌培养	链球菌、普氏菌
	Vigil 等 （1997）	13	细菌培养	梭菌、梭杆菌
	Gatti 等（2000）	7（36）	细菌培养	放线菌、链球菌、类杆菌
	Signoretti 等 （2011）	1	细菌培养	内氏放线菌、麦氏放线菌、丙酸杆菌、肉毒杆菌、微小微单细胞菌、解脲拟杆菌
伴或不伴窦道形成（混合案例）	Noguchi 等（2005）	27	16S rRNA 基因扩增	牙龈卟啉单胞菌、福赛坦氏菌、具核酸杆菌及其他
闭合性病变（无窦道形成）	Happonen 等（1985）	7	细菌培养	放线菌、丙酸杆菌
	Nishimura （1986）	1	细菌培养	放线菌
	Tronstad 等 (1987)	3	细菌培养	混合菌种
	Sjogren 等（1988）	1	细菌培养	丙酸杆菌
	Barnett 等（1990）	1	细菌培养	放线菌、类杆菌
	Vigil 等（1997）	15	细菌培养	丙酸杆菌、葡萄球菌、链球菌
	Abou-Rass 和 Bogen（1998）	13	细菌培养	放线菌、链球菌、丙酸杆菌
	Bogen & Slots （1999）	20	细菌培养	类杆菌
	Sunde 等（2000a）	30	细菌培养	混合菌种
	Sunde 等（2000b）	34	细菌培养	链球菌、类杆菌、梭杆菌、放线杆菌

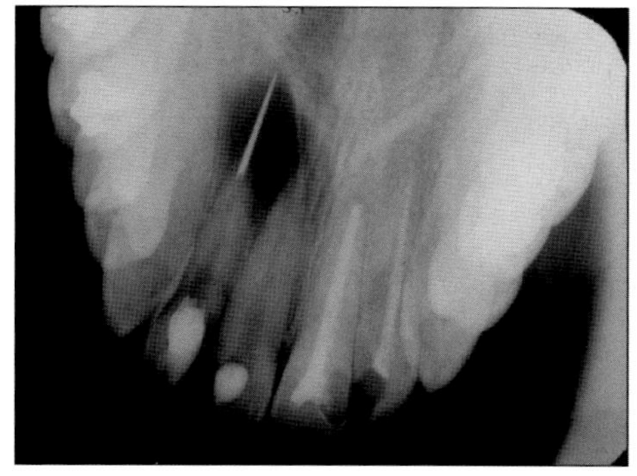

图 3.68 每位患者使用单独的冲洗针以尽可能地保持根管清洁

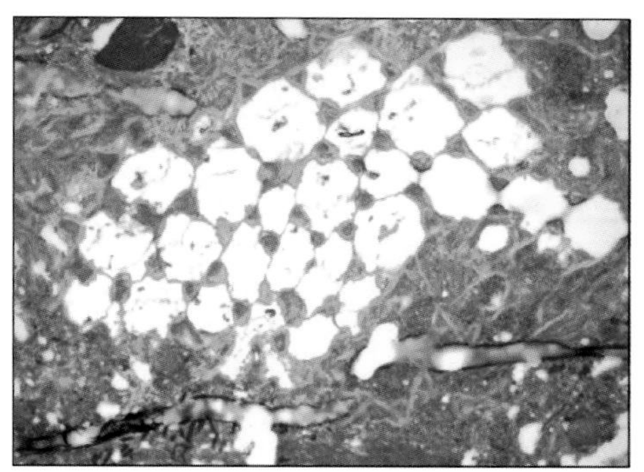

图 3.69 纤维素挤压入根尖周组织

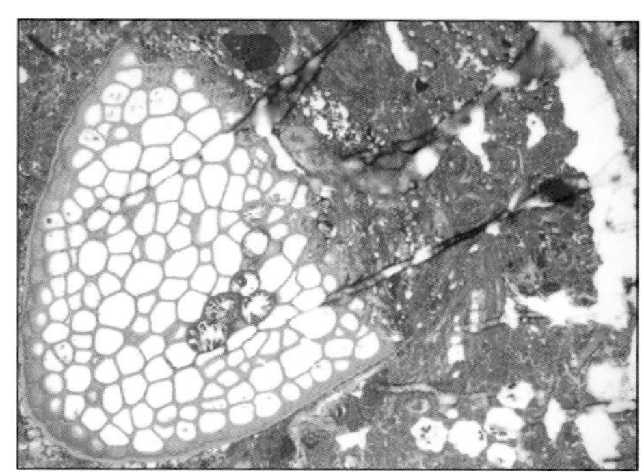

图 3.70 脉冲性根周肉芽肿

上的滑石粉（图3.25）和氢氧化钙（图3.73）等。

如果异物导致持续性疼痛或其他症状，则应手术将其去除。活检揭示了来源于巨噬细胞的多核巨细胞企图吞噬异物却失败的场景。少量超出根尖孔的材料通常可以被机体吸收而不会出现不适症状（图 3.74）。

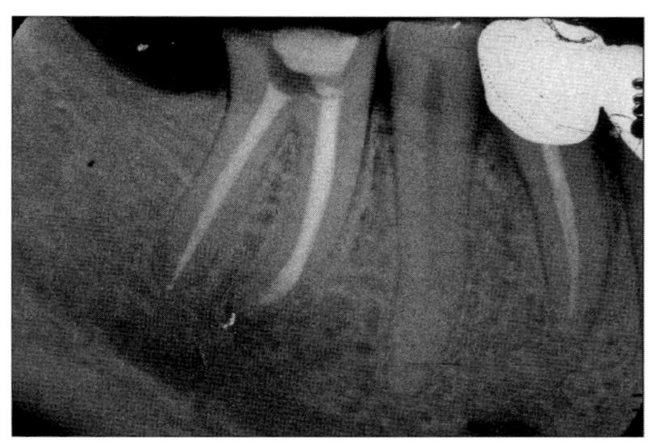

图 3.71 与不良银汞合金充填体相关的并发症

纤维愈合

根尖周病变导致的炎症和坏死组织的愈合结果是修复或再生。在大多数情况下，愈合的最终结果是再生。然而，

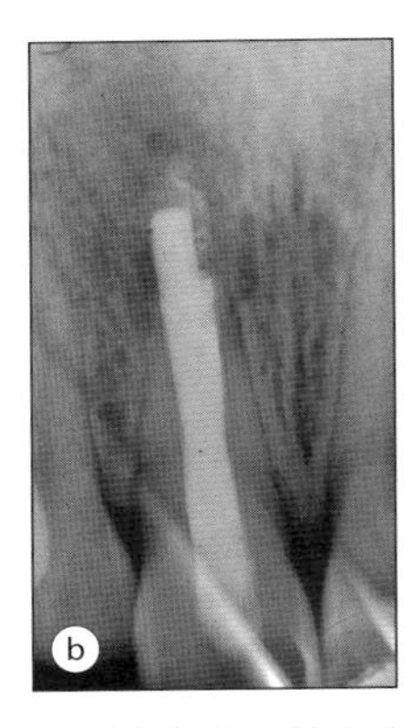
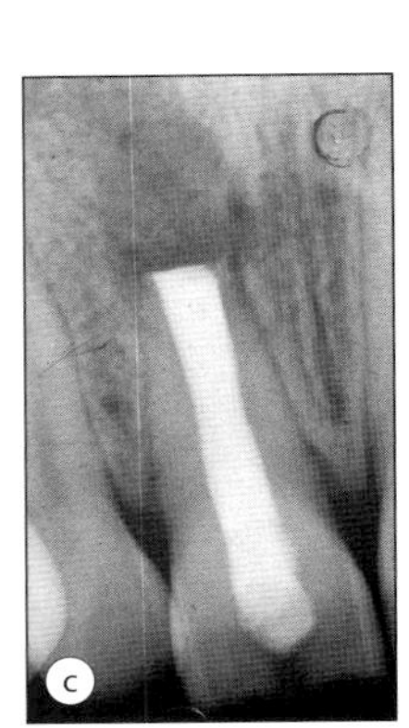

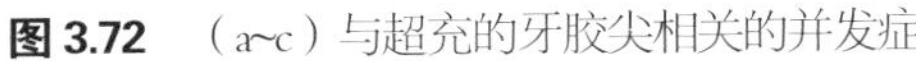

图 3.72 （a~c）与超充的牙胶尖相关的并发症

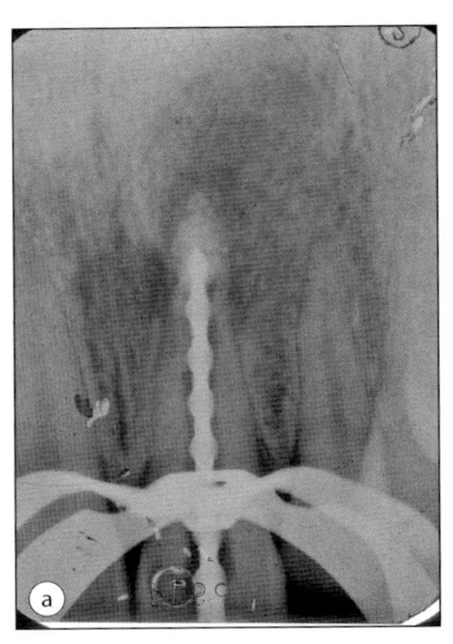
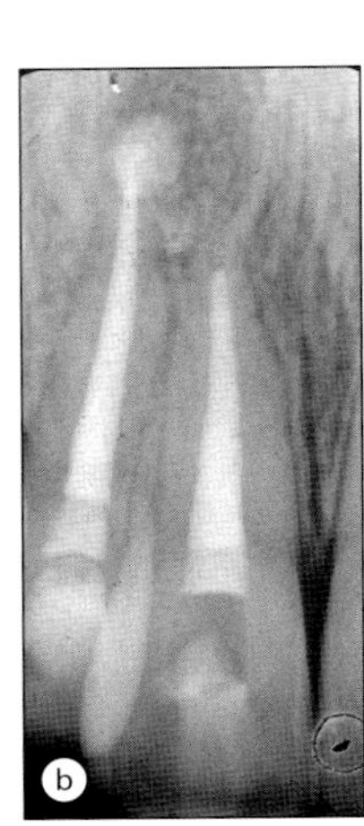

图 3.73 （a，b）与挤出的氢氧化钙相关的并发症

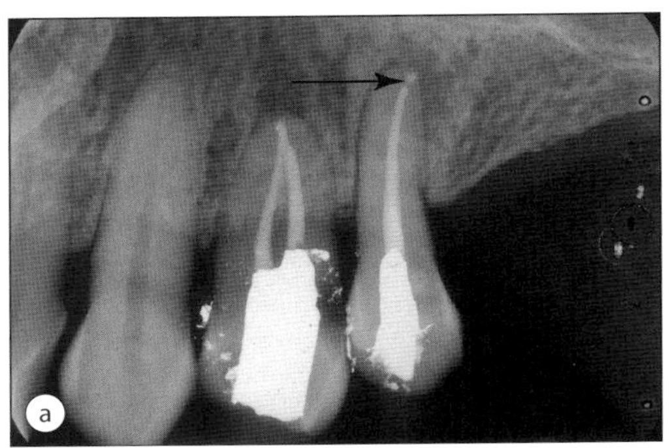
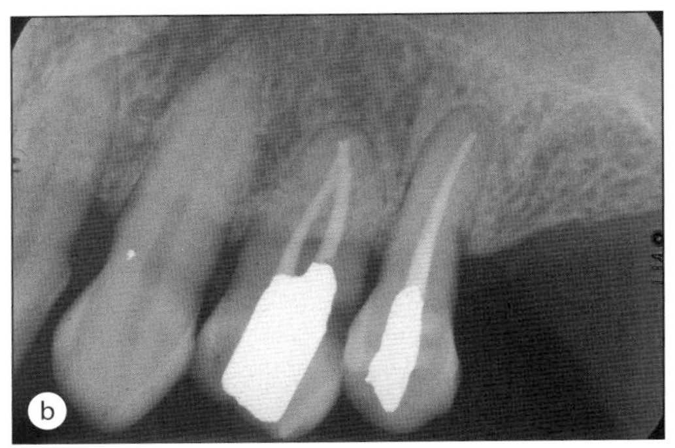

图 3.74 （a，b）超出的根充糊剂被机体吸收

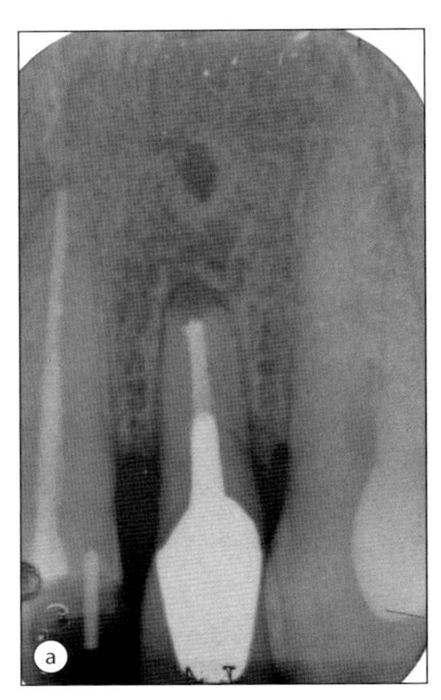

图 3.75 （a）放射学和（b）组织学图像显示了伴有重度根尖周病变的上颌左侧切牙在经过牙髓手术治疗后的纤维性组织修复

根管治疗也可能以纤维组织修复的形式愈合，特别是在双侧皮质骨板受损的情况下（图 3.65，图 3.75）。

最初的误诊

误诊当然不是根管治疗失败的真正原因，而在于无法正确处理最初的问题。在二级转诊中心，这是一种很常见的现象。误诊牙髓 / 根尖周病的常见原因包括颞下颌关节（TMJ）功能紊乱，上颌窦炎及其他非牙源性疼痛，牙周病，根侧牙周囊肿，正常透射影解剖结构（颏孔、切牙孔、上颌窦等）。

根管治疗失败的管理与根管再治疗的结果

当根管治疗无法解决根尖周病，尤其是先前的治疗存在技术缺陷时，通常考虑采用传统非手术再治疗（图 3.76a）。这需要去除根管内充填材料和其他修复材料。如果可能的话，还需要纠正任何医源性的操作失误。必须全部去除所有充填材料，以确保抗菌剂能够达到根管牙本质的所有表面（图 3.76b，c）。一般认为根管再治疗的成功率低于初次治疗，因为：

- 根管不通难以清除尖部感染。
- 潜在的更顽固的菌群。

一系列研究的结果表明，根管再治疗平均成功率为 66%（图 3.77），比根尖周炎患牙初次根管治疗的成功率约低 6%。影响根管再治疗结果的因素与影响初次根管治疗的因素相同；因此此处将不单独进行探讨。

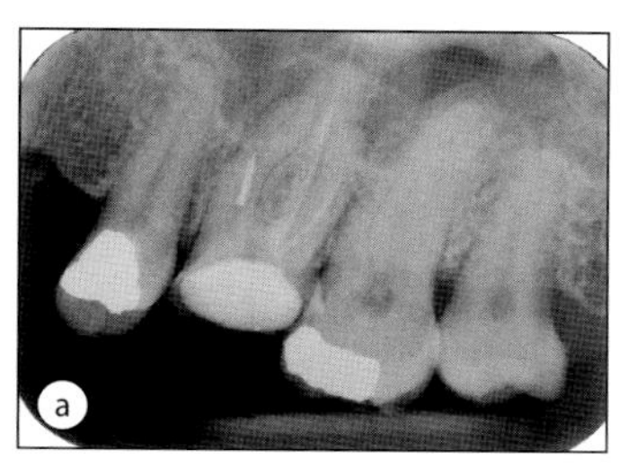
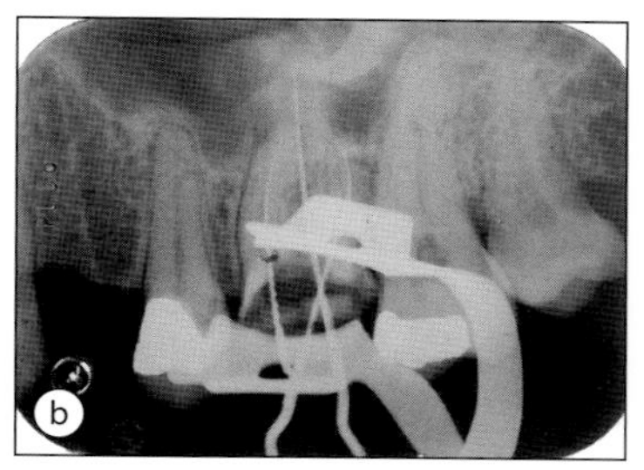
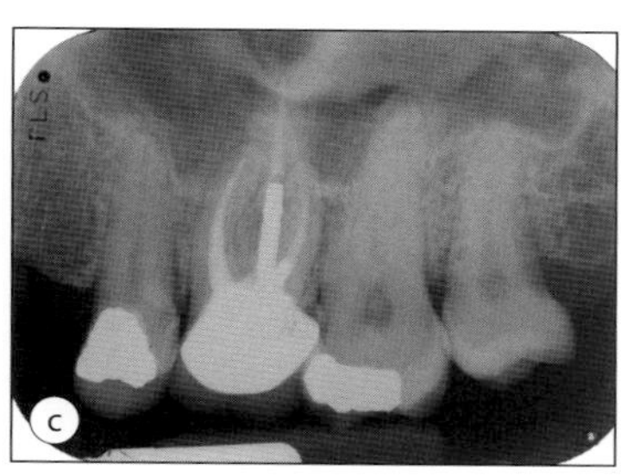

图 3.76 （a）经过不良根管治疗的牙齿；（b，c）需要进行根管再治疗

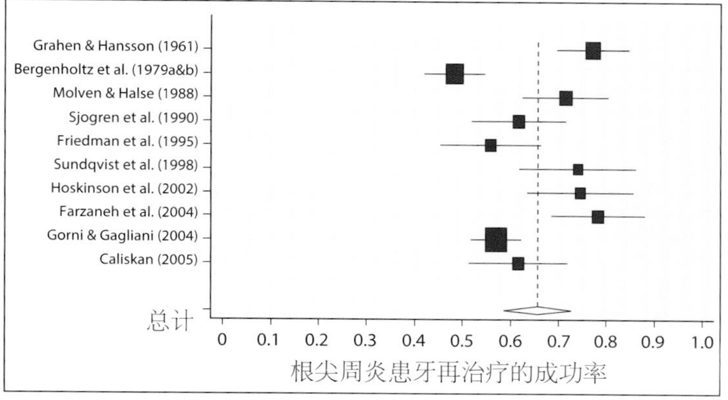

图 3.77 通过对整体和个体研究的样本图表明根尖周炎患牙经过持续标准化根管治疗后根尖周的愈合概率

根尖手术和根管倒充填

某些情况下，由于难以获得到达感染区的根管通路或者非微生物原因，只行传统机械化学方法无法解决问题。在微生物导致治疗失败的情况下，感染部位可能在根管尖部（图3.22）、尖部牙本质小管（图3.45a~d）或牙根外（图3.23）。在这些情况下，除了常规方法外，可能还需要行根尖周手术治疗（图3.45b）。在初次治疗之前无法诊断牙根外感染，而是依据根管内感染的初次治疗结果得出鉴别诊断。其愈合过程可能更复杂。最初，如果根管内初次感染是导致病变的主要原因，病变会尝试愈合，根尖周病变的范围可能会变小。然而，牙根外的持续性感染刺激会阻碍其完全愈合。如果根管外感染是病变的主要来源，治疗后可能没有变化。

根部手术包括切口、解剖病变及切除根尖（图3.45c），这将对手术部位造成额外的创伤并完全改变其境况。该方法很希望消除致病因素，但其术后复杂伤口的愈合过程与常规根管治疗不同。愈合一般包括上皮和结缔组织修复，这两者相互依赖。第一步是形成上皮细胞封闭，此过程需要来自下层发育中的结缔组织的营养支持。牙周病的存在会危害黏骨膜瓣的再附着。进一步的结缔组织愈合过程包括清除和组织血凝块进入骨膜、牙槽骨、牙骨质和牙周膜。根尖切除暴露了根管牙本质界面，里面充斥着大量不同毒性的材料。如果牙本质小管没有感染，且根管内也没有纤维组织形成，那么暴露的牙本质表面将会被牙骨质覆盖（图 3.58）。如果使用 MTA 等倒填充材料，其成骨潜能将使根尖端被再生组织覆盖，而不是修补。

手术再治疗疗效的影响因素

对有根尖透射影的患牙的现代根管外科手术（显微放大，以极小或者没有斜面的情况下进行根尖切除，超声波倒预备，并行严密的根管倒充填）疗效的前瞻性数据 meta 分析显示：30%~93%的患牙能完全愈合，平均治疗成功率为 92%（95% CI：86%，95%）。另一项 meta 分析报道，显微根尖手术（94%；95% CI：89%，98%）的平均成功率优于传统根尖手术（59%；95% CI：55%，63%）。然而，后一个 meta 分析的研究设计、病例选择、治疗后的随访时间和术前非手术治疗等方面有所差异。因此，显微外科手术和传统根尖手术的区别可能被夸大了。

以下因素对手术再治疗的疗效有重要影响：

- 根尖周病变的存在和大小。
- 皮质骨板的丧失。
- X 线片上根管充填的质量。
- 根尖倒充填的质量。
- 冠方修复的质量。

以下因素对手术再治疗疗效影响最小：

- 患者年龄。
- 患者一般健康状况。
- 牙齿类型。
- 术前症状和体征。

根管治疗的替代方法

然而即使在循证医疗时代，仍然存在一些替代疗法。

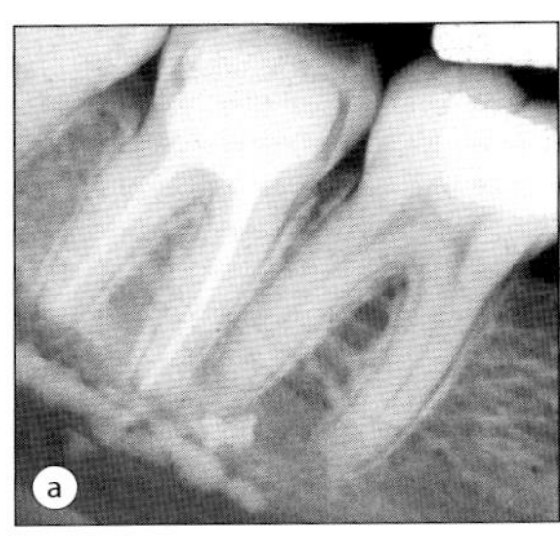
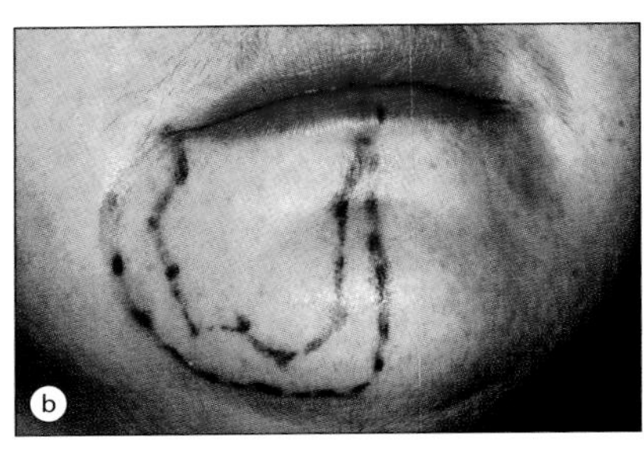

图 3.78 （a）填充材料挤出根尖孔；（b）麻醉区（内）和感觉异常区（外）

某些临床医生认为，根管系统解剖如此复杂，以致彻底的生物力学清理难以实现且耗时较长。因此，他们主张使用化学制剂将牙髓组织与所有细菌一起固定起来，而不强调无菌操作和机械预备。已有许多含甲醛的材料被用作牙髓固定剂（如 N2）。当配合一定程度的机械制备，并将固定材料限制于根管系统内时，在一些情况下，该技术可获得治疗成功。然而，没有科学证据表明该技术的疗效具有可预见性。此外，研究已经证实被固定的牙髓组织的抗原性已发生改变，并可引起免疫应答，而未固定的坏死组织则不会引起免疫反应。

若这种材料被意外推出根尖孔（图 3.78a），将会导致严重后果。该材料的毒性可导致组织坏死，并损伤神经功能。其临床表现包括剧痛和感觉异常，当材料被挤入下颌神经管时尤甚（图 3.78b）。当然，如果其他材料被挤入下颌神经管时，可能会出现相同的后遗症，但是大部分症状都会随时间推移而自动消失，而对于含甲醛的材料则不太可能。

参考文献及延伸阅读

[1]Abou-Rass, M., Bogen, G., 1998. Microorganisms in closed periapical lesions. Int Endod J 31 (1), 39–47.

[2]Alavi, A.M., Gulabivala, K., Speight, P.M., 1998. Quantitative analysis of lymphocytes and their subsets in periapical lesions. Int Endod J 31, 233–241.

[3]Ando, A., Hoshino, E., 1990. Predominant obligate anaerobes invading the deep layers of root canal dentine. Int Endod J 23, 20–27.

[4]Barnett, F., Stevens, R., Tronstad, L., 1990. Demonstration of Bacteroides intermedius in periapical tissue using indirect immunofluorescence microscopy. Endod Dent Traumatol 6 (4), 153–156.

[5]Baumgartner, J.C., Falker, W.A. Jr., 1991. Bacteria, in the apical 5 mm of infected root canals. J Endod 17, 380–383.

[6]Baumgartner, J.C., Watkins, B.J., Bae, K.S., et al., 1999. Association of black-pigmented bacteria with endodontic infections. J Endod 25 (6), 413–415.

[7]Baumgartner, J.C., Watts, C.M., Xia, T., 2000. Occurrence of Candida albicans in infections of endodontic origin. J Endod 26 (12), 695–698.

[8]Bergenholtz, C., 1974. Microorganisms from necrotic pulp of traumatized teeth. Odontol Rev 25, 347–358.

[9]Bergenholtz, G., Lekholm, U., Liljenberg, B., et al., 1983. Morphometric analysis of chronic inflammatory periapical lesions in root-filled teeth. Oral Surg Oral Med Oral Pathol 55, 295–301.

[10]Berkovitz, B.K.B., Holland, G.R., Moxham, B.J., 2009. Oral anatomy, histology and embryology. Mosby.

[11]Bhaskar, S.N., 1972. Non-surgical resolution of radicular cysts. Oral Surg 34, 458–476.

[12]Blome, B., Braun, A., Sobarzo, V., et al., 2008. Molecular identification and quantification of bacteria from endodontic infections using real-time polymerase chain reaction. Oral Microbiol Immunol 23 (5), 384–390.

[13]Bogen, G., Slots, J., 1999. Black-pigmented anaerobic rods in closed periapical lesions. Int Endod J 32 (3), 204–210.

[14]Brauner, A.W., Conrads, G., 1995. Studies into the microbial spectrum of apical periodontitis. Int Endod J 28 (5), 244–248.

[15]Byers, M.R., Taylor, P.E., Khayat, B.G., et al., 1990. Effects of injury and inflammation on pulpal and periapical nerves. J Endod 16 (2), 78–84.

[16]Bystrom, A., Claesson, R., Sundqvist, G., 1985. The antibacterial effect of camphorated paramonochlorophenol, camphorated phenol and calcium hydroxide in the treatment of infected root canals. Endod Dent Traumatol 1, 170–175.

[17]Bystrom, A., Happonen, R.P., Sjogren, U., et al., 1987. Healing of periapical lesions of pulpless teeth after endodontic treatment with controlled asepsis. Endod Dent Traumatol 3 (2), 58–63.

[18]Bystrom, A., Sundqvist, G., 1981. Bacteriologic evaluation of the efficacy of mechnical root canal instrumentation in endodontic therapy. Scand J Dent Res 89, 321–328.

[19]Bystrom, A., Sundqvist, G., 1983. Bacteriologic evaluation of the effect of 0.5% sodium hypochlorite in endodontic therapy. Oral Surg Oral Med Oral Pathol 55, 307–312.

[20]Bystrom, A., Sundqvist, G., 1985. The antibacterial action of sodium hypochlorite and EDTA in 60 cases of endodontic therapy. Int Endod J 18, 35–40.

[21]Conrads, G., Gharbia, S.E., Gulabivala, K., et al., 1997. The use of 16S rDNA directed PCR for the detection of endodontopathogenic bacteria. J Endod 23, 433–438.

[22]Dahlén, G., Bergenholtz, G., 1980. Endotoxic activity in teeth with necrotic pulps. J Dent Res 59, 1033–1040.

[23]Dahlén, G., Fabricius, L., Heyden, G., et al., 1982. Apical periodontitis induced by selected bacterial strains in root canals of immunized and non-immunized monkeys. Scand J Dent Res 90, 207–216.

[24]Dahlén, G., Fabricius, L., Holm, S.E., et al., 1987. Interactions within a collection of eight bacterial strains isolated from a monkey dental root canal. Oral Microbiol Immunol 2, 164–170.

[25]Dahlén, G., Haapasalo, M., 2000. Microbiology of apical periodontitis. In: Pitt Ford, T., Ørstavik, D. (Eds.), Essential endodontology. Blackwell Scientific, Oxford.

[26]Dahlén, G., Magnusson, B.C., Moller, A.J.R., 1981. Histological and histochemical study of the influence of lipopolysaccharide extracted from Fusobacterium nucleatum on the periapical tissues in the monkey Macaca Fascicularis. Arch Oral Biol 26, 591–598.

[27]Dahlén, G., Moller, A.J.R., 1992. Microbiology of endodontic infections. In: Slots, J., Taubman, M.A. (Eds.), Contemporary oral microbiology and immunology. Mosby-Year Book, Inc.

[28]Dahlén, G., Samuelsson, W., Molander, A., et al., 2000. Identification and antimicrobial susceptibility of enterococci isolated from the root canal. Oral Microbiol Immunol 15, 309–312.

[29]Damm, D.D., Neville, B.W., Geissler, R.H. Jr et al., 1988. Dentinal candidiasis in cancer patients. Oral Surg Oral Med Oral Pathol 65 (1), 56–60.

[30]Delves, P.J., Martin, S.J., Burton, D.R., et al., 2011. Roitt's essential immunology. Wiley-Blackwell.

[31]Dobell, C., 1932. Anthony van Leeuwenhoek and His "Little Animals. Reprint. Dover Publications, New York. 1962.

[32]Dougherty, W.J., Bae, K.A., Watkins, B.J., et al., 1998. Black-pigmented bacteria in coronal and apical segments of infected root canals. J Endod 24, 356–358.

[33]Egan, M.W., Spratt, D.A., Ng, Y.L., et al., 2002. Prevalence of yeasts in saliva and root canals of teeth associated with apical periodontitis. Int Endod J 35 (4), 321–329.

[33]Engstrom, B., 1964. The significance of enterococci in root canal treatment. Odontol Revy 15, 87–106.

[35]Fabricius, L., Dahlén, G., Holm, G., et al., 1982a. Influence of combination of oral bacteria on periapical tissues of monkeys. Scand J Dent Res 90, 200–206.

[36]Fabricius, L., Dahlén, G., Ohman, A.E., et al., 1982b. Predominant indigenous oral bacteria isolated from infected root canals after varied times of closure. Scand J Dent Res 90, 134–144.

[37]Fabricius, L., Dahlén, G., Sundqvist, G., et al., 2006. Influence of residual bacteria on periapical tissue healing after chemomechanical treatment and root filling of experimentally infected monkey teeth. Eur J Oral Sci 114, 278–285.

[38]Figdor, D., Gulabivala, K., 2008. Survival against the odds: microbiology of root canals associated with post-treatment disease. Endod Topics 18, 62–77.

[39]Foschi, F., Cavrini, F., Montebugnoli, L., et al., 2005. Detection of bacteria in endodontic samples by polymerase chain reaction assays and association with defined clinical signs in Italian patients. Oral Microbiol Immunol 20 (5), 289–295.

[40]Fouad, A.F., Barry, J., Caimano, M., et al., 2002. PCR-based identification of bacteria associated with endodontic infections. J Clin Microbiol 40, 3223–3231.

[41]Frostell, G., 1963. Clinical significance of the root canal culture. Transactions of 3rd Int Conferences of Endodontics 112–122.

[42]Fukushima, H., Yamamoto, K., Hirohata, K., et al., 1990. Localisation and identification of root canal bacteria in clinically asymptomatic periapical pathosis. J Endod 16, 534–538.

[43]Gaetti-Jardim Junior, E., Fardin, A.C., Gaetti-Jardim, E.C., et al., 2010. Microbiota associated with chronic osteomyelitis of the jaws. Braz J Microbiol 41, 1056–1064.

[44]Goldman, M., Pearson, A.H., 1965. A preliminary investigation of the "Hollow Tube" theory in Endodontics: Studies with neo-tetrazolium. J Oral Ther Pharmacol 58, 618–626.

[45]Goldman, M., Pearson, A.H., 1969. Post-debridement bacterial flora and antibiotic sensitivity. Oral Surg Oral Med Oral Pathol 28, 897–905.

[46]Gomes, B.P.F.A., Drucker, D.B., Lilley, J.D., 1994. Association of specific bacteria with some endodontic signs and symptoms. Int Endod J 27, 291–298.

[47]Gomes, B.P.F.A., Lilley, J.D., Drucker, D.B., 1996. Clinical significance of dental root canal microflora. J Dent 24, 47–55.

[48]Griffee, M.B., Patterson, S.S., Miller, C.H., et al., 1980. The relationship of Bacteroides melaninogenicus to symptoms associated with pulpal necrosis. Oral Surg Oral Med Oral Pathol 50, 457–461.

[49]Haapasalo, M., Ranta, K., Ranta, H., 1987. Mixed anaerobic periapical infection with sinus tract. Endod Dent Traumatol 3, 83–85.

[50]Happonen, R.P., Soderling, E., Viander, M., 1985. Immunocytochemical demonstration of Actinomyces species and Arachnia propionica in periapical infections. J Oral Pathol 14, 405–413.

[51]Happonen, R.P., 1986. Periapical actinomycosis: a follow-up study of 16 surgically treated cases. Endod Dent Traumatol 2 (5), 205–209.

[52]Hargreaves, K.M., Goodis, H.E., Tay, F.R. (Eds.), 2002. Seltzer and Bender's Dental Pulp, 2nd ed. Quintessence Publishing Co., Chicago.

[53]Hashioka, K., Yamasaki, M., Nakane, A., et al., 1992. The relationship between clinical symptoms and anaerobic bacteria from infected root canals. J Endod 18 (11), 558–561.

[54]Hobson, P., 1959. An investigation into the bacteriological control of infected root canals. Br Dent J 106, 63–70.

[55]Jacinto, R.C., Gomes, B.P., Ferraz, C.C., et al., 2003. Microbiological analysis of infected root canals from symptomatic and asymptomatic teeth with periapical periodontitis and the antimicrobial susceptibility of some isolated anaerobic bacteria. Oral Microbiol Immunol 18, 285–292.

[56]Jackson, F.L., Halder, A.R., 1963. Incidence of yeast in root canals during therapy. Br Dent J 115, 459–460.

[57]Jung, I.Y., Choi, B.K., Kum, K.Y., et al., 2000. Molecular epidemiology and association of putative pathogens in root canal infection. J Endod 26 (10), 599–604.

[57]Kakehashi, S., Stanley, H.R., Fitzgerald, W., 1965. The effects of surgical exposures of dental pulps in germ free and conventional laboratory rats. Oral Surg Oral Med Oral Pathol 20, 340–349.

[59]Kantz, W.E., Henry, C.A., 1974. Isolation and classification of anaerobic bacteria from intact pulp chambers of non vital teeth in man. Arch Oral Biol 19, 91–95.

[60]Katebzadeh, N., Sigurdsson, A., Trope, M., 1999. Histological repair of periapical lesions after obturation of infected root canals of dogs. J Endod 25, 364–368.

[61]Katebzadeh, N., Sigurdsson, A., Trope, M., 2000. Radiographic evaluation of periapical healing after obturation of infected root canals. An in vivo study. Int Endod J 33, 60–66.

[62]Kawashima, N., Stashenko, P., 1999. Expression of bone-resorptive and regulatory cytokines in murine periapical inflammation. Arch Oral Biol 44, 55–66.

[63]Kessler, S., 1972. Bacteriological examination of root canals. J Dent Assoc S Afr 27, 9–13.

[64]Kinirons, M.J., 1983. Candidal invasion of dentine complicating hypodontia. Br Dent J 154, 400–401.

[65]Leavitt, J.M., Naidorf, I.J., Shugaevsky, P., 1958. Bacterial flora of root canals as disclosed by a culture medium for endodontics. Oral Surg Oral Med Oral Pathol 11, 302–308.

[66]Li, H., Chen, V., Chen, Y., et al., 2008. Herpesviruses in endodontic pathoses: association of Epstein-Barr virus with irreversible pulpitis and apical periodontitis. J Endod 35, 23–29.

[67]Li, L., Hsiao, W.W., Nandakumar, R., et al., 2010. Analyzing endodontic infections by deep coverage pyrosequencing. J Dent Res 89, 980–984.

[68]Lomcali, G., Sen, B.H., Cankaya, H., 1996. Scanning electron microscopic observations of apical root surfaces of teeth with apical periodontitis. Endod Dent Traumatol 12, 70–76.

[69]Love, R.M., McMillan, M.D., Jenkinson, H.F., 1997. Invasion of dentinal tubules by oral streptococci is associated with collagen recognition mediated by the antigen I/II family of polypeptides. Infect Immun 65, 5157–5164.

[70]MacDonald, J.B., Hare, G.C., Wood, A.W.S., 1957. The bacteriologic status of the pulp chambers in intact teeth found to be non-vital following trauma. Oral Surg Oral Med Oral Pathol 10, 318–322.

[71]Mah, T.F.C., O'Toole, G.A., 2001. Mechanisms of biofilm resistance to antimicrobial agents. Trends Microbiol 9, 34–39.

[72]Martinho, F.C., Chiesa, W.M., Leite, F.R., et al, 2010. Antigenic activity of bacterial endodontic contents from primary root canal infection with periapical lesions against macrophage in the release of interleukin-1beta and tumor necrosis factor alpha. J Endod 36, 1467–1474.

[73]Marton, I.J., Kiss, C., 2000. Protective and destructive immune reactions in apical periodontitis. Oral Microbiol Immunol 15, 139–150.

[74]Matusow, R., 1981. Acute pulpal-alveolar cellulites syndrome. III: Endodontic therapeutic factors and the resolution of a Candida albicans infection. Oral Surg Oral Med Oral Pathol 52, 630–634.

[75]Meghji, S., Qureshi, W., Henderson, B., et al., 1996. The role of endotoxin and cytokines in the pathogenesis of odontogenic cysts. Arch Oral Biol 41, 523–531.

[76]Molander, A., Reit, C., Dahlén, G., 1990. Microbiological evaluation of clindamycin as a root canal dressing in teeth with apical periodontitis. Int Endod J 23, 113–118.

[77]Molander, A., Reit, C., Dahlén, G., 1996a. Microbiological root canal sampling: diffusion of a technology. Int Endod J 29, 163–167.

[78]Molander, A., Reit, C., Dahlén, G., 1996b. Reasons for dentists' acceptance or rejection of microbiological root canal sampling. Int Endod J 29, 168–172.

[79]Molander, A., Reit, C., Dahlén, G., et al., 1998. Microbiological status of root-filled teeth with apical periodontitis. Int Endod J 31, 1–7.

[80]Moller, A.J.R., 1966. Microbiological examination of root canals and periapical tissues of human teeth. Odontol Tidskrift 74 (Special Issue), 1–380.

[81]Moller, A.J.R., Fabricius, L., Dahlén, G., et al., 1981. Influence on periapical tissues of indigenous oral bacteria and necrotic pulp tissue in monkeys. Scand J Dent Res 89, 475–484.

[82]Moller, A.J.R., Fabricius, L., Dahlén, G., et al., 2004. Apical periodontitis development and bacterial response to endodontic treatment. Experimental root canal infections in monkeys with selected bacterial strains. Eur J Oral Sci 112, 207–215.

[83]Molven, O., Halse, A., 1988. Success rates for gutta-percha and kloro-percha N-O root fillings made by undergraduate students: radiographic findings after 10–17 years. Int Endod J 21, 243–250.

[84]Molven, O., Olsen, I., Kerekes, K., 1991. Scanning electron microscopy of bacteria in the apical part of root canals in permanent teeth with periapical lesions. Endod Dent Traumatol 7, 226–229.

[85]Montagner, F., Gomes, B.P., Kumar, P.S., 2010. Molecular fingerprinting reveals the presence of unique communities associated with paired samples of root canals and acute apical abscesses. J Endod 36 (9), 1475–1479.

[86]Munson, M.A., Pitt Ford, T., Chong, B., et al., 2002. Molecular and cultural analysis of the microflora associated with endodontic infections. J Dent Res 81, 761–766.

[87]Naidorf, I., 1972. Inflammation and infection of pulp and periapical tissues. Oral Surg Oral Med Oral Pathol 34, 486–497.

[88]Nair, P.N., 2006. On the causes of persistent apical periodontitis: a review. Int Endod J 39, 249–281.

[89]Nair, P.N., Henry, S., Cano, V., et al., 2005. Microbial status of apical root canal system of human mandibular first molars with primary apical periodontitis after "one-visit" endodontic treatment. Oral Surg Oral Med Oral Pathol Oral Radiol Endod 99 (2), 231–252.

[90]Nair, P.N., Sjögren, U., Krey, G., et al., 1990a. Intraradicular bacteria and fungi in root-filled, asymptomatic human teeth with therapy-resistant periapical lesions: a long-term light and electron microscopic follow-up study. J Endod 16 (12), 580–588.

[91]Nair, P.N., Sjögren, U., Krey, G., et al., 1990b. Therapy-resistant foreign body giant cell granuloma at the periapex of a root-filled human tooth. J Endod 16, 589–595.

[92]Nair, P.N., Sjögren, U., Schumacher, E., et al., 1993. Radicular cyst affecting a root-filled human tooth: a long-term post-treatment follow-up. Int Endod J 26, 225–233.

[93]Nair, P.N.R., 1987. Light and electron microscope studies of root canal flora and periapical lesions. J Endod 13, 29–39.

[94]Nair, P.N.R., 1997. Apical periodontitis: a dynamic encounter between root canal infection and host response. Periodontol 13, 121–148.

[95]Nair, P.N.R., 1998. Review – new perspectives on radicular cysts: do they heal? Int Endod J 31, 155–160.

[96]Nair, P.N.R., 1998. Pathology of apical periodontitis. In: Ørstavik, D., Pitt Ford, T.R. (Eds.), Essential endodontology. Blackwell, Oxford.

[97]Nair, P.N.R., Pajarola, G., Schroeder, H.E., 1996. Types and incidence of human periapical lesions obtained with extracted teeth. Oral Surg Oral Med Oral Pathol 81, 93–102.

[98]Nair, P.N.R., Schroeder, H.E., 1984. Periapical actinomycosis. J Endod 10, 567–570.

[99]Nair, P.N.R., Sundqvist, G., Sjögren, U., 2008. Experimental evidence supports the abscess theory of development of radicular cysts. Oral Surg Oral Med Oral Pathol Oral Radiol Endod 106, 294–303.

[100]Nair, R., Sjögren, U., Krey, G., et al., 1990. Intraradicular bacteria and fungi in root-filled, asymptomatic human teeth with therapy-resistant periapical lesions. J Endod 16 (12), 580–588.

[101]Najzar-Fleger, D., Flipovic, D., Prpic, G., et al., 1992. Candida in root canals in accordance with oral ecology. Int Endod J 25, (Abstract 1528) 40.

[102]Ng, Y.-L., Mann, V., Gulabivala, K., 2008. Outcome of secondary root canal treatment: Systematic review of the literature. Int Endod J 41, 1026–1046.

[103]Ng, Y.-L., Mann, V., Rahbaran, S., et al., 2007. Outcome of primary root canal treatment: Systematic review of the literature – Part 1, (Effects of study characteristics). Int Endod J 40, 12–39.

[104]Ng, Y.-L., Mann, V., Rahbaran, S., et al., 2008. Outcome of primary root canal treatment: Systematic review of the literature – Part 2, (Influence of clinical factors). Int Endod J 41, 6–31.

[105]Nishimura, R.S. Jr., 1986. Periapical actinomycosis. J Endod 12(2), 76–79.

[106]Noguchi, N., Noiri, Y., Narimatsu, M., et al., 2005. Identification and localization of extraradicular biofilm-forming bacteria associated with refractory endodontic pathogens. Appl Environ Microbiol 71, 8738–8743.

[107]Noyes, 1922. In Blayney, J.R., 1922. The clinical results of pulp treatment. J Nat Dent Assoc 16, 198–208.

[108]Özok, A.R., Persoon, I.F., Huse, S.M., et al., 2012. Ecology of the microbiome of the infected root canal system: a comparison between apical and coronal root segments. Int Endod J 45 (6), 530–541.

[109]Richardson, N., Mordan, N.J., Figueiredo, J.A., et al., 2009. Microflora in teeth associated with apical periodontitis: a methodological observational study comparing two protocols and three microscopy techniques. Int Endod J 42 (10), 908–921.

[110]Rickert, U., Dixon, C.M., 1931. The controlling of root surgery. Int Dent Cong (8th) (Supp. 111A), 15.

[111]Saito, D., Coutinho, L.L., Borges Saito, C.P., 2009. Real-time polymerase chain reaction quantification of Porphyromonas gingivalis and Tannerella forsythia in primary

endodontic infections. J Endod 35 (11), 1518–1524.

[112]Sato, T., Hoshino, E., Uematsu, H., et al., 1993. Predominant obligate anaerobes in necrotic pulps of human deciduous teeth. Microb Ecol Health Dis 6, 269–275.

[113]Seltzer, S., Bender, I., Turkenkopf, S., 1963. Factors affecting successful repair after root canal therapy. J Am Dent Assoc 67, 651–662.

[114]Sen, B.H., Piskin, B., Demrici, T., 1995. Observations of bacteria and fungi in infected root canals and dentinal tubules by SEM. Endod Dent Traumatol 11, 6–9.

[115]Shindell, E., 1962. Studies on the possible presence of a virus in subacute and chronic periapical granulomas. Oral Surg Oral Med Oral Pathol 15, 1382–1384.

[116]Shovelton, D.S., 1964. The presence and distribution of microorganisms within non-vital teeth. Br Dent J 117, 101–107.

[117]Signoretti, F.G.C., Endo, M.S., Gomes, B.P.F.A., 2011. Persistent extraradicular infection in root-filled asymptomatic human tooth: scanning electron microscopic analysis and microbial investigation after apical microsurgery. J Endod 37, 1696–1700.

[118]Siqueira, J.F., Jr., Rôças, I.N., Favieri, A., et al., 2001. Polymerase chain reaction detection of Treponema denticola in endodontic infections within root canals. Int Endod J 34 (4), 280–284.

[119]Siqueira, J.F., Rôças, I.N., Moraes, S.R., et al., 2002. Direct amplification of rRNA gene sequences for identification of selected oral pathogens in root canal infections. Int Endod J 35 (4), 345–351.

[120]Siqueira, J.F. Jr., Alves, F.R., Rocas, I.N., 2011. Pyrosequencing analysis of the apical root canal microbiota. J Endod 37, 1499–1503.

[121]Sjögren, U., Figdor, D., Persson, S., et al., 1997. Influence of infection at the time of root filling on the outcome of endodontic treatment of teeth with apical periodontitis. Int Endod J 30, 297–306.

[122]Sjögren, U., Figdor, D., Sangberg, L., et al., 1991. The antimicrobial effect of calcium hydroxide as a short-term intracanal dressing. Int Endod J 24, 119–125.

[123]Sjögren, U., Hagglund, G., Sundqvist, G., et al., 1990. Factors affecting the long-term results of endodontic treatment. J Endod 16, 498–504.

[124]Sjögren, U., Happonen, R.P., Kahnberg, K.E., et al., 1988. Survival of Arachnia propionica in periapical tissue. Int Endod J 21, 277–282.

[125]Sjögren, U., Sundqvist, G., 1987. Bacteriologic evaluation of ultrasonic root canal instrumentation. Oral Surg Oral Med Oral Pathol 63, 366–370.

[126]Slack, G.L., 1953. The bacteriology of infected root canals and in vitro penicillin sensitivity. Br Dent J 95, 21–24.

[127]Slack, G., 1975. The resistance to antibiotics of microorganisms isolated from root canals. Br Dent J 18, 493–494.

[128]Slots, J., Nowzari, H., Sabeti, M., 2004. Cytomegalovirus infection in symptomatic periapical pathosis. Int Endod J 37, 519–524.

[129]Spratt, D.A., Pratten, J., Wilson, M., et al., 2001. The in vitro effect of antiseptic agents on bacterial biofilms generated from selected root canal isolates. Int Endod J 34, 300–307.

[130]Stashenko, P., Teles, R., D'Souza, R., 1998. Periapical inflammatory responses and their modulation. Crit Rev Oral Biol Med 9, 498–521.

[131]Stashenko, P., Wang, C.Y., Riley, E., et al., 1995. Reduction of infection-stimulated periapical bone resorption by the biological response modifier PGG glucan. J Dent Res 74, 323–330.

[132]Stashenko, P., Wang, C.Y., Tani-Ishii, N., et al., 1994. Pathogenesis of induced rat periapical lesions. Oral Surg Oral Med Oral Pathol 78, 494–502.

[133]Strindberg, L.Z., 1956. The dependence of the results of pulp therapy on certain factors – an analytical study based on radiographic and clinical follow-up examinations. Acta Odontol Scand 14, 1–175.

[134]Sunde, P.T., Olsen, I., Lind, P.O., et al., 2000a. Extraradicular infection: a methodological study. Endod Dent Traumatol 16 (2), 84–90.Sunde, P.T., Tronsatd, L., Eribe, E.R., et al., 2000b. Assessment of periradicular microbiota by DNA -DNA hybridization. Endod Dent Traumatol 16, 191–196.

[135]Sundqvist, G., 1976. Bacteriologic studies of necrotic dental pulps. Dissertation. University of Umea, Sweden.

[136]Sundqvist, G.K., Eckerbom, M.I., Larsson, A.P., 1979. Capacity of anaerobic bacteria from necrotic dental pulps to induce purulent infections. Infect Immun 25, 685–693.

[137]Sundqvist, G., 1992a. Associations between microbial species in dental root canal infections. Oral Microbiol Immunol 7, 257–262.

[138]Sundqvist, G., 1992b. Ecology of the root canal flora. J Endod 18, 427–430.

[139]Sundqvist, G., 1994. Taxonomy, ecology and pathogenicity of the root canal flora. Oral Surg Oral Med Oral Pathol 78, 522–530.

[140]Sundqvist, G., Figdor, D., Persson, S., 1998. Microbiological analysis of teeth with failed endodontic treatment and outcome of conservative re-treatment. Oral Surg Oral Med Oral Pathol 85, 85–93.

[141]Takahashi, K., 1998. Microbiological, pathological, inflammatory, immunological and molecular biological aspects of periradicular disease. Int Endod J 31, 311–325.

[142]Tani-Ishii, N., Wang, C.Y., Tanner, A., et al., 1994. Changes in root canal microbiota during the development of rat periapical lesions. Oral Microbiol Immunol 9, 129–135.

[143]Tsesis, I., Faivishevsky, V., Kfir, A., et al., 2009. Outcome of surgical endodontic treatment performed by a modern technique: a meta-analysis of literature. J Endod 35, 1505–1511.

[144]Torneck, C.D., 1966. Reaction of rat connective tissue to polyethylene tube implants. Parts 1 & 2. Oral Surg Oral Med Oral Pathol 21, 379–387 & 674–683.

[145]Tronstad, L., Barnett, F., Riso, K., et al., 1987. Extra-radicular endodontic infections. Endod Dent Traumatol 3, 86–90.

[146]Tronstad, L., Barnett, F., Cervone, F., 1990. Periapical bacterial plaque in teeth refractory to endodontic treatment. Endod Dent Traumatol 6 (2), 73–77.

[147]Valderhaug, J., 1974. A histologic study of experimentally induced periapical inflammation in primary teeth in monkeys. Int J Oral Surg 3 (3), 111–123.

[148]Vianna, M.E., Conrads, G., Gomes, B.P., et al., 2006. Identification and quantification of archaea involved in primary endodontic infections. J Clin Microbiol 44, 1274–1282.

[149]Vianna, M.E., Conrads, G., Gomes, B.P., et al., 2009. T-RFLP-based mcrA gene analysis of methanogenic archaea in association with oral infections and evidence of a novel Methanobrevibacter phylotype. Oral Microbiol Immunol 24, 417–422.

[150]Vickerman, M.M., Brossard, K.A., Funk, D.B., et al., 2007. Phylogenetic analysis of bacterial and archaeal species in symptomatic and asymptomatic endodontic infections. J Med Microbiol 56, 110–118.

[151]Vigil, G.V., Wayman, B.E., Dazey, S.E., et al., 1997. Identification and antibiotic sensitivity of bacteria isolated from periapical lesions. J Endod 23, 110–114.

[152]Waltimo, T.M.T., Siren, E.K., Torkko, H.L.K., et al., 1997. Fungi in therapy-resistant apical periodontitis. Int Endod J 30, 96–101.

[153]Wasfy, M.O., McMahon, K.T., Minah, G.E., et al., 1992. Microbiological evaluation of periapical infections in Egypt. Oral Microbiol Immunol 7, 100–105.

[154]Weiger, R., Manncke, B., Werner, H., et al., 1995. Microbial flora of sinus tracts and root canals of non-vital teeth. Endod Dent Traumatol 11, 15–19.

[155]Wilson, M.I., Hall, J., 1968. Incidence of yeasts in root canals. J Br Endod Soc 2, 56–59.

[156]World Health Organization, 1995. Application of the International Classification of Diseases to Dentistry and Stomatology, 3rd ed. WHO, Geneva, pp. 66–67.

[157]Yoshida, M., Fukushima, H., Yamamoto, K., et al., 1987. Correlation between clinical symptoms and microorganisms isolated from root canals of teeth with periapical pathosis. J Endod 13, 24–28.

[158]Yu, S.M., Stashenko, P., 1987. Identification of inflammatory cells in developing rat periapical lesions. J Endod 13, 535–540.

[159]Zavistocki, J., Dzink, J.B.S., Onderdonk, A., et al., 1980. Quantitative bacteriology of endodontic infections. Oral Surg Oral Med Oral Pathol 49, 171–180.

牙体牙髓疾病的诊断

4

K Gulabivala, Y-L Ng

牙体牙髓疾病诊断的本质

诊断是通过运用信息获得疾病病因和性质的一门艺术，兼具客观性和直观性特点。尽管临床医生通常强调此过程的客观性，但在不知不觉中很大程度上依赖于直观的过程。直觉作为一种内在的能力，很难被科学地定义。但直觉在众多领域被人们认可，最好的例子是患者在没有任何科学依据的情况下通过直觉能感知自己的问题所在。当然，直觉本身对于临床诊断的形成是不充分的，但它可以起到完善和补充的作用。诊断的定义非常多样化（表 4.1），有人说，它在临床实践中激发思考，临床医生带来“侦探样”热情的过程。

诊断是一个复杂的过程，涉及多个不同进程。一般而言，对一种疾病的识别基于它的病理学特点、发病过程和临床特征（表 4.2）。任何疾病的表现都服从于正态分布，可以通过高斯分布，即经典的钟形曲线来描述（图 4.1）。

牙医通常被教授的是“集中趋势”，即最常见的临床表现。因为在理论学习过程，很难去讲授所有可能的临床变化。因此临床实习过程中，用临床实践相关的知识去强化理论非常有必要。教师应当指明疾病临床表现与组织病理和病理生理之间的关系。在随后的初期执业中，需要追踪诊断性决策的结果，即诊断解决了患者的问题吗？问题的解决是通过敬业、认真、积极、重复的经验，即确立一种问题解决的固定模式。因此，牙医通过思考和直觉可以去判断，何时诊断是正确的，何时好的治疗结果只是一种巧合。显然，执业时间短的牙医很难具备这种知识整合能力和诊断洞察力（表 4.2）。通过经验的积累，基本病理学知识的应用和直觉的判断，牙医能够识别高斯分布中极端的“异常值”。要具备这样的能力需要长期的经验积累。

为了提高效率，经验丰富的牙医可能会采用启发式方法，通过某些关键或主要的临床特征做出诊断（表 4.3）。通过谨慎的判断，这种方法是可行的。但如果没有恰当的基础，可能会做出错误的诊断。

临床诊断的得出需要系统性采集信息，首先通过问诊得到患者的主诉，然后通过视诊来辅助判断。尽管患者能够用自己的方式诉说病情，医生往往会强调经验积累的重要性。因此通过问诊和视诊采集准确的信息是一门通过经验掌握的艺术。

病史采集的下一步是体征检查过程，通过直接检查发现异常变化，这需要清晰的洞察力和寻找混杂因素内在的本质。检查局部组织的外形、质地、活动度和对刺激的反应性以确定患处。基于对疾病过程的认识和特征性的临床表现，将收集到的信息进行整合。这个过程类似于一种模式识别，本身已成为一门科学。

病史的采集和临床体征检查是诊断形成的初步阶段，医生在做出最终结论前还需要获得更多全面的信息。有人认为这个过程带有主观偏见性，但实际上这只是我们大脑思考问题的方式。临床医生能够凭借直觉分辨哪些信息需要进一步确证，而哪些是干扰无用的信息。因此，严格地遵循临床原则能够让医生更加有效而准确地采集到信息。也就是说，医生采集临床信息的过程是主动的。同样，根据初步的诊断，进一步的体检是对阳性或阴性可能结果的确证。缺乏临床确证的病例有可能是一个异常现象，或者存在其他可能的诊断结论。有些医生认为这种方法可能导致生命体征的遗漏。但事实并非如此，特别是当医生进行了细致认真的检查。医生的观察力非常重要，这不仅仅指良好的视觉和视力，更重要的是用“心灵的眼睛”去识别相关的信息。即思想必须首先做好准备以吸收眼睛所看到的理论知识，并通过临床经验进行信息的发掘和整合。

牙体牙髓疾病的本质

在牙体牙髓学的评估中，医生面对的是看似相对单一的疾病种类，然而这个诊断过程似乎又非常复杂而容易混淆。主要原因是不同疾病症状之间有大量的交叉重叠，需要临床医生敏锐地梳理出其中微妙的差异。许多情况下，患者因为明显的症状和体征来寻求治疗，通常会有明显的诊断。但某些无明显临床症状和体征，医生只能通过检查去试图发现。牙体牙髓常见疾病见表 4.4。

患者评估

初次就诊时，牙医必须对患者、其牙齿问题及可能的治疗方案进行相应评估，因为许多因素会影响治疗方案的选择。此过程需要牙医和患者之间建立一种双方认可的“亲密而又开放”的关系。

知情同意和记录保存

知情同意的原则是医生告知患者治疗程序（包括病史、常规检查、特殊检查）和治疗风险；智力健全的患者权衡治疗可能的风险后，同意即将开始的治疗，并在知情同意书上签字。患者可以在任何时间放弃治疗，而医生必须遵从患者的意愿停止治疗，否则认为是违法的。

准确的记录必须包含所有的临床表现、诊断和治疗过程。患者记录卡的记录或给转诊医生的报告可以作为法律纠纷的证据。

表 4.1 诊断的定义
识别疾病的症状和体征
分析疾病的病因
运用理论知识识别疾病过程并与其他疾病相鉴别
检测异常情况并了解其病因
与所有（或其他）可能会产生相似症状和体征的病理过程相鉴别

表 4.2 准确诊断的前提
对疾病过程和主要特征的认识
用疾病特征的先验经验加强先验知识
在经验的基础上，通过询问和检查收集信息的能力
基于对疾病过程和可能特征的认识，推断和解释疾病症状的能力

表 4.3 诊断过程
基于经验和理论知识确诊疾病
根据疾病的某一特征通过启发式方法确诊
对表现异常的疾病进行诊断

表 4.4 牙髓状况的简化分类
牙髓性疼痛
牙髓状态
牙周组织状态
牙齿裂纹 / 牙折
医源性问题
吸收
解剖异常
非牙源性疼痛
与牙髓性疼痛类似的其他疼痛
与根尖周疾病类似的其他根尖周组织疾病

主诉的本质

牙髓疾病患者的主诉常常是多样化的，包括疼痛、感染、不适、不美观和功能异常。这些主诉有时会受到患者焦虑情绪的影响（表 4.5）。临床医生的任务是从中进行识别并为患者制订适当的解决方案。此过程中最为复杂的是在临床特征和病因之间寻找一种直接的因果关系（表 4.6），而患者的主诉常常令病因的寻找充满困惑（表 4.7）。因此，临床医生必须意识到潜在的决策树，通过诊断筛选获得单一或者多个重叠的可能原因。

信息收集涉及 3 个方面：病史采集、检查和特殊检查。

表 4.5 患者主诉和焦虑
主要的（真实的）
疼痛（自发性或饮食刺激性）
不能进食（不能咬合、热或冷）
肿胀、感染
变色牙
折裂的牙齿或填充体
牙或牙龈感觉不舒服
味觉异常 / 呼气异味
次要的（害怕引起的）
焦虑
疾病和它的影响
治疗
治疗费用
影响外观

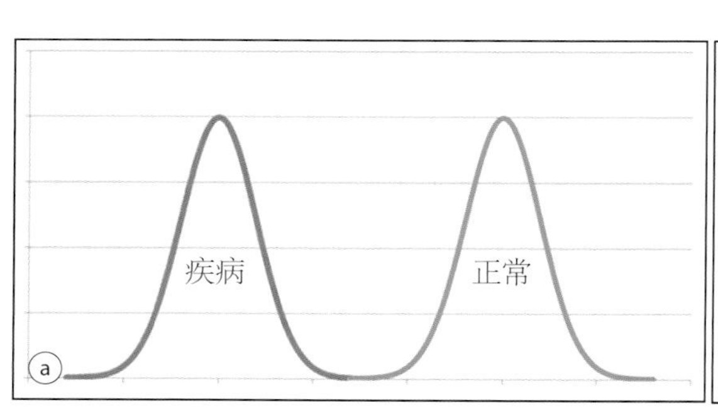

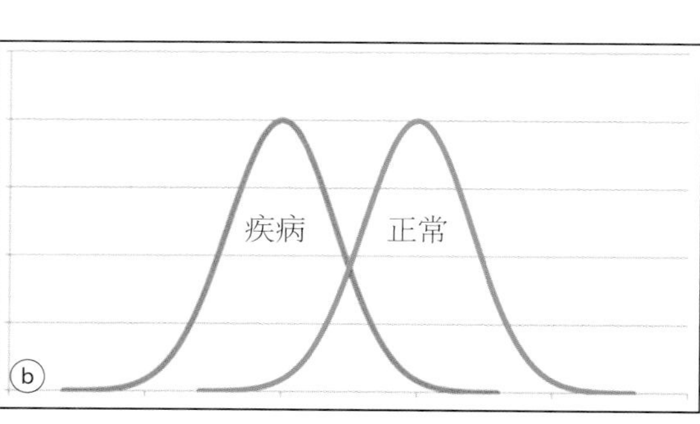

图 4.1 正常和疾病状态的分布（a）没有或（b）有重叠的表现

病史的采集

尽管患者寄希望于牙医去鉴别并解决他们的问题，但他们往往对自己的疾病有一个先入之见，这可能导致他们提供给医生的疾病信息并不全面。而对疾病细节的了解在治疗中具有重要作用，因此需要首先打破患者的先入之见，使其能够更加开放和自由地与医生分享他们的疾病经历及感受。

此外，奇怪的是，医生在采集疾病信息时患者会非常的“自我”，并具有防御性。当问到一些基本问题，比如“你能描述一下疼痛吗？”，他们可能会回答，“好吧，这只是个牙痛”，表明他们在某种程度上感觉到没有必要和医生分享这些基本的感知，而认为医生的责任只是鉴别并解决他们的问题。而真正的问题往往是，患者发现很难去表达自己的疼痛症状。医生应当安抚缓解患者的这种情绪，并告知牙痛有多种形式，对大多数人来说的确难以表达。但鼓励患者尝试去描述疼痛的症状，将有助于医生的诊断和鉴别。

表 4.6 主诉来源

牙齿结构问题	炎症来源
龋齿	牙髓状态
牙体组织缺损	根尖周组织状态
牙吸收	牙周疾病
牙齿裂纹 / 牙折	
牙根穿孔	**非牙源性疾病**
解剖异常	与根尖周疾病类似的其他疾病
疼痛来源	
牙本质来源的疼痛	
牙髓性疼痛	
根尖周组织疼痛	
非牙源性疼痛	

获取患者的注意力和信任需要牙医采用一个确信的方法，这反过来需要扎实的理论知识和经验。正如威尔弗雷德・特罗特所说，患者应该被允许用自己的语言方式去描述自己的疾病细节。但应该尽量的有序和系统性，并避免跑题。当患者提供的信息不完整时，医生应当柔和而坚定去引导。目的是让患者准确地描述病情。这在牙髓病患者很难实现，可能因为牙髓疾病是多层次的。焦虑、不良睡眠、食欲不振和感觉不适会影响患者对疾病的感知，此外，患者可能无法用词汇准确描述和回忆他们的疾病经历。而牙医则是训练有素的，能够用一系列的词汇去描述患者可能经历的疾病过程。相反，患者没有经过训练，无法使用专业的词汇进行有序的表达。如果牙医经历过诊疗范围内的所有疾病，将有效地增强和患者之间的信息交换，但这显然是不切实际和不道德的！因而，牙体牙髓疾病诊断面临的挑战之一是相互交流的不足。

系统疾病史

检查患者是否存在其他健康问题或服用药物会影响牙科治疗。最简便的方法是在病例中使用清单进行记录，如表 4.8 所示。

没有明确的系统疾病史是牙髓治疗的禁忌。但如果存有任何疑问，最好咨询患者的主管医生。糖尿病、出血性疾病、抗凝治疗、血源性病毒感染、免疫功能抑制或癫痫可能影响治疗。心脏畸形患者合并糖尿病、免疫功能抑制、酒精依赖、血液透析或静脉注射吸毒，行牙髓治疗时感染性心内膜炎的发病率增加。英国国家医疗质量标准署指南不推荐使用抗生素预防感染性心内膜炎的发生。

最有效的初次口腔咨询方式是医生和患者同时坐在桌旁进行。此种方式与被要求立刻坐在牙科治疗椅上相比，患者明显感觉压力会小很多（图 4.2）。

表 4.7 牙髓疾病检查表

诊断	疼痛 H/C	疼痛 TTP	饮食疼痛	咬合痛	肿胀	牙变色	味觉异常	呼气异味
牙本质来源	√	×	√	√	×	√	×	×
牙髓来源	√	√	√	×	×	√	×	×
CTS	√	√	√	√	×	×	×	×
根尖周来源	√	√	√	√	√	√	√	√
垂直性根折	√	√	√	√	√	√	√	√
牙吸收	√	×	√	×	√ ×	√	√	√
牙周来源	√	√	√	√	√	×	√	√

CTS：牙折综合征；H/C：热 / 冷；TTP：叩痛

表 4.8 患者信息记录清单

	否	是	详细信息
有无风湿热或心脏杂音?			
有无心脏疾病或高血压?			
以往牙科治疗过程中是否使用抗生素?			
有无出血倾向或容易瘀伤?			
有无哮喘、肺结核、支气管炎或其他胸部疾病?			
有无肾脏疾病?			
有无肝脏疾病（黄疸或肝炎）?			
有无癫痫?			
有无药物过敏或乳胶过敏?			
是否怀孕?			
是否曾经患有抑郁或其他精神类疾病?			
目前有无服用任何药物?			
是否正在接受其他全科医生或专业医生治疗?			
有无住院史?			
是否吸烟? 吸烟的时间和数量各是多少?			
是否饮酒? 每周饮酒量是多少?			
是否患有其他疾病?			

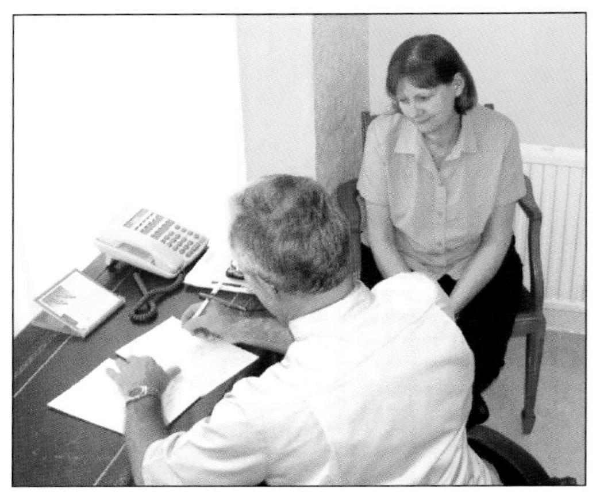

图 4.2 口腔咨询

牙科治疗史

初次预约时，必须对患者的牙科治疗态度进行评估，以确定患者的可能依从性。可以参考患者以往的牙科治疗记录及其依从情况。以往的治疗经验和经济状况会影响他们目前的治疗态度。以前的负面治疗经历可能造成患者容易紧张或焦虑，从而影响他们的依从性。初次预约就诊，判断他们对牙髓治疗的态度，以及能否忍受长期或短期的治疗疗程至关重要。另外，由于个人或医疗原因，患者可能倾向于在一天中的特定时间段接受治疗。

社会史

另外，吸烟和喝酒会对患者的健康和愈合能力产生影响，因此应当予以关注。

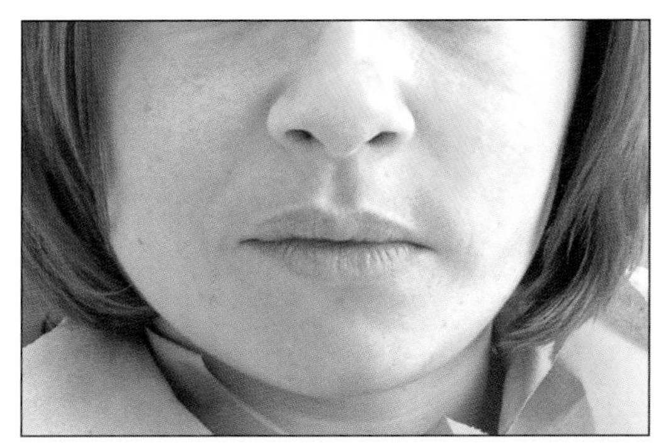

图 4.3 警惕面部肿胀

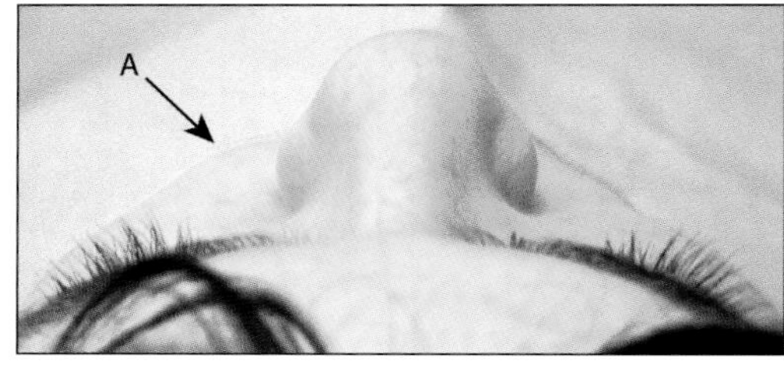

图 4.4 从上方观察容易发现面部肿胀

临床检查

口外检查

口外检查内容包括有无面部肿胀、不对称、咀嚼肌和颞下颌关节区压痛、神经反应（表 4.9）和淋巴结肿大。从患者上方进行检查，最容易发现面部肿胀（图 4.3，图 4.4）。

治疗的可操作性

必须对治疗的可操作性进行评估，特别是口腔后部。

表 4.9 颅神经损伤的检查

Ⅰ	嗅神经	要求患者识别相似的气味（如醋）
Ⅱ	视神经	手电筒照射一侧眼睛，检查瞳孔收缩来观察视觉反射
Ⅲ	动眼神经	患者眼睛跟随医生手指，检查眼睛向上或向内运动时有无复视，观察有无眼睑下垂和瞳孔扩大
Ⅳ	滑车神经	患者眼睛跟随医生手指，检查眼睛向下运动时有无复视
Ⅴ	三叉神经	感觉支：棉花轻触面部、钝头探针轻探前额、颊部和下颌；棉絮轻触角膜，观察角膜反射 运动支：患者咬紧牙齿，观察和触诊咬肌和颞肌；轻拍患者颏部
Ⅵ	展神经	患者眼睛跟随医生手指，检查眼睛向外运动时有无复视，检查患侧眼睛向内转动情况
Ⅶ	面神经	检查患者抬眉、闭眼、吹气
Ⅷ	前庭蜗神经	乳突旁点击手指检测听力损失情况
Ⅸ	舌咽神经	触摸软腭检测呕吐反射
Ⅹ	迷走神经	患者发音“啊”，观察悬雍垂运动和偏离
Ⅺ	副神经	观察患者耸肩，头部抵抗旋转情况
Ⅻ	舌下神经	患者伸舌，观察有无舌肌萎缩、自发性收缩、舌尖偏移

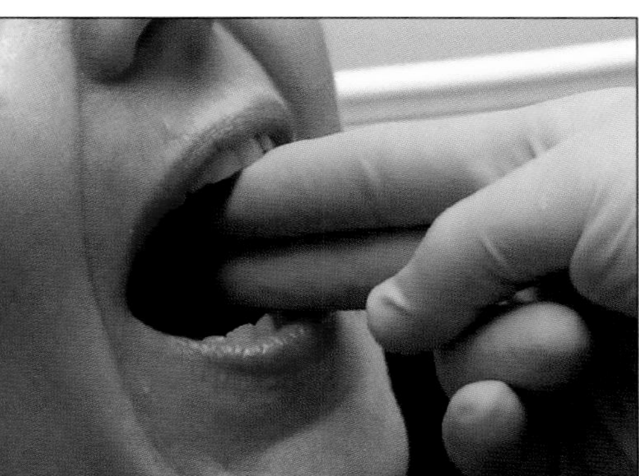

图 4.5 开口度两横指

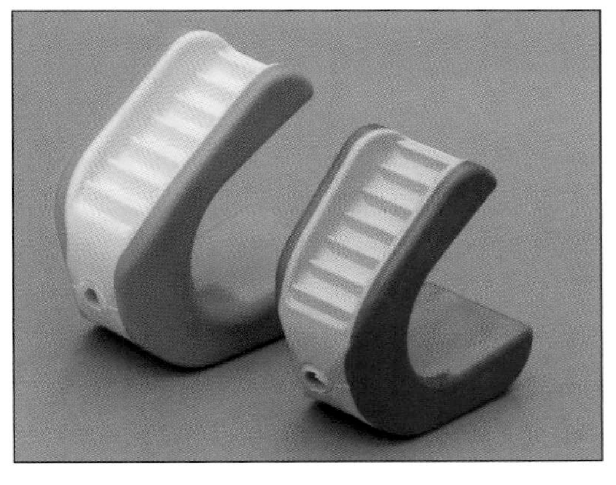

图 4.6 开口器

一般而言，患者开口度在切牙区不足两横指，磨牙区根管治疗需谨慎进行（图 4.5）。特别是一些老年人治疗期间很难持续大张口，可以辅助使用开口器帮助他们在治疗期间放松（图 4.6）。

口内检查

口内检查内容繁多。首先，在良好的照明下，辅助使用透照和放大系统，通过视诊检查任何异常。然后，通过触诊检查患处与正常组织的区别。最后，通过直接刺激患

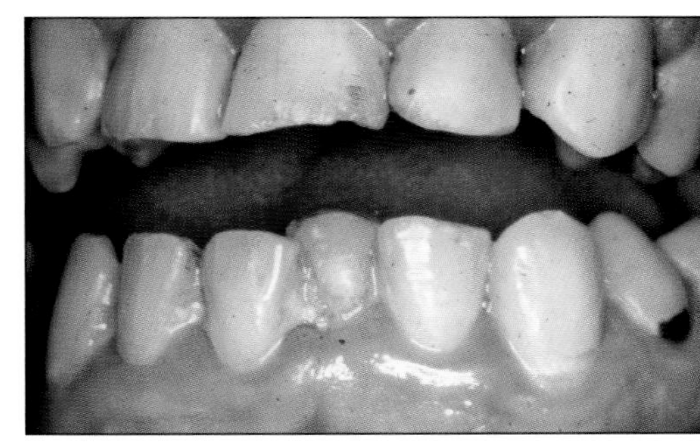

图 4.7 口腔卫生不良

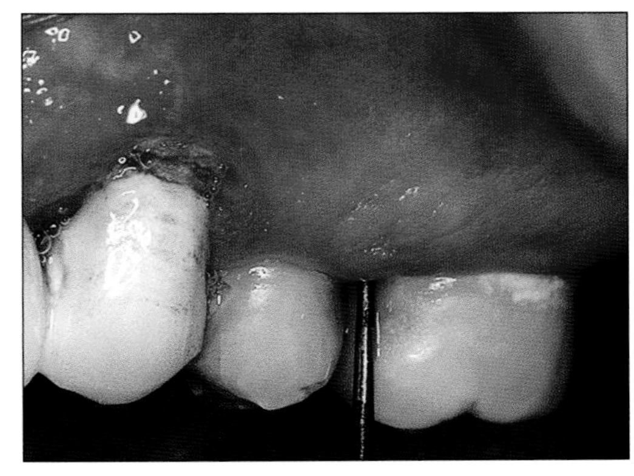

图 4.8 牙周疾病

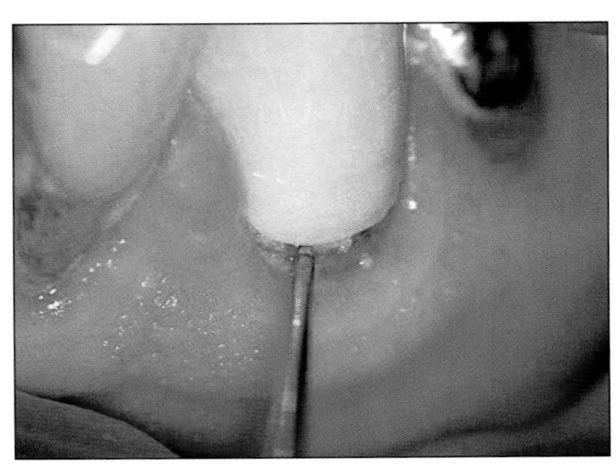

图 4.9 继发龋引起的桥体松动

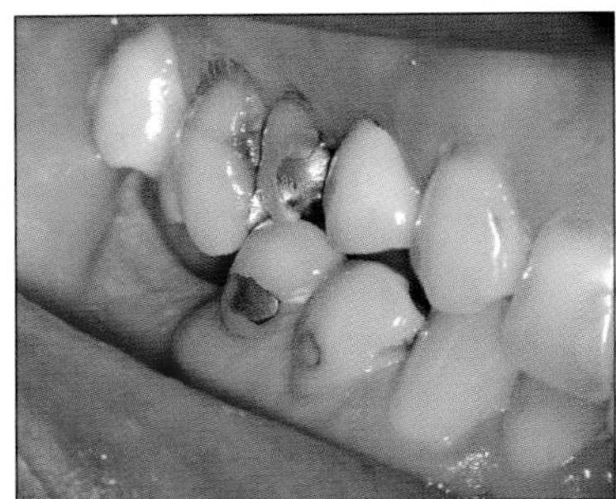

图 4.10 缺失牙

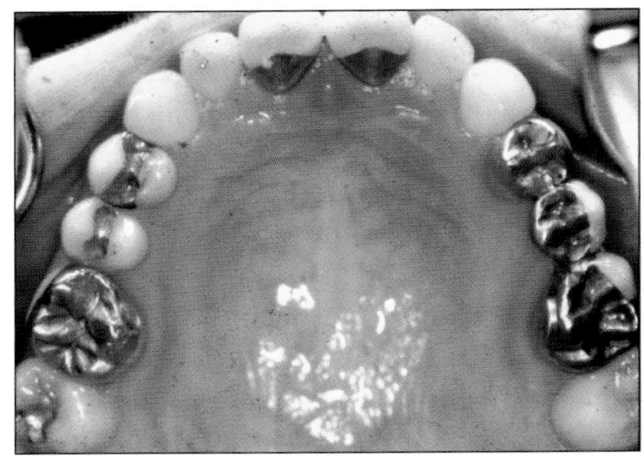

图 4.11 牙体检查

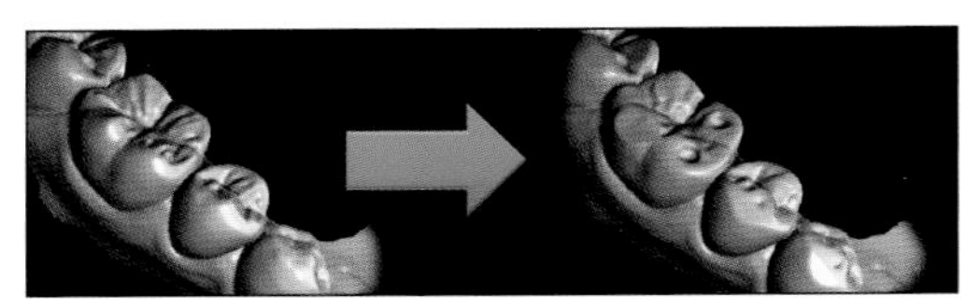

图 4.12 牙体缺损

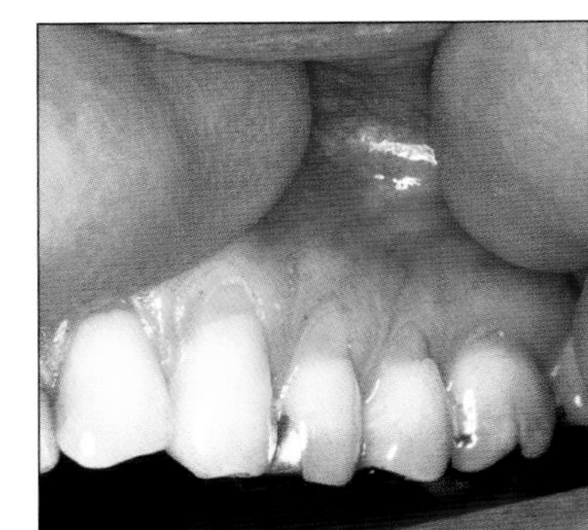

图 4.13 软组织检查

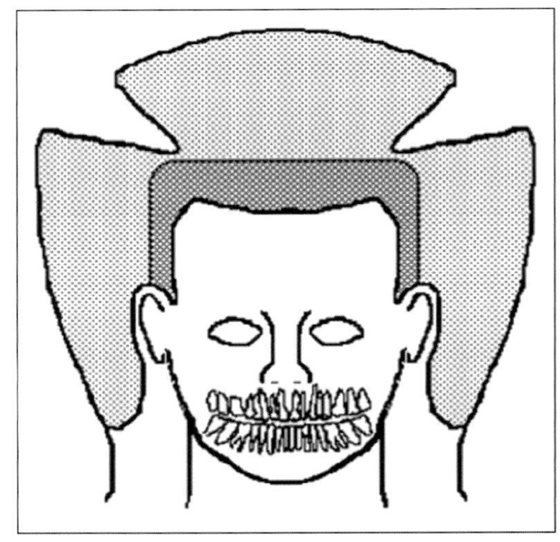

图 4.14 面部感觉变化区域的二维成像

1	0	3
2	2	4*

编码	标准
0	无牙周袋 >3.5 mm，无牙结石，探针无出血
1	无牙周袋 >3.5 mm，无牙结石，探针出血
2	无牙周袋 >3.5 mm，有龈上、龈下结石
3	牙周袋 3.5~5.5 mm，
4	无牙周袋 >5.5 mm
*	根分叉病变
若探及根分叉病变则应同时记录牙周指数及*，例如：3*即代表该牙位牙周袋深度为 3~3.5mm 同时存在根分叉病变	

图 4.15 BPE 分数网格和编码标准举例

处（空气、液体、叩诊或电刺激），检查能否引发疼痛。另外，局部麻醉可以辅助定位疼痛部位。口内软组织、口腔卫生（图 4.7）、牙周情况（图 4.8）、龋齿（图 4.9）、缺失牙（图 4.10）、经过治疗的牙齿状况（图 4.11）、牙体缺损（图 4.12）都应进行评估。

软组织检查

检查口腔软组织，包括颊、舌、口底、腭、前庭沟、牙槽和牙龈黏膜。纱布擦拭后，检查有无炎症、窦道、硬化、肿胀、上皮纤维化、溃疡和变色（图4.13）。触诊确定是否有异常疼痛、痛觉过敏。用棉签轻触，检查是否能引起疼痛，提示神经性变化。扪诊确定疼痛程度。在图表上记录任何的感觉异常（图4.14）。

记录肿胀的程度、部位、范围、大小、触感、质地均匀度、动度、活动性、波动感。两手指扪诊检查软组织肿胀的波动感，其中一个手指放在肿胀的任何边缘，施压。

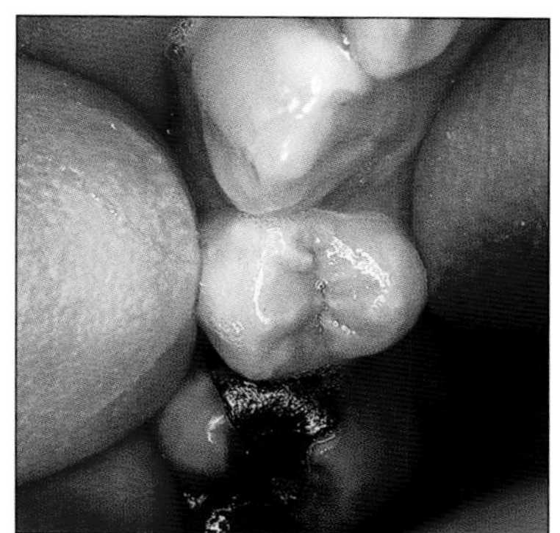

图 4.16 动度检查

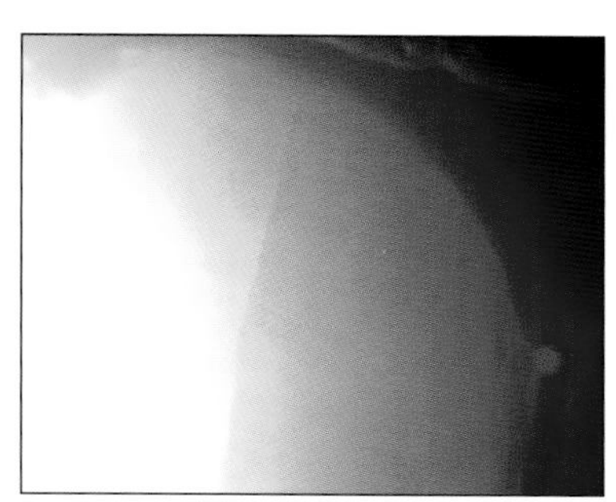

图 4.17 光纤系统检查牙折

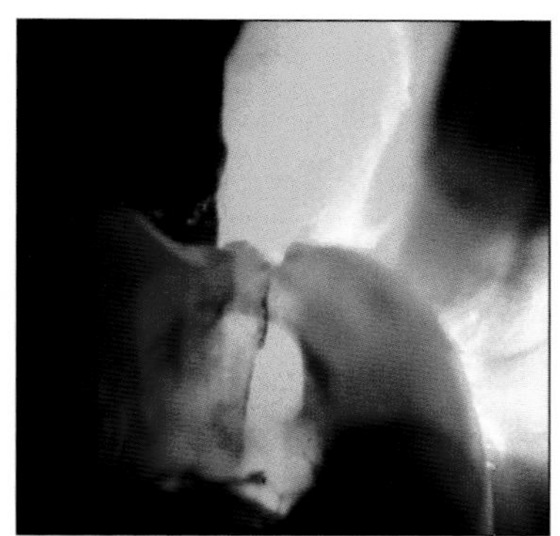

图 4.18 下颌磨牙远中折裂

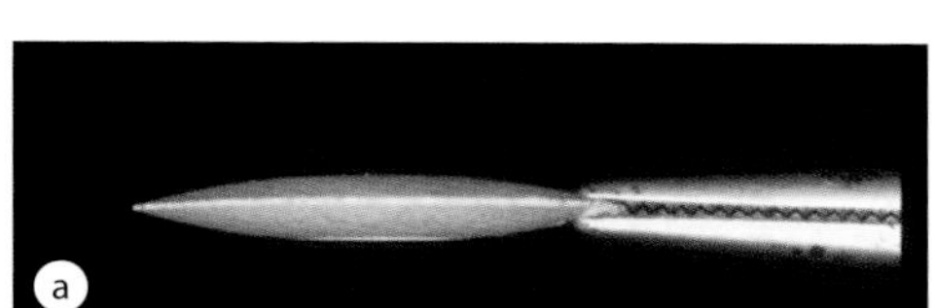

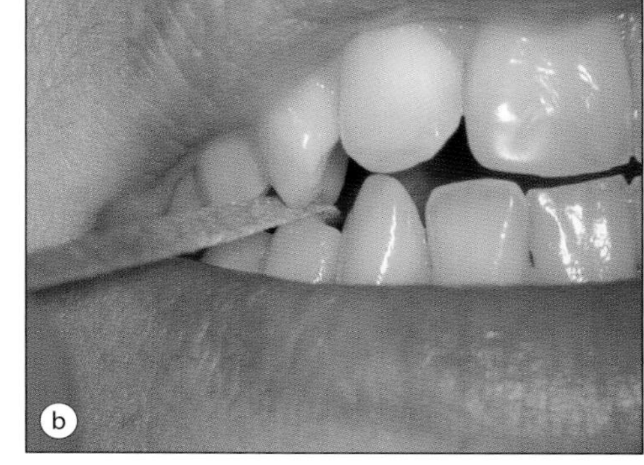

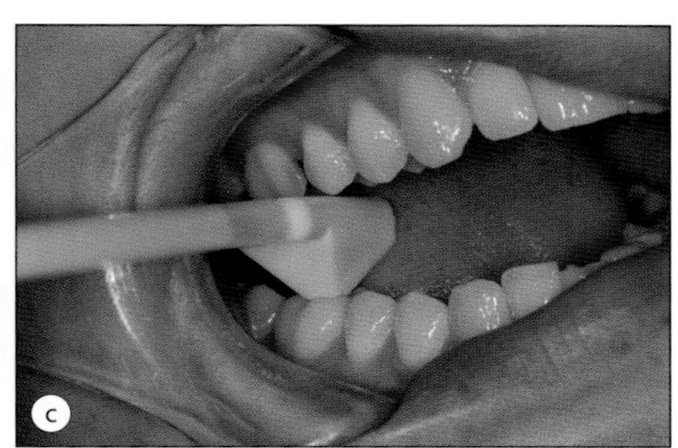

图 4.19 （a）Burlew 盘；（b）木楔；（c）牙折检查棒

表 4.10 牙齿松动度 Miller 分类

Ⅰ类	牙齿颊舌向或近远中向动度 <1mm
Ⅱ类	牙齿颊舌向或近远中向动度 >1mm，无垂直向松动
Ⅲ类	牙齿颊舌向或近远中向动度 >1mm，有无垂直向松动

如果肿胀部位有波动感，能感觉到口腔黏膜下组织内液体的流动。

牙周检查

牙周检查是整个治疗计划的一部分，采用牙周检查评分（BPE）记录（图 4.15）。排除与牙周组织异常相关的牙齿解剖结构异常、牙折、窦道等（见第 12 章）。

检查牙周咬合创伤、牙齿松动和牙移位。将手指放在牙齿一侧，用器械或手指从另一侧加压，以正常邻牙为参考，检查牙齿松动度（图 4.16）。牙齿松动度分为：Ⅰ类，轻度松动；Ⅱ类，中度松动；Ⅲ类，重度松动，颊舌向或近远中向松动，有垂直向松动（表 4.10）。

牙齿检查

干燥牙面，在良好的照明下，检查龋齿、修复体、牙面磨损、磨耗、酸蚀、裂纹、折裂。记录无症状牙齿的数目和牙位。通常以正常邻牙为对照检查患牙。除上述方法之外，对患牙进行一系列检查。将光纤系统置于牙颈部，并沿牙面移动，可以发现邻面龋、裂纹或折裂。

由于光线的反射，无法穿透裂纹，因此近光源的牙体组织明亮，而远离光源一侧的牙体组织发暗，图 4.17 显示了这种效果。图 4.18 显示拆除下颌第一磨牙冠方修复体后，远中可见裂纹。

施加压力到牙齿后，可引起不同类型的牙周和牙体组织反应。从不同方向对牙齿施加力量，模拟牙周膜触诊。如软组织触诊的分级，缓慢增加对牙齿的压力，可以帮助定位牙周膜的局部炎症。

牙齿表面施加压力后，牙齿出现形变导致裂纹打开，在活髓牙上表现为压力施加或释放时尖锐的疼痛。而死髓牙表现为来源于牙周的疼痛，而非牙髓性疼痛。由于裂纹可以局限于单个牙尖，因此可以通过使用硬的或黏性的检查工具（如 Burlew 盘、木楔、牙折检查棒），有助于将增加的压力分离至个别牙尖（图 4.19）。

与上不同，使用冲击力而不是分级压力，使牙齿在黏弹性的牙周膜中移动，可以进行不同的评估。用器械轻敲牙齿（垂直向和水平向），以定位疼痛患牙，得到与压力测试稍微不同的结果（图 4.20）。如果怀疑牙齿固连，用器械沿牙齿长轴叩诊，独特的高声调敲击音可以确诊。

牙髓测试

根据牙本质小管流体动力理论，刺激引起牙本质疼痛的 A δ 纤维，我们称之为“牙髓灵敏度”测试。由于牙髓包裹在牙根中，无法直接检测，必须通过间接的方法进行测试。然而，目前尚无可用于牙髓成像的检查手段。现有的方法仅限于刺激引起神经反应的牙髓 A δ 纤维，用以确定神经功能活性的替代测量方法，表示为牙髓活力“阳性”或“阴性”。因此，检测结果并不能准确提示牙髓的炎症状态。另外有些实验通过激光多普勒或脉搏血氧仪检测牙髓血供情况，但这些仪器目前尚无开发成为临床常规检查手段。现有的牙髓灵敏度测试不能判断牙髓的疾病或健康状态，因此不能用来评判牙髓的疾病程度。牙髓灵敏度测试只能用于确定是否存在牙髓坏死。

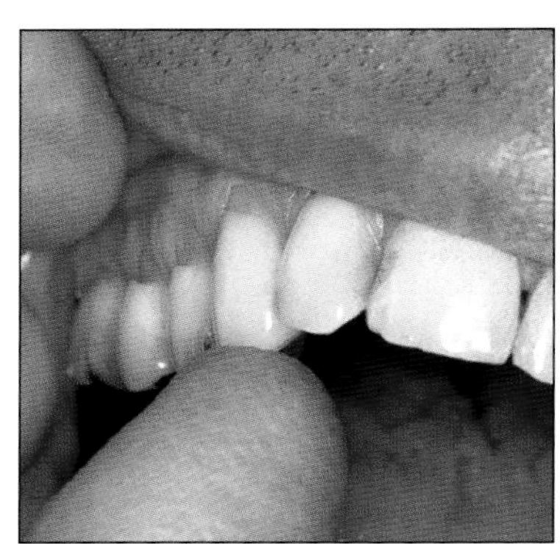

图 4.20 叩诊检查

牙髓电活力测试

牙髓电活力测试仪（EPT）通过逐渐增加的电流（交流或直流）刺激 A δ 纤维，检测牙髓的活力状态。目前大多数牙髓电活力测试仪是单极的，即只有一个探头。图 4.21a 显示的牙髓电活力测试仪具备两个功能，分别是牙髓活力测试和根管长度测量。测量牙髓活力时，脉冲刺激幅度从最低值 15V 开始，逐渐自动增加上升到最大 350V。

牙髓电活力测试方法

用棉卷或橡皮障干燥隔湿被检测牙和对照牙（图 4.21b），将橡皮障布剪成小条状置于牙齿之间。被检测牙和对照牙也可通过插入乙酸酯条进行隔离。牙髓活力测试必须使用导电介质——最常用的是牙膏。测试电极置于牙冠中 1/3 处，避免与软组织以及任何修复体接触，唇电极置于患者口角。如果牙髓有活力，患者可以描述刺痛、振动、疼痛或电击样感觉。测试患牙前，告知并让患者适应对照牙的正常刺激反应非常重要。假如患牙活力正常，引导患者只对与正常对照牙相同的感觉做出反应。要求患者对任何的假阳性感觉做出反应，因为如果电势差足够高，可以从牙周膜或相邻牙齿引起感觉。一个对患者更加友好的方法是让患者手持唇电极。塑料电缆由一只手握住，金属电极置于另一只手的食指和拇指之间，如图 4.21c 所示。这种方法可以让患者产生感觉时，通过松开他们的手指释

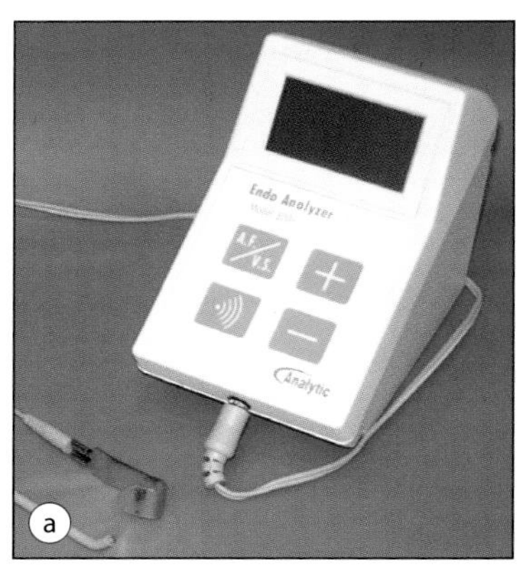

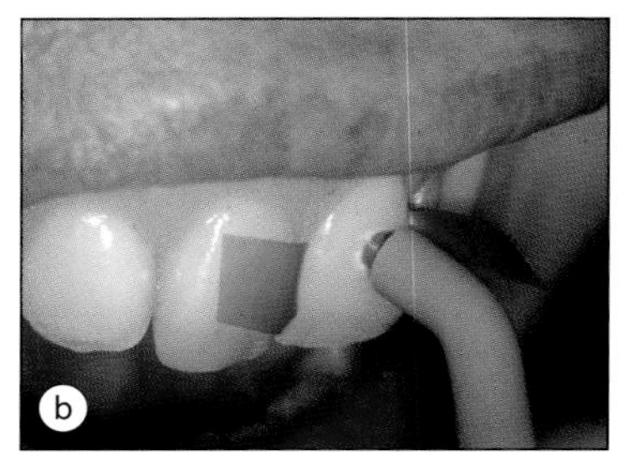

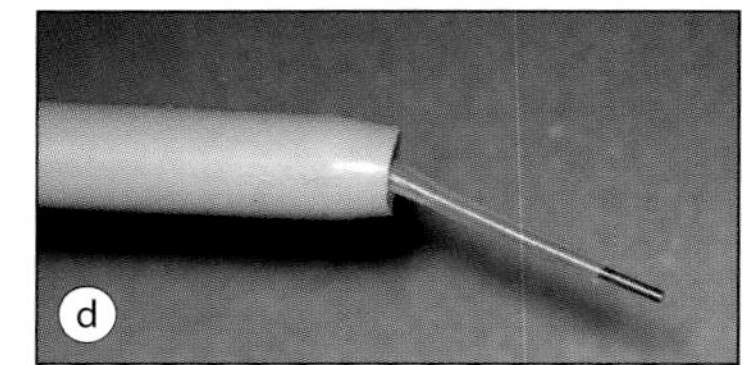

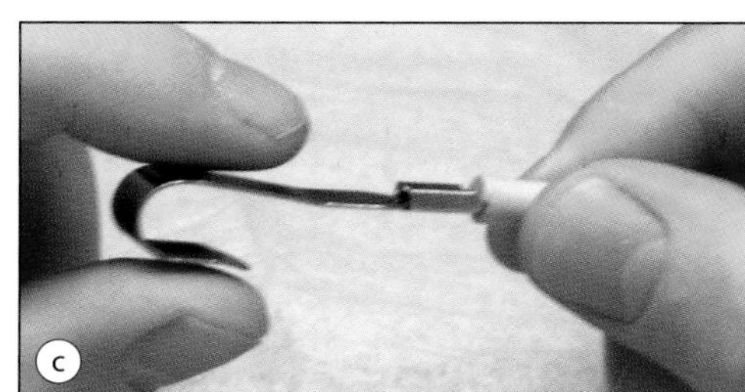

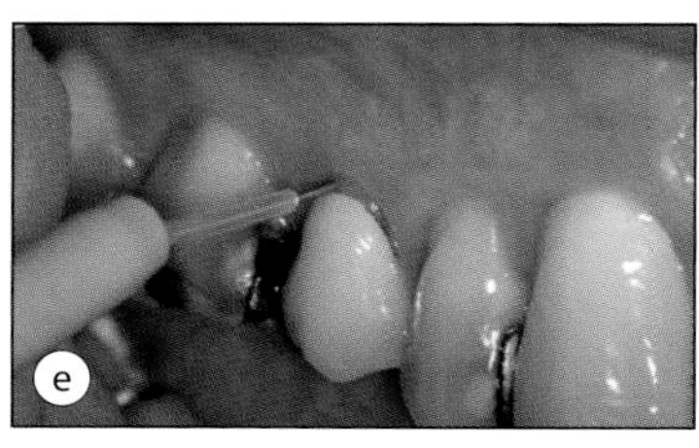

图 4.21 （a）同时具有牙髓测试和根管长度测量功能；（b）橡皮障布隔离牙齿，牙膏作导电介质，测试电极置于牙齿颊面；（c）患者手持电极；（d）用于冠修复体牙齿的特殊电极；（e）冠修复体下方进行牙髓电活力测试

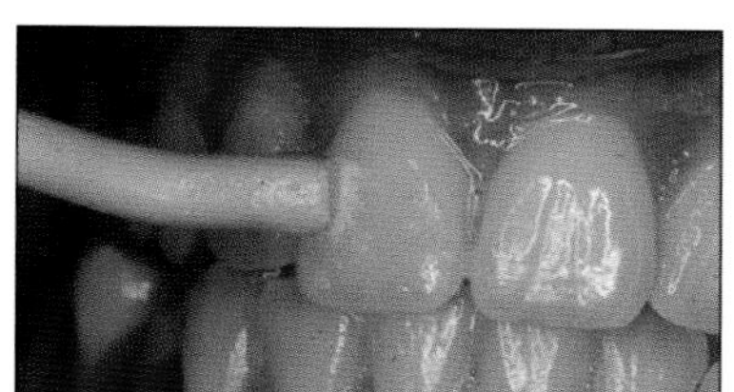
图 4.22 热牙胶棒温度测试

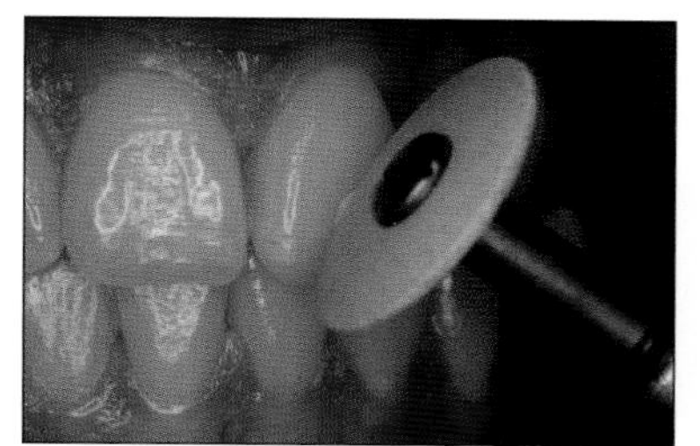
图 4.23 橡皮轮摩擦产热

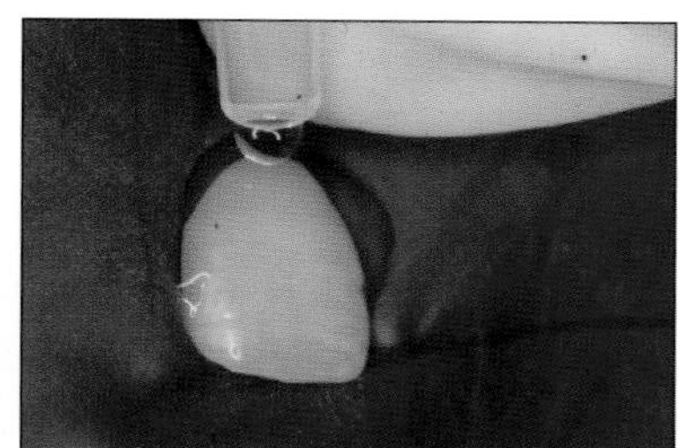
图 4.24 热水刺激隔离牙齿

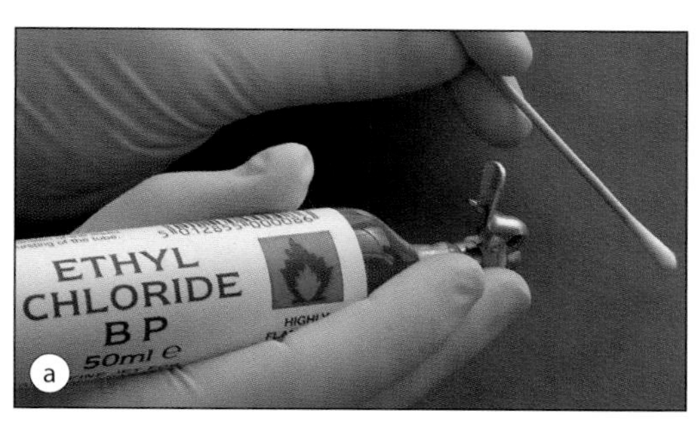

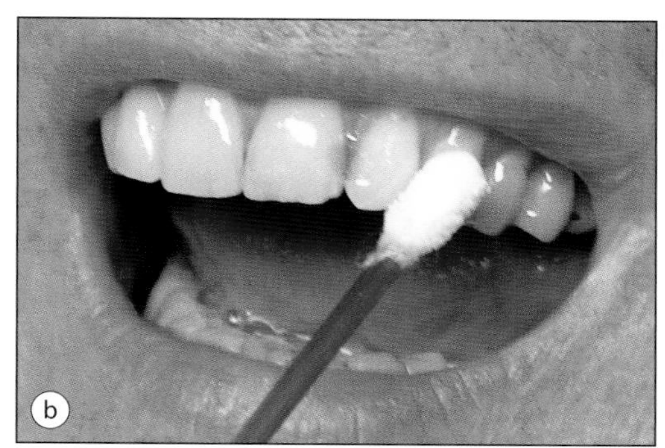
图 4.25 （a）氯乙烷喷于棉棒；（b）置于牙面颊 1/3 处

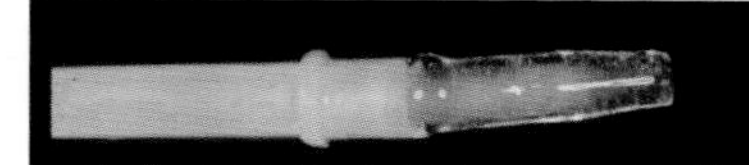
图 4.26 注射器废用塑料保护帽制备冰棒

放金属电极，从而减少由于焦虑引起的对测试结果的影响。对于有心脏起搏器的患者应谨慎使用牙髓电活力测试仪，尽管现代起搏器已经屏蔽了电子干扰。

如果牙本质或牙釉质可以提供小片面积而不会接触到牙龈组织，冠修复体的牙齿也可以进行牙髓电活力测试。如图 4.21d 所示，用到特殊的电极。牙髓电活力测试不能用于检测部分坏死牙髓，例如当具有多个牙根的磨牙部分牙根发生牙髓坏死时。

牙髓温度测试

牙髓温度测试包括对牙面施加或去除冷热刺激，多种方法可用于传递热量。

热诊法

干热

可以采用市售的加热元件或牙科用材料。牙胶棒末端约 3mm 在火焰中轻轻加热，在戴手套的手上测试后可应用于可疑患牙。牙面涂凡士林以防牙胶粘连（图 4.22）；应备有局部麻醉药物以缓解剧烈的疼痛反应。另一种方法是使用手机配合橡胶轮在牙面摩擦产热（图 4.23），但我们在这里并不推荐。

表 4.11 不同制冷剂的温度

制冷剂	温度（℃）
氯乙烷	−26
Hygenic® Endo−Ice	−50
ROEKO® Endo−Frost	−50
干冰	−78.5

热水

患者主诉热的食物或饮料引发疼痛，但上述干热检测无效时，要求刺激介质渗透口腔并能到达特定的牙齿。此这种情况下只能使用适当的介质模拟，通常是热水。让患者口含热水，首先检测患侧下颌，如果不能引发疼痛，随后检查患侧上颌。如果上述方法未能检测到患牙，使用橡皮障依次隔离并用热水刺激牙齿（图 4.24），其温度必须模拟能引起患者疼痛的热饮料温度。如果能引起疼痛，对可疑牙齿进行麻醉，并重复热试验。

冷诊法

可以采用不同方法进行冷测试，其区别在于如何实现降低的温度和温度降低的程度（表 4.11）。最简单常用的方法是用三用枪吹气。另一种常见的方法是用挥发性制冷剂浸泡棉棒，如氯乙烷、811−97−2 1，1，1，2−四氟乙烷 >90％或丁烷（30%~50％）（Hygenic®Endo−

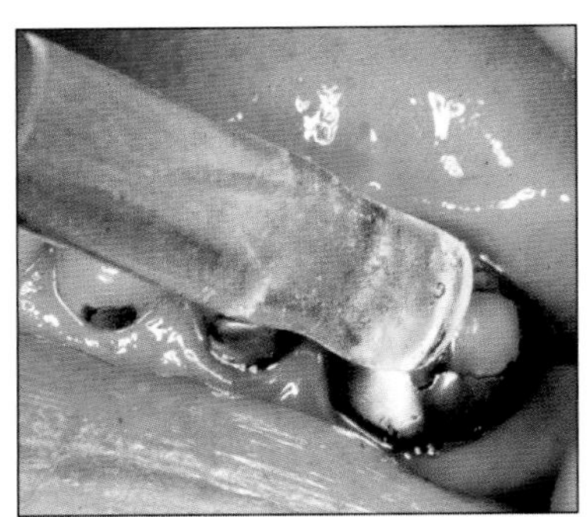

图 4.27　冰棒置于牙面

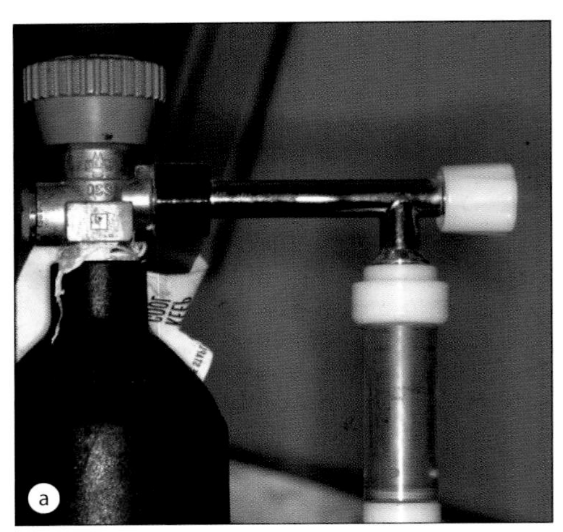

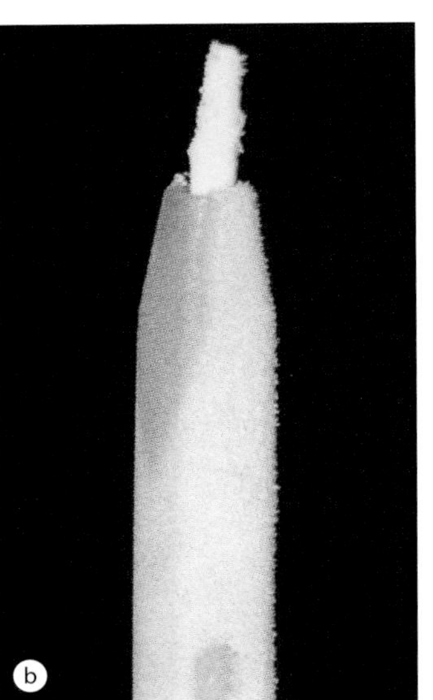

图 4.28　（a）二氧化碳罐；（b）干冰棒

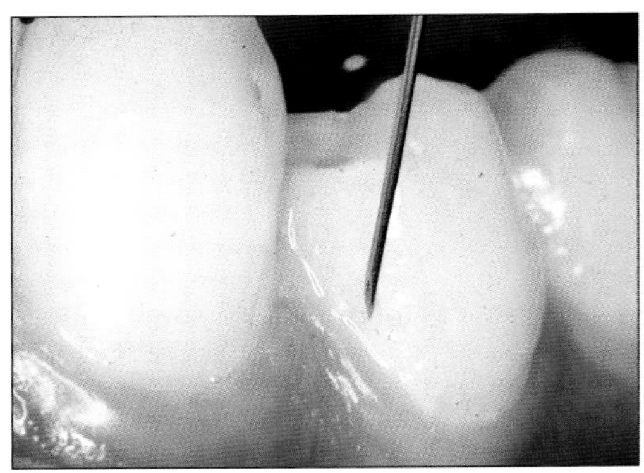

图 4.29　注射器针头斜面远离牙面

Ice）、丙烷（30%~50%）和异丁烷（10%~20%）混合物（ROEKO®Endo-Frost）。制冷剂挥发导致结霜，因此可用于牙齿冷测试（图 4.25）。替代方法是使用水和皮下注射器的废用塑料保护帽制备冰棒（图 4.26）。使用前用手加热一端，使其容易取出（图 4.27）。干冰（图 4.28）可引起强烈而重复的刺激反应，且不影响相邻牙齿，但需要二氧化碳罐。

疼痛的定位

牙源性和某些非牙源性疼痛有时难以定位。在某个象限存在多数可疑牙时，有效的方式是单独阻断其支配神经，观察疼痛是否消失。但这样做的问题是，麻醉的精确定位和精确输送局部麻醉剂非常困难。牙周膜内注射麻醉定位效果更好，但其近中牙可能会受到影响。如图 4.29 所示，使注射针头斜面远离牙面更易于操作。对于下颌后牙，首先通过局部浸润麻醉阻断神经，然后进行下牙槽神经阻滞麻醉进行验证。

试验性备洞

作为最后的手段，可以在认为是死髓的牙齿上进行备洞试验。根据笔者的经验，该测试是不可靠的，因为由于切割产生的振动，可能导致死髓牙产生疼痛。

有时，在做出最终治疗计划前，有必要进行一些初步的诊断性治疗。例如：

- 冠和桥修复体应进行粘接失败评估。根向用力按压修复体，然后沿牙齿长轴方向拉动，冠边缘处发现气泡可作为粘接失败的证据。
- 拆除修复体检查窝洞底部是否存在折裂。
- 控制颞下颌关节（TMJ）和肌肉来源的疼痛。
- 拆除桩评估根管再治疗的可行性。
- 暴露髓腔评估根管的钙化程度。

咬合检查

检查目的包括了解牙齿松动度、压力或叩诊疼痛以及功能异常引起的结构损伤。这些因素都可能受到咬合接触的影响。确定静态和动态咬合是否会导致这些异常，将有助于患牙治疗计划的确定。

记录最大牙尖交错位的静态咬合关系、后退接触位以及下颌从牙尖交错位退至后退接触位的轨迹。注意偏移的引导接触面（前伸记录、侧方运动）。最重要的是，注意是否存在非工作侧或工作侧咬合干扰，因为这些因素可能是导致患牙松动和疼痛的原因。观察修复体的咬合空间需求，是否存在由于龋病或牙齿磨耗导致的咬合空间丧失。

成像技术

医学成像技术是对隐藏组织进行非侵入性可视化检查的一种手段。通常用敏感性和特异性来衡量。理想的成像工具具备 100% 的敏感性和特异性，即准确无误地检测到疾病或健康状态。常用的医学成像技术包括放射显影术（计算机断层扫描）、磁共振成像和超声成像。在牙科，成像技术仅限于传统的射线照相和锥形束计算机断层扫描（CBCT）。

传统 X 线评估

这是最重要的。使用平行投照技术进行术前的根尖 X 线片检查（图 4.30）。如果术前存在窦道，可以采用 30 号牙胶尖示踪。将牙胶尖插入窦道，用手指轻轻地将其来回旋转推动，直到遇到阻力或患者感到疼痛（图 4.31）。

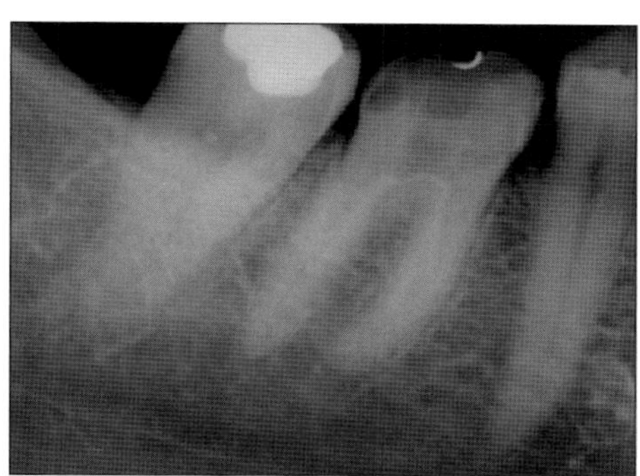

图 4.30 平行投照技术拍摄的根尖片

牙髓治疗前，应该对 X 线片进行以下评估：牙根形状、弯曲度和数目；根管形态；髓腔大小；冠方修复体的大小和形态；是否有根尖周疾病；牙槽骨吸收程度；牙内、外吸收和根折。如果牙齿曾经过治疗，应该评估根充材料的种类，是否存在治疗失误，如穿孔、遗漏根管或器械分离。

X 线片往往会提示问题的原因和治疗的难易度。图 4.32 中 X 线片显示上颌第一磨牙水平骨吸收和根分叉病变、远颊根炎症性吸收和超填入根分叉区的牙胶尖，治疗方案为拔除。图 4.33 显示了两颗上颌前磨牙，第一前磨牙根尖阴影，根管欠充；第二前磨牙牙根冠 1/3 处大面积龋坏。治疗方案为第一前磨牙根管再治疗，第二前磨牙拔除（图 4.34）。

准确的牙科放射线检查是牙髓病治疗的基础。高质量的根尖周组织影像能够提高初始诊断的准确性，并辅助治疗成功。放射人员应努力提高技术标准，以确保影像的准确性，并减少治疗过程中所需的胶片曝光次数。更重要的是要清楚地了解放射检查所涉及的材料、设备、技术和安全标准。读者可参考放射学相关书进行学习。

传统胶片 VS 数字图像记录

更快地获得牙片可以更好地应用于诊断。F 胶片逐渐取代 E 胶片，降低了 20%~25% 的照射剂量。0 型号胶片（34mm × 22mm）适用于儿童前牙，2 型号胶片

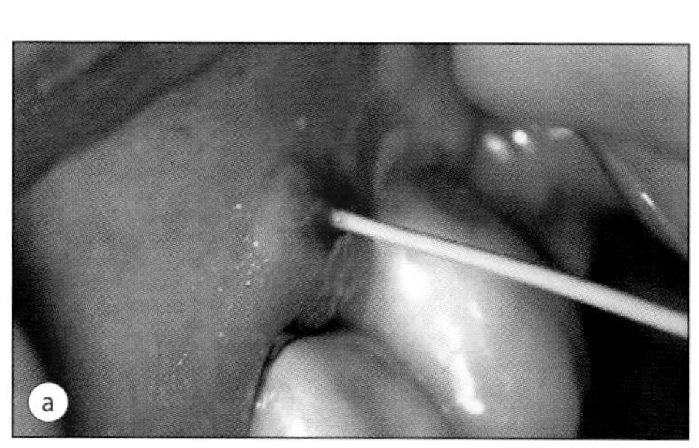

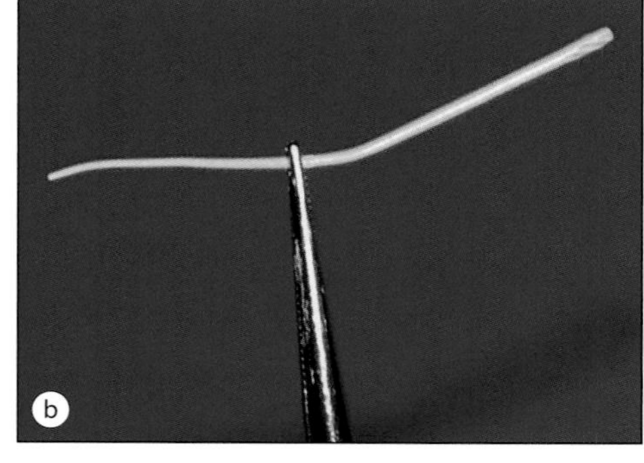

图 4.31 （a）牙胶尖示踪；（b）牙胶尖插入深度；（c）X 线片显示牙胶尖

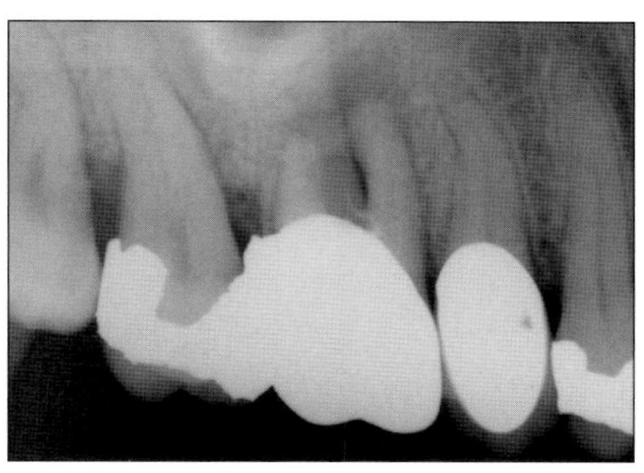

图 4.32 上颌第一磨牙根分叉骨吸收、炎症性牙根吸收、牙胶尖提示根分叉区穿孔。牙齿被拔除

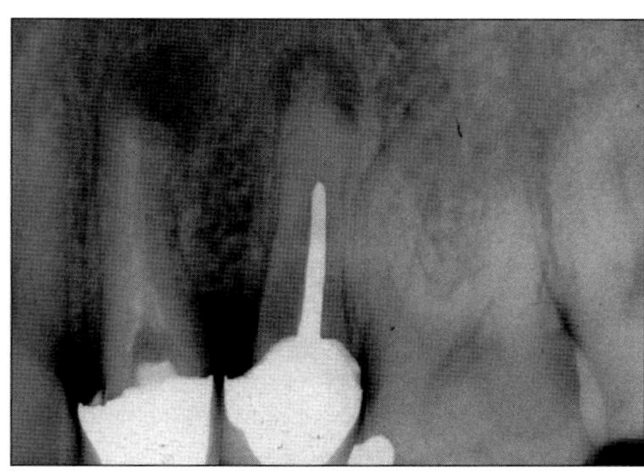

图 4.33 第一前磨牙根管欠充，第二前磨牙大面积龋坏

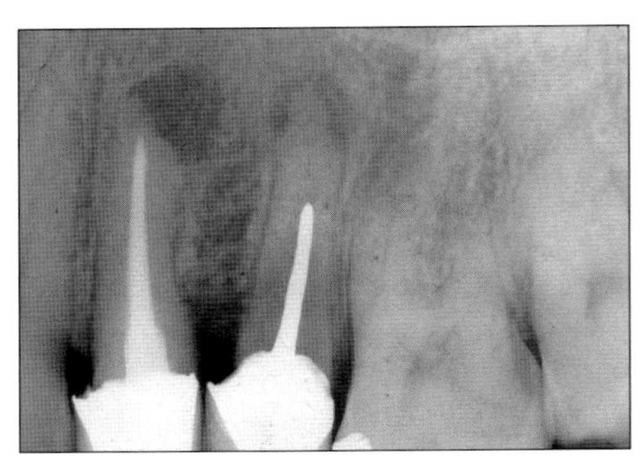
图 4.34 第一前磨牙根管再治疗。第二前磨牙拔除

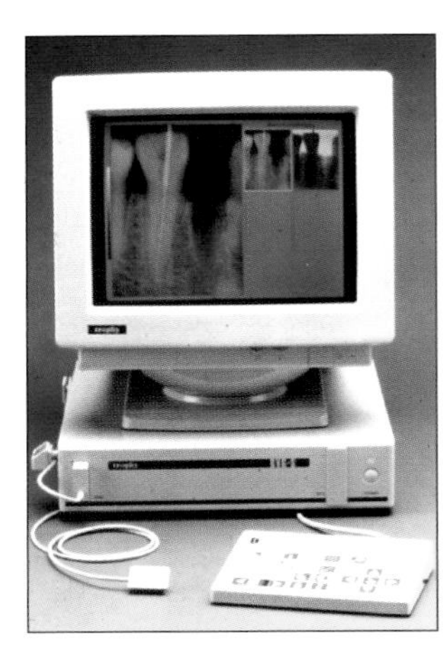
图 4.35 RVG 成像系统

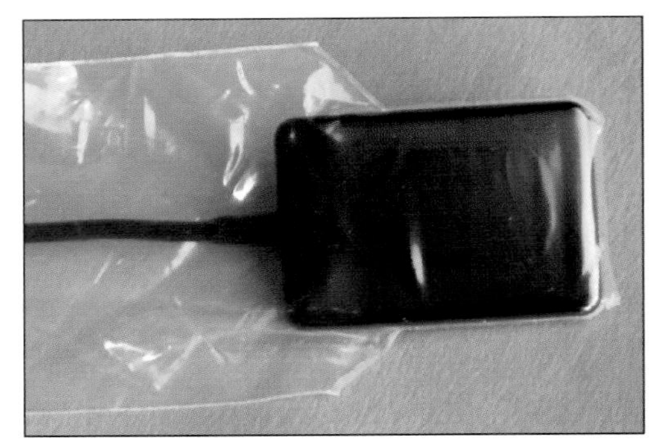
图 4.36 Schick 口外传感器

（40mm × 30mm）适用于儿童后牙及成人。

数字放射技术（DR）在牙科具有许多潜在的优势。数字放射探测器有两种：固态探测器（传感器）和光激发磷光板。DR 传感器使用微型电视摄像机电荷耦合器件（CCD）或互补的光敏感金属氧化物半导体（CMOS）芯片，与闪烁器将 X 线转换成光信号。将 CCD/CMOS 传感器连接到计算机，在显示器上显示图像。此外，直接转换 DR 检测器目前已在医学成像的其他领域中提及，并在将来发挥更重要的作用。

首次将数字成像技术用于牙科的是 RVG 系统（RVG; Trophy Radiologie, Vincennes, France）。它缩减了处理 X 线胶片所需的时间，并具有缩放功能，可放大选定的区域从而提高诊断率（图 4.35）。随着口腔内传感器的进一步发展，数字图像质量得到改善，与 E 胶片相当（图 4.36）。用于牙髓治疗的 DR 传感器的优点是图像的即时可用性。缺点是传感器的高成本和较厚的厚度。

磷光屏或光激发磷光板（PPP）对 X 线敏感，产生用激光扫描器扫描并转换成数字图像的潜像。通过将传感器暴露于强烈的白光，图像可以从磷光体板擦除，使传感器可重复使用。PPP 的优点是它们具有与常规射线照片大致相同的尺寸，并且传感器板相对便宜。

随着“蓝牙”无线技术的发展，已经引入了第一个无线 CMOS 传感器，例如 Schick CDR® 无线系统（图 4.37）。即使这些传感器使用微小的电池组作为电源，它们的尺寸并不比有线系统小，而且更加昂贵。

数字成像的优点是即时可用、安全存储和归档数字数据。可以从网络中的不同计算机访问图像，以及在必要时传送图像。

不同技术的比较

传统胶片可以视为“金标准”。然而，它存在不易存储和处理等缺点：胶片包装需要在黑暗或安全环境中打开；用于显影的化学试剂（显影剂和定影剂）增加了环境污染；显影程序和温度、显影时间和化学试剂的浓度相关。并且胶片一旦显影，需要借助放大镜进行检查。所有的射线照片需要物理存储和存档。当使用数字射线照相术时，以上所有问题都得以解决。即使 PPP 在曝光后需要扫描，这可以认为是几乎消除人为错误的自动过程。当比较不同的技术时，有许多因素需要考虑。

空间分辨率可以用于代表图像清晰度，以“线对 / 毫米”表示。在比较常规胶片（F 胶片）、PPP 和 DR 传感器的研究中，发现传统胶片具有最高空间分辨率，这需要几个 DR 传感器才能达到该分辨率。在同一研究中，大多数 DR 传感器能够具备高的对比度分辨率。使用 PPP 系统和几个 DR 传感器获得诊断图像允许的最宽范围的暴露和最高剂量。这与数字射线照相术总是导致剂量减少的普遍观点相矛盾。较长的曝光时间可能导致大多数 DR 传感器（图 4.38）的图像失真，而 PPP 的射线照相对比度基本不变。这意味着临床医生应确保选择的 DR 系统具有最低的暴露时间。

根据摩尔定律，计算机硬件的性能似乎每两年会有一定的提升，因此每个 DR 传感器区域的像素数量、信噪比和产生图像所需的辐射量的减少预期在未来将得到相应的改善。

胶片夹

胶片夹是不使用手，而能使胶片稳定保持在患者口内的装置。许多结合束瞄准装置以防止“锥切割”，并且某些还包括用于矩形准直的装置（图 4.39）。它们的使用改

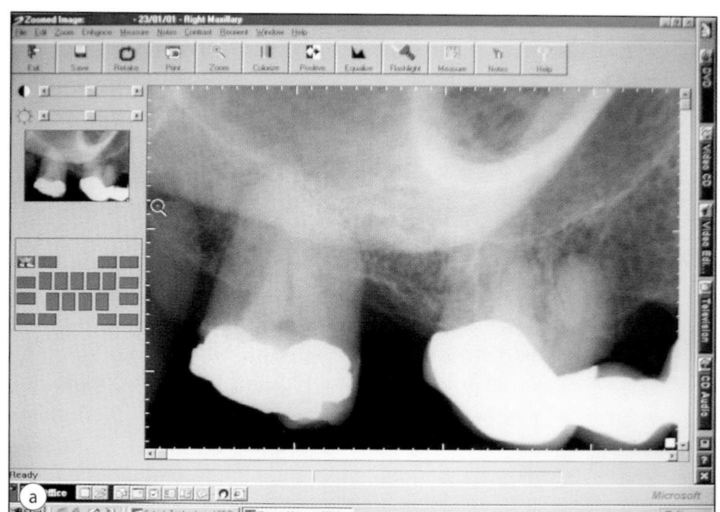

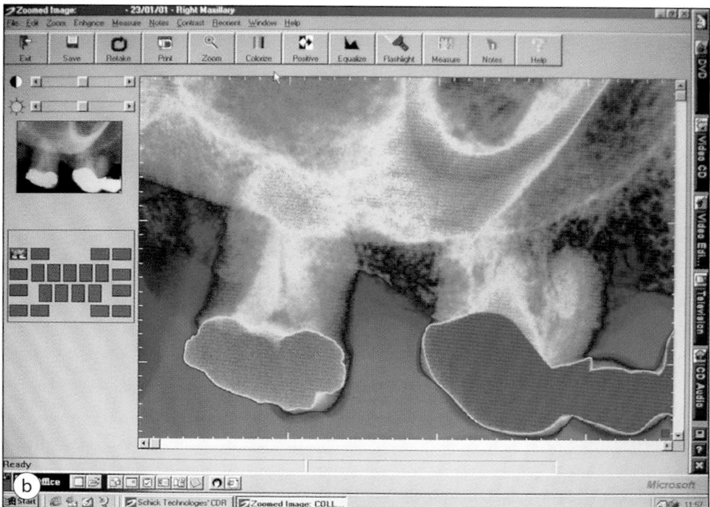

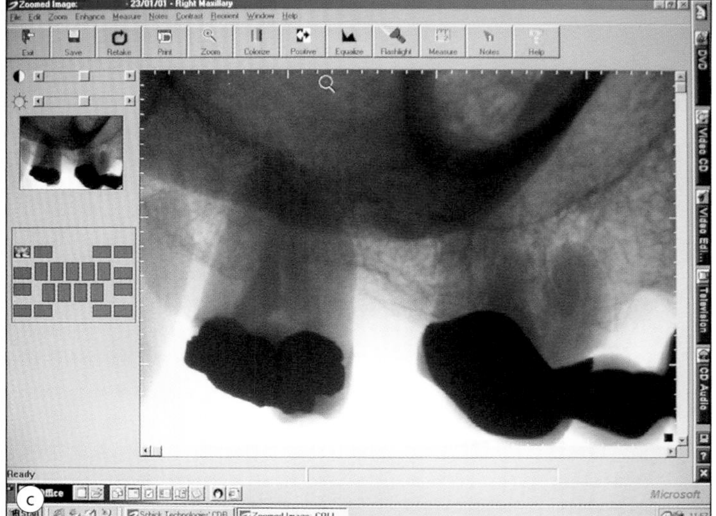

图 4.37 （a~c）数字图像

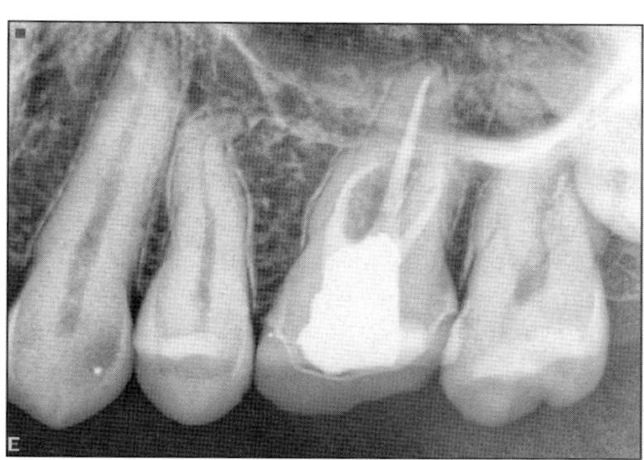

图 4.38 长曝光时间导致图像失真

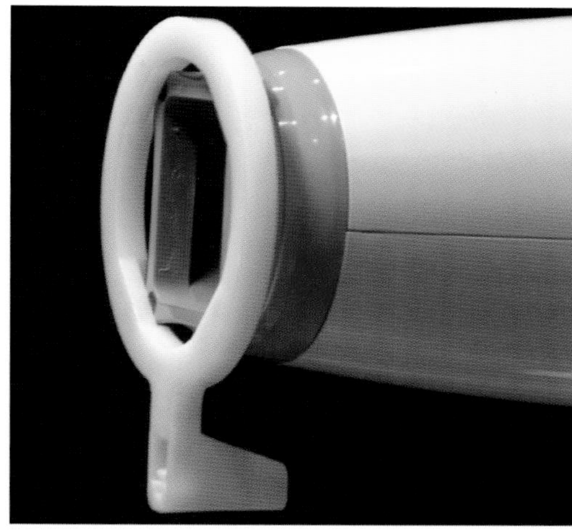

图 4.39 带有凹槽的可与矩形瞄准器结合的圆形球管瞄准装置

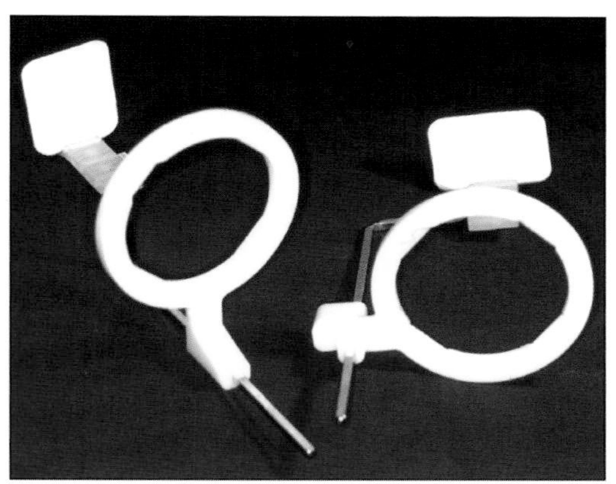

图 4.40 Rinn XCP 胶片夹

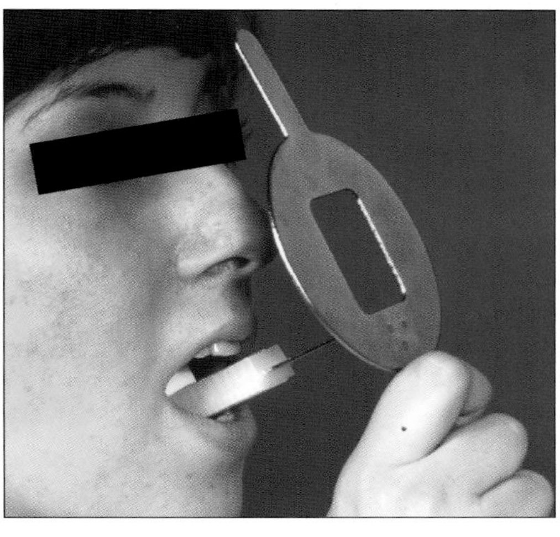

图 4.41 Masel 精准胶片夹

善了图像的诊断质量，并允许在随后的复查评估期间重复胶片和光束的位置。

胶片夹系统包括：

- 改良的 Spencer-Wells 镊子。
- Rinn XCP 系统包括前后胶片保持器（图 4.40）。

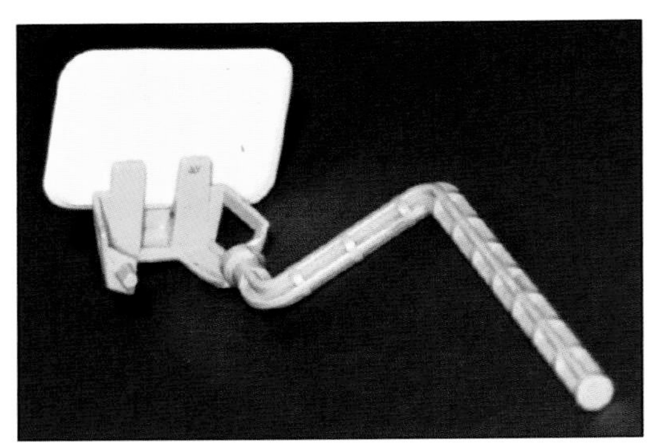

图 4.42 Rinn Endoray 胶片夹

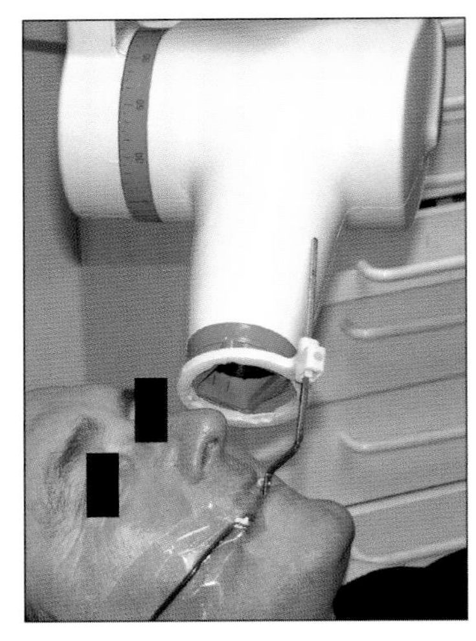

图 4.43 胶片夹或感光板夹和球管瞄准设备在使用中

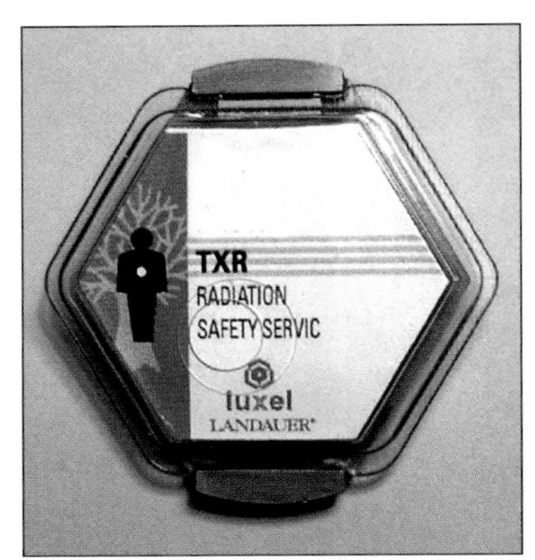

图 4.44 热释光剂量计

- Masel 精密胶片夹（图 4.41）。
- Rinn Endoray胶片夹：一种用于在牙髓手用器械存在下拍摄平行X线片的夹持器（图4.42）。胶片夹持器有“篮子”，其装配在牙齿和牙髓器械的冠部上，患者轻轻地咬合在其上。X线束可以与手柄对准并且居中通过定心环。

放射安全和规章

1999年电离辐射条例和2000年电离辐射（医疗照射）条例（IRMER）规定了在工作场所安全使用辐射以保护患者、工作人员和公众的要求。所有工作人员有责任熟悉与他们相关的立法。只要遵守简单的预防措施，过度辐射的危险可降至最小。根据IRMER 2000条例，确定了4类人员：

1. 申请放射照片的推荐人。
2. 决定射线照片是否合理的执行者。
3. 执行曝光程序的操作者。
4. 负责辐射设备的雇主（法人）和在其内操作的工作人员。

在牙科实践中，牙医可以履行这些角色中的几个或全部。医生需要做的最重要决定是使用 X 线检查在临床上是否是必要的。放射学技术的安全考虑分为 3 个方面：

1. 患者。
2. 操作者。
3. 设备。

患者

为了证明 X 线检查的合理性，X 线检查给出的诊断信息的益处需多于暴露于 X 线给患者带来的风险。必须尽可能减少剂量来最小化风险。应避免射线经过患者身体和性腺。鉴于此，优选的是用于根尖周片的平行技术。不再推荐用于常规牙科放射成像的铅挡板，因为使用这种现代高千伏设备、矩形准直和快速胶片对身体产生较少的散射，并且在减少剂量方面更有效。

曝光需要设置为可能的最小曝光时间。患者不需要用手指固定胶片的位置。应使用胶片夹或镊子（图 4.43），并且在暴露期间除患者以外的任何人都不应在受控区域内。受控区域是在 X 线管头工作时围绕 X 线管头的禁区。它围绕管头和患者（对于在高达并包括 70kV 的情况下操作的管）延伸 2m 的距离，并且沿着主束延伸一段距离，直到其被不透射线的壁或适当厚度的屏蔽衰减。

操作者

所有参与牙科放射成像的工作人员应了解辐射的危险，熟悉如何正确操作设备，了解患者所需的预防措施。应该从牙科工作人员内部任命一名辐射保护主管（RPS）以监督日常辐射安全、一名辐射保护顾问（RPA）、一名合格的医疗物理学家，为辐射防护措施提供建议并进行设备检查。应当方便地显示与实践中的辐射防护有关的规则。只有经过充分培训的人才能参与牙科放射性操作，16 岁以下的人不应使用电离辐射。

有下列方式用于测量辐射：

1. 曝光是对由 X 线管发射的 X 线束的能量的测量。它测量每单位质量空气的电离，以库仑每千克（C kg^{-1}）为单位表示。

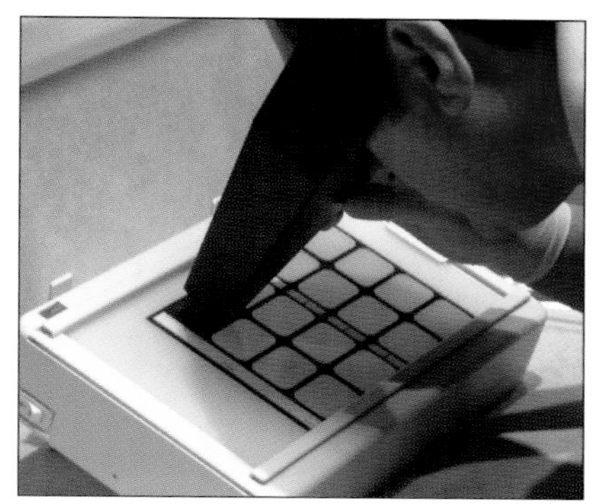

图 4.45 简单放大查看器

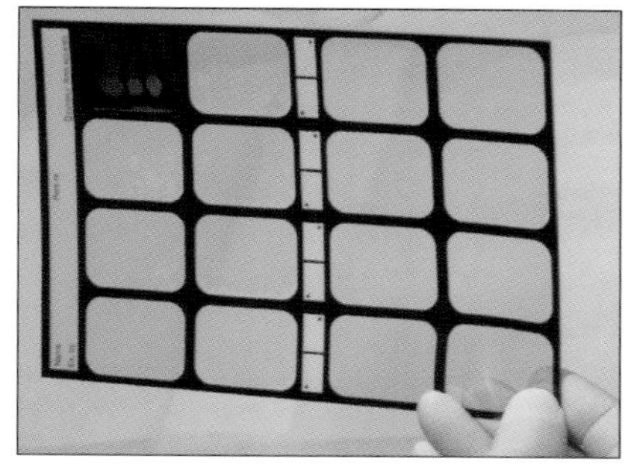

图 4.46 胶片的存储

2.辐射吸收剂量（D）是每单位质量组织从X线束吸收的能量的量。它给出以焦耳/每千克（J/kg）为单位的吸收能，以Grays（Gy）和milliGrays（mGy）表示。

3.有效剂量（E）是考虑所发射的辐射的相对危害和暴露组织的相对灵敏度的量度。然后允许通过将所有剂量转换成等效的全身剂量比较来自身体不同部分的不同研究的剂量。它以Sieverts（Sv）和milliSieverts（mSv）表示。

如果个人的工作量超过每周 150 张照片或者移动 X 线管，应密切监视员工对辐射的暴露程度，使用热释光剂量计（图 4.44）。如果遵守以下预防措施可减少辐射剂量：

- 操作者必须站在受控区域之外。
- 操作者在曝光期间不应接触胶片、管壳或患者。
- 当不使用时，X 线机应与电源断开，以防止意外接触。
- 在放射曝光期间，如果可将门直接打开到受控区域，应在门外打开曝光警告灯。
- 在意外过度暴露的情况下，应将事件报告给健康与安全执行机构并保存 50 年的记录。

查看和存储设备

观察者

在干净的观察箱上，排除外来光放大观察放射线照片，可获得最大量的诊断信息。如图 4.45 所示。

图 4.47 上颌中切牙平行投照技术

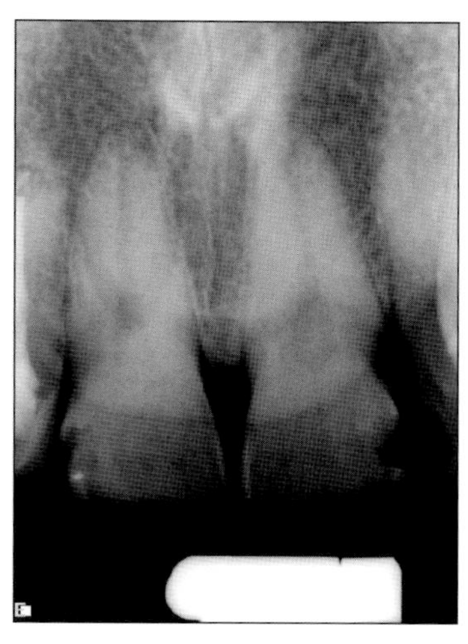

图 4.48 上颌中切牙平行投照根尖片

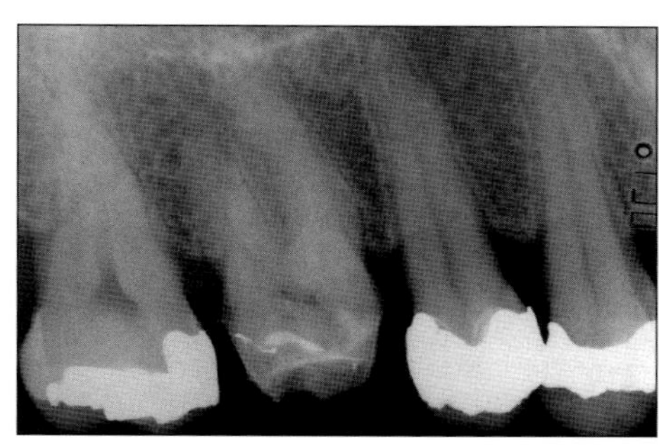

图 4.49 上颌后牙平行投照根尖片

安装

放射照片应该命名、注明日期和系统存储在患者的临床记录中。在检查、存储或转诊期间保护胶片。通常将放射照片放置在标签袋中，或者通过使用黏合剂透明的“黏性塑料”或通过使用热封层压机将片层合在一起，将它们层压在两片乙酸酯之间（图 4.46）。

放射学技术

平行根尖投影

X 线片的理想成像是将胶片和物体靠近在一起，使其长轴平行。X 线束将以 90° 指向这两个结构的长轴。除了较低的磨牙区域外，很少能在口腔中实现这种理想的定位，但是通常可以小的分开距离使牙齿平行于胶片。物体和胶片的分离使物体放大，但是这在平行技术中通过使用更长的焦斑到物距（ffd）来克服，产生更平行的光束。

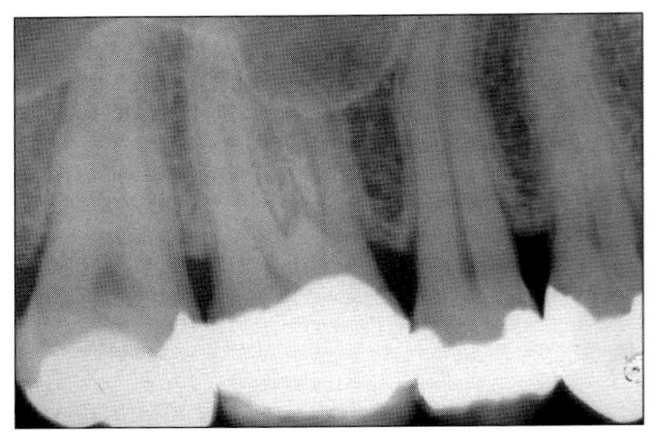

图 4.50 上颌后牙牙根平行投照（参考图 4.55 分角投照技术）

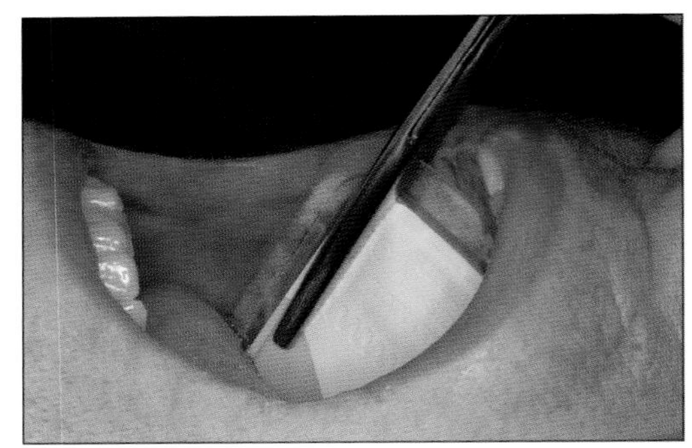

图 4.51 使用镊子放置胶片

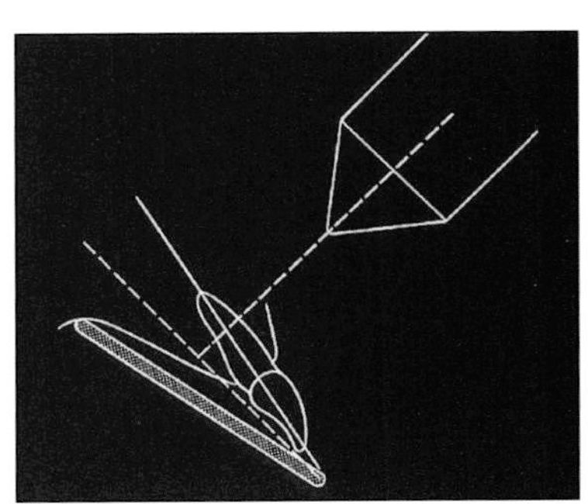

图 4.52 根尖片分角投照原理

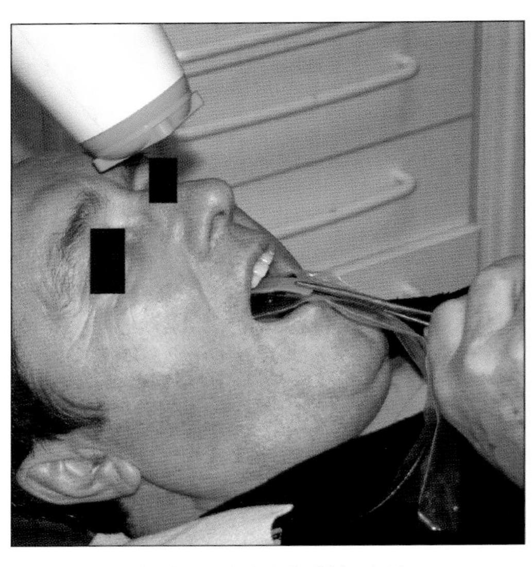

图 4.53 上颌中切牙分角投照根尖片

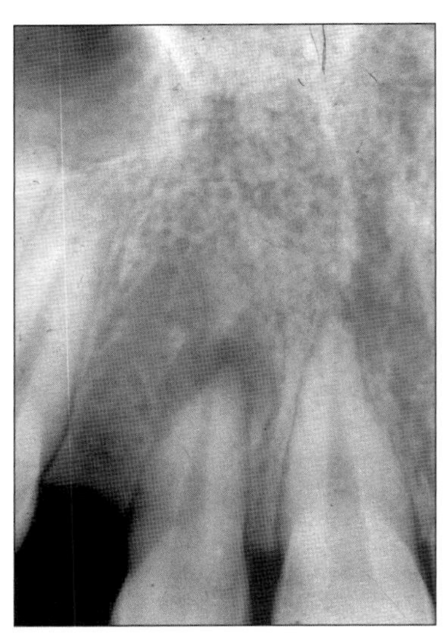

图 4.54 分角投照技术中，投照角度过大产生的影像

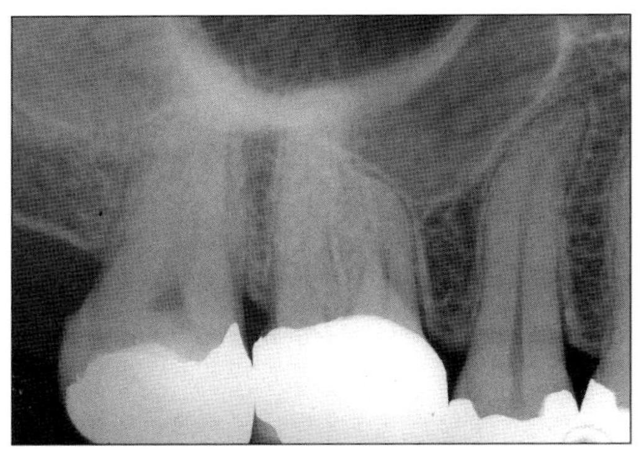

图 4.55 分角投照技术中，颧弓与上颌磨牙影像重叠（参考图 4.50 平行投照技术）

具有光束瞄准装置的胶片保持器需要支撑在口中直立的胶片并且确保复合光束的精确对准。图 4.47、图 4.48 显示了使用 Rinn 胶片 / 传感器保持器和定位环拍摄的中切牙的平行根尖 X 线片，及所得的数字放射摄影图像。平行投照技术的优点是：

- 更大的几何精度（图 4.49）。
- 重现性。
- 更少的重拍（胶片安全，技术不容易出错）。
- 较低的辐射剂量（束不指向躯体，手指不需固定胶片。因此，不照射，使用高千伏的现代机器）。
- 上颌磨牙根的优良图像（颧突指向磨牙根尖孔区）（图 4.50）。
- 骨骼边缘的优良图像。
- 邻间区域的优良图像（位置更接近于邻间区域，因此可以评估邻面龋）。

不可避免地，这种技术有某些局限性，难以在有咽反射或橡皮障患者中放置。替代方法包括使用镊子（图 4.51）。

分角根尖投影

在该技术中，胶片靠着牙齿放置，并且牙齿长轴和胶片之间的角度被可视化与平分。X 线束以牙齿根尖孔为中心，以 90° 横切二等分线（图 4.52）。在下颌磨牙区域，胶片和牙齿几乎平行，但是在上颌前牙区域，可能在牙齿和胶片之间产生较大的角度，导致 X 线束向下朝向身体出现明显的角度（图 4.53）。

可以在没有胶片 / 传感器保持器的情况下用分角技术（尽管患者必须用镊子固定胶片），可以快速且容易地使橡皮障就位，且对于所有患者（即使是那些口腔小的患者）也相对舒适。然而，难以避免失真，并且不能保证准确的图像。其他故障，如移位或弯曲的胶片和“锥切割”比使用胶片 / 传感器支架更多（图 4.54）。诸如颧弓等解剖结构经常叠加在上颌后牙的根尖孔处，且根、其他解剖结构和牙槽骨之间的关系可能变形（图 4.55）。在检查和复诊时，难以重现根尖周影像。

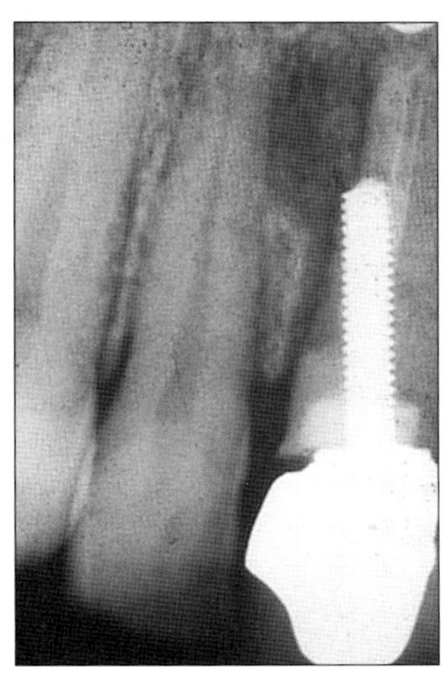

图 4.56 水平视差技术用于确定桩道穿孔

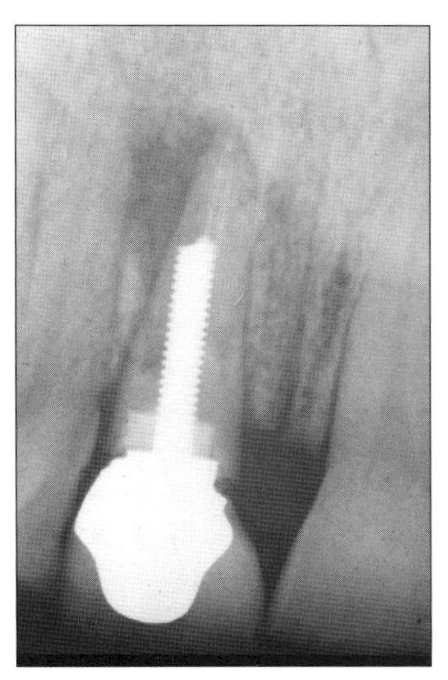

图 4.57 水平视差技术用于确定桩道穿孔

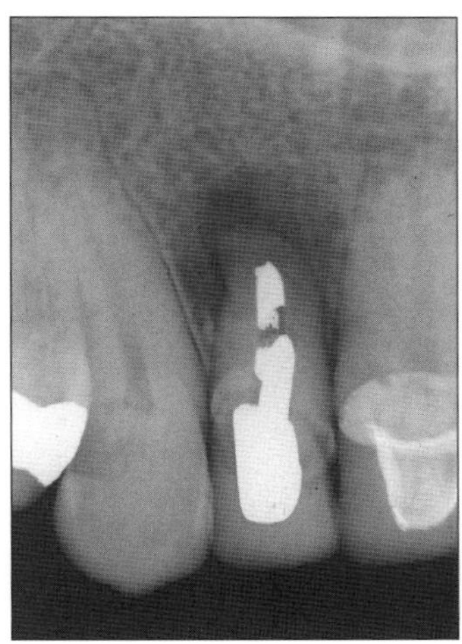

图 4.58 水平视差技术用于确定桩道穿孔

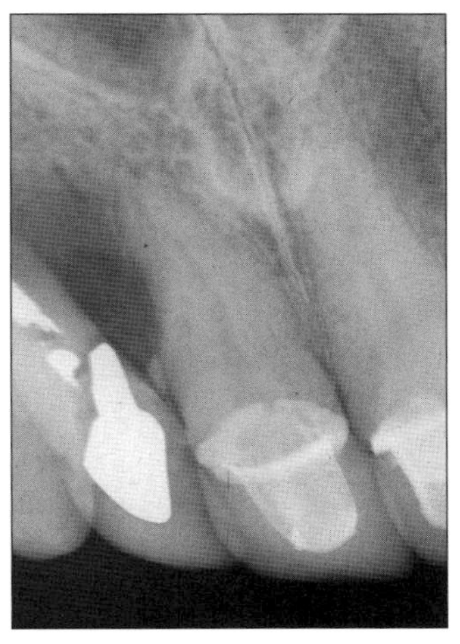

图 4.59 水平视差技术用于确定桩道穿孔

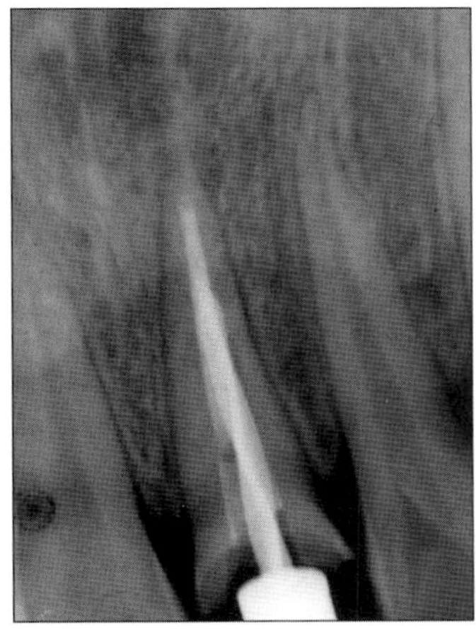

图 4.60 水平视差技术用于确定桩道穿孔

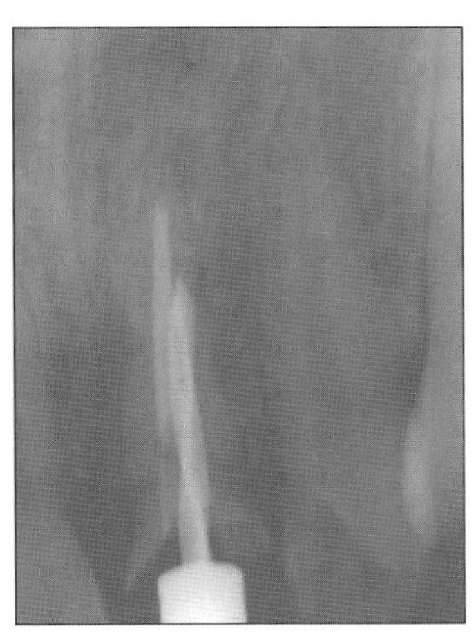

图 4.61 水平视差技术用于确定桩道穿孔

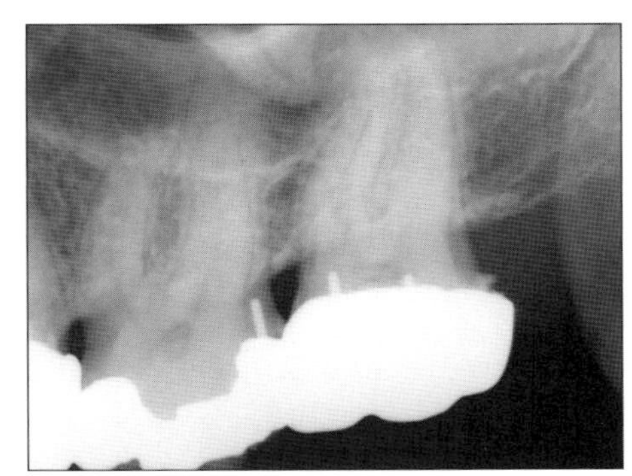

图 4.62 垂直视差技术用于上颌磨牙腭侧根影像观察

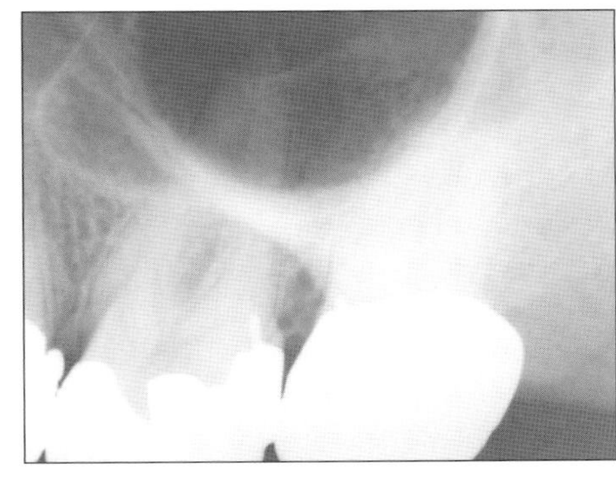

图 4.63 垂直视差技术用于上颌磨牙腭侧根影像观察

视差技术

水平和垂直视差技术在牙髓病治疗学中的诊断和治疗阶段最有用。该原理基于分布在三维空间中的一组对象，尽管具有固定和唯一的相对关系，但是根据观察透视角度具有可变的相对关系。作为类比，当沿着高速公路驾驶时，更接近高速公路的树在相反的行进方向上“移动”，而那些在远处的树看起来沿着相同的行进方向“移动”。应用于 X 线图像，如果从两个不同的水平角度获得两个图像，则对象（相对于参考对象）在与 X 线管相反的方向上的位置的明显位移表示其更靠近（即在颊侧），而在相同方向上表现出位置明显移动的物体是远离球管（即在舌侧）。这个原则体现在 SLOB 规则中，它代表“舌同，颊反”。水平视差可用于指示牙齿内结构相对于牙齿外表面的位置。这在识别穿孔位置方面非常有用（图 4.56~ 图 4.61）。水平和垂直视差都可以选择性地用于多根牙齿的各根进行成像（图 4.62，图 4.63）。

锥形束计算机断层扫描（CBCT）

当考虑诊断可能性时，二维 X 线照片具有许多限制。这主要是因为周围解剖结构是重合的，在研究领域会产生“噪声”。这个问题可以通过对该区域进行计算机断层扫描来克服。在传统 CT 中，包含旋转 X 线管头的台架将狭窄平行的扇形束投射到检测器阵列上。患者缓慢地前进通过台架中心的圆形孔，而管头和往复检测器围绕患者旋转。计算机将重新格式化患者的数据图像以获得三维和多平面

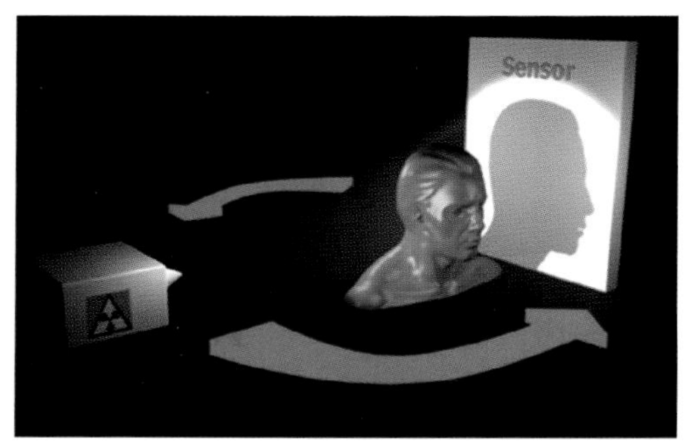

图 4.64 CBCT 的原理是采用锥形 X 线束和交互的图像接收器，围绕受检者头部旋转一圈（由 Dr WJ van der Meer 提供）

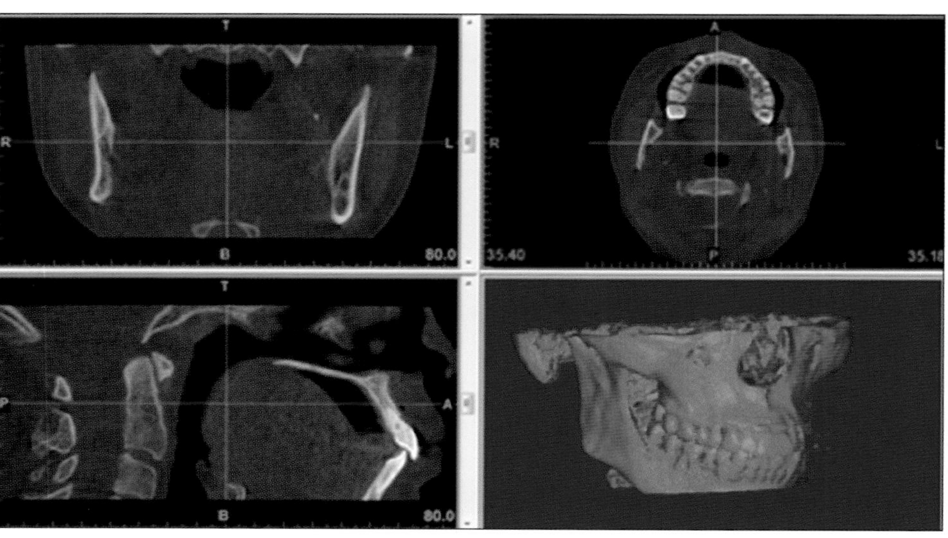

图4.65 CBCT的数据集重建出的影像可以从不同的平面来观看：轴向、矢状面和冠状面（由Dr WJ van der Meer提供）

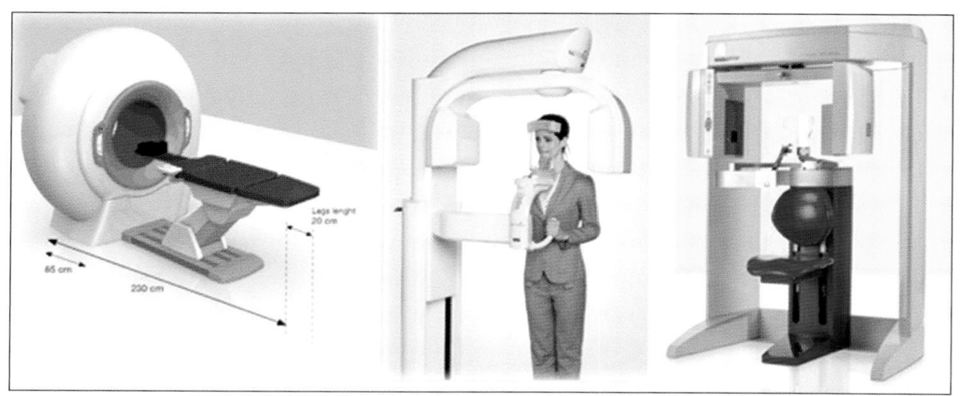

图 4.66 CBCT 扫描时，患者可以平躺、站立或者坐下（由 Dr WJ van der Meer 提供）

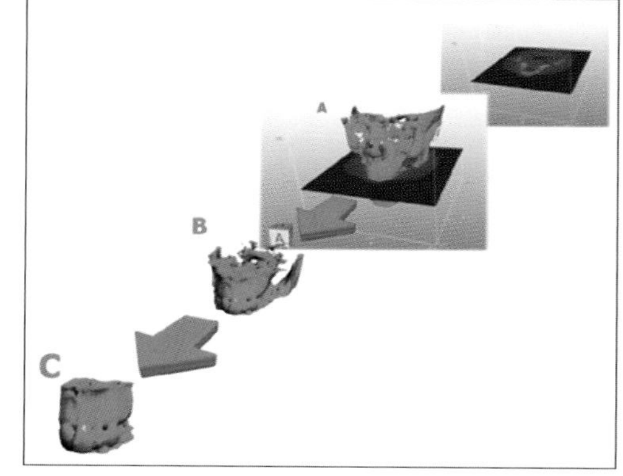

图 4.67 对于牙髓病来说通常需要小的 FOV。尽管许多 CBCT 机都能在垂直方向上减小 FOV（B），但能同时在水平方向上减小 FOV 的机器（C），会大大减少患者的有效剂量。这种机器最适合用于牙髓学诊断（由 Dr WJ van der Meer 提供）

图像。高成本和高有效剂量是 CT 扫描在牙髓病治疗学发展缓慢最重要的因素，直到锥形束 CT（CBCT）的出现。在 CBCT 机器（图 4.64）中，X 线源将锥形束投射到平面图像接收器上，因此称为锥形束 CT。受体可以是与数字照相机系统组合的图像增强器，或者是数字检测器。脉冲 X 线源和检测器的组合在 180° 或 360° 的一个旋转中可产生高达 600 幅图像。

计算机将这些图像进行三维容积重建（图4.65）。虽然重建的算法从20世纪80年代开始就能够实现，但当时市售的计算机在这种类型的运算上计算能力不足。而现在，将多达600幅曝光图像重建成3个正交的平面（轴向、矢状面和冠状面）的对应影像，只需要几分钟。CBCT 扫描时，患者可以像传统CT扫描时一样平躺。但也有的 CBCT机允许患者坐着或者站立扫描（图4.66）。CBCT 机在视场（field of view，FOV）的大小和FOV的调节选项上也有所区别（图4.67）。根据经验，FOV越大（如此一来传感器也越大），仪器也越贵。对于牙髓病诊断而言，一个小的FOV与几颗牙齿大小相当就足够了。

一个患者的有效剂量是多少，是由 X 线源（连续或脉冲）、所用的电压和电流量、滤波器的量值、FOV、数据集所需的分辨率这些因素决定的（表 4.12）。生成的图片分辨率越高，需要的图像就越多，因此需要的曝光时间也更长。高分辨率曝光，不仅患者需要接受更高的有效剂量，而且旋转时间也需要延长。扫描时间越长，则患者在扫描过程中移动的可能性越大，移动伪影产生的概率也越高。对于患者来说，理想的扫描应该同时具有分辨率高、扫描时间短、有效剂量低的特点。而其中一些因素在需求上是冲突的，因此需要寻找一个参数之间的需求平衡点。

表 4.12 牙科锥形束 CT（CBCT）

型号	视野（mm）	分辨率（mm）	扫描时间（s）	重建时间	kV	放线剂量（μSv）
Ewoo (Vatech)Pax Uni3D (2 models)	50×50 80×50	0.2	8 17.5～20	18 s 25 s	50～90	25～60
Ewoo (Vatech)PaX Duo3D	50×50～120×85	0.12～0.2	15～24	32～59 s	50～90	25～60
Ewoo (Vatech) PaX Reve3DS	50×50～150×150	0.12～0.25	15～24	27～105 s	50～90	25～60
Ewoo (Vatech) PaX Zenith3D	50×50～240×190	0.08～0.3	15～24	10～221 s	50～120	25～60
Ewoo (Vatech) Master3DS	160×70 240×190	0.2～0.25	15～24	9～51 s	50～90	25～60
Ewoo (Vatech)PicassoTrio	120×70	0.2	15～24	25 s	50～90	25～60
Gendex/KaVo/Icat	130×170	0.12～0.40	总时长 25s，扫描时间分别是 5s、8s，9s	120 s	96～120	68
Illuma	140×180	0.09～0.40	20～40	2～4 min	120	58～300
Kodak 9000 3D	50×37	0.076～0.200	13.9	<2 min	60～90	无数据
Kodak 9500	90×150 184×206	0.200		2 min	60～90	无数据
Morita 3D Accuitomo170	40×40 170×120	0.080，0.125 0.160， 0.250	5.4～30.8	1～4 min	60～90	22(40×40)； 51 (60×60)
Morita Veraview epocs3De	40×40 40×80	0.125	9.4	4 min	60～90	30 (40×40)
Morita Veraview epocs3D	40×40 40×80	0.125	9.4	4 min	60～90	30 (40×40)
Newtom 5G	60×60～18×16	0.075～0.3	18～36	低于 1 min	110	无数据
Newtom VG	150×110	0.3	18	低于 1 min	95	50～100
Newtom VGi	120×75～150×150（cm）	0.15～0.30	18	低于 1 min	110	50～100
PlanmecaProMax3D	80×80～40×50	0.160×0.160×0.160～ 0.320×0.320×0.320（μm）	18	30～150 s	84	50～80
Planmeca Proma x3DMAX	50×55～220×170	0.100×0.100×0.100～ 0.400 ×0.400×0.400	18～30	30～150 s	96	50～80
Planmeca Promax3DS	50×50～50×80	0.100×100×100～ 0.200×0.200×0.200	18	30～150 s	84	50～80
Scanora 3D	60×60 ～ 130×145	0.133 0.35	3～6 (实际最短时间)	1～2 min	60～85	29～38
Sirona Galileos Comfort	150（球面直径）	0.15～0.30	14/2～6	2.5～4.5 min	85	70
Sirona Galileos Compact	150×120（椭球形）	0.15～0.30	14/2～6	4.5 min	85	45

表 4.13 口内 X 线片、口腔曲面体层片和 CBCT 的患者有效剂量

	患者有效剂量（μSv）
口内 X 线片	10~20
口腔曲面体层片	24[6]
小视场的 CBCT（6"）	48[7]~652[7]
大视场的 CBCT（12"）	68[7]~1073[7]

对于牙髓学诊断来说，小 FOV 值就足够了，降低有效剂量，缩小检查的解剖区域面积。这一点的重要性在于，临床医生要对数据集负责，包括口腔外的解剖结构。这意味着要确保一个合格的放射科医生能够根据这些放射数据做出正确的报告。

CBCT 的数据集，能比传统的二维放射照片多发现 38% 的根尖周病变。和传统放射照片相比，CBCT 的测量值要更加精确，误差较小，临床上可以忽略不计。英国健康保护协会的辐射防护部门，与美国牙髓病学家协会和美国口腔颌面放射学协会的联合立场声明，制订了 CBCT 在牙医学中的推荐应用规范如下：

- 当有其他低放射剂量的照片能提供足够的诊断信息时，不推荐使用 CBCT（表 4.13）。
- CBCT 的使用必须正确合理。
- 对牙髓病治疗学而言，与大容积 CBCT 相比要优选有限容积的。

CBCT 在牙髓病治疗学上是不可缺少的一项诊断工具，对于那些传统的放射照片不能提供足够信息的病例需要有限制地使用。CBCT 的牙髓学适应证包括：牙髓外科术前准备，解剖结构异常的患牙的诊断和治疗计划的制订，二维图像不能避免的解剖影像重叠，症状和体征矛盾或非

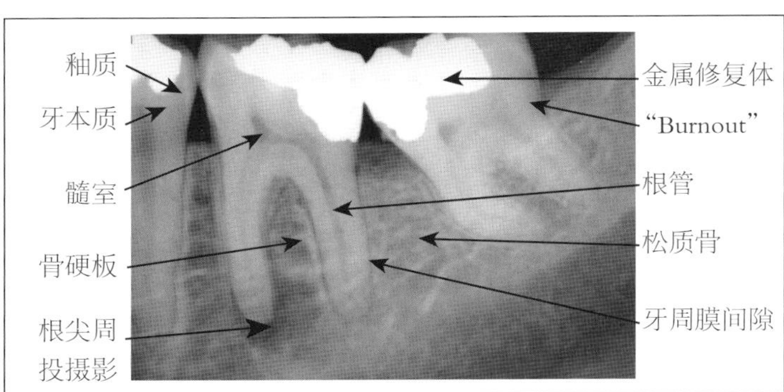

图 4.68 后牙的影像学表现

特异性的病例，牙根吸收的评估，以及可能的牙槽外伤的诊断。

质量控制

准确的诊断需要高质量的放射图片。如果既要保证高标准的图像质量，对患者放射剂量又要最小化，那么一套放射摄影的质量保障程序是必需的，在英国法律中也是强制性的。该程序由以下部分组成：

- 进行放射图像的采集及处理的程序。
- 预设每隔一定时间实施质量控制操作的系统。
- 监控和审核图像质量的系统，能识别并修正错误。

这些要求同时适用于传统的和数字化 X 线摄影。质量控制的一个重要方面是影像错误的鉴定——必须要能识别和理解影像的错误从而才能进行修正。读者可以进一步阅读相关专业教材了解细节。

影像解析

影像解析应该符合逻辑，避免把正常的和异常的解剖结构弄错。操作者在尝试识别出异常影像之前，首先应该熟悉正常解剖结构的影像学表现。

正常的放射影像标志

牙釉质、牙本质和牙骨质

牙釉质是口腔中放射线阻射性最高的结构。牙本质的影像较暗，密度均匀。牙骨质和牙本质的影像不易区分。在牙颈部近中或远中、釉牙骨质界和牙槽嵴之间，有时会出现牙颈部“Burnout”征象，容易与根面龋或继发龋相混淆（图 4.68）。

松质骨

下牙槽的骨小梁比上牙槽更粗，上牙槽骨小梁更致密纤细。

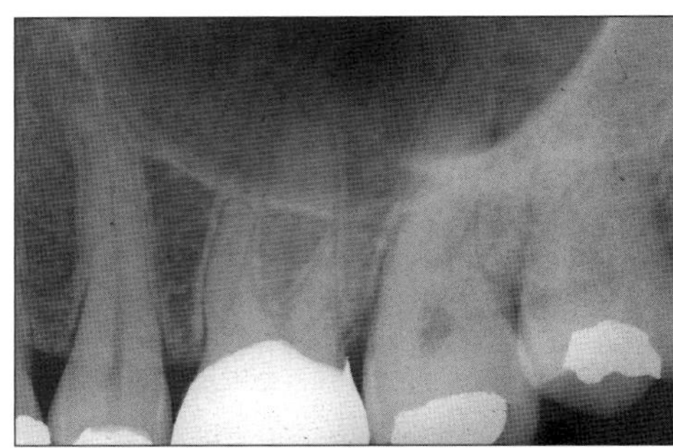

图 4.69 大的上颌窦的影像学表现

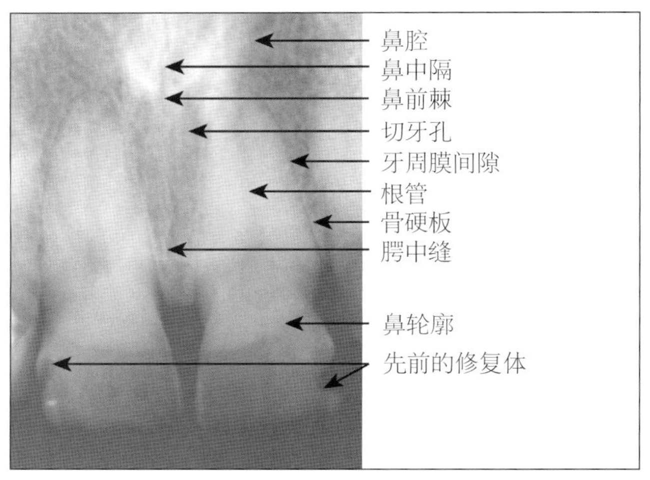

图 4.70 上颌前牙区的影像学表现

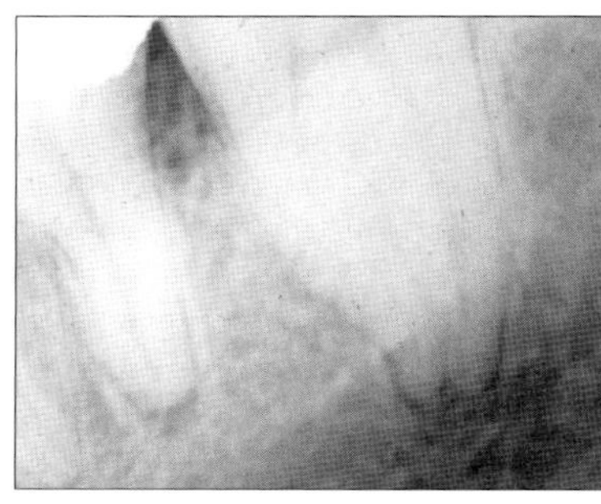

图 4.71 错误的下颌第二磨牙牙周膜间隙增宽表象——第一磨牙远中根根尖周病损表现

牙周膜

牙周膜显示为围绕牙根表面的线状透射影，也被称作牙周膜间隙。牙周膜间隙增宽提示存在根尖周病变，此特征在评估是否存在与感染牙髓相关的病变时非常重要。

骨硬板

骨硬板指 X 线片上组成牙槽窝内壁的白色线状影像，代表牙槽窝的边缘。此特征在判定根尖周病变时不如牙周膜间隙关键。

牙髓腔

髓室和较粗大的根管在 X 线片上很容易识别，较细的根管则难以识别，另外，极少数根管会出现完全闭锁的情况。髓石在牙髓组织中很常见，只有堵塞根管时才会成为问题。

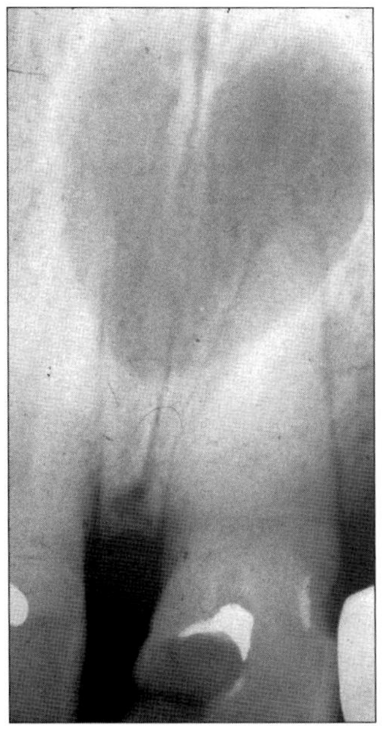

图 4.72 与切牙管囊肿影像重叠，围绕中切牙根尖的骨硬板影像不清

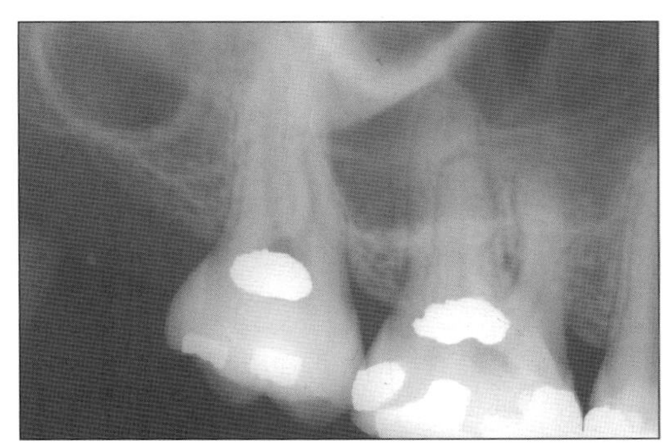

图 4.73 上颌窦影像，可能与囊肿影像混淆

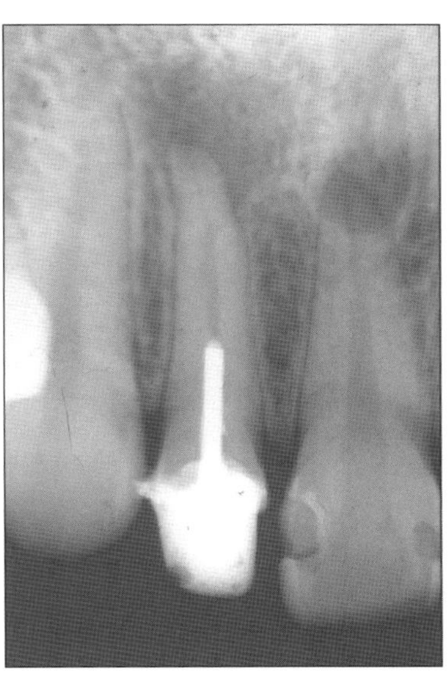

图 4.74 上颌侧切牙伴根尖周病变——上颌中切牙与切牙管影像重叠

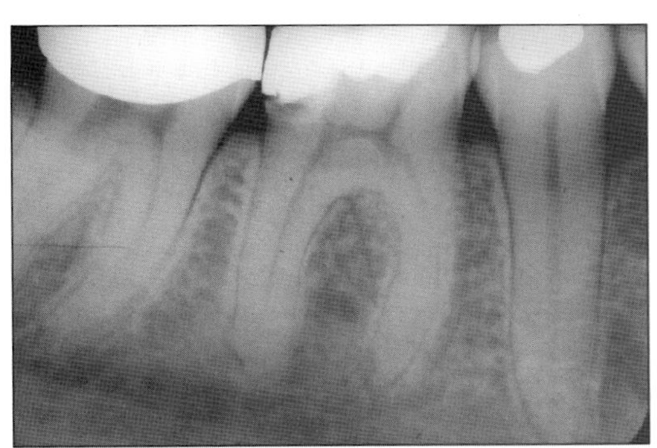

图 4.75 下颌管影像，可能与根尖周病变混淆

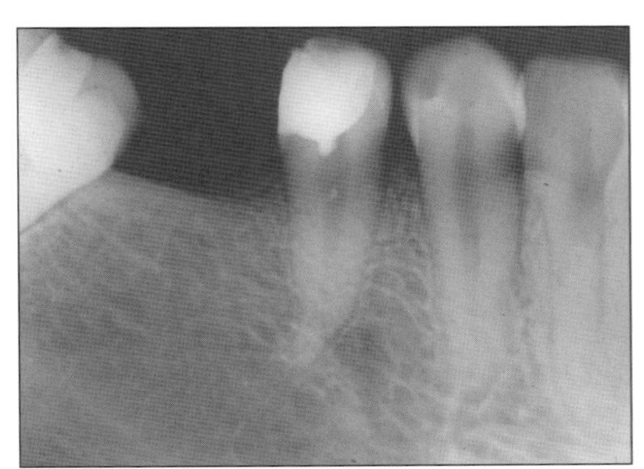

图 4.76 颏孔的影像学表现

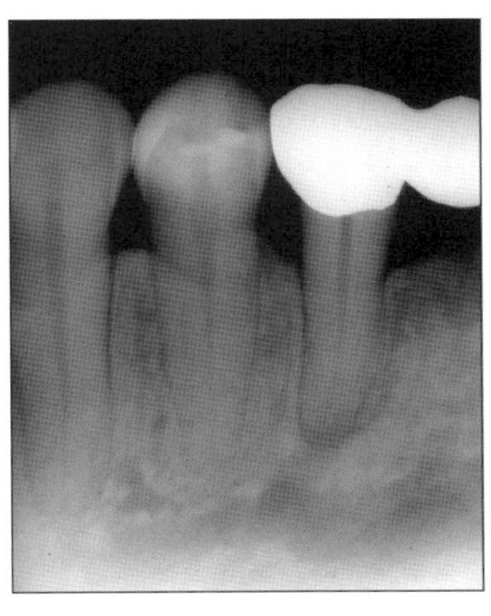

图 4.77 下颌管和颏孔的影像，可能与根尖周病变混淆

上颌窦

上颌窦影像从前磨牙区域延伸至上颌结节。窦底影像可能与前磨牙和磨牙根相连，也可能下沉到牙根之间（图 4.69）。窦底表现为一条白色皮质线，当怀疑可能存在根尖周病变时需仔细追踪检查其连续性。

上颌前牙区

图 4.70 显示该区域常见的解剖标志。

X 线影像解析中常见的错误

牙周膜间隙增宽

当与气腔（如上颌窦）或者其他低密度影像重叠时，牙周膜间隙的黑色影像更为明显，会给人错误的印象以为此间隙增宽（图 4.71）。类似的，当与气腔或者其他低密度影像重叠时，骨硬板的白色线状影像会减淡（图 4.72）、不清晰，容易误以为正常根尖的解剖结构破坏。因此，当透射区域和正常根尖重叠时，影像表现可能与根尖病损相似。

上颌窦

上颌窦的边缘被分隔开，使其看起来类似囊肿的影像（图 4.73）。

切牙孔

切牙孔的圆形或椭圆形透射影可能与中切牙的根尖重叠，被误认为是根尖周病变（图 4.74）。

下颌管

下颌管影像从下颌升支内侧的下颌孔开始，到前磨牙区域的颏孔，表现为低密度带状影，可能与低位磨牙和前磨牙的牙根相接近或重叠。此时容易被误以为是病损（图 4.75）。

颏孔

颏孔位于下颌第一前磨牙根尖的下方偏远中（图 4.76）。偶尔因为根尖片的角度问题，颏孔可能与前磨牙的根尖重合。此时可能与根尖周病变混淆（图 4.77）。

牙周膜间隙相关病变

根尖周病变

这是最常见的根尖透射影。长期存在的病变和慢性炎症的病损通常很容易明确（图 4.78），甚至可能由于骨质反应发展形成阻射的边缘影像（图 4.79）。早期的病变可

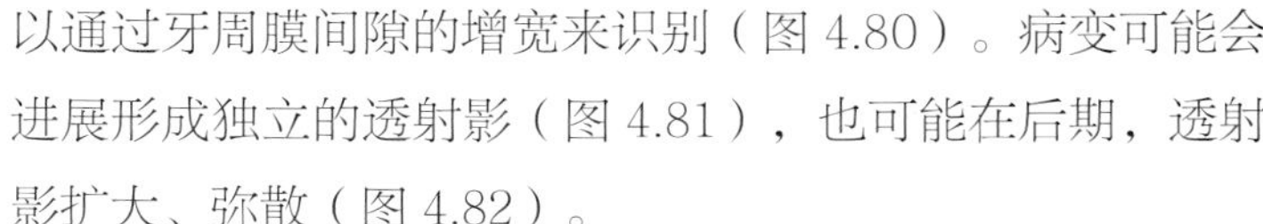

以通过牙周膜间隙的增宽来识别（图 4.80）。病变可能会进展形成独立的透射影（图 4.81），也可能在后期，透射影扩大、弥散（图 4.82）。

侧方根周病变

牙周膜间隙增宽，形成与根尖无关的透射影（图 4.83），与根管侧支感染有关。根管侧支只有在根管充填后才能显现（图4.84）。

根折病变

与折裂牙根周围病变相关的透射影，通常围绕相关牙根（图 4.85）。能否识别根折取决于折裂平面是否在主要 X 线束内（图 4.86）。如果射线束没有通过折裂线，根折可能无法被发现。

穿孔病变

穿孔会导致迅速的骨吸收（图 4.87a）。透射影边界不清表明开始更加急性的炎症过程。桩核修复体，同时伴有一个大面积的、界限不清的、不仅仅包括根尖区的病损，应该高度怀疑穿孔或者根折（图 4.87b）。

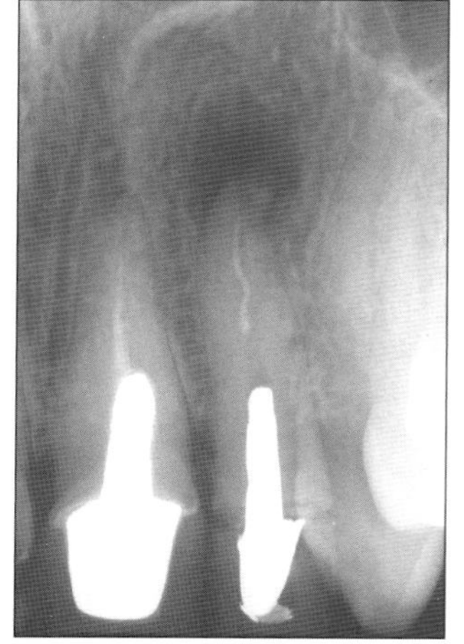

图 4.78 上颌侧切牙伴明显的根尖周病变

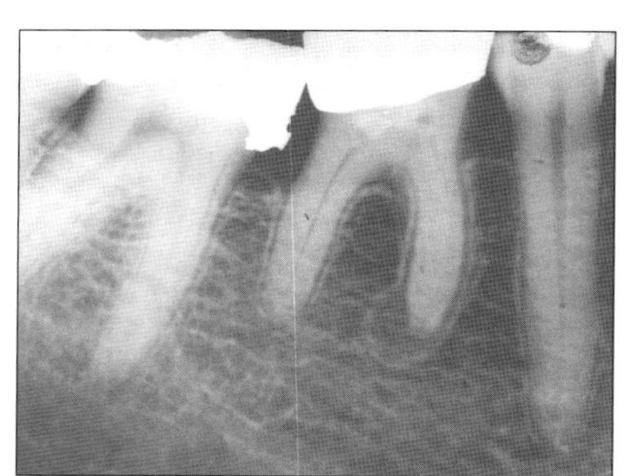

图 4.79 下颌磨牙伴有阻射边缘的根尖周病变

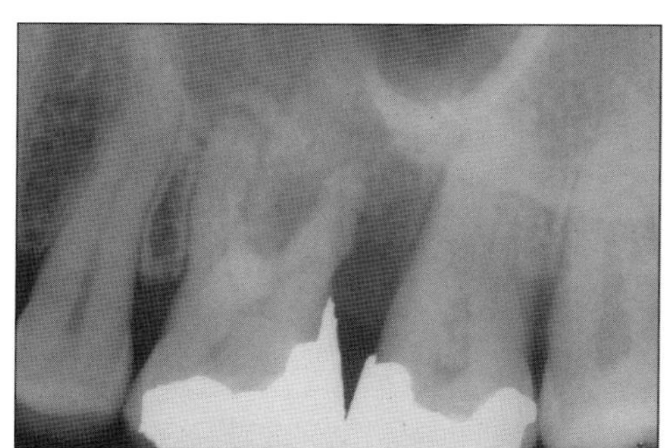

图 4.80 牙周相关的上颌磨牙近中颊根的牙周膜间隙增宽

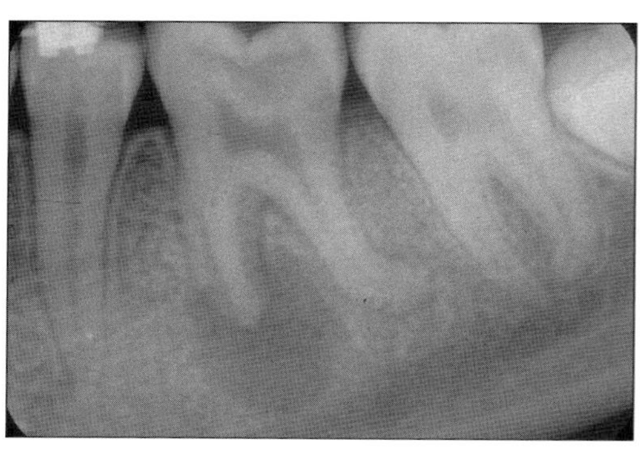

图 4.81 独立的根尖周透射影

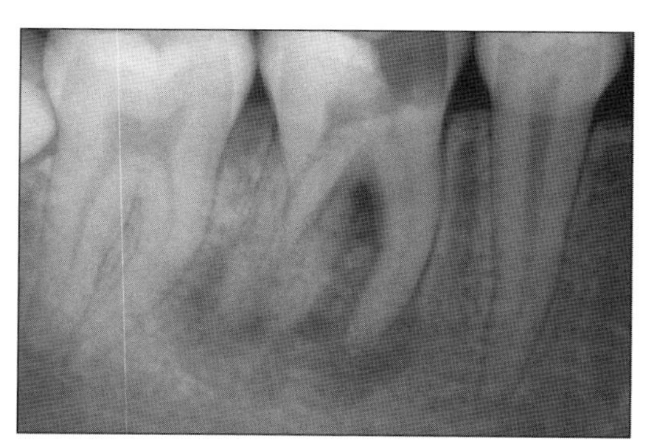

图 4.82 下颌磨牙伴大面积弥散的根尖周透射影

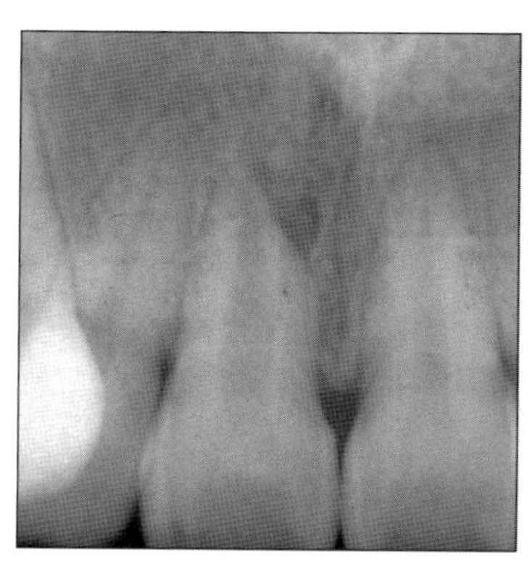

图 4.83 中切牙伴侧方根周透射影

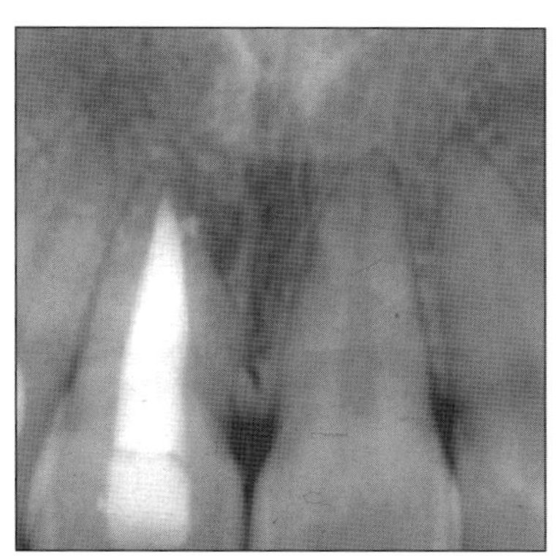

图 4.84 被牙胶充填的中切牙根管侧支

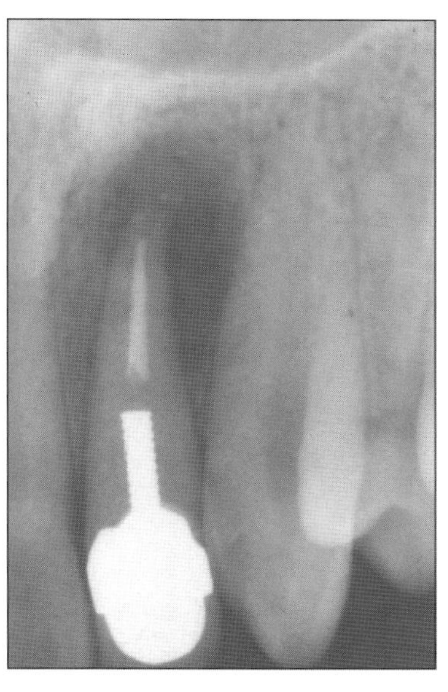

图 4.85 上颌切牙根折导致的大范围根尖投射影

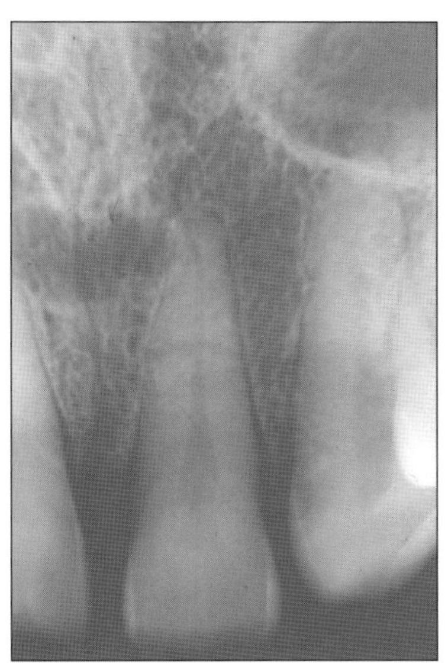

图 4.86 上颌中切牙根横折

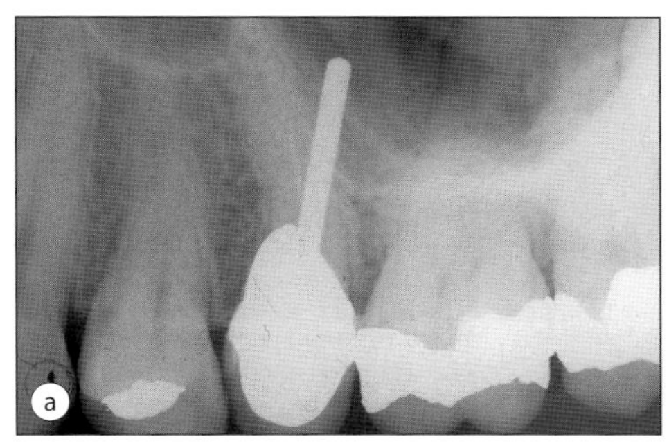

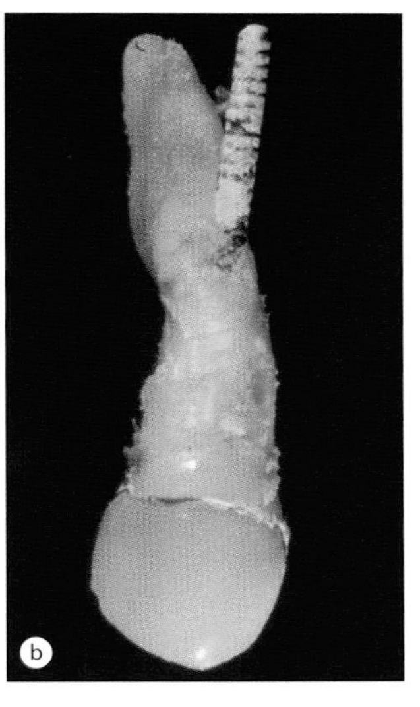

图 4.87 （a）根管穿孔的上颌第二前磨牙；（b）因根管穿孔被拔除的第二前磨牙

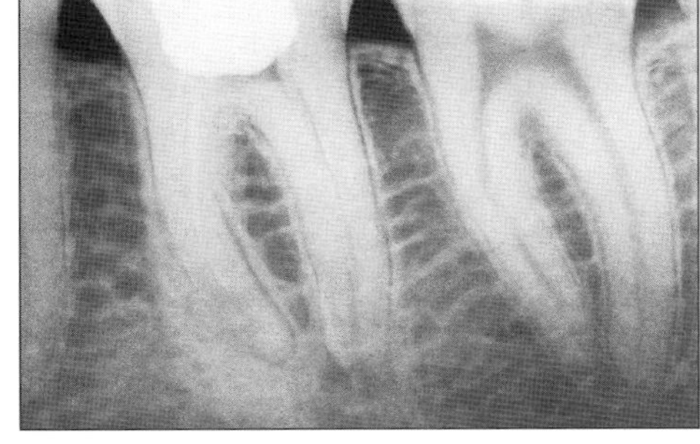

图 4.88 下颌第一磨牙近中根引起的致密性骨炎

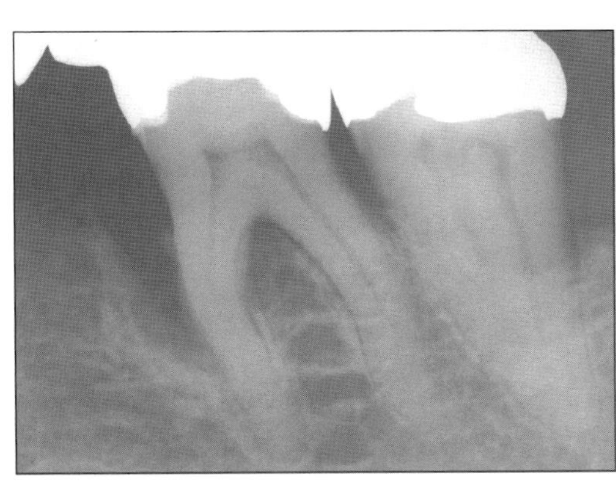

图 4.89 下颌磨牙导致的牙周病变

致密性骨炎

致密性骨炎表现为外周影像阻射区（图 4.88），提示存在长期轻微的根尖周感染，引起周围骨质局限性增生。常存在相关牙髓变性。通常没有临床症状。

非牙源性病变

辨别病变是牙髓来源还是其他来源非常重要。

牙周病

牙周骨质病变可引起影像学改变，应与根尖周病变相鉴别（图 4.89）。尽管有骨丧失，但相关牙通常是活髓。

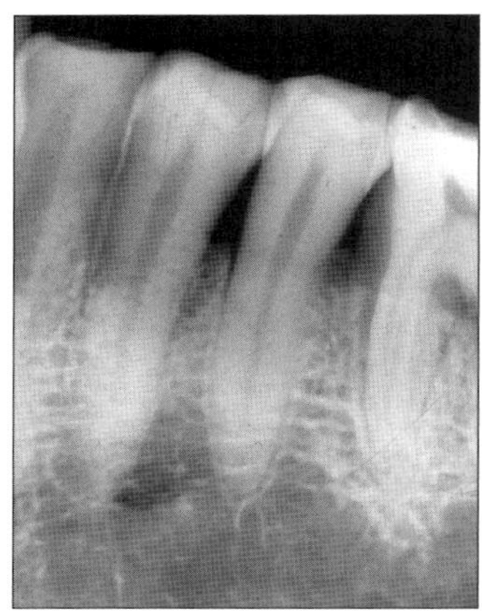

图 4.90 活髓牙根周围的高密度骨小梁

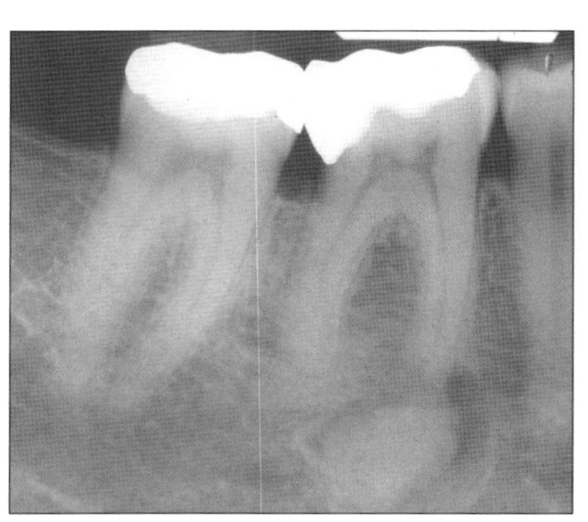

图 4.91 下颌磨牙的纤维 - 牙骨质 - 骨发育不良

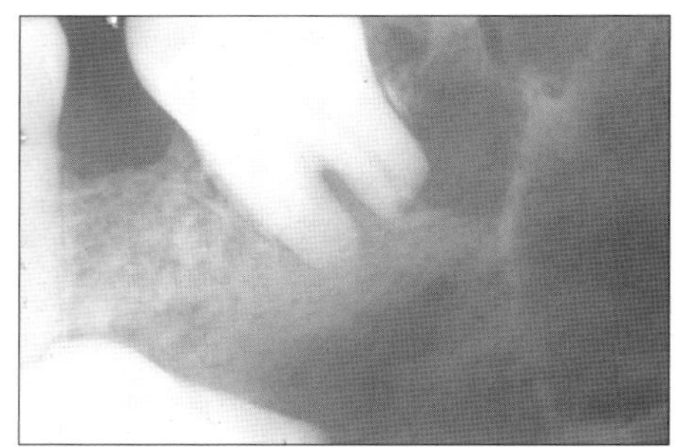

图 4.92 非牙髓来源病变导致的大片放射透射区

特发性骨硬化

在骨小梁区域中可见密质骨，这可能是一种发育性异常，有时或是机体对异常应力的代偿反应。其影像学特点与硬化性骨炎相似。然而，相关牙齿的牙髓活力测试结果正常（图 4.90）。

纤维 - 牙骨质 - 骨发育不良

早期阶段，纤维 - 牙骨质 - 骨病变表现为放射线透射区，常发生于下颌切牙的根尖区，称为根尖周纤维 - 牙骨质 - 骨发育不良（图 4.91）。该病变的成熟期需 5~10 年，在这期间逐渐有牙骨质 - 骨样的物质沉积形成放射阻射区。相关牙齿的牙髓活力正常，不需要做根管治疗。

其他局部和系统性病损

非牙源性的炎症、囊性病变及肿瘤均可能发生于颌骨（图 4.92）。这些疾病可损伤或重塑与之相邻的骨质，并造成牙齿的移位和吸收。在很多情况下，若病变来源于牙周之外的组织，则牙齿可保存活力。临床医生应对非牙源性骨损伤保持警惕。

其病因可分类如下：

- 感染（局部的与弥散性的）。
- 创伤。
- 囊肿（牙源性与非牙源性）。
- 肿瘤（良性与恶性）。
- 巨细胞病变。
- 纤维 - 牙骨质 - 骨病变。
- 代谢性与内分泌性病变。
- 特发性疾病。

诊断分类

当对患者进行评估时，需要将其病史、临床检查及辅助检查等信息进行综合考虑，从而对其问题的本质做出判断。下面将介绍主要的诊断分类以及各项诊断典型的临床表现。需要谨记的是以下描述代表的是主要及常见的临床特点，而实际情况可能会千变万化。

正常牙髓

正常的牙髓无临床症状，对温度测试及电活力测试有轻微、短暂的反应。叩诊和扪诊不会引起疼痛。放射学检查显示有清晰的髓室和根管，而老年人髓室及根管比较狭窄。牙周膜宽度正常，无吸收现象。

当牙本质暴露于口腔环境时，温度变化的刺激或接触甜食，牙齿可能会出现疼痛。这将会对牙髓产生不利影响。

牙髓休克

牙齿创伤之后，可能出现牙髓休克。牙髓在数周甚至数月内对于温度或电刺激没有反应。这种情况下，应定期检查直到牙髓测试恢复正常。只有在出现牙髓感染坏死即根尖周病变的指征时才考虑进行根管治疗。

可逆性牙髓炎

热刺激或冷刺激可引起短暂尖锐的疼痛，并在刺激去除后，仍有可持续数秒的钝痛存在。牙齿无放射性疼痛，且无临床症状。放射性检查显示无根尖周透射区。

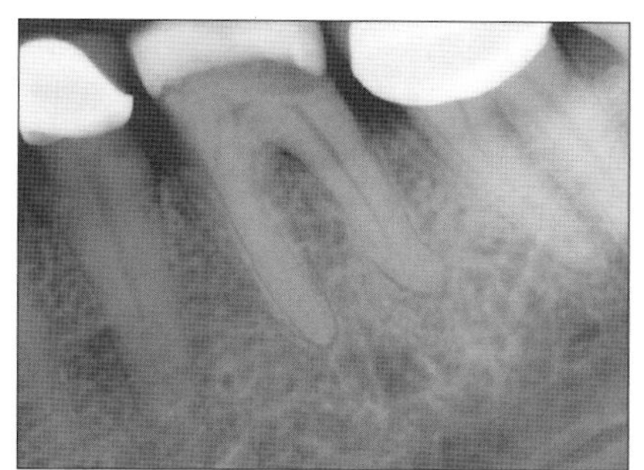

图 4.93 下颌第一磨牙的不可逆性牙髓炎，可见近远中根尖部位牙周膜增宽

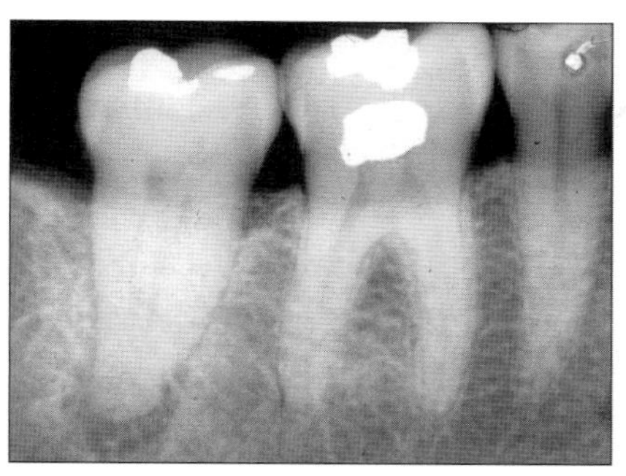

图 4.94 下颌第二磨牙，轮廓清晰的根周病变区

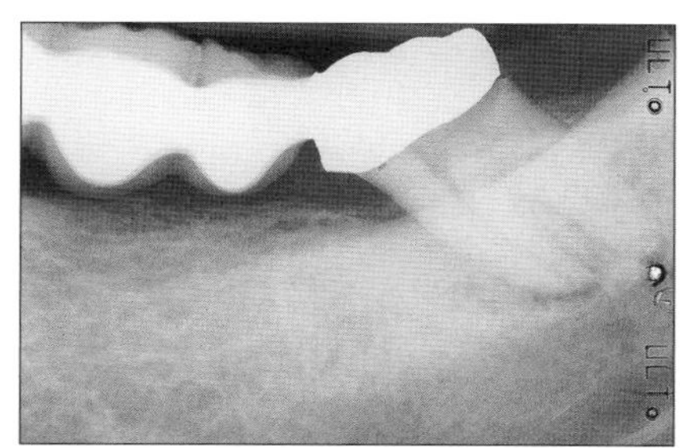

图 4.95 与修复性桥体粘接的后牙，可见早期放射性改变

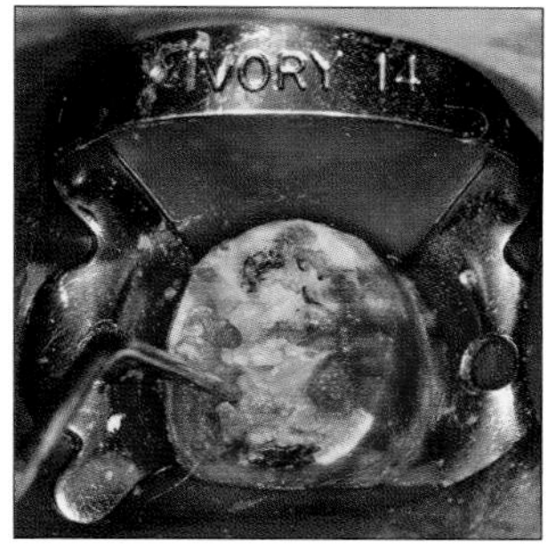

图 4.96 桥体移除后可见严重的龋病

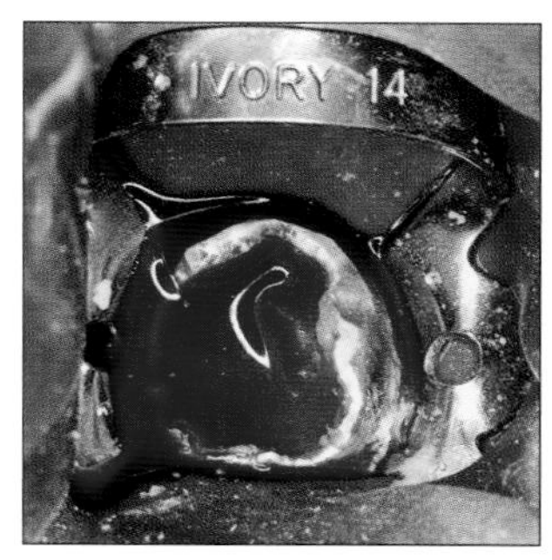

图 4.97 去龋暴露充血牙髓

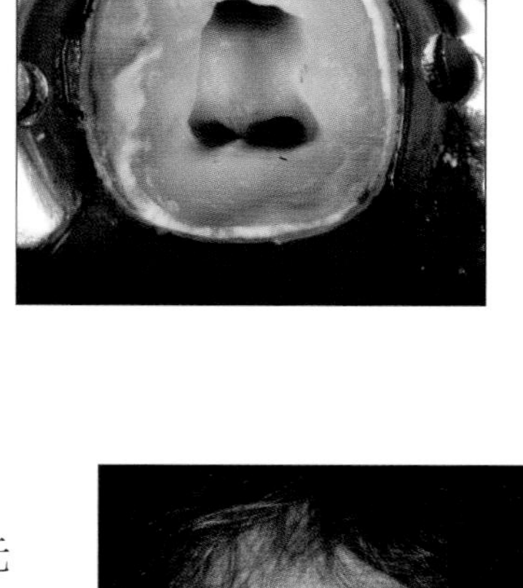

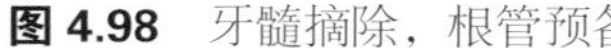

图 4.98 牙髓摘除，根管预备

不可逆性牙髓炎

这种情况下，牙髓可能会出现多种疼痛反应。可能无疼痛症状，也可能出现自发性、阵发性疼痛或持续性疼痛。疼痛可由上颌放射至下颌，反之亦然。疼痛常发生于夜间，影响睡眠。因为患者平躺时牙髓内压力增加，因此相较于白天，夜间的疼痛更为强烈。疼痛常呈现为跳痛，是一种神经反应的痛觉过敏，由血管或组织压力升降的间歇性刺激引起，其频率与心跳相同。在早期阶段，患者不能定位患牙。当牙髓的炎症及毒素扩散至根尖孔外时，患牙可有触痛，Aβ 神经纤维的参与可以定位疼痛位置。热刺激或冷刺激可以引起疼痛，随后疼痛会逐渐加重，再缓慢消失，这一过程可持续几分钟至数小时。通常，与冷刺激相比，热刺激引起更强的疼痛，且随着牙髓炎的进展，冷刺激反而可能会减轻疼痛。当牙髓炎进展至引起根尖周炎时，X 线检查可见根尖的影像学改变。有时，在牙髓炎的更早期阶段，也可发生根尖病变，尤其是年轻患者。图 4.93 显示位于下颌第一磨牙的牙冠部龋。患牙出现阵发性疼痛，尤其是夜间痛。X 线显示近远中根牙周膜间隙均有增宽，远中根周存在致密性骨炎。

牙髓坏死

牙髓坏死可由不可逆性牙髓炎进展而来，也可源于创伤对牙髓血供的破坏。牙齿对于温度测试及电活力测试无反应。然而，对于多根管的后牙而言，不同根管可能存在不同的活力，因此测试的结果无决定性意义。多数情况下，X 线检查可以显示出根尖周的改变。如图 4.94 所示，磨牙远中根尖存在放射线透射区。当牙髓疾病扩散至根尖周组织时，牙齿可出现扪诊及叩诊疼痛。

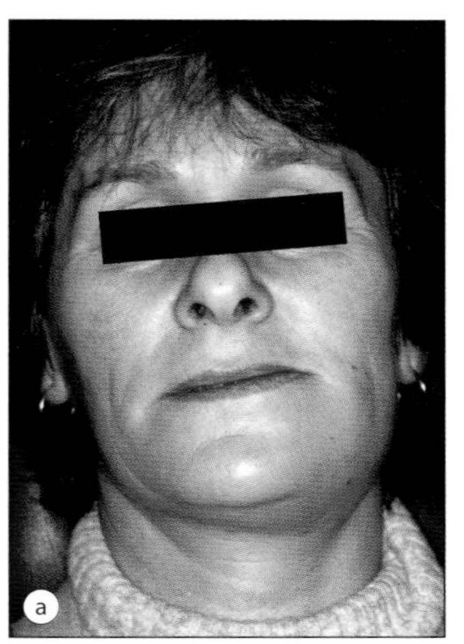

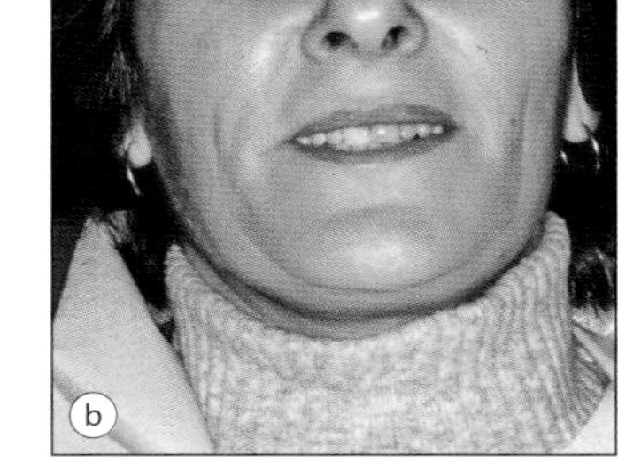

图 4.99 （a）面部肿胀和发热的患者；（b）治疗 1 周后的患者

急性根尖周炎

牙髓疾病、创伤、较高的修复体或者根管治疗材料超充均有可能导致牙周膜的急性炎症。其中创伤引起的炎

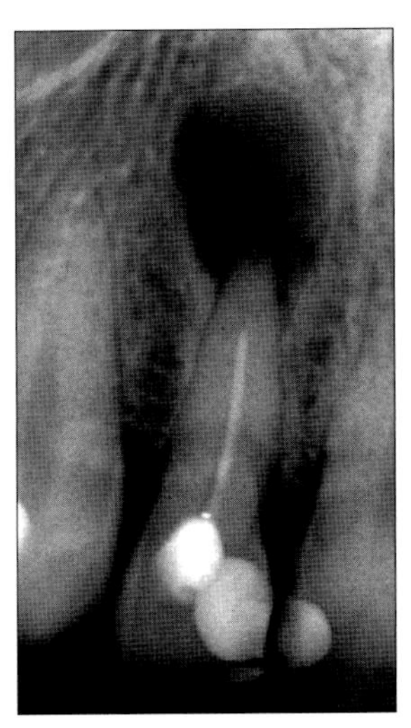

图 4.100 侧切牙，大量的根尖周透射区

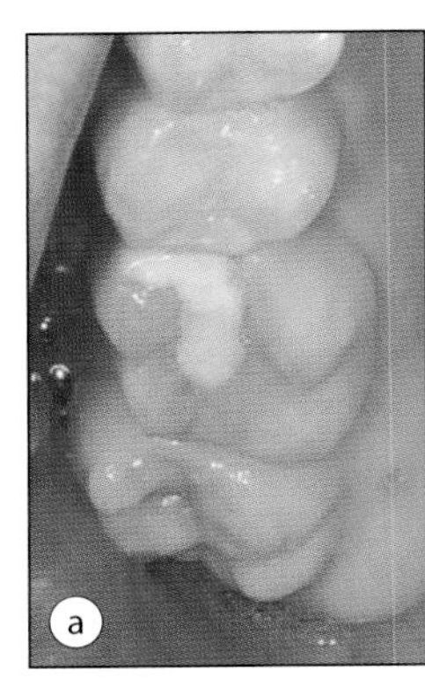

图 4.101 （a，b）折裂的上颌第一磨牙，有严重咬合痛，并随后消失，出现根尖及牙周膜的疼痛

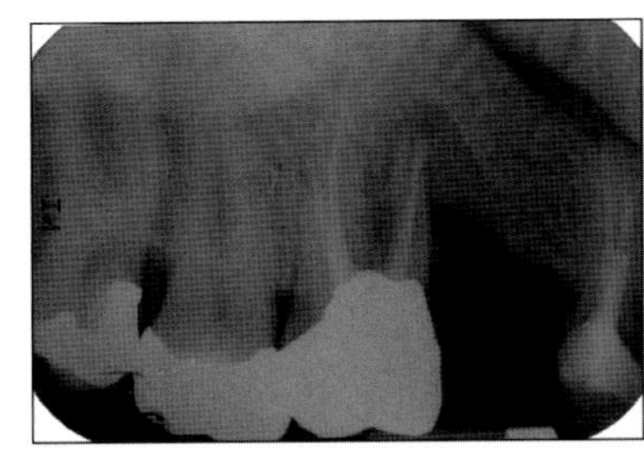

图 4.102 右侧上颌第一磨牙，近颊根根折

症牙髓可能保留活力。牙齿触痛明显。放射学检查可以看到轻度增宽的牙周膜。图4.95显示修复桥体基牙出现粘接不良及龋病（图4.96）；该牙牙髓活力测试结果阳性（图4.97）。牙髓摘除后，行根管预备（图4.98）。

急性根尖周脓肿

急性根尖周脓肿意味着根尖周出现脓性分泌物。牙齿有明显的触痛，扪诊患牙牙龈组织疼痛。随后牙龈出现肿胀，牙松动度增加。肿胀出现时疼痛常会减轻。有些病例可能出现发热症状。图 4.99a 中的患者出现了肿胀及发热症状，治疗 1 周之后症状消失（图 4.99b）。该疾病的放射学检查特点与急性根尖周炎相似。有些情况下，慢性病变可以迅速演变成急性根尖周脓肿，此时根尖周会有放射线透射区。

慢性根尖周炎

慢性根尖周炎是位于根尖周的长期无症状炎症。随着疾病的进展，患者逐步意识到患牙。X 线检查可见放射线透射区，透射区范围可为增宽的牙周膜，也可是一个较大区域（图 4.100）。病变区域可能存在窦道。牙髓无活力。

吸收

牙内吸收

慢性牙髓炎可导致根管内吸收。患牙通常无症状。放射学检查可见牙髓腔内平滑的增宽区域。此时，应当立即行根管治疗。

牙外吸收

牙外吸收有多种形式。鉴别外吸收的类型对于选取合适的治疗方法至关重要。X 线检查对于区分内外吸收非常重要（见第 11 章）。

隐裂牙和折裂牙

隐裂牙和折裂牙的主要原因是创伤，但无创伤史的未修复或已修复牙齿也可由功能紊乱引起的应力破坏导致折裂。下颌第二磨牙是折裂发生率最高的牙齿，并且折裂线常见于矢状面。折裂发生时牙髓与牙周组织均可能受到影响，导致其复杂的症状，因此牙齿折裂有时很难确诊。

活髓牙冠折（牙隐裂综合征）

从名称“综合征”即可看出，该疾病临床症状多样。通常（但并非总是）咬硬物时，患者出现可定位或不可定位的疼痛。患牙有咬硬物创伤史，但通常患者并不能回忆。症状的严重程度与折裂程度及牙髓受影响程度相关。早期阶段，患牙受冷、热、酸、甜刺激可出现疼痛，并且存在与刺激痛一致的咬物疼痛症状。裂纹尚未被染色时，通常很难定位或发现。隐裂牙典型的临床症状是当患牙咬住较硬或者有弹性的物体时会出现疼痛，松开则疼痛消失。当裂纹进一步进展，牙髓受影响程度加重时，牙齿会出现牙髓炎症状，刺激痛及咬物痛演变成持续性钝痛。之后，不可逆性牙髓炎合并严重咬物痛，此时可轻易定位患牙。牙髓疼痛逐渐减轻，取而代之的是根尖周及牙周膜的疼痛。牙齿冷热刺激痛消失，咬物痛由开始的锐痛变为钝痛。在这一阶段，牙髓对敏感测试无反应，裂纹由于染色而可见（图4.101）。

死髓牙的冠折

死髓牙的冠折可能无临床症状或仅在咀嚼时引起轻微的间歇性钝痛。

死髓牙的冠根折

此种折裂比活髓牙折裂更易定位，原因如下：（1）折裂线存在时间久，已染色，并且纤维光源透照时可见；（2）疼痛主要来源于咀嚼时折裂部分移动对牙周膜的刺激。疼痛来源于牙周膜的局部炎症，这种情况有时可变成痛觉过敏；意味着当有过冷或过热的液体渗入裂缝时，牙齿可出现疼痛，但与活髓牙的冷热刺激痛不同。

活髓牙或死髓牙的根折

患者可能会抱怨在咬物时有一种难以诉说的疼痛；而X线检查中折裂并不明显。活髓牙折裂的原因通常是功能紊乱，这在中国人群中并不常见。死髓牙的折裂可能从根尖孔开始，并与根管充填过程中用力过大有关（图4.102）。

牙周疼痛

尽管人们通常认为牙周疾病由慢性炎症引起，通常没有明显症状。但患者仍可感受到患牙轻微的、不确定的钝痛，并在口腔卫生较好炎症减轻时，疼痛随之减轻。该病的临床症状很有特点，常被描述为牙齿周围的瘙痒或刺激，并可在按压下减轻。

急性牙周疾病也可以引起严重的、特征性的疼痛，但由于该病很少见，常易误诊。

非牙源性疼痛

口腔科医生的职责是熟悉并鉴别牙齿疼痛的原因，并警惕非牙源性疼痛。就诊患者常常会呈现出一些不典型的症状，在三级转诊中心，约 12% 的患者存在此类现象。第 16 章将对此做详细介绍。

参考文献及延伸阅读

[1]American Association of Endodontists; American Academy of Oral and Maxillofacial Radiology, 2011. Use of cone-beam computed tomography in endodontics Joint Position Statement of the American Association of Endodontists and the American Academy of Oral and Maxillofacial Radiology. Oral Surg Oral Med Oral Pathol Oral Radiol Endod 111 (2), 234–237.

[2]Dummer, P.M., Hicks, R., Huws, D., 1980. Clinical signs and symptoms in pulp disease. Int Endod J 13 (1), 27–35.

[3]Holroyd, J.R., Gulson, A.D., 2009. The radiation protection implicationsof the use of cone beam computed tomography (CBCT) in dentistry – what you need to know. Health Protection Agency, Centre for Radiation, Chemical and Environmental Hazards, Radiation Protection Division, Didcot.

[4]Seltzer, S., Bender, I.B., Ziontz, M., 1963. The dynamics of pulp inflammation: correlations between diagnostic data and actual histologic findings in the pulp. Oral Surg Oral Med Oral Pathol 16, 846–871, 969–977.

[5]Whaites, E., 2007. Essentials of dental radiography and radiology, 4th ed. Churchill Livingstone.

治疗计划的制订

K Gulabivala, Y–L Ng

患者的全身和口腔健康状况及牙髓病治疗学在治疗计划制订过程中的作用

口腔医学作为医学的一个分支，是一门内容广泛而多样的学科。经过专业培训，牙医能够掌握大多数口腔疾病的诊断和鉴别，为每位患者制订正确的治疗方案，并进行合理的治疗。根据对疾病症状、进展和发病率情况的评估，治疗方案可行性分析，以及患者需求等，可以选择不同的治疗方案。当然，牙医经过初期培训仅能了解每种疾病的常见症状及其进展过程。随后个人临床经验的积累非常重要，使其对疾病不典型症状得以进一步认知。

在牙医执业初期过程中，经典的临床工作模式是对某种疾病的认知会激发出一系列的治疗方案。在此模式下，基于临床工作的基本原则，同时受经济情况和治疗需求的影响，医生会被动地遵循启发性原则来选择治疗方案。总的说来，如果我们是通过对患者疾病进行主动评估进而选择治疗方案，这一经典方法可能有效。但是，全面认知和治疗复杂的口腔疾病需要基于对疾病更深入的理解，通过更专业的培训获得识别技能、技术技能和临床技能。

目前基于对全身和口腔健康的关注，以及人均寿命的延长，人们越来越关注复杂的修复性治疗。牙齿往往存在修复后疾病、磨损和外形缺损。因此，修复技术面临着新的挑战，即随着人们对牙齿修复后美观和功能的长期需求，牙髓病治疗学、牙周病学和修复学逐渐形成一个更为复杂的治疗体系。专科化使医生在某一局限的领域具有较高的知识和技能水平，但在其他领域却水平有限。在许多国家，牙科全科医生会以专科同行所能达到的技能水平为参照，对自己的知识和技能水平进行评估。因此，意识、理念、经济、合法的医疗和赔偿引导了医疗专业化相关体系的发展。然而，这的确意味着当需要其他专业牙医和医务人员时，相关的牙科全科医生有责任对患者整体口腔状况和治疗过程进行协调及适当分工。对个人技能的不足要客观真实看待，这对个人相关发展也非常重要。

相反，牙体牙髓专科医生在其掌握的知识和技能下，必须给予患者恰当的治疗，即专科口腔医生必须清楚，他们的专业治疗是建立在对患者整体口腔情况充分了解的前提下进行的。简言之，牙医应该精通牙科学的所有科目，清楚每一步治疗在患者整体治疗方案中的作用，并了解各分支学科潜在的内容交叉和知识关联。因此，在医疗保健的职业要求下，“牙体牙髓专科医生”首先必须有良好的职业道德，其次是能称之为牙医，最后才是达到牙体牙髓专科医生的要求（图 5.1）。

对牙体牙髓病学感兴趣的牙科全科医生是有优势的，首先他们能够清楚患者更多方面的需求，其次尽管可能没到达到专科技术水平，但也能在牙体牙髓治疗中达到较高的水平。因为牙体牙髓专科更具有挑战性，意味着未来他们可能放弃做全科牙医，进入到更专业的牙体牙髓专科。此外，医务人员合作过程中的专业交流应当文字记录，作为重要的法律依据，需要专业人员管理和保管。

治疗计划的选择

治疗计划，正如字面意思，是以系统有序的方式对患者的牙齿及口腔问题进行治疗而制订的计划。需要全面了解患者的需求、疾病的临床特征，及可选治疗方案的预后。对于比较简单的牙科疾病，牙医可以很快做出诊断，并根据患者需求快速地选择正确的治疗方法。如果遇到复杂的牙科问题，这对医生和患者来说都很难做出决定。医生往往难以全面评估疾病的情况及预后，因此无法快速制订治疗计划。此时牙医必须对患者的治疗态度、动机和依从性做出正确评估。因此，评估（对疾病和患者的依从性有更全面的认识）与决定治疗方案、制订治疗计划和治疗过程是相互重叠的（图 5.2）。

虽然对某种治疗效果的预测并不能增加治疗效果的确定性，但是通过对细节的充分了解而制订的计划可以增加效果的确定性。“暂时性治疗计划”是指包括诊断和治疗重叠阶段的暂时性计划，获取更多信息用于更全面地了解患者病情，来辅助确定更可靠的治疗方案。在资料收集全面后，“明确性治疗计划”产生，这时患者和医生目标明确，形成了一个更具体、双方都能接受的治疗方案。这意味着信息交换和知情同意过程的发生，此时风险和利益被最大限度地均衡和行使。

即使在最好的医疗条件下，由于受疾病确诊和治疗预后所限，我们很难全面而正确地制订出治疗计划。尽管如此，专注的态度、积极的实践和个人的努力可以帮助牙医

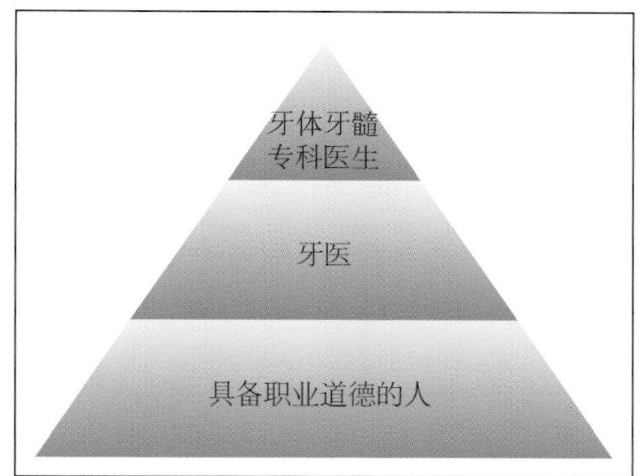

图 5.1 知识背景重要性等级

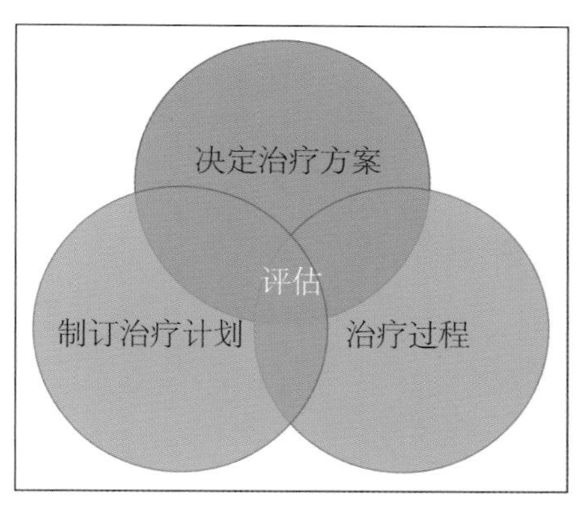

图 5.2 评估与决定治疗方案、制订治疗计划和治疗过程之间的关系

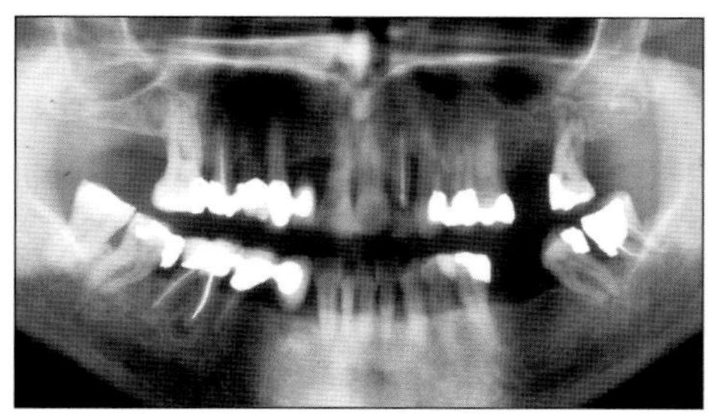

图 5.3 复杂疾病的曲面断层片

掌握不断更新的专业知识。牙医理念、知识、经验、技能和判断能力的不同，使不同牙医制订出不同的治疗计划。因此，牙医在其职业生涯中，必须努力提高自身技能，包括已经被正式认可的持续专业发展过程（continuing professional development，CPD）。在一些国家积极参与CPD是强制性的，而有些国家则不然。然而，一些牙医认为执业执照是他们执业发展的终点。他们的相关医疗水平停留在本科阶段所学习到的知识。因此，他们的知识是书面、死板、单一的，虽然可以满足呈现出"典型症状"患者的需求，但是无法满足非典型症状疾病患者的要求。这些医生的知识和技能水平因此会受到限制与阻碍，他们不能继续成长，也不能发挥出自己的全部潜力。

治疗计划很难标准化，但有责任心的医生能够意识到努力提高服务质量对患者的重要性。这一点也反映在认真工作追求发展的牙医会意识到，了解得越多，现有所掌握的知识就越局限。因此临床管理的核心是每位牙医都有责任不断学习、不断进步。

本章的目的是强调在制订牙体牙髓和根尖周疾病治疗计划过程中需要考虑到的重要因素，以及如何在患者整体口腔治疗需求下将这些因素进行权衡。治疗计划包括以下阶段：

- 疾病的诊断。
- 医患交流（患者和牙医之间的交谈与相互商讨），将有助于最佳治疗方案的确定。
- 有效执行治疗计划。

理想治疗计划的制订

根据教科书中的描述，患者初次就诊时，医生会对其整体牙科和口腔问题进行全面的评估，治疗计划的建立由此开始。在此阶段，详细的系统评价按照第4章中描述的经典方式进行：需要获得关于患者全身健康状况及目前口腔和牙齿问题的相关信息，同样重要的是，需要了解患者对自身疾病的看法和彻底治愈的期望。医生需要全面检查患者的牙列、牙周、牙体（包括龋齿、牙体缺损及牙髓和根尖周病变）、修复体及软组织状况。通常，对于患者口腔存在的问题，医生有多种不同的治疗方案可供选择。但最终治疗方案的确定将取决于患者的期望，其中包括他们对健康的追求、审美需求和功能要求（咀嚼、语言、社交）。技术可行性、治疗费用和时间因素，牙医根据自身的知识技能对治疗方案选择的倾向性，患者的年龄、意愿和依从性都会影响最终的治疗结果。在理想的病例中，每个治疗方案都应对上述因素进行客观的评价，从依从性、治疗费用和时间等方面来权衡治疗计划的有效性，并基于治疗效果预测远期预后。需要治疗的牙齿数目越多（图5.3），治疗计划间的相互影响就越大。有时无论采取复杂治疗或是简单治疗，都会对患者口腔整体情况产生影响，那么此时采取极端的解决方法（如拔牙）会更为合适。任何情况下，都需要与患者讨论治疗计

表 5.1 治疗计划

病例——患者出现口腔疼痛，口腔卫生情况不佳，数颗患牙龋坏，数颗牙根尖周病变，牙龈炎症。治疗效果受患者依从性影响。根据病史和检查，治疗计划如下：

1. 膳食调查
2. 牙周洁治、抛光和口腔卫生指导
3. 龋坏的治疗和预防
4. 拔除无法修复的患牙
5. 根尖周病变患牙行根管治疗
6. 根管治疗后再发生根尖周炎症的患牙行根管再治疗
7. 需要时行根尖手术
8. 冠修复
9. 缺失牙行固定修复或活动义齿修复

表 5.2 治疗方案

"治疗方案"是执行治疗方案的步骤。包括：评估患者依从性和成功解除患者的疼痛。过程如下：
1. 急性问题的治疗，包括切开引流、一期根管治疗、拔牙
2. 口腔卫生指导，饮食指导，含氟漱口水漱口，必要时行即刻义齿修复
3. 治疗龋齿，牙周洁治抛光，加强口腔卫生指导
4. 必要时，评估口腔卫生的依从性和牙龈健康状况，进一步口腔卫生指导
5. 按照一定的优先顺序为龋齿提供正确的修复治疗，顺序取决于牙齿的敏感性和临时修复体的完整性
6. 可修复的牙齿必要时行完善的根管治疗
7. 必要时行根尖手术
8. 复查治疗后牙齿的预后，正确设计活动或固定义齿，决定牙齿是否需要铸造冠修复（患者必须有良好的依从性）
9. 冠修复
10. 制作合适的义齿

划。在恰当的交谈、权衡和说明后，将会达成双方认同的治疗方案或"治疗计划"（表5.1）。

从本质上说，治疗计划的制订过程包括从患者的角度（患者对自身健康的认识和看法）评估和衡量相关问题，从口腔行使正常功能方面（咀嚼、语言和美观）进行考量，最后还需要考虑患者牙齿本身情况（特别是存在牙齿相关问题时）。基于此，首先牙医必须清楚患者的期望是首要的。其次，牙医和患者之间需要开诚布公地进行清晰明确的讨论（对话和权衡），讨论期望结果与可能结果如何能够达成一致。最终牙医通过其掌握的知识技能给患者提供综合的治疗，从牙齿层面达到患者的期望。随后的治疗将按照治疗方案的制订顺序进行（表 5.2）。"治疗方案"可以制作成表格形式，并在每次复诊时不断细化完善。患者一旦完成治疗，将被归入到回访系统进行评估和维护。回访复查时，需要记录疾病的变化，治疗失败病例应按应急处理方案进行处理。失败病例应急处理方案的制订应视为整体长期治疗计划的一部分。

治疗、知情同意和病历记录

在牙科操作中，患者往往是长期由某个特定的牙科治疗机构或某个固定的牙医进行治疗，我们可以认为此时患者所接受的治疗是持续性的。治疗计划的制订首先要考虑患者既往接受的治疗。其中某些简单的病例仅仅需要通过复查来评估整体病情状况，判断患者是否可以进入维护期。有时患者突然出现牙髓或根尖周疾病，如果患牙冠方

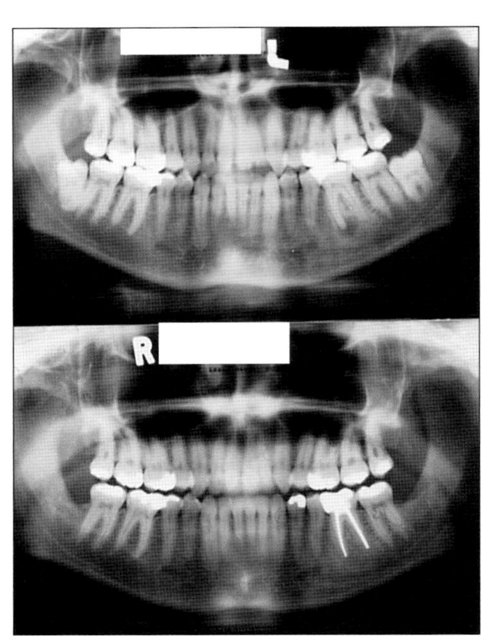

图 5.4 单颗牙齿牙体牙髓病病例

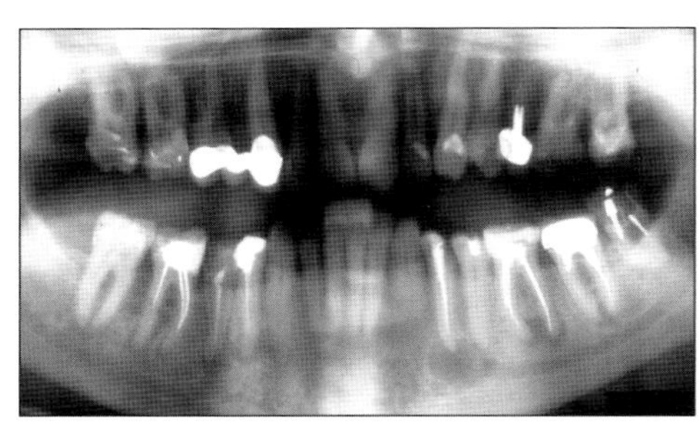

图 5.5 复杂修复治疗需求的牙体牙髓病病例

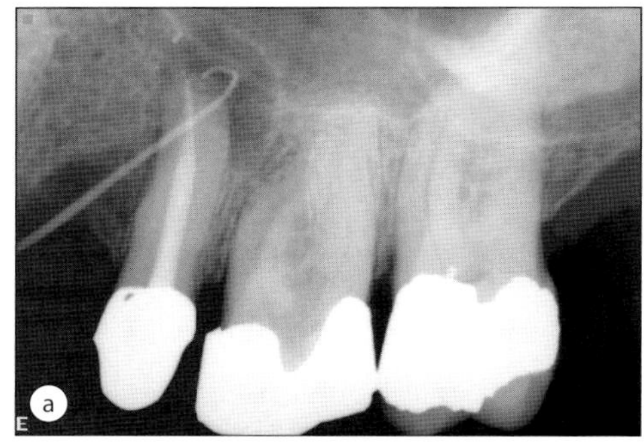

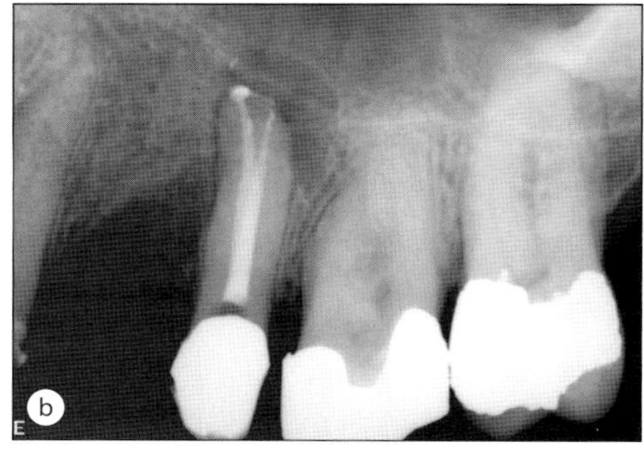

图5.6 （a）25无临床症状，一段时间后复查出现窦道；（b）25行根管再治疗，修复治疗前评估病损愈合情况，目前复查中

无复杂修复体，可以对患牙进行相应的牙髓治疗（图 5.4）。如果存在复杂修复体，当医生缺乏对患牙的有效评估和治疗愿望时，则会影响牙髓疾病的治疗效果（图 5.5）。因此，对患者病情进行认真理性的分析非常重要，对存在复杂冠方修复体的患牙快速确定治疗计划也很重要。方案制订的

迟疑可能会使病情更糟。此外，医生了解自己知识和技能的不足，进行正确的转诊，将有利于问题的解决。

定期复查非常有必要，因为疾病的诊断或进展存在不确定性（图5.6a）。无临床症状，但确定存在潜在问题的患牙，在患者和牙医之间达成共识后暂不采取治疗时，应当定期复查。在某些未经修复或多数牙经过修复治疗的患者口腔中，这种治疗计划并不少见，有时部分无牙患者也会采取这种治疗方案。后者常见于老年人或可修复的破坏性牙列，这种情况下，进一步的变化可能会给患者整体口腔治疗带来极端的结果，同时会花费大量的时间和费用。病情稳定时，经过微创处理和“部分修补”的方法就可以达到治疗效果。但这要求患者和医生双方都清楚地了解病情，即“知情同意”。图5.6a中患牙根管再治疗后定期进行复查，直至患者和医生达成共识再进行下一步的修复计划。

某些情况下，特别是没有详细的医疗记录或牙科治疗记录时，随着时间的延长，达成共识的治疗计划可能会被遗忘。牙髓疾病或根尖周疾病有可能发展成更加严重的复杂疾病。患者可能会突然出现一系列的症状，促使其寻求其他的治疗方案。针对此次就诊，医生会给出不同于以往的治疗意见。之前双方同意的治疗计划，在没有准确和详细记录的情况下，将无法得到全面的认同。不同治疗方案之间的差异可能会导致患者的不满，有时患者的不满（在当代社会中越来越频繁）会诉诸法律途径。因此，对原始资料、方案讨论和评估、治疗方案选择的原因及知情同意进行详细记录，是最好的做法。

影响治疗计划的因素

从简单的独立疾病到需要多学科治疗的复杂疾病，治疗计划可以按照复杂程度进行分类。当遇到异常复杂的牙科疾病时，治疗计划的制订具有挑战性和复杂性，并且需要临床医生和患者的共同决策，这一过程包括双向对话（交谈和协商），能够获得患者牙列治疗的短期目标、中期目标和长期目标。牙医和患者之间期望和需求的矛盾常常导致决策的困难，这可以通过多种方法得以解决，这些方法构成了医疗市场方案的基础。影响决策过程的因素有很多，可分为患者因素、牙医专业背景及理念因素、口腔整体条件和牙齿条件因素、与牙齿相关的局部因素。此外，还包括牙医和患者之间感知与期望的差异。牙医必须意识到这些潜在的因素，并

表 5.3　衡量根管治疗和修复方案的预后及相关费用（基于平均数据）

治疗方案	相关费用	预后（% 存留牙 / 使用年限）
根管治疗	1.0	根据每位患者的情况预后不确定
传统再治疗和重新桩核修复	2.3	每个病例的预后应单独评估
根管外科治疗	1.5	
拔牙 / 不行修复治疗	0.2	
拔牙 / 活动义齿	1.4	
拔牙 / 固定桥	3.8	
拔牙 / 种植体	4.3	

注意：相关费用会根据选择临时治疗和局部治疗的方案而不同。

准备好采取适当的行动来规避。

操作者和患者之间认知的不同是沟通障碍发生的源头。因此清晰有效地沟通在获得双方满意的治疗计划过程中起关键作用。在相对简单的病例基础之上探讨复杂病例，才能进一步确定和获得最终的治疗方案。

以上颌切牙为例说明影响治疗决策的因素

牙髓疾病治疗方案包括：盖髓术、活髓治疗术、根管治疗术、根管再治疗或根尖手术（包括根尖治疗、牙根修补、牙根切除或患牙拔除）。拔除患牙时要考虑缺失牙的修复方案。除了治疗的可行性，成本和患者的长期依从性也必须加以权衡。如表5.3所示，成本利益分析有助于决策过程。尽管根据具体情况，成本利益分析会得出不同的结果。最近的一项研究采用马尔可夫模型对成人患者进行成本效益评估，认为根管治疗作为上颌中切牙的首选治疗，是最经济有效的方法。如果根管治疗失败，再治疗仍然是经济有效的。如果再治疗失败，最终的选择方案可能是牙种植。

如下所述，完整牙列中，上颌中切牙外伤后会表现出不同的牙髓症状。

病例 1

年轻患者上颌切牙严重外伤导致牙髓受损的情况非常常见（图 5.7a）。可以考虑活髓切断术或根管治疗术。方案的选择基于治疗的远期效果（生物学因素）和患者能否因此长期受益。如果患牙可以保留，并且牙根已发育成熟，这种情况下牙髓坏死的发生率很高，因此会倾向于选择进行根管治疗和适当的修复治疗，以提高患牙的生存率（图 5.7b，c）。在此阶段，其他可能影响治疗和修复的因素

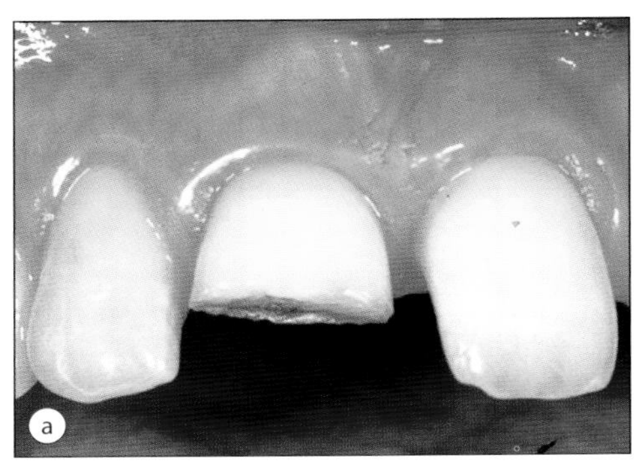

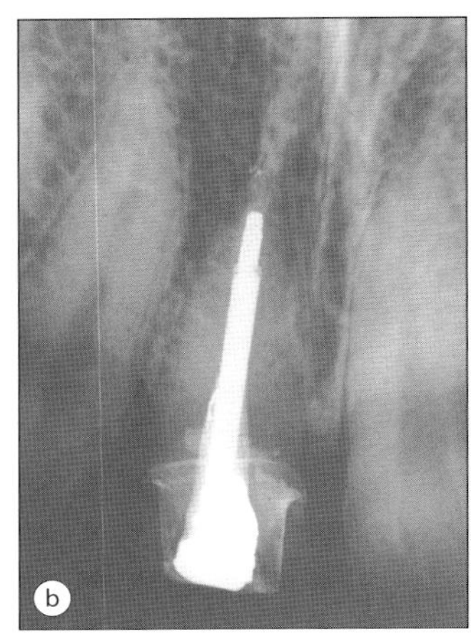

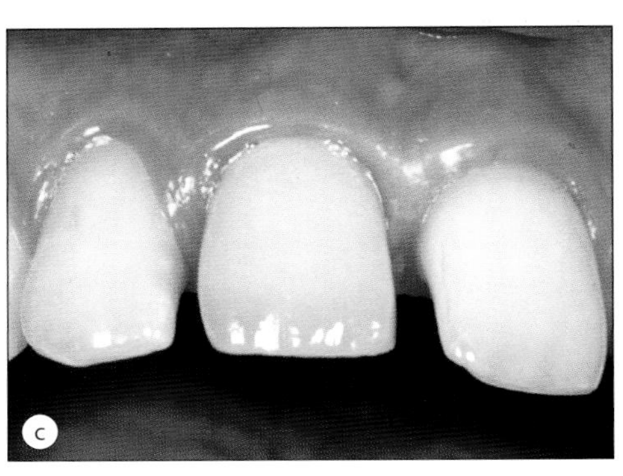

图 5.7　（a）上颌切牙外伤；（b）行根管治疗；（c）修复治疗后

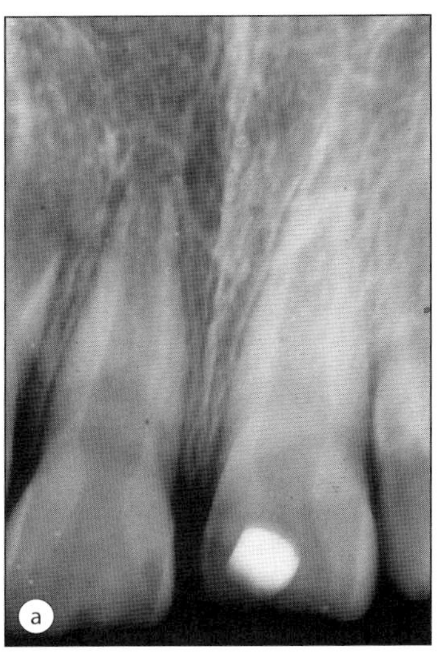

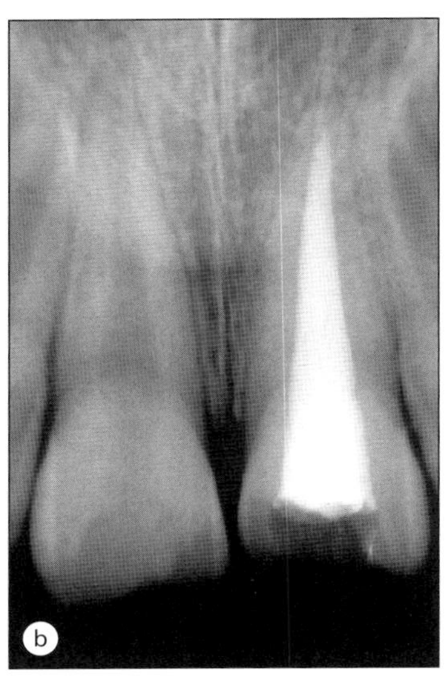

图5.8　（a）上颌切牙外伤，根尖孔未闭合，行直接盖髓术治疗；（b）根尖孔闭合后，行根管充填治疗

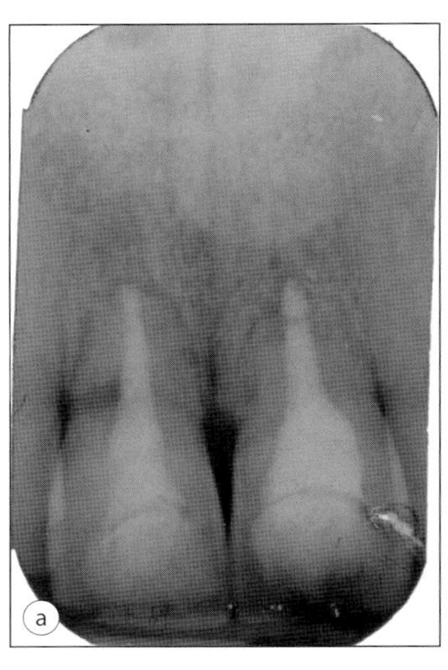

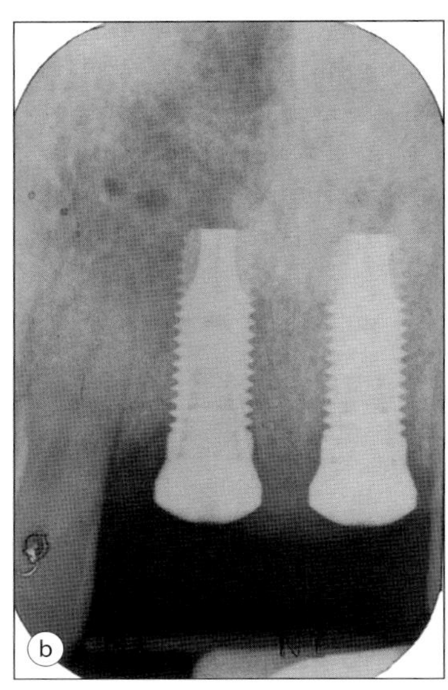

图 5.9　（a）上颌中切牙，为控制牙外伤引起的根尖周炎和感染性吸收，行根管治疗；（b）受替代性牙根吸收的影响，最终由种植牙替代

也应同患者进行交流讨论。

病例 2

相同情况下，年轻恒牙牙根尚未发育完全，治疗方案倾向于更加保守的活髓治疗（图 5.8a），以促进牙根发育完成，提高治疗的远期效果（图 5.8b）。如果牙外伤伴随严重冠折，修复预后会较差（图 5.9）。考虑到牙齿早期丧失对患者心理的影响，在种植牙可以作为一种替代方案的情况下，建议在生长发育期尽量保存恒牙。因为在确定有效的永久修复方案可以实施之前，此类破坏严重的牙齿可以视为一种合适的间隙保持器。

病例 3

相同情况下，外伤后牙冠部无缺损、牙根已发育完成的上颌中切牙，数年来未经治疗而牙髓逐渐出现坏死，患者因为急性感染发作、继发性牙本质生成和 / 或牙髓坏死引起牙冠变色需要治疗（图 5.10a）。X 线检查发现根管钙化（图 5.10b），根尖周病变局限于根尖 1/3 段。此类病例有诸多因素需要考虑，包括通过常规治疗或手术治疗的成功率，患者矫正牙变色的愿望是否强烈等。就前一个问题而言，关键在于医生是否有足够信心采用常规的冠向下方法定位根管，以提高治疗的成功率（图 5.10c，d）。反之，如果医生不明智地去除过多牙本质将不利于牙齿的后期修复。手术方法找到根管的可能性更大，但不利于消除根管系统中大部分的感染组织，会降低根尖炎症成功愈合的机会（图 5.11）。此外，在没有髓室入路情况下，也降低了牙齿内漂白的机会。此种情况下，治疗效果变得不可预测。因此，患者和医生需要权衡不同治疗方案获得成功的机会，并预测修复体的修复效果和美观效果，来决定最终的治疗方案。

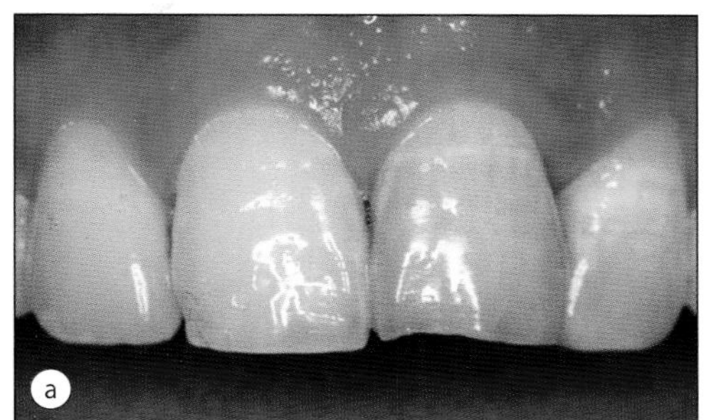

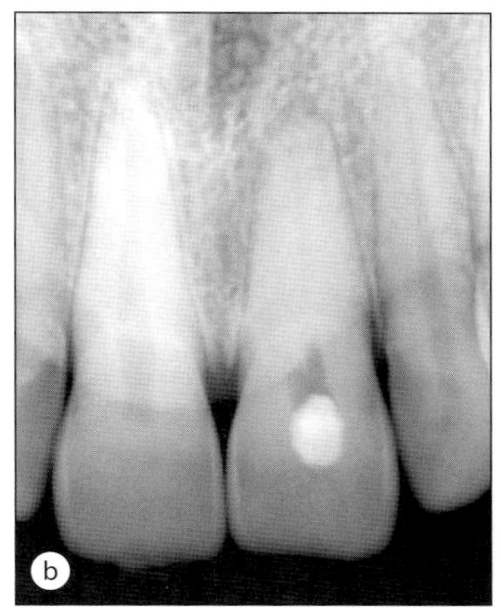

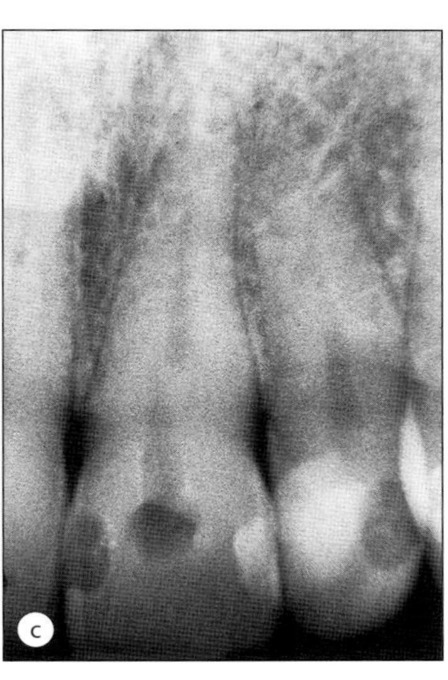

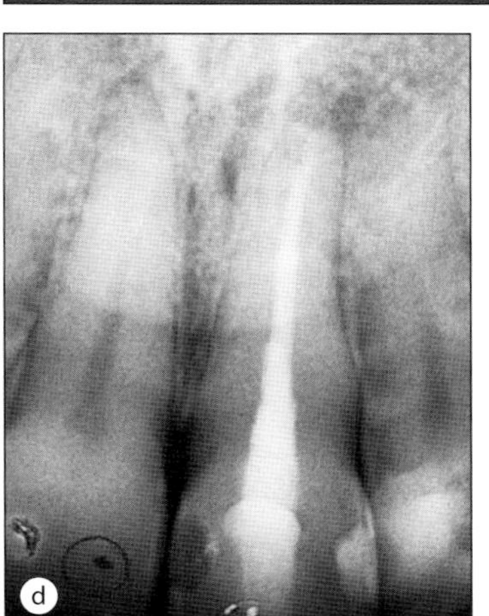

图 5.10 （a）外伤后牙冠变色；（b）牙髓钙化和牙本质硬化的 X 线片影像；（c）上颌切牙钙化根管病例；（d）根管成功疏通并充填

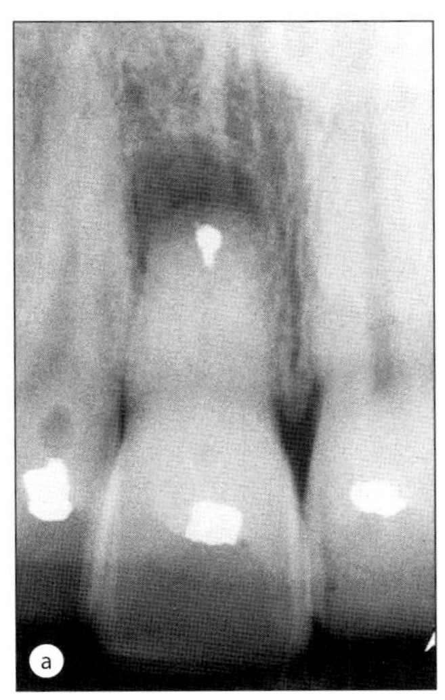

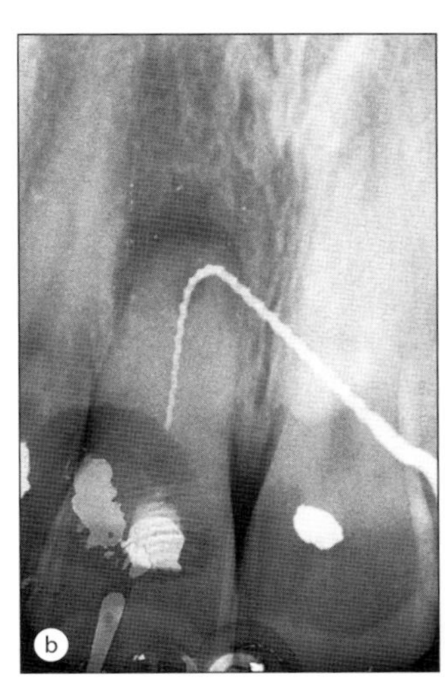

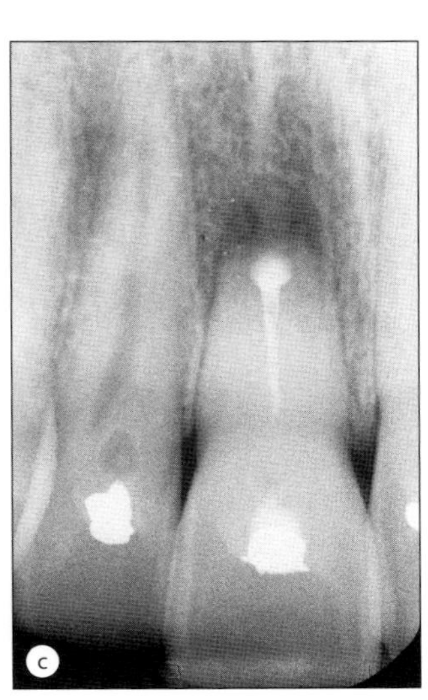

图 5.11 （a）中切牙根管钙化，根尖切除术和根尖倒充术后；（b）治疗失败，再次行逆向性根管治疗，根管倒预备；（c）逆向根管倒充填

病例 4

考虑到数年后患者可能会出现同样的症状，但此次就诊尚无任何症状，唯一的问题是牙变色。牙髓活力测试结果阴性，有或无根尖透射影。如果存在根尖病灶，治疗方案很容易确定，因为有充分理由建议进行根管治疗和牙齿漂白治疗（图 5.12）。必要时，瓷贴面可以用来掩盖硬化牙本质厚度增加引起的残留变色。有 10%~15% 的无症状、无窦道、有根尖透射影的患牙在根管治疗开始时会出现牙神经敏感。没有根尖透射影的病例，则更难做出判断，因为牙髓坏死可能继发出现其他问题。如果髓腔钙化，根管很难定位和疏通，外漂白可作为唯一可行的治疗方法。

病例 5

假如上述牙齿已行根管治疗和冠修复，数年后出现根尖周病变（图5.13a）。此时，牙医必须考虑所面临的新问题，即牙髓治疗和修复问题。牙髓治疗要解决根管治疗失败的问题。失败原因包括：根管内持续感染、根管再感染、根管外感染、囊肿、异物反应、瘢痕愈合和牙根折断。在没有其他临床线索的情况下，很难判断哪个因素是关键的致病因素。如果存在根尖区欠充，提示根管内持续性感染。如果近期桩冠脱落后再粘接，则反映根管再感染或根折。如果与根管内感染有关，常规根管再治疗是首选治疗方案。在这种情况下，牙齿的可修复性、桩核的恢复、根管充填问题、取桩时牙根是否会折断都应考

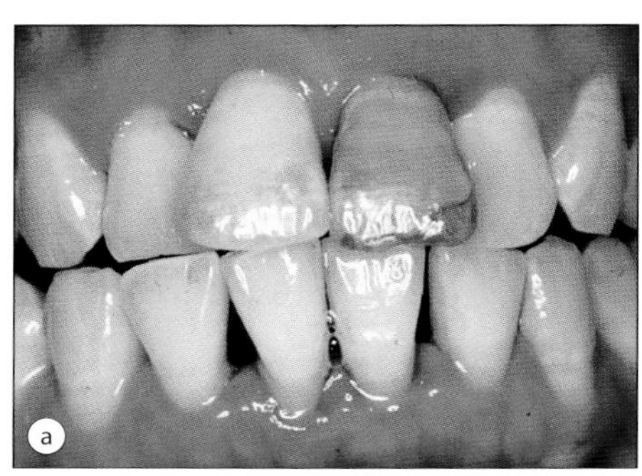

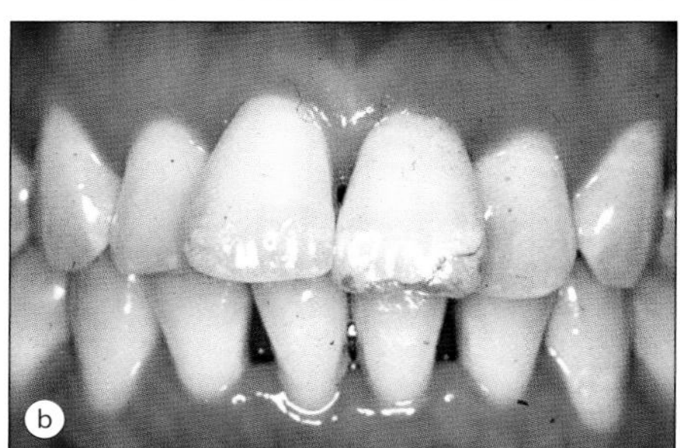

图 5.12 （a）需要牙髓治疗和漂白治疗的中切牙；（b）漂白后的中切牙

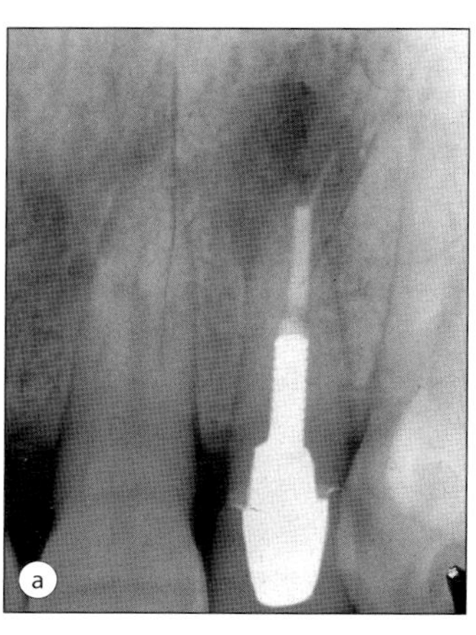

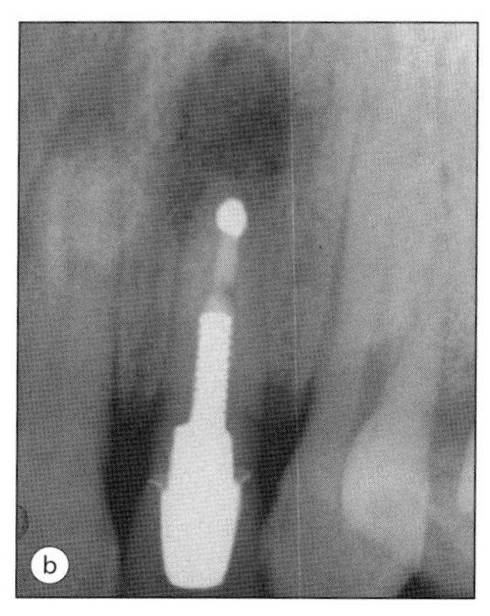

图 5.13 （a）进行桩冠修复的切牙，出现根尖区炎症；（b）桩冠修复后牙齿进行逆向根尖手术治疗

虑。假如患牙的冠方修复体可以保留（冠边缘密合性好、外形良好、美观），可以考虑根尖手术治疗，此时应权衡根管再治疗-桩冠修复方案与根尖手术治疗的成功率（图5.13b）。根尖手术治疗适用于非根管内感染引起的失败病例。必须牢记，行常规根管再治疗后，发现问题的原因是根管外感染或囊肿，那么手术治疗仍是必需的。因此，在这种情况下决策过程更为复杂。如果发现牙根较短，或者根管解剖形态、大小和长度影响了修复治疗的效果，那么应考虑拔除患牙，进行义齿修复。

在这种情况下，需要进一步评估修复方案：暂不进行缺失牙的修复、活动义齿、固定桥或种植牙。需要考虑的因素包括腭穹隆的大小和形状是否会影响活动义齿的固位、邻牙情况是否有利于固定桥的粘接、缺失牙处的骨量和骨密度是否适合牙种植，最后还要考虑对颌牙的咬合情况。所有治疗方案的预后和费用，也应予以考虑。

病例 6

考虑到上述情况的进一步变化，为了纠正严重的安氏Ⅱ类1分类错𬌗畸形，11行根管治疗并桩冠修复，21仅行冠修复。患者对冠修复效果满意，但一段时间后，出现下面一些问题：牙龈萎缩、反复肿胀和牙龈溢脓。如图5.14a所示，11、21根管充填质量不高，并且出现大范围根尖周病变。与美观相比，患者目前的需求是尽量保留患牙。由于再治疗效果的不确定性，医生决定采用手术方法，认为进行囊肿减压术将有助于缩小病变。治疗数月后，该方法明显无效，于是将患者转诊接受进一步治疗。

很明显，患者需要进行常规根管再治疗和根尖手术治疗。首先，从无桩的21开始进行根管治疗（图5.14b）。根管预备后，虽然症状有所减轻，但持续的肿胀仍存在。此时决定去除11冠方修复体。由于先前为了纠正错𬌗畸形，桩核冠明显右倾，导致去除非常具有挑战性。根管清理后，大量黄色液体不断从11流出（图5.14c）。

然而，值得注意的是，冲洗一颗牙的根管，液体会从另一颗牙的根管流出，反之亦然（图5.14d）。可见这两颗牙齿由一个共同的囊性病变联系在一起，诊断与之前显然不同。根管再次清理后，渗出并没有减少，进一步的手术治疗不可避免。

为方便单次复诊能同时完成根管充填及手术治疗，医生通过间接法铸造了一个新的金合金桩核。根管清理后，渗出虽然有所减少，但仍不断从11流出。21进行根管充填（图5.14e）。手术刮除11、21根尖周病灶，纱布填塞囊腔控制出血。11根管充填，并行桩核粘固（图5.14f）。手术清理切牙根尖区，并磨除超充根充材料（图5.14g）。术后愈合良好，无肿胀发生；远期预后佳。从这个病例，我们认识到基于经验和治疗原则，同时权衡影响治疗的多因素的情况下，为了达到治疗目标医生需要敢于尝试。有些医生可能会选择种植治疗，但此种程度的骨缺损，即使做了种植位点保存，种植牙也难以实现。通过骨再生，牙齿获得根尖愈合，患者以后就有机会进行种植牙治疗，这一点是很必要的。最终患者没有症状，新的修复体恢复了美观。

病例 7

牙科治疗受到全身因素的影响，如糖尿病或静脉双膦酸盐治疗的病史可能会影响治疗方案，而治疗方案取决于

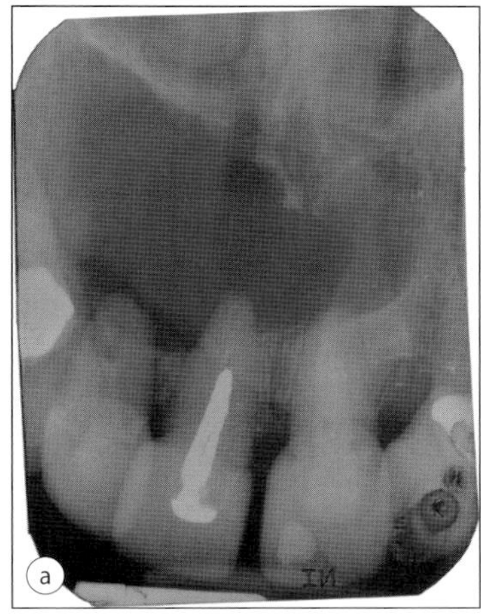
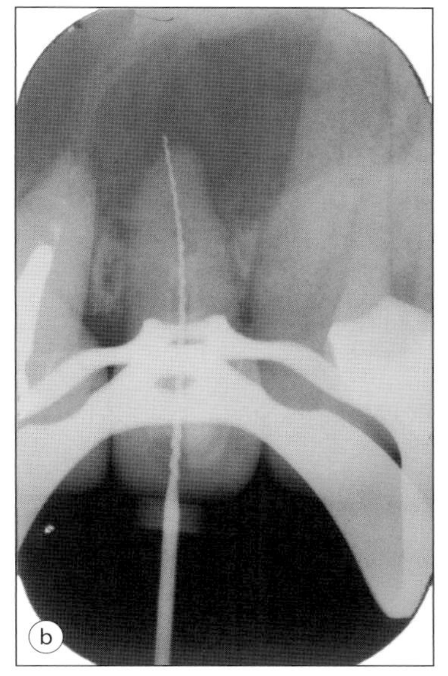
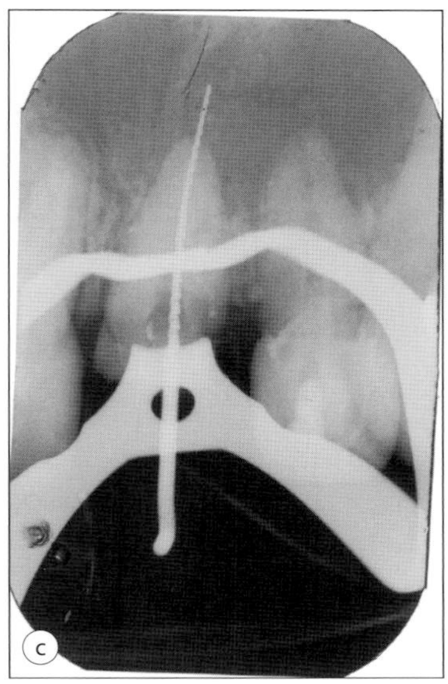
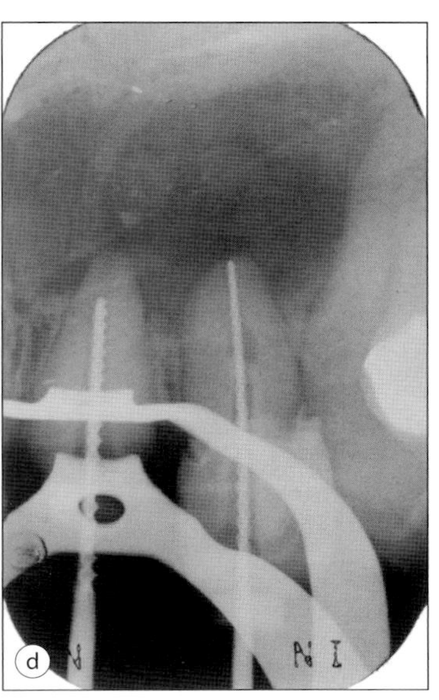
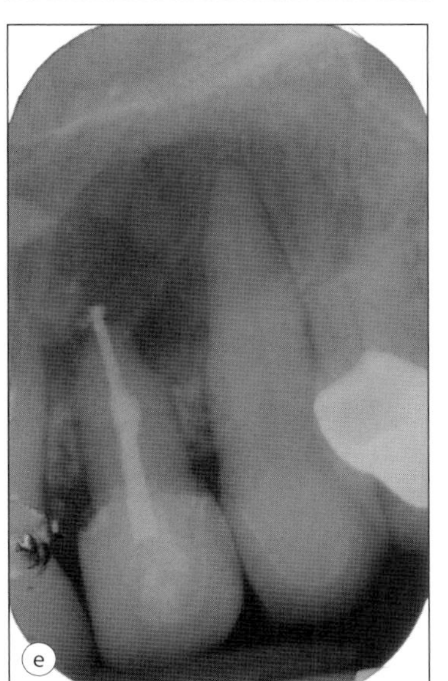
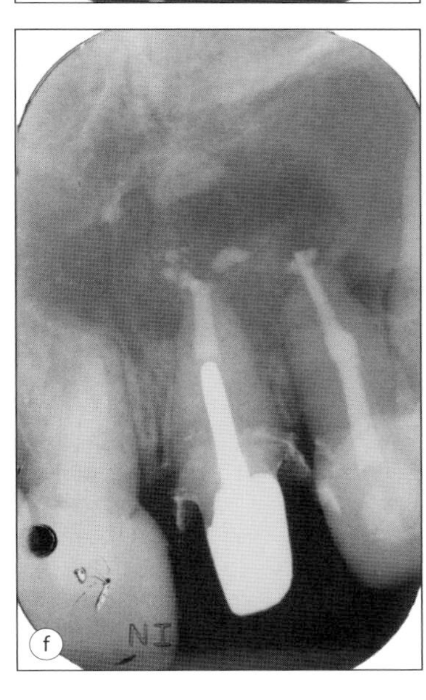
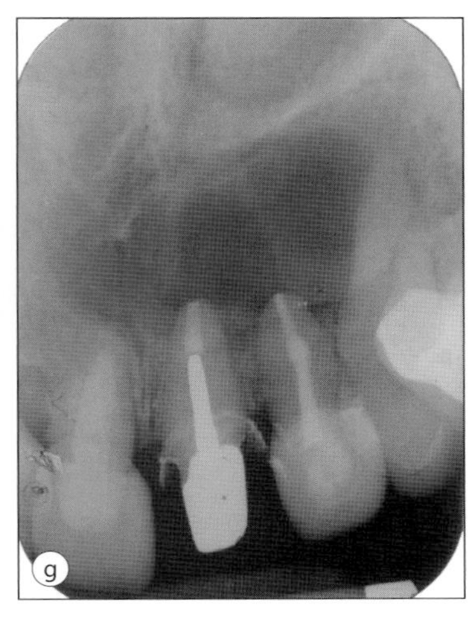

图 5.14 （a）11、21 伴严重的根尖周炎症；（b）21 无桩，首先进行根管再治疗；（c）淡黄色液体从 11 根管流出；（d）冲洗一颗患牙根管，液体会从另一颗患牙根管流出，反之亦然；（e）21 根管充填；（f）11 用超充填技术充填，并行桩核粘固；（g）手术清理 11、21 根尖区，磨除超充根充材料

对治疗效果的评估。为特定患者制订的根管治疗计划应综合考虑患者的全身和牙齿状况。

治疗计划影响因素总结

上述内容反映了病情变化是如何影响治疗计划的确立。这些病情变化包括年龄、患牙和邻牙的根管治疗及修复情况、口腔整体牙周情况和相关牙的牙周状况、口腔整体咬合关系及患者的期望，以及不同治疗方案的费用问题等。

多根管后牙进行牙髓治疗时，也应当做类似的考虑。另外，还应当考虑根管的解剖形态及其对治疗预后的影响（图 5.15）。经过根管治疗的牙齿，可能存在某些医源性问题，如器械分离（图 5.16）和根管偏移（图 5.17），这种情况下再治疗变得更加复杂。

如果不止一颗牙齿有问题，无论有问题的多颗牙是相邻的、分开的或是在不同牙列，那么影响治疗方案的因素

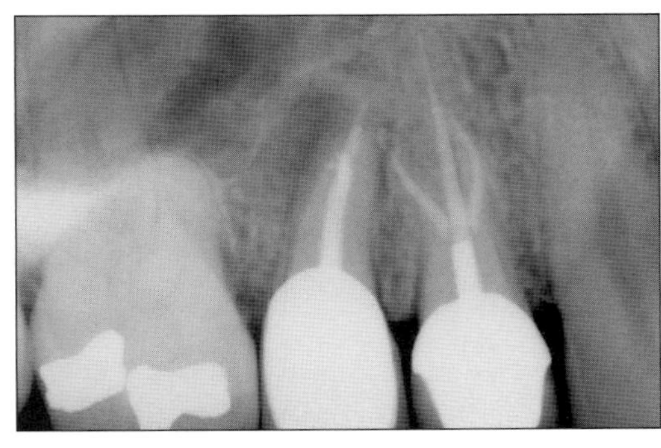

图 5.15 上颌前磨牙多个牙根

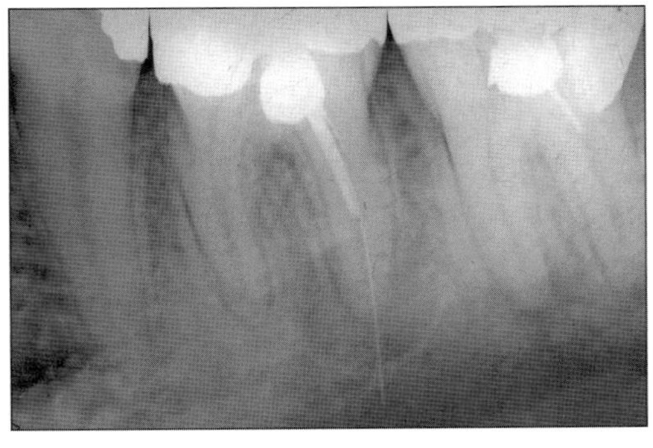

图 5.16 出现医源性问题的下颌磨牙

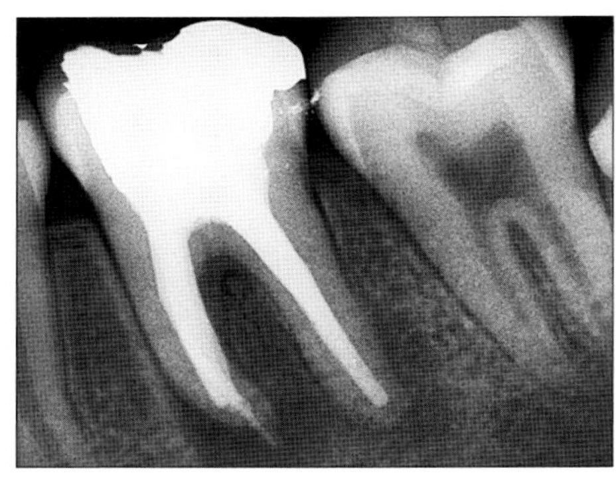

图 5.17 根管治疗后牙齿根尖片，出现根管偏移

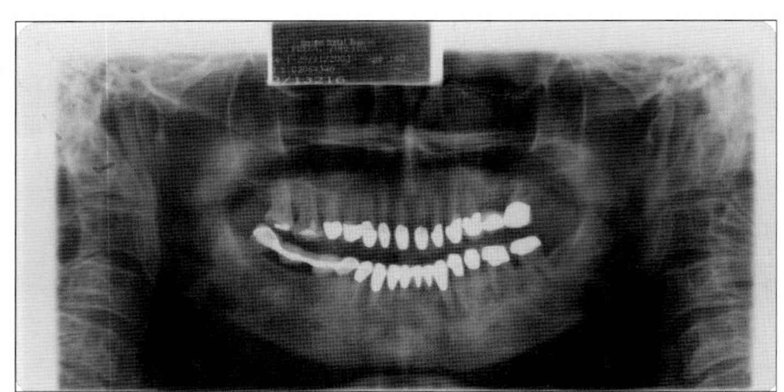

图 5.18 患者多颗牙齿需要治疗

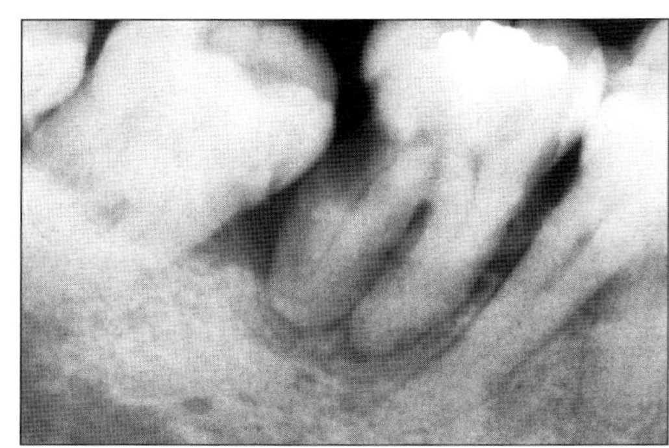

图 5.19 严重龋坏，有牙周病变的下颌磨牙

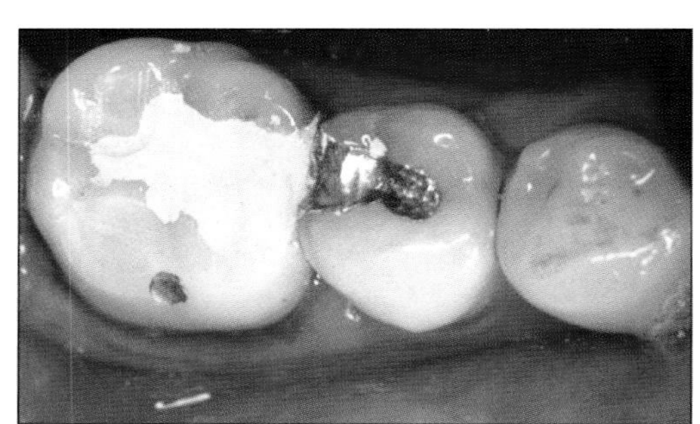

图 5.20 磨牙暂时性安抚治疗

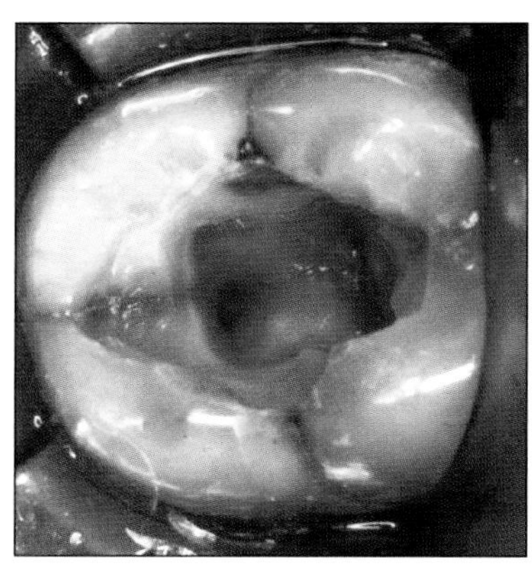

图 5.21 出现疼痛的隐裂牙开始根管治疗

会更加复杂。当涉及多颗牙齿时，首先应独立评估每一颗患牙，然后再考虑治疗时牙齿之间的相互影响。比起不惜一切代价，用极其复杂的方法来保留患牙，简单的解决方案会更适合，这一点是显而易见的。

一旦确定了治疗方案，下一阶段将包括实施治疗的一系列计划。如果仅有一颗患齿需要治疗，问题就变得简单。如果存在多颗患牙，治疗会变得复杂。如果这些牙齿中某些牙出现了疼痛症状，那么其他牙齿的治疗需要暂缓。

治疗的次序

图 5.18 展示的病例有多颗牙齿需要牙髓治疗和修复治疗。治疗计划制订的 3 个阶段，如下：

- 制订初步治疗计划。
- 制订最终治疗计划。
- 制订复查计划。

制订初步治疗计划

即刻缓解症状

即刻缓解疼痛症状意义重大，应优先于其他治疗。对牙髓或根尖周组织疼痛的患者进行应急牙髓治疗，不必忧心忡忡，也花费不了多少时间，并有助于建立患者对牙医的信任。

即刻缓解疼痛如何操作？显而易见——例如一颗严重龋坏的患牙，牙周状况差、无法修复，此时可以选择拔除患牙（图 5.19）。

如果患牙有继发龋和激发性疼痛，只需去净龋坏，氢氧化钙间接盖髓，用安抚材料暂封龋洞（图 5.20）。

在难以选择治疗方法时，如一些修复后的牙齿出现疼痛，可通过调磨咬合干扰、调整邻面接触点松紧程度，使受压的牙髓从修复状态中恢复正常。

出现不可复性牙髓炎的隐裂牙，在对牙齿未来的修复方案做出最终决定之前，需要进行根管治疗来缓解症状。例如，患牙疼痛，疑似牙齿折裂，为了准确地评估预后，在进一步检查之前，可先行根管治疗（图 5.21）。

根管内感染的牙齿可能表现出严重的疼痛和/或局限性或弥散性肿胀（图 5.22a）。此时治疗的目的是开放引流（图 5.22b），必要时医生应开镇痛药和抗生素。但此时为了缓解急性疼痛仅使用抗生素是错误的。

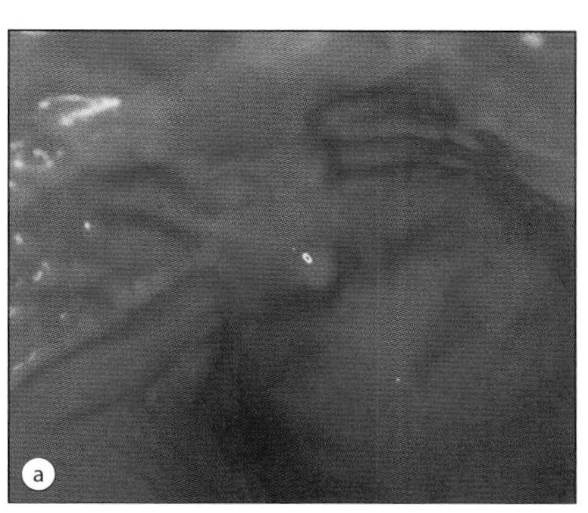

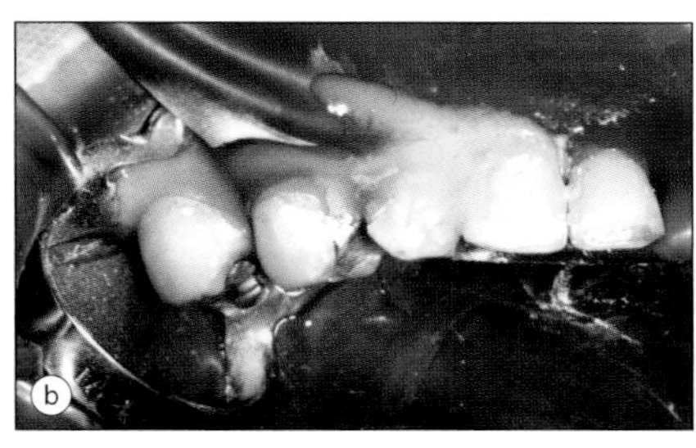

图 5.22 （a）根尖感染引起腭部肿胀；（b）上颌尖牙建立引流通路

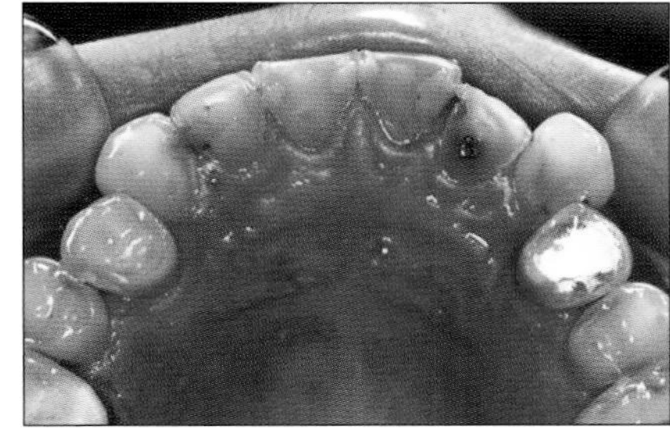

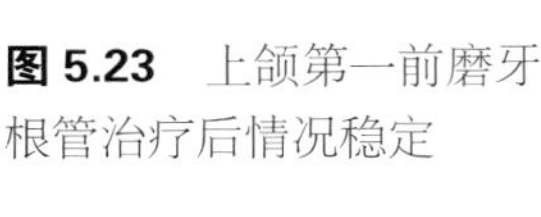

图 5.23 上颌第一前磨牙根管治疗后情况稳定

稳定性

稳定性指牙列中原发性口腔疾病停止发展。这些原发性疾病包括：龋齿、牙周病和牙隐裂。

如果牙齿疾病发展到后期会影响牙的保留，那么在疾病早期应进行简单治疗以控制疾病的发展。比如，龋齿进行充填治疗后，就能抑制龋病的发展，保护牙髓。牙周治疗的早期阶段包括口腔卫生宣教与牙周洁治术。隐裂的患牙可使用正畸带环包绕，以防止隐裂加重。

同样的道理适用于牙髓出现问题的患牙。此时可行根管治疗，根管充填后可以控制根尖周病的发展（图 5.23）。

就根管治疗而言，当患者正在进行口腔其他疾病的治疗时，患牙的根管治疗是可以“暂缓”的。

预防

患者对牙科疾病及其治疗的认识及想法可能会影响他们的治疗目标、态度和依从性。初步治疗计划包括行为调节步骤，来协调患者的想法和态度。此步骤在龋齿和牙周病的长期防治过程中至关重要。

预防一般包含于有效的治疗计划中。预防方案基本包括：患者对所患牙科疾病明确病因的了解和口腔知识教育。

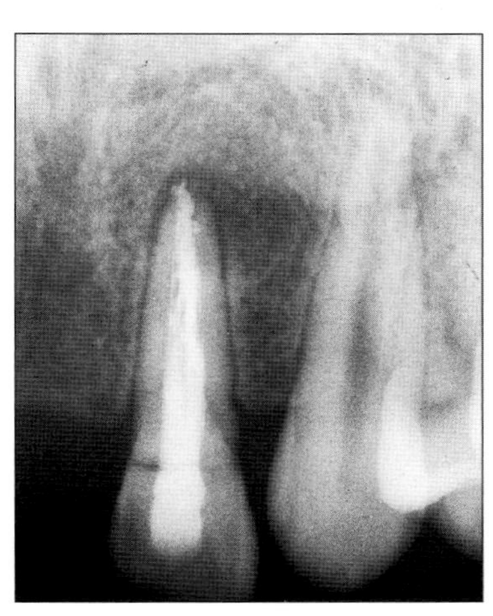

图 5.24 切牙根管治疗效果不佳

具体包括：饮食建议、保护口腔健康的家庭措施，以及使用氟化物补充剂的必要性和方法。

制订最终治疗计划

最终治疗计划包括：保护牙髓或牙本质的治疗、牙髓治疗、根管治疗、根管再治疗、手术治疗、复查或者拔牙。牙齿缺失是影响治疗计划的一个因素，因为缺失患牙需要考虑修复方案，可以采用固定义齿、活动义齿，或种植牙修复方案。治疗计划的选择受多因素影响，选择简单治疗计划或是更复杂的治疗计划，应当依从理论知识和临床经验。

一般性考虑

患者牙列的一般状态反映了患者牙科治疗的经历。修复体的使用时间、状况、外形和疾病的复发，都会影响治疗计划的制订。

不是所有牙髓病和根尖周病的患牙都需要进行根管治疗。在某些情况下，如果保留根管有问题的患牙让修复方案变得复杂，那么这样做就不妥。如图 5.24 所示，保留了切牙，但其根管治疗效果不佳，随后进行了活动义齿修复，这使修复方案变得复杂。相反，在进行覆盖义齿修复的情况下，牙髓完全正常的牙齿可能因修复需要而进行根管治疗（图 5.25）。

如果牙齿可能要接受大范围的修复，或牙齿可能做固定修复体的基牙，此时有轻度牙髓症状或存在潜在问题的牙齿需要进行根管治疗（图 5.26）。铸造冠或者烤瓷冠修复牙齿的难度和费用也应考虑。

单颗牙齿的治疗意义

在决定某颗牙齿是否保留之前，应考虑其在牙弓中存

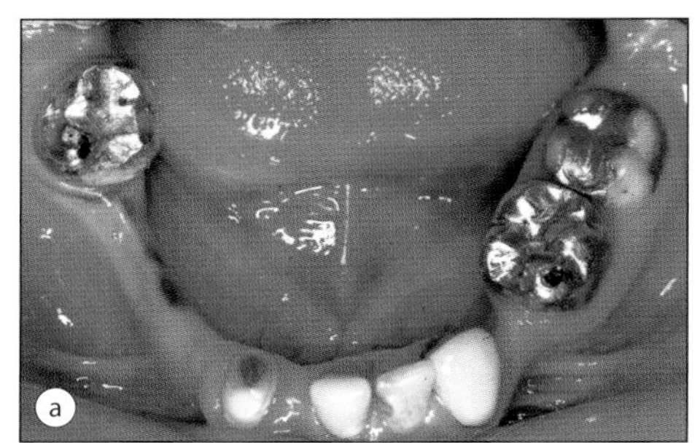

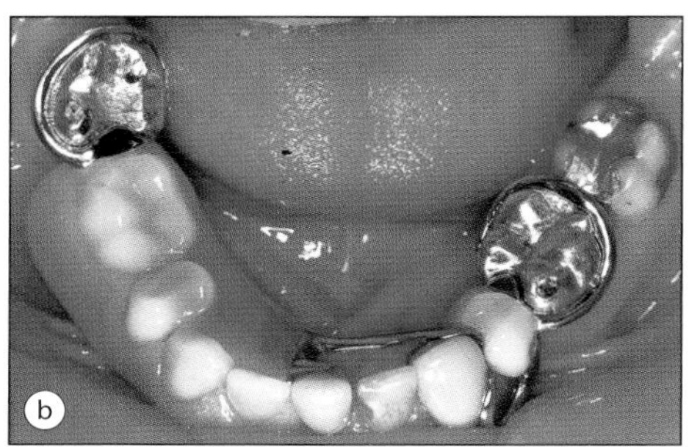

图 5.25 （a）下颌尖牙选择性根管治疗；（b）覆盖义齿修复

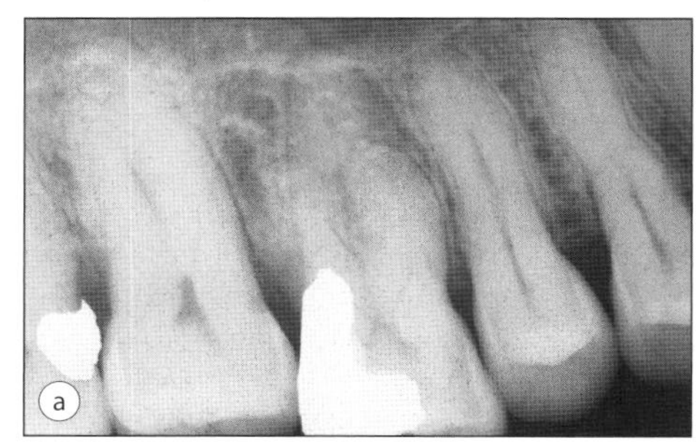

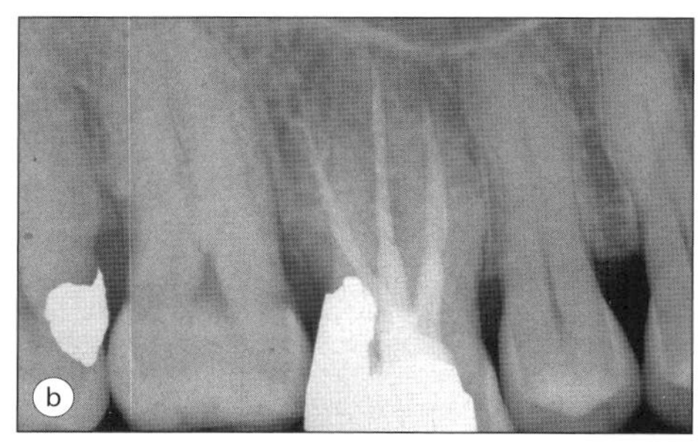

图 5.26 （a）需要修复治疗的磨牙，牙髓活力异常；（b）修复治疗前，行完善根管治疗

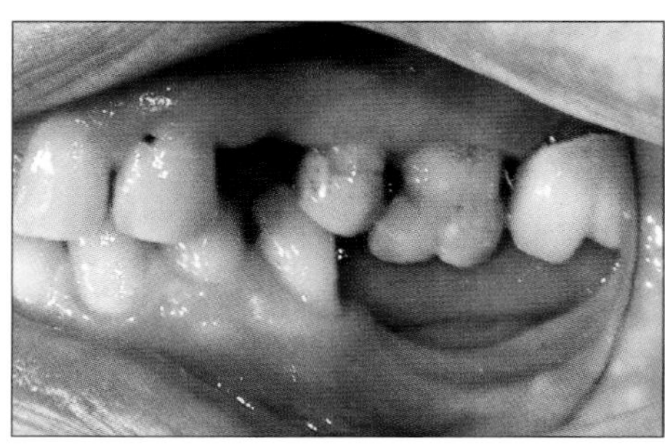

图 5.27 无对殆的磨牙

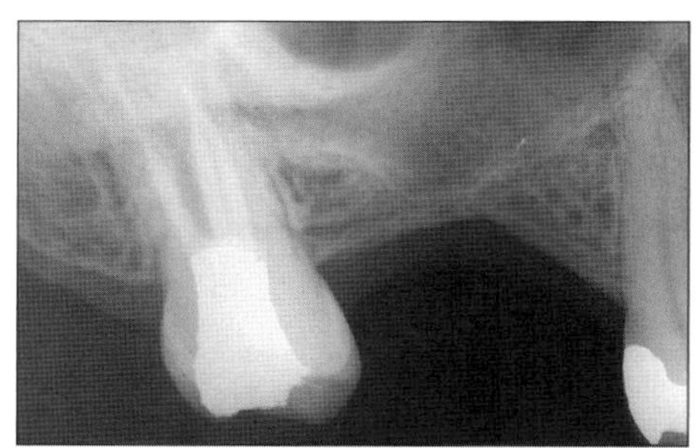

图 5.28 孤立牙避免游离端活动义齿修复

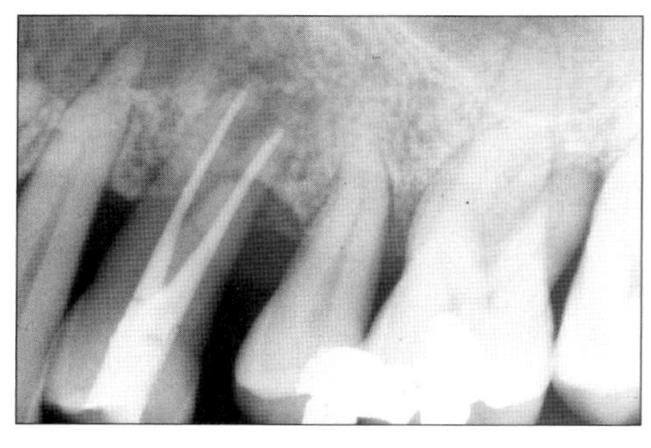

图 5.29 牙周支持组织丧失导致患牙行根管治疗术

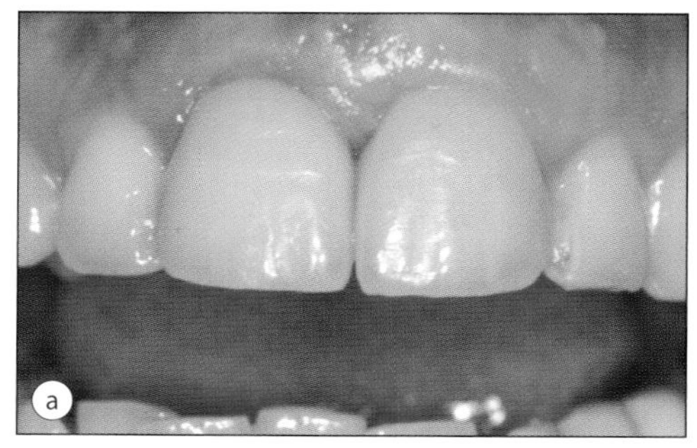

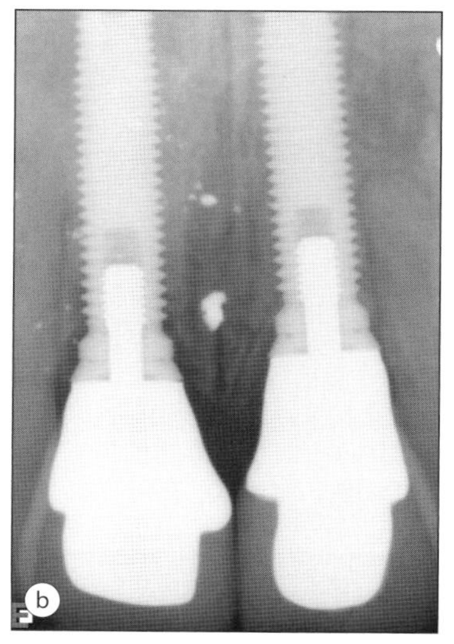

图 5.30 （a）种植牙冠；（b）单颗牙齿种植 X 线片

在的意义。显然，保留孤立牙比保留无对殆牙及无功能牙齿更有意义（图 5.27），因为孤立牙可避免游离端局部活动义齿修复（图 5.28）。

牙周支持组织

进展期牙周病不是根管治疗的禁忌证。当患牙症状明显，必要时可进行根管治疗，但治疗的目的不是为了预防患牙的牙周疾病进展。牙周附着丧失也不是根管治疗的禁忌证。假如患牙功能良好，但牙周组织有所退缩，牙齿若疼痛，此时可以进行根管治疗（图5.29）。由于退行性钙化以及牙周病病史，根管治疗可能更为复杂（见第12章）。

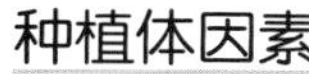

种植体因素

单颗牙种植体的成功率很高，这使人们以为种植体是牙髓病治疗后牙齿的最终处理方式。这一点经证明是毫无根据的，只是无中生有的预测。种植体只是牙齿修复方案之一。虽然种植体的生存率高，但患者会更频繁地受累于种植后并发症（图 5.30）。多数患者希望保留自己的天然牙，拔牙是在仔细考虑后做出的决定，在尽全力保留患牙的性价比不高时，才会考虑拔除患牙。对治疗方案进行成本效益分析后，

保留患牙是更好的选择（Moiseiwisch & Caplan，2001），但随着治疗成本的改变，这一结论也正在改变。

牙齿的可修复性

牙齿经根管治疗后，应恢复其功能与健康。牙医尤其需要注意牙齿能否进行冠修复以及提供合适的修复体边缘位置，边缘位置最好位于龈上。牙齿的可修复性应在治疗开始前就进行评估（在第 13 章进一步讨论）。如果牙齿修复的可能性不大，应考虑拔除（图 5.31）。

治疗方案还应考虑到可能会出现的失败，对治疗失败后的方案做出计划。知情同意后，医生和患者在治疗效果不理想时，能够顺利接受。病变牙齿在修复治疗后，可以使用高达 10 年（图 5.32）。

牙齿和根管系统入路

根管治疗时，入路是需要考虑的首要因素，受到开口度和殆平面特征的影响（图 5.33）。作为一般性原则，切牙治疗时，至少需要两横指开口度。放疗后或黏膜下纤维化病史患者根管入路可能受到限制（图 5.34，图 5.35）。远中颊侧方向异位的上颌磨牙入路也会受到影响；开口运动时，喙突前移于后牙咬合平面会导致操作空间不足。

除开口度，能否保持持续开口状态也应考虑。某些颞下颌关节（TMJ）或咀嚼肌疾病患者，难以保持长时间张口。可以考虑使用开口器（见第 4 章）。

气道保护很重要。但某些患者无法忍受使用橡皮障，此时我们需要考虑可否在不使用橡皮障的情况下进行根管治疗。但此种情况很少发生。

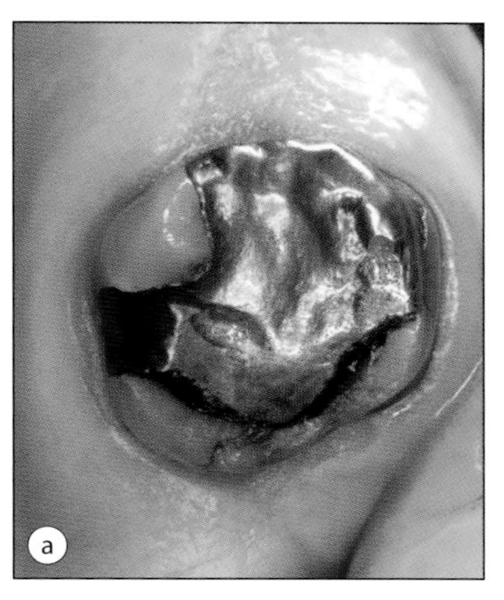

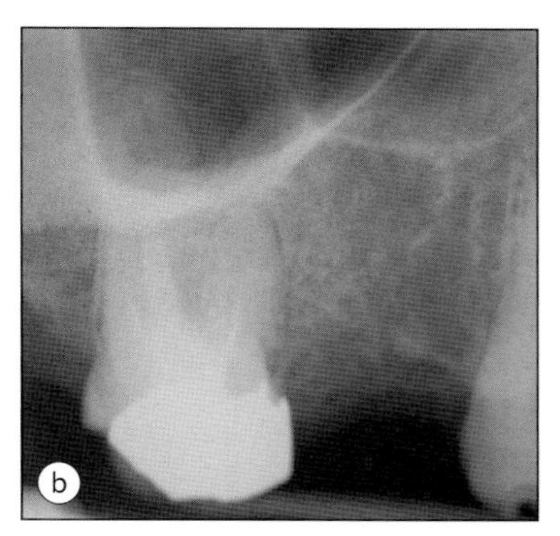

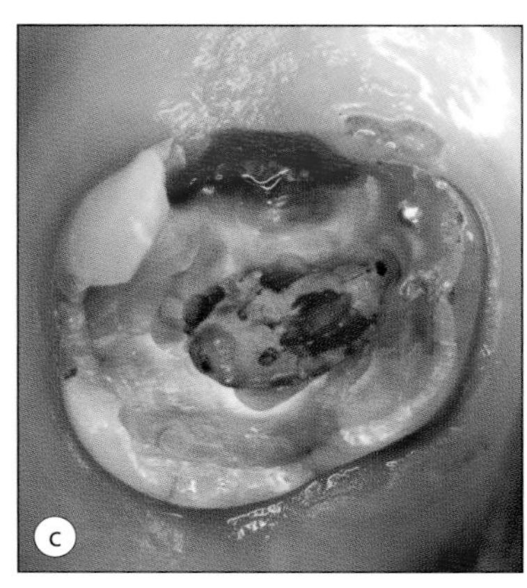

图 5.31 （a~c）无法保证冠修复体远期效果，考虑拔除

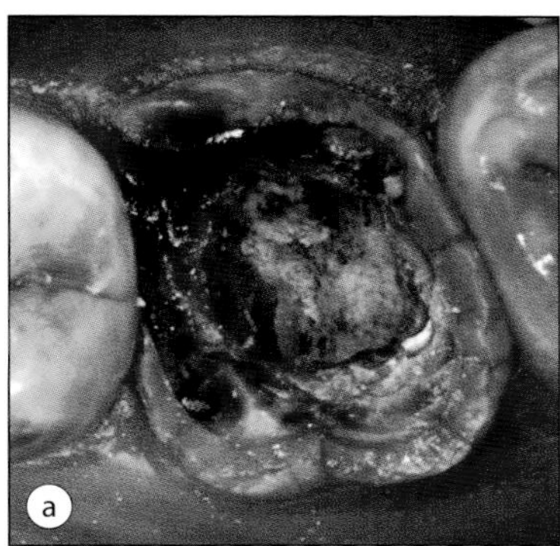

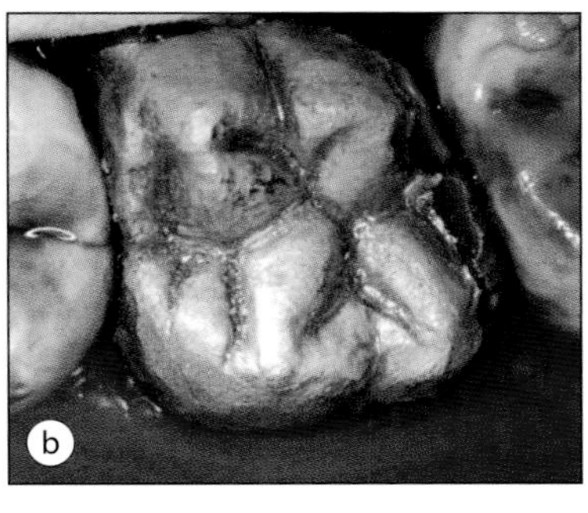

图 5.32 （a）病损患牙；（b）银汞修复后使用 10 年

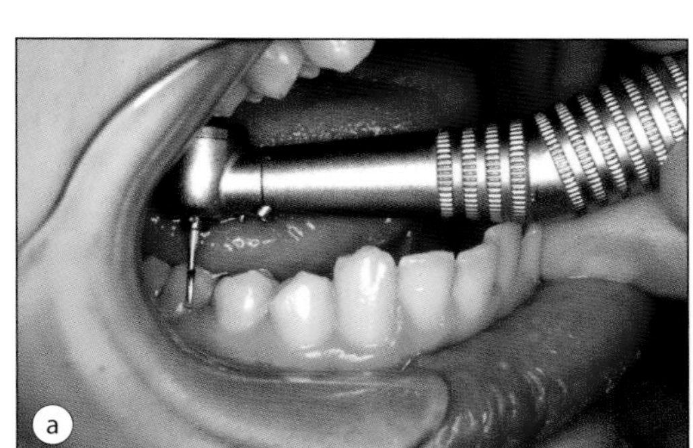

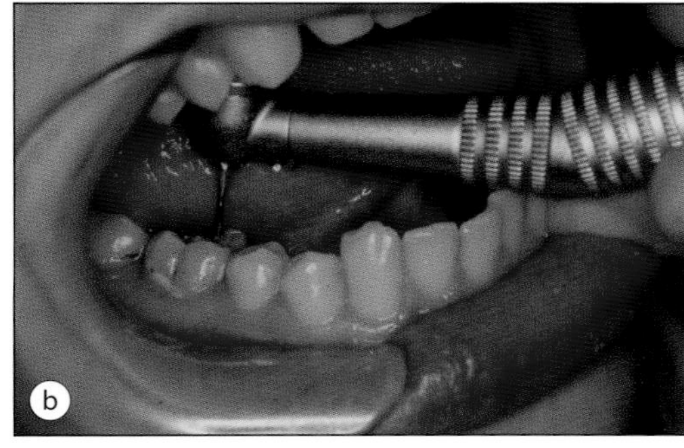

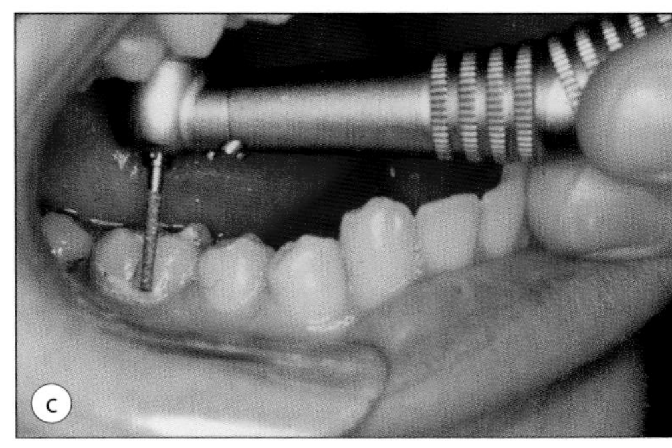

图 5.33 （a~c）张口受限及殆平面特性影响髓腔入路；中切牙部位的手机手柄使右下颌第一磨牙入路不足

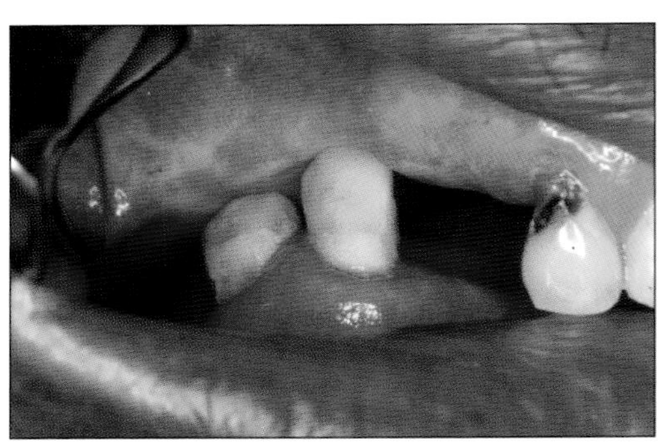

图 5.34 放射治疗引起张口受限，限制了入路

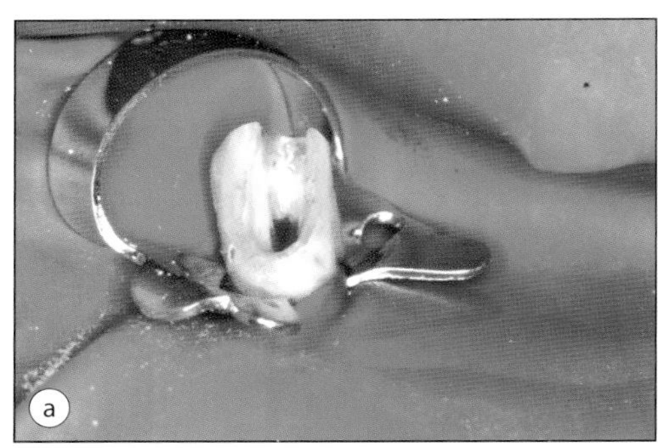

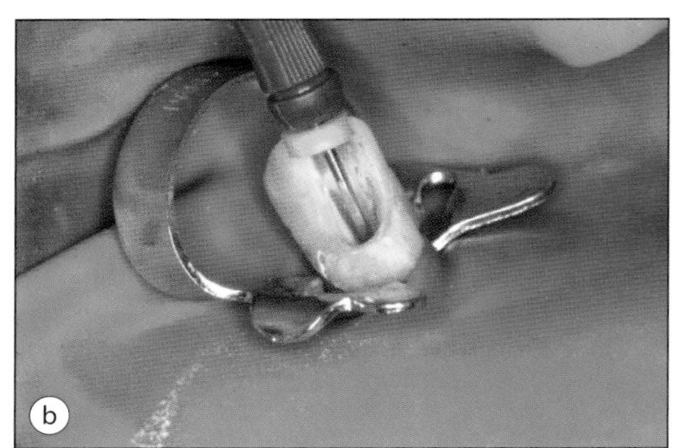

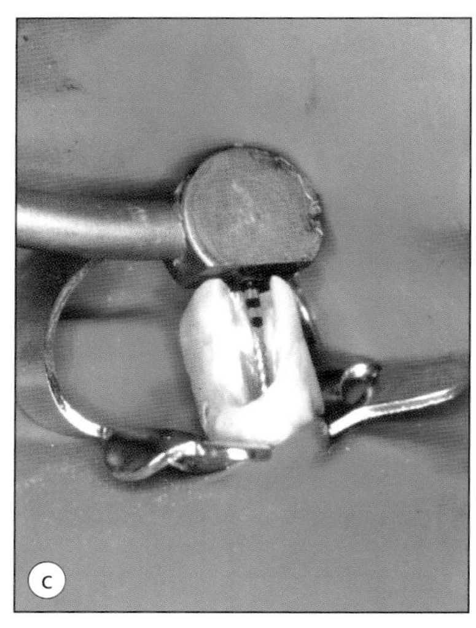

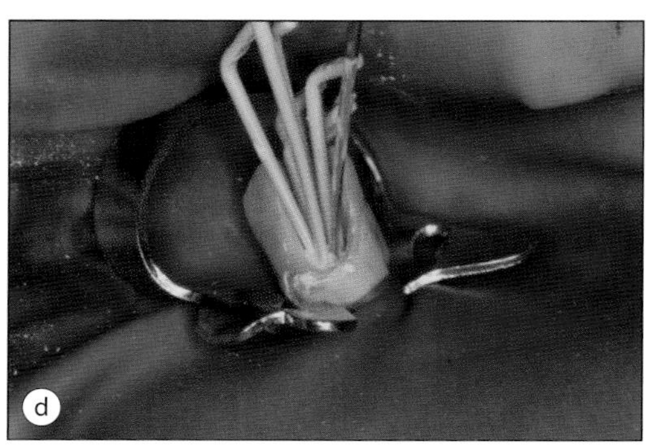

图 5.35 （a~d）图 5.34 中的患牙由颊面进入

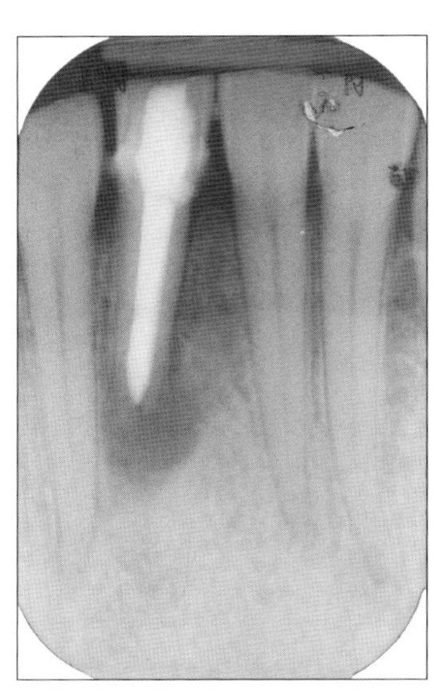

图 5.36 下颌切牙开髓过度导致牙本质过度丧失

机用镍钛器械预备后牙根管时，除考虑开口情况外，还应当仔细考虑髓腔制备直线通路的要求。获取入路和根管预备会破坏剩余的牙体组织。虽然足够的入路有利于根管治疗，但过度入路会导致牙齿难以修复或影响牙齿使用寿命（图 5.36）。

牙齿的解剖形态和位置

治疗开始前要清楚牙齿的解剖形态，详见第 1 章牙齿解剖特点。牙齿的位置也会影响治疗的入路，增加根管治疗难度（图 5.37，图 5.38）。

牙齿解剖形态

牙根形态和根管解剖变异牙、发育性缺陷牙和弯曲牙增加了根管治疗的难度（图 5.39），不同程度地影响到根管治疗的效果。如果牙齿根管系统复杂，需要提前对治疗过程中可能遇到的困难制订出相应的处理计划。另外，根管预备、冲洗液、根管充填材料等，都可以选择不同的方案。

钙化根管

对于 X 线片中根管影像不清晰的患牙，根管治疗过程中寻找和疏通根管难度增大（图 5.40）。然而，多数情况下依然可以找到根管并治疗患牙（图 5.41，图 5.42）。在尝试疏通根管之前，不可能预先知道能否找到。尽可能多地了解根管解剖结构有助于根管的寻找。单根牙根管治疗时，车针的方向保持沿牙长轴中心，因此，技术要点在于保持手机的方向。医生具备丰富的经验后，根管疏通的可能性提高，根管偏移的可能性减小。外伤后牙齿牙髓腔会逐步缩小，此类牙齿应定期复查，并进行 X 线检查。如果

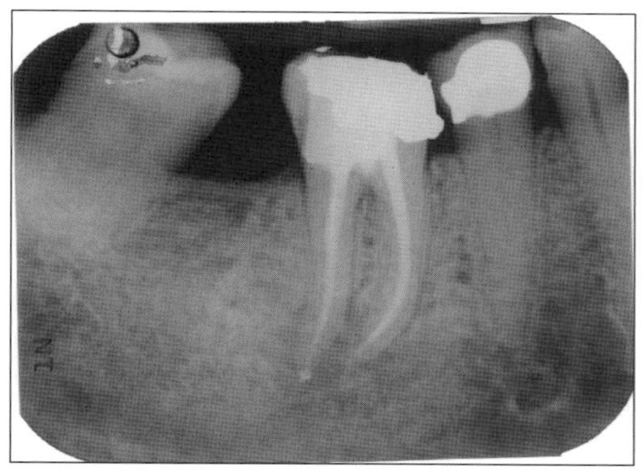

图 5.37 右下颌第一磨牙舌向异位影响开髓

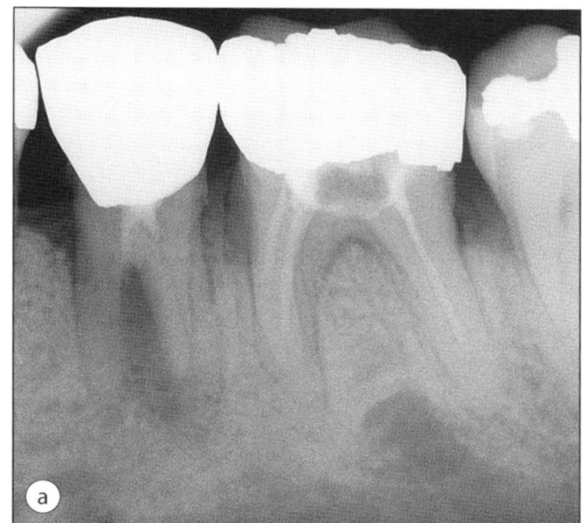

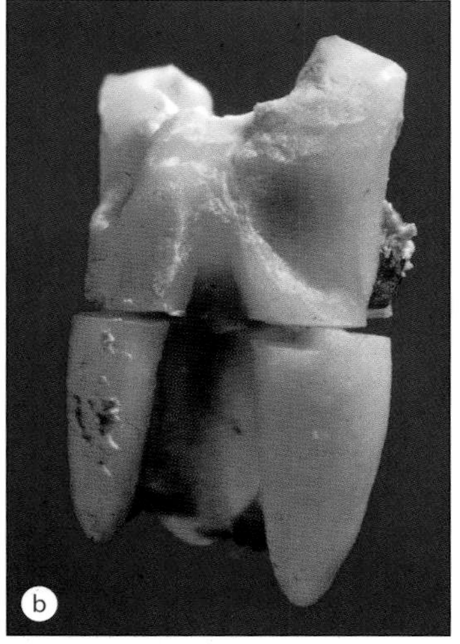

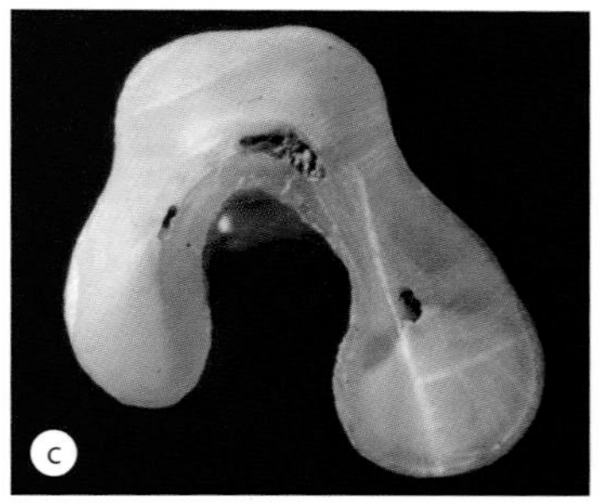

图 5.39 （a）下颌前磨牙需要治疗；（b）牙根外形不规则；（c）根管解剖结构复杂

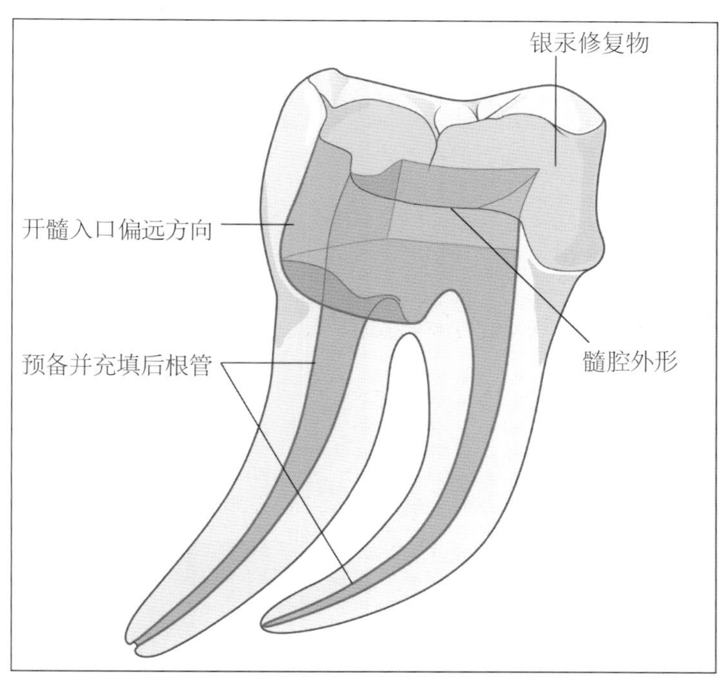

图 5.38 开髓入口偏舌侧，几乎导致牙齿穿孔

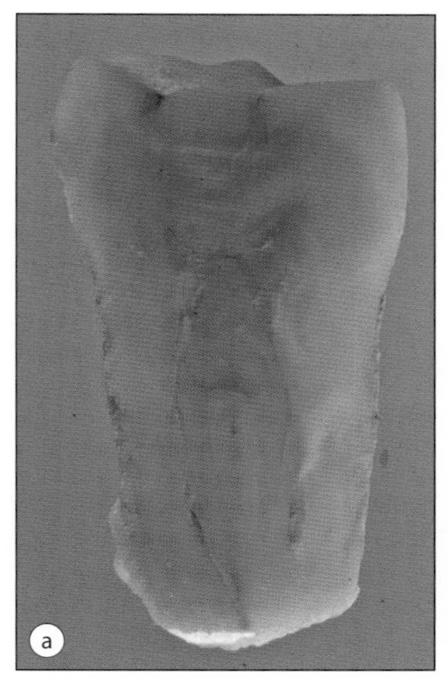

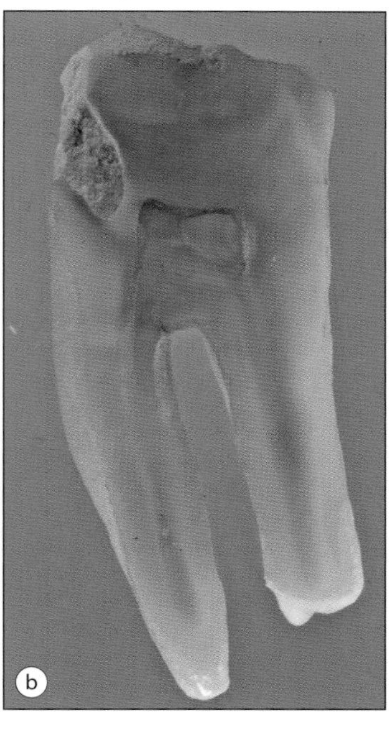

图 5.40 （a，b）多根牙髓腔和根管钙化

根管有钙化迹象，暂不需进行根管治疗。如果根管内有坏死性改变，X线表现为根尖区低密度影像，应考虑根管治疗。

单次根管治疗或多次根管治疗

专科医生推荐单次完成根管治疗过程。目前公认的根管充填标准包括：牙齿无症状，以及预备后的根管系统无菌。决定是否经一次治疗完成整个根管治疗过程时，需要考虑单次治疗和多次治疗两种方式各自的利弊。

活髓牙进行根管治疗时，牙髓的细菌含量最少，单次根管治疗更有利，可以减少细菌由临时修复体的冠方渗漏而进入根管。单次根管治疗要求医生充分掌握牙齿的根管解剖形态和治疗要点。患者也倾向于进行单次根管治疗，因为可以缩短治疗时间，减少因复诊导致的焦虑，并减少局部麻醉次数。有系统疾病史而需要接受抗生素的患者也受益于单次根管治疗。

如果患牙长期感染，有明显的根尖病灶，出现肿胀或窦道。此时，明智的方法是对根管进行多次消毒和治疗。此种治疗方式需要更多的时间，借助药物的作用弥补椅旁冲洗和消毒过程中的不足。再治疗的病例需要用多次复诊的方式进行根管治疗，因为去除修复体、根管填充物以及

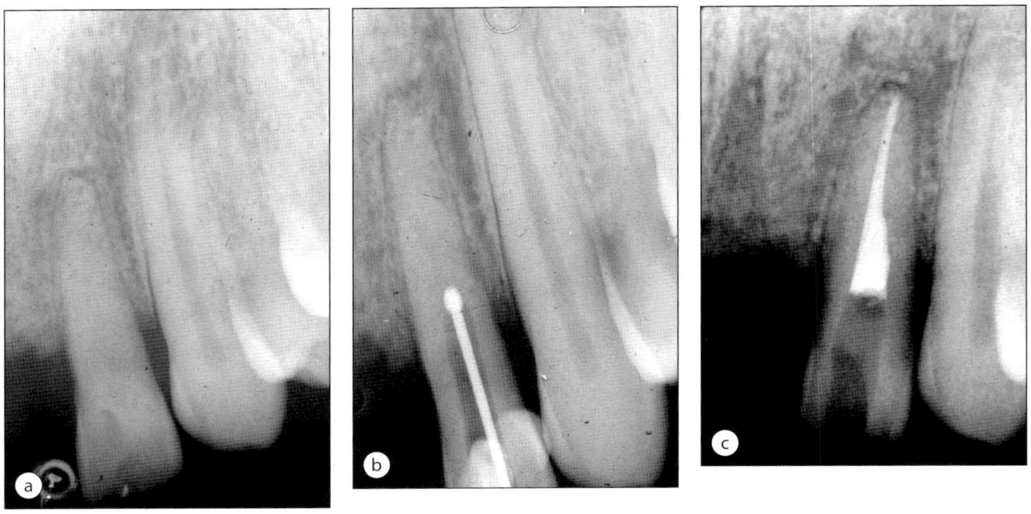

图 5.41　（a）上颌切牙根管钙化；（b）钻孔寻找根管；（c）尽管开始治疗时有少量偏移，最终成功疏通并完成治疗

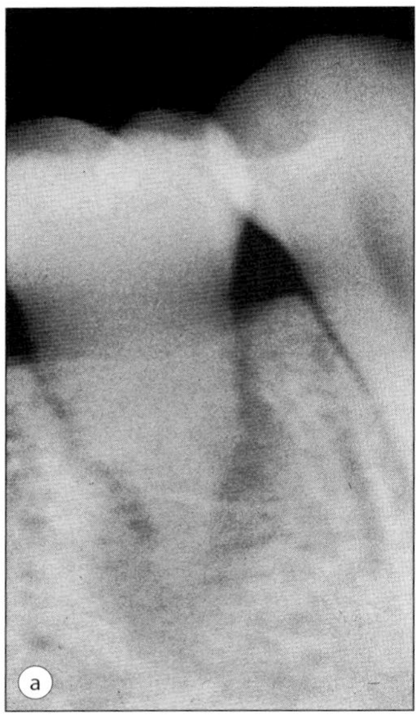

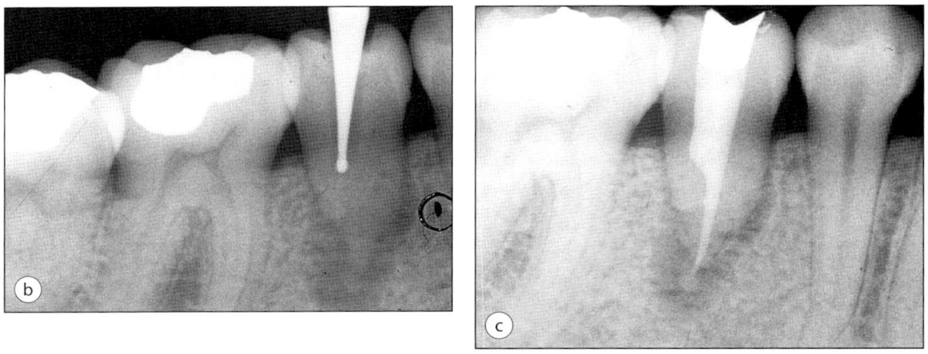

图 5.42　（a）下颌前磨牙根管钙化；（b）钻孔寻找根管；（c）尽管开始有偏移，根管成功疏通并完成治疗

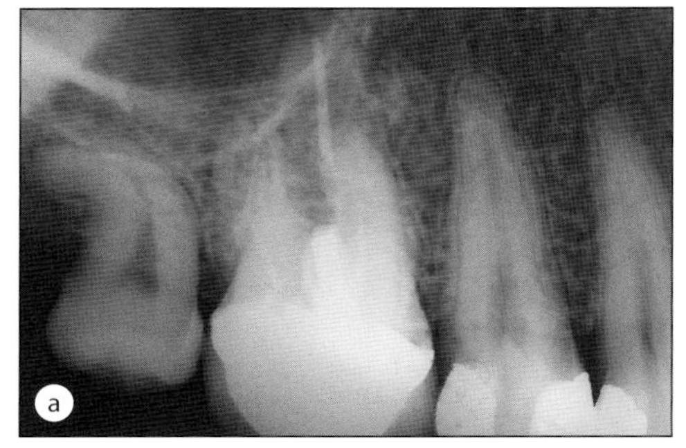

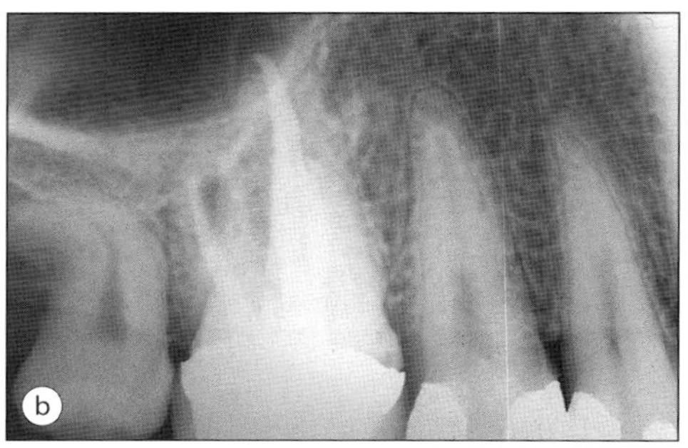

图 5.43　（a）由于出现治疗失败，上颌磨牙需要进行根管再治疗；（b）再治疗后的上颌磨牙

根管内抗性菌株都需要时间。

根管再治疗

是否需要根管再治疗应基于明确的判断标准（图5.43）。根管再治疗的可能原因如下：既往治疗失败而出现明显的指征（症状、窦道、持续或进展中的X线片透射影），或进行永久性修复前要求提高根管治疗的质量（通过X线片判断）（图5.44）。任何情况下，再治疗前，为了顺利再次进入根尖区，牙医必须首先判断牙齿是否存在某些明显的医源性问题。另外，还应考虑以下内容：剩余牙齿的结构；牙根的厚度；以往治疗根管预备后的根管直径；根管偏移；穿孔；遗漏根管；器械分离及其他类型；器械折断部位与根管弯曲的关系（图5.45）。虽然在进入根管系统之前，不确定能克服哪些问题，但是应当根据经验来预测治疗效果。为了改善患牙情况，牙医应评估自己的治疗能力。如果治疗能力不足，应该考虑转诊给相应领域的专科医生治疗。

经过治疗的牙齿，没有临床症状，但存在根尖 X 线

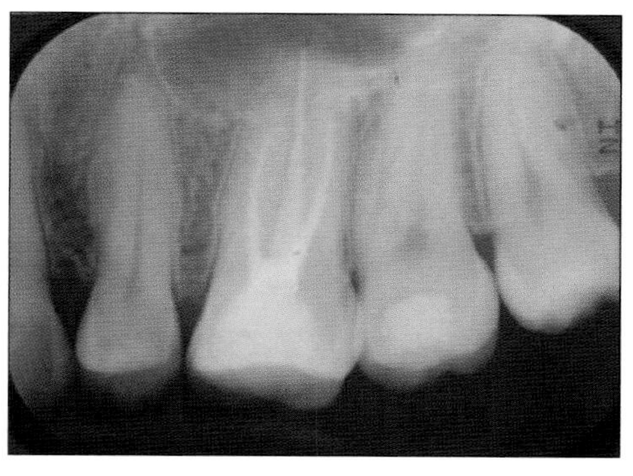

图 5.44 修复治疗前，上颌磨牙需要复查治疗效果

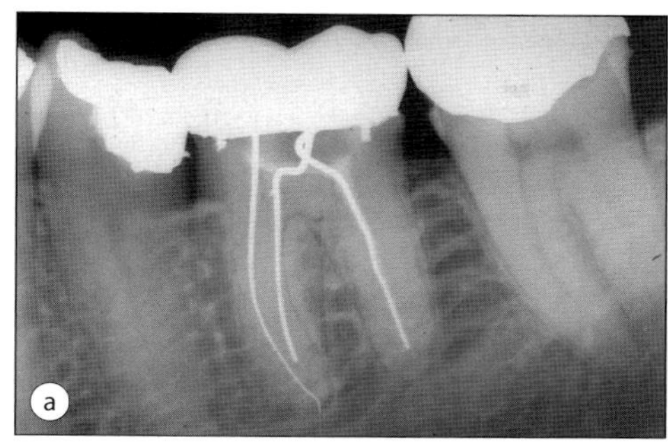

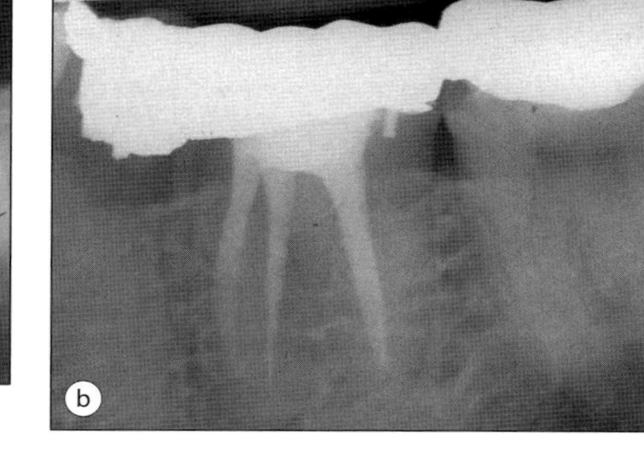

图 5.45 （a）银尖治疗后的下颌磨牙需要根管再治疗；（b）根管再治疗

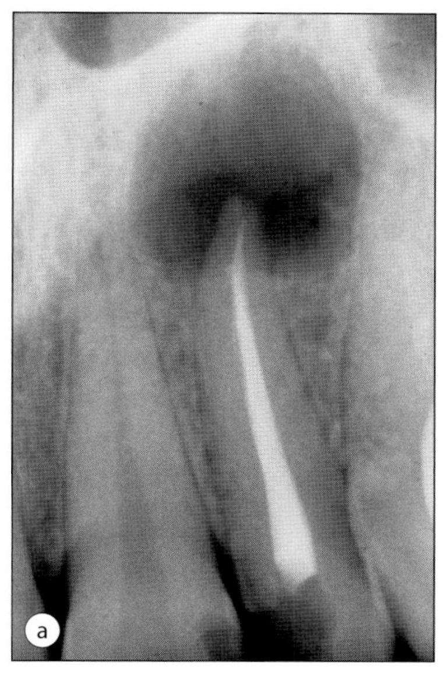

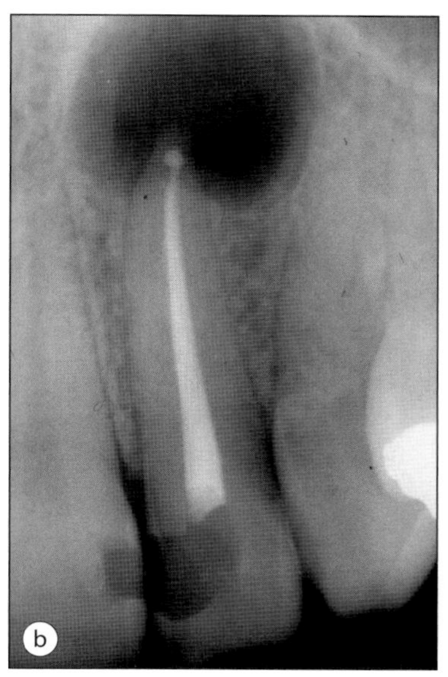

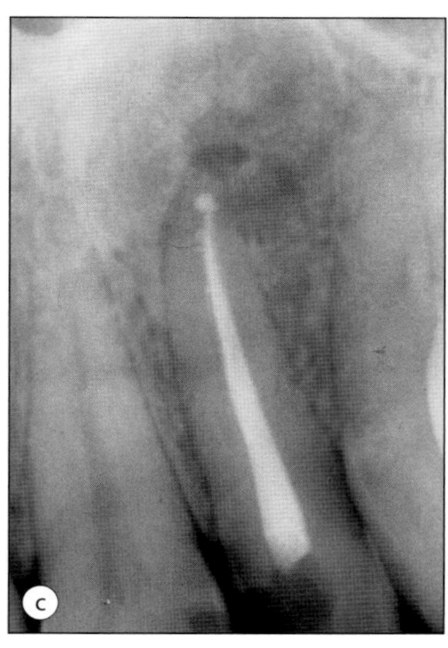

图 5.46 （a）传统根管治疗后，侧切牙没有好转；（b）进行手术治疗，去除根尖外可能的感染；（c）根尖外炎症消除

透射影，此时可以有多种不同的治疗方案。不同的牙医对根管再治疗的倾向是不同的。稳定的无症状但根尖有 X 线透射影的牙齿，没有明确的再治疗标准。评估修复体将来出现问题的可能性，决定了是否需要根管再治疗。

根管治疗后的牙齿更换冠方修复体时，偶尔会引起临床症状，但原因尚不清楚。可能原因有：冠方渗漏改变了牙齿的咬合受力、桩核预备的影响、修复体粘接产生的静水压。如果根管治疗牙齿需要重新修复，应仔细检查根充情况。存在髓腔封闭性不良，应考虑进行根管再治疗。

有桩核的患牙需要再治疗，必须选择合适的治疗方法。传统治疗包括拆除冠修复体，去除桩核。可能会导致根折，但传统方法能更好地清洁根管系统，消除冠方渗漏。根管再治疗不能治疗根管外感染或去除其他生物性因素。相反，根尖手术治疗虽然可以去除根管外感染或其他生物性因素，也能保留现有的修复体，但不能解决冠方渗漏这一问题，也不能彻底地清理根管系统（图 5.46）。

牙齿根尖 X 线片显示有广泛的透射影时，可以考虑用减压的方法来缩小病变范围（图 5.47），并取活检进一步明确诊断。

如何决定进行根管再治疗、手术还是拔除

在确定根管治疗失败和进行根管再治疗时，整体因素和局部因素（表5.4）均会影响非手术治疗与手术治疗的预后及可行性，应仔细评估这些因素。医生应当告知患者牙齿的不同治疗方案和预后，并与患者共同选择治疗方案。牙医应当决定何时适合手术治疗，何时需要拔除牙齿并进行修复治疗，复杂病例在何种情况下需要转诊给专科牙医治疗（图5.48）。牙科治疗时的设备工具、牙医的经验和能力，以及患者的喜好与医疗条件均会影响治疗方案的选择。

手术治疗的解剖注意事项

医生应密切了解手术相关组织，这一点至关重要。

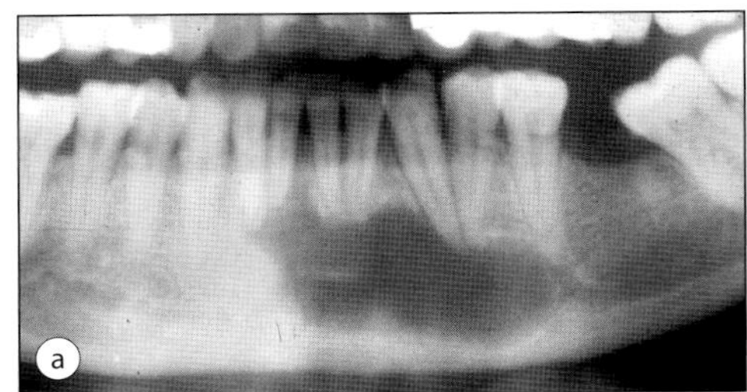

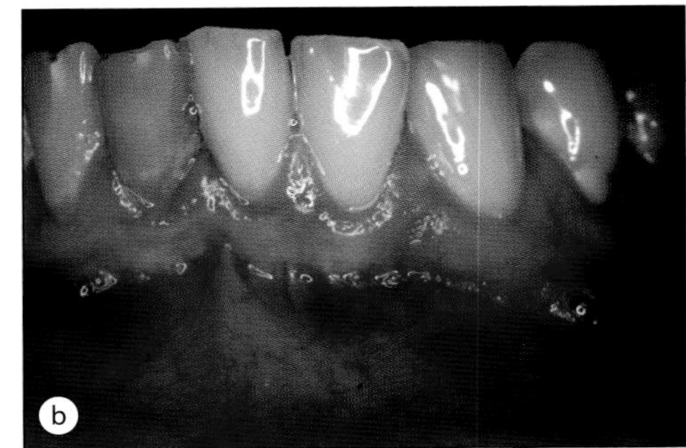

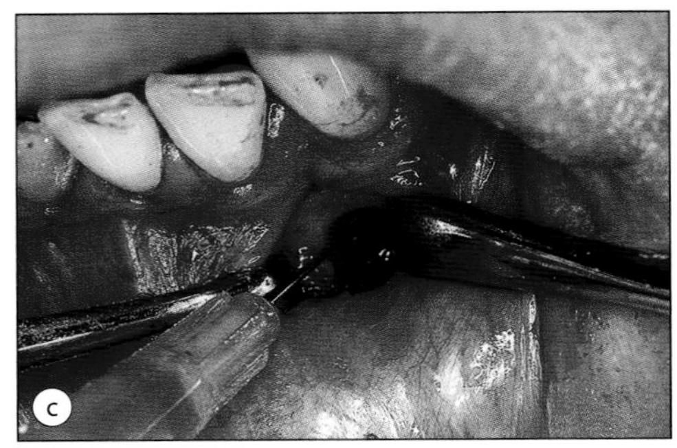

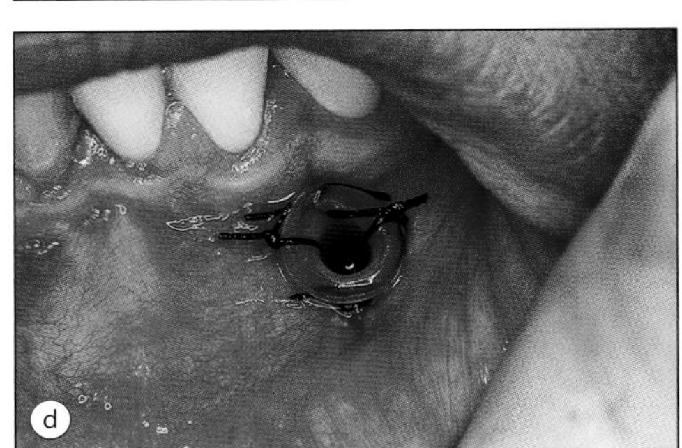

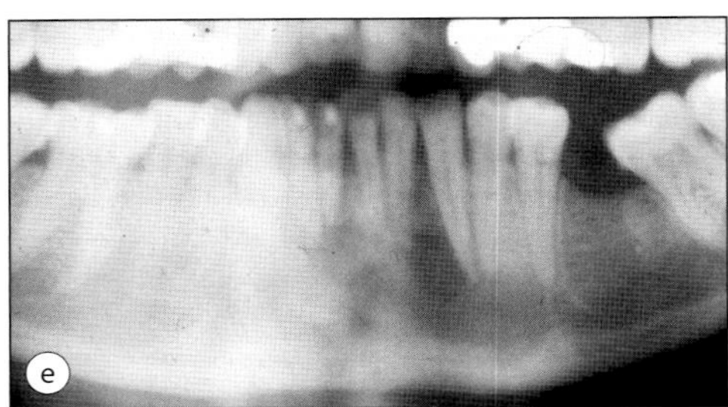

图 5.47 （a）下颌广泛的根尖周病损；（b）病损位于左下颌侧切牙和尖牙之间；（c）暴露病损区；（d）放置法兰管；（e）X 线片显示减压的效果

表 5.4 影响非手术治疗与手术治疗预后和可行性的因素

患者整体因素

- 认知和期望
- 时间和经济投入
- 医疗条件
- 开口度（两横指）（图 5.34）

邻近根尖区的主要解剖结构

- 上颌窦
- 腭大血管
- 下牙槽神经和颏神经

牙齿局部因素

- 冠修复体的类型和条件
- 桩的类型和条件
- 充填材料的类型
- 钙化根管引起的根管堵塞
- 台阶形成
- 折断器械的影响
- 穿孔的影响

在采用手术方式进行根管再治疗时，牙齿相关牙周支持组织包括牙本质、牙骨质、牙槽骨、牙周膜、牙槽黏膜（图5.49，图5.50）。了解这些组织的特性有助于更好地处理它们，确保组织良好愈合，医生应注意这些组织在临床上所表现出的健康状况（图5.51，图5.52）。

手术医生对手术部位应进行完善的检查，熟悉局部解剖特征和口腔颌面部解剖结构（图 5.53，图 5.54）。涉及的主要解剖结构包括：上颌窦、腭大血管、下牙槽神经和颏神经（图 5.55）。此外，必须考虑局部结构，如牙根解剖形态、牙齿和牙周组织及邻牙的关系。手术翻瓣的设计主要取决于局部解剖因素和外科手术入路的要求。

此外，手术医生应充分了解牙根的解剖结构，能预期是否存在峡区、管间吻合以及其他复杂的解剖结构。这些解剖结构可能存在定植细菌及其产物，此外与制订合适的根尖预备方案也有关。

手术治疗的全身因素考虑

治疗开始之前，必须收集和分析所有牙科治疗相关信息。此部分内容见本书其他章节。这里简要讨论某些需要强调的问题。

了解患者全身系统疾病史和健康状况。患者在治疗之前完成书面医疗问卷是必不可少的。然而，研究表明收集病史细节最有效的方法是，医生直接进行询问。通过以上两种方法，无疑能最准确地整体评估患者的全身情况。

研究表明，西方国家的人口存在老龄化问题。人们不再把无牙颌口腔看作衰老的一部分。因此，越来越多的患者需要手术治疗和非手术根管再治疗来改变口腔情况。一般来说，患者不需要考虑采取手术治疗或非手术再治疗方案来解决口腔问题，患者犹豫不决主要是担心术中和术后出血。

根折

牙折与口腔环境相通，会引起颌骨感染。相对于牙根横折（图5.58），纵折（图5.56，图5.57）预后差。另外，牙根横折更容易通过影像学表现诊断。有时牙医根据直觉和经验判断此类牙齿预后不佳，选择拔除。图5.59和图5.60说明患者的乐观态度能达到的效果。这些牙根横折的牙齿仅仅因为患者不同意拔牙，能保存30年和20年。另

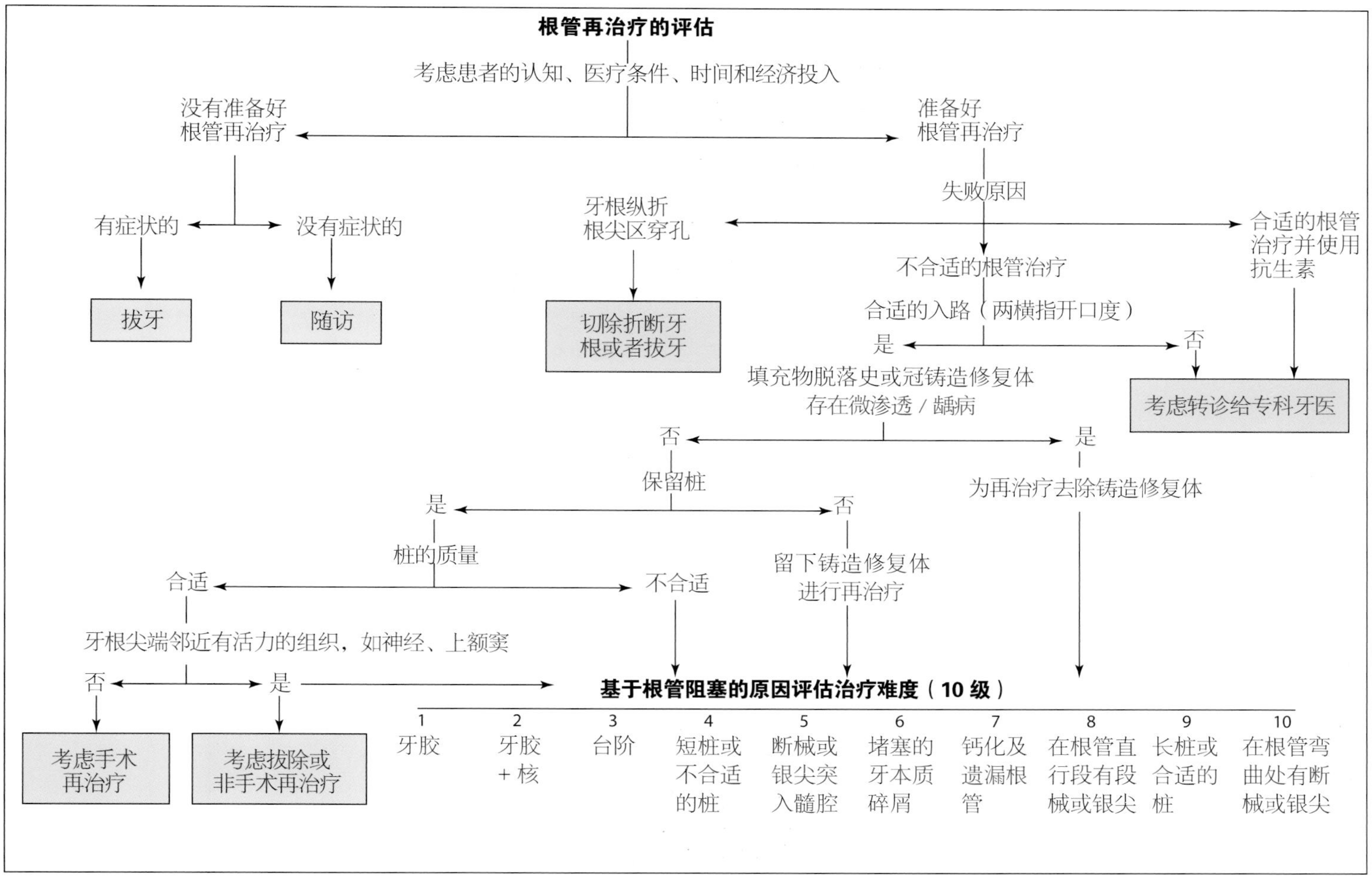

根管再治疗的评估

考虑患者的认知、医疗条件、时间和经济投入

没有准备好根管再治疗
- 有症状的 → 拔牙
- 没有症状的 → 随访

准备好根管再治疗

失败原因
- 牙根纵折、根尖区穿孔 → 切除折断牙根或者拔牙
- 合适的根管治疗并使用抗生素 → 考虑转诊给专科牙医
- 不合适的根管治疗

合适的入路（两横指开口度）
- 否 → 考虑转诊给专科牙医
- 是

填充物脱落史或冠铸造修复体存在微渗透/龋病
- 是 → 为再治疗去除铸造修复体 → 基于根管阻塞的原因评估治疗难度（10级）
- 否

保留桩
- 否 → 留下铸造修复体进行再治疗 → 基于根管阻塞的原因评估治疗难度（10级）
- 是

桩的质量
- 不合适 → 基于根管阻塞的原因评估治疗难度（10级）
- 合适

牙根尖端邻近有活力的组织，如神经、上额窦
- 否 → 考虑手术再治疗
- 是 → 考虑拔除或非手术再治疗；基于根管阻塞的原因评估治疗难度（10级）

基于根管阻塞的原因评估治疗难度（10级）

1	2	3	4	5	6	7	8	9	10
牙胶	牙胶+核	台阶	短桩或不合适的桩	断械或银尖突入髓腔	堵塞的牙本质碎屑	钙化及遗漏根管	在根管直行段有段械或银尖	长桩或合适的桩	在根管弯曲处有断械或银尖

图 5.48 根管再治疗方案原则，因牙医的能力不同而不同

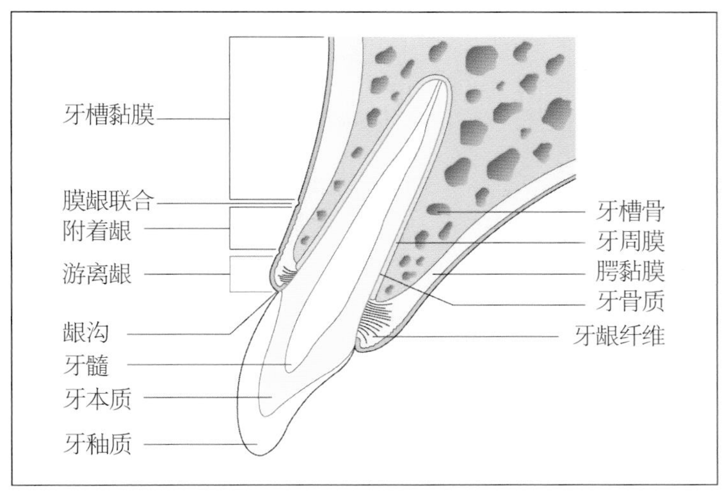

图 5.49 牙周组织图解

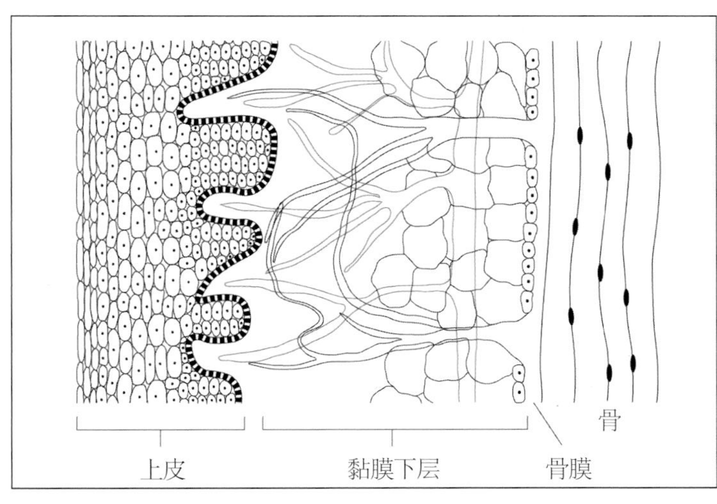

图 5.50 黏骨膜组织图解

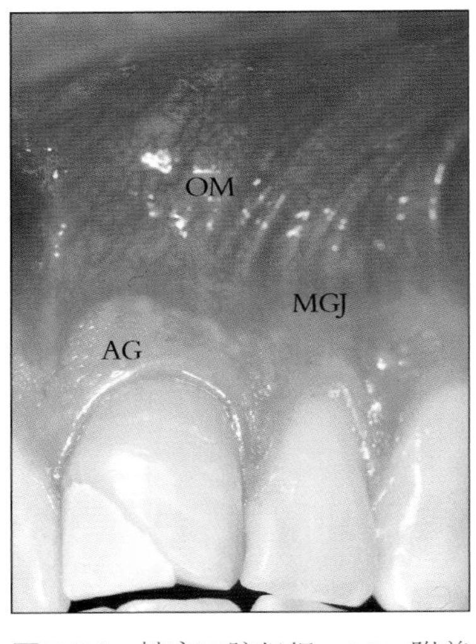

图 5.51　健康口腔组织：AG= 附着龈；MGJ= 膜龈结合处；OM= 牙槽黏膜

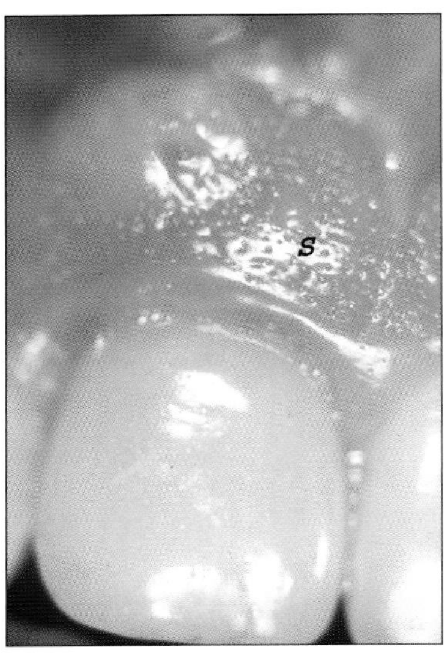

图 5.52　附着龈点彩

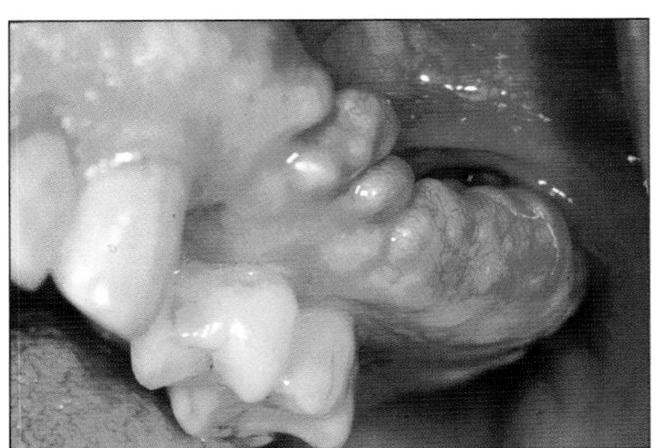
图 5.53　上颌环面

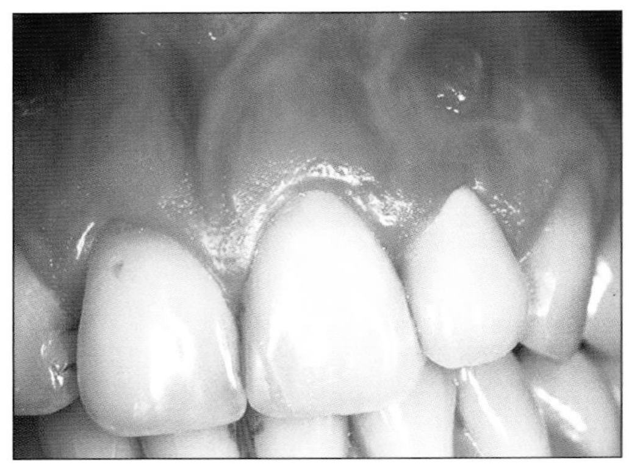
图 5.54　系带附着的位置和水平

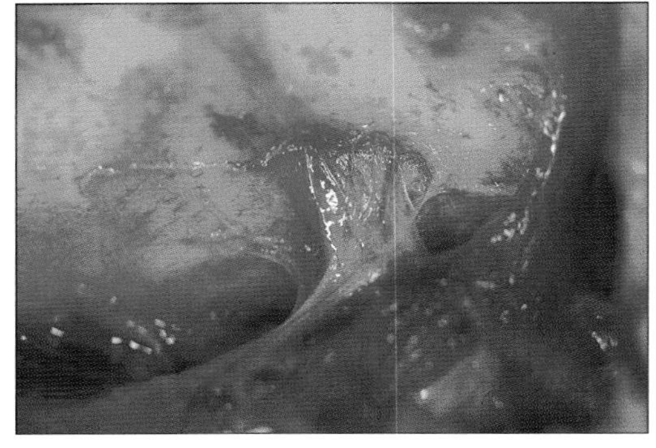
图 5.55　颏神经

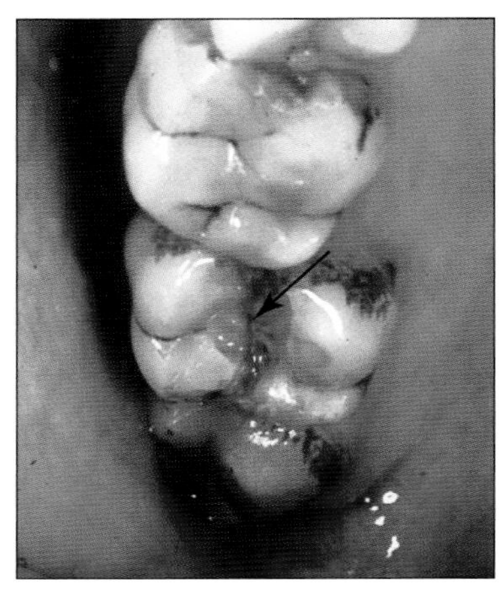
图 5.56　上颌磨牙纵折（箭头所示）

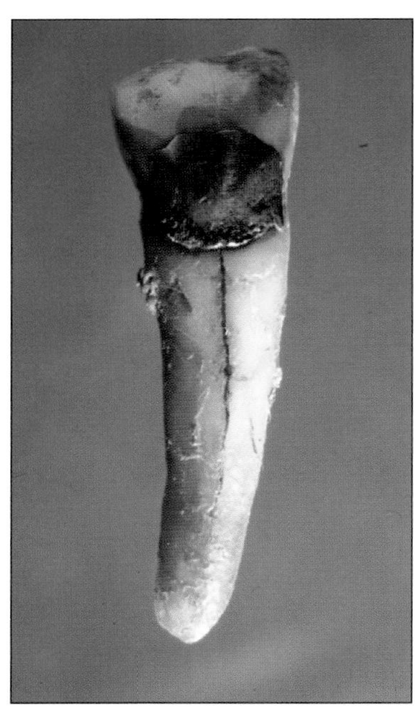
图 5.57　前牙纵折

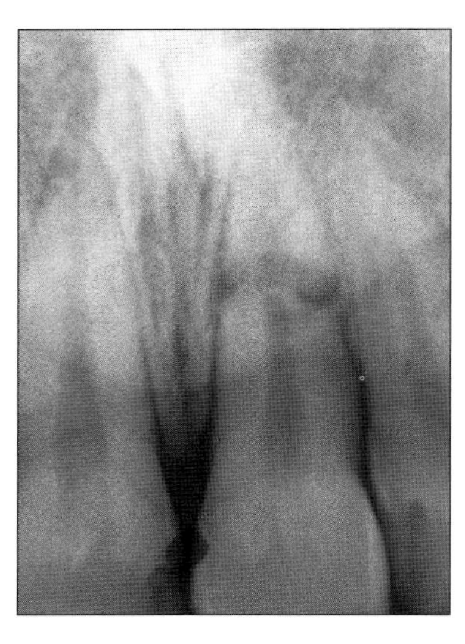
图 5.58　上颌切牙牙根横折

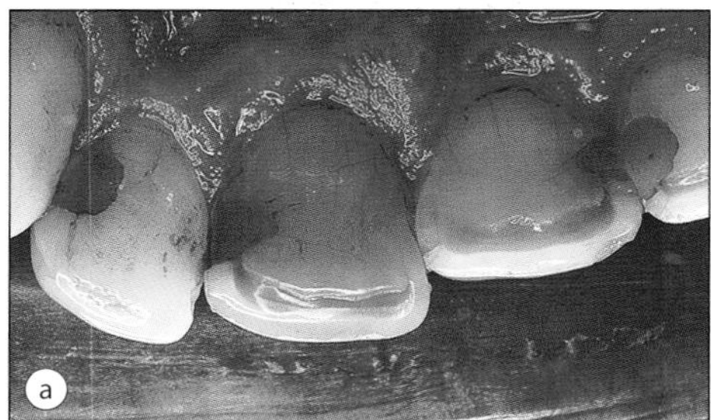

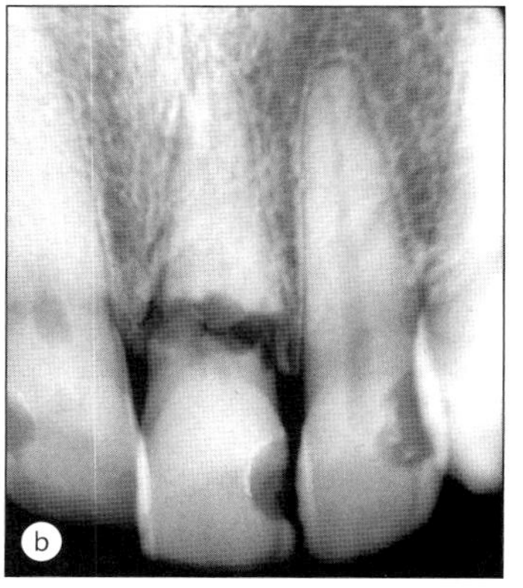

图 5.59　（a）切牙牙根横裂（30 年）；（b）X 线片显示：尽管没有干预性治疗，牙齿仍是活髓

一方面，牙医受责于某些情况下盲目乐观，例如试图对牙根横折患牙采用夹板进行固定（图5.61）。水平根折也可能发生于外伤后的前磨牙（图5.62）和磨牙（图5.63）。

牙齿冠根折跨过牙周附着，并且波及牙槽骨，需要仔细评估预后，以明确剩余牙体组织是否需要牙髓治疗及修复治疗。后牙牙折累及髓室底，远期预后不佳。

牙根吸收

牙根吸收引起牙齿结构的丧失会导致牙齿折裂（图5.64）。因为牙周组织关联性不大，牙内吸收牙齿预后较好。牙髓去除后，牙内吸收过程停止。如果剩余牙体组织坚固，牙齿可以保留（图5.65）。牙根外吸收经治疗后效果很难预测（图5.66）。根管感染相关的外部炎性吸收，根管治疗有效。其他类型的牙外吸收，治疗效果不确定。此类牙外吸收可通过手术治疗修复（图5.67），也可通过治疗使病变位于龈上。然而，此时牙外吸收仍可能继续发展。在决定治疗方案之前，可使用锥形束CT（CBCT）评估牙齿结构缺失的三维分布情况（图5.68）。

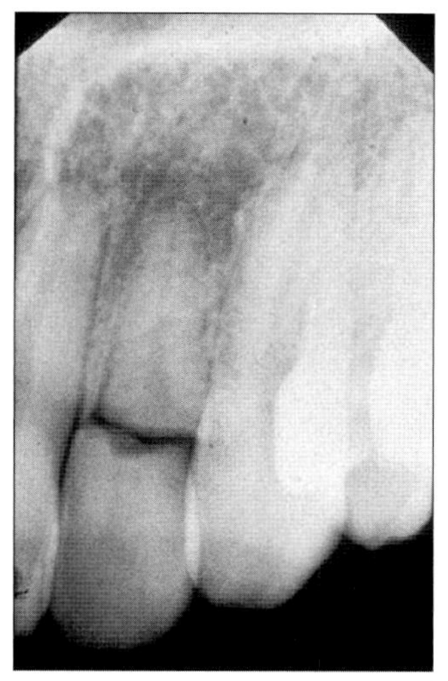

图 5.60 牙根横折，存活 20 年

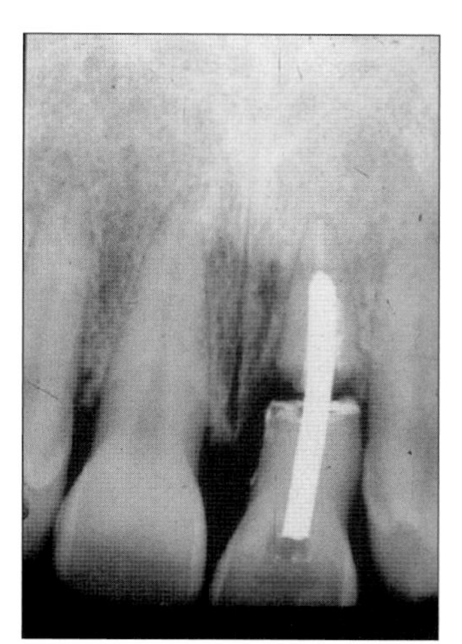

图 5.61 牙根横折患牙固定

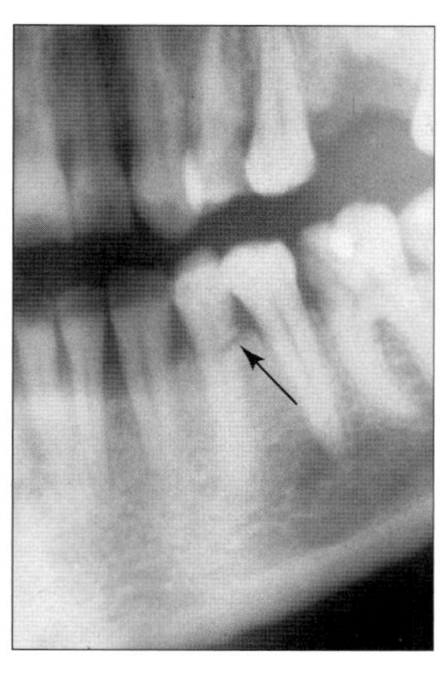

图 5.62 前磨牙牙根横折（箭头所示）

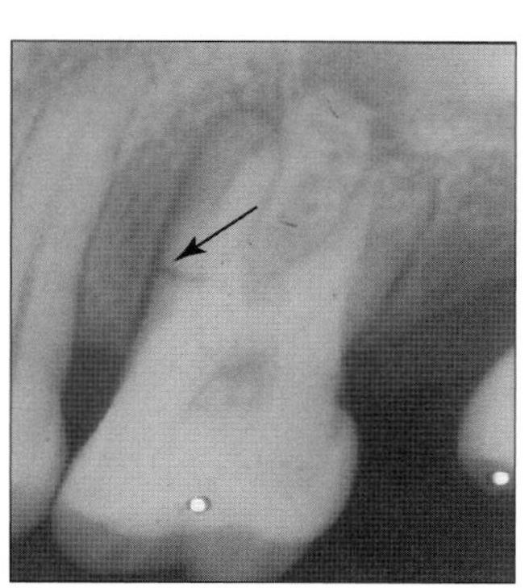

图 5.63 磨牙牙根横折（箭头所示）

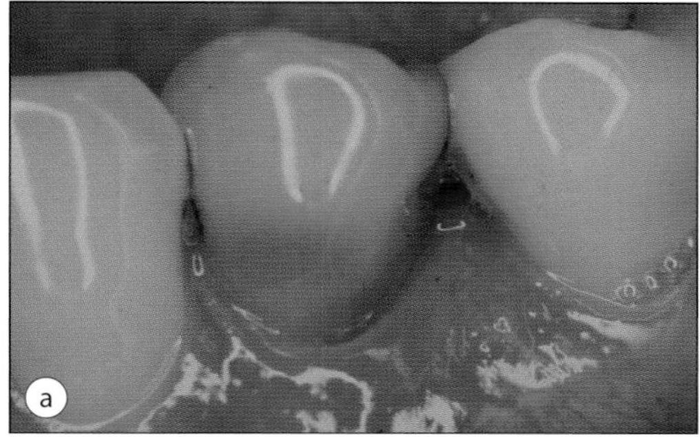

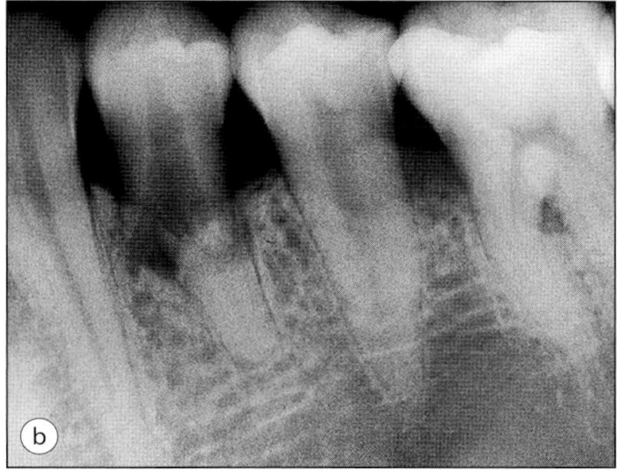

图 5.64 （a）下颌前磨牙牙内吸收；（b）由牙内吸收引起的牙齿折裂

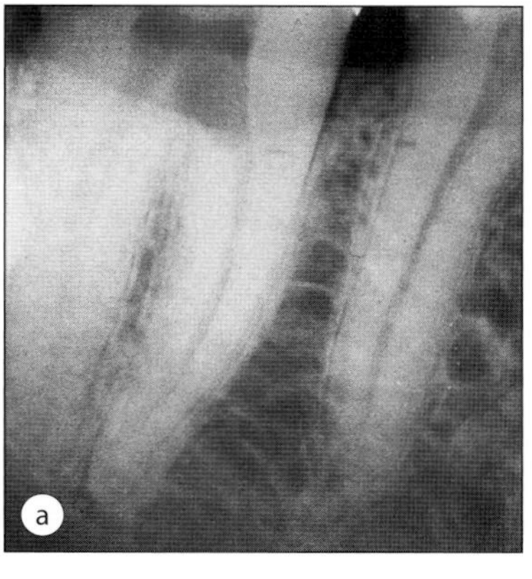

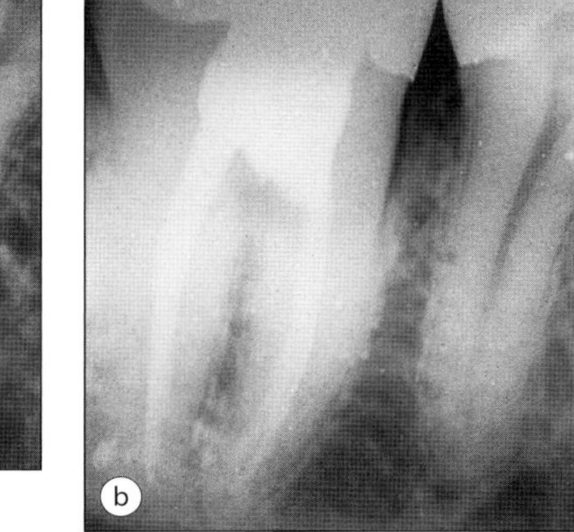

图 5.65 （a）下颌磨牙牙内吸收 X 线片；（b）根管治疗后内吸收停止

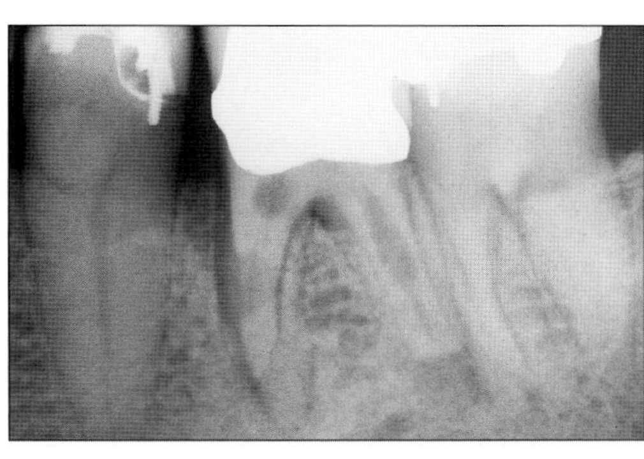

图 5.66 牙内吸收和牙外吸收并存的磨牙

制订复查计划

重新评估患者口腔健康状况是制订治疗计划过程中不可分割的一部分。包括：复查、病史回顾、再次诊断，并为出现的新问题或遗留问题制订新的治疗方案。

疗效不确定时需要进行定期复查、临床和影像学随访，这对根管治疗效果的评估至关重要。建议每年进行评估，随访观察至少 4 年（图 5.69）。

根管治疗成功的标准是没有疼痛、肿胀、窦道及其他症状，无功能丧失，以及影像学资料显示牙根周围牙周膜间隙正常。

如果影像学表现为明显的病灶，病灶范围没有变化，组织没有完全再生（图 5.70），此时根管治疗结果是不确定的。

如果治疗后患牙根尖周组织正常，复查出现了 X 线透射影，或预先存在的病灶范围变大（图 5.71），预示根管治疗失败。此外，有时临床症状和影像学表现相互矛盾。例如，某颗患牙可能存在持续的不明显症状，但临床检查和影像学检查正常。这些症状符合愈合中的病变特点，1 年内症状会自然消失。某些情况下，这种轻微的不适感会一直存在，特别是当触诊根尖时。这可能是因为愈合过程中的骨改建，当骨改建未完成时，可以通过黏膜触及根尖。这只是机械性原因，而非生物性问题，不需要治疗，仅仅需要复查。

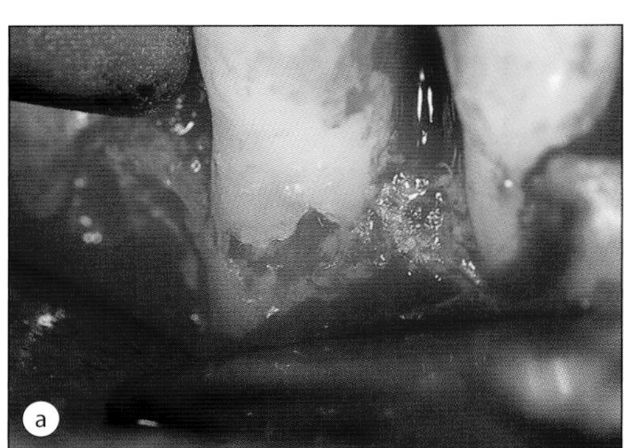

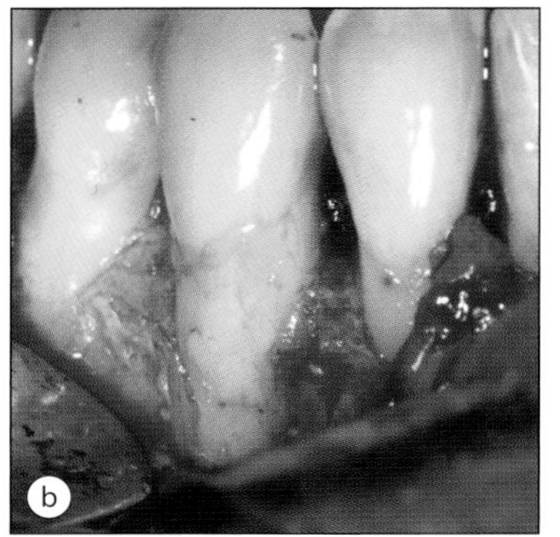

图 5.67 （a）手术治疗牙根外吸收；（b）玻璃离子水门汀术中修复牙根外吸收缺损

先前根管治疗成功的牙齿继发失败的原因包括：继发龋和冠方渗漏（图 5.72）、龋坏发展到根管（图 5.73）或根分叉、根折（图 5.74）及根管穿孔（图 5.75）。

总之，所有牙科治疗应秉承不断复查的原则。根管治疗需制订明确的复查预约计划，复查应看作治疗计划的一个组成部分。

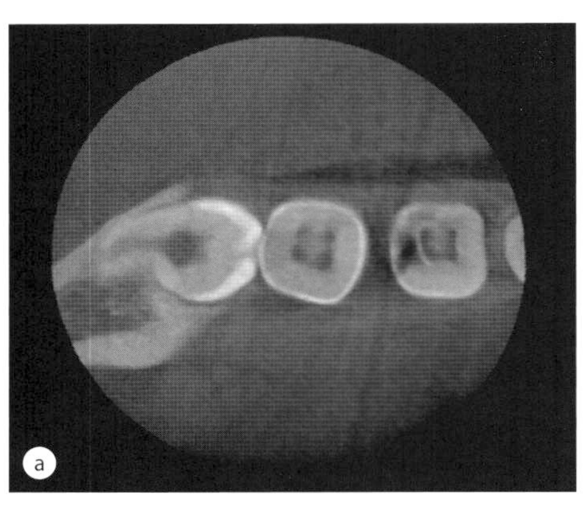

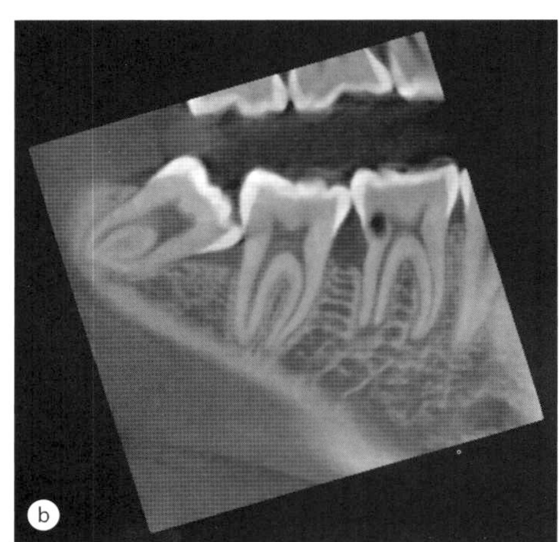

图 5.68 （a，b）CBCT 有助于评估牙齿结构缺损的三维分布

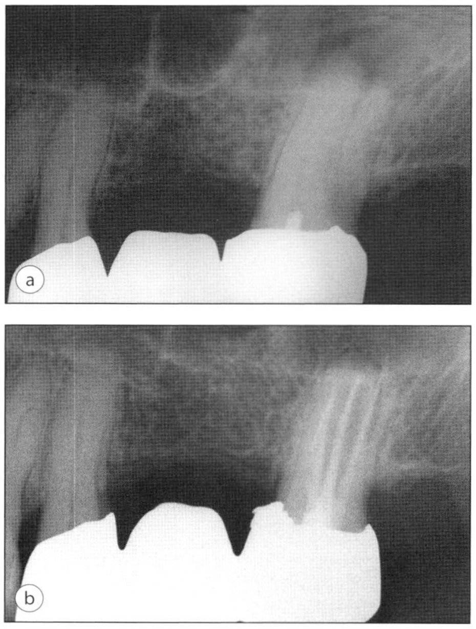

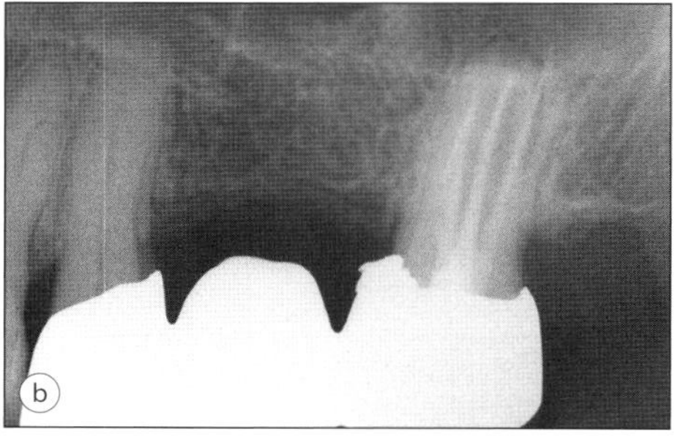

图 5.69 （a）修复桥基牙根尖周病变；（b）根管治疗后，根尖周炎症愈合（1 年后）

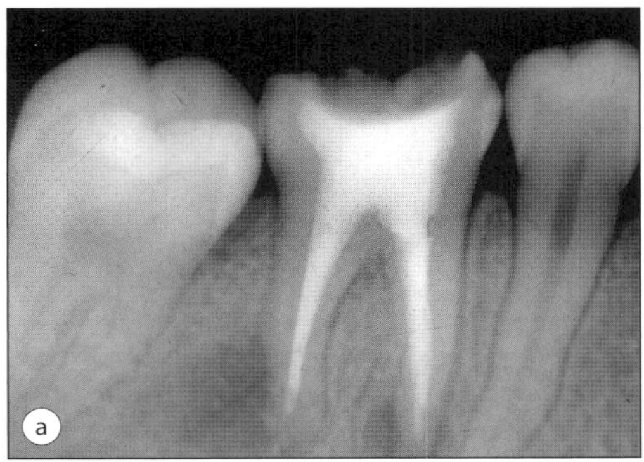
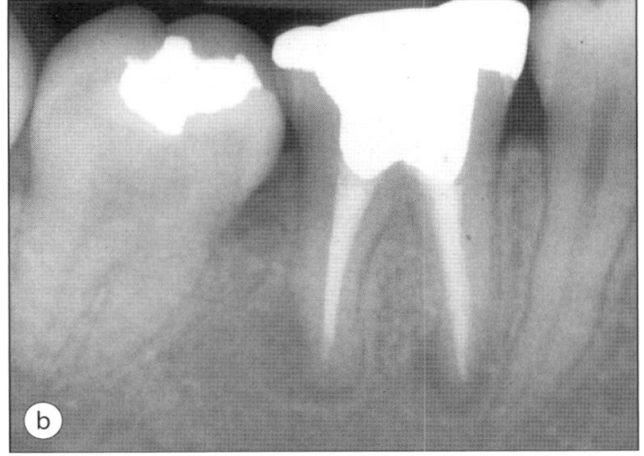

图 5.70 （a）术后牙片；（b）病损范围没有变化

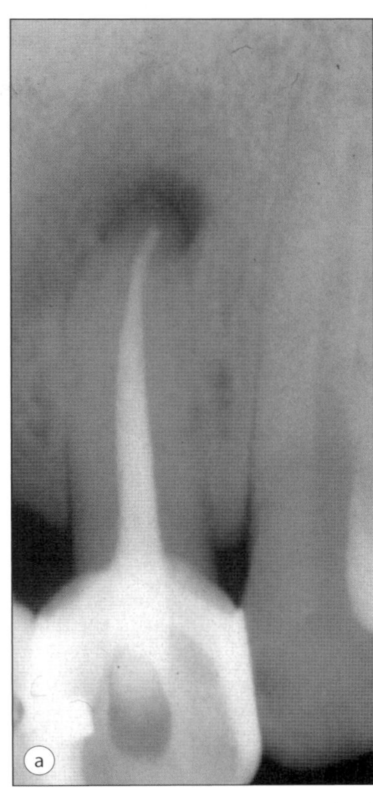
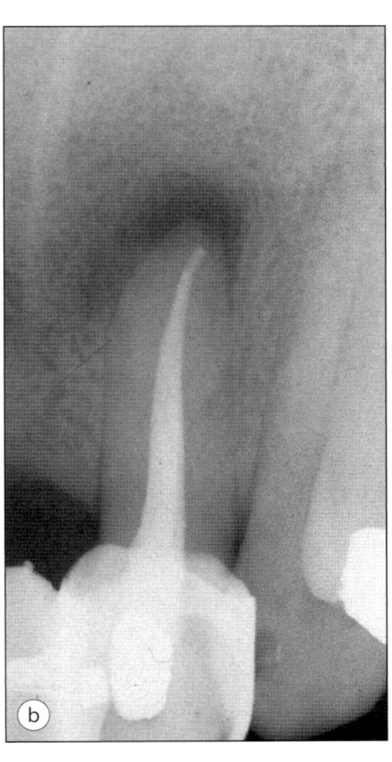

图 5.71 （a）根管治疗术后病损存在范围；（b）病损范围变大

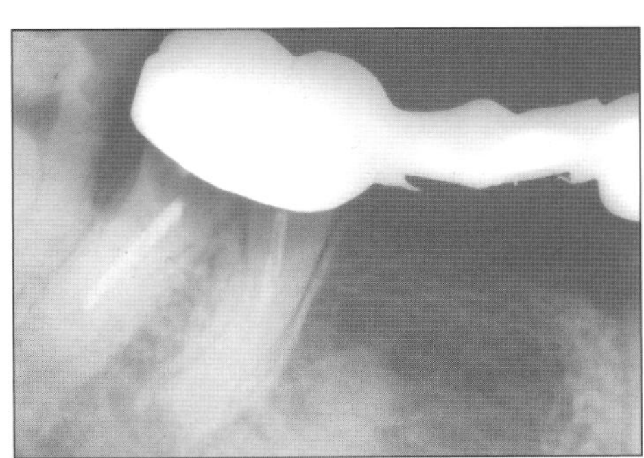

图 5.72 龋病导致修复体治疗失败

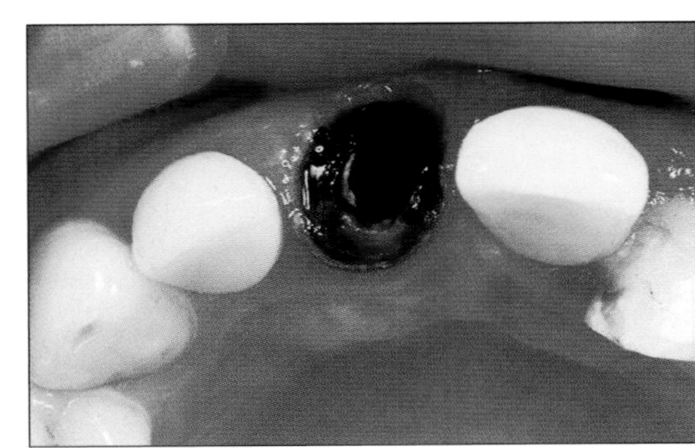

图 5.73 根管内龋坏

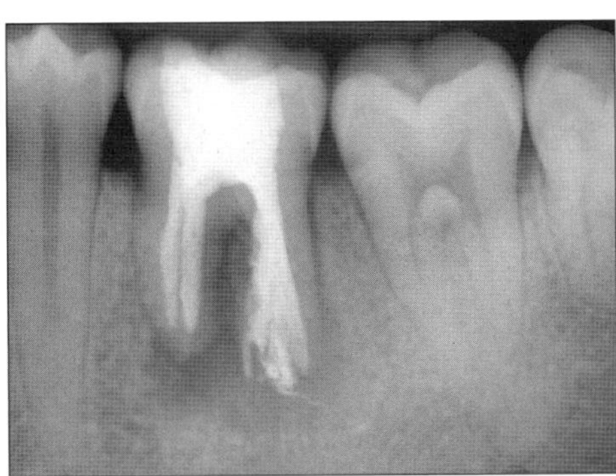

图 5.74 根管充填过程中引起牙根折裂

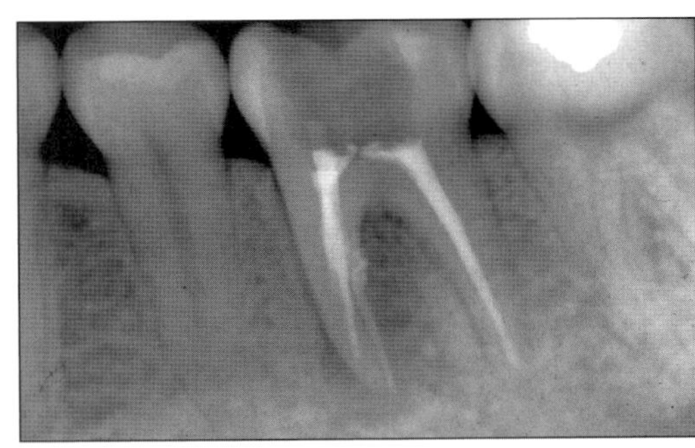

图 5.75 桩植入后牙根穿孔

参考文献及延伸阅读

[1]Kvist, T., Heden, G., Reit, C., 2004. Endodontic retreatment strategies used by general dental practitioners. Oral Surg Oral Med Oral Pathol Oral Radiol Endod 97 (4), 502–507.

[2]Moisiewitsch, J.R.D., Caplan, D., 2001. A cost–benefit comparison between single tooth implant and endodontics. J Endod 27, 235.

[3]Pennington, M.W., Vernazza, C.R., Shackley, P., et al., 2009. Evaluation of the cost-effectiveness of root canal treatment using conventional approaches versus replacement with an implant. Int Endod J 42 (10), 874–883.

6 第2部分　牙髓治疗的准备

牙髓治疗前的准备工作

K Gulabivala, Y-L Ng

只要能在管理良好的工作环境中进行，牙髓病治疗就能成为牙科诊所中最令人满意的方面之一。这就需要考虑到具体的组织管理要求，这会影响术者、工作人员、患者，并且最终影响到将要接受治疗的牙齿。牙髓病治疗已成为一种工具导向型的治疗，需要许多小器械和设备，其选择取决于术者偏好，同时也需要一些大型辅助设备，例如手术显微镜和X线机。如果护士不是全身心投入到牙髓病患者的管理中，可能会逐渐对牙髓病的治疗产生憎恶。而且护士也会发现，牙髓病治疗的准备比其他治疗程序更耗费精力。用于各种学科的特殊设备和材料的发展使人体工程学实践的管理极其复杂化。牙髓治疗操作过程也是辩护机构面临的高级别的法医学挑战。对于临床操作、护士配合、术者和法医学方面、患者和牙齿都应予以系统且全面的考虑。

临床区域

临床区域，办公室或“操作区”，如果空气新鲜洁净、光线明亮、温暖而舒适，将会在无形中加分不少。设计、布局和装饰有助于提升医疗场所给患者的整体形象和舒适度。为了让工作人员高效、舒适、轻松地工作而设计和建造的环境，能减少压力，使心情顺畅，缓解工作日的紧张，提高工作满意度。操作区设计应有序，利于顺畅地进入和离开工作区域。图6.1显示了未达最佳设计的操作区，空间利用不良，进入通道不畅。

设备位置、存储和传递

牙髓治疗设备的组织管理需要仔细思考并且应该着眼于满足术者的工作方式和护理配合的需求。牙科设备公司逐步意识到医疗需求的快速变化，并会帮助医疗人员重新设计器械以满足现代需求。工作人员应该根据设备和材料在治疗过程中的使用频率与顺序对器材传递的方式进行设计，然后参照人体工程学予以实施。这对如何将设备放置在伸手可及的范围内，以及如何对物品进行有序流畅的传递有重要的意义。工程师甚至考虑到设计一台计算机控制的分发机来及时有序地传递正确的牙髓治疗工具。

在传统的诊所里应将L型或U型的橱柜放置在术者和助理的工作区域内。将最常用的器械放置在最有用的位置，通常可以简化工作。关键在于其内部基本空间是合适的。图6.1展示了一个本可以高效使用的操作区域，却因空间不足大打折扣。

手用器械在手术过程中传递的距离应最小化；利用移动储物柜或颈部托盘（图6.2）会对此有帮助。移动储物柜有操作台面和数个抽屉，并可紧挨着患者放置，灵活方便。没有手机和三合一电线配件的简单颈部托盘也使得器械能靠近正在治疗的牙齿。

定制推车备受牙体牙髓医生的青睐，因为它们使一系列手持器械，包括高速手机、低速马达、减速/控制扭矩

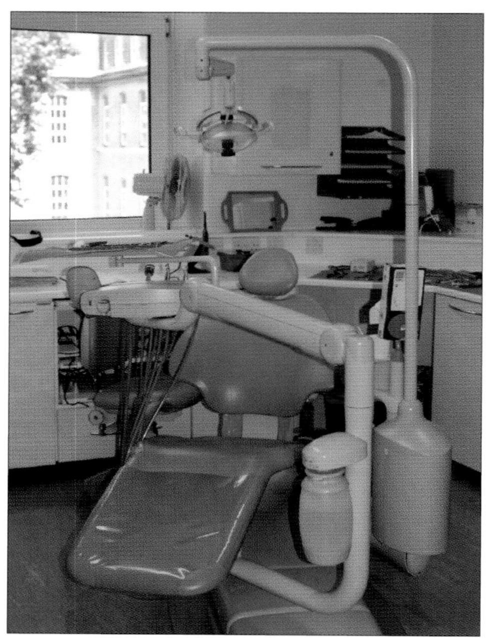

图6.1　设计随意的手术间示例

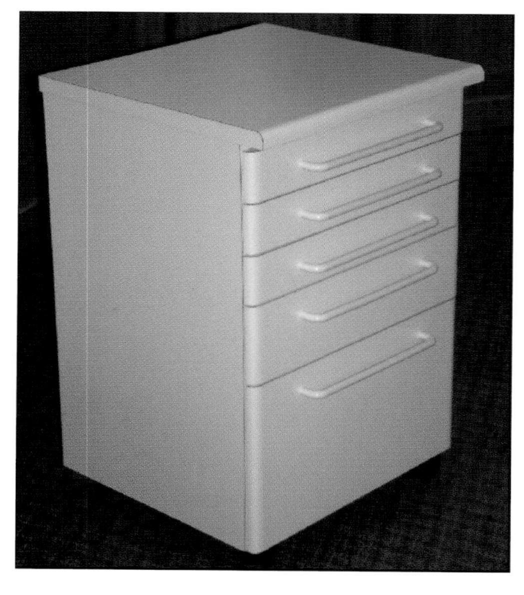

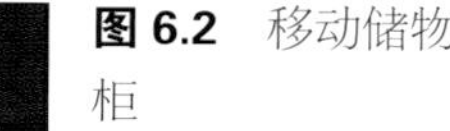

图6.2　移动储物柜

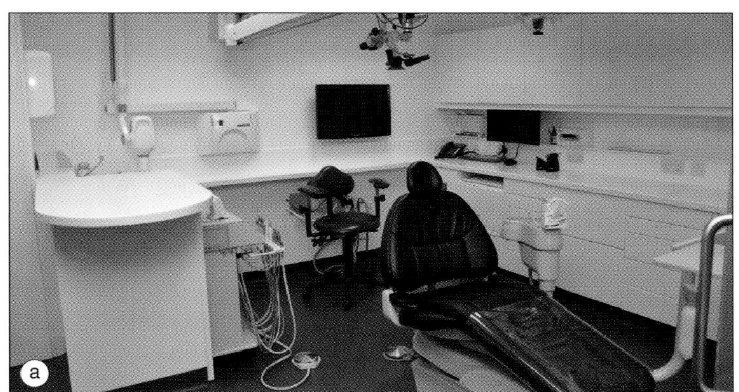

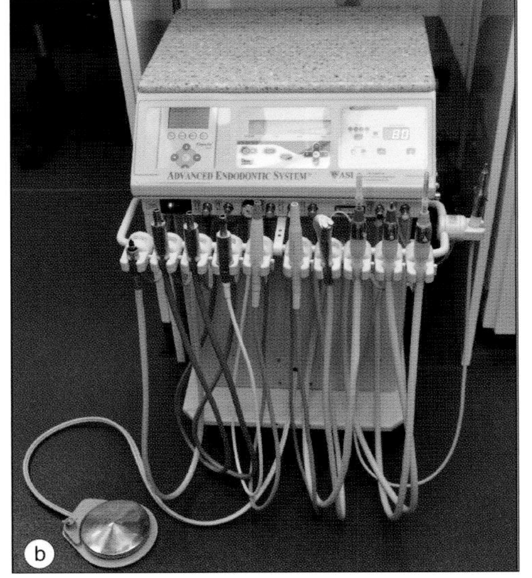

图 6.3 （a）设计良好的手术间；（b）定制的牙体牙髓治疗车（由 R. Goria 提供）

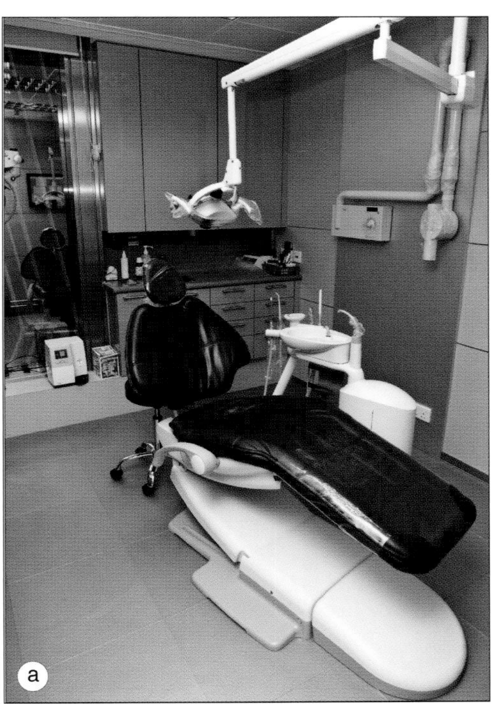

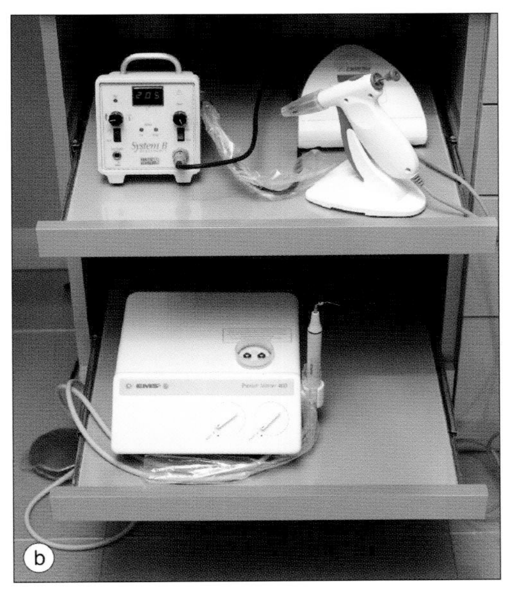

图 6.4 （a，b）一个设计良好的配有嵌入式柜和储存特殊设备的多层系统的诊疗间（由 RPY Ng 提供）

手机、超声波或声波器械、冲洗设备和封闭设备，易于拿到且符合人体工学（图6.3）。有些人认为，无绳设备的发展可以消除对于推车或移动系统的依赖。但是，现有设备和材料的快速发展要求工作台更具有灵活性，固定的工作台并不能达到这种要求，而移动的多层系统工作台可以在伸手可及范围内增加工作台的面积，从而更符合需求（图6.4）。移动系统可以被单独存储在远处区域，在该区域它们可以再添置材料，以备在任何手术中使用。针对不同的专业或程序工作的独立移动单元是一种趋势。这一系统也应辅以有效的补货系统，优先补充最常用的物品。最后，为了不破坏原来的系统，使之与市场上每年出现新设备和新材料能快捷地整合为一体，该移动系统应该有足够的可改造性。考虑到需要在患者之间快速周转，独立移动单元应消毒便利且可以通过交换移动单元组成新设备。流程和空间应流水线化，以便将用过的设备直接转移，进行清洗和消毒。

工作表面的组织管理

牙椅和橱柜的工作表面容易被手机、三用枪喷雾和超声仪器使用过程中产生的气雾所污染。因此，工作表面应易于保持清洁。工作表面和墙壁之间的接合处应做成拱形以帮助清洁。工作表面上的任何接头应密封以防止污染物的积累并应易于清洁。

在临床操作间隙，所有工作表面，包括那些显然未受污染的，都应该用洗涤剂或杀菌消毒剂清洁。

污染区

工作表面应定义为高污染区或低污染区。

应确定易于被体液或感染物污染的表面并将之指定为高污染区。在不同患者之间，这些区域感染的控制得益于更换防渗的一次性覆膜来保持其下方的表面清洁。所有一

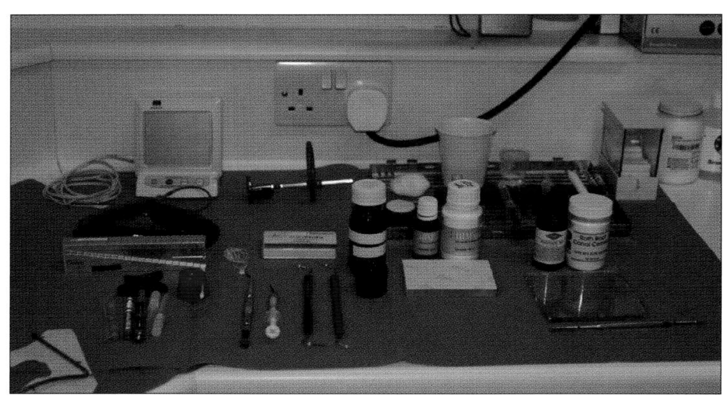

图 6.5 覆盖了一次性消毒防渗透膜（绿色）的高污染区的工作面

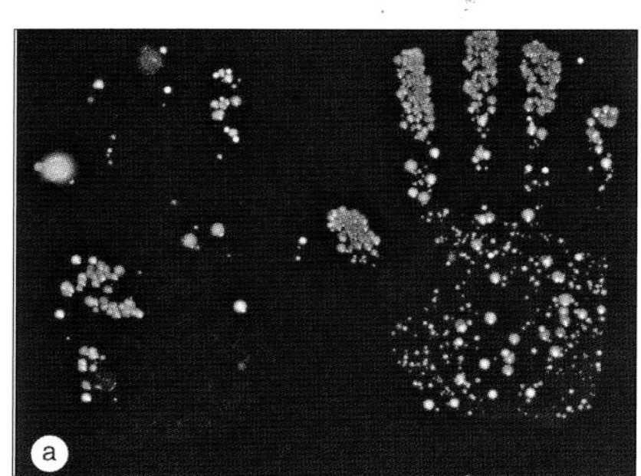

图 6.6 惯用右手的临床医生洗手前（a）和用 Hibiscrub 洗手液清洗后（b）的手印在琼脂平板上的细菌生长情况

次性的灭菌仪器和托盘应放置在这个区域内（图 6.5）。

低污染区包括在正常临床操作过程中的所有其他区域，这些区域可能不会被感染物质所覆盖。在这些区域，应有相关措施限制每次治疗时表面被触及的次数。术者应该意识到他们的手通常处于污染状态，洗手能够有效帮助消除严重的院内感染。图 6.6 显示使用 Hibiscrub 手清洁剂清洗前后，手上的细菌在琼脂平板上的生长情况。

水供应

所有水路和气路应配备抗抽气阀以防止线路污染。水回收阀应该能够将已感染的物质回吸到管道中。带有水喷雾的手机应该在每位患者治疗结束后向水槽内排水 20~30 秒。如果手机在每天的诊疗开始前运行 2 分钟，可减少过夜微生物的聚集。现在许多牙椅有瓶装水系统，可以在每天治疗结束时将制造商建议的消毒剂通过该系统运行，以减少微生物负荷并防止生物膜的积聚。特殊的药剂，

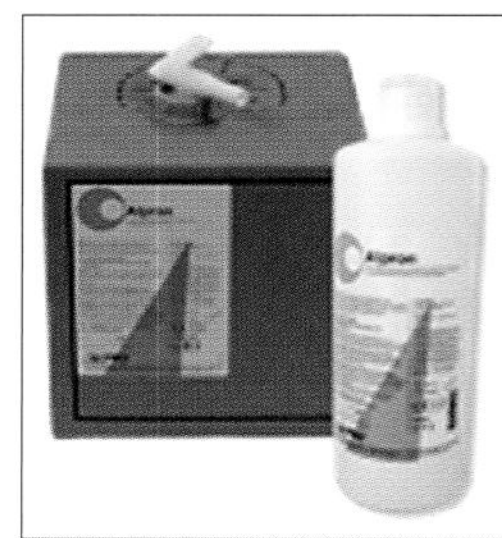

图 6.7 牙科用的联合水线净化液（水质专家有限责任公司，约克郡）含有柠檬酸，对甲苯磺酰二氯胺钠（<0.2%）、EDTA 和氯化铵

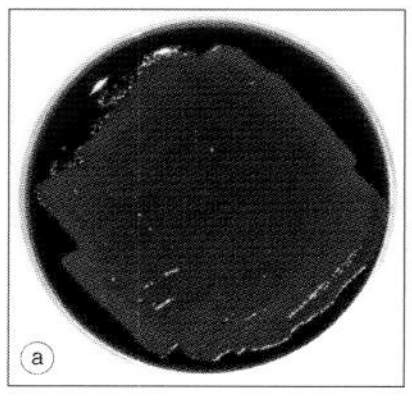

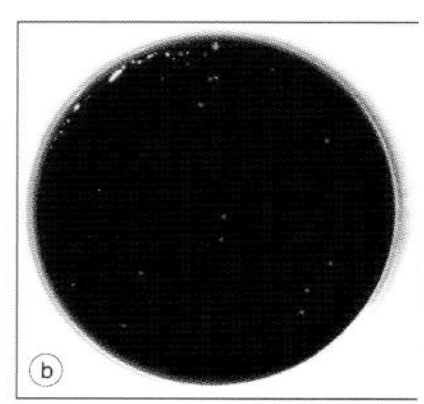

图 6.8 来自牙椅的水中的细菌在琼脂平板上的生长（a）用 Alpron 溶液处理之前和（b）用 Alpron 溶液处理之后

如市面上可购得的 Alpron（图 6.7）现在可用于根除牙椅水路中的生物膜（图 6.8）。

器械和存储

现在可以买到非常多的专门为牙髓治疗设计的器械。这些器械有的已用于临床多年；其他是新器械，有的是新的高科技设备。本书里提到的器械是在市面上有售和常用的，而一些以发明者或者改进者命名的定制的器械也可以买到。

常用的器械和材料包括：

- 基本器械包。
- 机用旋转器械、抛光车针、常规车针、安全尖端车针、G 钻。
- 手用器械、拔髓针、锉、其他根管器械。
- 橡皮障及配件。
- 电动辅助仪器、镍钛马达、超声波器械。
- 测量设备、电测仪、尺子、测量台、挡块。
- 取断械和桩的工具包。
- 冲洗注射器和针头。
- 纸尖。
- 牙胶尖（ISO 锥度和更大的非 ISO 锥度）。
- 用于侧向和垂直压实牙胶的器械。
- 用于牙胶的热机械压实的器械。
- 牙胶热塑性注塑设备。
- 固核牙胶技术的设备。

必须考虑到所有这些物品的储存、清洁和灭菌。

基本器械包

一个预先消毒的基本器械包是所有常规根管治疗程序所必需的（图 6.9）。包内含有：

- 前表面口镜。
- 两把自锁镊。
- 根管探针。
- Briault 探针。
- 长柄挖器。
- 根管充填器。
- 牙胶测量台。
- 平板塑料。
- 金属尺。
- 调拌刀。
- Mitchell 修整器。

使用前表面口镜克服了重影问题，重影是由一层玻璃的下反光面产生的。自锁镊能安全抓握小物件并在助手和术者之间传递（图 6.10）。它们在传递牙胶尖、纸尖和棉捻时特别有用。镊子喙的尖端应该是钝的并开槽的。Mitchell 修整器可用于去除粘固粉和临时冠或永久冠。根管探针或 DG 16 应该是长、细、尖锐且坚硬的，它用来感受髓室底的硬度以定位根管开口。 Briault 探针用于去除髓室顶时，感受有无悬突，以及检查任何修复体的内部边缘。还有其他两种探针，虽然不包括在基础器械包内，但在牙周评估中有用： EXD3CH 探针（图 6.11）（用于检查修复体，如桥体）；具有标记的根分叉探针（用于测量后牙牙周根分叉病变的范围）和牙周探针，用于测量牙周袋的细柄、钝头和毫米刻度的探针（见第 11 章）。长柄挖器（图 6.12）有一系列设计使之能够进入到髓室。这些挖器用于挖出残留的牙髓和多余的牙胶；也用于去除髓石。平板塑料可用于放置暂封材料。金属尺用于测量和设置器械长度。护士可以帮助进行初始测量，但术者可能希望使用指环尺来检查或微调。

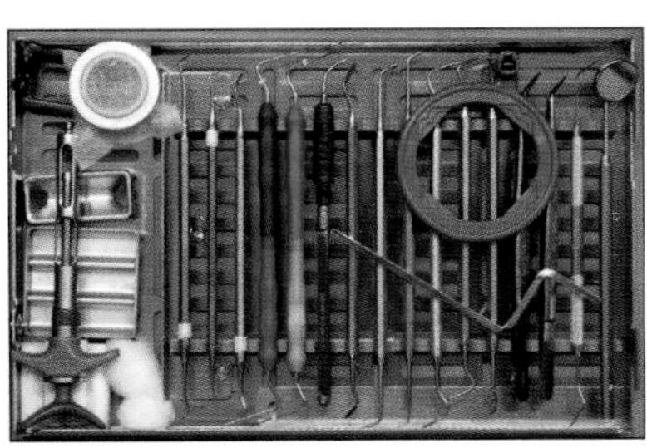

图 6.9 预消毒的基本器械包

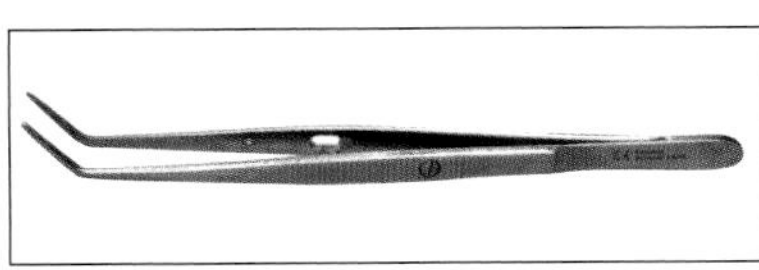

图 6.10 自锁镊

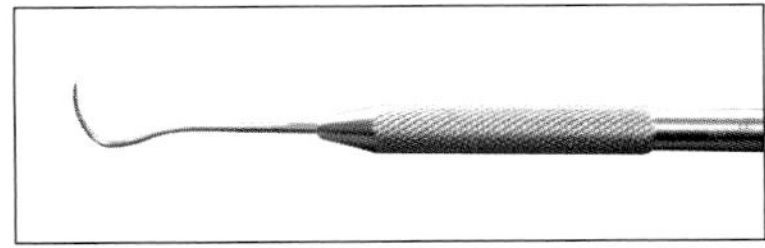

图 6.11 EXD3CH 探针

手术显微镜

市场上有很多品牌的牙科手术显微镜，它们随光学系统而有所不同：连续变焦及逐级放大倍率（×3.4、×5.1、×8.5、×13.6、×21.3）； 固定及可倾斜双筒显微镜；卤素灯，氙灯或 LED 照明；手动及无须手动控制器。安装摄像机和监视器或辅助镜头可以方便四手牙髓治疗操作。前一种设置出于记录的目的可允许牙科助理去处理其他任务。显微镜的类型与安装（天花板安装、墙壁安装、地面支架、定制安装）会受到牙科诊室的大小和天花板及墙壁质量的限制。最佳的安装布置将便于易于进出和定位，以及最好地利用可用的诊室空间（图 6.13）。

X 线机

根据 2002 年医疗器械法规，欧盟国家购买使用的所有医疗设备，包括 X 线机都必须获得 CE（代表欧洲共同体）标记。接线必须符合 BS 7671：2008，第 17 版。安装者必须对每台新安装的 X 线机进行关键的检查（IRR99 reg 31），确认安全系统的正常功能、照射泄漏率和射束剂量。在临床使用前必须进行验收测试，此后，定期进行常规测试。

当前的牙科 X 线机通常是微处理器控制的数字设备，有触摸键盘设置曝光时间和曝光区域。大多数现有机器都

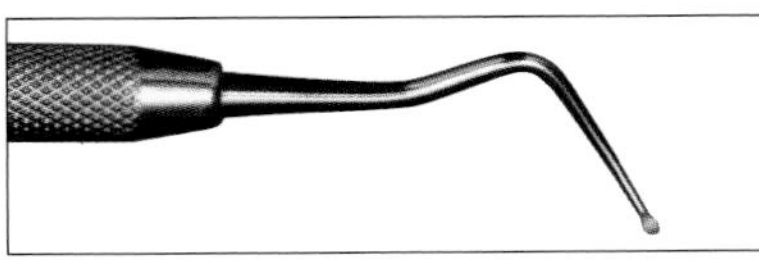

图 6.12 长柄挖器

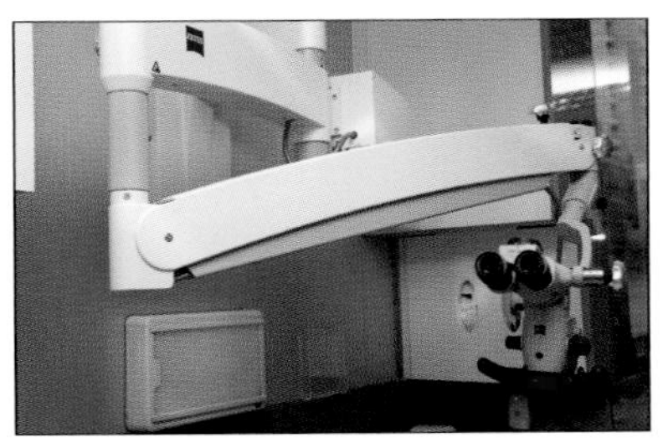

图 6.13 壁装式显微镜（由 RPY Ng 提供）

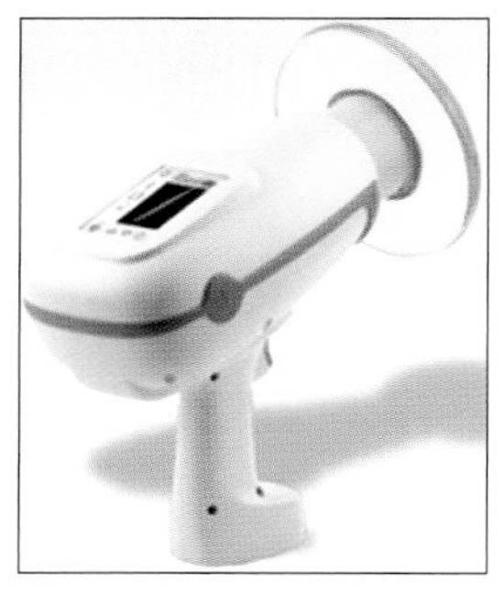
图 6.14　无绳手持式牙科 X 线机

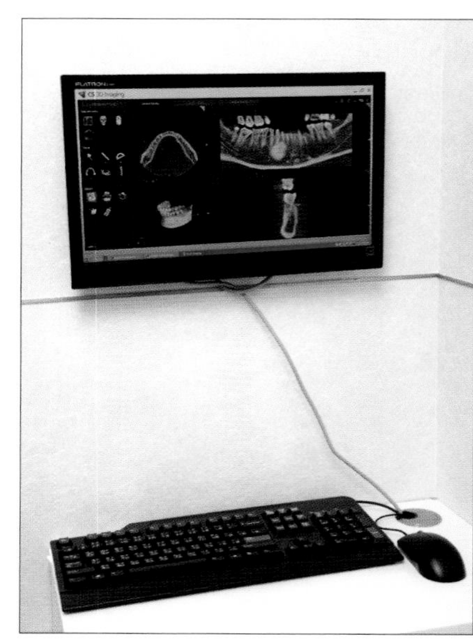
图 6.15　连接到数字系统的计算机显示器（由 RPY Ng 提供）

适合使用常规和数字射线照相技术，它们的球管电压为 70kV 并且必须遵守相应的英国或国际建筑标准。

牙科 X 线机有多种配置，包括移动设备型或安装在墙壁、地面支柱或牙科治疗单元上安装型。最近，许多具有高频 60kVDC 射线发生器的无绳手持式牙科 X 线机已有售（图 6.14）。这些手持单元的优点包括定位的灵活性，节省空间和经济性，因为单个设备可以服务多个诊室。但是，X 线球管、X 线控制电路和高电压发生器（变压器）都处于一个铅屏蔽外壳中，可能由于球管泄漏和辐射背部散射而增加术者暴露于辐射的风险。围绕曝光孔合理地安放铅制丙烯酸塑料盘，可以吸收不必要的射线散射，这样可减少背部的散射。理论上，手持 X 线机系统导致的患者辐射量增加是由于术者 / 患者移动而致的重复曝光引起的。

牙科 X 线机的操作应遵守现行的适用法规：

- "1999 年电离辐射条例"（IRR99），旨在保护牙医、牙科护士和其他人的职业暴露，以尽可能降低电离辐射（ALARP）。
- "2000 年电离辐射（医疗暴露）条例" [R（ME）R]，其目的是在医疗过程中使患者的暴露最小。

牙科诊所必须制订使用牙科 X 线设备的书面程序，它包括：

- 确认患者——关联患者及其医疗病史、检验结果和以往曾接受的治疗。
- 确认那些授权使用牙科 X 线设备的人：执业医生，转诊医生或操作者。
- 常规咨询女性患者的妊娠状况。
- 质量保证计划。
- 患者剂量评估。
- 诊断参考水平。
- 记录每张 X 线片的评估以及对应的有关细节。
- 操作每个 X 线设备的书面流程。

每个用人单位有责任确保所有的执业医生、转诊医生或操作者都接受相应的培训。通常是诊所任命一位辐射防护督查，负责监督放射操作人员接受相应的培训。应有培训记录的记载，并计划常规的更新培训日程，用人单位要对此进行审查。

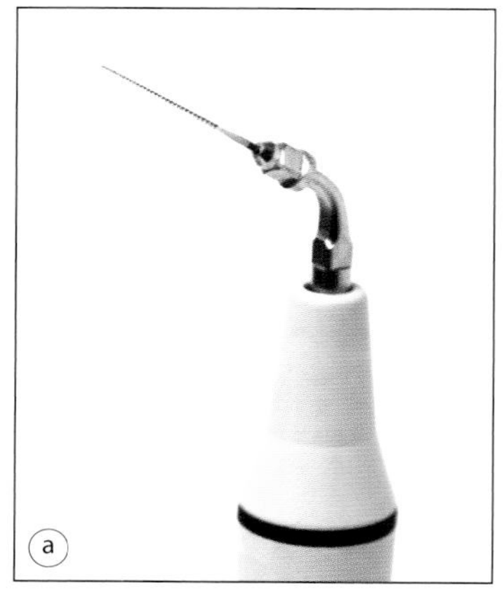
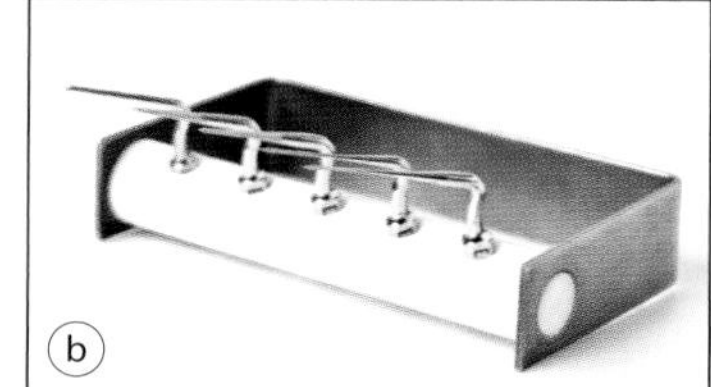
图 6.16　（a）超声机头和（b）工作尖

X 线观片机

X 线观片机或连接到数字系统的计算机显示器也应放在容易够到的位置。它们可以放在附近的工作台面或安装在可调节臂上（图 6.15）。

非外科手术的再治疗设备

在非外科再治疗中使用某种形式的放大是重要的——如果你能看清，你才有可能做到，例如，去除桩周围的牙本质凹槽或折断器械需要良好的放大、良好的照明和稳定的手。再治疗病例需要更长的预约时间，特别是从根管中去除异物。

在切割嵌入金属物周围的牙本质凹槽时，超声波设备和工作尖（图 6.16）非常有用。有专门设计用于去除冠部铸造修复体的设备（图 6.17），去除桩的设备（图 6.18），去除折断器械的设备（图 6.19，图 6.20）和用于修复带状穿孔的设备。

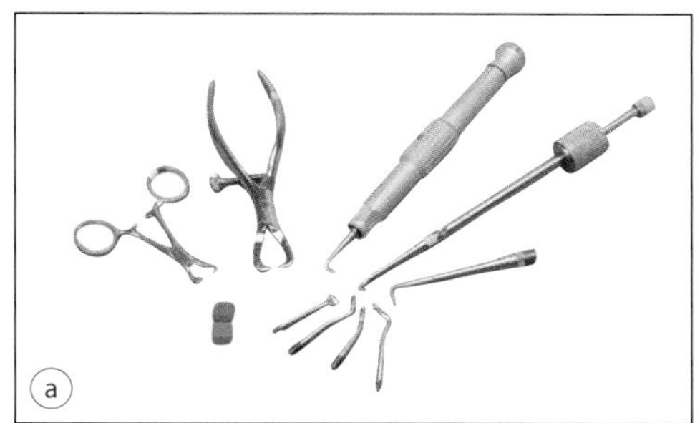

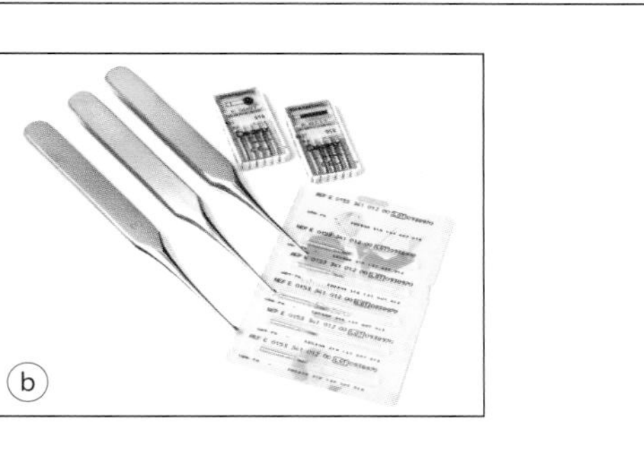

图 6.17 （a）去除冠、桥的工具；（b）Wamkey 去冠器械

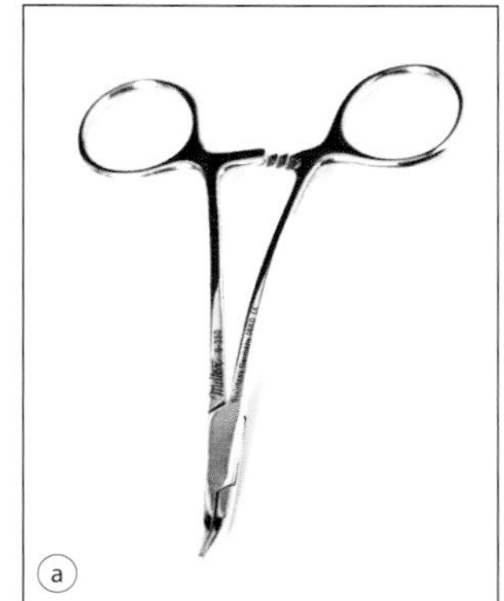

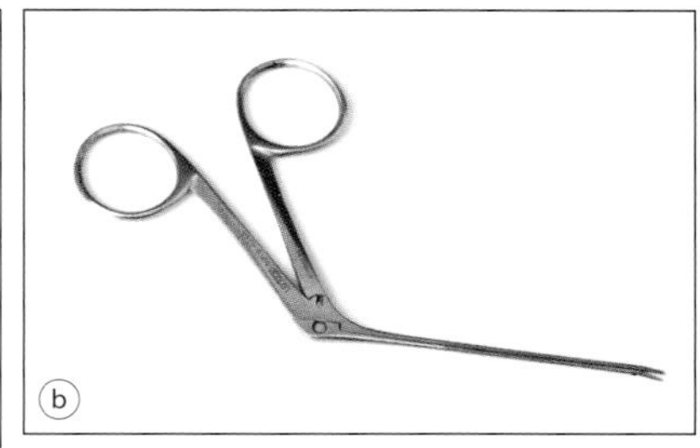

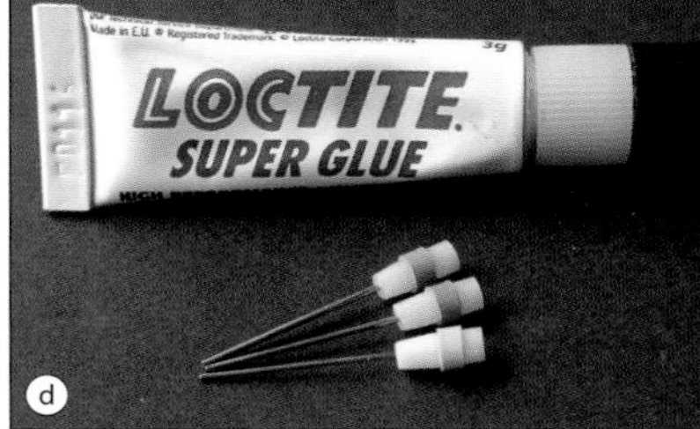

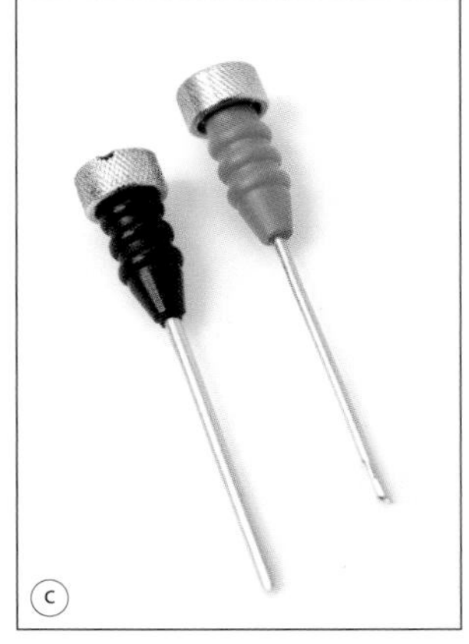

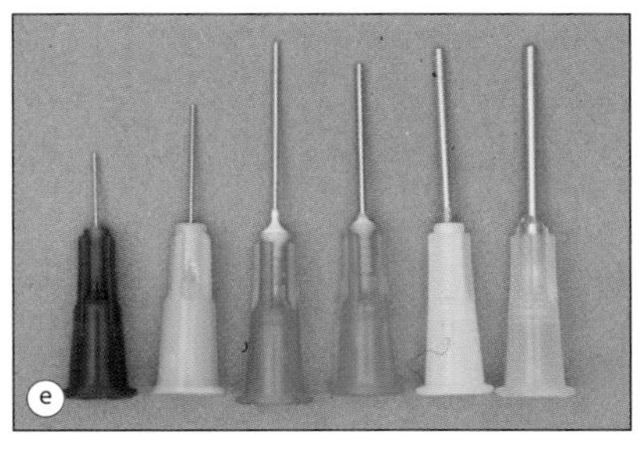

图 6.19 （a）Steiglitz 钳；（b）根管用鸟嘴钳；（c）IRS 套管系统；（d）Cancellier 套管和氰基丙烯酸盐粘接剂；（e）皓齿公司生产的可替代 Cancellier 套管的套管

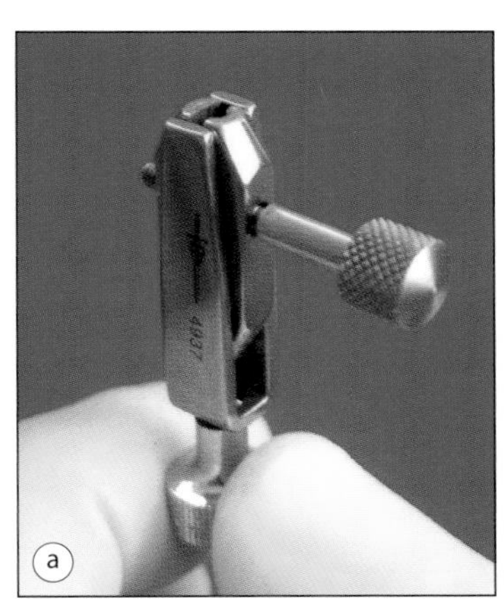

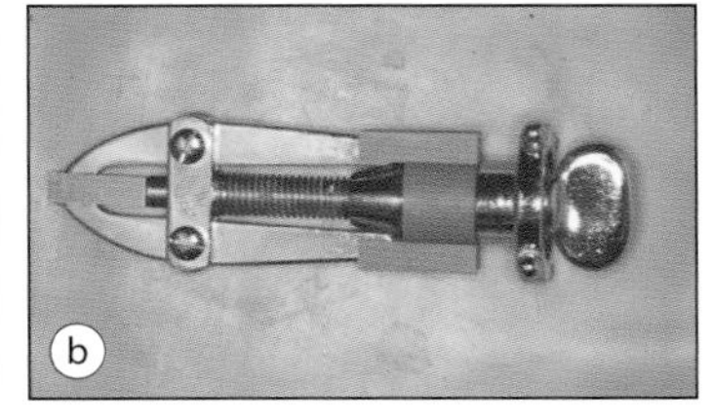

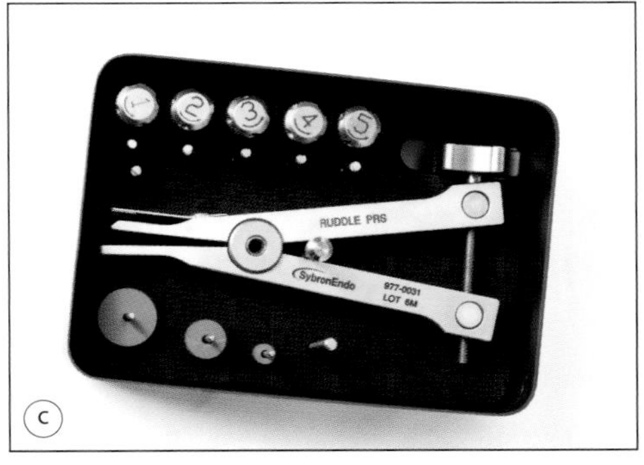

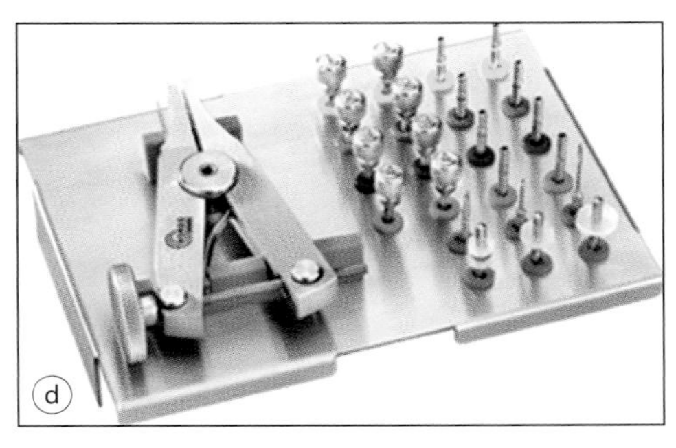

图 6.18 （a）微型取桩器；（b）Eggler 取桩器；（c）Ruddle 取桩系统；（d）Gonon 取桩系统

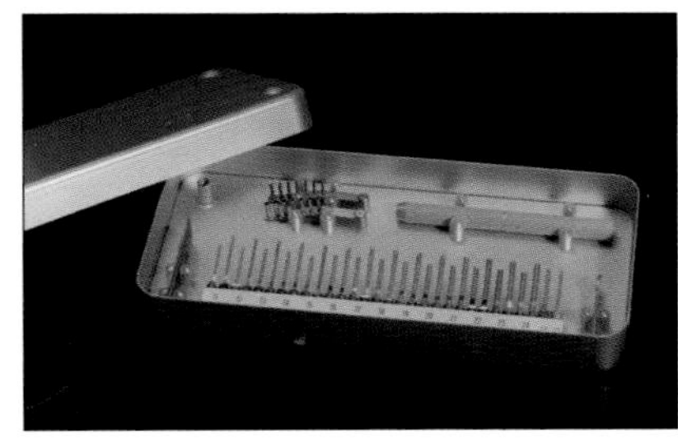

图 6.20 Masserann 套装

手术医疗设备

牙髓外科治疗程序的全套设备应该已有售，它包括所有外科手术过程所需的物品，如：

- 无菌铺巾。
- 纱布拭子和纱条。
- 用于盐水冲洗的碗。
- 冲洗注射器或冲洗管。
- 抽吸设备。
- 局部止痛设备。
- 反排气手术用手机（图 6.21a）。
- Lindeman 切骨车针（图 6.21b）和锥形金刚石车针。
- 超声波设备和根端预备尖（图 6.22）。
- 缝针和合适的缝合材料。
- 牙髓手术盘（图 6.23），其中应包括：
  - 前表面镜和小型显微外科镜。
  - 钩状探针、弯曲探针和倾斜探针。
  - 学院型镊子。
  - 一系列手术刀（图 6.24）。
  - 骨膜剥离器（图 6.25）。
  - 骨膜拉钩（图 6.26）。
  - 骨刮匙。
  - 牙周刮匙。
  - 根端填充携热器和加压器（图 6.27）。
  - 组织钳。
  - 持针器（图 6.28a）。
  - 缝合剪刀（图 6.28b）。
- 用于根管预备和充填的根管器械也是必需的。

清洗和灭菌

所有被口腔和其他体液污染的器械应该在使用后清洗和灭菌。灭菌过程有3个阶段：预灭菌清洁、灭菌和存储。诊室应设计成便于由污染至清洁的工作流程以防止净化器械的再污染。建立净化区域的核心质量要求的布局示例（图6.29）是由“卫生技术备忘录01-05：牙科诊所初级治疗中的净化”所规定的。牙医应该注意并遵从厂家使用说明。现在逐步倾向于器械仅使用一次。许多镍钛旋转器械在包装上有②的符号，这意味着仅供一次使用（图 6.30）。应该注意到一包新锉在使用前应该进行灭菌，除

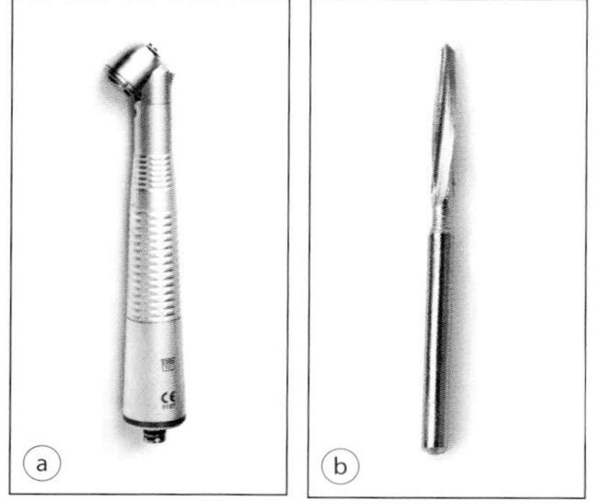

图 6.21 （a）反排气高速机头（以免造成外科气肿）；（b）Lindeman 切骨车针

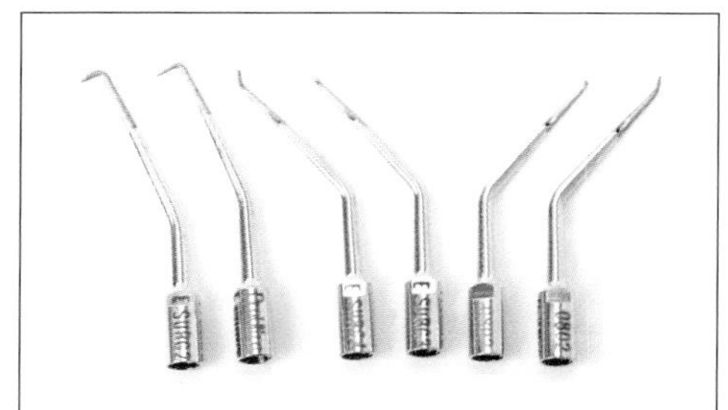

图 6.22 Dentsply Tulsa 的 Dental ProUlyra 系列超声工作尖

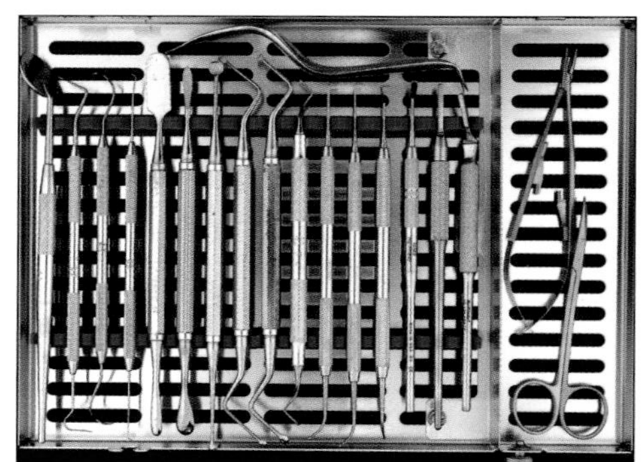

图 6.23 手术盘

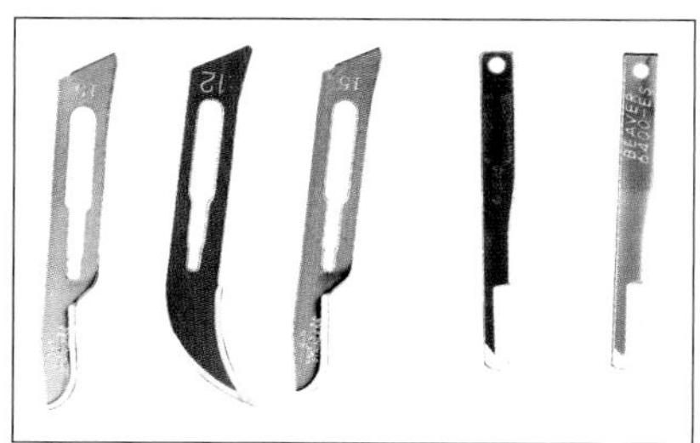

图 6.24 手术刀

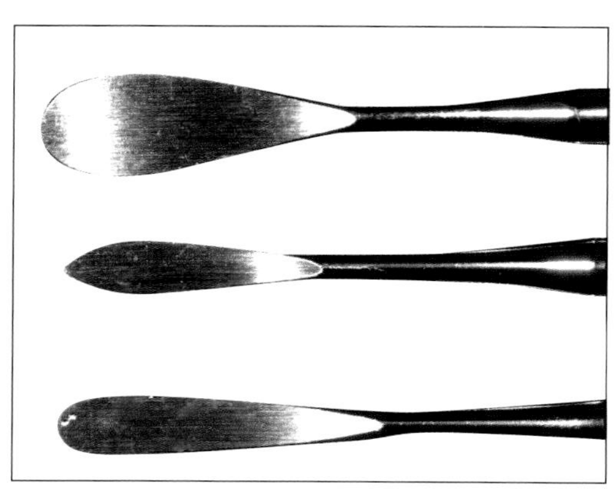

图 6.25 骨膜剥离器

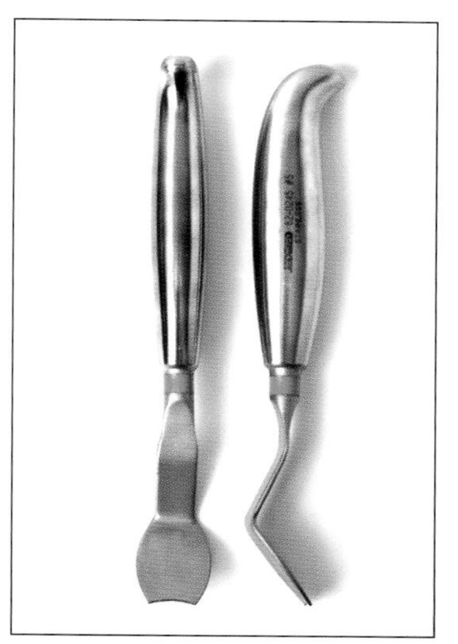

图 6.26 骨膜拉钩

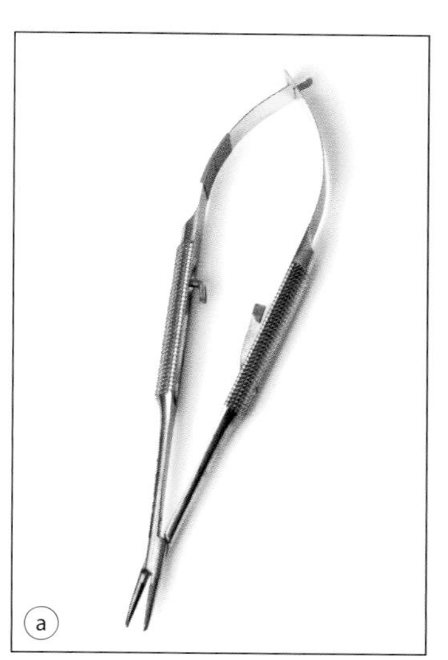

图 6.28 （a）持针器；（b）缝合剪刀

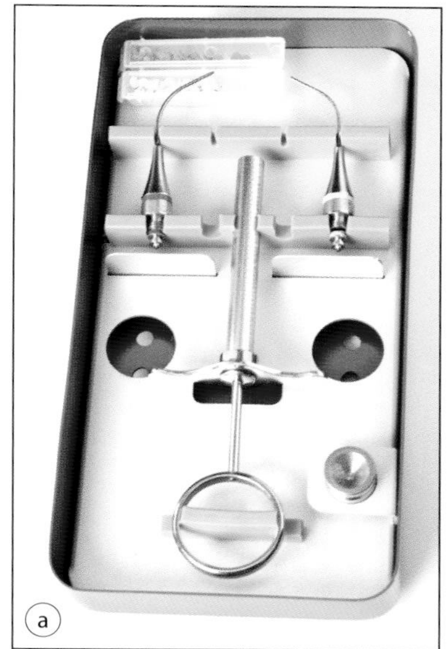

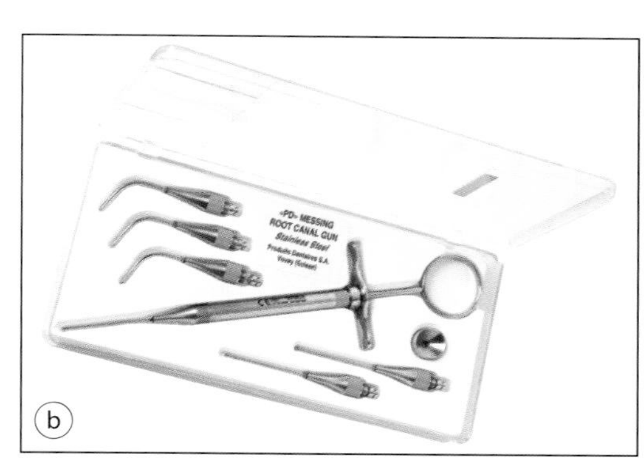

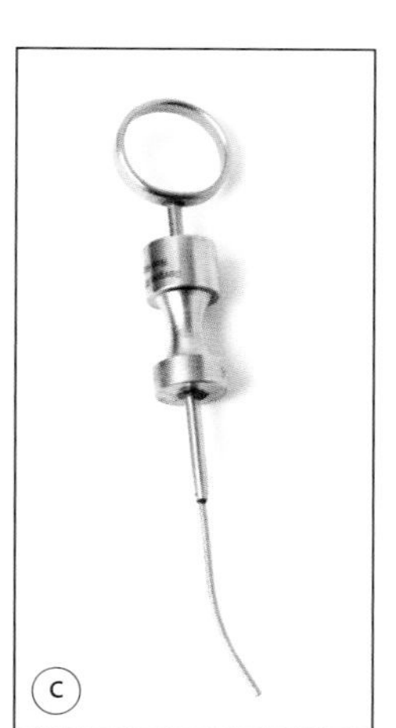

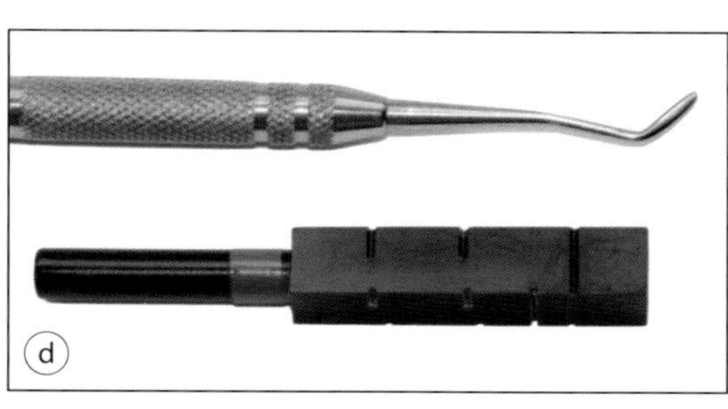

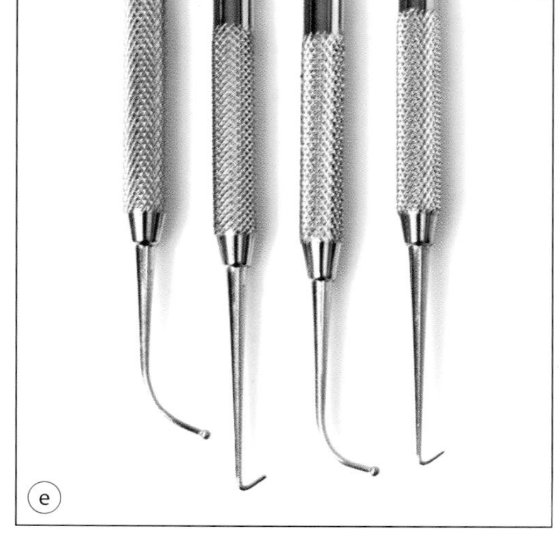

图 6.27 （a）迷你尖储存系统（Dentsply-Maillefer, Ballaigues，瑞士）；（b）梅式枪；（c）多氏载体；（d）MTA 块和李氏雕刀；（e）倒充加压器

非它是预灭菌包装——这个趋势也在增加，但是预灭菌的尺寸有限。目前许多市售的牙科器械仅供一次性使用，并放于预灭菌包装中。重要的是要注意，英国卫生部（卫生技术备忘录01-05：牙科诊所初级治疗中的净化，2009）建议根管锉和扩管钻仅能重复使用于同一位患者，除非器械是作为可重复销售的。溯源追踪和审核程序也是如此，这样在鉴定器械并关联于正确的患者时可避免错误，对此，诊所注册经理人也是满意的。

预灭菌清洁

用过的器械可能因为来自自身的物质藏匿而保护了微生物，从而被严重污染。器械应在灭菌前彻底清洗。尽可

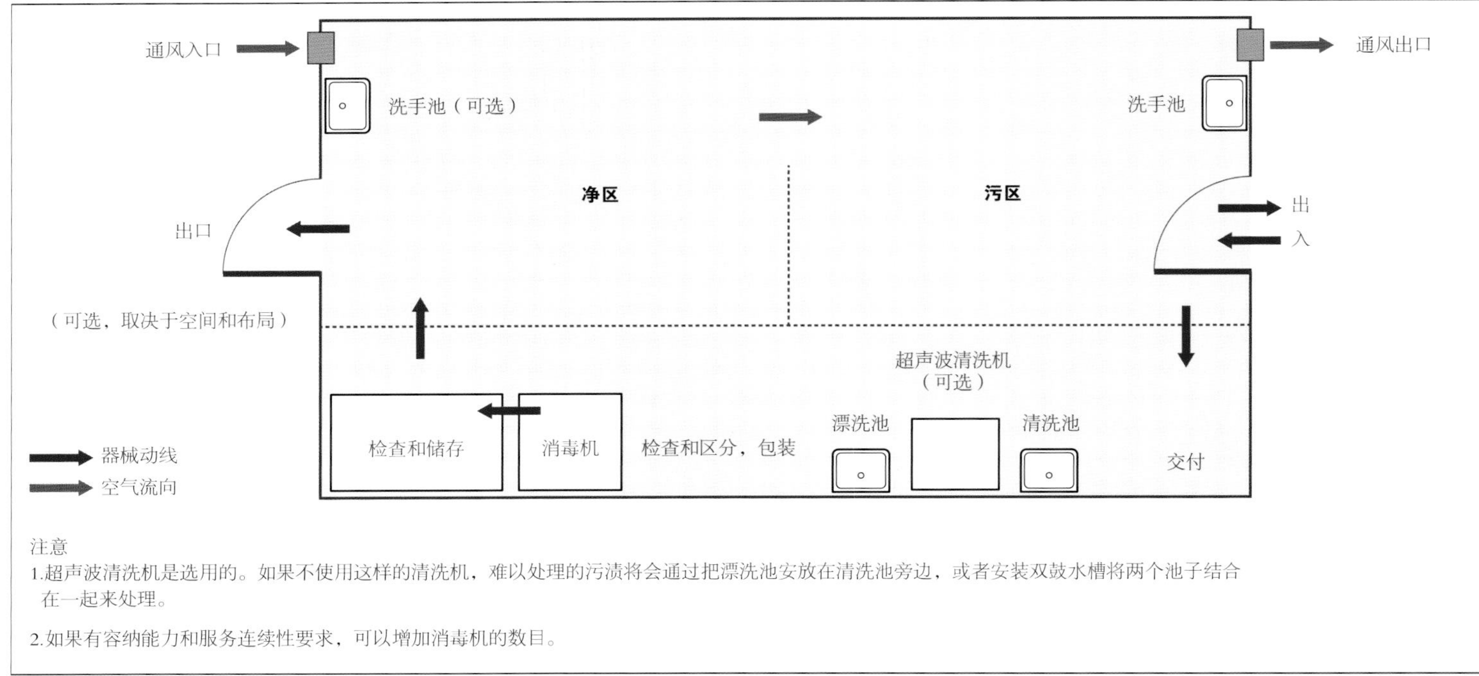

图 6.29 基本质量要求的布局示例

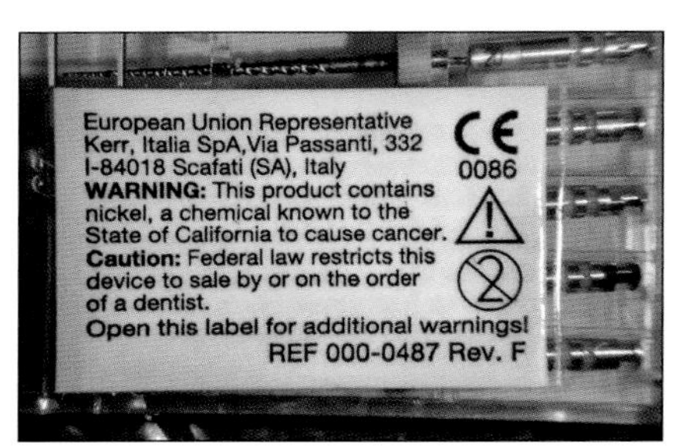

图 6.30 一次性使用符号指示

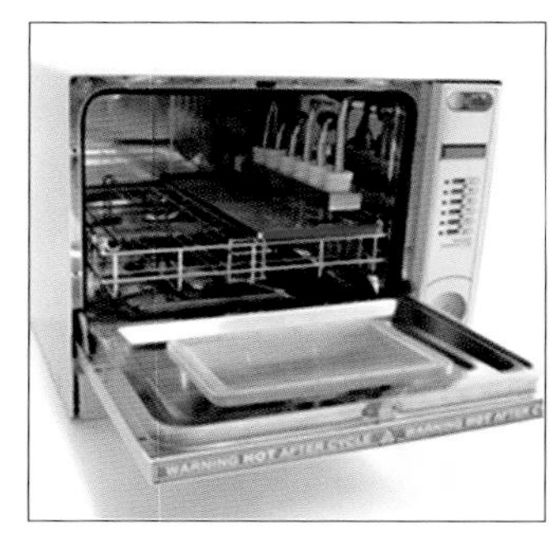

图 6.31 清洗消毒柜

能使用自动和验证有效的清洗消毒柜（图 6.31），它优于手动清洗，因为清洗消毒柜包括消毒阶段，使拿取和检视器械更安全。仅在制造商特殊说明的设备与自动化清洗不兼容（包括超声波清洗），或清洗消毒柜暂时无法使用时，才考虑手动清洗。特殊情况下，诊所自己的经验表明预先清洗是有帮助的（如在去除顽固的牙科材料时），在自动清洗之前预清洗才是适宜的。手动清洗应使用长柄塑料软毛刷子，温水（45℃或以下，高温会使蛋白质凝结并阻碍去除）和专门配制的用于手动清洁器械的去污剂。这些试剂不应包括氯己定指甲刷、洗涤液、清洁霜或肥皂，特别是氯己定，它使蛋白质黏附在钢制品上。将小号锉子刺入浸透清洁剂的海绵可去除其上的大块碎屑。清洁器械人员应始终佩戴防护手套，避免碎屑污染。超声波浴可用于加强大块杂质的清除。在超声波浴中应使用洗涤剂，而不是消毒剂。用清洗消毒柜进行清洗是最可靠的预灭菌清洗方法，但不得用作灭菌的替代品（卫生技术备忘录 01-05：牙科诊所初级治疗中的净化，卫生部，英国 2009）。

灭菌

压力蒸汽灭菌（高压灭菌）是在临床上使用的绝大多数器械灭菌的优选方法，它高效，并具有适当短的循环（在134℃下3分钟）。在未抽真空的灭菌室中高压灭菌包装的器械，其有效性已经引起质疑，通常推荐使用具有真空相的蒸汽灭菌器。然而，这种类型的灭菌具有造成锋利器械腐蚀和钝化的缺点，且不适合对棉绒和纸制品进行灭菌。

成功灭菌的检查

成功的灭菌取决于灭菌条件的持续可重复性。因此，高压灭菌釜应在使用前进行验证，并定期监测其性能。使用的高压灭菌釜需要每天检查其正确操作。记录打印出来的读数或在设备表盘上的读数就可进行检查。这些读数应与推荐值进行比较。

存储

牙髓治疗器械最方便的存储系统包括托盘和盒子。许多用于储存根管锉的可高压灭菌的金属容器已有售，但是一次性的预先消毒的根管锉的使用趋势使这些金属容器过时。

根管锉架

市场上有多种根管锉架；它们安放的器械足以满足一次治疗或部分治疗（图 6.32）。这个简单的根管锉架关闭后呈水平状态，避免器械掉在高压灭菌釜中。

根管锉架或牙髓指环上有海绵可用来放置根管锉（图 6.33）。这种指持的设备不会占用术者或护士的双手。尺子置于前方，两侧的小杯子可放置诸如 EDTA 糊剂一类的材料。海绵是专门制造的，使得放置在其中的根管锉可以在高压灭菌釜中消毒。海绵是一次性的，为将使用后的器械丢弃至锐器盒提供方便。使用这种插入方式减少了被针刺伤的机会。

糊剂和药剂

牙髓治疗的多种多样的糊剂和治疗药物在市面上有售，其中许多储存在注射器中。图6.34所示可放置这些药剂适合的支架。套管可用于控制交叉感染。每次使用后，丢弃套管和输药尖端。图6.35显示用毛细管输药尖将氢氧化钙放置到根管系统中。

感染控制

每个诊所都必须有感染控制策略。它阐述了诊所关于感染控制所有方面的策略并为每位工作人员的必要训练提供了有用的指导。临床工作人员应接种以下所示的常见疾病的疫苗。必须检查工作人员风疹和乙型肝炎的免疫状态。所有牙科工作人员都要有专用的乙型肝炎疫苗接种记录表，用于记录和更新接种状况。书写本书时，在英国的牙医，如果艾滋病病毒血清阳性，将无法律资格从事临床牙科，但是，从 2013 年，英格兰卫生部宣布，携带艾滋病病毒的牙医可以执业操作，前提是能够证明他们正在服用抗反转录病毒药物并接受监测（乙型肝炎阳性的牙医是可以继续正常执业的）。

牙科工作人员的推荐接种疫苗：

- 白喉。
- 乙型肝炎。
- 百日咳。
- 脊髓灰质炎。
- 风疹。
- 破伤风。
- 结核病。

在病史采集过程中，患者可能会隐瞒自己是 HIV 或 HBV 携带者。HBV 携带者以及身体其他方面正常的 HIV 患者可以进行常规的牙科治疗。但全身健康情况不良或有口腔表现的 HIV 患者应转诊给专家。对于这类患者的病情医生应该始终保密，并有义务为他们提供应有的治疗。拒绝治疗这些患者是不合理的，因为每天仍有大量未被诊断出感染性疾病的携带者接受牙科治疗。HBV 或 HIV 阳性的医疗工作者则应寻求适当的建议。

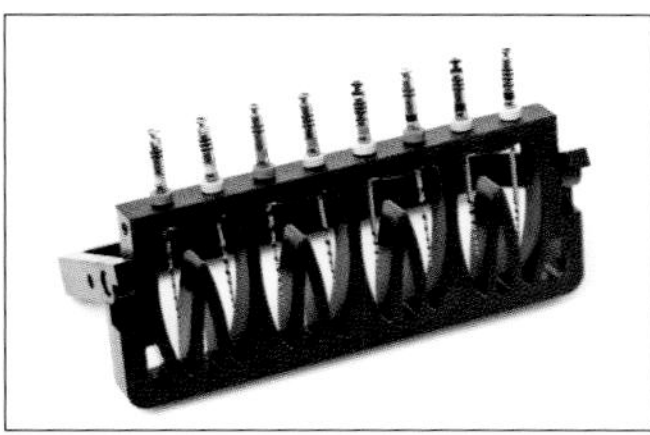

图 6.32 根管锉架

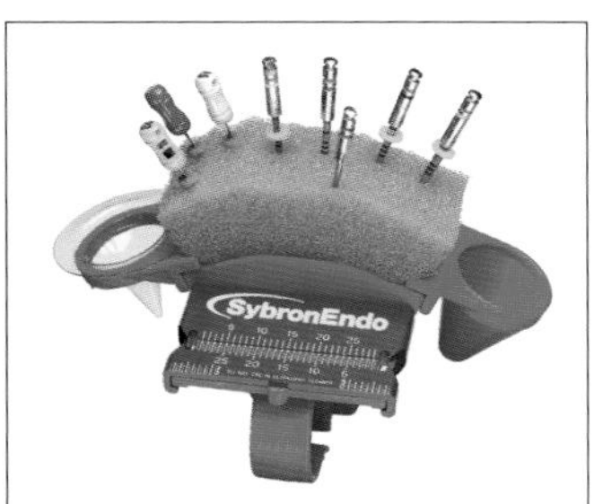

图 6.33 牙髓治疗一体收纳器（SybroEndo，橘县，加州，美国）

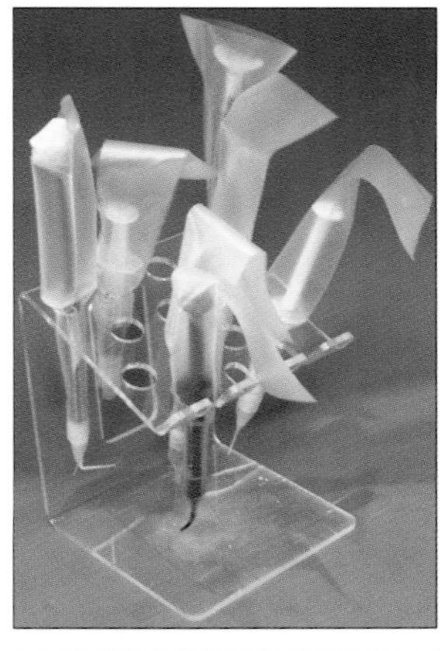

图 6.34 牙体牙髓用注射器架

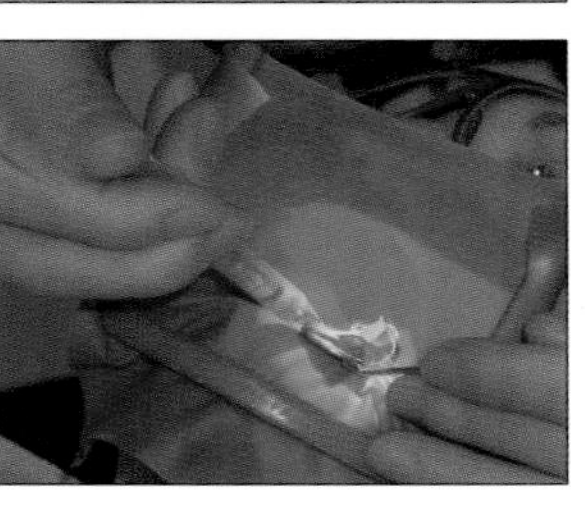

图 6.35 使用中的氢氧化钙注射器

对于克雅氏病（Creutzfeld－Jakob disease，CJD）和朊病毒相关状态，牙科诊所的关注点在于在牙科治疗过程中，克雅氏病以及朊病毒可能在人与人之间传播。虽然目前暂无发生的已知病例，但对于疑似感染这类疾病的患者需要采取特殊的感染控制措施。朊病毒是引起 CJD 以及其相关疾病的病原体，它比传统的微生物更难消灭。疑似病例应转诊至医院进行牙科治疗。由于存在朊病毒感染的风险，英国政府禁止根管治疗器械的再次使用。

所有工作人员都应该熟悉感染性疾病的传播模式、消毒灭菌以及感染控制的要求、防护衣以及防护装备的正确使用、出现感染事故后的补救措施、日常卫生以及及时免疫接种的重要性。

在牙科诊所中，刺伤是血液传播病毒和其他感染最常见的传播途径。使用尖锐器械时应格外小心，使用后应丢弃在专门设计的锐器盒内。需重复包装消毒的尖锐器械则应使用针头保护装置。每个诊所都应有及时有效的记录与处理刺伤的策略。

牙科护士

牙科护士应接受良好训练并持有相关资格证。在牙髓治疗学等专业领域，还需要进一步的内部培训确保护士能充分理解各种治疗技术的应用，以及这些技术如何支持及促进护理的传递。护士也要达到接受急救与复苏技能培训各项要求。

预知能力

牙科护士所拥有的最重要的价值之一是预知患者及术者需求的能力。护士应知晓护理各个方面使患者感到更舒适安全，防护更完善。应激励护士在病史采集完成后方可调整牙椅，因为牙椅的突然运动可能会造成患者不必要的惊吓。应特别注意牙椅的角度以及头托的位置。最好询问患者是否舒服。

患者必须佩戴护目镜以保护眼睛，并佩戴一次性防水围兜（图 6.36）。这些器具可防护液体喷溅、器械掉落以及次氯酸钠的溢出。

患者仰卧位时，护士座椅应比术者稍高以获得足够的视野（图 6.37）。调节光源应由护士完成。

若患者长时间仰卧，治疗完成后应缓慢地将椅背恢复直立，并请患者在牙椅上稍坐片刻再起身，以避免直立性低血压带来的问题。

为了给术者提供有效的配合，护士应预知术者的行为。因此护士需要全面地熟悉、理解临床治疗程序，并与术者之间建立起合理的工作流程。使用约定好的语言或非语言讯号能够提高操作动作的效率和流畅性（图 6.38）。

密切配合

牙髓病治疗涉及的专科操作大多很精细，需要术者高度集中注意力。对术区的控制是密切配合的主要目的之一。术者与护士要共同调节术区视野和照明、保护软组织、隔湿、器械传递、使用水冷却以及避免污染。

牙髓病治疗中，最利于达到上述控制程度的方法是使用橡皮障。使用橡皮障隔离能极大地提高效率，节省患者漱口、医生持续性更换湿棉卷以及助手吸唾所用的时间。根据欧洲牙髓病学协会的指南（2006），根管治疗必须在橡皮障隔离患牙的条件下进行，以避免唾液和细菌的污染、预防器械的吸入和咽下以及防止冲洗液进入口腔。

器械传递

传递过程应流畅、安全、不被干扰且力求减小术者的活动。器械传递应在所谓的“传递区”进行，即在患者的颏部水平之上、颈部上方。在根管治疗的根管预备和充

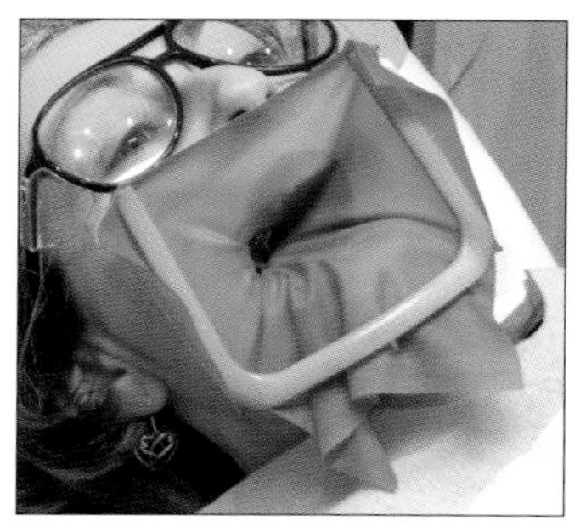

图 6.36 丹东黄蚬 Dandong Corbicula Aurea Heude 橡皮障、护目镜和防水围兜

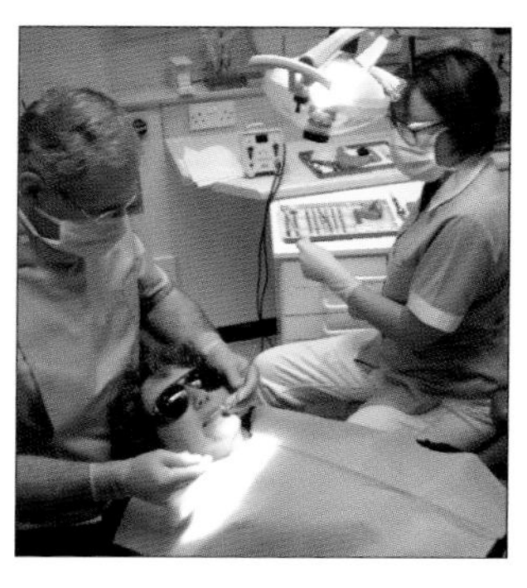

图 6.37 护士坐得比术者稍高

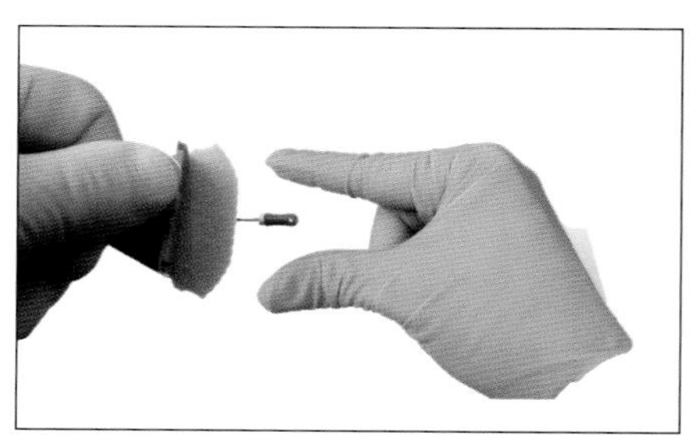

图 6.38 表示传递器械的手势示例

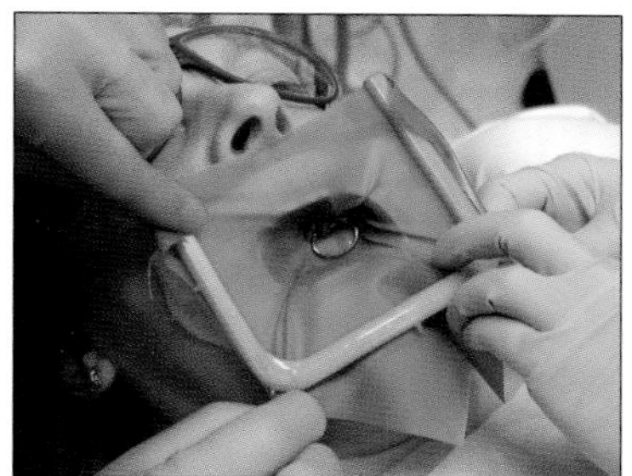

图 6.39 安放橡皮障

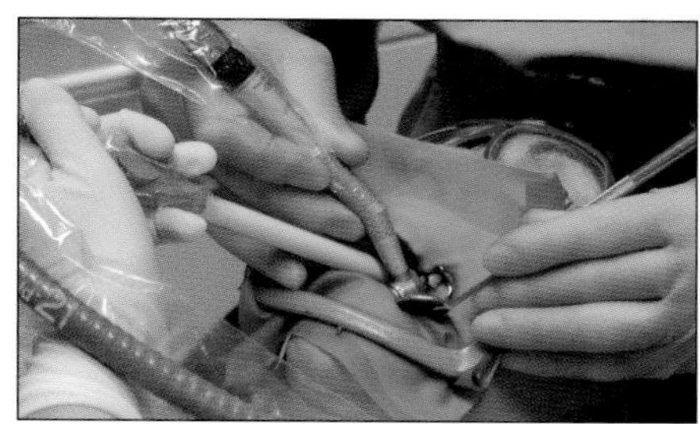

图 6.40 近距离配合吸唾

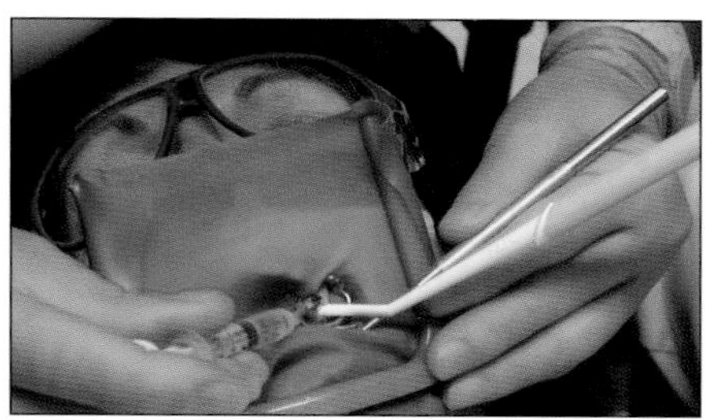

图 6.41 使用手术吸引器头吸引次氯酸钠

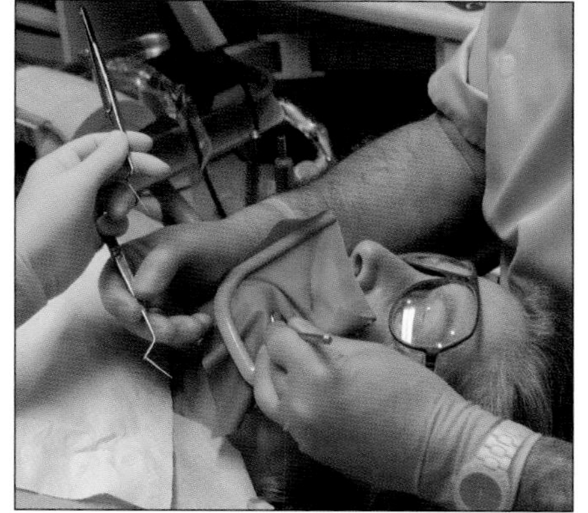

图 6.42 交换纸尖

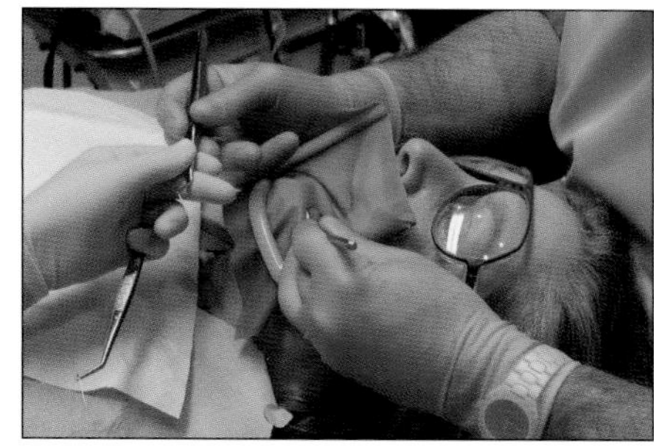

图 6.43 将新的纸尖传递给术者

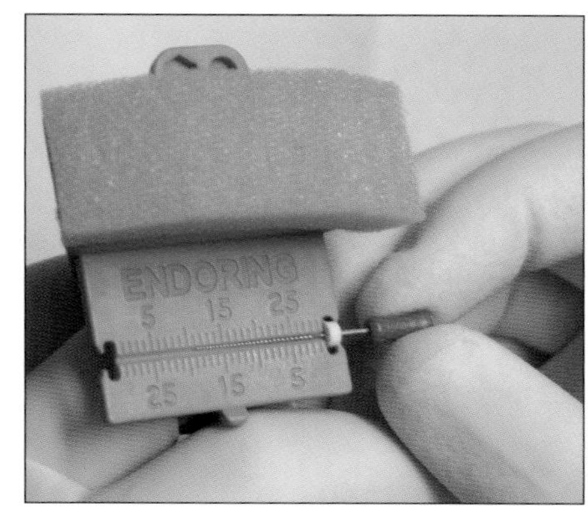

图 6.44 测量工作长度

填过程中器械交换十分重要，使用平行传递技术后就会获益，因为它使器械依次交换迅速完成。

牙科护士可在橡皮障安放（图 6.39）、器械传递、根管冲洗以及吸唾过程中提供相当大的帮助。图 6.40 显示了护士将吸唾管尖端放在牙齿附近，而不妨碍术者的操作。同样地，将一个小的手术吸引器头放在牙齿附近（图 6.41）可有效地吸干次氯酸钠溶液，避免遮挡术者视线。医生和护士使用解锁镊子，利用平行技术可高效地交换吸潮纸尖和牙胶尖。图 6.42 显示护士拿走一根纸尖并将另一根新纸尖递到术者手中（图 6.43）。注意传递过程中器械相互平行。

护士还应判断手用器械所需的长度并在医生指示下精确地设定工作长度（图 6.44）。图 6.45 展示了如何快速高效地将使用后的器械传递给护士：术者握住器械末端，尖端指向护士，护士则将海绵对准器械插入。这个简单的动作能够减少针刺伤的机会。

术者以及医疗法律方面的考虑

无论是经验丰富或是刚具备资格的牙医执业者，只要有律师函声称其存在医疗过失行为，都会对其造成长期而巨大的负面影响。然而，健康行业面临着越来越多这样的

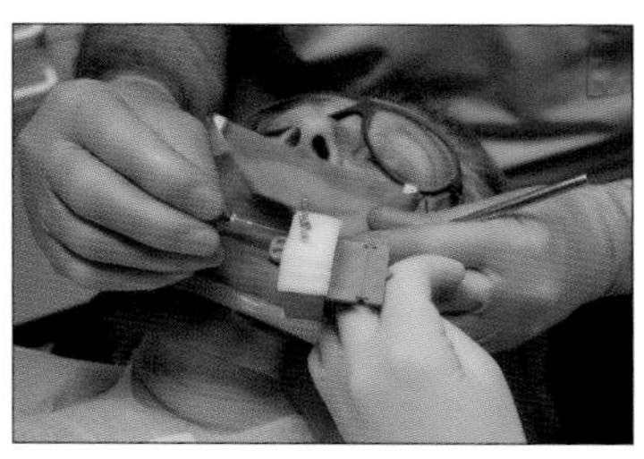

图 6.45 将器械插入海绵中

指控以及随之而来的索赔。这部分内容正是为了帮助牙医执业者，特别是进行牙髓治疗的医生，减少接到此类律师函的风险。

虽然本章是从英国法律的角度撰写的，但要强调的是在其他司法辖区某些建议可能会有不同。虽然各国的法律存在细微的差别，但如果牙医尽全力完成根管治疗、向患者说明治疗计划、病历记录详尽，并始终与患者保持良好的沟通，那么其面临诉讼的概率无疑会大幅降低。

根据近年来保险公司和赔偿机构的统计，根管治疗是索赔以及向牙科管理机构投诉医疗不端行为的主要原因。

辩护机构收到的投诉主要包括以下几类：

- 沟通不良。
- 治疗效果不满意。
- 未做出恰当诊断
- 治疗方案错误或过度医疗。
- 费用争议。
- 术后并发症。

渎职

根据普通法，患者接受治疗后牙医需承担医疗义务。如果牙医渎职违背了这项义务，导致患者遭受了本可以避免的伤害，则患者有权利要求赔偿损失。要使渎职诉讼成功，患者需证明在或然性（概率）权衡方面，医生理应行使医护职责，却由于某个行为或疏忽违背了职责，并由此直接造成了患者的某些损失或伤害。

要证明牙科从业者渎职，患者需证明医生违反了由可靠牙科组织认证的标准诊疗。若牙医是根据牙髓病治疗学中已被认可的观念进行诊治则不太可能被认为其是渎职。但是在牙科，特别是牙髓病治疗学方面存在的一个问题是，可靠的专业组织不止一个且每个组织持有不同的观点。因此牙医有责任了解牙髓病治疗学的最新进展，并清楚其所追随的观点是通行的。

牙科和医疗记录

牙医在开始治疗前，应首先采集病史并在每次复诊时核对是否有改变。全面实时的病历记录是积极回应投诉的先决条件，也是纪律性处分或索赔中成功辩护的先决条件。例如，如果患者声称接受了不必要或不合适的治疗，那么该患者的病历包括 X 线片都是必需的证据，可用来证实他的症状和体征需要进行根管治疗，从而驳回患者的指控。同样地，X 线片对于驳回对治疗效果不满的指控也是必需的。

根尖定位仪在现代根管治疗中已被广泛使用，但同样需要拍摄术前及术后 X 线片以了解牙体及支持组织的情况以及完成根管治疗的质量。《欧洲牙髓病学协会的指南》（2006）建议即使已使用了根尖定位仪，根管治疗过程中仍需要拍摄 X 线片核实工作长度。

如果没有此类充足的临床记录来支持牙医对诉讼的解释，法庭则更倾向于接受患方的证据。这是因为法庭会充分考虑到患者只经历过一次或有限次数的咨询，对事件的回忆更可靠，而医生在治疗该患者之后可能又治疗过成百上千位患者，导致对该事件的记忆产生偏差。

数字 X 线片是牙科法律可接受的，但需要确保所用软件不能对图像进行篡改。同样，计算机保存的记录也是牙科法律可接受的，只要软件系统能保护数据的完整性。电子数据应备份以避免由于计算机设备被盗窃或损坏造成的损失。

临床记录应包括如下几个方面：

- 患者的主诉和症状。
- 相关的全身疾病史、口腔疾病史以及社会史。
- 临床体征及检查结果。
- 专科检查，如牙髓活力测试、放射影像检查及结果。
- 诊断及治疗计划。
- 局部麻醉类型及给予剂量 。
- 工作长度测量结果。
- 根管治疗器械及预备过程。
- 使用的根管充填材料类型。
- 拍摄 X 线片数量。
- 临时修复体。
- 并发症及事故。

知情同意

牙医在开始治疗前必须获得患者的有效同意。不满意的患者或其顾问不仅会批评牙医执行的牙髓治疗本身，还会指责医生未取得患者的有效同意，这种现象在目前是很常见的。

取得患者同意不仅是一项伦理/专业职责，也是法律上的义务。英国牙医总会（General Dental Council）对牙医“维持标准”的指南规定：

“牙医必须对患者解释提出的治疗计划及其风险和其他供选择的治疗方案，并且保证取得适当的知情同意。若需要进行全身麻醉或镇静，必须向患者解释全部的过程。牙医有责任确保自身或麻醉师/镇静师已告知患者所有必需的信息及说明。在这种情况下，应取得患者书面的知情同意”。

知情同意的 3 个原则是：

- 给患者提供足够的信息。
- 患者的胜任力/能力(即患者理解医生所提供的信息)。
- 患者的知情同意是非强制性的（即患者自愿表示知情同意）。

为满足第一条原则，牙医需确保患者获得了足够的信息且完全理解即将进行的治疗，需要向患者说明以下几点：

- 治疗目的。
- 治疗方案。
- 治疗过程。
- 其他可行备选的治疗方案，比如骨结合种植体，考虑到其长期的成功率，也是可行合理的选择，同样地，如果仅是单独拔除，或结合其他形式的修复，也是合理的备选方案，这些都应告知患者，他们可以权衡判断。

- 重大的风险。
- 预后情况。

近年来，世界上很多司法辖区关于向患者强调充足风险信息告知的规定已发生改变。之前的“行业标准”（现在某些司法辖区仍在执行）是需提前预先警告患者所有他们应知的实质性风险。包括美国和澳大利亚的很多国家的这个标准已变为“患者标准”，根据这个标准，执业医生应提前告知患者所有风险，从而影响不同意进行专业治疗的患者，做出不同的选择。因此，若医生对于是否应告知患者某项潜在的并发症或风险存疑，最好稳妥起见告知患者这些风险。同时需在病历中记录已告知患者风险。

若即将进行的治疗很复杂（可以说所有的牙髓病治疗都很复杂），或有多种可选的治疗方案，与患者的讨论也应明确记录在病历中。事实上，英国牙医总会规定，对于所有昂贵或大规模的治疗，应有书面的治疗计划和费用估算。建议提供两份治疗计划给患者签字确认同意该治疗及费用，并交还一份以保存在病历记录中。但这份签字的治疗计划仅用于证明已取得患者知情同意，而不能代替医生与患者的交流沟通及相应讨论记录。

请注意英国牙医总会要求所有在镇静或全身麻醉下进行的治疗都应有书面知情同意。

治疗过程中的并发症

根管治疗中器械分离、部分器械留在根管内或侧穿不一定是疏忽造成的。但除极个别情况外，医生若未能发现这些并发症或未告知患者、未做出治疗或随访观察等补救措施，则属于医生的失职。患者有权利及时得到关于医疗事故或并发症的坦诚解释。医生应尽可能地安排补救措施，若需转诊治疗，则应将此事故或并发症告知接受转诊或其他相关的牙医。患者有权利且也应该被转诊以听取其他牙医或专家意见或在合适的情况下转诊给专家治疗。所有关于医疗事故或并发症的处理都应记录在临床备注中。

对患者的保护

若牙医未能防止口咽部进入异物，比如患者误吸或误咽了根管治疗器械，那么由此导致的索赔几乎是无法辩护的。保护患者免受误吸或吞咽异物造成的伤害是牙医的职责。患者的法律顾问可能会以“行动证明一切”——事实自证原则为患者辩护，此时举证责任将从患者转移至被告牙医。因此该牙医需要证明自己未疏忽大意，且采取了所有预防该损害的措施。要证明这一点比较困难，因为所有负责任的牙髓病专业意见都提倡使用橡皮障作为唯一有效足以防止吞咽根管治疗器械的措施。因此，若牙医未采取足够的预防措施，而患者吸入或吞咽了细小器械，则该牙医将被成功起诉并承担随之而来的压力和公示。

同样地，所有接受治疗的患者都建议佩戴防护眼镜，并保护其衣物免受液体的喷溅。

转诊

所有进行牙髓病治疗的牙医都有责任获得患者的知情同意。若患者被转诊至牙髓病专家，转诊牙医仍要对知情同意过程负某些责任。

对转诊牙医的要求取决于转诊的原因。若仅仅是为了获取建议，转诊牙医应确保患者理解转诊的原因。若需要转诊进行治疗，则转诊牙医应与患者探讨其他治疗方案，并在转诊前解释根管治疗。

转诊牙医有义务向牙髓病专科医生提供患牙的病史、检查以及已进行的治疗等信息，同时应说明患者的全身情况、口腔疾病史以及社会史，还应提供相关的 X 线片。

同样，牙髓病医生在初步评估后，在合适的情况下通常在完成治疗时，也应该与转诊医生沟通。对该患者的检查、诊断、治疗以及术后 X 线片、暂封材料的类型、建议的永久修复体、是否需要随访观察等信息都应提供给转诊牙医。

患者

教育及资讯

在开始任何治疗前都应向患者全面地解释。患者明白即将要进行的治疗后会减少焦虑情绪，增强依从性，且更理解医生的操作。患者在约诊前几分钟的候诊期间最容易接受解释治疗相关信息，因此可在候诊室提供口腔宣教资

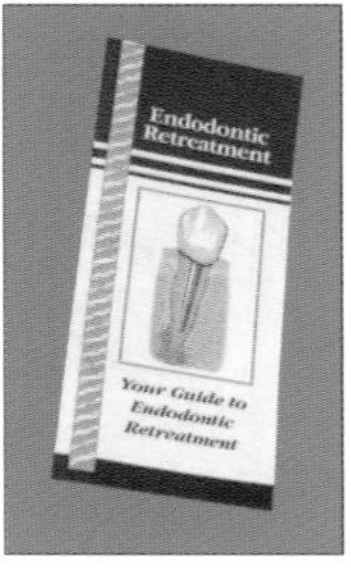

图 6.46 患者宣教信息

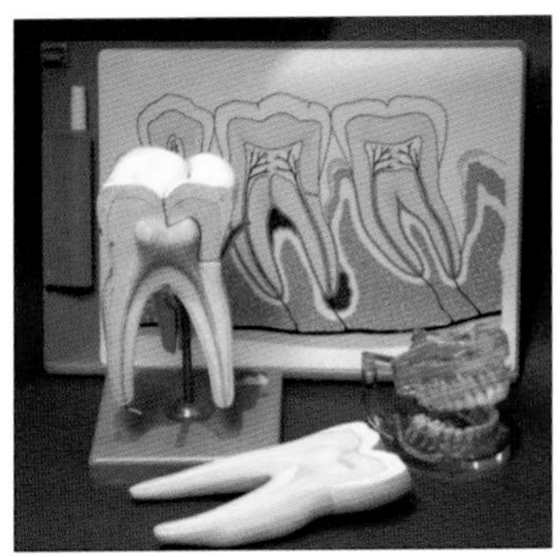
图 6.47 口腔健康宣教模型

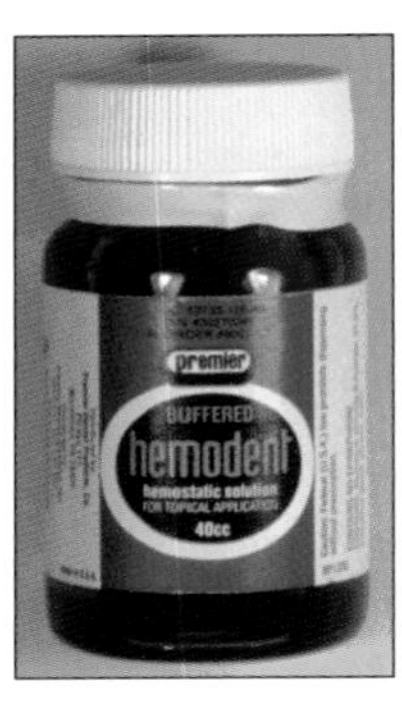

图 6.48 做好止血可以保证视野清晰以检查牙根及周围组织

料，形式可以是诊所自制或购买的小册子（图 6.46）。在诊室内，牙医可使用牙齿模型（图 6.47）辅助讲解，这样较容易解释治疗过程；患者对牙齿的解剖结构有基本了解后就能更容易看懂 X 线片。数字 X 线片可在显示屏上展示出患者牙齿放大的影像，有助于医生解释治疗过程。

大多数首次到牙科诊所就诊的患者都会感到紧张。平静且和蔼可亲的言行举止表明你关心患者的健康，将会使后续的治疗无论对术者还是患者都更容易进行。

麻醉及镇痛

疼痛控制是根管治疗中最重要的部分，如果治疗过程毫无痛苦就能获得患者的信任。“镇痛”指消除疼痛的感觉，但触觉仍保留；“麻醉”则指消除所有感觉，可分为局部麻醉和全身麻醉（患者失去知觉）。牙科治疗中只需要消除疼痛，通常镇痛即可，偶尔我们会注射麻药达到局部麻醉效果，但这不是治疗必需的。局部麻醉应该更准确地描述为局部镇痛。牙科用局部镇痛药物通常使用卡普耳（一种有橡皮塞子的玻璃瓶）包装，并加入了血管收缩剂。血管收缩剂的功能是局部止血和延缓镇痛剂的吸收，从而延长镇痛时间。肾上腺素是最有效、强有力、最常用的血管收缩剂。对于全身健康的患者，肾上腺素加入局部麻醉药物一起注射对患者的影响较小，但应缓慢注射且避免将肾上腺素直接大量注入血管。该原则对市面上加入不同浓度肾上腺素的局部镇痛药也适用。肾上腺素的绝对禁忌证是未控制的甲状腺功能亢进（简称甲亢），甲亢患者注射外源性肾上腺素会诱发“甲状腺风暴”或“甲状腺危象”。患者有如下疾病时也应慎用血管收缩剂：不稳定型心绞痛、心律失常、心肌梗死病史、高血压以及未控制的糖尿病。虽然服用三环类抗抑郁药物的患者不是绝对禁忌，但其使用血管收缩剂时应特别注意。

在治疗开始前应选择好局部镇痛或麻醉剂，如何选择将在下文进行说明。

常规根管治疗

使用区域阻滞麻醉或浸润麻醉进行局部镇痛即可。

急性牙髓充血

通常在区域阻滞麻醉或浸润麻醉后追加局部镇痛剂（见第 10 章）。

手术再治疗

进行根尖手术时绝对需要保证良好的止血效果，特别是对于根尖倒预备、倒充填以及矫正手术。做好止血可以保证视野清晰以检查切除的根尖表面，不出血的环境便于根尖倒充填的材料放置（图 6.48）。

局部麻醉药中的血管收缩剂（如肾上腺素）通过激活牙槽骨黏膜下微血管平滑肌细胞上的 α_1 肾上腺素受体产生作用。应注意避免注射到骨骼肌中，因为骨骼肌中分布的主要是 β_2 肾上腺素受体，激活这种受体会导致血管舒张。这会增加局部血流量，镇痛剂更快速地随血液流走，从而使镇痛效果不能持久，并且达不到止血效果。

有出血性疾病的患者通常会在术中或术后出现问题。因此有出血性疾病史或正在服用抗凝药物的患者需要转诊至相应医生处进行进一步的评估或调整用药。若有必要可进行血液检查评估患者状况，这些检查在许多社区的医疗中心都可以进行。这些筛查包括血小板计数及功能检验、活化部分凝血活酶时间测定（APTT）、国际标准化比值（INR）[以前称之为凝血酶原时间（PT）]。INR 使不同实验室测定的 PT 具有可比性。

焦虑的患者

咽反射

咽反射轻微者，一旦使用橡皮障即可进行常规局部镇痛下的治疗，因为患者获得有效的屏障，感受不到伸入口腔的器械和手指。咽反射严重者则需要静脉镇静或相应的镇痛剂来控制咽反射。

相对镇痛（笑气吸入）

使用鼻罩吸入不同量的氧化亚氮和氧气混合气体是一种安全、便捷的技术。但是鼻罩会妨碍上颌切牙区的根管治疗和根尖手术操作。其他缺点包括设备成本和手术环境中空气“污染”造成的损害。

口服镇静

可在手术前夜和／或术前 1 小时给予适量苯二氮草类药物。有许多药物都可用于口服镇静。建议术者查阅相关文献了解每种药物合适的剂量、禁忌证、不良反应的预防以及其他重要数据。与吸入、静脉给药镇静一样，必须在镇静开始前取得患者关于手术过程和术前、术后指导的书面知情同意。无论进行何种镇静，术者需要被监护，有责任的成年人必须在家始终陪伴患者。

吸入镇静

已生产出浓缩的咪达唑仑，将其喷入鼻腔可迅速（10 分钟左右）产生镇静效果。这一技术特别适用于行动不便或学习困难的患者及儿童。

静脉镇静

任何牙髓病治疗都可以使用静脉给药镇静。与全身麻醉相比其复苏时间短且更安全，因此更适合无须卧床的患者。在英国，只有在医院才能进行全身麻醉，其他医疗机构只允许进行“清醒镇静”，即患者处于平静、放松，且能与术者进行语言沟通的状态。在其他国家，特别是美国，也可以使用“深度镇静”，但需要经验及技巧丰富的镇静师。

静脉镇静最好由麻醉师或专门的镇静师实施。该技术涉及各种药物，多为苯二氮草类，如地西泮和咪达唑仑。除此以外，为加强镇静质量和提高疼痛阈值偶尔会使用辅助的镇痛剂，这对于那些感到局部麻醉注射特别疼痛或阻滞麻醉效果不佳的患者尤其有效。帕金森病、癫痫以及咽反射严重的患者可使用静脉镇静达到较好的控制效果。抑制唾液腺分泌的药物，如阿托品，也可加入镇静药物中以创造干燥的环境。

表 6.1　感染性心内膜炎的高危患者

感染性心内膜炎病史	风湿性心脏病
室间隔缺损	退行性瓣膜病
动脉导管未闭	持续性心脏杂音
主动脉缩窄	补片修补房间隔缺损
人工心瓣	

由受过相关训练且技术熟练的镇静师仔细地掌握药物剂量可使漫长而困难的治疗过程相对容易进行，特别对于焦虑的患者，他们中的大多数对重度失忆症的副作用竟然欣然接受！

药物

治疗结束后若出现术后疼痛，应建议患者服用合适的止痛药。有一些证据表明治疗前 1 小时服用非甾体抗炎药可减少术后疼痛。牙髓病治疗过程中，若需要调整患者正在服用其他药物，应告知患者。必要时应联系患者的医疗顾问进行剂量的调整或停药（如华法林或类固醇药物）。

需要使用抗生素的患者

根据英国国家临床规范研究所的建议，对于有感染性心内膜炎风险的患者的处理有一些改变（表 6.1）。已患过感染性心内膜炎者、需要全身麻醉者、青霉素过敏或在过去 1 个月中接受过不止一个疗程的青霉素治疗者，都有特殊风险，最好转诊至医院进行牙髓病治疗。

应鼓励有风险的患者保持高水平的口腔卫生以减轻可能发生的菌血症的严重程度。需根尖手术的患者应在术前 24 小时使用氯己定漱口，并在术后 4~5 天继续使用。但氯己定可能会出现过敏反应。

HIV/HBV 感染患者

每位患者都应被视为单纯疱疹病毒 I 型、II 型，HBV 以及 HIV 的潜在感染源。术者在治疗过程中应佩戴防护器具如手套、口罩以及护目镜，且每位患者应更换手套。HBV 通过牙科治疗传播的风险已经众所周知，但 HIV 的传播不如 HBV 容易。橡皮障能够提供物理屏障，隔绝手术野不受唾液污染，减少治疗过程中产生的污染气雾的影响，从而降低上述病毒感染的风险。所有健康工作者都应定期注射 HBV 疫苗。全身健康状况良好的 HIV 阳性患者可以在全科牙医诊所进行治疗，但健康状况差或有 HIV 口腔表现的患者应转诊至专门的机构获取建议或治疗。

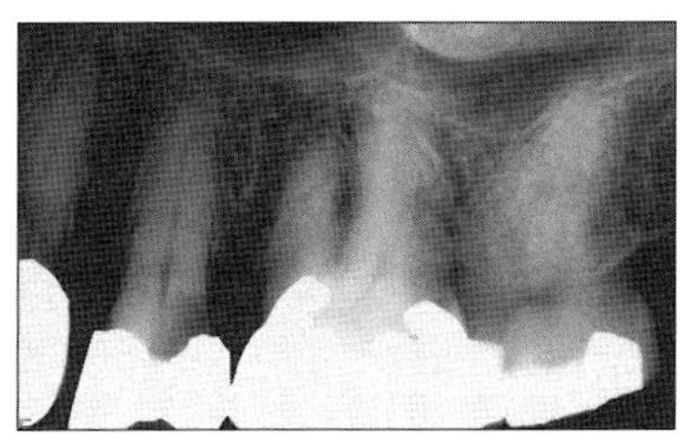

图 6.49 龋坏的上颌前磨牙

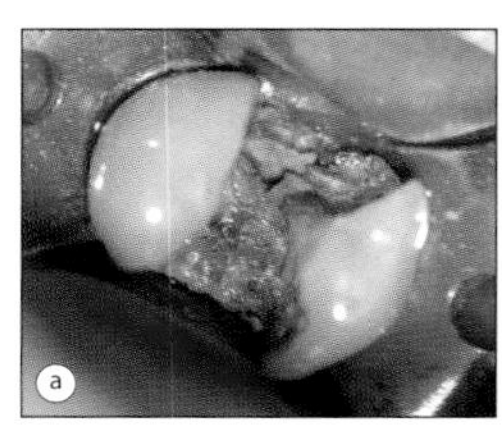

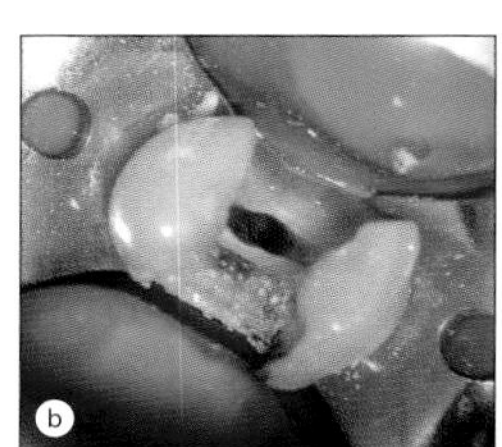

图 6.50 （a）去除银汞；（b）去除龋坏及制备髓腔入路

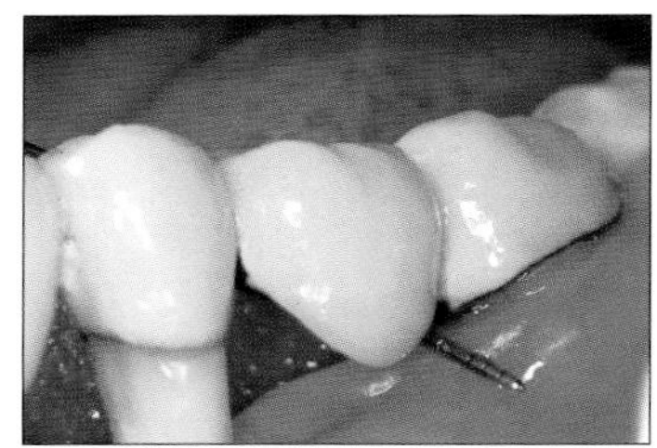

图 6.51 后牙固定桥的远中固位体松动

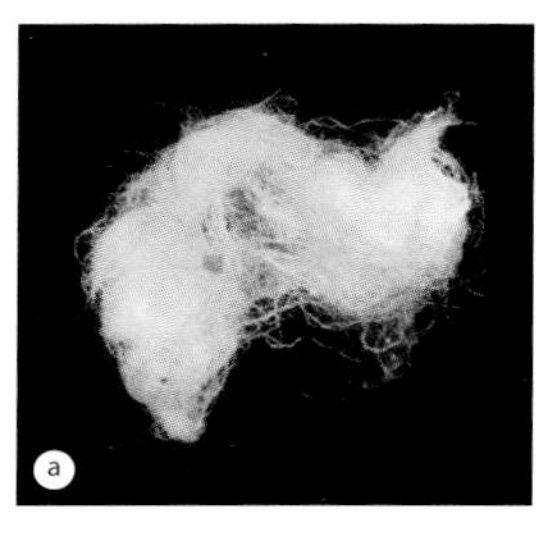

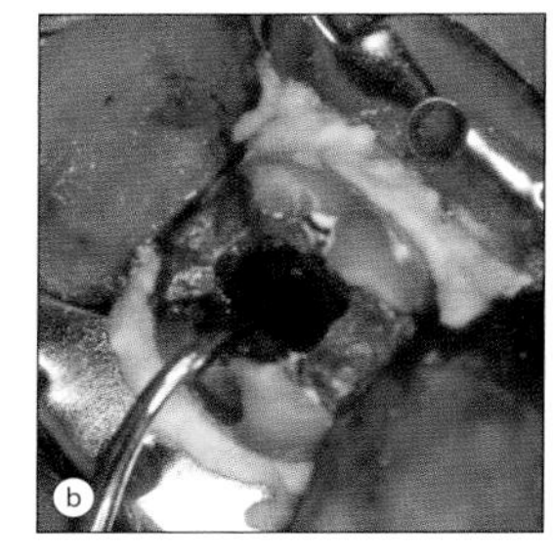

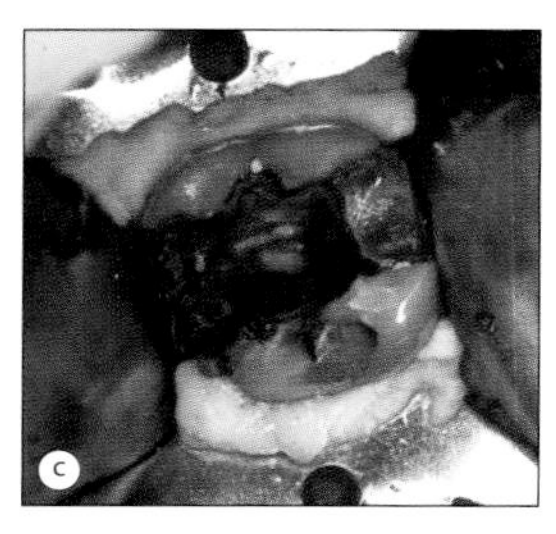

图 6.52 （a~c）剩余的修复材料周围微渗漏导致棉絮染色

牙齿

去除菌斑及牙结石

在仔细检查和隔离患牙之前去除软垢和牙结石是很重要的。这样不仅能帮助检查，也能避免上橡皮障时将软垢和牙结石推入牙周膜。此时还可用牙线清理橡皮障与牙齿的邻接处，以便橡皮障顺利通过。为了更好地隔离，有时需调磨银汞充填物的悬突或去除该充填体。

去除龋坏及修复体

应去除所有龋坏组织、有渗漏的修复体或者不良修复体。图 6.49 所示的银汞充填物明显有继发龋，应该被去除（图 6.50）。X 线片和临床症状都提示有龋坏，应在牙髓治疗之前去除整个修复体。

若一颗桥基牙或做过全冠的牙需要根管治疗时，应检查冠或桥粘接是否松动。可用 Briault 或美式探针在固位体附近钩住桥体底部并冠向施力，若固位体边缘出现气泡，或在某些极端情况下出现轻微的抽吸声，则表明冠或桥出现松动。即使单冠有时也可能出现粘接剂不足却并不脱落的情况，此时应使用布巾钳施加轴向约束力以保证患牙不会松动。图 6.51 所示的固定桥需要拆除。当判断已有修复体状况是否良好，足以保留继续使用时，还应注意寻找是否有更细微的渗漏迹象，不仅从外部，还可从备洞内部观察。甚至在根管治疗第二次复诊时若发现放在髓腔内的小棉球变色也提示剩余的修复材料边缘可能存在渗漏（图 6.52）。这本身就是使用棉球屏障的很好原因，它不像有些人认为的那样，放置棉球是为了预防渗漏，并据此来指责它的使用。

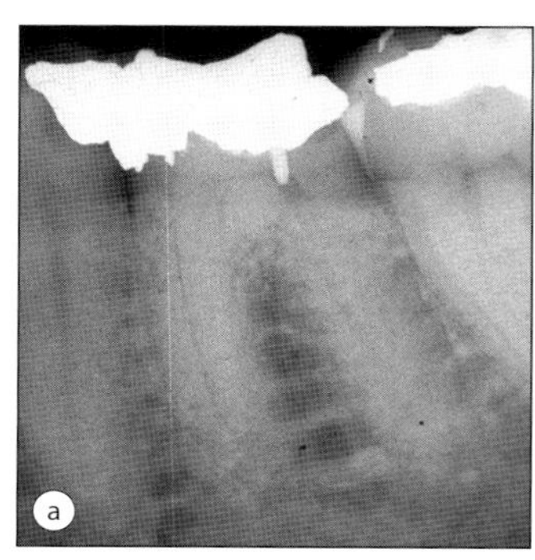

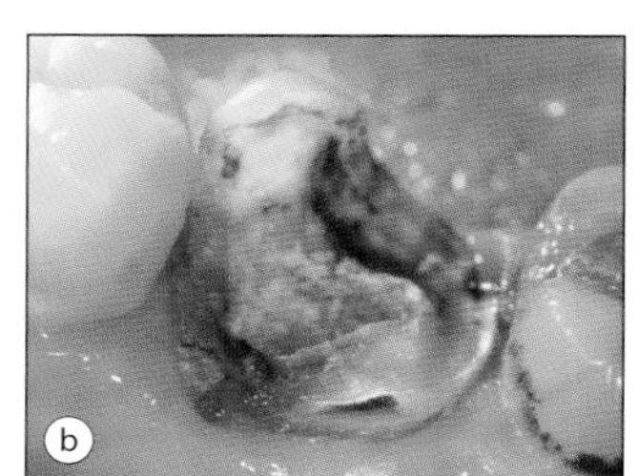

图 6.53 （a，b）不可再次修复的牙齿

牙齿可修复性的评估

若不去除大面积银汞或树脂充填物以及全冠、桥固位体，将难以进行对患牙修复的长期预后评估。这些修复体通常应去除，并评估剩余牙体组织将来是否可进行修复，这样可以避免出现根管治疗圆满完成后牙体却无法修复的尴尬情况（图 6.53）。评估可修复性很难给出明确的指导方针，在第 14 章尝试给出了一些建议。

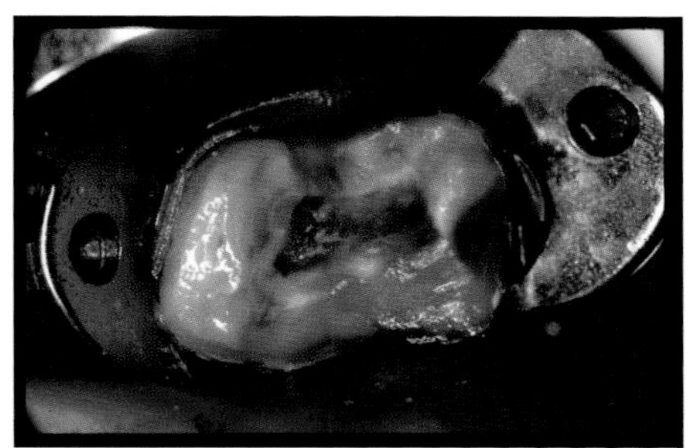

图 6.54 严重缺损牙齿的髓室底

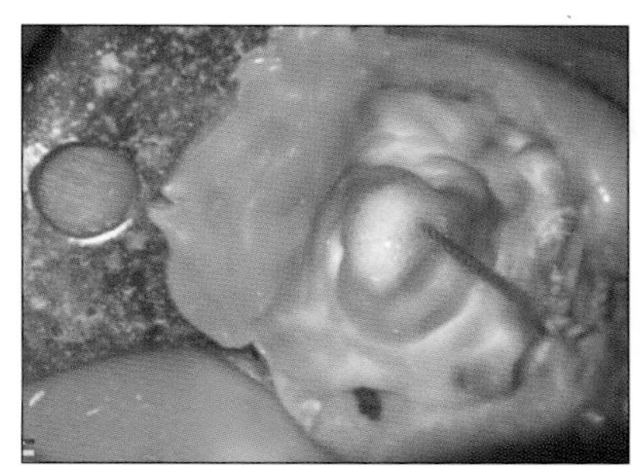

图 6.55 酸蚀后使用复合树脂粘接固位的橡皮障夹

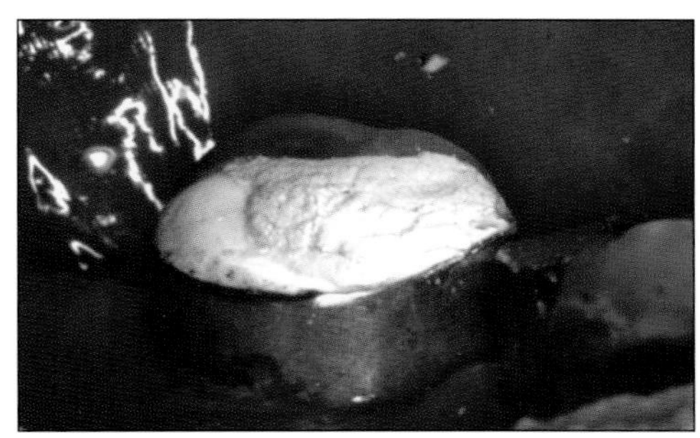

图 6.56 粘固后的铜环

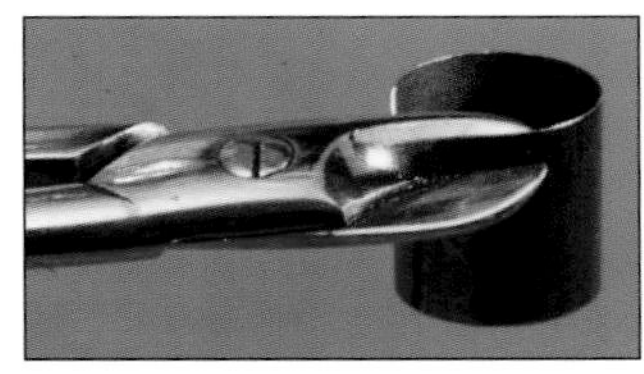

图 6.57 切割铜环

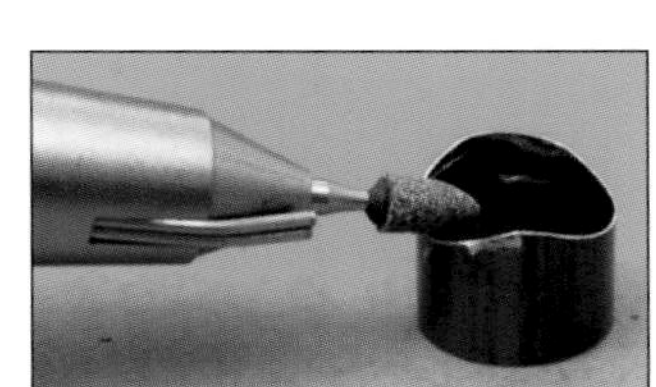

图 6.58 使用磨石调磨铜环

大面积缺损牙齿的临时修复

对大面积缺损的牙齿进行临时修复的最重要目的是为将来的永久修复体保持咬合面及邻面的间隙。若忽视了对这些间隙的保持，患牙将向咬合面 / 近中移位，导致要进行复杂的正畸治疗后才能修复。

大面积缺损牙齿的临时修复体不仅需要保持修复间隙，还应便于橡皮障的放置。在根管治疗前永久修复是不必要的，不仅浪费时间且可能影响最终的修复。在严重缺损牙可以看到的可能最佳的髓室底的视野（图 6.54），但不推荐制备这种破坏性的开髓洞形。

大面积缺损的牙齿通常可以上橡皮障夹，在少数情况下可能需要堆塑假壁或通过冠延长术去除多余的牙龈组织，暴露牙体边缘。

若牙体组织大量缺损导致不能上橡皮障夹，应使用修复材料如光固化复合树脂等材料堆塑假壁，以便于橡皮障夹放置和暂封材料充填（图 6.55）。另一种方法是用铜环或不锈钢正畸带环包绕牙体，并用玻璃离子水门汀粘固。带环应与牙体外形精确贴合，否则会损伤附着组织，造成患牙受压时酸软不适，影响复诊时对治疗进程的判断。因此带环边缘应尽可能在龈缘可见。图 6.56 所示病例中，下颌第一磨牙牙冠远中及颊侧壁都有折裂线。我们选择了合适的铜环，切割（图 6.57）和用磨石调磨铜环使其与牙体贴合（图 6.58），随后髓腔内放置小棉球并用熔化的牙胶棒暂封，粘固带环。

当牙体组织缺损太大，到不容易放置橡皮障夹的程度时，其可修复的预期就值得怀疑了。在进行下一步治疗前应仔细考虑其他治疗方案。

牙周组织的处理

在开始根管治疗前还应关注牙周组织情况，包括去除多余软组织以便于放置橡皮障，其原因是多方面的。应检查牙齿边缘的牙周健康情况，若有牙龈炎存在应向患者指出并进行口腔卫生指导。牙髓健康时，隔离牙齿更方便，视野更清晰。而且，开始治疗前消除局部牙龈炎症导致的不适会使根管治疗过程中对患牙状态的判断更准确。如果计划进行根尖手术，健康牙龈的质地更便于操作且软组织的术后恢复效果更好。磨牙根管治疗后通常会进行永久修复，一般是全冠修复，而全冠的边缘密合依赖于牙龈健康。当接受治疗的牙齿邻面的修复体与邻牙接触不良时，为保护牙周组织，应去除此类不良修复体，重新恢复邻接关系。对牙周状况较差的患者应特别注意这一点。

计划做根管治疗牙的牙周组织受损情况应使用连续点状图（continuous point charting，如第 12 章所示）详细测量并记录；磨牙若根分叉暴露更需要恰当描述。这些给评价根管治疗效果提供了基准。

使用橡皮障和其他装置隔离患牙

橡皮障隔离是让口腔治疗，特别是牙髓病治疗更便捷的最重要步骤。其优势主要有如下几点：

- 安全：毫无疑问，橡皮障可以对口咽部提供最佳防护，

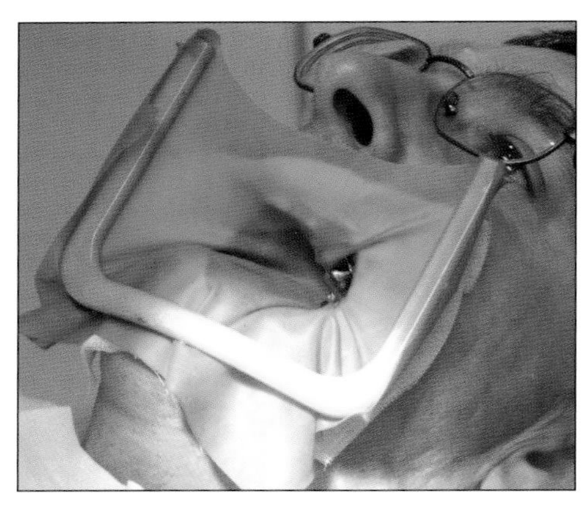
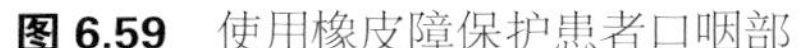

图 6.59 使用橡皮障保护患者口咽部

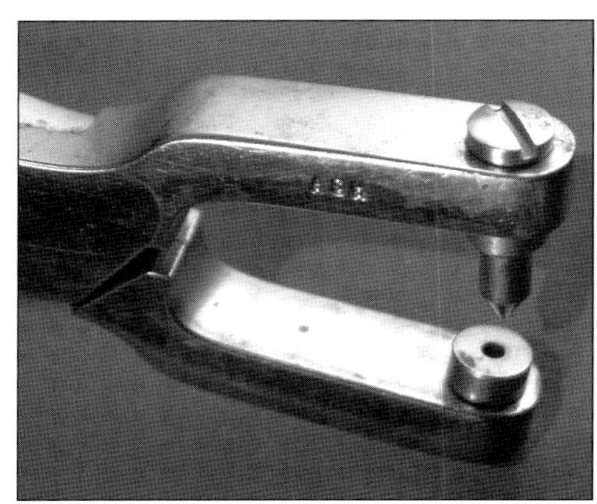

图 6.60 橡皮障打孔器

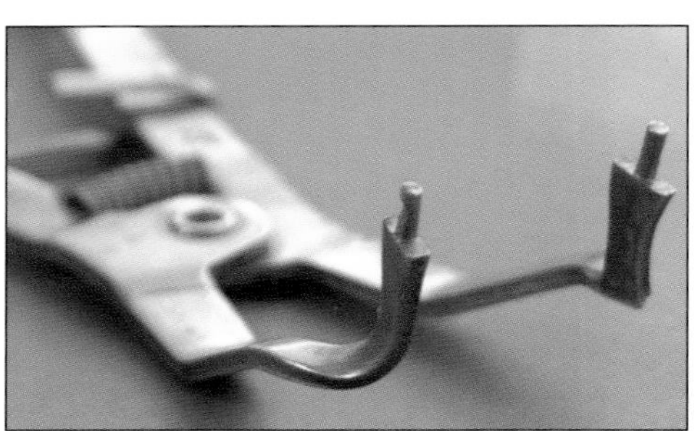

图 6.61 橡皮障夹钳

应在根管治疗过程中使用（图 6.59）。同时橡皮障还能保护口腔软组织及嘴唇免受根管冲洗液或其他药物的腐蚀。

- 预防交叉感染：橡皮障作为一层屏障可以防止牙科手机或超声设备在口腔中形成气溶胶。使用橡皮障不仅会减小通过这样的气溶胶产生交叉感染的风险，还能保护患者不受手术器械的伤害。最重要的一点是，橡皮障能防止唾液中的微生物进入根管。
- 舒适：与大众认知相反，橡皮障可为患者及医护人员创造一个舒适的工作环境。极少有患者感觉上橡皮障后不适。橡皮障引起的不适，其原因可能有幽闭恐惧症、呼吸困难、引起咽反射或橡胶过敏。以上每种情况都有相应合适的处理方法，几乎没有患者不相信橡皮障的好处。事实上，一旦患者习惯橡皮障，大部分患者都会要求在治疗时使用。橡胶过敏的情况越来越多，因此由非橡胶材质的橡皮障代替。
- 控制手术野、简化操作过程：橡皮障可撑开嘴唇及颜面组织，将舌隔绝在手术区之外。尽管撑开的范围取决于上橡皮障的方式。不同的框架类型在下文讨论。橡皮障还使视野更清楚，操作通道更顺畅，手更容易接触到患牙，并保证手术野干净有序。放置橡皮障后，可减少患者漱口需求，但他们能吞咽以及进行无碍的交流。

以上几点都能全面提高治疗效率。

橡皮障套装

橡皮障通常是方形，有多种不同颜色可供选择，方形的边长有两种型号：130mm 和 150mm。后者最便于牙髓病治疗。橡皮障的厚度也有多种，厚（0.25mm）以及加厚（0.3mm）型最不易撕裂。橡皮障一面光亮，另一面无光泽，在使用时应特别注意背景的朝向（后文将做说明）。

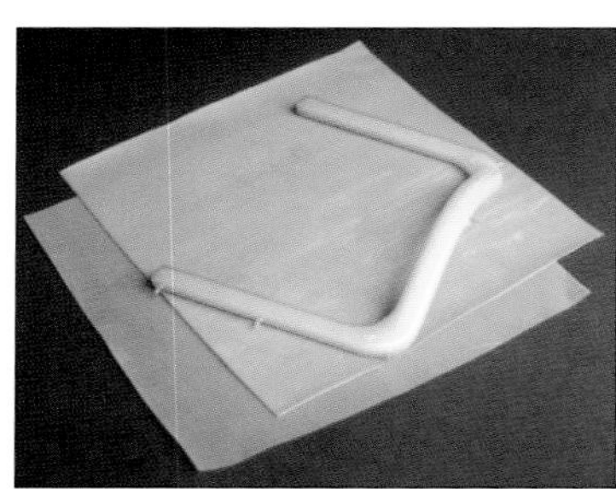

图 6.62 橡皮障及塑料支架

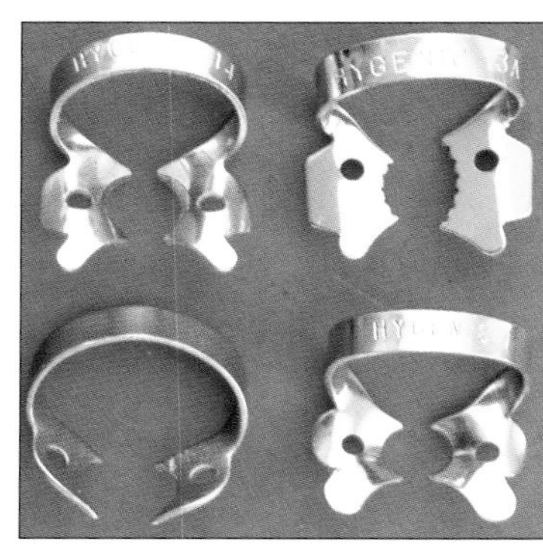

图 6.63 橡皮障夹。从左至右分别为 14、13a、W8a、1

打孔器（图 6.60）可以在橡皮障上打出几个不同大小的孔，但通常只需要一个中等大小的孔。若需隔离多颗牙，可使用橡皮障压型器帮助精确定位。当常规使用橡皮障隔离单颗牙时则不需要橡皮障压型器。

橡皮障夹钳（图 6.61）可用来放置和移除橡皮障夹。橡皮障夹钳的喙部应足够深，在患者口小时也能使橡皮障夹在龈缘周围就位。

橡皮障支架（图 6.62）应足够宽以便于操作，且有钉状物以利于橡皮的固位。收缩支架利用环绕颈部的带子能更好地收缩颊部，但现在很少使用。

橡皮障夹有多种形状和大小，适用于不同的牙齿和位置。选择橡皮障夹多根据个人偏好，但主要原则是橡皮障

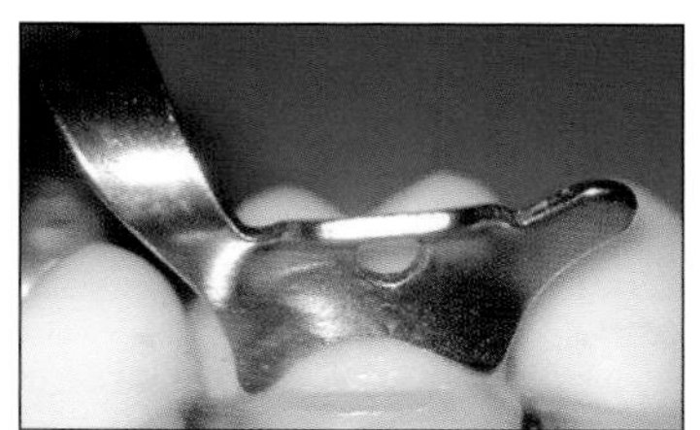

图 6.64 橡皮障夹的 4 颗牙齿都与被隔离牙齿接触

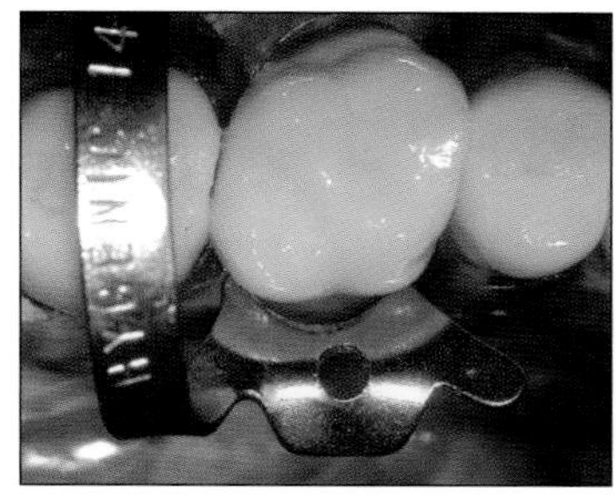

图 6.65 橡皮障夹的齿与牙齿接触的咬合面观

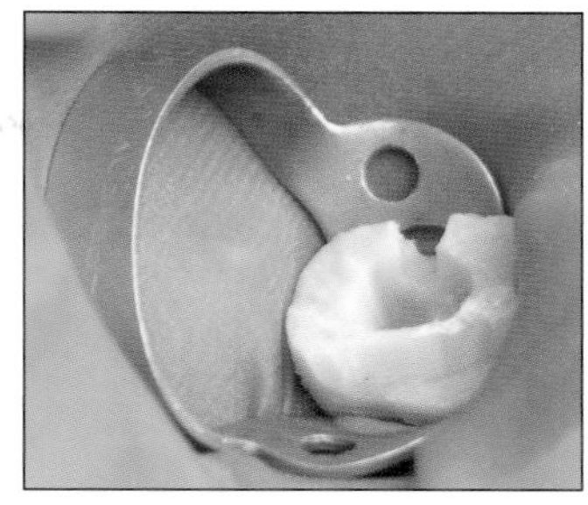

图 6.66 拉伸橡皮布使其通过橡皮障夹的弓部及牙齿

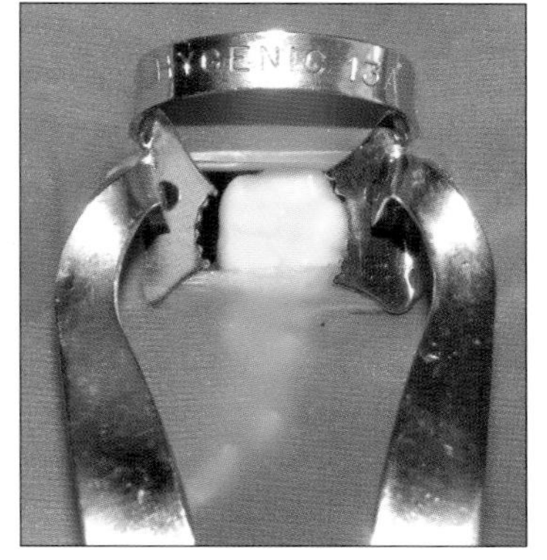

图 6.67 橡皮障夹及橡皮障一起放在牙齿上

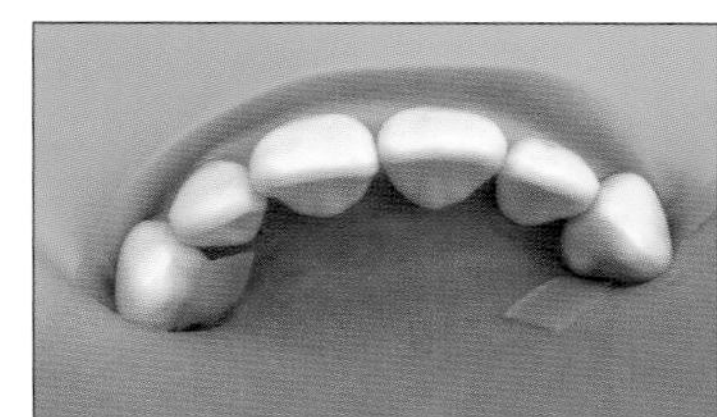

图 6.68 前牙区不用橡皮障夹固定橡皮障

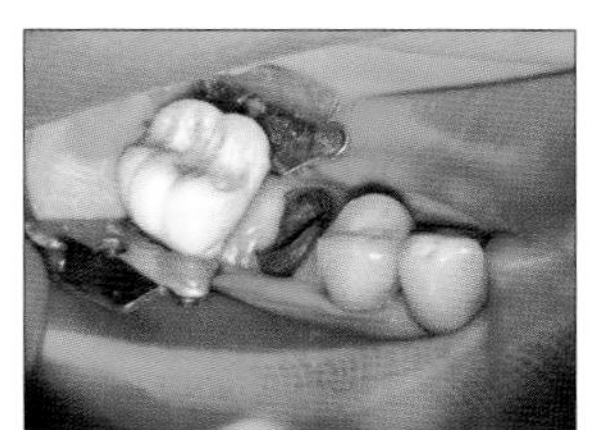

图 6.69 劈障技术

夹与牙齿形成稳固性最好的四点接触。根管治疗常规所需的橡皮障夹较少，图 6.63 所示的 4 种橡皮障夹足够应付大多数情况。

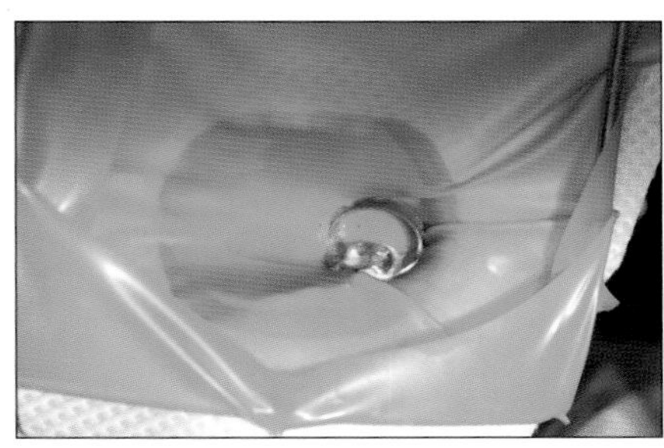

图 6.70 折起橡皮障下缘形成袋状，当吸唾管不能及时将高速手机的冷却水以及根管冲洗液吸走时，这些液体可以汇集在橡皮障下缘的袋状区域

使用橡皮障

根管治疗通常只需隔离单颗患牙。放置橡皮障有两种常用方法：一种是先上橡皮障夹，使 4 颗牙都与被隔离牙接触（图 6.64，图 6.65）。确保橡皮障夹稳定后在橡皮障上打孔。若橡皮障夹无翼只需单个孔，若有翼则需要较大的孔（可在第一个孔旁边打第二个孔或选择打孔器上较大的孔）。然后拉伸橡皮障使橡皮障夹的弓部和患牙通过孔洞暴露出来（图 6.66）。另一种方法则是将橡皮障夹的翼部插入孔中，再将橡皮障及夹子一起放置在牙齿上（图 6.67）。然后将钩在翼部的橡皮障滑下，使其环绕在牙颈部。

在两种方法中，橡皮障都可能无法顺利地滑过邻接点到达龈缘环绕整个牙颈部，导致橡皮障边缘可能存在唾液渗漏。使用市场上可买到的密封填料，如 Oral Seal，可以很方便地隔绝这种渗漏。Oral Seal 是一种膏状物，少量涂在橡皮障边缘，能吸收水分并阻挡唾液。

还有一种橡皮障隔离方法使用得较少，但封闭效果更好。该方法可一次隔离多颗牙齿，通常在牙体修复时使用。这种方法同前两种一样，需提前选好橡皮障夹。在橡皮障上打孔时，应使孔符合要隔离牙齿的大小和排列，使橡皮布位于手术野的正中并完全覆盖口腔，放置橡皮障支架时保证两侧张力平衡。在选定的孔洞附近拉伸橡皮障，使孔洞边缘变细以“切入”牙齿邻接点。这样橡皮障在牙颈部一圈的高度大致相同。用三用枪吹干牙面后，用塑料片将橡皮障的边缘反折塞入龈沟。当橡皮障的无光泽面朝上时，反折的橡皮障边缘与牙面接触的同样是无光泽面，因此橡皮障可借助摩擦力固位稳定。虽然使用这种方法上橡皮障稍费时，但其能提供的无潮湿环境就值得所花费的时间。最后再用橡皮障夹固定橡皮障。

在前牙区可不使用橡皮障夹（图 6.68），而使用橡皮或木质楔子。若牙体严重缺损，可使用劈障技术（图 6.69）或在患牙周围堆塑固位壁（图 6.55）。

橡皮障支架可根据个人习惯放置于橡皮障的上方或下方。当支架放置于上方时，另有一个小技巧可使橡皮障在底部转角处形成小袋状以使冲洗液聚集，避免冲洗液溅到患者（图6.70）。这一点对于没有护士全程配合，单独操作的医生特别有用。

其他设备

还有许多其他设备可用来保护口咽部，但都不如橡皮障有效。

参考文献及延伸阅读

[1] Abbott, P.V., 2004. Assessing restored teeth with pulp and periapical diseases for the presence of cracks, caries and marginal breakdown. Aust Dent J 49 (1), 33–39.

[2] Bolam v Friern Barnet Hospital Management Committee, 1957. 1 WLR 582.

[3] Department of Health, 1990. Principle recommendations of the report of an expert working party on general anaesthesia, sedation, and resuscitation in dentistry. HMSO, London.

[4] Department of Health, 2001. Guidance notes for dental practitioners on the safe use of x-ray equipment. National Radiological Protection Board 2001: Information Services, Chilton, Didcot, Oxon OX11 0RQ [information@nrpb.org.uk].

[5] Department of Health, 2009. Health Technical Memorandum 01-05: Decontamination in primary care dental practices. DH, London.

[6] General Dental Council, 1997. Maintaining Standards – Guidance to Dentists on Professional and Personal Conduct [and subsequent amendments]. GDC, London.

[7] Nelson, C.A., Hossain, S.G.M., Al-Okaily, A., et al., 2012. A novel vending machine for supply of root canal tools during surgery. J Med Engin Technol 36, 102–116.

活髓保存治疗

7

Y-L Ng, K Gulabivala

本章的目标是概括牙髓疾病预防和治疗中的技术与临床相关因素。其相关理论已在第 2 章阐述。从第 1 章开始，涉及的处理原则在乳牙和恒牙的治疗中均可适用。然而，乳牙的治疗有着特殊的挑战，因此在讨论恒牙的治疗前，乳牙将被首先阐述。

乳牙列的处理

在时间上，维持乳牙列到其自然脱落十分重要。因为乳牙与儿童的咀嚼、容貌、语言发展等关系密切，且乳牙能保证有足够的间隙以利于继承恒牙的萌出。因此，在尽量保存乳牙与拔除乳牙之间，选择保留的方式对儿童的生理、心理发育更为有利。

乳牙的口腔内科治疗方式区别于恒牙者需要综合考虑 3 个因素——牙齿的形态、生理功能及病理状态。由于乳牙涉及生理性的根吸收及脱落的过程，因此用于乳牙治疗的技术及药物也需根据上述 3 个因素进行综合考虑和选择。

乳牙形态学

乳牙的牙釉质和牙本质均相对于恒牙更薄，牙髓腔有突出的髓角且体积比例大于恒牙（图 7.1）。因此，乳牙从龋病进展到牙髓腔的速度相对更快。

乳磨牙的根管形态不规则，如带状，并具有根管侧支；髓底薄，在根分叉区域有多个副根管。由于该区域牙本质的通透性，因此乳磨牙炎症常导致根分叉区域而不是根尖区域的骨质丧失（图 7.2）。乳牙牙根与继承恒牙的发育有着密切的关系，在其脱落的过程中伴随着生理性的根吸收（图 7.3）。因此，用于充填于乳牙根管的材料必须是可吸收的。由于位置邻近，乳牙的创伤、感染可能会影响继承恒牙的发育，其后遗症包括釉质缺损、发育阻滞或者囊肿形成。

乳牙牙髓炎

与恒牙相比，乳牙因龋导致的牙髓炎性发展变化更快，并进展成为不可逆性牙髓炎。但是相应的症状在乳牙牙髓炎中表现却并不明显，直至发展到最后的坏死和脓肿形成阶段（图 7.4）。

诊断幼儿的牙髓炎较成人而言更为复杂，因为他们不能清楚表达出问题所在（见第 4 章），而且这对于成人也是困难，“他们”→“儿童”可能会对主观的临床试验做出无法预测的反应。因此，常用于恒牙的牙髓疾病检查手段并不同样地适用于乳牙。目前，客观评价乳牙炎性变化的分子学方法（如前列腺素的检测）正在测试之中，但还未能在临床实施。

乳牙牙髓治疗技术

间接盖髓术

在牙齿被修复之前，龋坏组织应被充分清除。对于既没有临床症状也没有牙髓疾病的影像学证据的深龋患者，若该儿童的合作性或者注意力持续时间可能会阻碍活髓切断术的进行，这在临床上实则为进退两难的问题。间接盖髓术可以用于上述情况，其治疗成功的关键在于去除龋坏达到没有细菌感染的龋坏前沿区域。只要将覆盖的感染牙本质已被清除，在龋洞最深处的少量的软性牙本质可被保留，并在其上覆盖一薄层氢氧化钙，继而用氧化锌丁香油或者改良型玻璃离子水门汀封洞。最后，用粘接材料或者预成金属冠对牙冠进行修复。随访复诊中的临床及影像学检查将确保之前的牙髓炎症没有进一步发展而导致根尖周的问题。这种治疗方式不需要二次操作或复诊，无疑，这对儿童而言更加有益。

直接盖髓术

直接盖髓术不适用于乳牙列，这是因为乳牙牙髓的炎症病理性变化十分迅速，且牙髓本身的愈合能力也十分有限。牙髓炎症通常持续存在，且进一步进展导致牙根内吸收， 进而坏死，尤其是在氢氧化钙覆盖已经暴露的牙髓的情况下（图 7.5）。直接盖髓术只在以下特定情况下适用：（1）在预备龋洞的过程中，在健康的牙本质上导致的意外穿髓；（2）外伤导致的极小范围牙髓暴露，且在这种情况下牙髓暴露部位的出血少，并且能被浸有生理盐水的棉球所止住；若仍有出血，表明牙髓炎症严重，此时

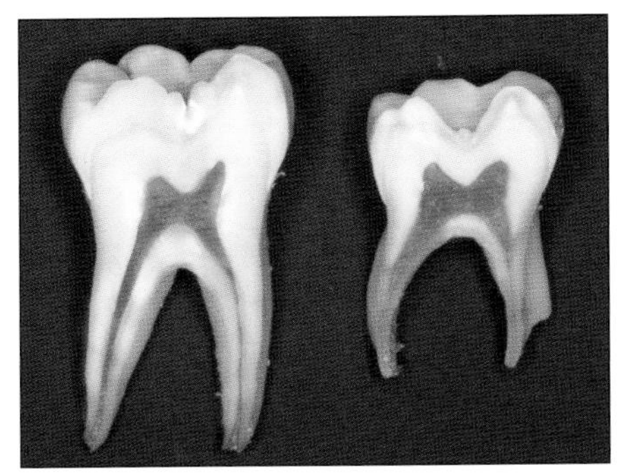
图 7.1 恒磨牙与乳磨牙的比较

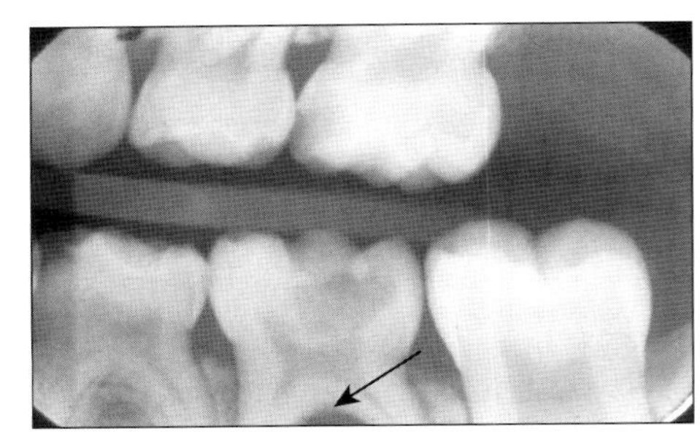
图 7.2 乳磨牙龋坏和根间骨丧失（箭头所示）

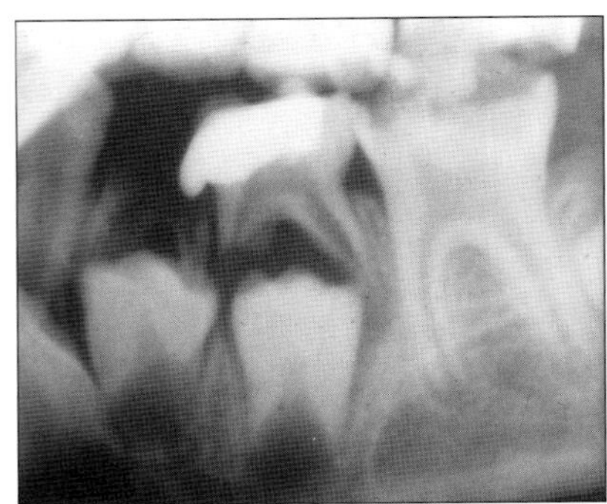
图 7.3 乳磨牙根吸收

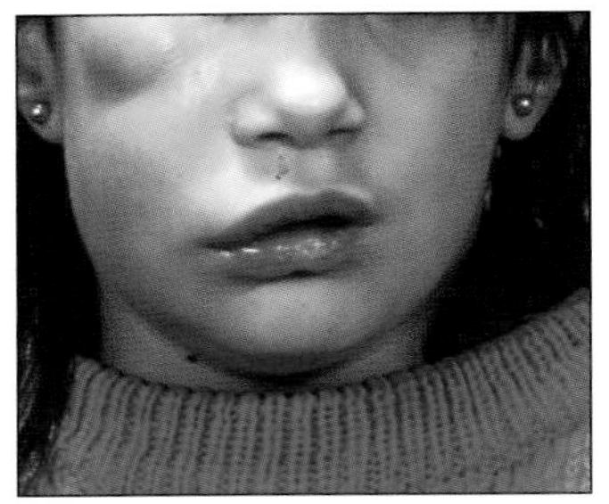
图 7.4 乳磨牙相关脓肿

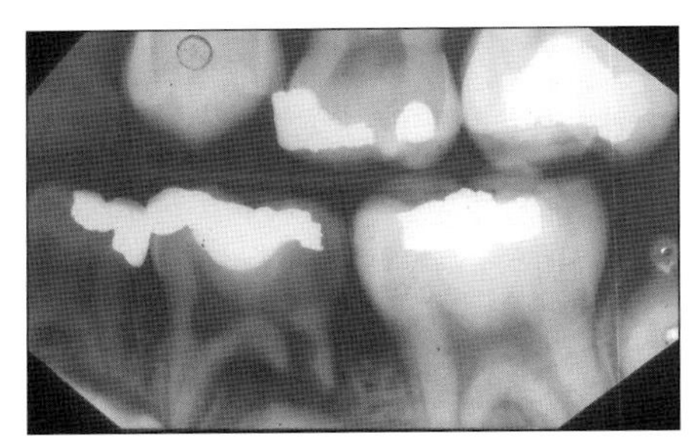
图 7.5 牙根内吸收

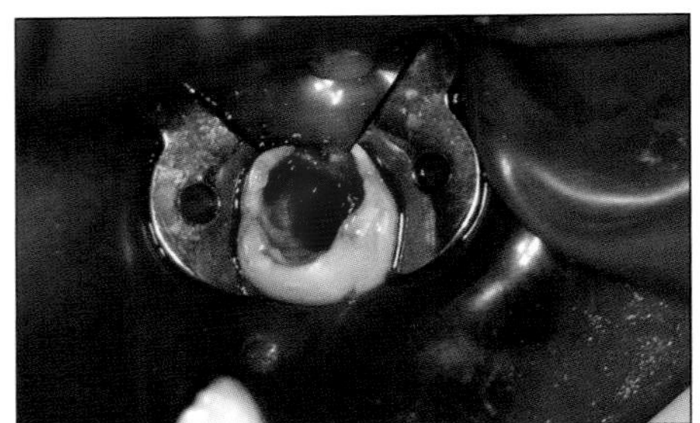
图 7.6 龋坏去除

表 7.1 MTA 和 Biodentine™ 成分

MTA™	Biodentine™
硅酸三钙	**粉剂**
硅酸二钙	硅酸三钙（C3S）（主要的成核材料）
铝酸三钙	硅酸二钙（C2S）（主要的成核材料）
铁铝酸四钙	碳酸钙和氧化物（填料）
硫酸钙	氧化铁（遮色剂）
氧化铋	氧化锆（阻射剂）
	液剂
	氯化钙（催化剂）
	水溶性聚合物（水还原剂）

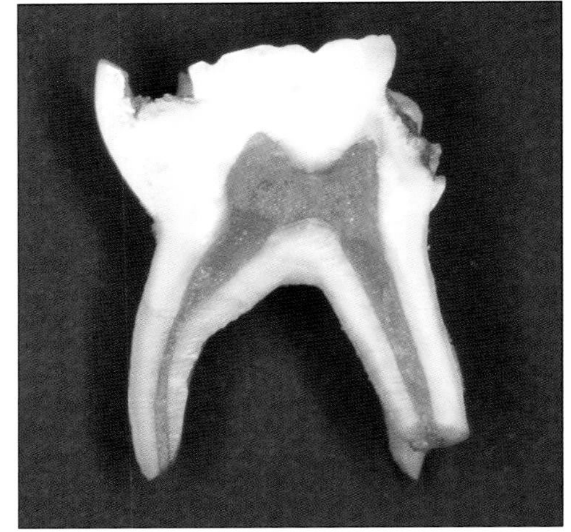
图 7.7 乳磨牙剖面

则应采取牙髓切断术；如果出血能容易被止住，则可再在牙髓暴露部位直接覆盖一层氢氧化钙或者三氧化矿物凝聚体（mineral trioxide aggregate，MTA）（表7.1），然后再进行牙冠部分的修复。

Biodentine™，是一种新的具有良好生物相容性的生物活化碳酸钙基质材料（表 7.1），近来被提倡用作牙本质“替代物”，同时也可作为直接盖随材料使用。研究证明其具有促进转化生长因子 β1（TGF-β1）从人牙髓细胞中释放的潜能，从而诱导牙髓矿化，但进一步的实验室研究及长期的临床试验还有待证实。

活髓切断术

该技术要求切除冠髓部位感染的牙髓组织，同时保留剩余活髓。甲醛甲酚（formocresol）以往常作为乳牙牙髓固定的一种药物，但考虑到其对人体的安全性问题，现在已经逐渐被新的材料所替代。这些材料包括：Ledermix®——用于处理痛觉过敏的牙髓麻醉失败，硫酸铁——用于牙髓止血，MTA——用于牙髓切断术。

牙髓切断术的适应证不包括以下几种：自发性或持续性疼痛，脓肿或者窦道，牙根间有骨吸收或者牙内吸收。但牙髓切断术也可适用于为避免拔除的牙齿，例如在有血管瘤的区域或者有出凝血障碍的儿童。

牙髓切断术的禁忌证包括与适应证相反的情况，以及恒牙即将萌出、有免疫功能不全或者有感染性心内膜炎风险的患者。

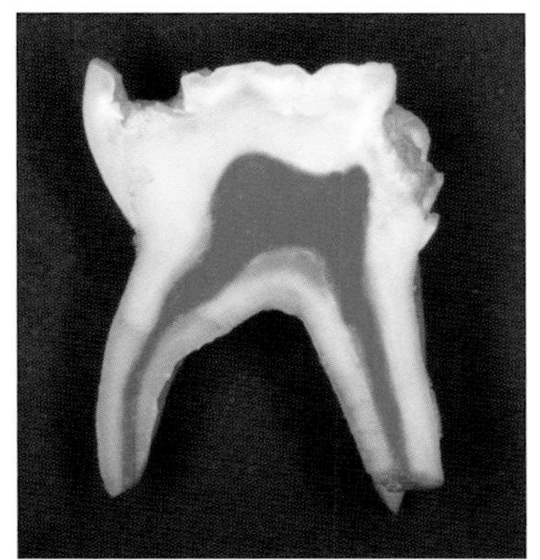

图 7.8 预备之前

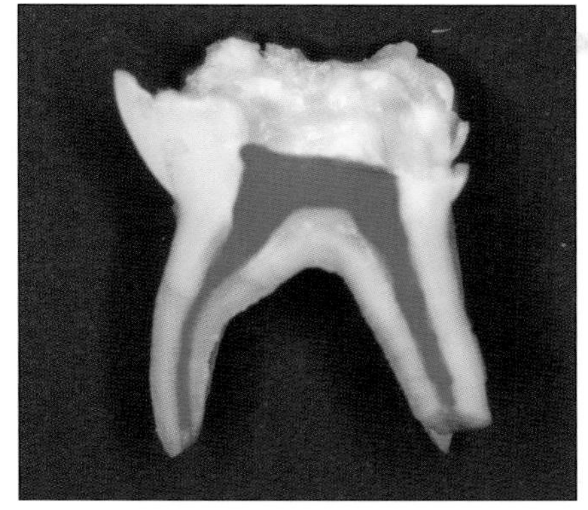

图 7.9 去除髓腔顶之后

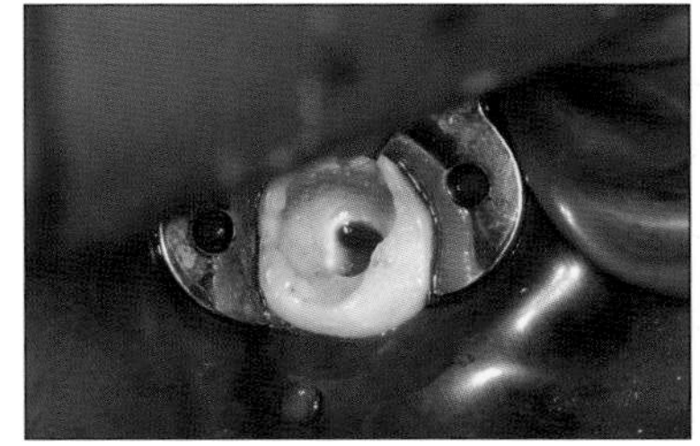

图 7.10 去除髓腔内容物之后

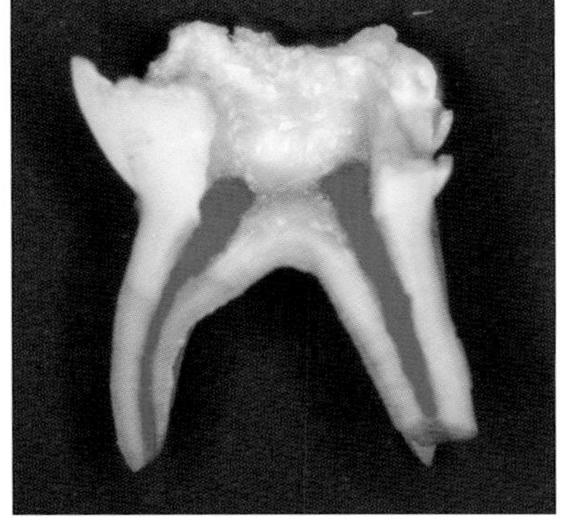

图 7.11 保留根髓

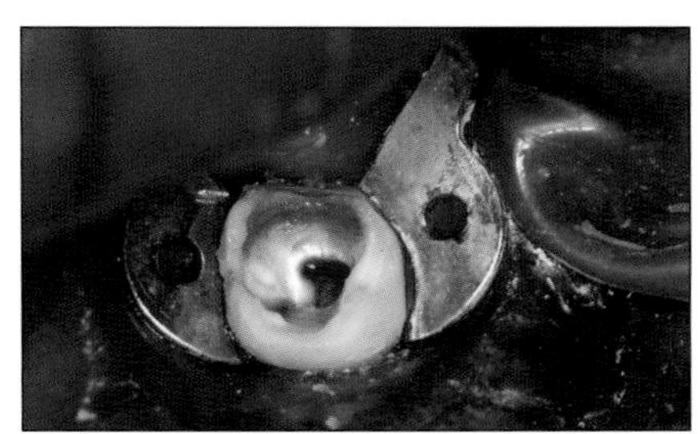

图 7.12 去除棉球

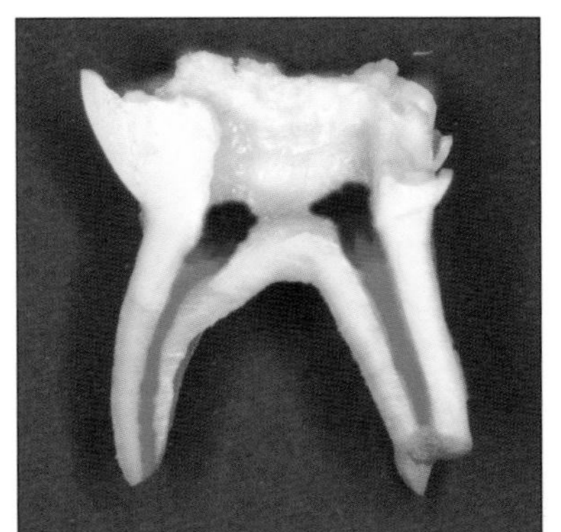

图 7.13 根髓断面呈暗红色

程序：快速参考指南

1. 充分的局部麻醉，隔离首选橡皮障。进入牙髓腔之前必须彻底清除周围所有的龋坏组织。暴露牙髓腔（图7.6，图7.7）。
2. 髓顶必须完全揭除、不留悬空部分，以便更好地清理髓腔中的牙髓组织。在这个步骤中，应十分注意钻头不要过分深入，以免破坏髓室底(图7.8，图7.9)。
3. 冠髓部分的牙髓组织用锋利的挖器或者球钻清除。生理盐水冲洗髓腔后，用湿润的脱脂棉球止血，确认牙髓剩余部分（图 7.10，图 7.11）。
4. 若不易止血，用小毛刷蘸取 15.5% 的硫酸铁溶液作用于残髓处 15 秒，然后充分地冲洗，用略湿润的棉球去除多余水分。也可用稀释的次氯酸钠溶液（0.5%）止血。而此时若仍有持续的出血则表明牙髓有炎症，那么则相应采取牙髓摘除术或者拔除患牙。
5. 去除棉球后，根部牙髓剩余部分应呈现红色或暗红色，且没有出血（图 7.12，图 7.13）。
6. 一旦出血被止住，则用生理盐水调配的呈“湿沙状”的 MTA 粉覆盖根管口牙髓，冠方用玻璃离子水门汀严密充填，并用预成金属冠修复（图 7.14，图 7.15）。

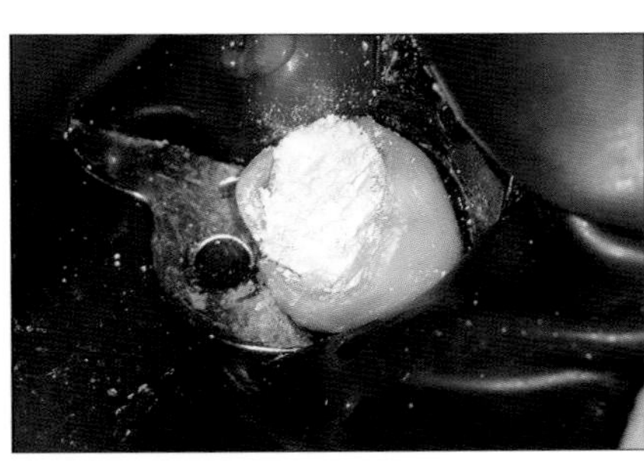

图 7.14 氧化锌修复

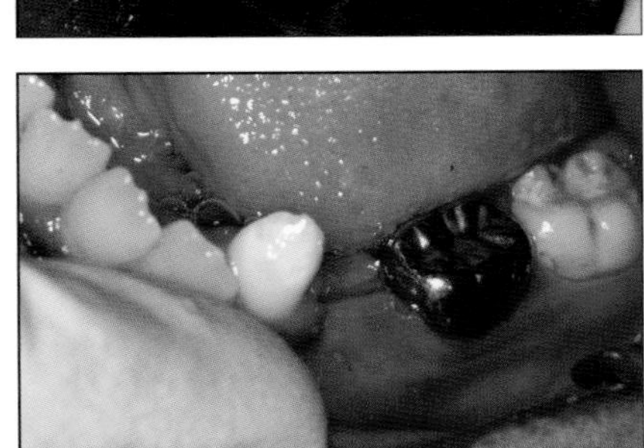

图 7.15 不锈钢预成冠

乳牙活髓切断术替代方法的发展

骨形成蛋白

随着分子生物技术的发展，对具有骨诱导性能的分子的提纯技术得以进步。这类分子通常被称为骨形成蛋白（bone morphogenic proteins，BMP）。如果 BMP 能诱导牙本质和牙骨质再生，那么真正的生物学盖髓术及牙髓切断术将得以实现。

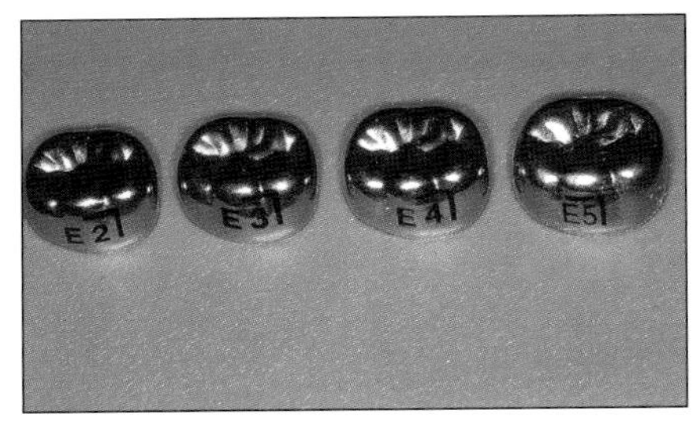

图 7.16 不锈钢预成冠

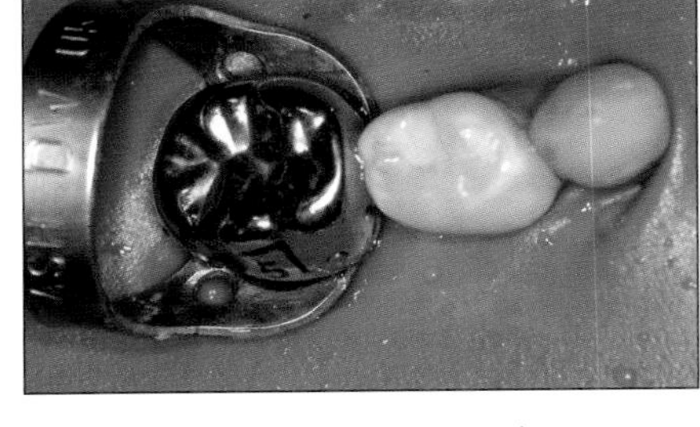
图 7.17 放置不锈钢预成冠后

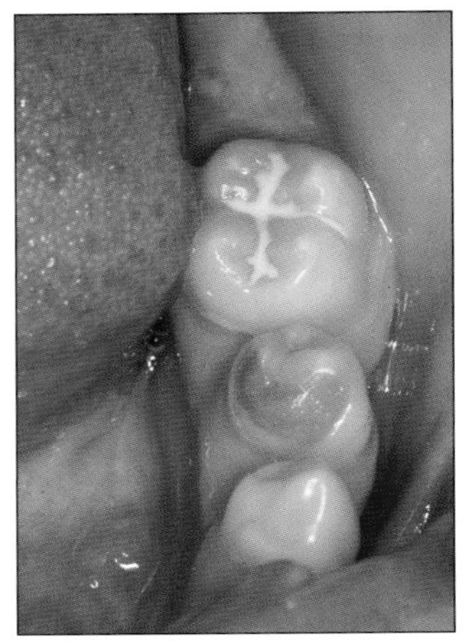
图 7.20 特纳牙

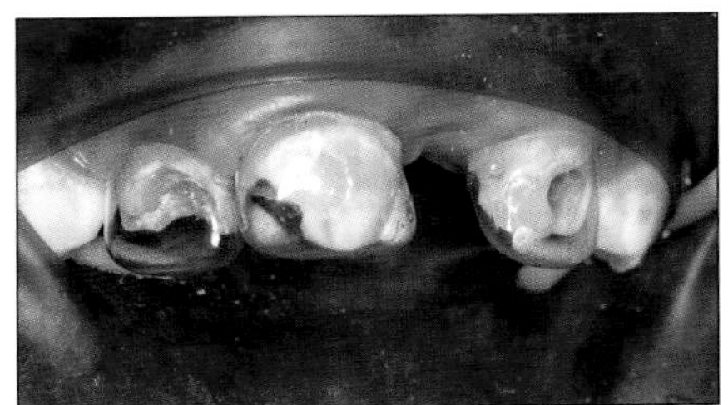
图 7.18 放置树脂冠

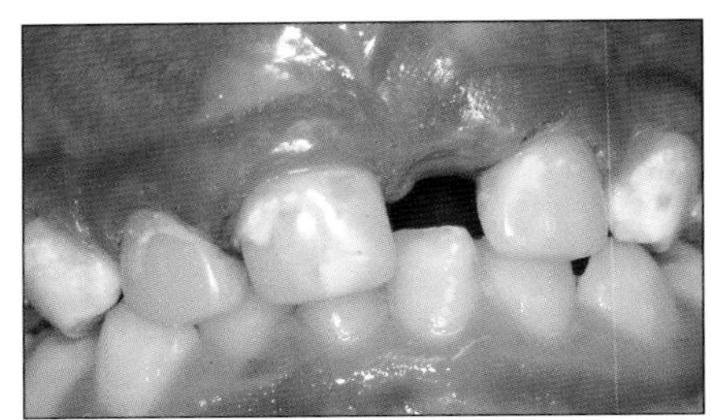
图 7.19 树脂冠

其他方法

借助电外科学、氩激光和二氧化碳激光，牙髓切断术得以发展。然而，与传统的甲醛甲酚相比，其治疗的成功性尚有待考证。更新的方法有待进一步研究。

乳牙内科治疗后的修复

由于备牙的过程对牙体组织有破坏，因此，最合适的修复方式是在后牙采用不锈钢预成冠、前牙采用复合树脂冠（图7.16~图7.19）。读者可参考与此技术相关的其他文献。

随访及并发症

乳牙进行内科治疗后应当定期进行临床及影像学的复查。乳牙可能会出现急慢性炎症，相应的表征及症状有肿胀、窦道形成、轻度叩痛或者松动等。影像学上的病理性根吸收必须区别于生理性根吸收。骨丧失可能随后出现或者在牙髓摘除术后、愈合失败时出现；也有可能发生囊肿或者阻碍恒牙的发育。受感染的乳牙可能会导致其继承恒牙的发育不全，也称为“特纳牙”（图 7.20）。

在大多数病例中，对于治疗失败的乳牙，拔除是更好的选择，而不是让替换的恒牙冒更大的风险。

恒牙列的管理

龋齿的最佳处理方式

预防龋齿主要的非手术方式包括菌斑控制、氟化物的应用和饮食调整。牙体的手术治疗是修复无法清理的龋洞，这也是菌斑控制的一部分。在设计管理计划时，重要的是评估目前已有的龋活跃性、龋风险性。每年发生两个或以上龋坏的患者被视为龋坏活性和进展的高风险者。

可能的风险因素包括：

- 医疗因素或者药物原因导致的唾液流量减少及口干。
- 父母和 / 或兄弟姐妹有活动性龋坏。
- 频繁进食含糖食物或者饮料。
- 口腔卫生差（表现为菌斑堆积或者牙龈炎）。
- 正在萌出的磨牙。
- 深的窝沟点隙。
- 存在需要置换的不良修复体。

龋坏的修复原则

一个有功能的牙髓-牙本质复合体需要有反应性的、有活力的成牙本质细胞参与，后者可以产生保护性的继发性或第三期牙本质；其主要方式是通过沉积一层保护性的牙本质来完成，但这种交互反应只有在牙髓没有炎症时才能得以提高。氢氧化钙、聚羧酸锌或者氧化锌丁香油水门汀（按影响递减次序）垫底的效果肯定；复合型树脂和树脂改良型玻璃离子水门汀效果好，但是其对操作技术敏感性要求也更高，因此在置放时需要更仔细。深龋首选氢氧化钙垫底，然后覆盖氧化锌丁香油；但这限制了在后牙上继续用复合树脂修复，应改为银汞合金修复，然而银汞合金在某些国家被限制使用。虽然汞具有毒性，但是利用现代调配技术、混合方法及置换方式，鲜有证据表明银汞合金中的汞对于患者或者牙医的健康产生毒性作用。若改用牙色修复材料，如树脂改良型玻璃离子，替代原有的银汞材料应注意使用氢氧化钙垫底，以避免其在深龋洞中与牙本质直接接触。

术后牙本质的反应性在增加牙本质的厚度中起重要作用，且与备洞的尺寸、剩余牙本质的厚度、酸蚀、微生物微渗漏成正比。当剩余牙本质的厚度在 0.25~0.5mm 之间，尤其是在有微生物渗漏时，牙本质的反应性最大。这可能是因为该深度最有利于修复过程中产生的可溶解性生长因子达到牙髓并发挥其作用。然而，如果牙本质厚度继续减少，成牙本质细胞的损伤会相应增加，导致反应性牙本质减少。一般来说，修复性材料对刺激反应性牙本质生成起次要作用。氢氧化钙盖髓能使牙本质产生最大的反应性，而聚羧酸锌水门汀则没有这种作用，这有可能是通过刺激成牙本质细胞来调节的。

防止微生物渗漏的方式可分为以下两种途径：

1. 减少修复体与牙体之间的间隙（包括粘接）。
2. 使用具有抗菌性能的材料以抑制微生物渗漏。

减少修复体与洞形之间的间隙依赖修复材料的种类，应考虑牙齿的回弹性以及修复材料与牙体组织间的界面相互作用。为达到成功的牙体修复，修复材料必须在承受各种咀嚼力的情况下与牙体组织产生相同的形变。然而，目前还没有一种材料能长时间持续满足上述要求。因此，所有通过粘接固位的修复材料都会在使用一段时期后失败，使微生物渗漏有机可乘。

虽然强调了这么多减少或者阻止牙体 / 修复体界面间隙以减少微渗漏的重要性，但是对减少微生物渗漏的特别重视程度还是不够。最有效的方法是在使用银汞修复材料之前用氧化锌丁香油垫底，但这种材料能否直接盖髓值得考虑。丁香油有强烈的抗菌及止痛作用，但同时也有神经毒性和牙髓组织毒性。因此对于深龋，在使用丁香油之前必须用氢氧化钙垫底。同时，由于丁香油能够干扰树脂材料的固化过程，因此不能直接与具有美学效果的复合树脂类修复材料同时使用。因此可以选择在氢氧化钙垫底之后再用树脂改良型玻璃离子双垫底。氧化锌丁香油的持久抗菌性值得考虑，我们只需要它能够在牙髓 - 牙本质复合体产生一层屏障（牙本质硬化及继发性牙本质形成）期间产生作用即可，以阻止细菌及其产物的进一步侵袭。当这种技术应用于粘接时，其中的关键点在于这种方法是基于一种假设——牙髓 - 牙本质复合体形成的防御十分有效且不会受到存在的炎症、洞形的深度以及修复材料的影响。保持牙髓活力的关键在于封闭所有牙本质小管，但实际操作中修复材料可能无法做到。因此，保存牙髓的活性以阻挡进一步地侵袭十分关键。

玷污层及其处理

玷污层是牙本质，或者更确切地说是羟基磷灰石在被金属切割或者碾磨时产生的无定形物质，由有机物与无机物组成（图 7.21a）。虽然玷污层阻碍了修复材料在龋洞中的密合性，但是它有助于保护牙髓组织免受微生物渗漏的作用，因此应予以保留。折中的办法是部分去除玷污层，同时保留了牙本质“栓子”的完整性（图 7.21b），使用 3% 过氧化氢即可达到此目的。新一代的牙本质粘接剂能决定玷污层的变化。在某些情况下，玷污层被保留甚至加强。在另一些情况下，它被部分去除；在其他情况下，玷污层被 EDTA（图 7.21c）或者磷酸（图 7.21d）等酸性物质彻底清除。其目的是使得树脂能够进入牙本质层以形成所谓的杂合层（图 7.21e）。

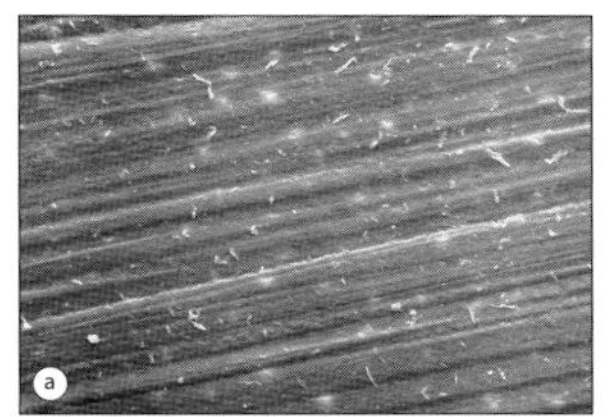
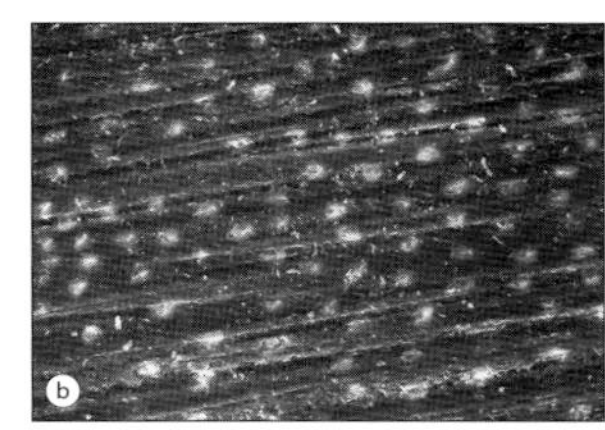
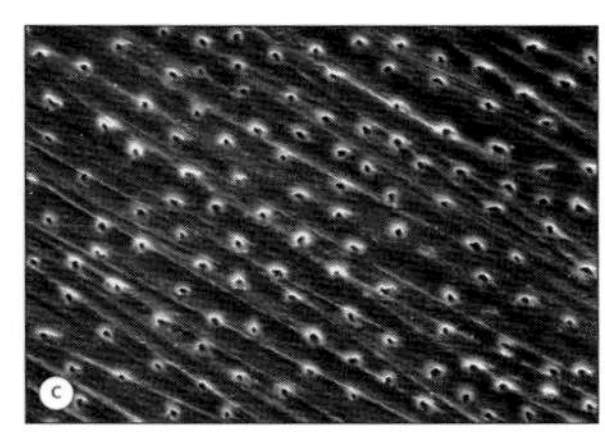
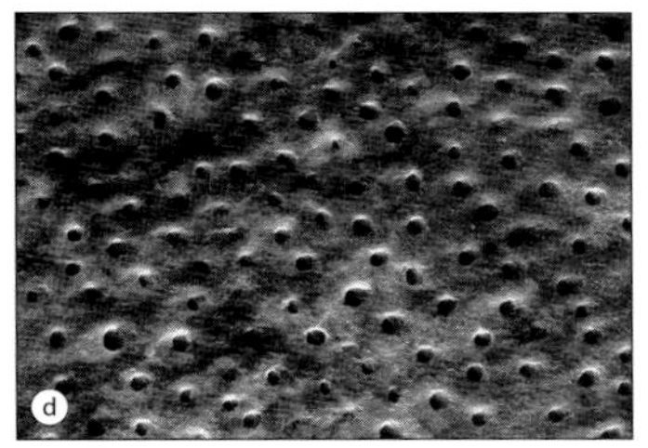
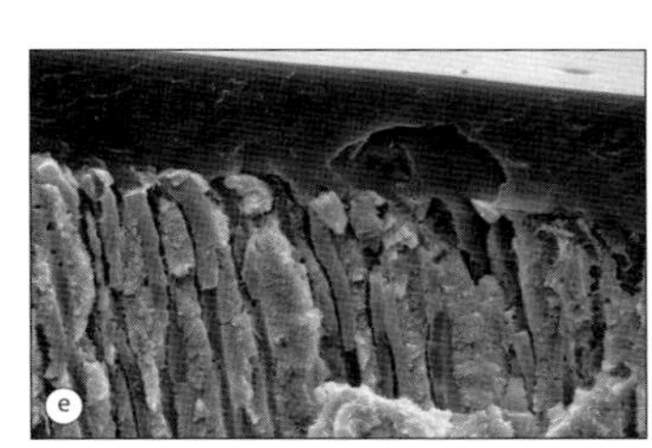

图 7.21 （a）备洞过程中产生的玷污层（电镜观）；（b）3% 过氧化氢去除部分玷污层（电镜观）；（c）EDTA 去除部分玷污层；（d）磷酸去除玷污层，牙本质小管开口暴露（电镜观）；（e）树脂覆盖以及部分深入牙本质小管形成的杂合层（电镜观）

龋和牙体修复的操作步骤

对于呈白垩色斑点状的初始釉质龋坏（图 7.22）进行非手术治疗和预防即可。如果龋坏进展到牙本质且呈现出影像学中明显的脱矿或者深度达到牙本质厚度的一半（图 7.23），则需要进行微创手术处理以阻止及避免牙髓的暴露。

最保守的治疗方式包括封闭龋坏部位或者非创伤性修复治疗（atraumatic restorative treatment，ART）。封闭龋坏的操作包括以下几个步骤：橡皮障隔离患牙、38% 磷酸酸蚀感染牙齿表面、水雾冲洗、吹干，然后使用树脂封闭剂（图 7.24）。ART 治疗的步骤是：使用手用器械去除软化的龋坏牙本质，然后用粘接性修复材料充填龋洞（图 7.25）。

传统的龋坏治疗方法包括挖除龋坏的牙本质、放置一层垫底材料，然后用银汞合金或者修复性粘接材料修复龋洞。

在处理龋坏时（图 7.23），为了达到最佳效果需遵循以下原则：去除龋洞中软化的龋坏牙本质（图 7.26a），保证所有的边缘龋坏去除干净（图 7.26b）。通过金刚石车针配以空气压缩式手机打开牙釉质，然后用尺寸合适的不锈钢低速手机球钻在有水的情况下去除龋坏的牙本质。严重龋坏的牙本质会玷污并阻碍钻头的运转，此时使用锋利的挖器可能更有效率。由于进展龋的边缘区域是不规则的，一旦达到硬化的牙本质，则改用钻头完成最后的预备更加便捷。必要时使用 3% 过氧化氢清洗牙本质以去除表面的玷污层，同时完整地保留牙本质栓。放置氢氧化钙垫底材料有利于修复，氢氧化钙能杀灭牙本质中任何残留的细菌，且能促进牙本质的再硬化（图 7.26c）。接下来用氧化锌丁香油衬洞以防止产生微渗漏，以阻止细菌侵入牙

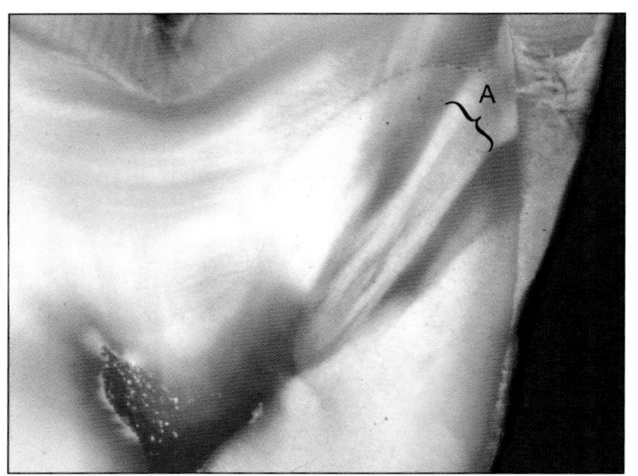

图 7.22 龋坏引起的牙本质硬化（A）

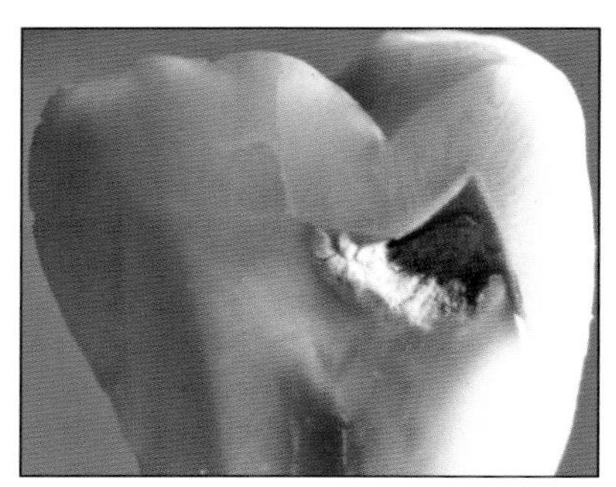

图 7.23 龋损形成的空腔

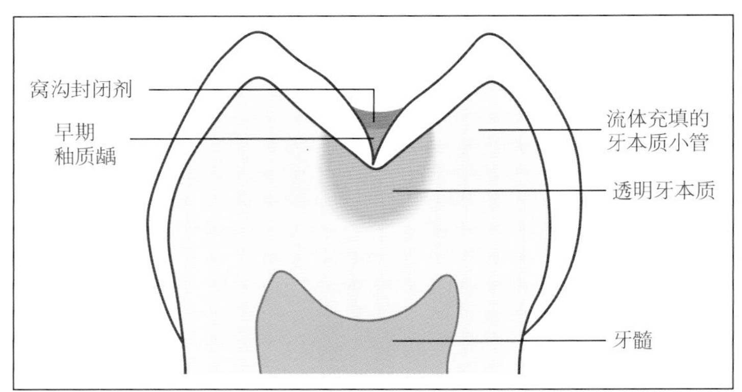

图 7.24 封闭龋坏示意图

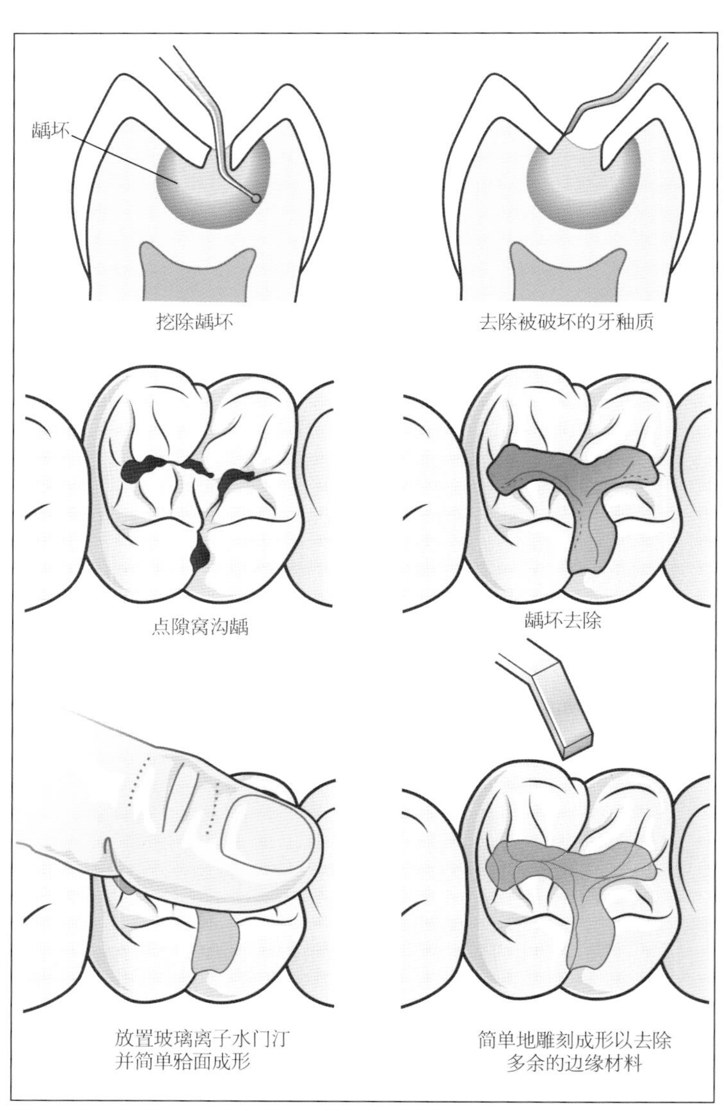

图 7.25 龋坏的 ART 示意图

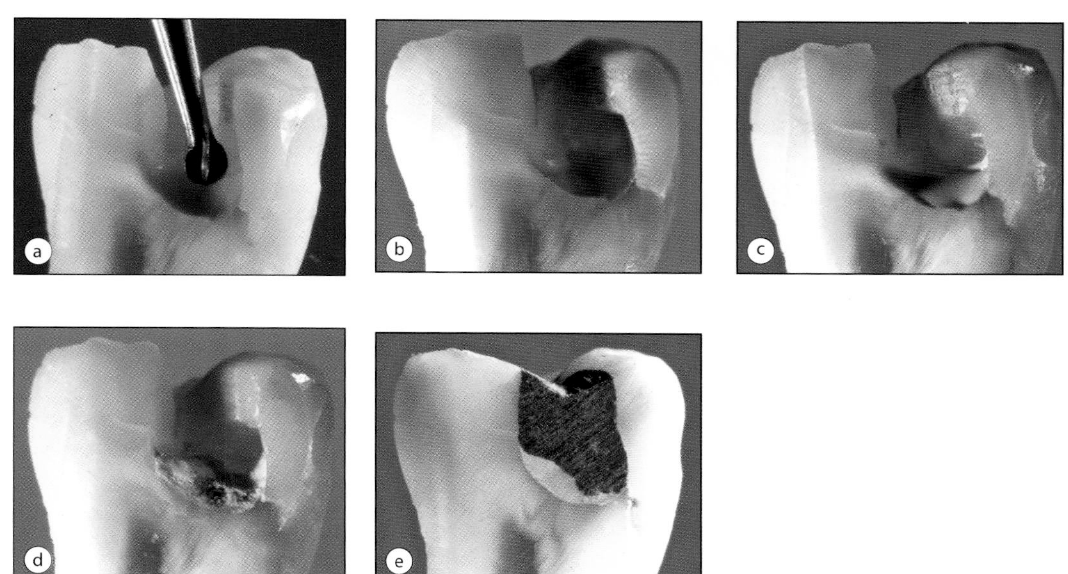

图 7.26 （a）去除图 7.23 中的龋坏牙本质；（b）完成预备；（c）氢氧化钙垫底；（d）氧化锌丁香油衬洞；（e）银汞充填

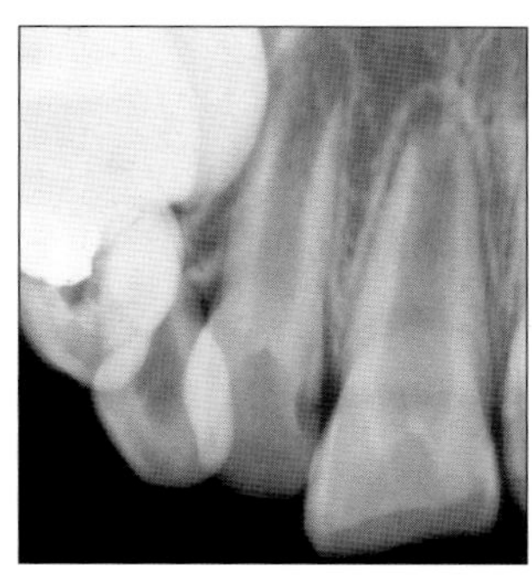

图 7.27 发育完成的牙根

髓（图 7.26d）。最后，用适合性良好的银汞充填龋洞，注意保证严密性，不产生边缘渗漏（图 7.26e）。

深龋洞和缺乏抵抗力的牙髓的治疗

只要牙髓 - 牙本质复合体能保持生理性的完整性和功能，牙髓组织就具有保存其在修复治疗之后恢复健康状态的能力。相反，当牙髓 - 牙本质复合体被严重破坏到超出功能性修复的范围，或者在解剖学上严重缺损达到下层牙髓组织时，牙髓组织就缺乏这种自我修复的能力了。对于深龋或外伤导致的牙髓暴露或者接近暴露的牙髓的治疗可以尝试通过保留活髓的保守治疗方式，也可以通过牙髓摘除术以及根管治疗的方式。究竟选择何种治疗取决于操作者对治疗成功的可能性以及长期预后的判断，也取决于对整体治疗的考虑。对于在原本完整牙弓中的单颗牙齿，通过塑料修复材料恢复便于复查随访，此时倾向于对它进行保守治疗。相反，用铸造修复体恢复的牙齿，则不便于后期进行调整，此时根管治疗则更为适合。

当没有重要的修复治疗考虑时，选择牙髓的保存治疗还是彻底的根治术，取决于临床医生从他们的老师及早期的临床经验中得到的观念。在这个问题上有两种观点：一种认为牙髓有生存能力，因此应得以保留；另一种则认为前者的治疗方式从长期来看失败的可能性很大。持有后者观点的医生认为对活髓乳牙进行根管治疗的成功率更高（95%），并进一步认为保留活髓的治疗导致的不规则矿化和根管内吸收使后期的根管治疗变得更加困难；他们认为牙髓坏死和感染的可能性会导致后期根管治疗的成功率下降到 85%；他们支持活髓治疗术的唯一情况是对于牙根没有发育完成的牙齿（图 7.27）。

活髓治疗术的支持者们则认为如果病例选择得当且操作规范，则治疗的成功率可达 85%~90%，并且能够抵抗牙髓钙化或者明显牙内吸收的发生。此外，这种方式的最大优点是，进行牙髓保存治疗的牙齿更不容易产生折裂。

牙髓保存治疗的方式包括：间接盖髓术、直接盖髓术和牙髓切断术。除了这些传统的治疗方式外，将来“牙髓再生术”也将列入其中。这些治疗方式的基本原理已在第 2 章中讨论。

牙髓完全的暴露或者接近暴露均有可能导致牙髓失去自我修复的能力。龋坏、牙面丧失、外伤或者龋洞预备时导致的损伤均有可能导致牙髓的暴露。无论何种原因，操作者必须评估牙髓目前的状态、牙髓损伤的程度以及微生物污染的程度。治疗的目标是尽可能去除感染的软硬组织，同时用防止细菌侵入的修复材料以保存剩余的健康牙髓组织。

间接盖髓术

近年来，对间接盖髓术这种治疗方式是有争议的（图 7.28）。这种治疗方式用于在去除深龋过程中可能会导致牙髓表面较薄的牙本质层被破坏，从而导致的健康牙髓暴露（图7.28a）。在临床上如果能预见这种可能性的发生，则要保留牙髓表面（而不是周围）的部分龋坏牙本质（图 7.28b），并用氢氧化钙垫底以杀灭残余细菌，促进再矿化

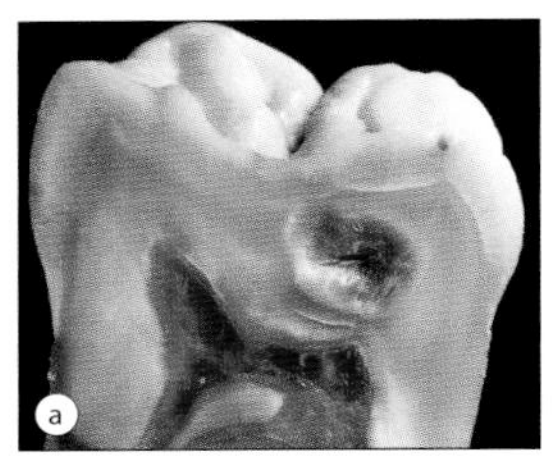
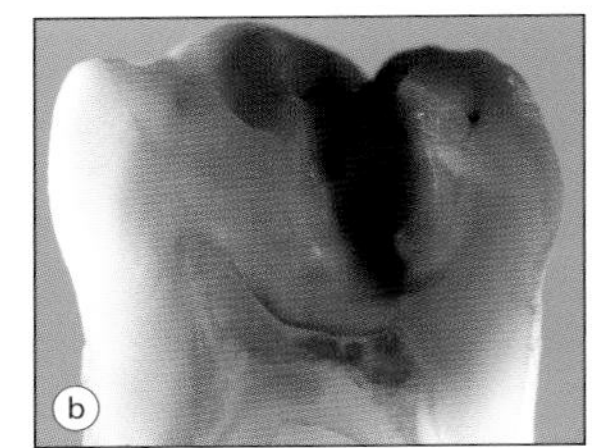
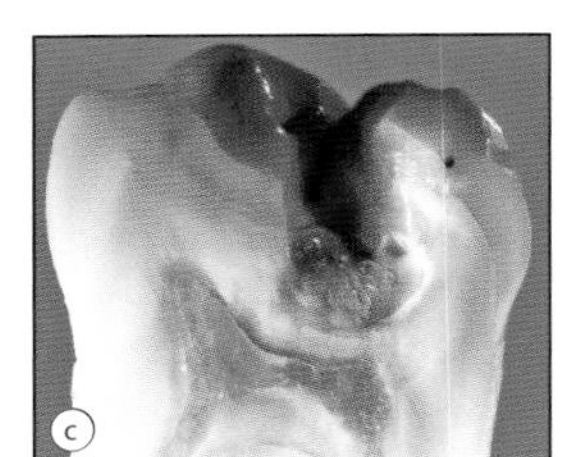
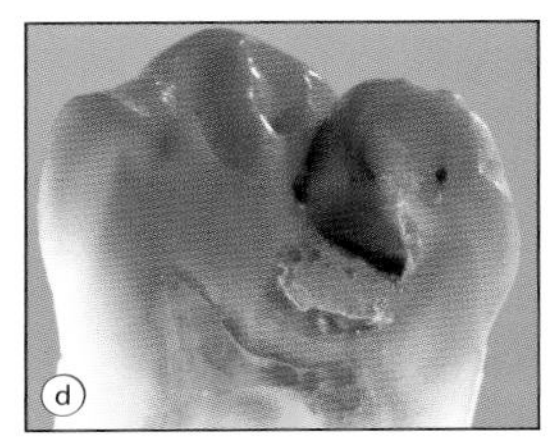
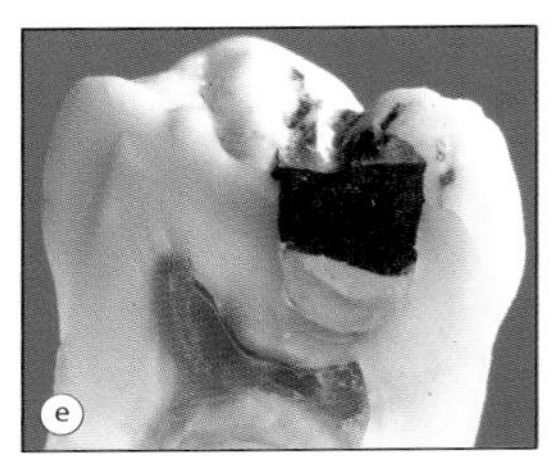

图 7.28 间接盖髓术：（a）初始龋坏；（b）龋损去除；（c）氢氧化钙衬洞；（d）氧化锌丁香油垫底；（e）最后银汞封闭

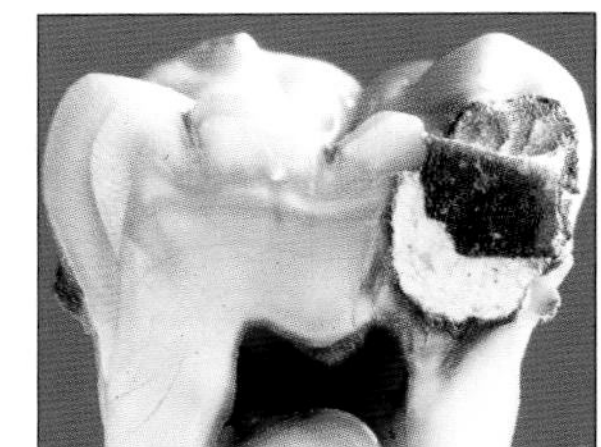

图 7.29 因微渗漏导致的牙髓坏死

和牙本质修复（图7.28c）。然后再垫一层氧化锌丁香油以防止微渗漏（图7.28d）。最后用永久修复材料修复，注意防止微渗漏产生，以免导致龋坏的再发生（图7.28e）。如果使用粘接性修复材料，则树脂改良型玻璃离子水门汀更适合。无论是氧化锌丁香油还是树脂改良型水门汀都不能直接用于较深的牙本质上，因其可能导致成牙本质细胞和牙髓的损伤。在此之后，如果牙齿没有出现临床症状，且存在持续的牙髓活力，则建议采取下面两种治疗方式：一种是永久的修复患牙；另一种是在3个月后去除原有的垫底材料，然后挖除剩余的龋坏牙本质，此时期望的是在此期间能形成继发性牙本质或者反应性牙本质，以防止牙髓的暴露。但这种治疗方式不依赖继发性牙本质形成的速度：牙本质每天形成3 μm，3个月后也总共只能形成0.27mm的厚度，也许这还不能防止创伤性牙髓暴露发生的可能性。

这种技术在操作上也存在一个问题，就是操作者无法准确测量龋坏的剩余深度，可能会遗留龋坏牙本质和邻近病变区域坏死的牙髓组织（图 7.29）。以往普遍被接受的观点是牙本质软化与着色先于细菌侵入；但现在被证实这是不完全正确的，事实上细菌侵入坚硬的牙本质也有很大的可能性。因此间接盖髓术是个不确定的治疗过程，其成功依赖于对牙髓状况的正确诊断，且在治疗中仅保留少量的龋坏牙本质，然后衬以抗菌材料。

另一种部分去除龋坏的治疗方式是逐步法（两步法）（图7.30），类似于间接盖髓术。这两种方法的主要区别在于间接盖髓术是完全去除感染的牙本质，仅保留一层薄的脱矿牙本质，后期不要求再次进入对龋洞进行治疗。而在逐步法中，第一次去除龋坏的目的仅仅是改变龋坏环境，包括完全清除周围脱矿的牙本质，但对于髓底和髓壁的表层坏死及脱矿牙本质尽量做少量清除，以利于临时修复体的固位。对于接近牙髓的部位的清理应当避免，这样将遗留一部分软化的、湿性变色的牙本质，随后用氢氧化钙基底材料垫底、玻璃离子水门汀做临时封闭；8~12 周后，再次打开龋洞，进行第二次 / 最终的清除，以彻底去除软化的牙本质，而保留中央淡黄色或者灰色硬化牙本质（通过探诊判断，与健康的牙本质硬度相近），用氢氧化钙垫底保护髓底与髓壁，然后采用永久修复材料进行充填。

直接盖髓术

对于暴露牙髓治疗成功的前提是牙髓的健康程度——只有少量的细菌污染并且没有随后的微生物渗漏。对于深龋在去龋过程中导致的意外牙髓暴露，可以认为此时只有少量的牙髓被细菌污染。对于因外伤导致的牙髓暴露，若被唾液污染的时间仅为数小时，用直接盖髓术也可以获得成功。在操作过程中导致的意外露髓，即使被唾液污染，也可被认为只有轻度的污染，因此不会影响治疗的效果。因此，治疗成功相关的牙髓健康程度是指最轻微的炎症以及修复、置换丢失的成牙本质细胞的能力。对于年轻的牙齿，牙髓的健康状况可能更好；但即使被证明在这类牙齿中治疗的成功率更高，年龄通常也不是一个好的诊断指标。

直接盖髓术（图7.31）中，为了在术区良好地隔离患牙，应优先使用橡皮障。受伤的牙髓最好是新鲜的，只有轻微的血液或者血清渗出（图7.31c）。然后用灭菌水或者生理盐水温和冲洗暴露的牙髓表面，以去除表面污染、碎屑以及牙本质片。用0.5%次氯酸钠溶液对表面进行消毒，也有助于

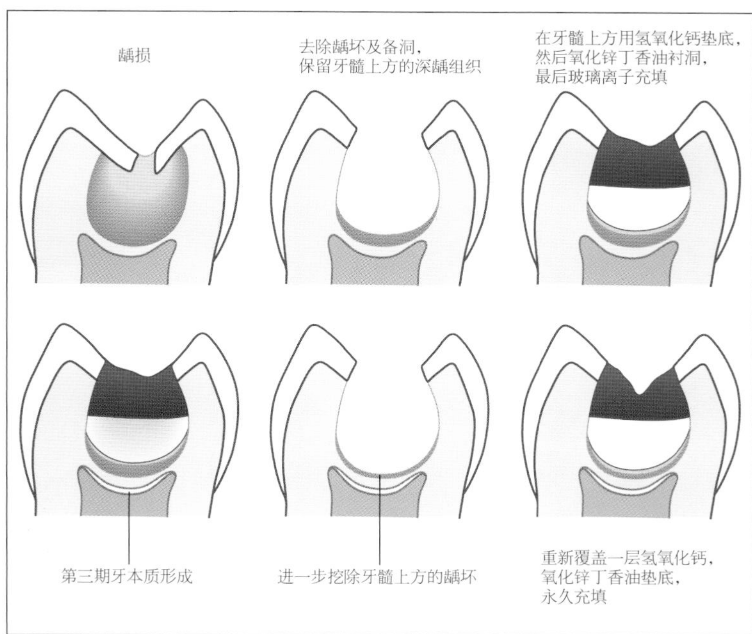

图 7.30 逐步法备洞示意图

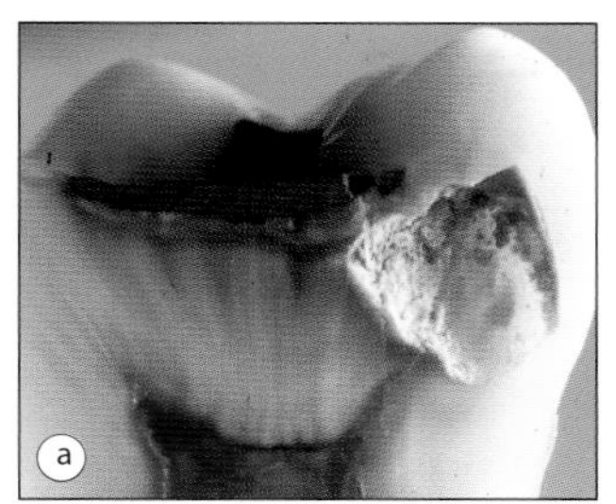
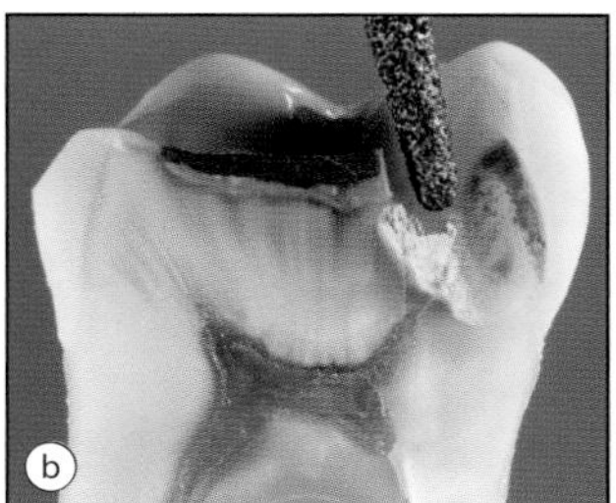
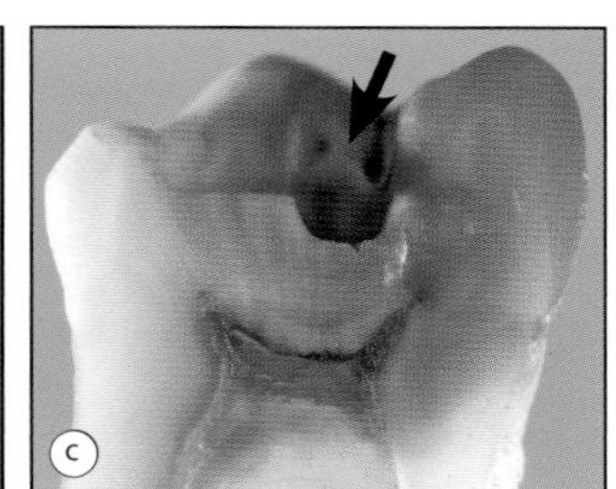
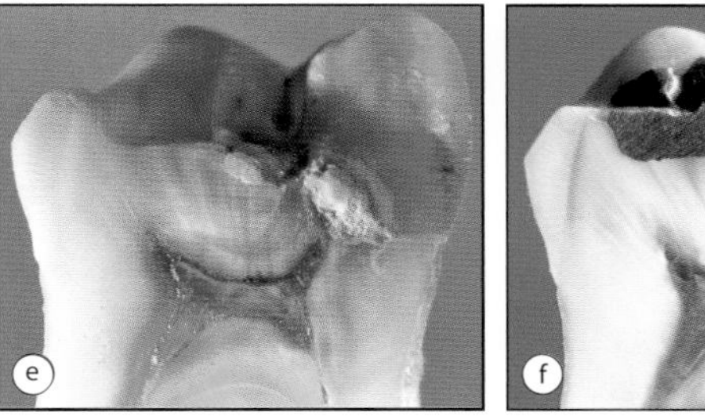
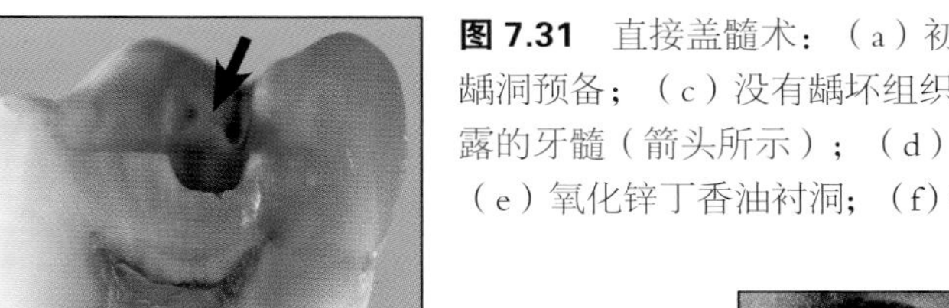

图 7.31 直接盖髓术：（a）初始龋坏；（b）龋洞预备；（c）没有龋坏组织的洞形，伴有暴露的牙髓（箭头所示）；（d）氢氧化钙盖髓；（e）氧化锌丁香油衬洞；（f）银汞永久充填

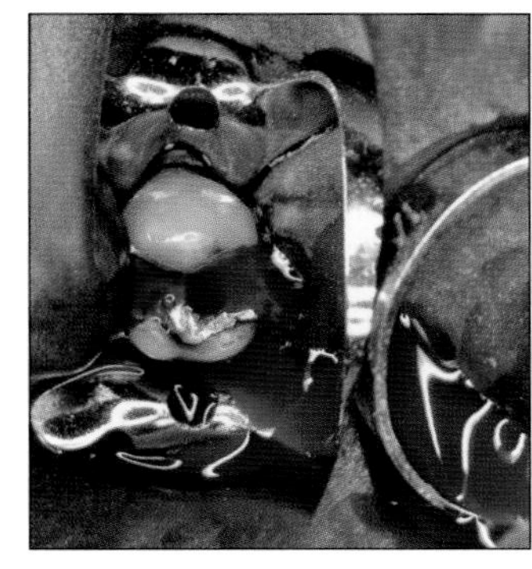

图 7.32 充血牙髓的大量出血

止血。如果仍有持续性出血，可用略微湿润的棉球止血。需要注意的是若使用干燥的棉球，在移除之时反而会引起持续的出血。超过5分钟持续大量的出血（图7.32）是牙髓严重炎症的表现，则此时应改用更为彻底的治疗方式。一旦出血止住，用氢氧化钙在牙髓表面进行覆盖（图7.31d），且关键的是氢氧化钙应置于有活力的牙髓之上，中间不能有血凝块。然后，传统地应用氧化锌丁香油垫底以防止微渗漏（图7.31e）。如果后续用树脂修复材料，则改用树脂改良型玻璃离子置于氢氧化钙之上，最后用适应性良好的修复材料完成修复过程（图7.31f）。近10年来，MTA——一种具有良好的生物相容性及硬组织传导、诱导特性生物活性材料，已被越来越普遍地作为盖髓材料使用。

曾经一度认为牙髓暴露的面积越大则预后就越差，但后续发现牙髓暴露的面积大小与治疗成功率之间并没有一定的关系。虽然龋坏暴露被认为可能会导致成功性降低，但是研究表明，在牙髓症状出现之前时的牙齿，其治疗的成功率可能接近于因创伤导致的牙髓暴露者。治疗成功的关键是良好的成牙本质细胞更新能力、良好的牙本质修复反应，并且没有可能导致炎症的微生物渗漏。

牙髓切断术

牙髓切断术是指当牙髓暴露且被细菌严重污染或发炎时去除冠髓的方法（图 7.33a）。牙髓组织去除的范围没有严格的界定。对于牙折导致的牙髓暴露牙髓表面可能会产生两种反应：

- 增生的上皮覆盖在牙髓上（牙髓息肉），炎症仅限于2mm 深度的范围内。

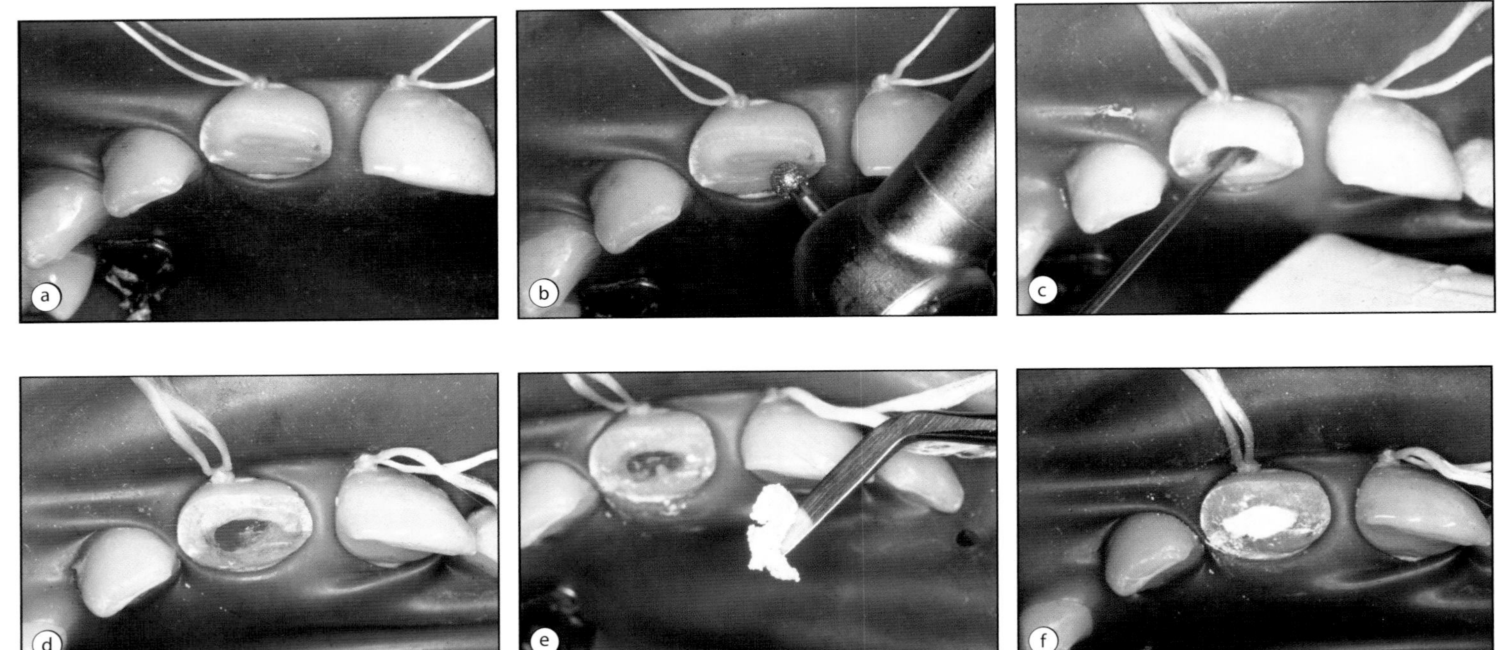

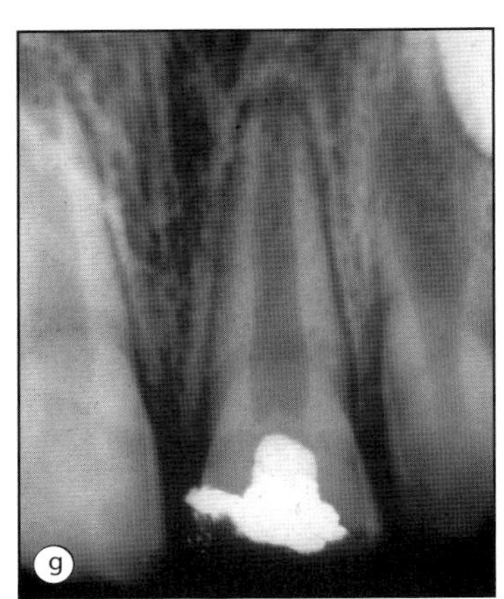

图 7.33 （a）由于创伤性折断导致的牙髓暴露；（b）去除表面坏死牙髓组织；（c）冲洗创伤牙髓；（d）止血；（e，f）应用氢氧化钙；（g）氧化锌丁香油充填

• 因炎症导致表面牙髓坏死，并从暴露处深入牙髓内部数毫米处。

治疗的原则与直接盖髓术相同，不同的是暴露的面积更大且氢氧化钙更深入根方。治疗步骤围绕的原则是去除表面坏死的牙髓组织直至到达健康牙髓。因此，治疗成功的关键依赖于坏死及炎症组织的去除。一般认为，使用高速粗糙的金刚砂车针、在充分水冷却的情况下间断、轻力地磨除可以减少牙本质碎屑溅入牙髓暴露的部位（图 7.33b）。所有的碎屑必须清理干净，以暴露干净的创面（图 7.33c）。利用上述方法充分止血后（图 7.33d），轻柔地放置一层氢氧化钙，且不要施压（图 7.33e，f），再用氧化锌丁香油致密且薄地垫一层底（图 7.33g）。有的操作者建议在洞形中切割出一个台阶，以便于放置塑料或者聚四氟乙烯片，然后再用氧化锌丁香油衬洞。跟前面提到的一样，如果用复合树脂修复，则改用树脂改良型玻璃离子代替氧化锌丁香油。与直接盖髓术一样，近 10 年来 MTA 也被开始用于牙髓切断术。如果使用了 MTA，则应在其表面放置一个湿润的小棉球以促进其固化，然后临时封闭龋洞；待下次复诊时，打开龋洞检查 MTA 的固位情况，然后再进行永久充填。使用 MTA 最大的副作用是会造成美学区域牙齿的变色。

牙髓再生术

这是一种相对较新的尝试技术，循证医学的证据还十分有限。目前仅有病例报道支持此种方法，其具有各种风险，也有潜在的好处，因此在没有患者的同意前还不能作为一种常规的治疗方式。应参考最新的文献以作为治疗的指导。这些治疗原则在第 2 章详述。图 7.34 描述了牙髓再生术的基本步骤。此种治疗方式已被 ADA 许可。

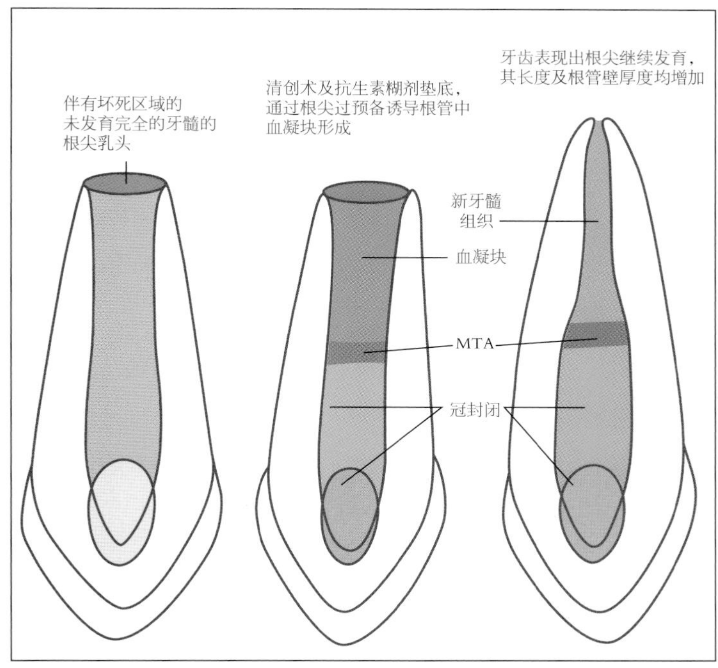

图 7.34 牙髓再生术示意图

参考文献及延伸阅读

[1] Bjørndal, L., 2008. Indirect pulp therapy and stepwise excavation. J Endod 34 (Suppl. 7), S29–S33.

[2] Duggal, M.S., Curzon, M.E.J., Fayle, S.A., et al., 1995. Restorative techniques in paediatric dentistry. Martin Dunitz, London.

[3] Duggal, M.S., Gautam, S.K., Nichol, R., et al., 2003. Paediatric dentistry in the new millennium: 4. Cost-effective restorative techniques for primary molars. Dent Update 30, 410–415.

[4] Fejerskov, O., Kidd, E., 2008. Dental caries: the disease and its clinical management, 2nd ed. Blackwell Munksguard Ltd, Oxford.

[5] Fuks, A.B., 2008. Vital pulp therapy with new materials for primary teeth: new directions and treatment perspectives. J Endod 34 (Suppl. 7), S18–S24.

[6] Nadin, G., Goel, B.R., Yeung, C.A., et al., 2003. Pulp treatment for extensive decay in primary teeth. Cochrane Database Syst Rev (1), CD003220.

[7] Rodd, H.D., Waterhouse, P.J., Fuks, A.B., et al., 2006. British Society of Paediatric Dentistry. Pulp therapy for primary molars. Int J Paediatr Dent 16 (Suppl. 1), 15–23.

非手术根管治疗

K Gulabivala, Y–L Ng

根管系统处理原则

根尖周疾病治疗的目的是清除根管系统里的微生物及其产物。根管系统的根尖部位能够发现呈浮游状态的微生物，但多数情况下这些微生物定植于管壁和牙本质小管内，（密度）向根尖孔方向逐渐增加。不同厚度和组成的生物膜覆盖在根管的牙本质内壁上（图 8.1）；当髓腔暴露时，根管内壁上的生物膜是连续的；而在髓腔壁完整的牙齿里，生物膜是不连续的。细菌渗透到牙本质小管内可被视为主根管生物膜的延展，这样就形成了类似于“毛毛虫”的三维结构。除了生物膜之外，细菌产物和毒素如脂多糖，也会不同程度地渗透进牙本质小管。根管系统复杂的三维形态增加了其表面清理工作的难度。

事实上，利用现有的设备、材料和技术并不能将根管系统无菌化。然而，无菌并不是根管治疗成功的前提条件。根管治疗程序之所以有效是因为根管系统内微生物及其产物的减少导致其致病性降低，进而促进根尖周愈合。图 8.2 中的病例展示了致病性降低在根尖愈合中所起到的作用，尽管根管治疗并没有达到根尖工作长度，但根尖病变几乎完全愈合。尽管生物膜完全被清除的准确机制尚不清楚，但根管预备的机械和化学清理在其中起到了明确的作用。

因此，根管系统的处理需要考虑以下几个方面：

- 根管机械预备。
- 根管化学预备：
  - 诊疗过程中用药。
  - 诊间封药。
- 根管系统的充填。

根管机械预备原则

根管预备中机械预备的目的是为了建立进入根管系统的通路。这种由冠部髓腔向深部的延展根据其功能也可叫作根管通路（传统上称为根管预备），其目的是为了获得和保持到根管系统根尖部的通畅（图8.3）。根管通路形状通常为锥形，也有圆形（图8.4a）或者轻微偏心的横截面（图8.4b）。最终形状取决于根管系统的原始形状以及机械预备中选择的器械以及操作方法。典型的机械预备包含：

- 不同型号的金属器械，其目的是根据根管系统的根尖止点的大小选择器械疏通根管，确保根管到根尖止点的畅通。
- 将根管通路预备成形为预定锥度，便于操作，使抗菌药物以及根充材料能够到达根管系统的所有范围（所有表面）。

因此，根管预备的精确形状及尺寸由冲洗以及根充的要求所决定。

要达到这些目标需要有序地去除根管内牙本质，使主根管原有的形态以及弯曲度得以保持（图 8.5）。再加上相对保守的最终预备尺寸，这样就有助于防止牙根出现过度薄弱区或者侧穿。对于狭窄的简单根管系统，仅仅机械预备或许就能全部移除生物膜（图 8.6）。然而，即使在单根管的前牙，这一情况也很少出现（图 8.7）。事实上，根管系统内总是会有一部分（30%~50%）器械预备不到的表面（图 8.3，图 8.8，图 8.9）。这一发现表明无须对根管系统所有表面都进行（机械）预备以达到治疗成功。因此，随后的化学预备能在到达所有表面方面，扮演重要的角色。

化学根管预备以及诊疗中根管冲洗的原则

为了让化学药物能够到达根管系统所有表面，必须有足够的路径并且使冲洗的流体便于（在其内部）流动。这就要求必须清除根管内的阻碍物。在机械预备之前，根管系统内或许存在各种状态的坏死牙髓组织、营养不良性牙髓钙化或者髓石、覆盖于管壁的细菌生物膜以及坏死组织等（图 8.1）。机械预备过程中，当根管因牙本质的去除而扩大时，这些物质就能被清除掉。成形过程中形成的牙本质碎屑增加了根管内容物的成分。因此，各种各样有机以及非有机堆积物必须从根管内清除。

由于纯冲刷操作受根管系统阻滞环境的限制，因此，冲洗的关键因素之一是流体动力学。有效地输送、混合以及冲洗液替代策略是必需的。另外，纯冲刷操作只对松动的碎屑有效果，大部分内容物可能会附着或者黏在根管壁表面。因此，首先必须先采取搅动或者化学溶解的措施来使这部分物质松脱；而且，冲刷操作必须长时间反复进行，并与机械预备同时或者交替进行。

一旦机械成形完成，最后还要使所有已预备的，尤其

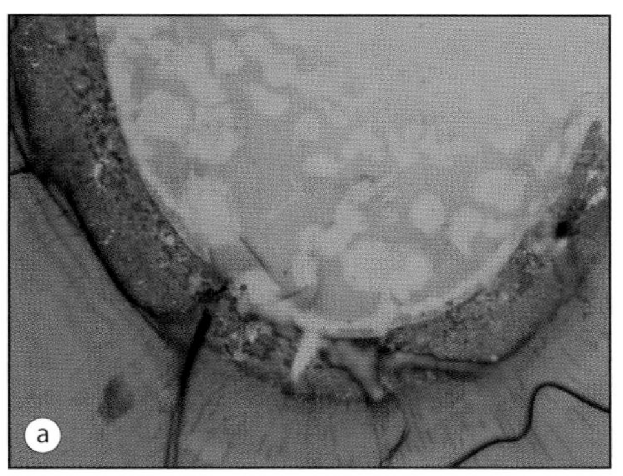

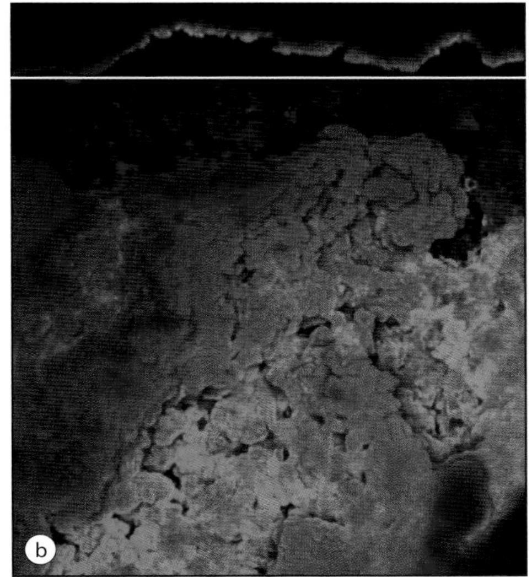

图 8.1 （a）一个被微生物生物膜覆盖的根管壁；（b）生物膜豌豆凝集素染色后的扫描电镜图片（×40），显示细胞外多聚糖基质在横断面和表面透视图中的分布

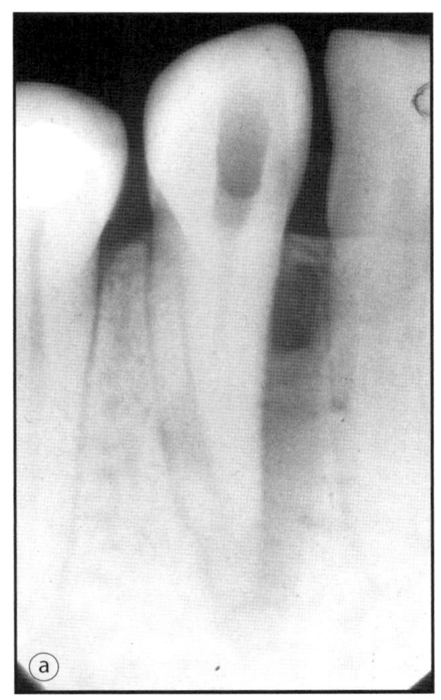

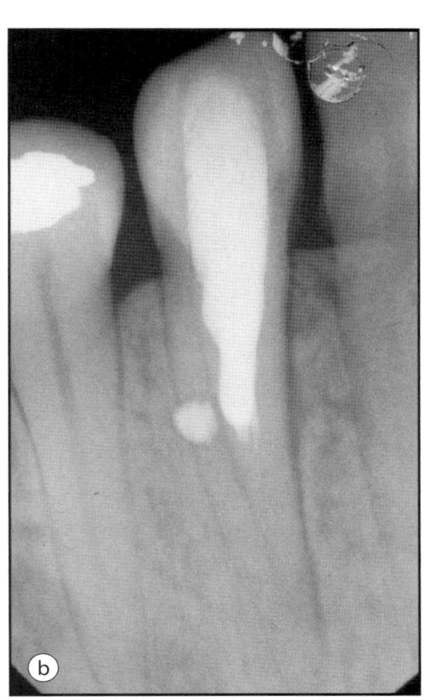

图 8.2 （a，b）根管全长无法疏通情况下的根尖周愈合

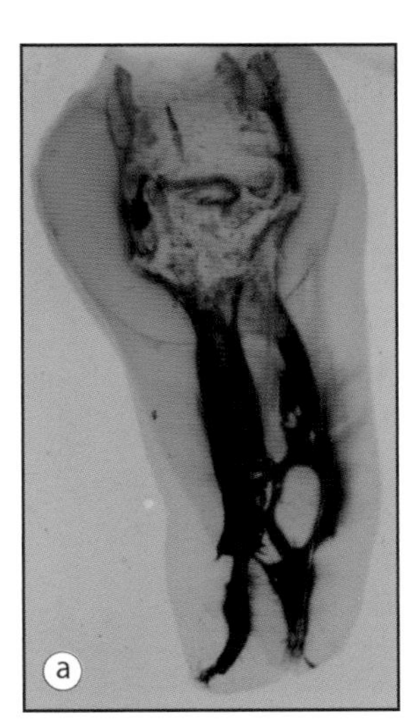

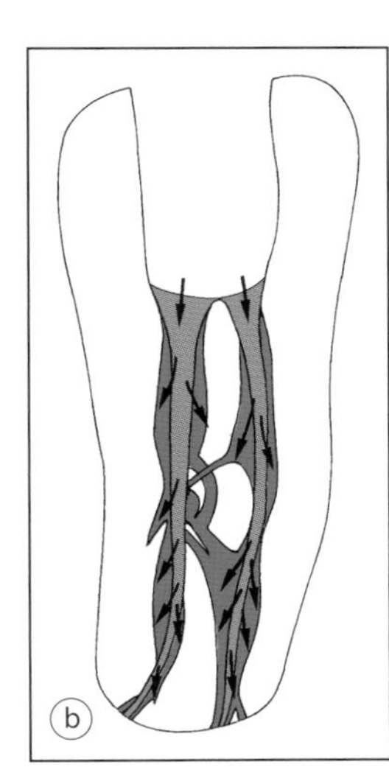

图 8.3 （a，b）根管预备（橘色管道）作为根管系统（绿色）的一条通路（b）

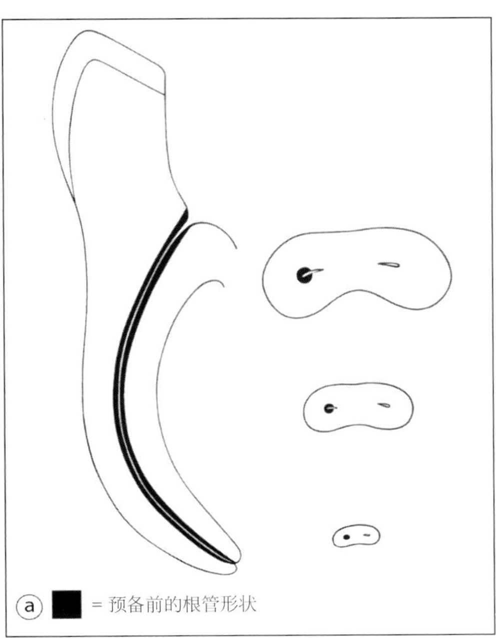

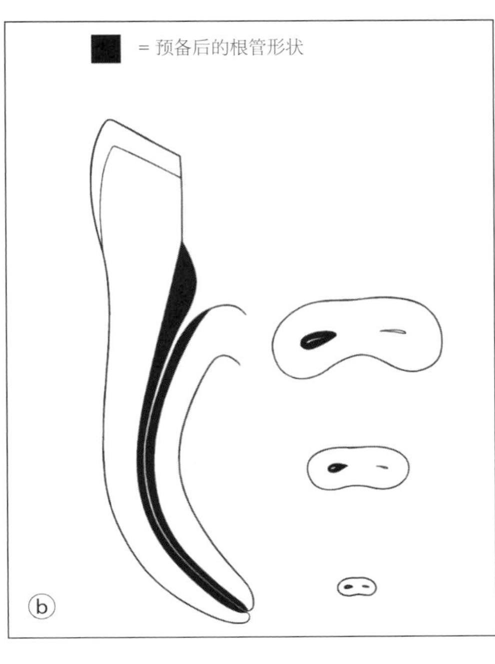

图 8.4 纵向和横向截面显示根管预备前（a）后（b）

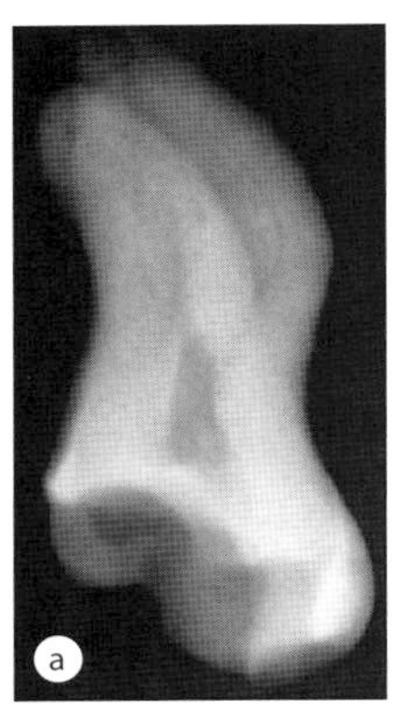
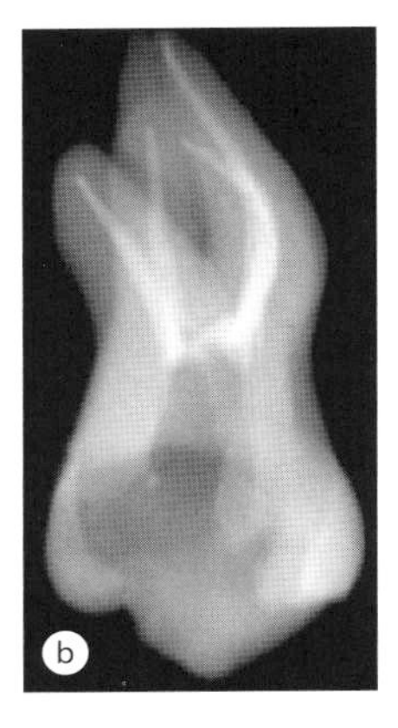
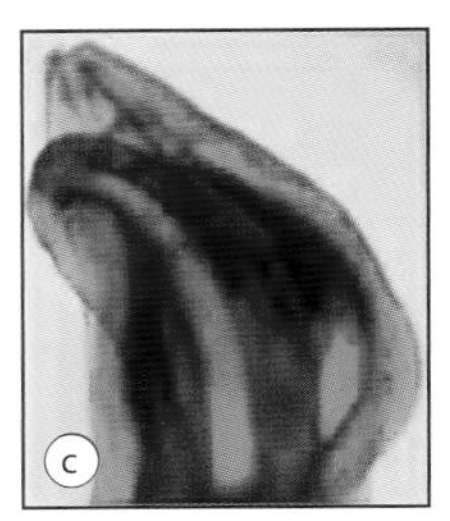
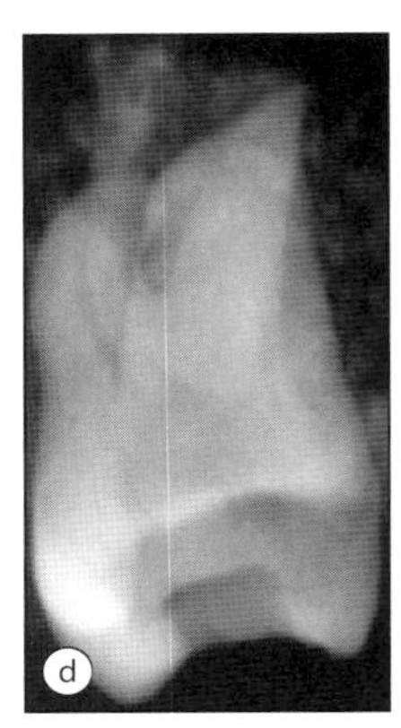
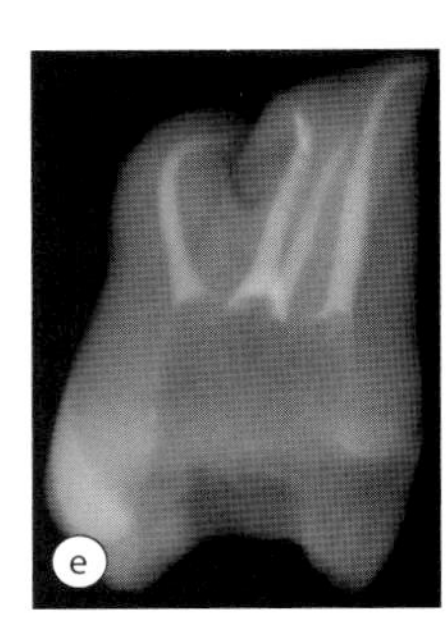
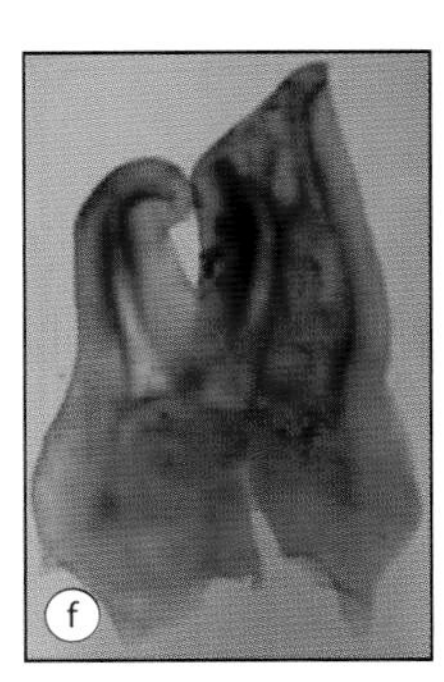

图 8.5 （a~f）根尖牙本质受控地去除并保持主根管的原始形态和弯曲度（由 Imran Azam 提供）

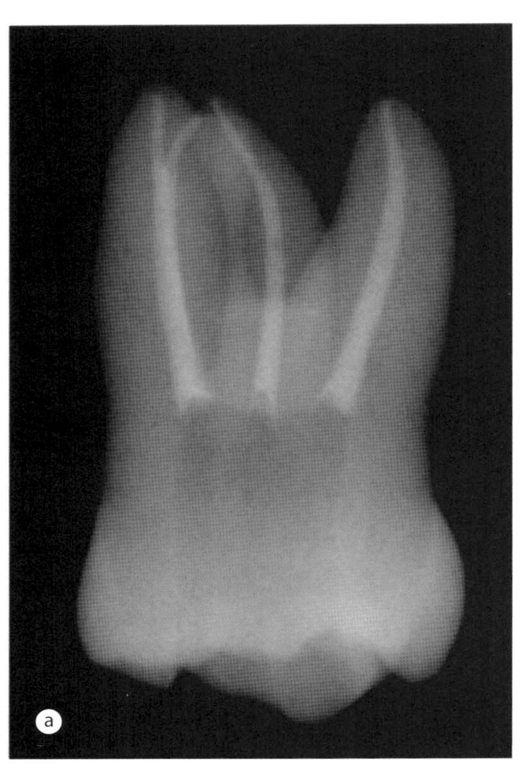
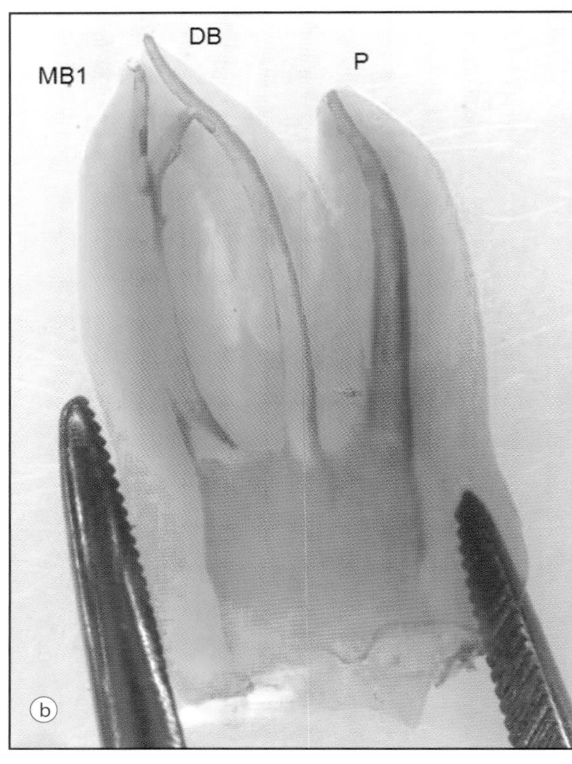

图8.6 （a，b）狭窄的简单根管。MB1=近颊第一根管；DB=远颊根管；P=腭侧根管（由Krupti Denhard提供）

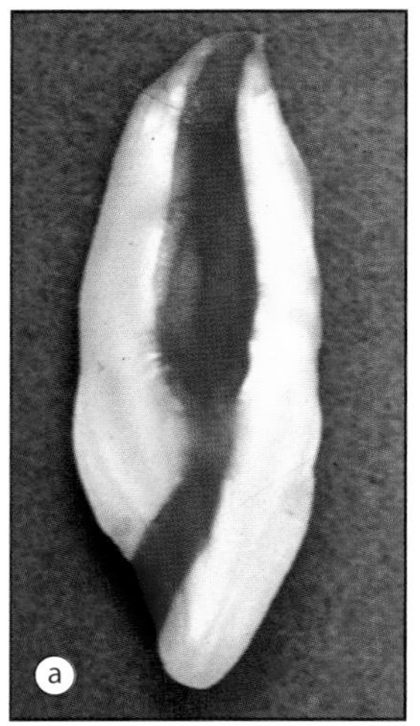
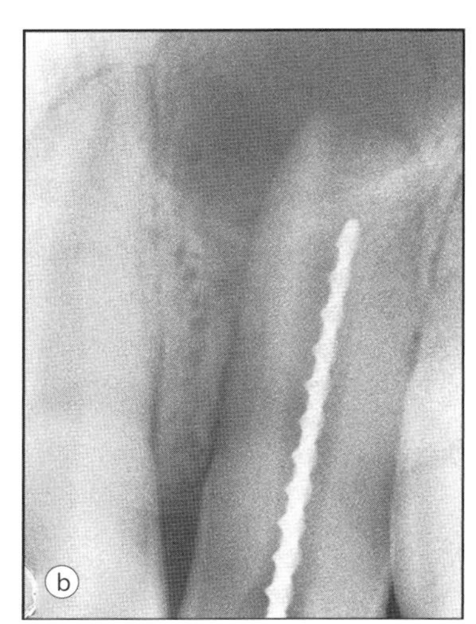
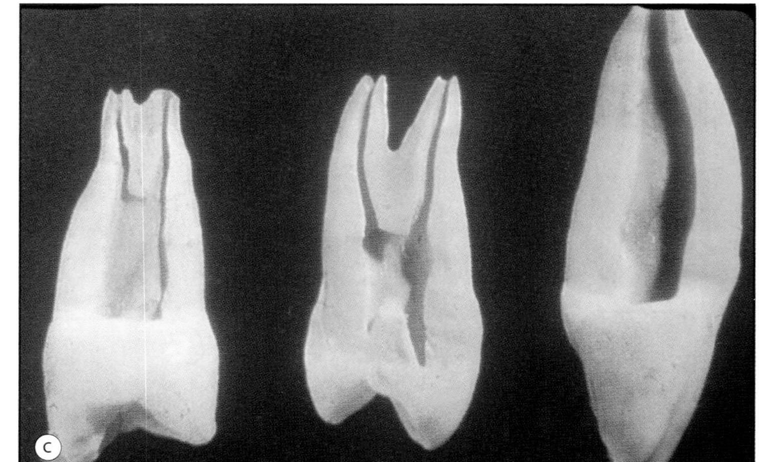

图 8.7 （a）上颌尖牙宽大的不规则根管；（b）没有完全形成的牙根内宽大口径的根管；（c）牙齿截面显示多样的根管系统形状

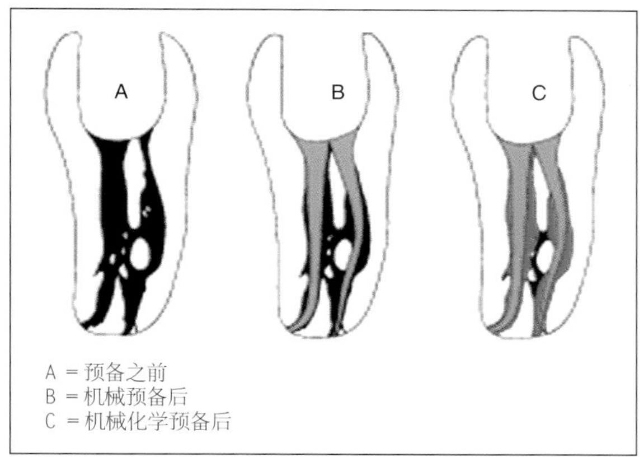

图 8.8 这些图是对图 8.3 中透明后牙齿的重现

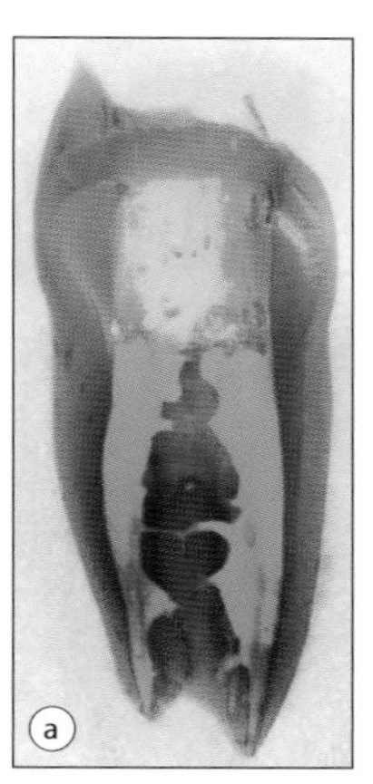
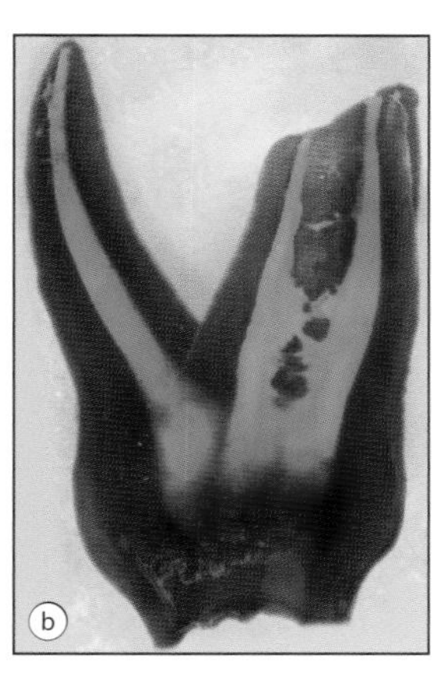
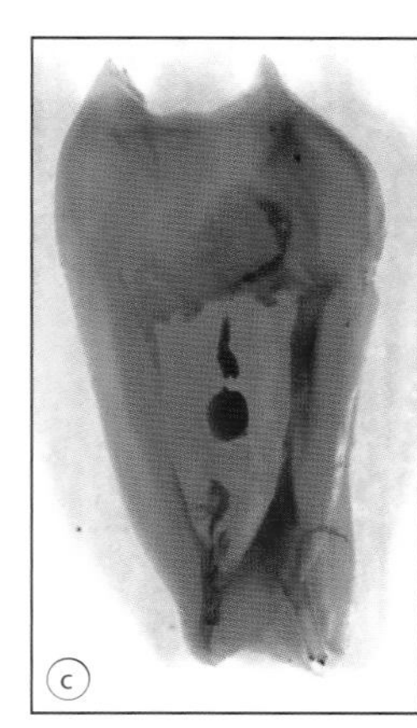

图 8.9 （a~c）透明牙显示根充材料渗透进未预备结构

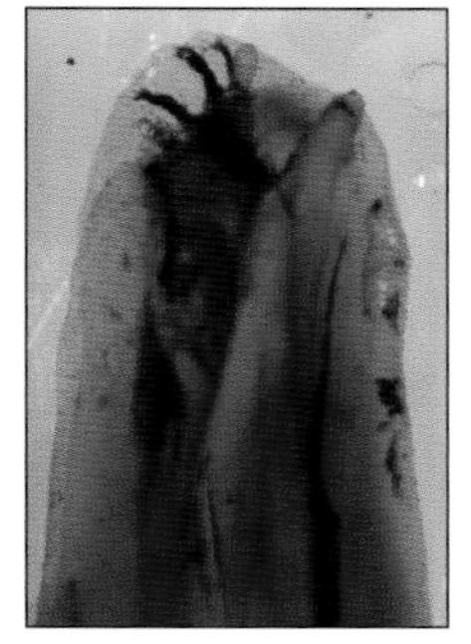

图 8.10 分支沿着根管系统长轴散开（由 Micheal Jones 提供）

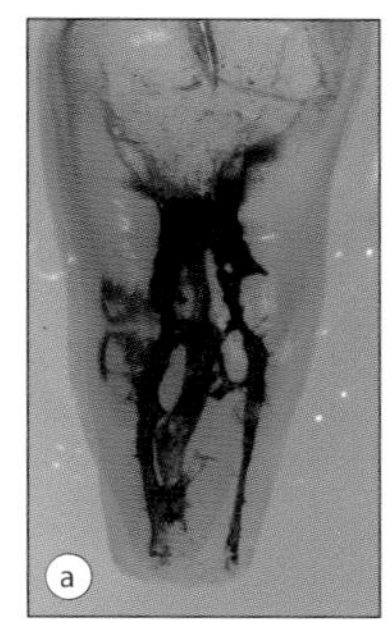
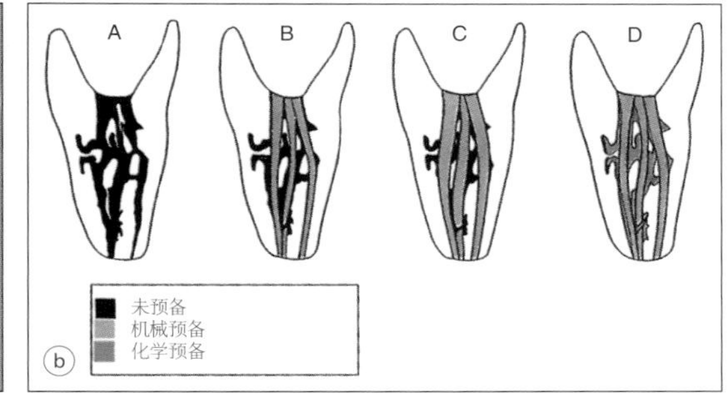

图 8.11 （a，b）复杂根管系统中，小锥度和大锥度预备效果；A= 预备之前；B= 小锥度预备以后；C= 大锥度预备之后；D= 机械预备以及使用能够溶解污染层以及杀灭细菌的冲洗液之后

是无法预备的整个根管壁表面能够被化学“刷洗”，以便将存在于未预备区域表面的生物膜和已预备区域表面的玷污层移除。

下面存在的两个问题使杀菌液或者药物瓦解生物膜的过程变得更加复杂：

1. 如何使冲洗液到达狭窄的远端根尖解剖结构以及沿根管系统向外的分叉等部位（图 8.10）。
2. 如何使冲洗液到达具有多聚糖基质保护的多层三维生物膜深处（图 8.1）。

这就提示我们，最后的冲洗阶段包括使冲洗液到达根管系统的各个部位，只有这样才有足够的时间进行化学渗透和溶解。宽大的根管通路能更好地将化学物质运送到无法预备的区域，尤其是既重要又复杂的根尖解剖区域。改善化学物质运送需要将根管预备至较大尺寸去除更多的牙本质，但是为了保证牙齿的抗折性又需要尽可能多地保留牙本质，这两者之间需要达到一种平衡（图 8.11）。

要解决第一个问题，或许可以通过扩大、成形根管通路并使用合适型号、窄版牙体牙髓冲洗针头或者一些搅动方式（图 8.12），以便将冲洗剂运送到根尖区域。所以在宽大笔直的根管里，可以尽量少地使用机械预备（图 8.13）。

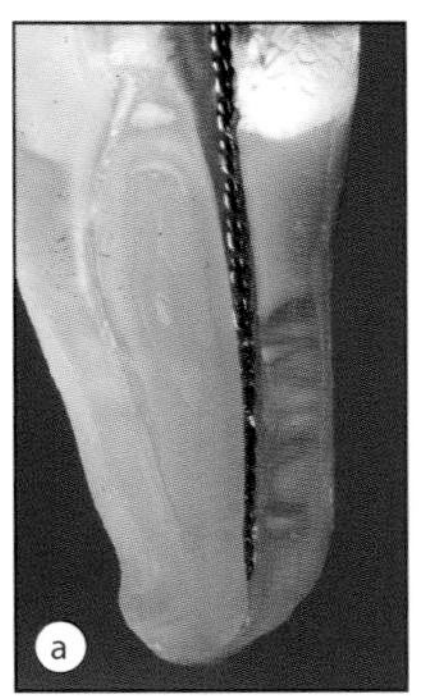
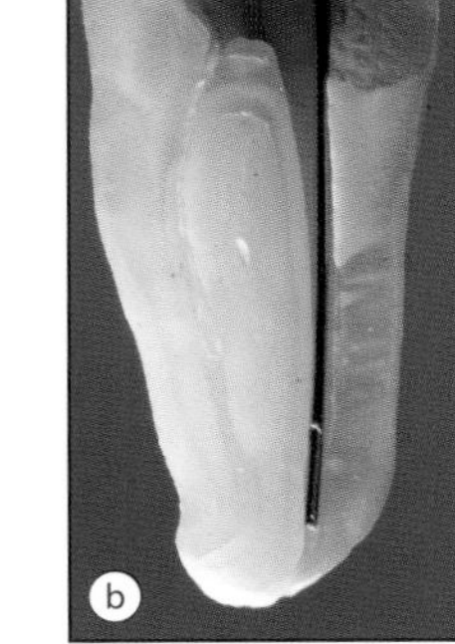

图 8.12 （a，b）预备以便放置针头

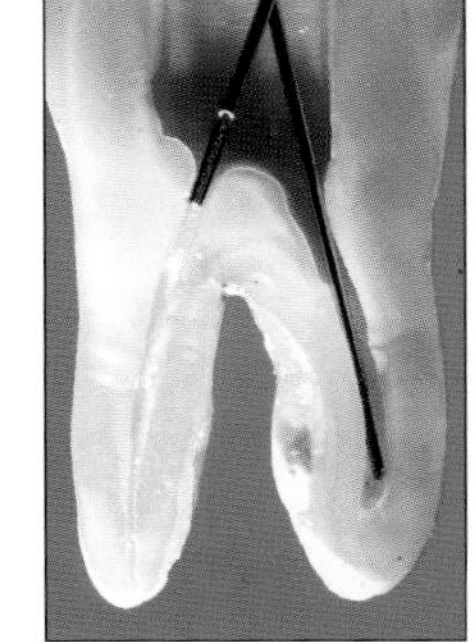

图 8.13 冲洗剂针头深入未预备的宽大根管内

解决第二个问题的方法是通过使用足够高浓度或者通过不间断补充足够量的冲洗液来保持化学效能。机械和化学清理的组合比任何单独的一种都更有效率。这种方法使得术者对牙本质清除操作（能够达到清创的目的）的依赖性降低，因此保守的根管预备也就可以被接受。这就是所谓的根管系统预备的机械化学方法。

对需要摘除牙髓的牙进行根管预备，即去除活髓，则与此具有相似但不尽相同的目标。这种牙齿需要关注的是

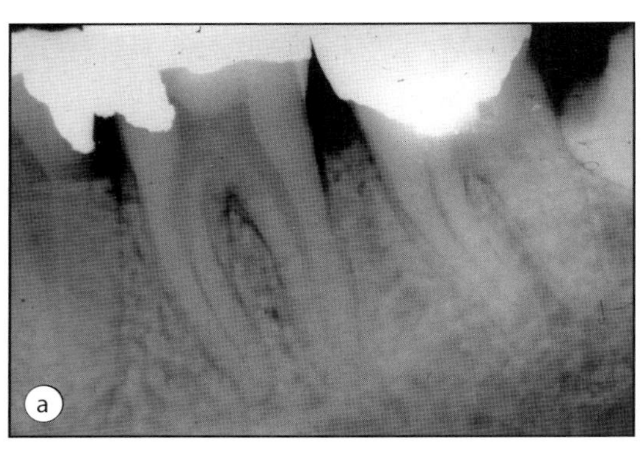

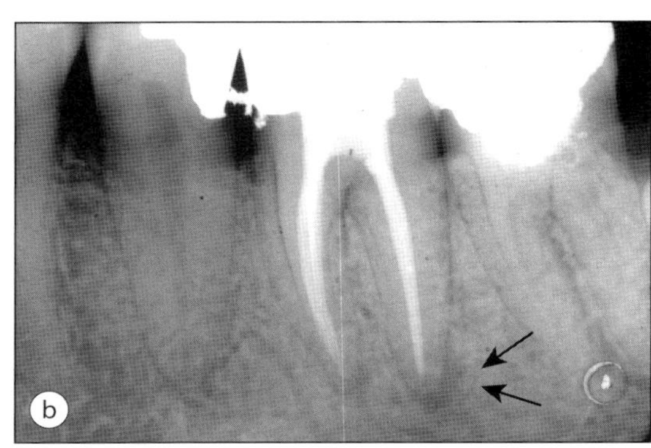

图 8.14 （a，b）远中根在牙髓灭活后根尖周暗影扩大

移除牙髓组织而不是微生物，因为牙髓组织很快就可能出现坏死和感染（图 8.14）。在展示的病例中，远中根管中无法预备的根尖部分已经发展为初期根尖周疾病。因此，选择能够溶解有机组织和消灭微生物的冲洗液是很有用的。

总之，冲洗是为以下几个功能服务的；预备过程中 3 个不同阶段的冲洗都有其各自的功能：

阶段 1——在根管疏通和根尖扩大阶段：主要需求是润滑根管壁，使器械顺利到达根尖止点，并冲洗出此过程中产生的碎屑。

阶段 2——在机械成形到最终锥度阶段：主要需求是排出预备产生的碎屑，溶解附着和粘接的有机碎片，以便于它们的排出。

阶段 3——机械成形完成后：主要需求是将具有化学活性的冲洗液，通过活跃的或动态的冲洗运送至所有的根管壁表面。

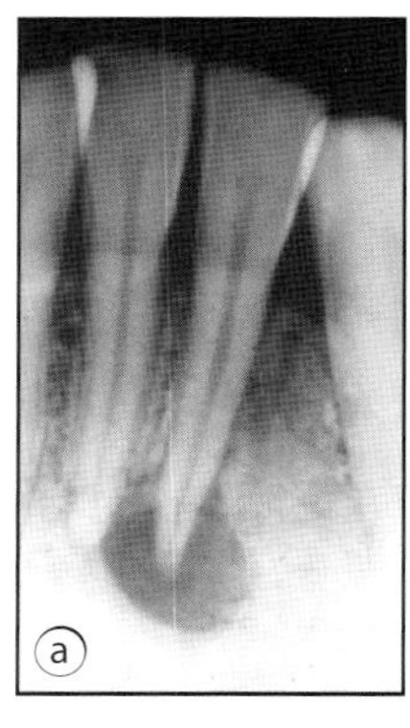

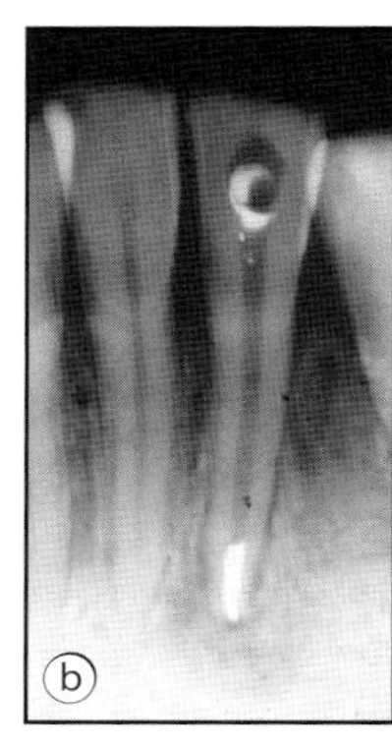

图 8.15 （a，b）仅有根尖封闭的根管处理后牙齿

化学根管预备以及治疗期间根管用药的原则

诊间封药的用药基本原则是辅助实现根管系统预备的目标，即降解残余的微生物膜以及有机组织，杀死初次清理后残留的细菌。因此，使用的药物也应阻止细菌在根管系统内的定植，这些细菌可能来自预备以后残留细菌的再定植，或者是从相邻区域或冠方通道重新入侵的细菌。另外，如果使用的药剂拥有其他特性将会更有利，例如镇痛和促进根尖愈合。因此理想的根管药物应该具有：

1. 能够杀死所有根管内细菌并具有持续抑菌效果。
2. 不会被存在的有机物质灭活。
3. 能够帮助降解残余的有机物质，包括牙髓组织和微生物膜。
4. 不会刺激根尖周组织或者具有系统毒性。
5. 能够促进根尖周组织再生。
6. 不会影响洞口暂封材料物理特性或者经由暂封材料扩散出去。
7. 容易放置和去除。
8. 具有放射线阻射性。
9. 具有镇痛成分。
10. 不会对牙齿进行着色或者使其容易折断。

根管系统充填原则

在完成根管治疗清理以及用药后，应该防止微生物从口腔或者根管系统向根尖周组织迁移。因此，根管系统充填以及适当的冠部修复体能够形成连续的路径屏障，阻止微生物及其产物引起的再感染。

在过去，人们主要强调的是建立根尖“封闭”（图 8.15）。然而，近几年，冠方封闭被认为更加有用。因此，封闭整个根管系统，包括冠部入口才是目的。有相关病例报道证实，根管预备配合单纯冠方封闭可以达到根尖病损愈合，甚至单纯去除冠部龋坏后进行冠方修复都能使病损自行愈合（图 8.16）。因此，根管系统的充填应该在完成根管充填后再加上一个完整、设计良好且有效的冠部修复体（图 8.17）。

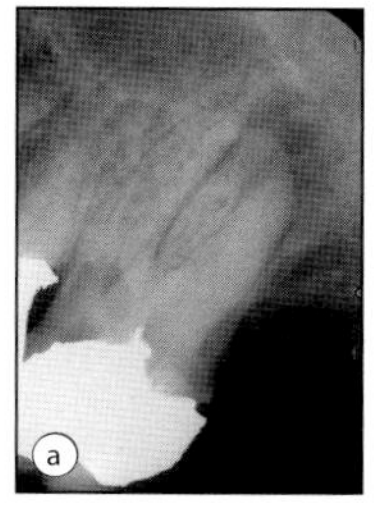
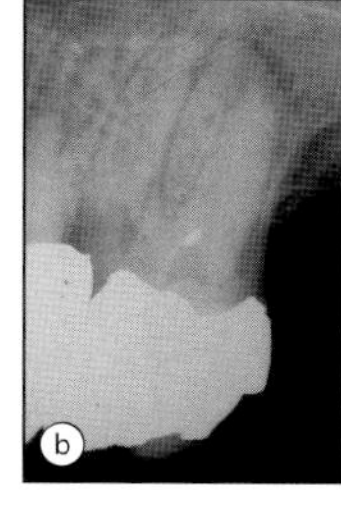

图 8.16 （a，b）一死髓牙根尖病损在龋坏去除并进行冠修复后自行愈合

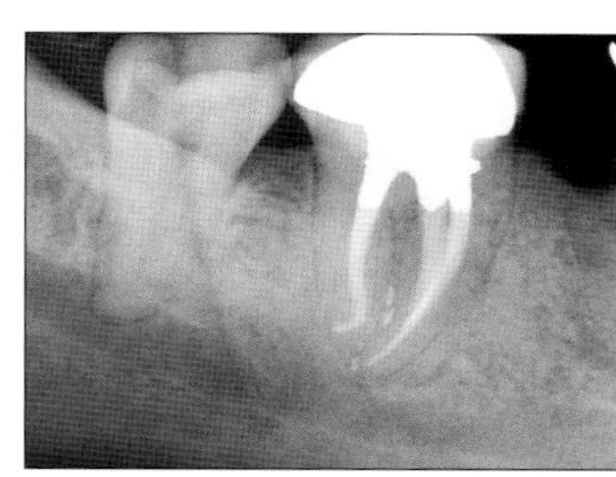

图 8.17 下颌磨牙非手术根管治疗并经过良好设计，全冠修复的术后放射线片

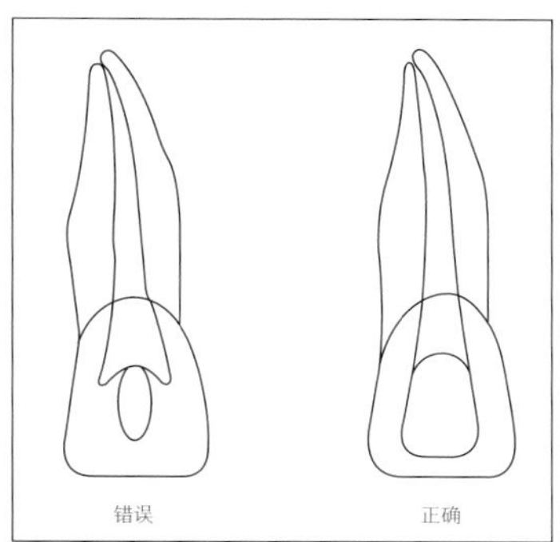

图 8.18 去除髓室顶

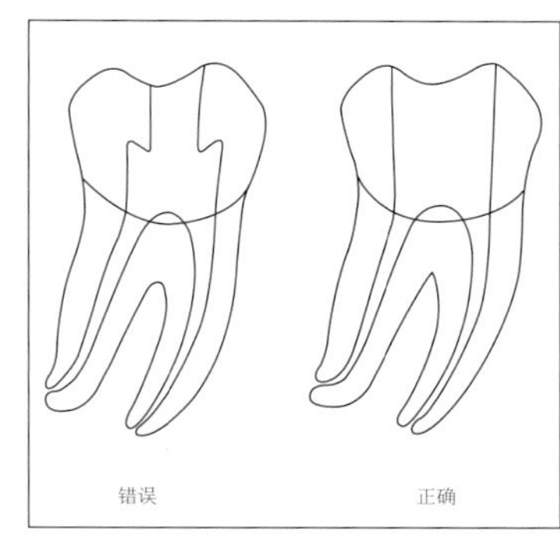

图 8.19 去除髓室顶

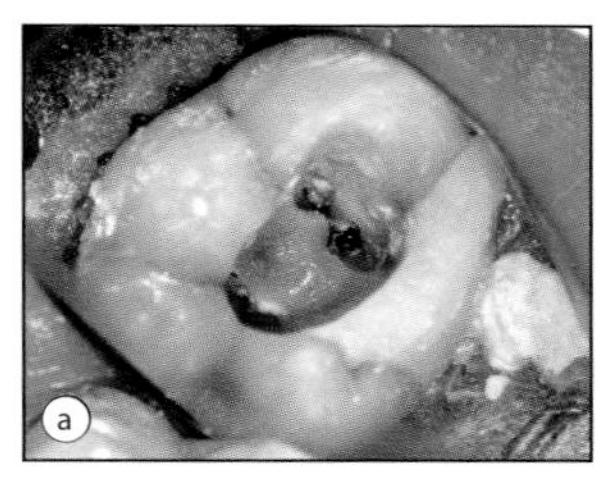
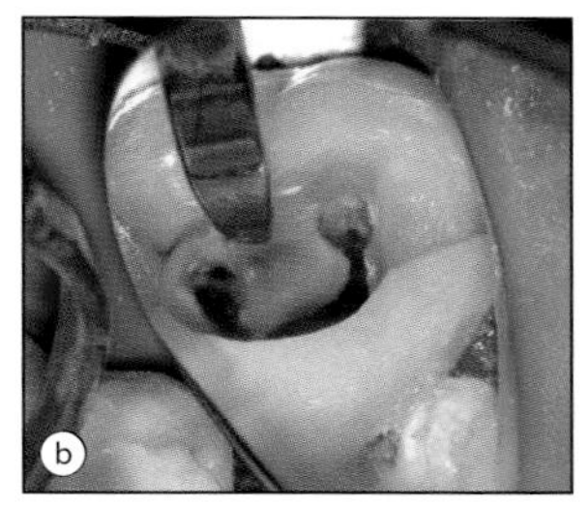
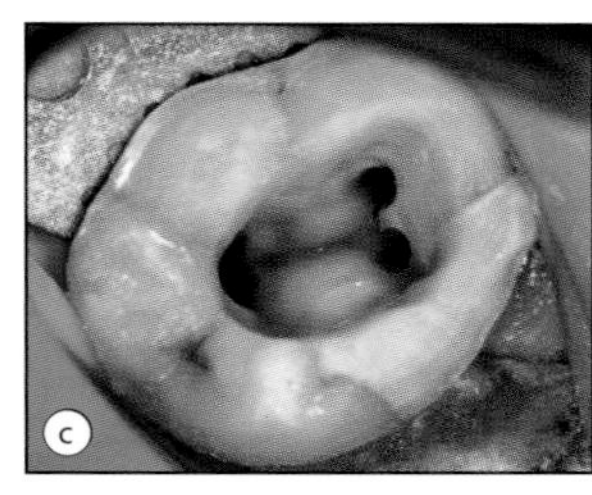

图 8.20 （a）下颌第一磨牙髓室顶未完全去除；（b）超声工作尖去除髓室顶；（c）髓室顶去除后

因此充填的目标是：

- 建立屏障以阻止微生物从口腔或者根管系统进入根尖周组织。
- “埋葬”或者“监禁”以及隔离那些在成形和清理过程中存活下来的微生物。
- 阻止任何可能支持微生物生长的潜在营养物质渗漏到根管系统中。
- 降低细菌迁移、液体从龈沟或者牙周袋渗透到根管系统内的风险。

密封或者密闭这个概念在牙髓病治疗学中是不正确的，因为所有的修复材料从纳米或者微米的范围内都存在渗漏。目前对封闭所需达到的精确水平还没有规定。不过也可以这么说，术者应该尽一切努力防止微生物的侵入。这是预防细菌定植表面的功能，而不仅仅只是为了达到边缘的封闭性。

这一章将讲述根管系统预备以及根充的目标并且回顾不同操作方法的优缺点。为了达到满意的根管预备，首先必须对根管系统的入口进行合适的预备和成形。

冠方入口

冠方入口的切削原则

原则如下：

1. 移除髓腔顶以便为进入主根管提供良好的视野和触感（图 8.18，图 8.19）。常见的错误是部分髓腔顶残留并附带一部分牙髓残留物（图 8.20）。
2. 在根管第一个弯曲的上方建立直线通路（图 8.21）。冠方入口的髓室壁应使器械在进入根管时不偏移。
3. 避免对髓室底破坏，从而避免髓室底穿孔并能更容易定位根管口（图 8.22）。天然的髓室底的漏斗形状和走向能够引导器械进入根管口。
4. 尽可能多地保留牙体组织，避免剩余牙齿脆弱易折，这与上述目标是一致的（图 8.23）。
5. 建立冠方和根尖的抗力形以便在最终修完成前，保持入口暂封材料的完整（图 8.24）。

开髓建立冠方入口

先使用碳化钨合金球形裂钻，从髓室最大部位进入牙

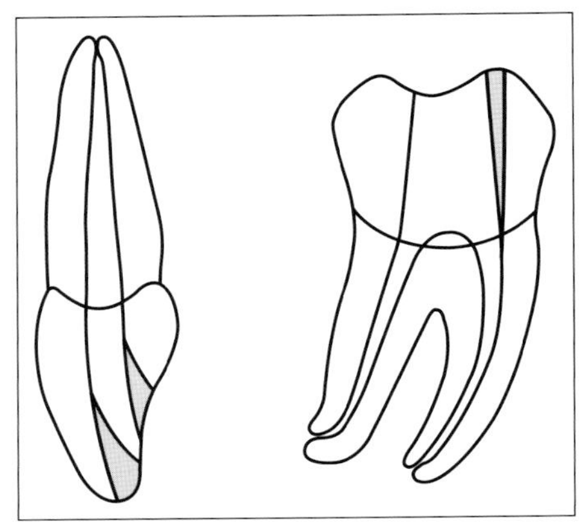

图 8.21 直线通路

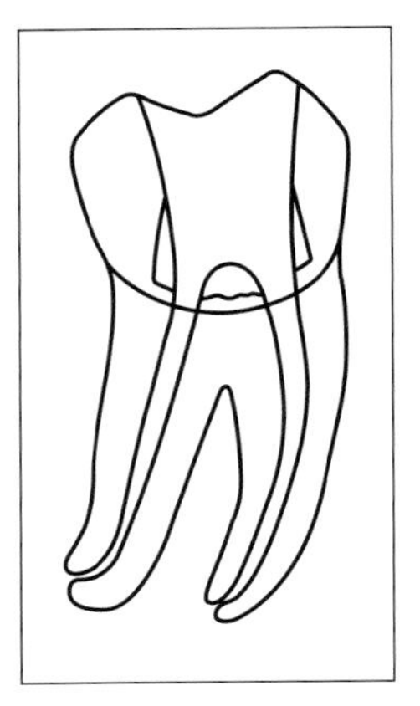

图 8.22 避免破坏髓室底

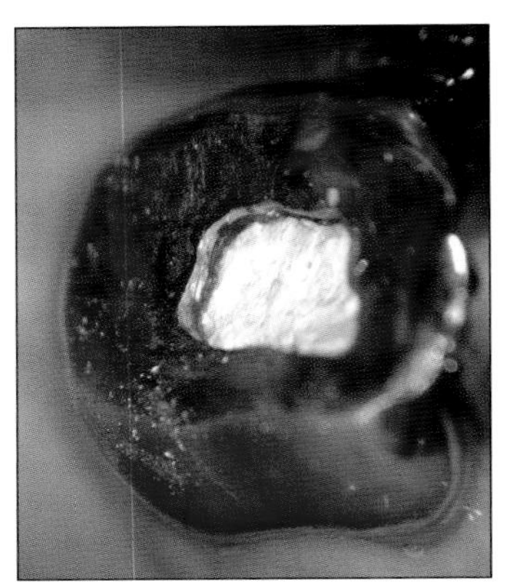

图 8.24 缺乏固位形导致冠内暂封材料位移

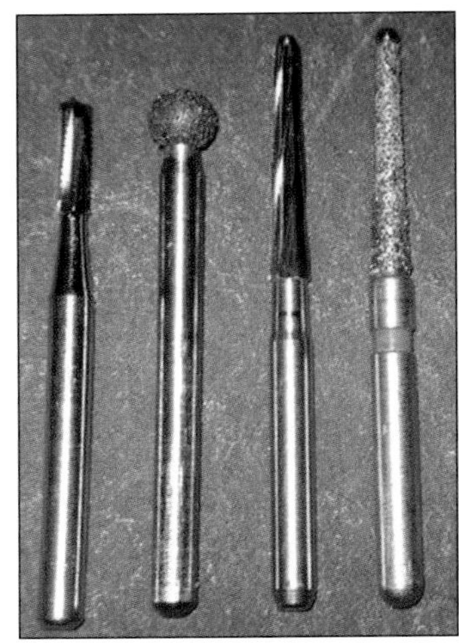

图 8.25 开髓钻

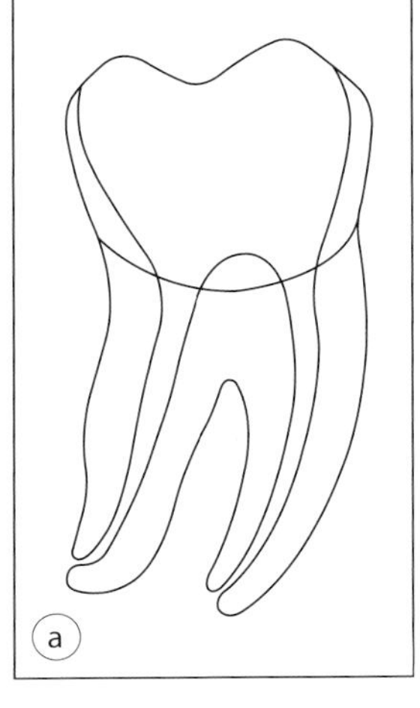

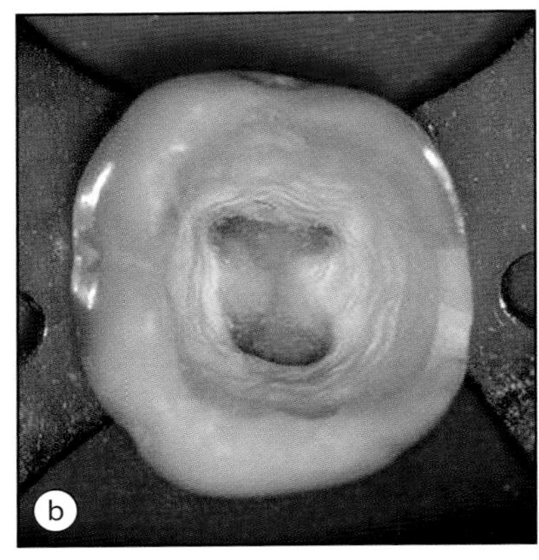

图 8.23 （a）保存牙体组织；（b）入口洞形过大

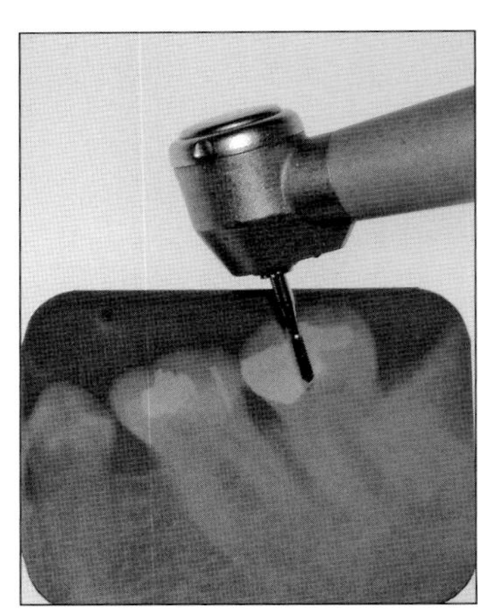

图 8.26 判断开髓孔深度

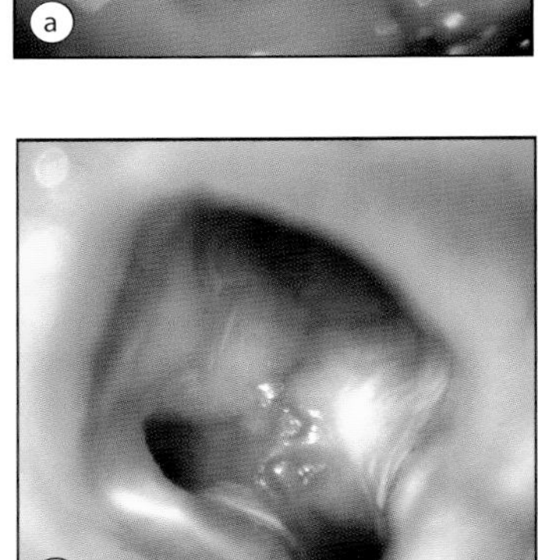

图 8.27 （a）钙化组织和残余牙髓；（b）髓腔彻底清理并且根管预备

本质。如果患牙装有全瓷冠或者烤瓷冠，在进入牙本质之前先使用圆头金刚砂车针切割这些易碎的材料，然后再使用碳化钨合金钻来切割下方金属或者牙本质（图 8.25）。一旦髓室顶被钻穿，改用带有安全头的锥形金刚砂车针或者类似形状的碳化钨合金车针，以降低在去除髓室顶过程中破坏髓室底的风险。进入的深度可以通过使用带钻的手机平行比对术前放射线片，或者使用数字化放射线片的测量工具来确定（图 8.26）。老年患者牙齿髓腔更小，因此开髓孔要小一些。另外，钙化的牙髓组织可能和髓室底附着在一起，需要小心地去除（图 8.27）。年轻患者，未完全发育的恒牙髓腔更大，因此可能不需要去除所有的髓室顶，以避免使牙齿变得脆弱（图 8.28）。在开髓过程中必须考虑后续永久修复体的类型，因为这会影响冠部入口形状以及切割方式。例如，在高嵌体修复中，入口的壁在根管治疗之前需要去除，而在前牙舌倾且需要冠修复的病例中，入口可以放在唇侧（图 8.29）。X 线片（图 8.30）显示在唇侧和在舌侧一样都可以建立有效的直线通路。

外形

开髓孔外形是由髓室决定的，牙齿的横截面和纵剖面见图 8.31。图 8.32~ 图 8.39 给出不同类型牙齿的标准开髓孔形态。开髓孔的实际大小以及形态由髓腔的大小和形态决定，开髓孔在老年患者中要小一些。

在前牙，进入切牙和尖牙的直线通路的洞必须高开在靠近牙齿切嵴的位置。这种入口可以保留完整的舌隆突，为后期全冠提供最大的固位力。同时，它也对避免破坏唇侧牙釉质和牙本质至关重要，这种破坏未来将使牙齿釉质更容易出现裂纹。

上颌第一磨牙髓腔和冠方入口的形状是一个长斜方

形，因为腭侧根管口变宽。第二和第三磨牙髓腔近远中变得扁平，同时更靠近牙齿的近中部位。

下颌第一磨牙入口也是一个长斜方形，因为远中根管不是颊舌向宽大就是存在两个独立根管。第二和第三磨牙入口则更加偏三角形，因为通常只有一个远中根管。

根尖止点的定位以及根管和工作长度的确定

预备根尖止点

临床上很难确定根管系统受污染的根尖范围。从临床上讲，最好假设在所有牙髓坏死的病例中，污染达到根尖孔的位置，进而清理根管系统到该点。最保险的是即使清理活髓牙也能达到根尖止点。但如果没有这么做，也不会影响根管治疗的成功。然而，有一点很关键，必须确保器械和治疗的材料不能超出根管，否则会降低治疗的成功率。

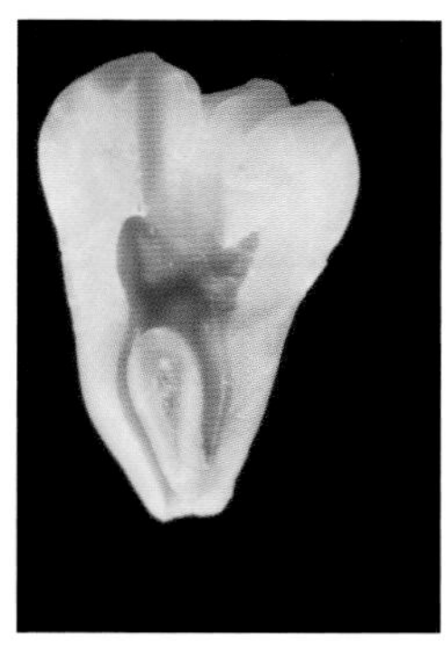

图 8.28 不成熟牙齿髓室顶未全部去除，仍然能够建立根管直线通路

根尖止点的临床定位

根管系统有多种分类方式，根据根尖孔数目进行分类就是其中一种（见第 1 章）。根管系统根尖孔的定位与其说是精确的科学，不如说是一门艺术。根管系统三角区的定位方法包括：

- 放射线片。
- 电子根尖定位仪。
- 触觉。
- 纸尖。

每一种方法先独立分析，然后用一种方法将它们结合起来。

放射线片方法

首要问题是根管系统往往以根尖三角区为终点，因此

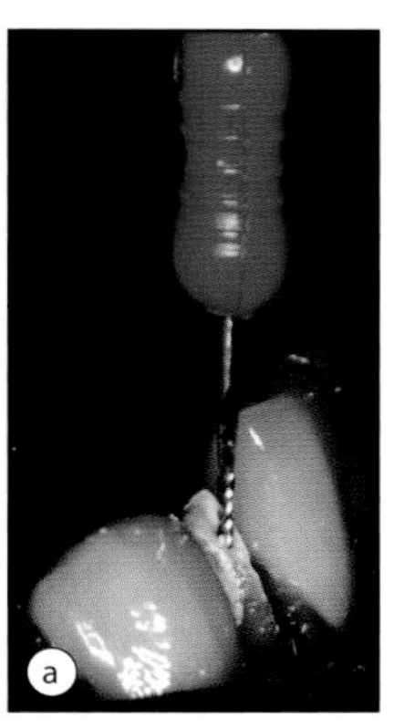

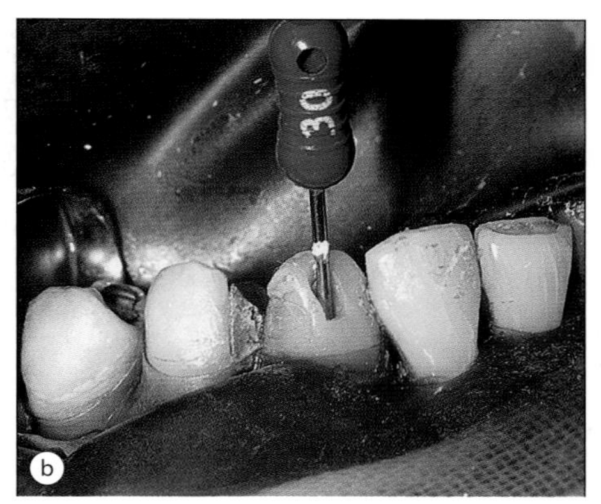

图 8.29 （a，b）下颌前牙唇侧通路

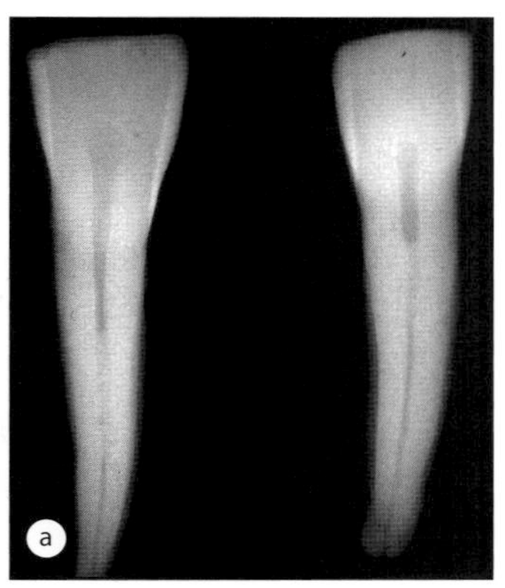

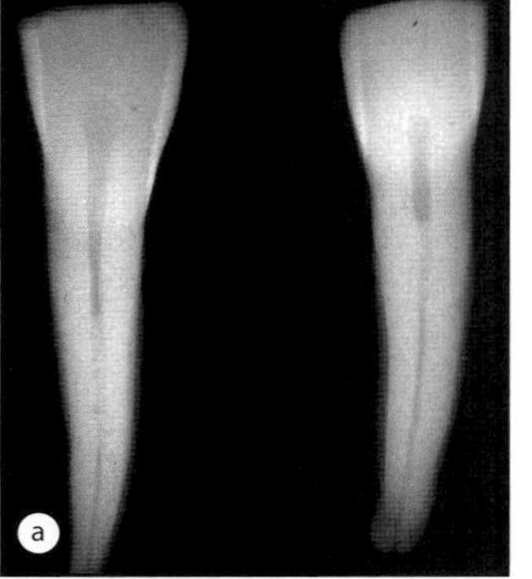

图 8.30 （a）下颌前牙颊面观；（b）下颌前牙近中面观

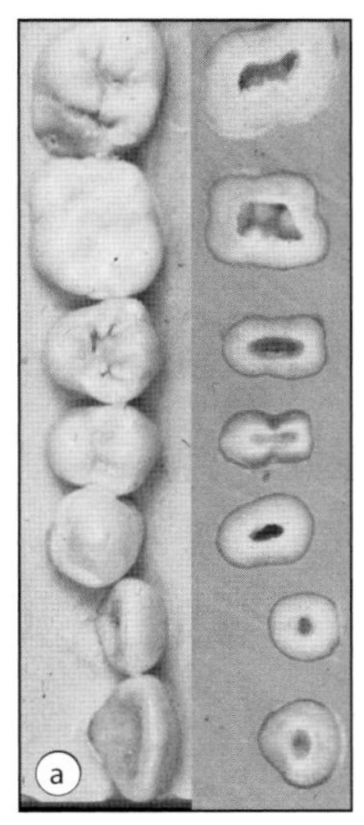

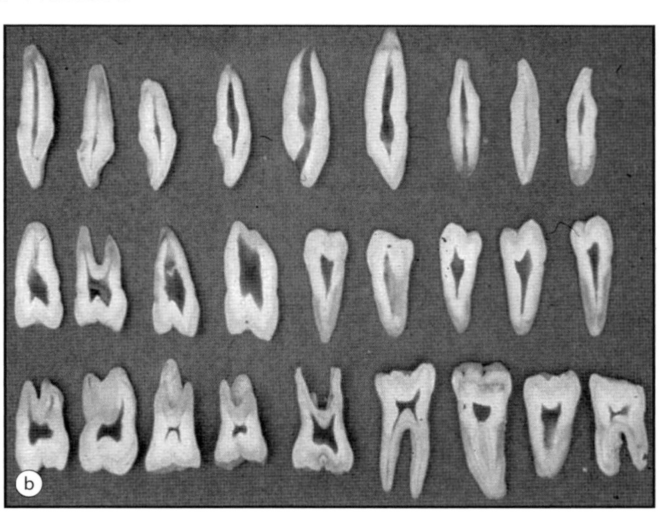

图 8.31 （a）牙齿横断面显示牙髓和咬合面外形之间的关系；（b）牙齿纵剖面显示牙髓和牙外形之间的关系

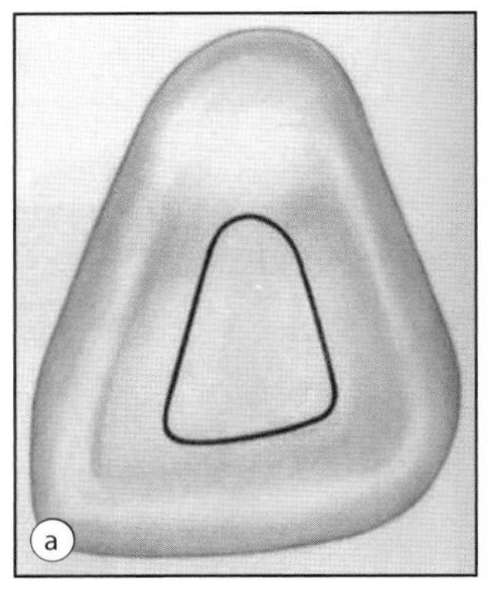
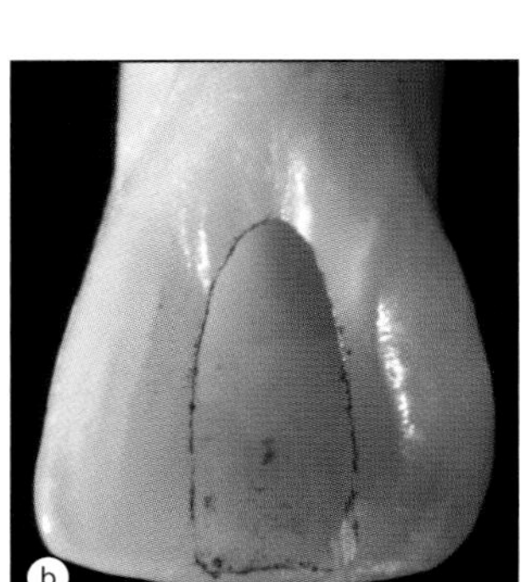
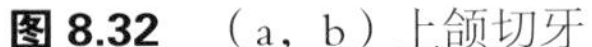

图 8.32 （a，b）上颌切牙

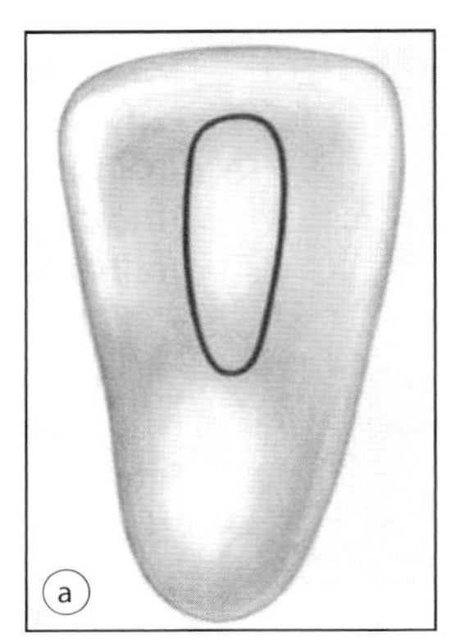
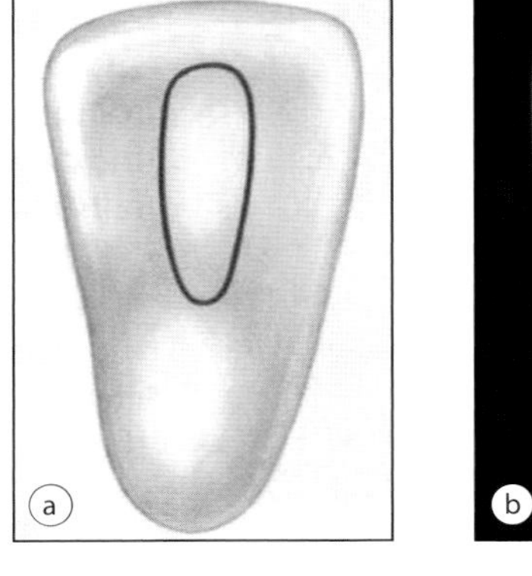
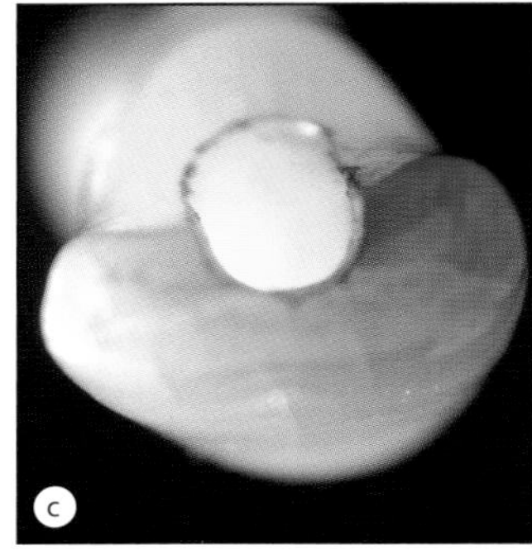

图 8.33 （a，b）下颌切牙；（c）下颌切牙切嵴面观

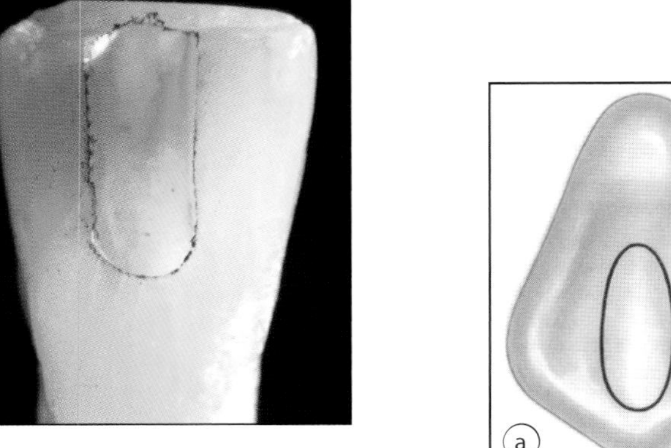
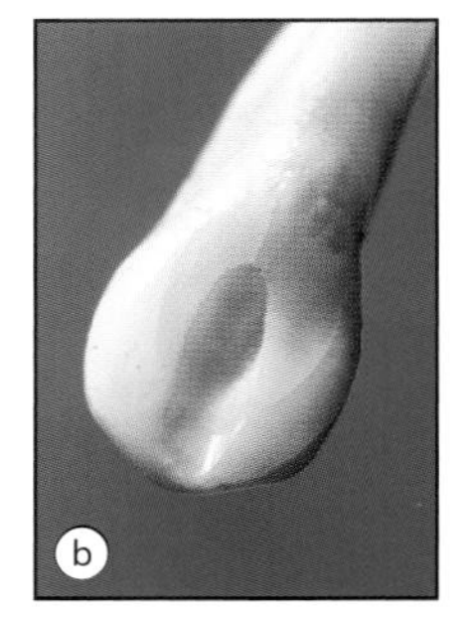

图 8.34 （a，b）上颌尖牙

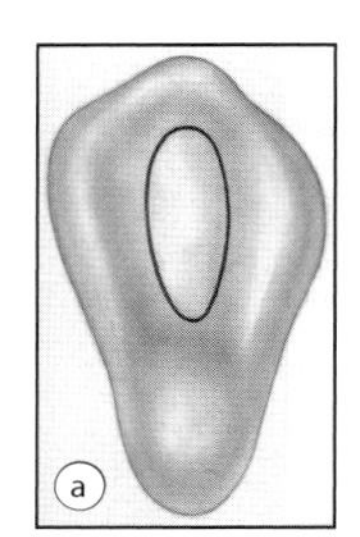
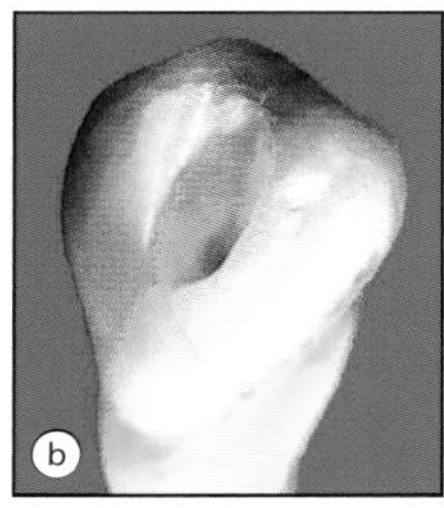

图 8.35 （a，b）下颌尖牙

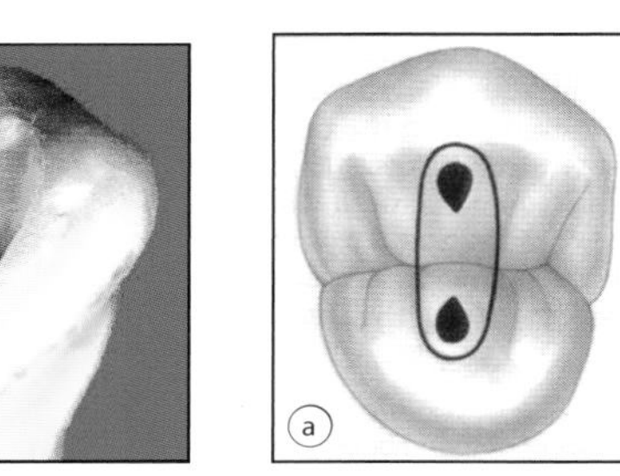
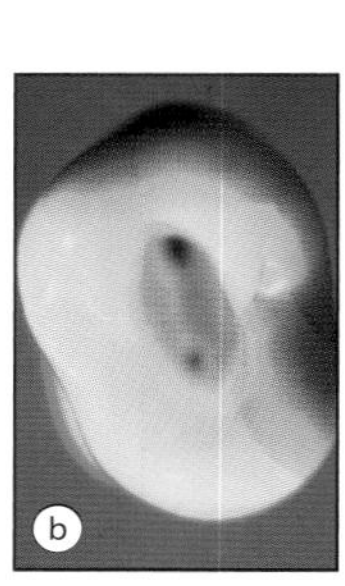

图 8.36 （a，b）上颌前磨牙

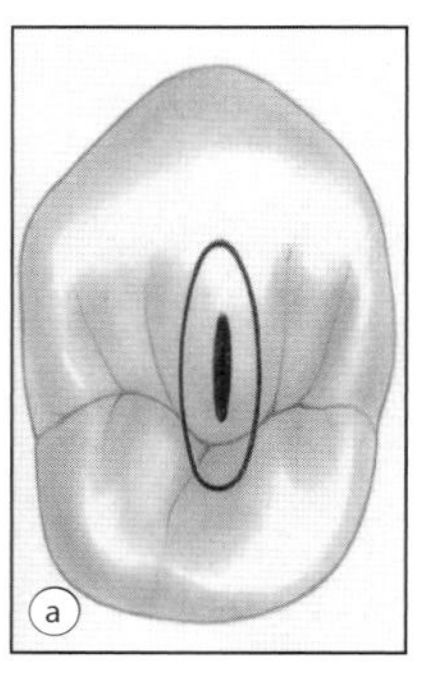

图 8.37 （a，b）下颌前磨牙

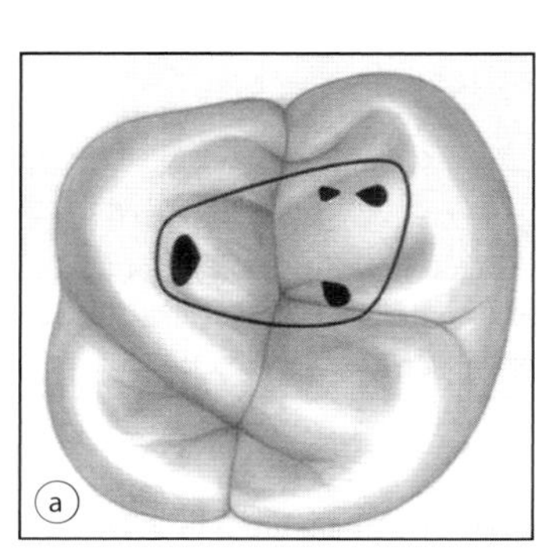
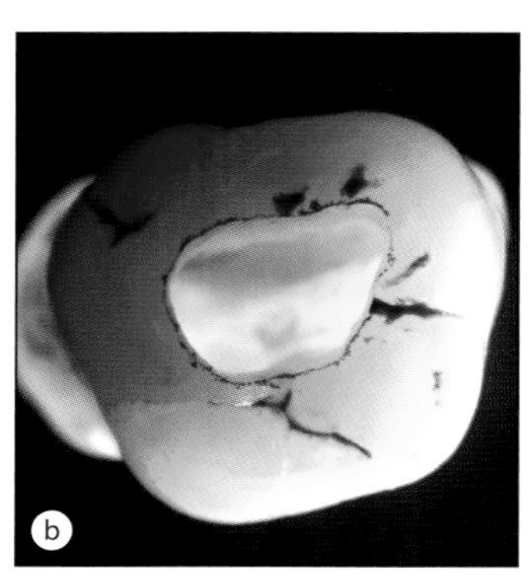

图 8.38 （a，b）上颌第一磨牙

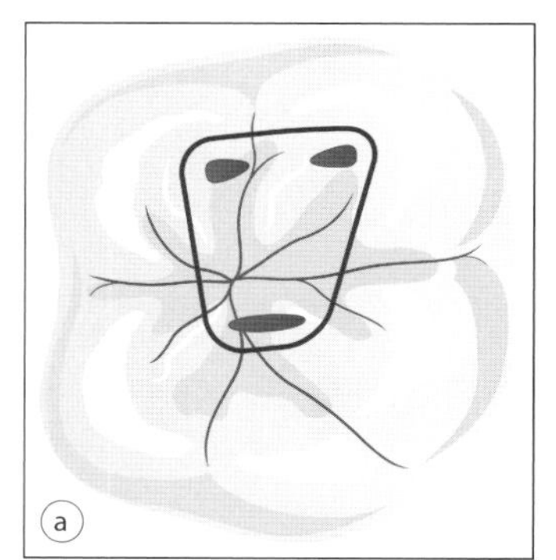
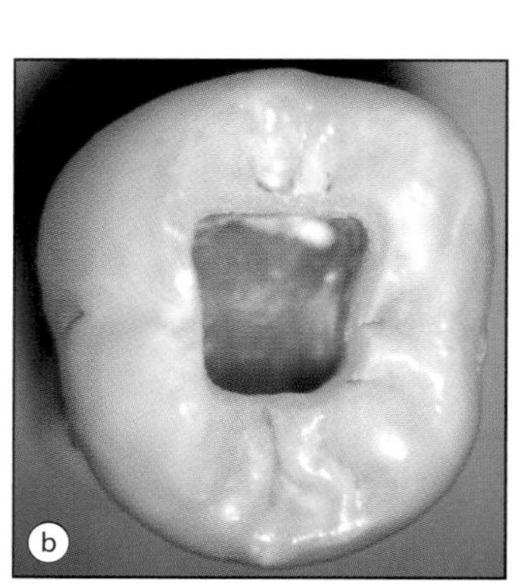

图 8.39 （a，b）下颌磨牙

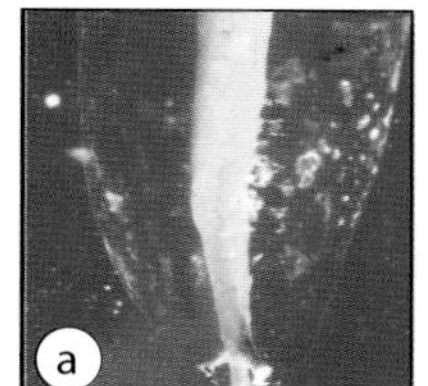
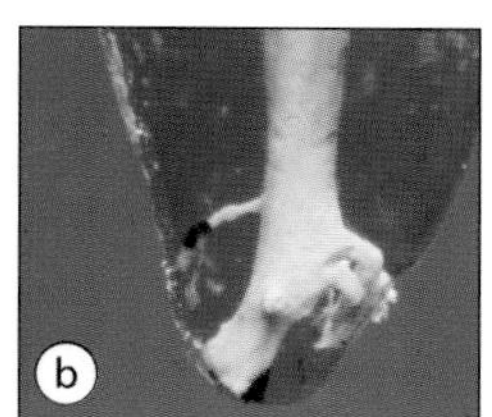
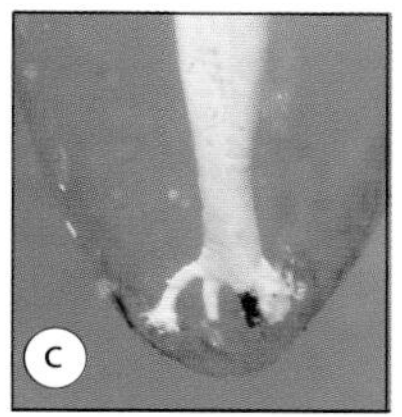

图 8.40 （a~c）根尖三角区充填热塑牙胶（Alpha 封闭）

根尖孔一般是多个而不是一个。根管诊断锉仅穿过其中一个（图 8.40）。

第二个问题是根管插锉后拍摄的放射线片只能对三维根尖止点提供一个二维的图像，而锉有可能被放置在 360° 周长中的任何一个平面上（图 8.41）。除非是一个单根管系统出口与放射线和胶片完全成直角，否则放射线技术不可能准确估计根尖止点的位置。

传统单独使用放射线技术确定根管长度方法如下：通过平行投照对牙齿长度进行预估（图 8.42）。锉以短于预估长度 1mm 的长度进入根管，确保冠方选择的参照点具有可重复性、稳定性以及持久性。锉必须足够大以便能在放射线片中显影（如 10 号锉，8 号或许也行）。在根尖止点定位之前最好不要用仪器测量根尖，因为在早期很容易导致不可逆转的损害。然后采用平行投照拍摄（图 8.42b）。如果是多根管牙齿，所有根管都放入诊断锉，然后拍摄放射线片以减少辐射暴露的量（图 8.43）。根管可能终止在距牙根尖端不同距离和不同位置的牙根表面，单单通过放射线片就能精确判定根尖孔的三维分布是不可能的（图 8.44）。图 8.44 中两张照片显示 3 个牙根，放射线片中锉和根尖平齐但是事实上已经超出根尖孔。图 8.45 显示一个临床研究病例，锉表面上看和根尖顶点平齐，然而事实上已经超出根尖孔。目前广泛接受的估计根尖止点位置是距离放射线根尖平均短 1mm，但是如果短到 3mm 时，就可能不准确了（图 8.46）。

在有诊断锉的牙齿进行平行投照根尖片拍摄后，可以通过比较根管锉尖端到橡皮圈止点之间的实际距离和 X 线片距离来计算工作长度。

1. 大多数病例中，放射线片显示锉尖端要短于根尖孔。如果两者之间距离短于 1mm，就被认为是根管长度（如侧切牙：图 8.47a）。如果距离超过 1mm，那么锉尖到放射线根尖距离需要测量出来并且减去 1mm（如中切牙：图 8.47a）。应将剩余数值加上诊断锉长度为根管长度（图 8.47b，c）。

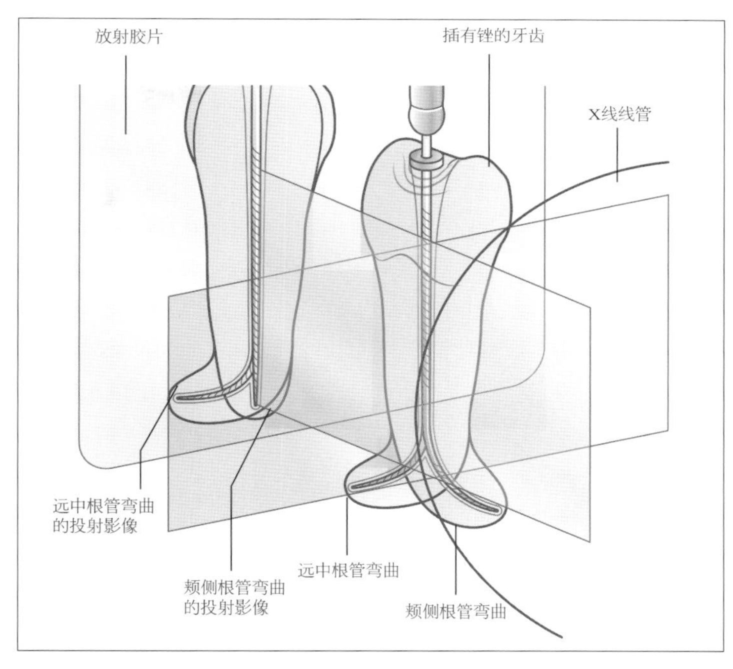

图 8.41 单线图显示锉在牙根向远中或者颊侧弯曲的放射线片影像

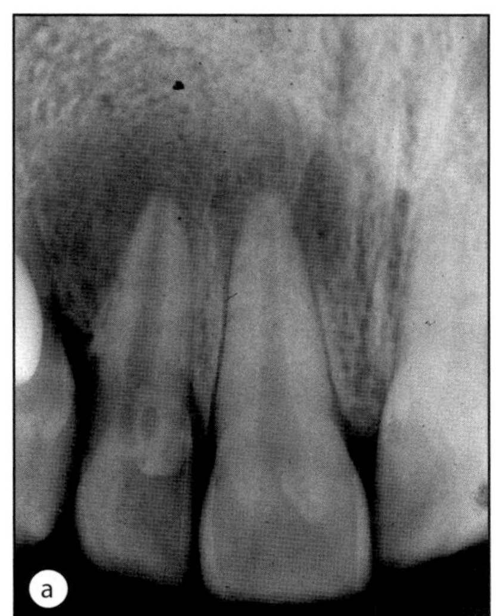
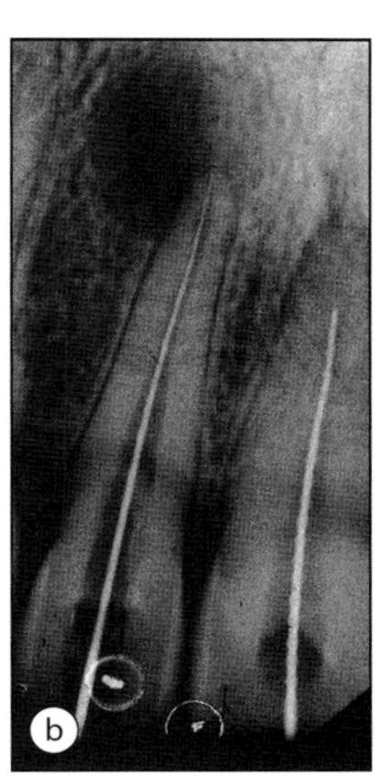

图 8.42 （a）术后曲面断层片；（b）诊断锉根尖放射线片

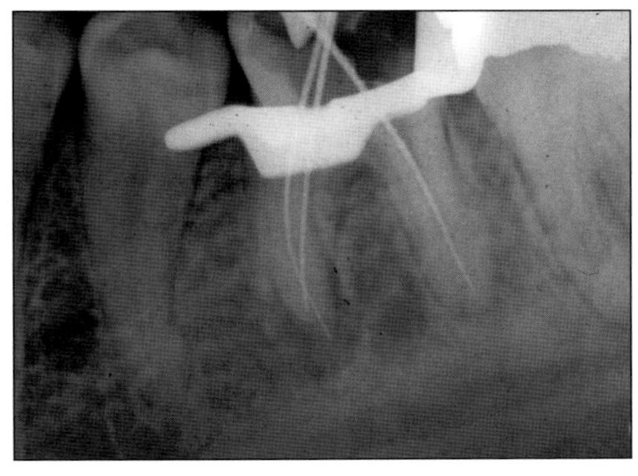

图 8.43 诊断锉成角度根尖放射线片

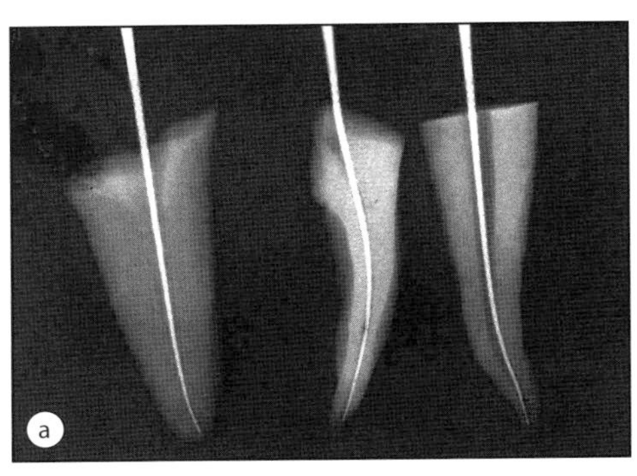

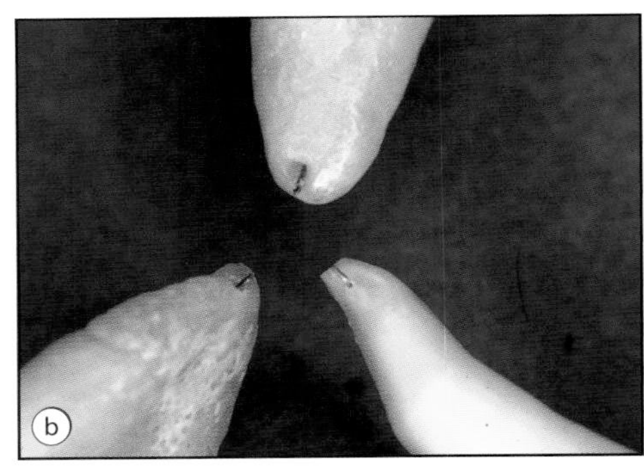

图 8.44 （a，b）锉在放射线片的影像与实际中相对牙根尖的位置不相符

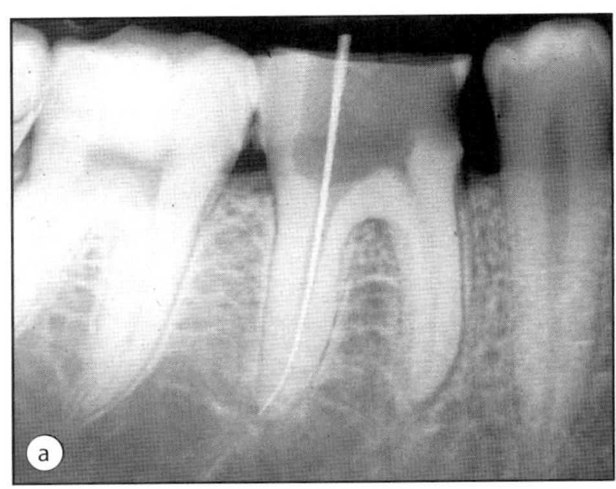

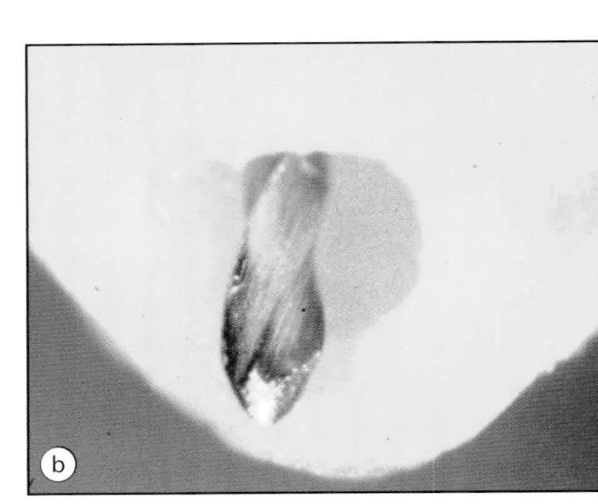

图 8.45 （a，b）放射线片影像和实际不相符（摘自临床研究）

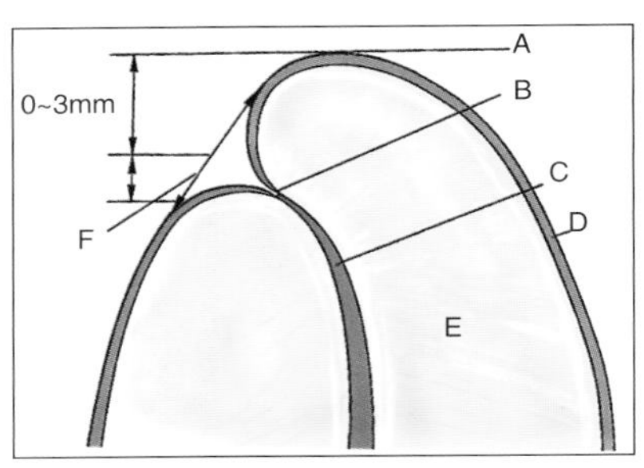

图 8.46 根尖、根尖孔、根尖狭窄之间的关系。A= 根尖；B= 根尖狭窄；C= 根管；D= 牙骨质；E= 牙本质；F= 根尖孔

2. 在一些病例中，放射线片显示锉可能超过根尖，需要测量出锉尖到放射线根尖冠向 1mm 之间的距离（图 8.48）。诊断锉减去这个数值即为根管长度。

电子根尖定位方法

当代电子根尖定位仪（EAL）的可靠度使得许多临床医生几乎完全倚赖它，但实际上根尖定位仪并不是 100% 可靠。欧洲牙髓病学协会指南写到在使用根尖定位仪之后，还应该拍摄符合性放射线片。

电子根尖定位仪（图 8.49）理论上可以定位根尖止点的真实位置，其原理是：根管与一端浸入一种电解质中的其他管道一样，也表现出相对不变的导电特性。

当到达和超越根尖止点时电阻抗会突然改变，这是根管测量时的重要参数。该电阻抗是由沿根管长度的某点和口腔黏膜之间测量所得（图 8.50）。根管内电解质会使电阻抗下降并且沿根管长度方向逐渐减小。经由根管测量的根尖孔电阻抗值，即牙周膜和口腔黏膜之间的电阻抗值，是相对不变的。这个数值由商用电子根尖定位仪来进行校准，但是冠方根管到根尖孔这一段的电阻抗特点并没有被考虑。因此为了得到最大的精确性，电子根尖定位仪应该总是达到“0”读数而不是其他任意一点。

电子根尖定位仪使用交流电，有两个电极，一个连接根管锉，一个则通过挂钩连接唇部或者颊部黏膜（图 8.51a,b）。电流的频率也会影响电阻抗，它的数值通常是固定的，但不同厂家之间也有区别。当锉进入根管，电子根尖定位仪测量电阻抗并且与校正标准值进行对照。当与校准值相符时，倒数刻度指示“0”或者“根尖”（图8.51c~e）。现有所有的传统电子根尖定位仪都依据这一原理，只是显示的信息有区别。当代电子根尖定位仪通过使用多重电流频率来进行电阻抗的测量，已经解决了根管内电解质这个问题。Root ZX（J Morita, Kyoto，日本）（图8.49）通过比较两种频率下电阻抗的比例来得到对根尖位置。Apex Finder AFA（不连续的）则声称从5种不同频率获得（位置）信息。Elements Diagnostic Unit （SybronEndo）（图8.52）声称因为分别测量电阻抗和电容而不只是电阻抗，其应为第4代根尖定位仪，然后在体内实验形成的检测模型上面进行对比数

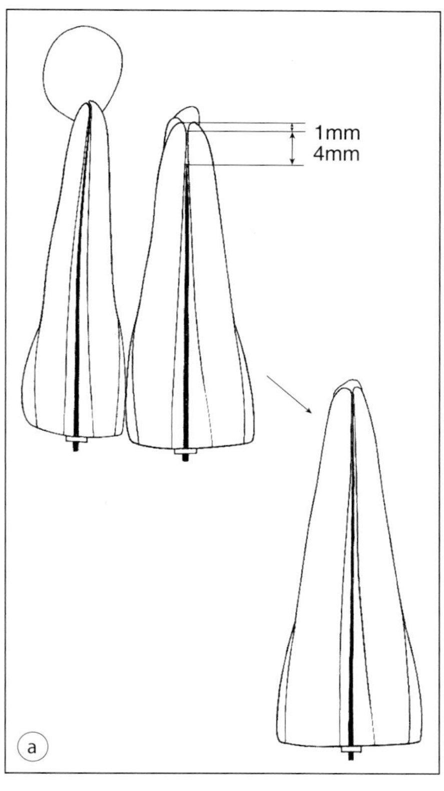

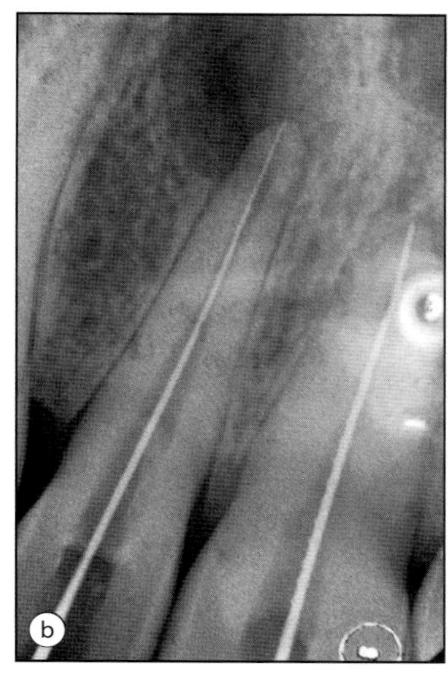

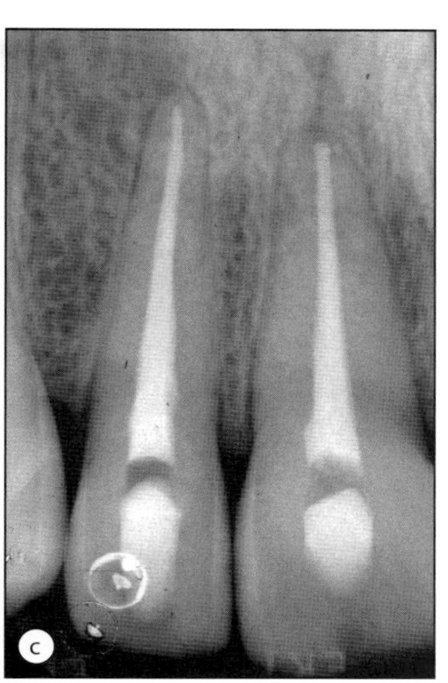

图 8.47 （a）图 8.42b 的图解，12 校准长度适合，11 纠正后的长度不足；（b，c）校正诊断锉以及最终根管充填

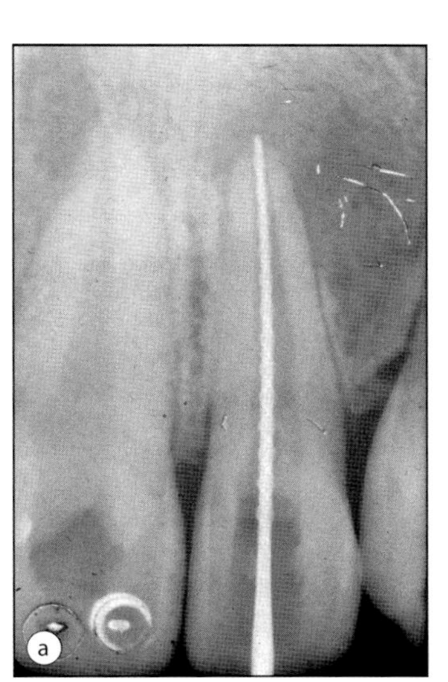

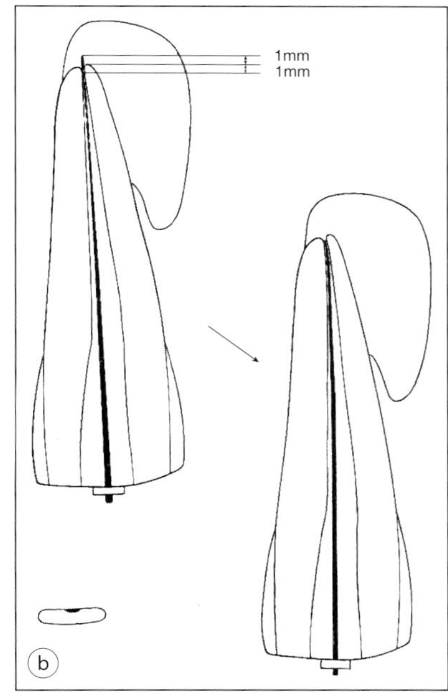

图 8.48 （a）锉超出根尖孔；（b）图 a 校正长度的图解

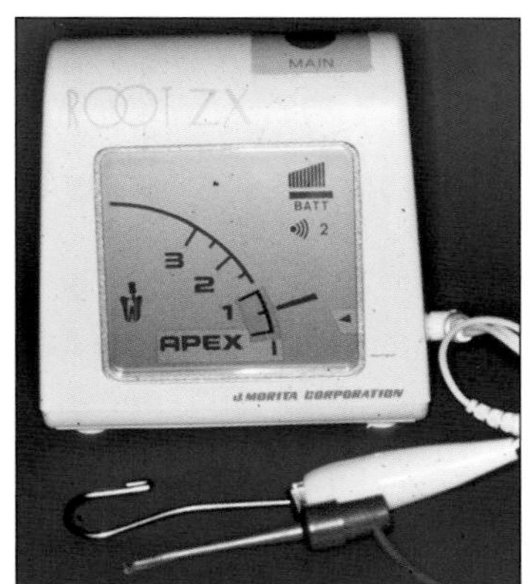

图8.49 Root ZX根尖定位仪（J Morita）

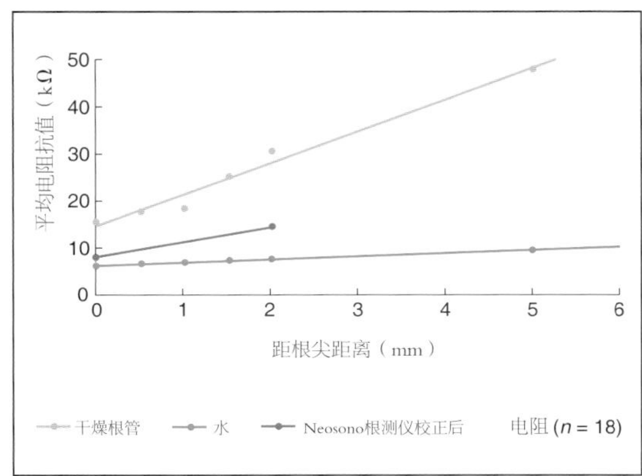

图 8.50 根管在充满水或者干燥的环境中距离根尖孔不同长度相应的电阻抗。同时还有典型根尖定位仪平均校准刻度

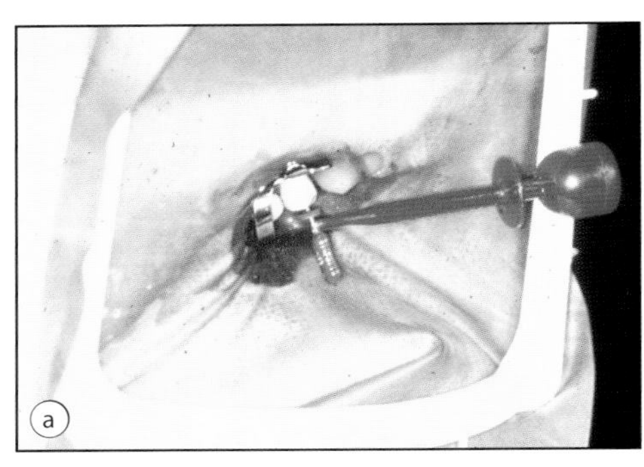
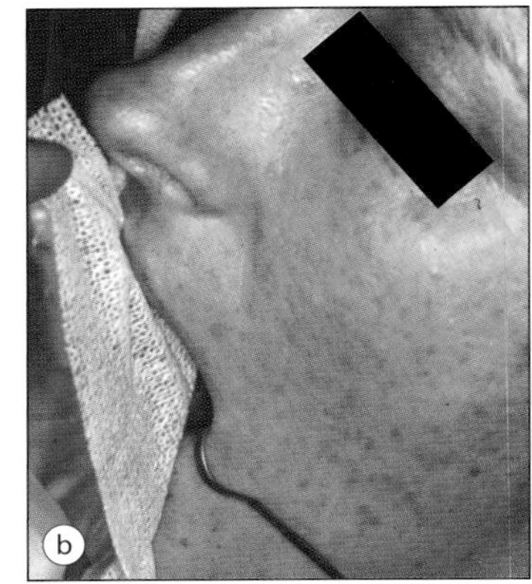
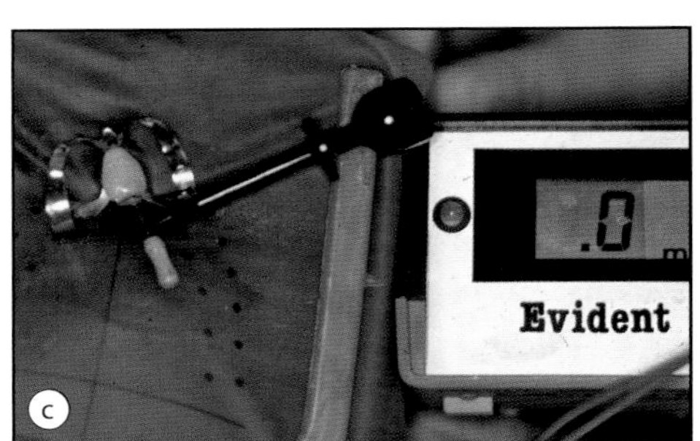

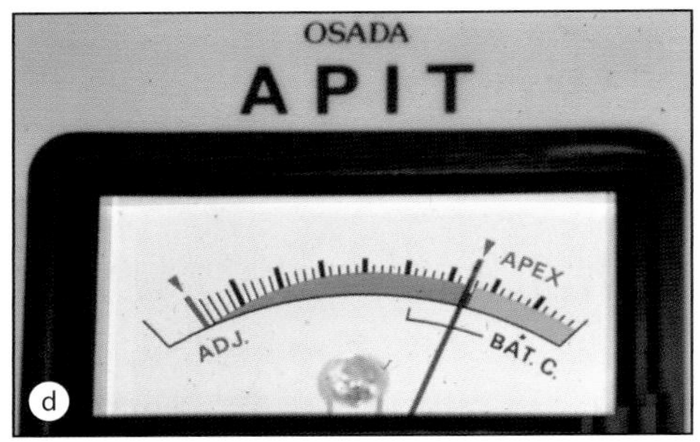

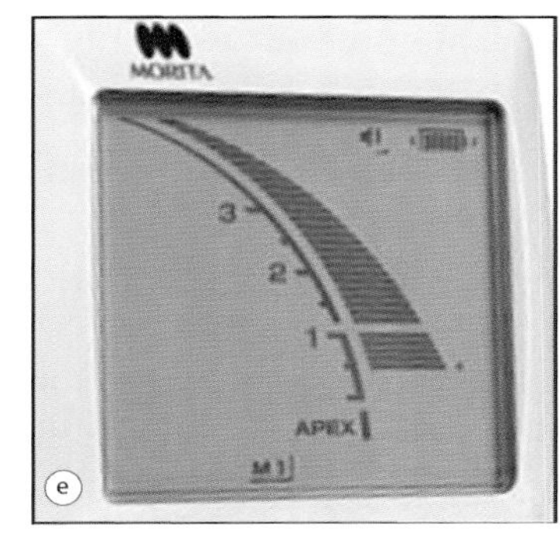

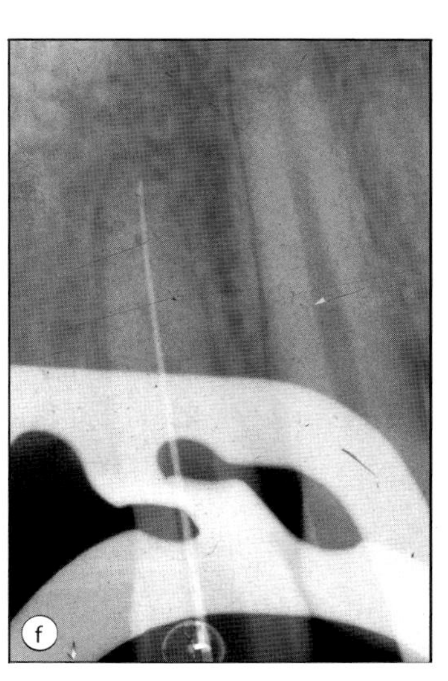

图 8.51 （a，b）电极连接锉和颊部黏膜；（c~e）不同根尖定位仪根尖指示；（f）根尖定位仪显示“0”时锉的位置长度

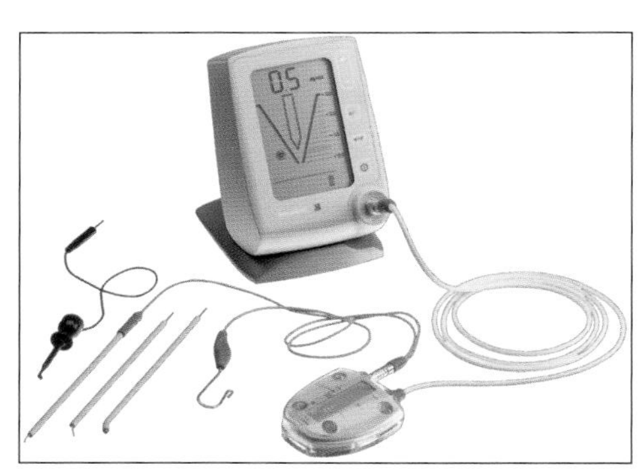

图 8.52 基本诊断单元（SybronEndo）

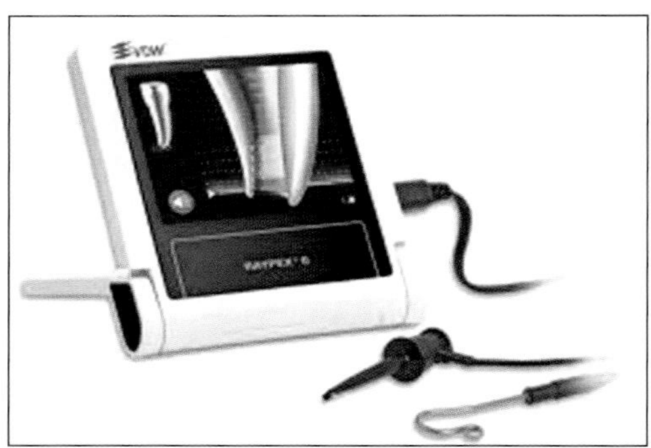

图 8.53 Raypex®5（VDW）

据公开查找。Raypex®5（VDW）（图8.53）也使用多频率，为精度更高的第5代根测仪。

不同类型电子根尖定位仪精度在临床上均进行过检测，在不同实验中使用相同的电子根尖定位仪或者在相同实验中使用不同电子根尖定位仪差别细微。产生差别的因素有很多，包括使用的条件以及仪器的校准情况。每一种仪器都需要练习使用以熟悉它的特性，最终才能够有信心地使用。电子根尖定位仪可靠但是也不能在所有的环境下都依赖它。如果对读数有任何疑问，就必须拍摄放射线片。使用过程中当锉接触到金属修复体，或者当根管含有过多的水分，或者锉的号码过小的时候会出现短路。临床医生应该在电子根尖定位仪得出“0”这个读数的时候拍摄放射线片（图 8.51f）。电子根尖定位仪最大的优点是在取得和确定基线读数后，根管预备过程中能够持续监测工作长度和通畅性，显示每一根锉放置到工作长度还是短于工作长度。这给临床医生在治疗过程中带来巨大的信心。

触觉方法

一些临床医生认为，可以通过触感来估计出根管系统中根尖狭窄的位置。这一说法有这样几点问题：第一，由于根尖周炎引起根尖吸收，不是所有的牙齿都存在根尖狭窄（图8.54）。第二，估计根尖狭窄的能力依赖于自然根

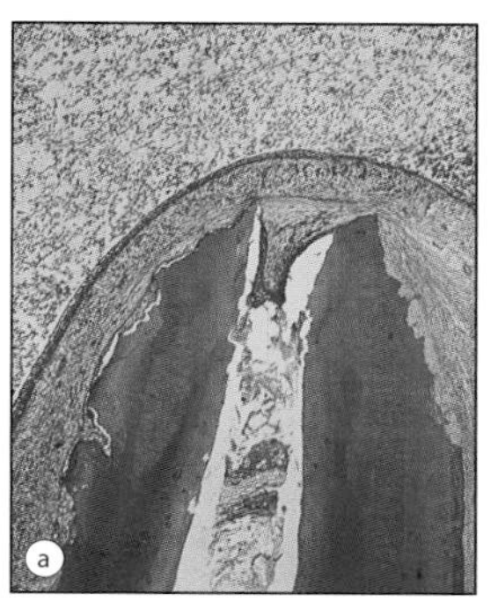
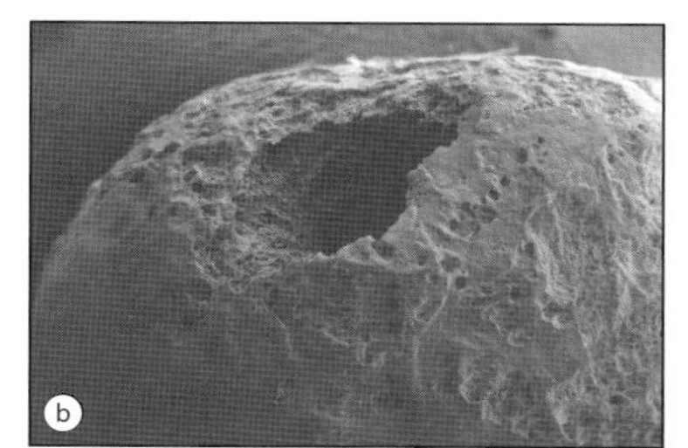

图 8.54 (a)根尖吸收：组织学观察；(b)根尖吸收：扫描电镜观察

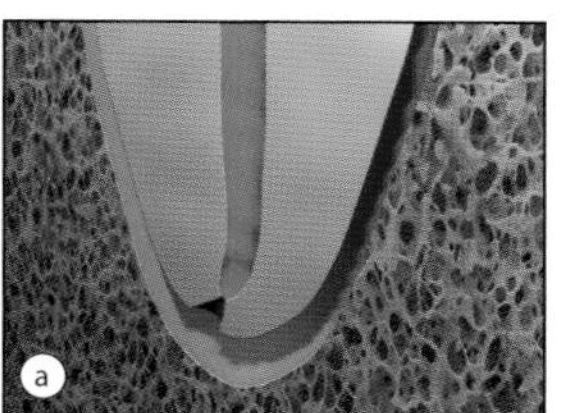
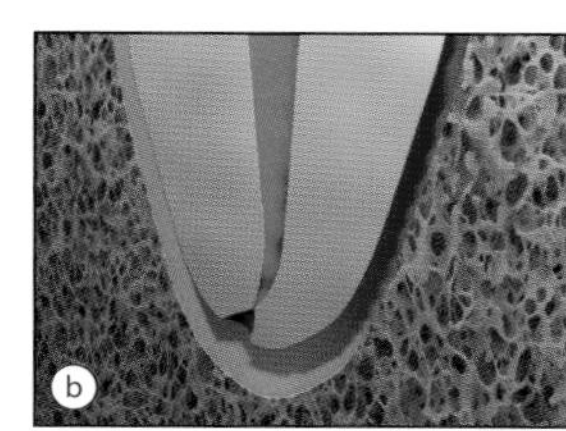
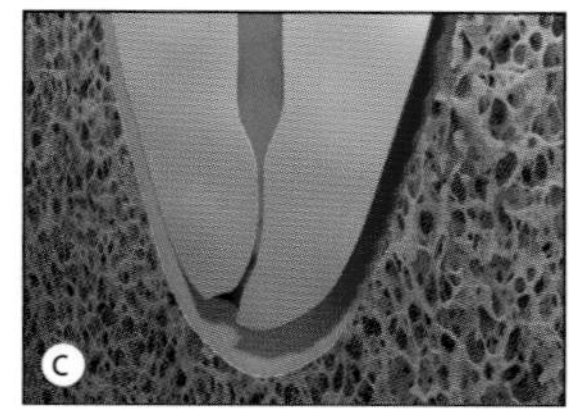
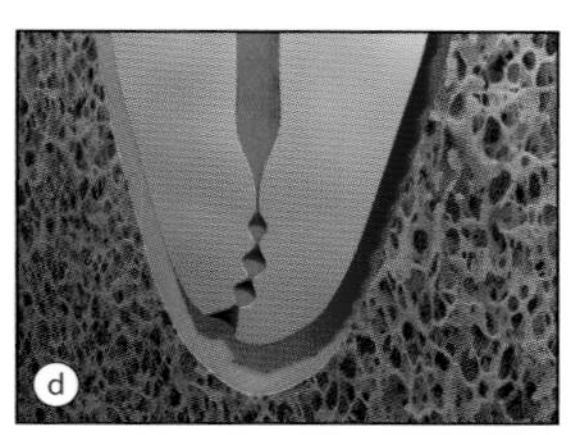

图 8.55 根尖狭窄模式：(a)传统型；(b)锥型；(c)平行型；(d)多样型[改编自 Dummer 等(1984)，图片由 WJ van der Meer 提供]

管锥度的存在，最狭窄的位置仅仅在根尖止点；Dummer 等(1984)发现4种截然不同形式的根尖狭窄有(图 8.55)。第三，根尖狭窄触觉探查依赖锉大小的选择，锉大小必须只能在根尖狭窄的位置被卡住。考虑到根尖狭窄大小和解剖结构的变异，这个方法只有在几个前提条件下才可靠，同时还得很偶然地选对器械型号。考虑这些全部因素使得单纯靠触感来估计根尖止点几乎不可能，尽管冠向下预备方法可以提高这种机会。

纸尖方法

另一个推荐的方法是，使用一系列纸尖借助尖端血迹虹吸标记来显示根尖孔的位置。尽管在某些病例中这有助于定位根尖孔，但是它本身就不可靠，因为分泌物或者血液会进入根管并且纸尖具有毛细管虹吸作用。

根尖止点定位的联合方法

到目前为止没有任何一种方法是绝对可靠的。推荐的根尖止点定位方法是首先使用电子根尖定位仪到达“0”读数这个位置。诊断锉相对根管来说不能太细，否则获得的数据不准确。锉的长度要依据冠方的稳定标志点来读数。锉重新放置到相同的长度，然后使用平行投照来拍摄放射线片。锉应该在根尖边界之内，尽管有时放射线片显示锉超出根尖孔，但是电子根尖定位仪始终显示同一读数；这可能因为牙根很细导致在根尖部位不可见。在任何一个病例中，如果锉都显示长了，那么就需要重新检测以便确定电子根尖定位仪的读数的一致性。而对于根尖止点最终的判断则必须通过不同方法来对长度进行三角校准，包括触觉方法和纸尖法。

工作长度的确定

工作长度是指每根器械进入根管的长度。这个长度不是必须和参照点到根尖止点的长度一致。有些器械可能要到根管的全长，有些器械则可能要比这个长度短(逐步后退)或者长(疏通)。

一旦根管长度确定后，就需要决定一系列根管器械是要到达这个长度还是短于这个长度。许多因素影响器械在根管里面使用的长度。根管预备的疏通阶段目的是为了在比根尖止点短一点的距离处将根管扩大到至少 30 号(ISO)。 这是为了尽可能保护根尖孔原始大小。如果根管预备至非 ISO 大锥度(0.06 +)，那么预备至 20 号或者 25 号就足够了。根尖预备的理想大小是 30 号。如果操作者非常小心翼翼，根管预备的长度能够控制在 0.25mm 的范围内，那么锉的长度可以设定为短于根管长度 0.25mm。但是，如果操作者的控制力较差则应谨慎地将器械长度设定为短于根管长度 1mm。前者总是更可取一些，好的牙体牙髓科医生应该争取达到这种精度。另外，以下这些因素将进一步影响对根管预备长度的修正：

1. 当根尖牙根吸收明显时，根管末端将呈现喇叭口形状，因此会使根管材料超出(图 8.54)。一种学派建议预备更短点。另外则建议由于微生物感染导致吸收，因此需要更充分的全长根尖预备。

2. 当牙根尖端非常狭窄时，如果根管全长预备至一个足够直径时，牙根就有穿孔的风险（图 8.56）。

3. 除了狭窄牙根以外，也存在根尖急弯的可能（图 8.57），小号弹性锉可以到全长但是大号锉（25号）应该短于全长。

因此不同锉应该用于不同工作长度。当然所有的这些是假定操作者对器械有出色的控制力，在测量锉的时候能够刻意去关注必要的细节（达到 0.25mm）并且能够意识到一些问题，例如橡皮圈移动，判断锉相对冠方参照点的位置时可能存在视差。缺乏对这些基本原则的遵守是没有经验的操作者普遍易犯的错误。

锉上用来标记长度的橡皮圈的移动这个问题必须预防，应刻意选择紧的、更加贴合的橡皮圈。一些橡皮圈较其他来说更容易位移（图 8.58）。失去参照点是另一个引起失误的重要原因。其发生的原因可能为参照点在病历中缺乏详细记录，或者由于牙齿折裂或者修复导致原始参照点丧失。不论哪种情况，长度都必须重新确定然后再继续。

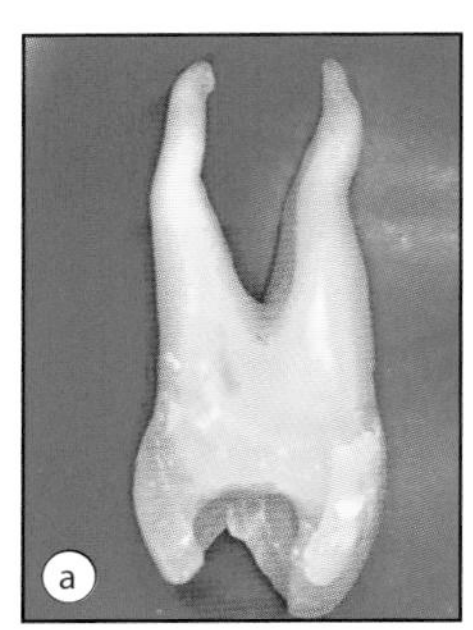

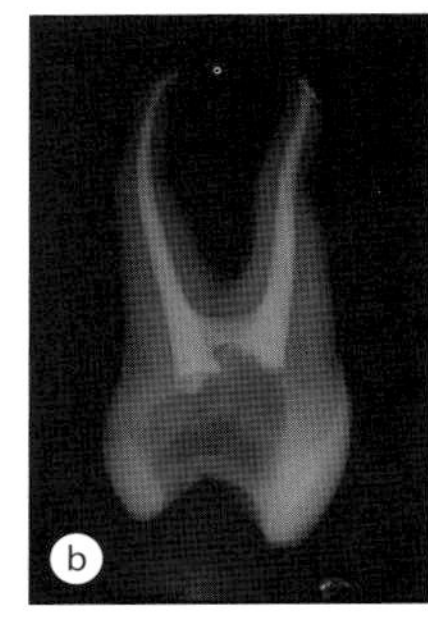

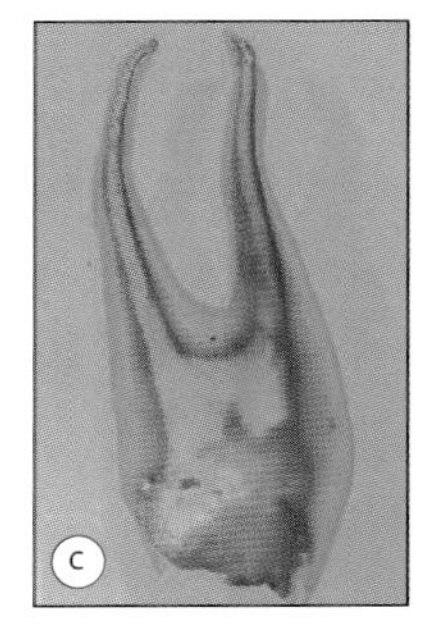

图 8.56 （a~c）根尖非常狭窄的病例中根管穿孔的风险（由 Reem Sairafi 提供）

重申一下，电子根尖定位仪已经使得再一次测量长度变得更容易。

保持根管长度预备至根尖止点

除了在保持根管长度时操作者引起的失误以外，操作者也必须意识到在预备过程中弯曲根管长度不可避免会改变。这是因为在根管预备中，增加的宽度使坚硬的金属器械形成一条直而短的路径通向根尖止点（图 8.59）。此外，当根管阻塞，根管会变短，而当根管是通畅的且参照点不变时，锉就会越过根尖止点超出。如果在测量根管长度之前预备根管的冠方部分，则在预备过程中根管长度的改变最小。考虑到电子根尖定位仪的使用简便，最好在根管预备的过程中时刻保持对长度变化的警惕，并不断用根尖定位仪监测长度。

根管的入口与其直径及根管形态之间的关系

历史上，根管治疗中的机械预备一直被认为是细菌清理的重要环节。现在对机械预备的看法已经发生转变：它被认为仅仅是冠部入口延伸至牙根，也就是根管的入口洞。这主要是因为根管壁有相当一部分没有被预备，多达一半的表面需要用其他的方式进行清理。

传统观点认为，根管预备中有控制地去除牙本质以形成规则的锥度，其在根尖狭窄或者根尖止点处直径最小，冠部直径最大；同时尽可能保持根管的原始形态以确保牙根的强度和完整性。因此原始形态在根管预备的整个过程中具有指导作用。

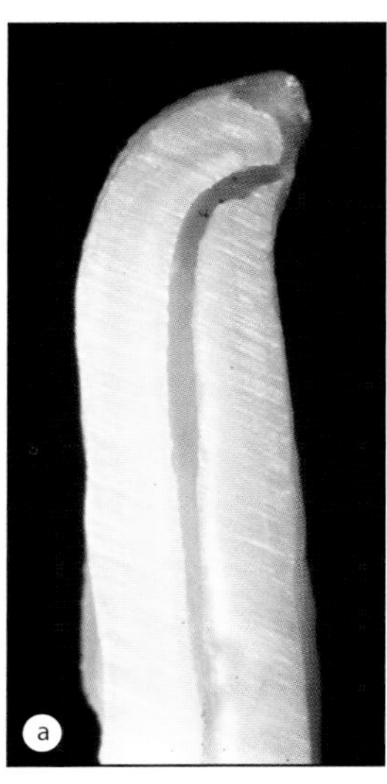

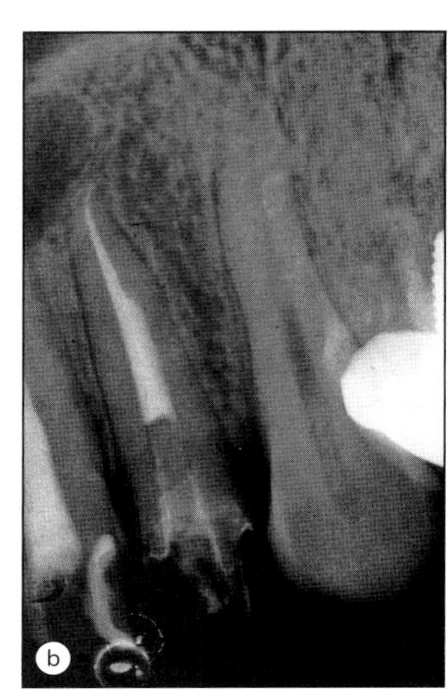

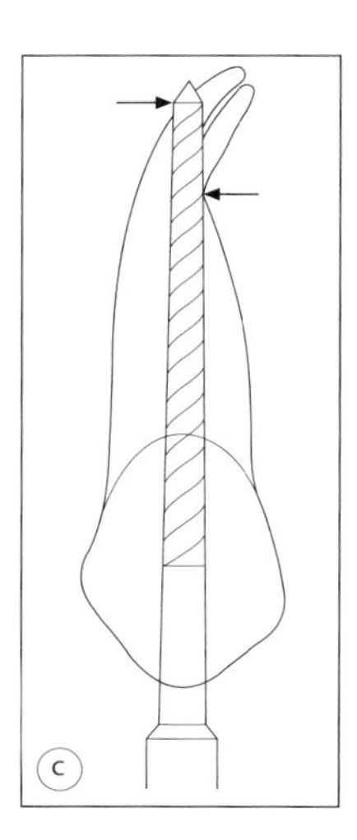

图 8.57 （a，b）根管根尖急弯；（c）狭窄根尖处根尖穿孔的风险

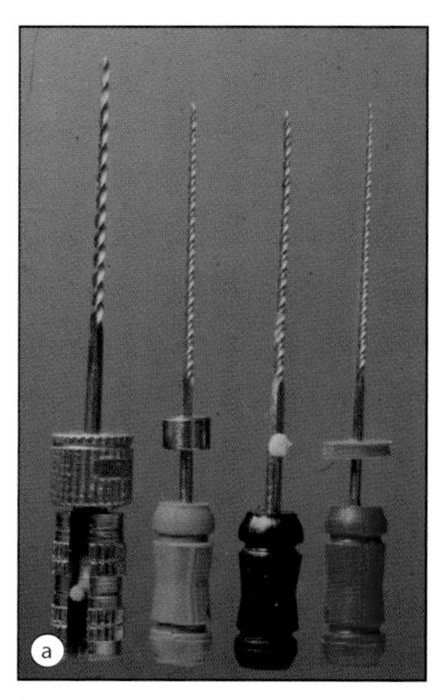

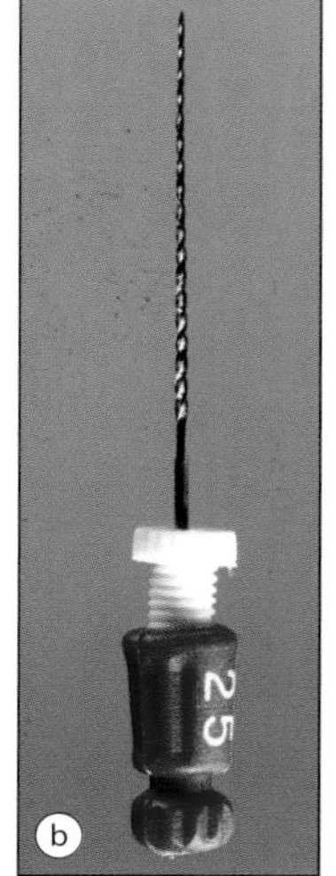

图 8.58 （a，b）不同类型止点

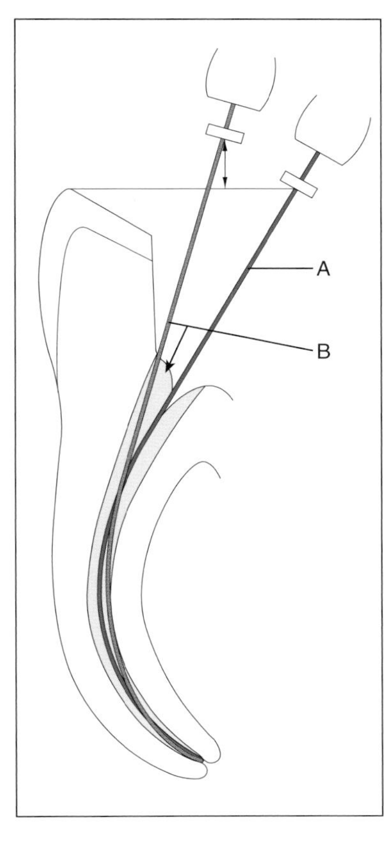

图 8.59 预备过程中根管长度的改变：A= 预备前锉；B= 预备后锉

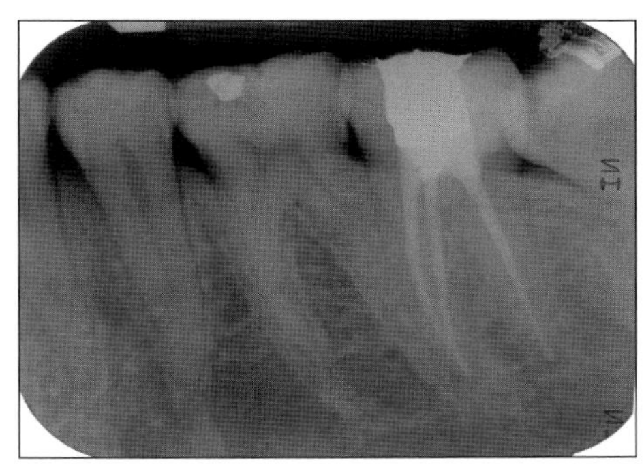

图 8.60 小锥度预备

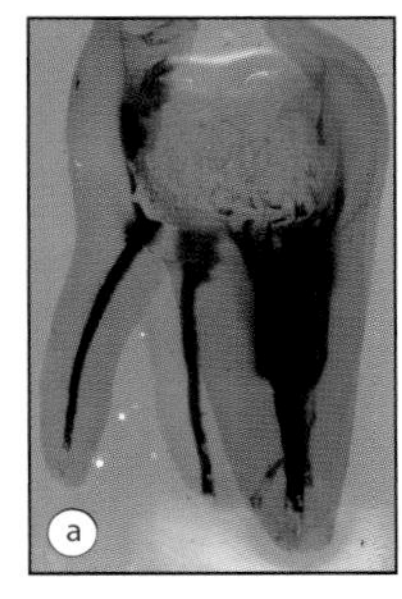

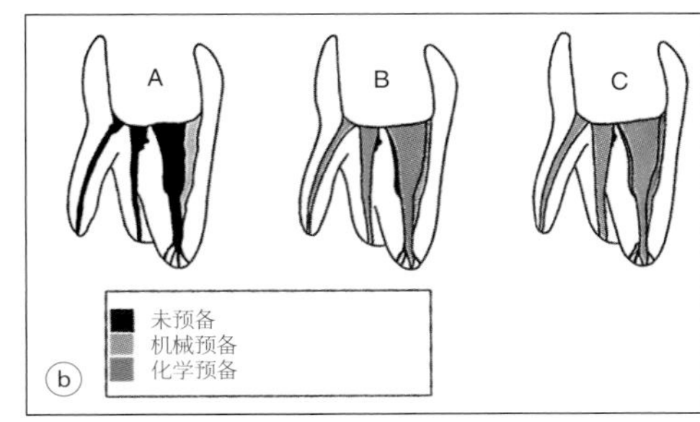

图 8.61 （a，b）锥形根管预备包裹单根管：A= 预备前；B= 机械预备后；C= 化学溶剂次氯酸钠冲洗后

根管预备中的根尖直径或者锥度一直是具有争议的话题。选择一般具有个人倾向性以及基于临床经验而不是基于坚实科学理论。大锥度根管能够使冲洗液渗透得更好、清理得更好，也可以使冷侧压或者热垂直加压技术充填得更好，但是这些优点都是以牙根强度和远期疗效为代价的。保守预备根管的支持者主张如果（预备）锥度允许用细针头将冲洗液渗透进根管进行清理，则这类根管填充可以使用热塑牙胶技术来达到满意效果。如果能够有足够的清理和充填，小锥度预备因为不会损害牙根强度而更加令人满意（图 8.60）。基于根管系统冲洗的要求，牙齿可以分为简单根管系统和复杂根管系统。

简单根管系统（A 型、B 型、C 型）

横截面小而圆（A 型）的简单根管系统中，预备成规则锥形的根管通道可以完全围绕原始根管系统（图 8.61~图 8.63）。在这样的病例中，机械预备加上少许冲洗就可以达到彻底清理。

相比之下，横断面为规则的宽而非圆形（B 型——例如尖牙、一些前磨牙、磨牙的远中和腭侧牙根，C 型根管牙齿）简单根管系统中，单纯机械预备成规则锥形根管通道并不能完全清理根管（图 8.7，图 8.64~ 图 8.66）。C 型根管如同下颌磨牙远中扁根管可以预备成两个独立的或者相互重叠的锥形（图 8.67，图 8.68a,b），以便冲洗能有足够的空间。或者随后使用扩锉的方法则形成一个连续的冠状形态（图 8.68c,d）。这类牙齿冲洗通道极好，因此，只有极少量根管壁需要扩锉。横断面为圆形但同时存在峡区或者根管分叉（C 型）的简单根管系统中，机械根管预备可以去除大部分微生物和有机组织，除了那些没有预备的附属结构以外（图 8.69）。所有牙齿形态都可能存在这样的结构（图 8.70），这种根充后的牙齿中，尽管图中牙齿的主根管均被预备并充填，但是由于没有恰当的冲洗导致侧副根管仍然是污染状态。

复杂根管系统

在更复杂的根管系统不规则的牙齿中，预备根管通道仍然是包绕或者环绕原始不规则根管系统，使其锥度变大或者变小，可能只能辨识出一部分或者根本辨识不出。下颌或者上颌磨牙近中牙根，下颌切牙以及一些前磨牙存在这样的情况，尽管通常只能看到靠近的那一个。图 8.71 显示预备后根管通道可以部分辨识出来。图 8.72 显示两个原始根管被完全包裹在预备后根管通道内，而最终的根管包含预备后根管通道以及预先存在的丰富空间。图 8.3a、图 8.8、图 8.73 显示原始根管结构将根管通路包绕在内。

此类根管充填后，经透明处理展示 3 个根管预备后的

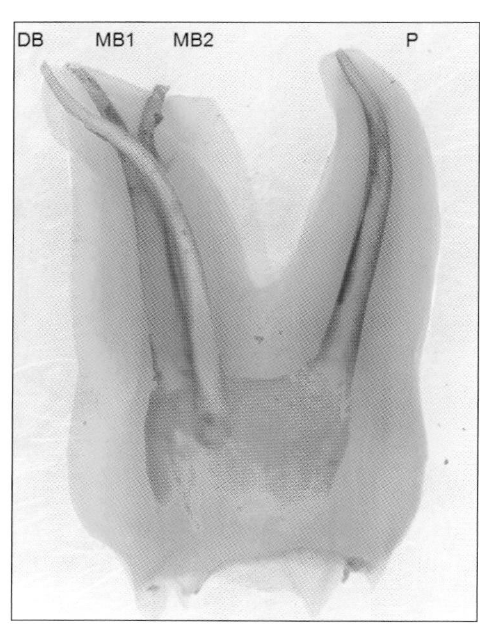

图 8.62 规则的锥形根管通路预备包绕原始根管系统。DB= 远颊根管；MB1= 近颊第一根管；MB2= 近颊第二根管；P= 腭侧根管（由 Krupti Denhard 提供）

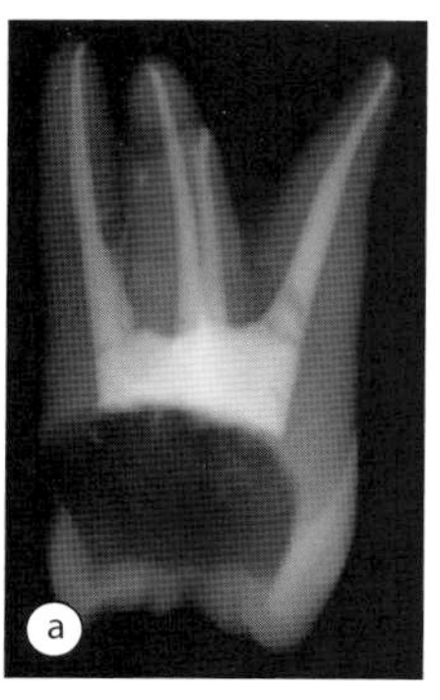

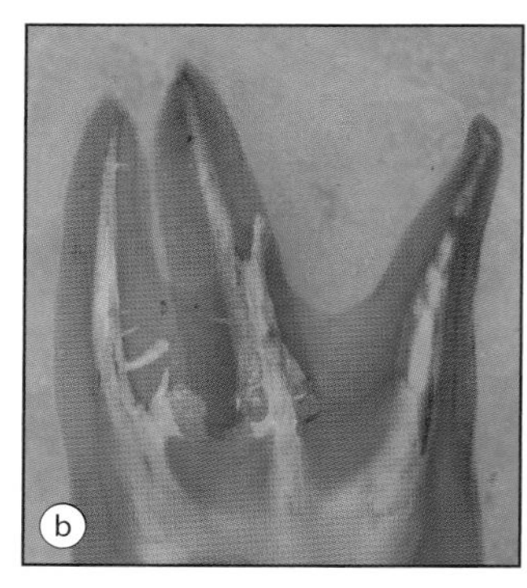

图 8.63 （a，b）规则的锥形根管通路预备几乎包裹原始根管；A 型系统

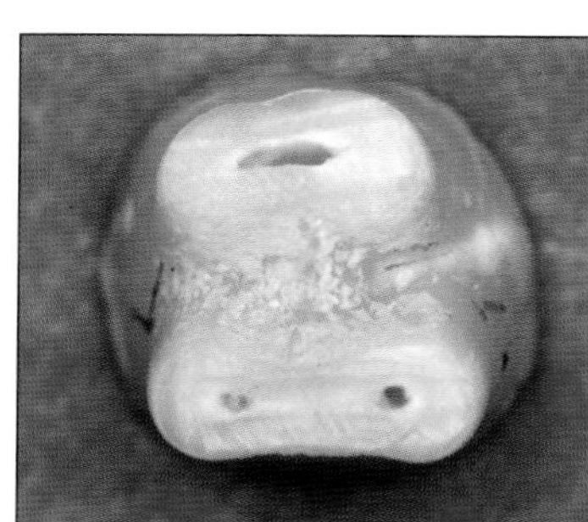

图 8.64 下颌磨牙根切面显示近中根为 A 型系统，远中根为 B 型系统

根管通道和根管系统未被预备的部分之间多变的关系（图 8.74）。图 8.74e，f 中的病例显示预备后根管的通道被原始根管结构包绕而几乎看不出来。

锥形根管通道的机械预备

锥形根管通道的预备可以使用手用器械，自动旋转器械或者两者结合。在现代实践中，通常使用混合的方法。使用自动化设备预备根管是很吸引人的建议。虽然根管预备装置显示巨大的优势，但是手用器械并没有理所当然变得多余，尤其是在根管疏通。自动旋转设备能够使根管成形更容易，但是器械在使用的过程中必须更加注意，尤其

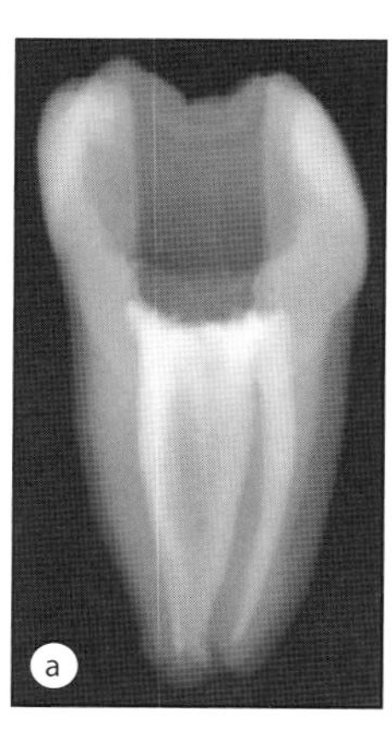

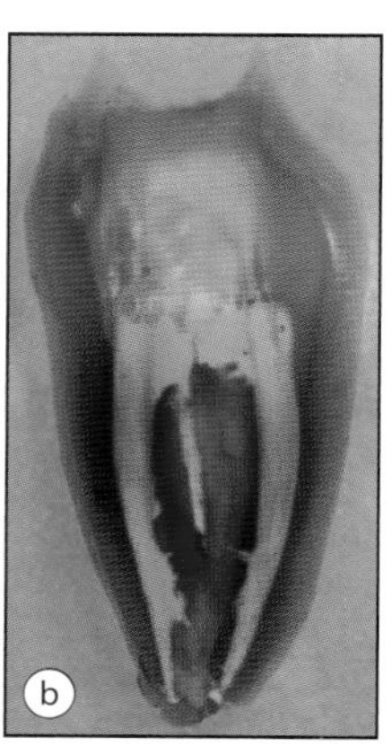

图 8.65 （a，b）单纯机械预备不完全清理（由 Ian Alexander 提供）

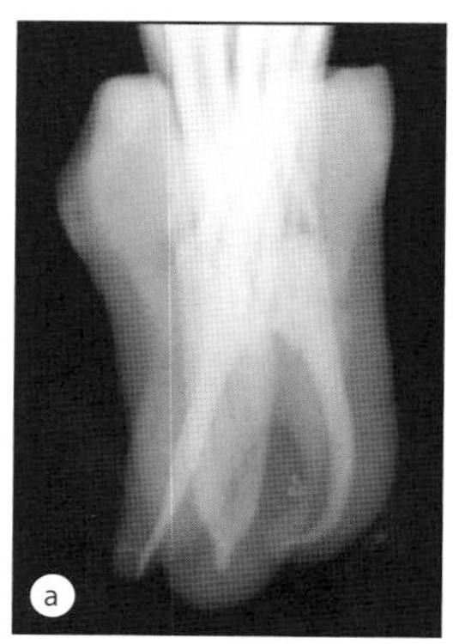

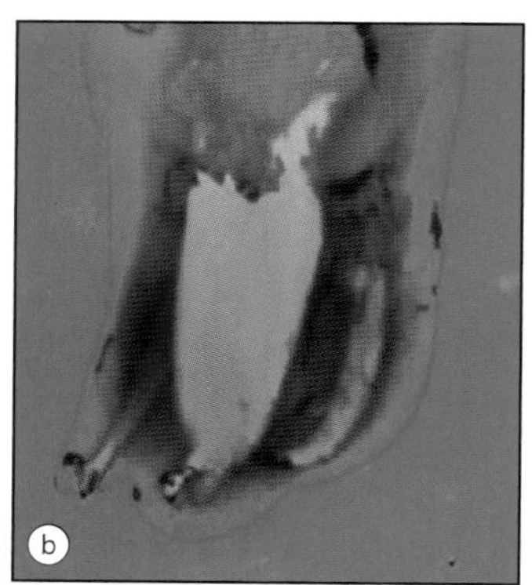

图 8.66 （a，b）B 型系统中单纯机械预备不完全清理（由 Maysoon Haji 提供）

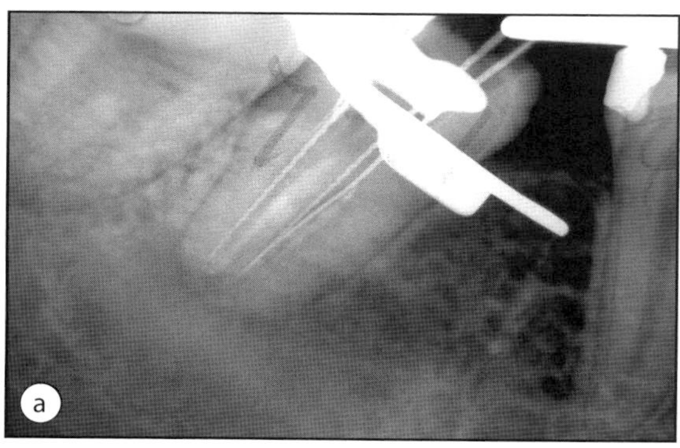

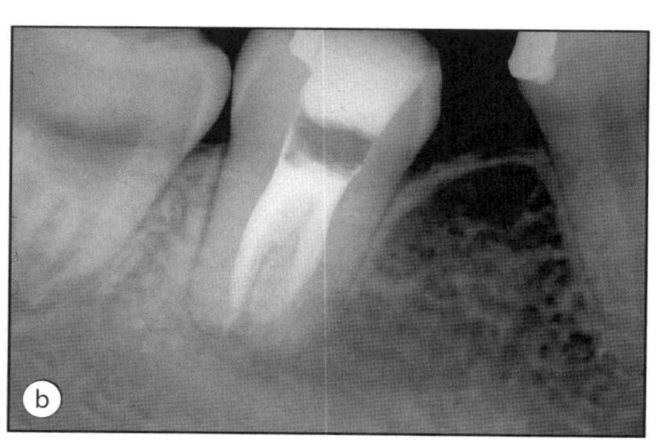

图 8.67 （a）下颌第二磨牙 C 型根管放置诊断锉；（b）C 型根管充填后显示两个覆盖的锥形根管（由 Dr Yea-Huey Melody Chen 提供）

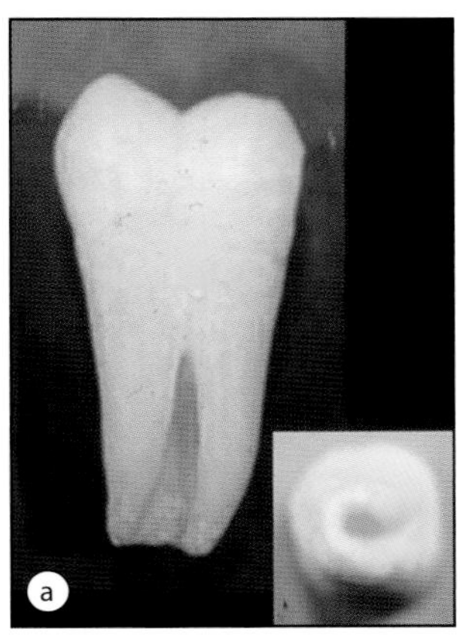
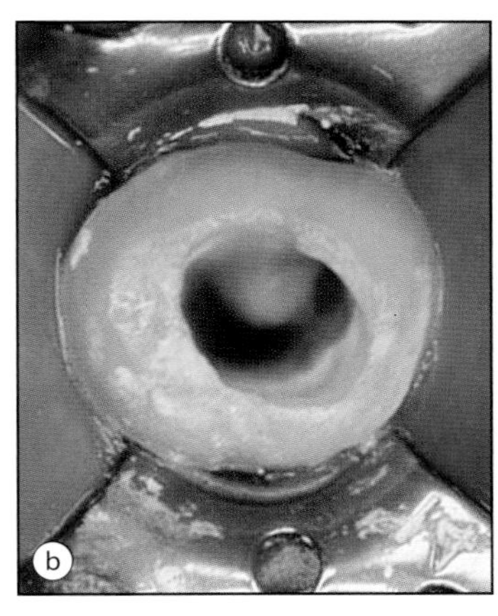
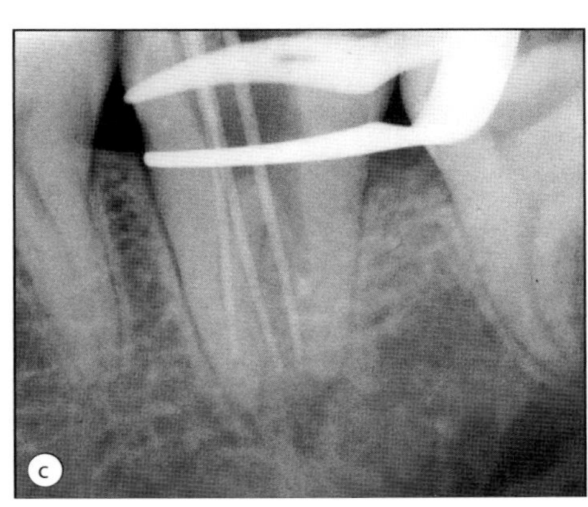
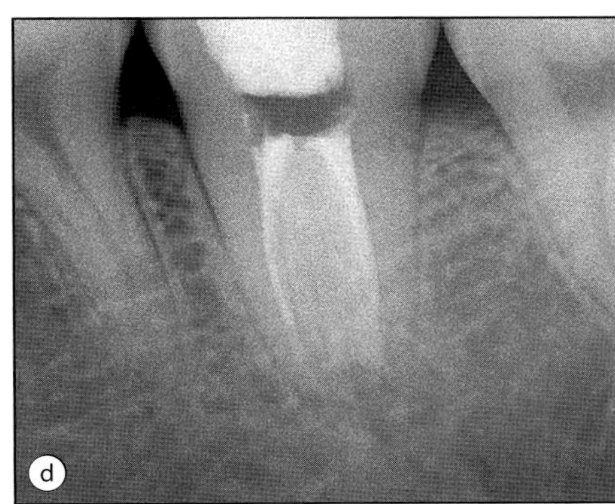

图 8.68 （a）C 型牙根；（b）下颌第二磨牙 C 型根管；（c）下颌第二磨牙 C 型根管放置诊断锉；（d）C 型根管充填后显示连续单根管（由 Dr Yea-Huey Melody Chen 提供）

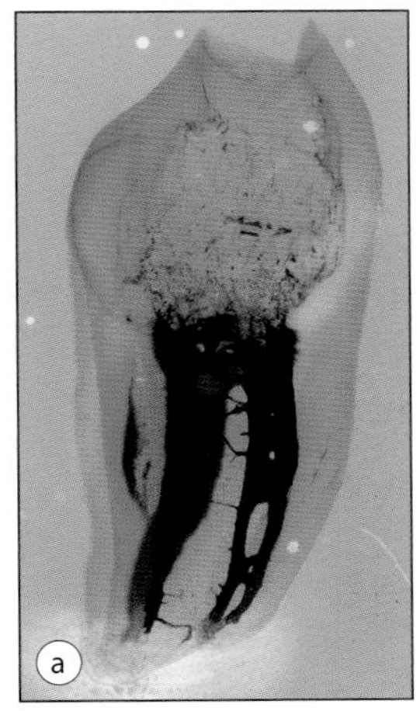
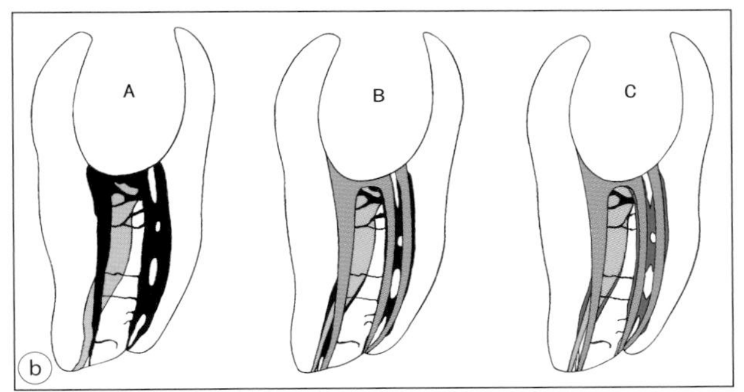

图 8.69 （a，b）简单主根管伴随复杂交通支。C 型系统为例：A= 预备前；B= 机械预备后；C= 机械化学预备之后

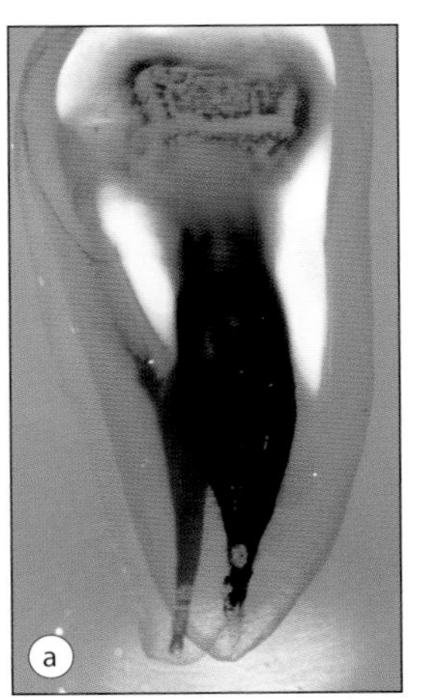
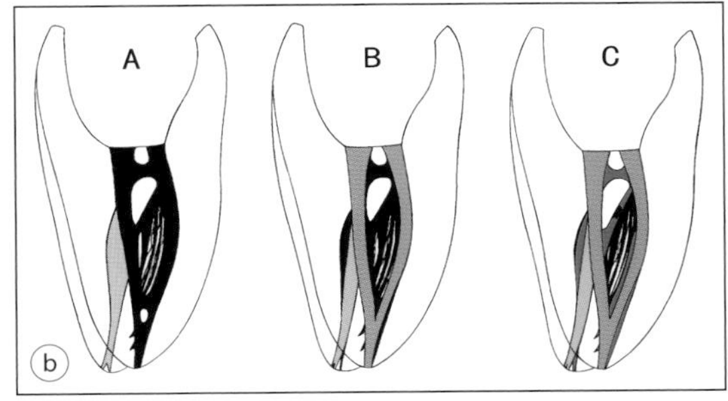

图 8.71 （a，b）简单主根管伴随复杂交通支：A= 预备之前；B= 机械预备之后；C= 机械化学预备之后

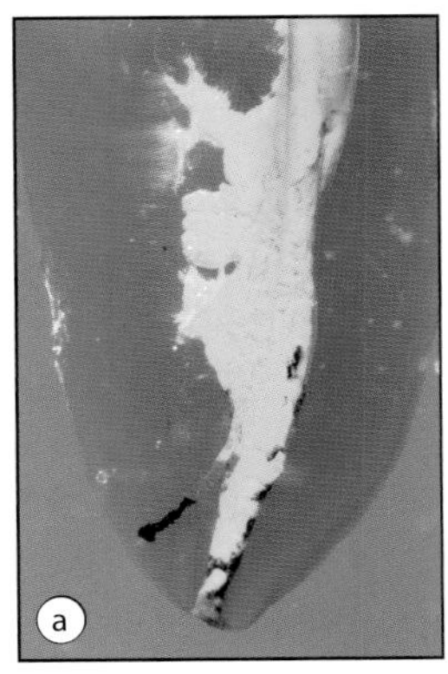
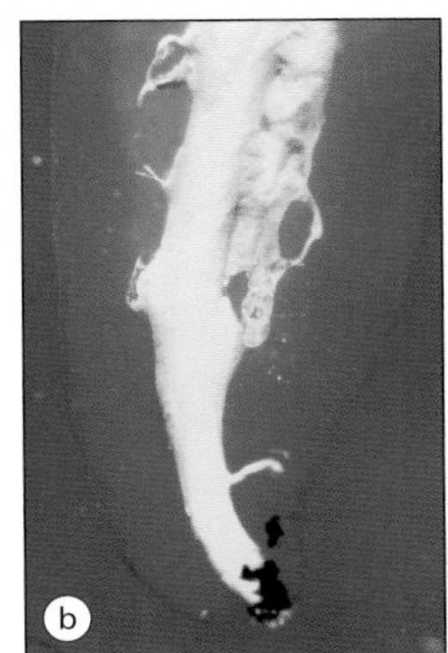
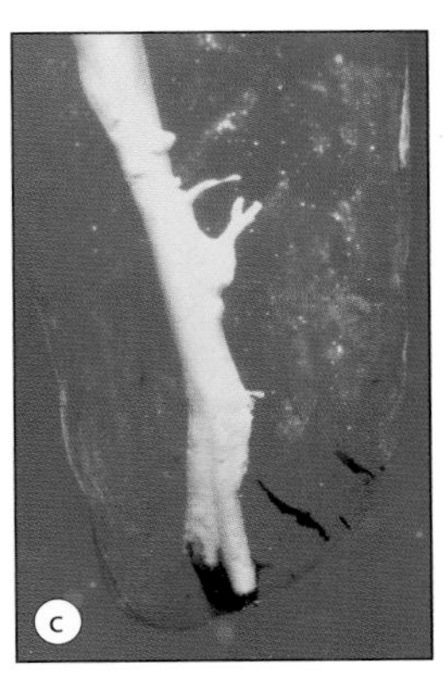

图 8.70 （a~c）充填的根管显示预备的和没有预备的管壁（以 C 型系统为例）

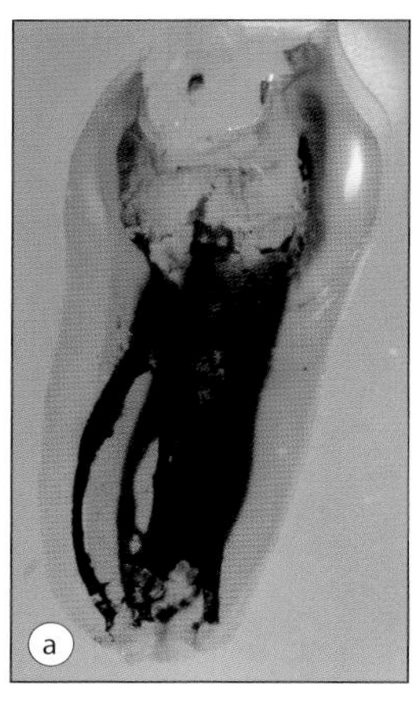
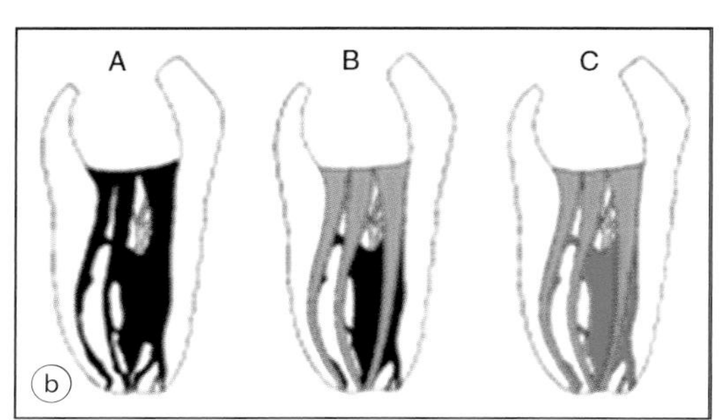

图 8.72 （a，b）复杂不规则根管系统中机械化学清理的效果：A= 预备之前；B= 机械预备之后；C= 机械预备以及次氯酸钠冲洗之后

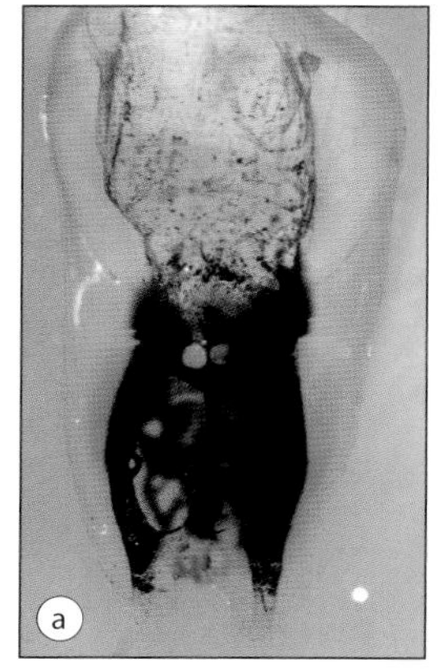
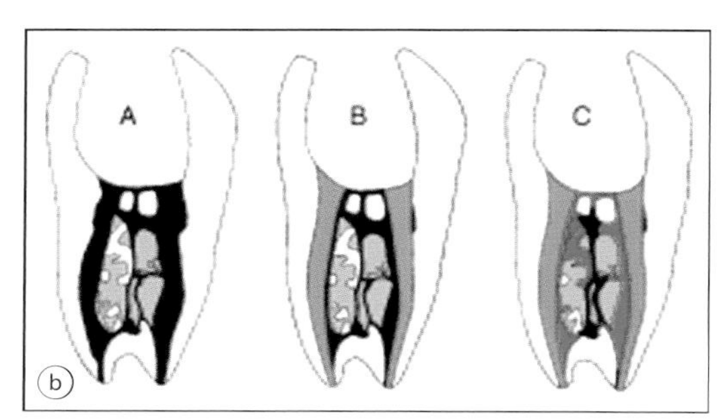

图 8.73 （a，b）复杂不规则根管系统中机械化学清理的效果：A= 预备之前；B= 机械预备之后；C= 机械预备及次氯酸钠冲洗之后

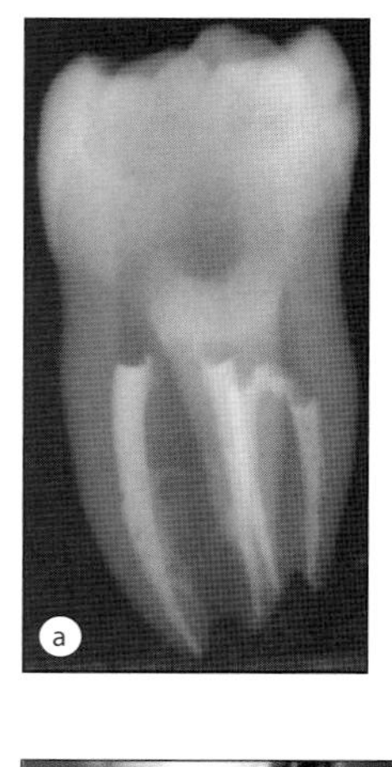
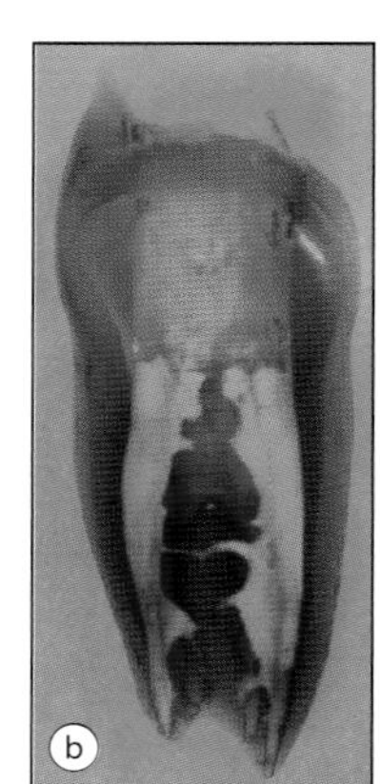
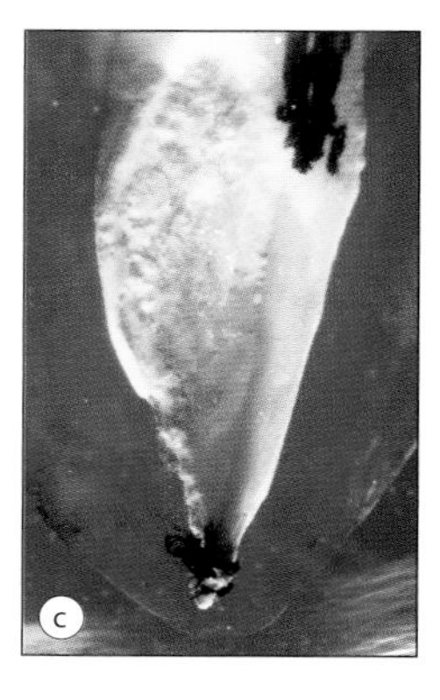
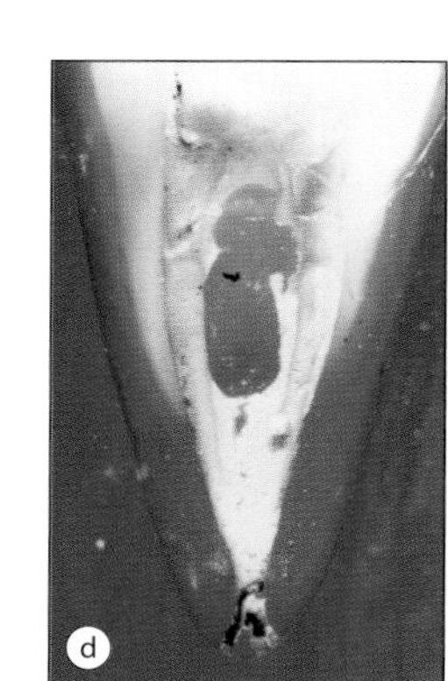
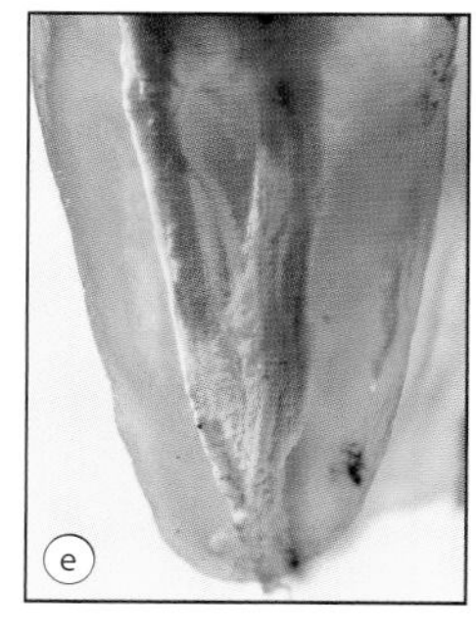
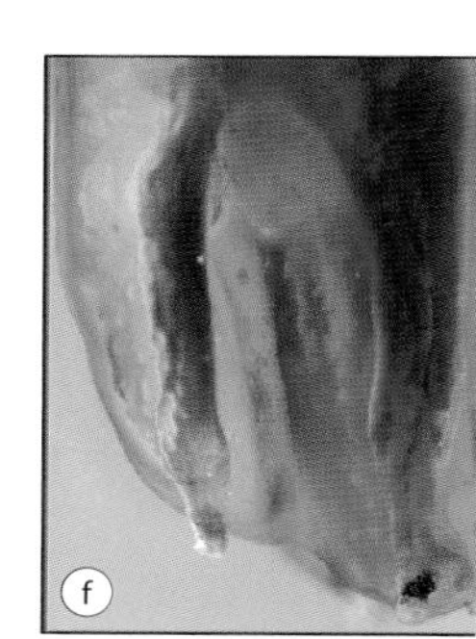

图 8.74 （a，b）充填后根管显示已预备和未预备的管壁；（c，d）使用热塑牙胶充填根管之间的侧支；（e，f）充填后的牙齿内锥形根管预备部分被原始根管形态包绕

是在急弯或者多弯曲根管中应防止折断。

手用器械的根管通道机械预备

根管通道的机械预备要求通过对根管器械操作来控制去除牙本质。获得这样的技能需要在有效的训练指导下坚持不懈地练习。

通过连续和敏锐地练习，一个熟练的操作者所形成的培养触觉能够做到下列：

- 通过探查来估计根管系统直径和弯曲度，同时能够将信息在脑海里形成三维图像的能力。
- 通过放射线片和不同牙齿类型的典型解剖特点的相关知识来对头脑里的三维图像进行修正和精练的能力。
- 能分辨不同物质的触感：牙本质、牙本质碎屑栓、软组织栓、充填材料或者其他异物。
- 使用锉的方法（提拉法）或者旋转方法（正转和反转），对牙本质进行可控性切削并保持原始根管弯曲度。

手用器械去除牙本质的两种基本手法，工作原理本质上有区别。

旋转动作

在旋转动作中，当器械切削刃与器械长轴近乎平行的方向时切割力最强，例如扩孔钻（图 8.75）。金属柄扭力加紧使出屑槽斜度逐渐降低，致使切削刃与长轴形成更大的夹角接近垂直，如图 8.76 中的一根锉。这意味着后者既适合旋转使用也适合提拉使用。器械的切削刃越和长轴接近垂直，它就越适用于扩锉或者提拉这个动作（图 8.77）。除了切削刃的方向，刃部楔入牙本质并切削的方式在两种

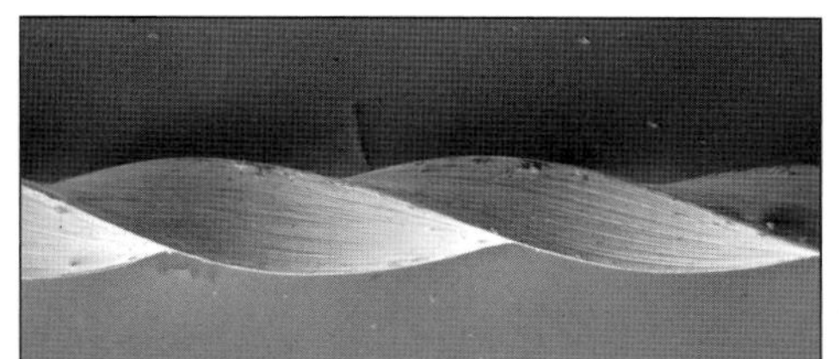

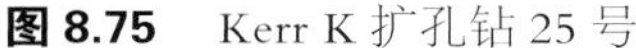

图 8.75 Kerr K 扩孔钻 25 号

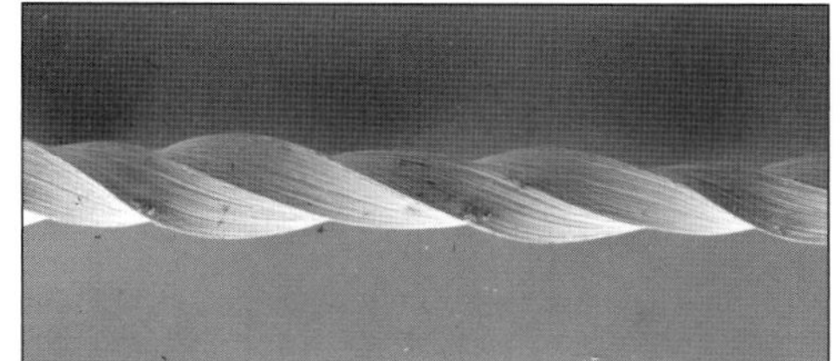

图 8.76 Kerr K–Flex 锉 25 号

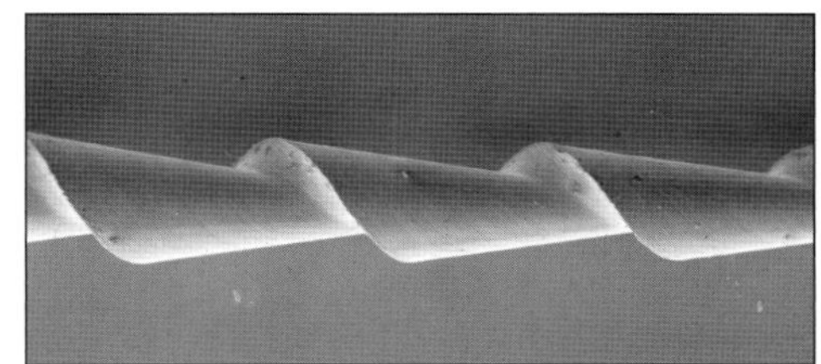

图 8.77 Micro Mega H 锉 25 号

动作中是不同的。

在旋转动作中，切割是通过拧入和尖端深入的方式来对根管牙本质进行反作用力。器械进入牙本质就好比一个螺丝进入木头一样（图8.78）。螺纹或者切削刃旋入牙本质内。没有横向的力量，只有扭矩。操作者只能估计进入牙本质所需扭矩。切割牙本质的量取决于器械和根管之间直径的相对关系以及器械旋入根管的程度。因此，牙本质的切割量有赖于器械尖端进入能力和根管与器械直径的相对不匹配。在一个完美的圆形且锥度与器械相近的根管内，尖端深入和侧向切割牙本质几乎是成比例的。然而事实上，根管是不规则的，锉仅在选择性对抗点上不连续性接触。因此，旋转动作、尖端深入以及根尖向进入这三者存在不协调。许多技术指南错误地给出顺时针旋转和逆时针旋转度数说明，但是没有提到应该使用的尖端深入程度或者转矩。结果是这种说明刻板套路可能导致程序性错误，尤其是当锉尖不受约束时。操作者必须平衡尖端深入程度和所需转矩大小，而这种洞察力只能通过敏锐地练习来获得。为了理解旋转动作中器械如何切割牙本质，想象一个螺丝顺时针旋转进入一块木头上一个匹配的洞内（图8.78）。当它拧入时，即楔入基质内。逆时针方向旋转可以使它从木头中旋松，路径与旋入时完全一致。但是，如果当螺丝逆时针旋转时存在根尖阻力，螺丝不会旋松，存在螺纹的木头会折断。这是平衡力技术原理。它的正确使用需要对器械和牙本质能够耐受转矩有一定的理解与感觉。一双没有练习过的手，存在使金属器械应力过大导致变形（图8.79）或者折断（图8.80）的可能。另外，按照物理定律，一个正的和一个反的力量施加在牙本质上，如果超过了断裂阈值也可能会折断，这种情况更容易发生在根尖牙本质较薄的区域。然而，常见的结果是当牙本质以一种未控制的方式去除，会导致操作失误（图8.81）。另一个问题是在圆的、狭窄的根管中，器械的整个一圈可能会被卡住，如果持续不断地向根尖推进到达期望的长度，

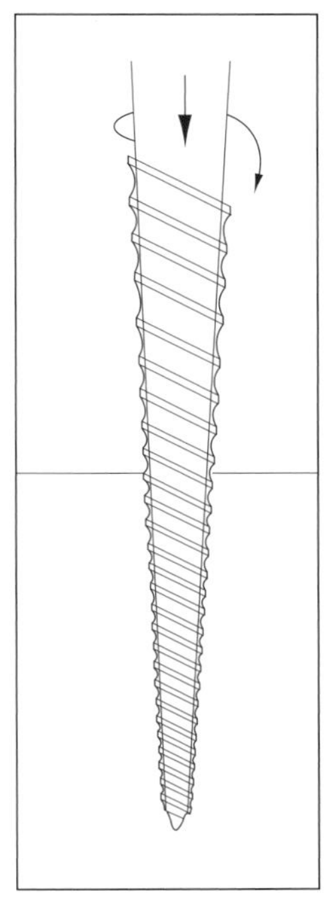

图 8.78 螺丝旋入一块木头内

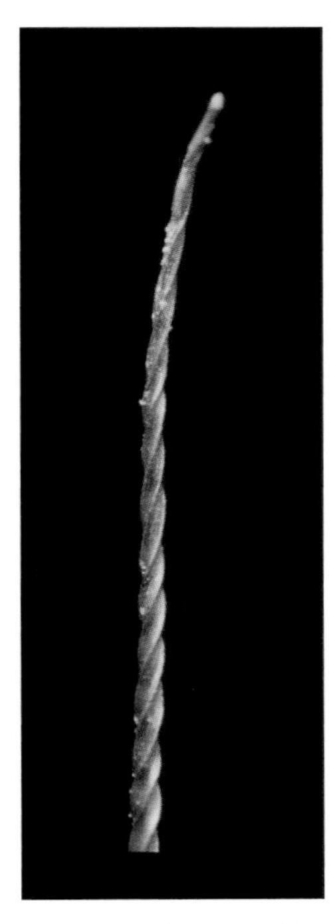

图 8.79 变形的手用器械

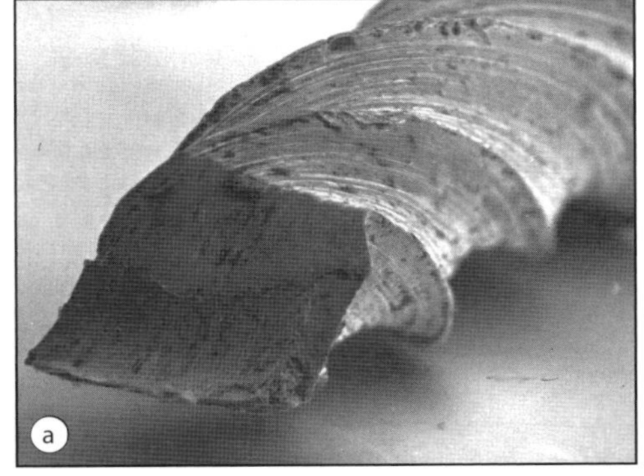

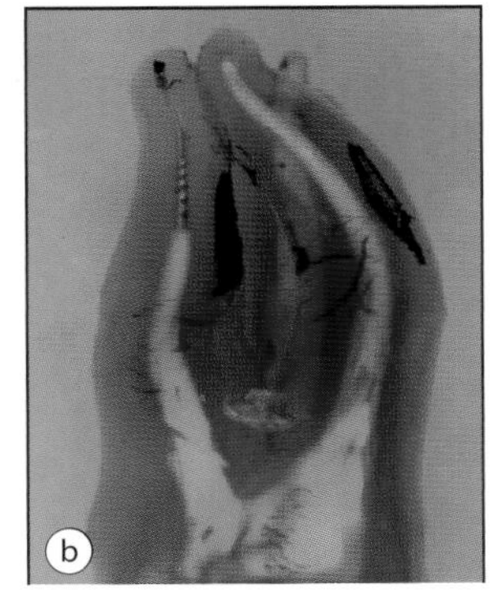

图 8.80 （a）折断的 K 锉尖；（b）器械因扭转疲劳折断

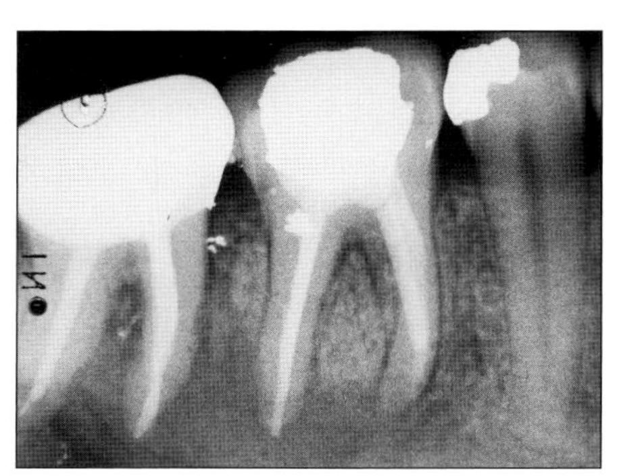

图 8.81 台阶和牙本质过度去除

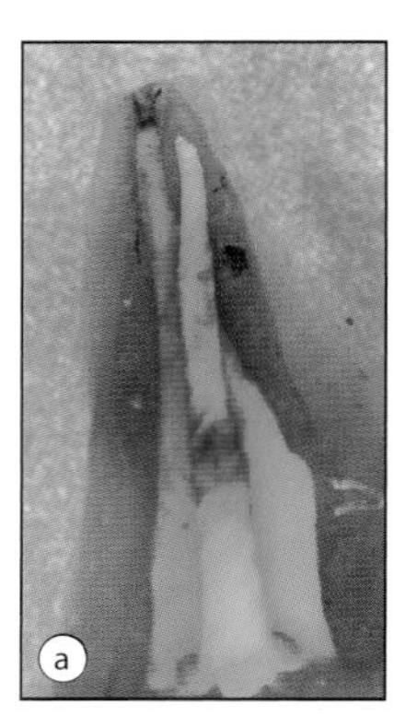

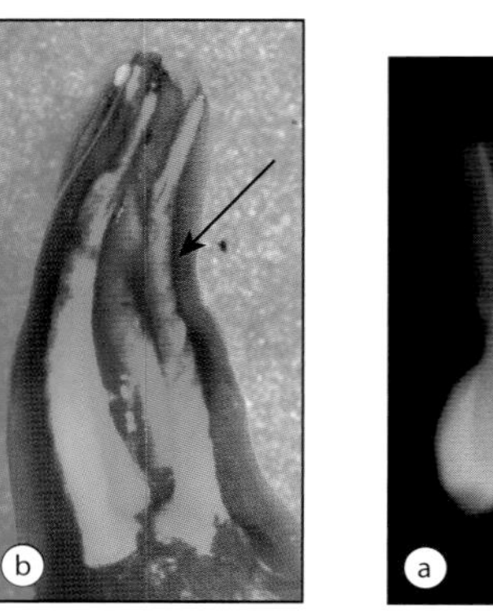

图8.82 （a,b）螺纹切入牙本质（箭头所示），通过将器械旋进根管引起

图8.83 （a,b）螺纹切入牙本质（箭头所示），通过将器械旋进根管引起

那么，器械的表面会同时与牙本质卡在一起。当这种情况发生时，需要逐渐增大的力来推进器械，导致越来越大的力量作用于器械和牙本质，最终的结果是导致所谓的“锥度卡住”。把器械以这种方式旋进根管会使器械和牙根都会受到巨大的应力，也可能会导致螺纹切入牙本质（图8.82，图8.83）。

最可靠的减小扭矩的方式限制根向推进的幅度，同时还有牙本质嵌入的量。锉在前进的过程中只能有轻度的阻力，然后逆时针旋转，这时可以有或没有加根向的力。在没有大的扭矩时快速顺时针和逆时针旋转，类似于上发条或手表上弦动作，可以使探查和扩大根管变得轻柔，而不会出现操作失误。当器械在根管里不会同时卡在所有的根管壁时，这种方法特别有效。相反，在狭窄细小的根管里，这种技术需要指力和耐力。这种使用器械的技术可能会导致手指出现老茧。然而，尽管形成老茧，还不至于减小触觉的敏感性。和所有的旋转器械一样，器械的刃部必须经常清理干净便于有效地切削。

推拉搓法

相比之下，推拉搓法时，器械的整个一周很少会在一次进程中被卡住。在这种切削的方法中，锋利的边缘会理想地垂直指向锉的运动方向，而不是锉被旋转进入牙本质，然后拉出（这也是一种有效的切削方法）。推拉搓法需要运用侧向或者界面力以确保锉嵌入牙本质。这类似于用木锉锉一片木头，轻轻地握持木锉去锉木头只会去除很少的木屑，压在木锉上的力量增加时会将它更有效地嵌入木头表面，去除更多的木屑。同样，当侧向界面力施加于足够硬的根管锉，它就会嵌入牙本质，进行有效的切削。

与木锉相比，根管器械的侧向力不能够直接施加于锉，而是通过手柄希望力能够传递到锉的全长。因为器械向尖端方向有一定的锥度，侧向力在手柄部最大，向尖端方向逐渐减小。柔韧的锉在受到侧向力时会弯曲，偏离牙本质表面。减小尖端侧向力的好处是会形成预备后自然的锥度。

这就产生了有趣的两刃论法，当预备弯曲根管时，一方面需要用柔韧的器械疏通根管，这样不会出现操作失误；但另外一方面，又需要用硬的器械来控制侧向力。非常柔韧的器械，如镍钛制作的器械不能有效地进行搓法，而更适用于旋转方法。在使用推拉搓法之前先预备根管的冠部，会更加有效地控制锉尖端的运动。这会减小冠部的阻碍，增加预备尖端的指感。为了控制器械全长对牙本质的切削，界面力需要在全长上被控制。解决这些问题的另外一些策略会在下面讨论。

手用器械的设计

一名有技术的操作者必须熟悉和掌握他／她使用的工具。使用的方式是建立在器械的切削特性基础之上的。生产的模式、切割角的方向和锐利度，以及使用和消毒对切削特性的影响都是操作者需要熟悉的。

目前的根管器械一般是由不同合金（不锈钢、碳钢、钛、镍钛等）的金属丝加工而成，具有不同的横断面形状和直径。这些合金具有不同的物理和化学特性。碳钢比较脆、硬并且容易腐蚀；不锈钢更具有弹性；钛的柔韧性更好；而镍钛的柔韧性最好。器械的横断面可以是方形（K锉，图8.84）、三角形（K钻，图8.85）、菱形（K-Flex锉，图8.86）、圆形（H锉，图8.87）或S形（U锉）。

这些形状对于器械的物理特性有影响。切削角的形成

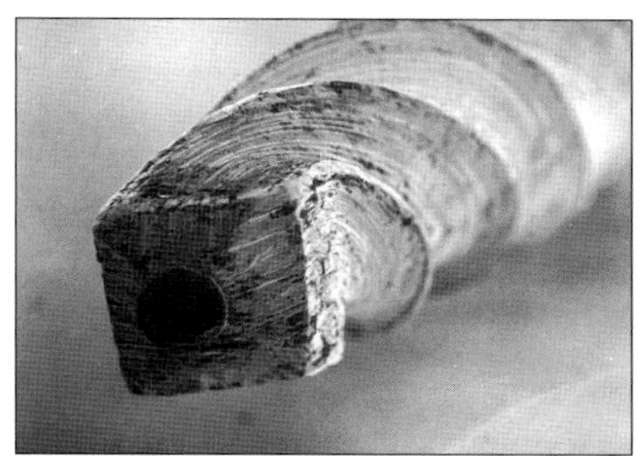

图 8.84 Kerr K 锉 25 号

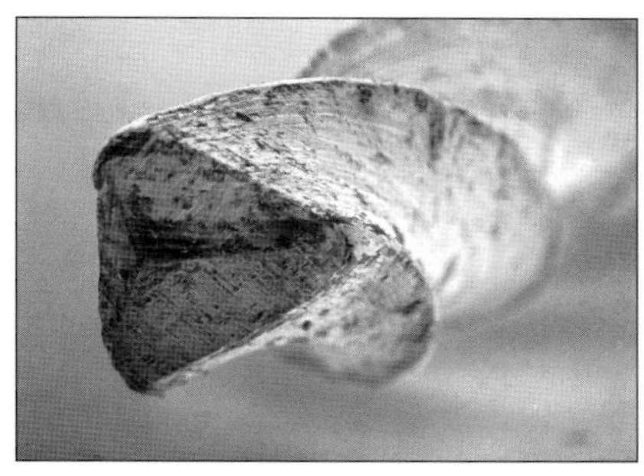

图 8.85 Kerr K 钻 25 号

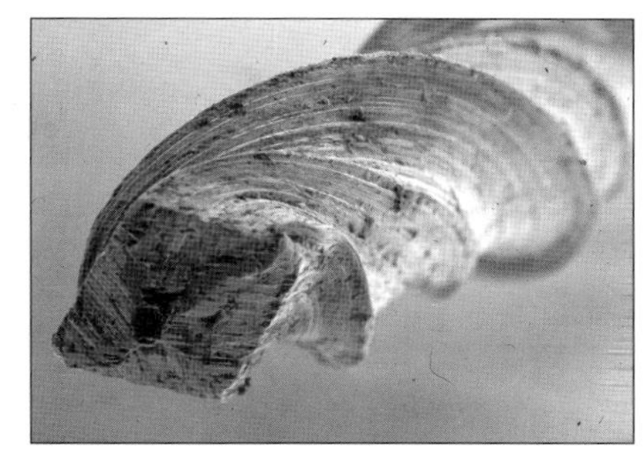

图 8.86 Kerr K-Flex 锉 25 号

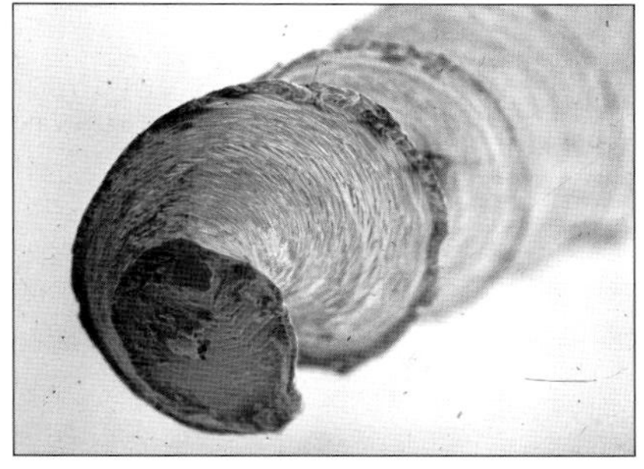

图 8.87 Kerr H 锉 25 号

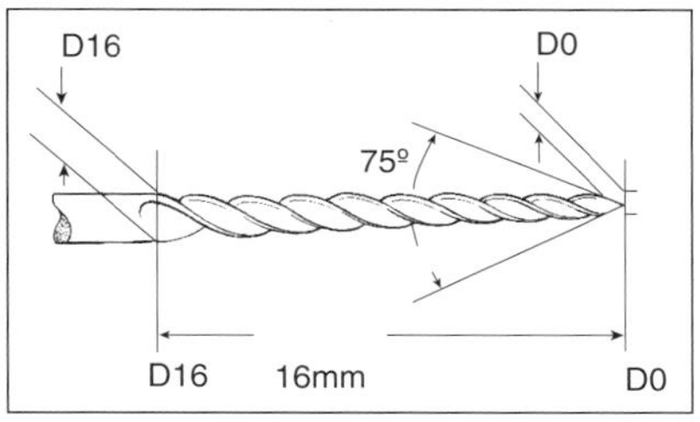

图 8.88 锉和钻的尺寸标准：D= 直径

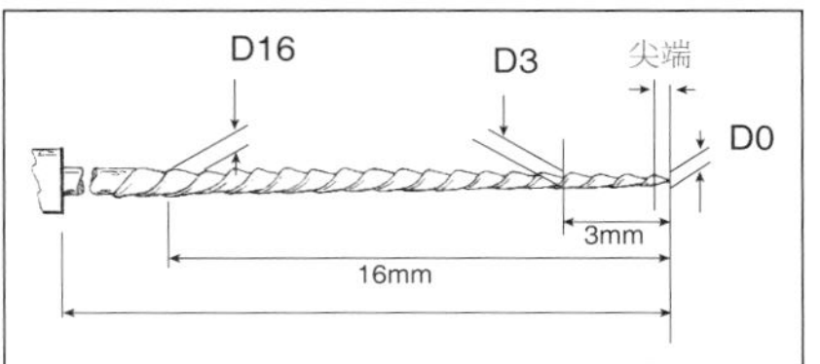

图 8.89 H 型器械的尺寸标准（ANSI 标准编号 58：D= 直径）

可以通过沿着金属丝的长轴扭制或者研磨获得。当扭制的时候，方形丝会形成最硬的器械，三角形会更加柔韧些，菱形也会更加柔韧些。当研磨制作器械时，为了形成刃部，切割的深度决定器械的柔韧度和力度。形成的螺旋角影响使用的理想模式（旋转或推拉）。研磨的器械一般更容易出现折断，除非它们经过特殊的热处理。

扭制器械

这些器械设计是符合美国标准化组织对根管 K 锉和钻的要求，该要求确定了刃和尖端角度的大小、锥度和长度的尺寸（图 8.88）。许多公司按照这个标准生产不锈钢器械，包括 K 锉（Kerr）、K 钻（Kerr）、K-Flex 锉（Kerr）、TripleFlex 锉（Kerr）、Flex-O 锉（Maillefer）和 Zipperer Flexicut（Anteos）。目前，仅有一种扭制的镍钛锉系统（SybronEndo）是由通过 R 相热处理的镍钛丝扭制的。

研磨制作的器械

许多常用的和新一代的器械是通过研磨制成的。只有 H 型器械符合 ANSI 标准（编号 58）（图 8.89）。有几个公司生产 H 锉，尽管存在标准但这些 H 锉都有不同的设计和特性。H 锉是由圆形横断面的杆制成的，切削槽是通过在金属杆研磨出一个螺旋产生的，形成一系列间断的

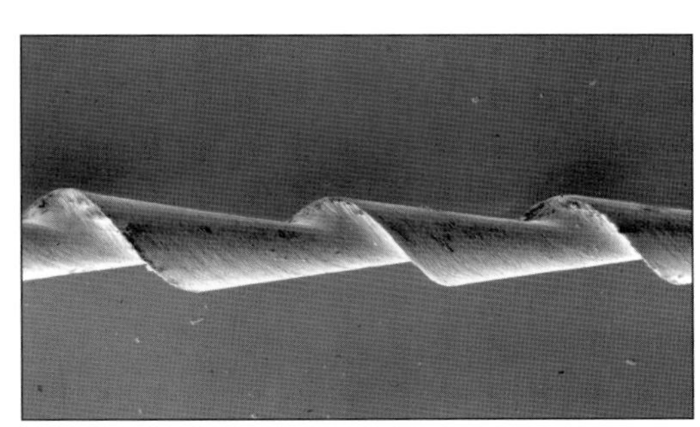

图 8.90 Bayer H 锉 25 号

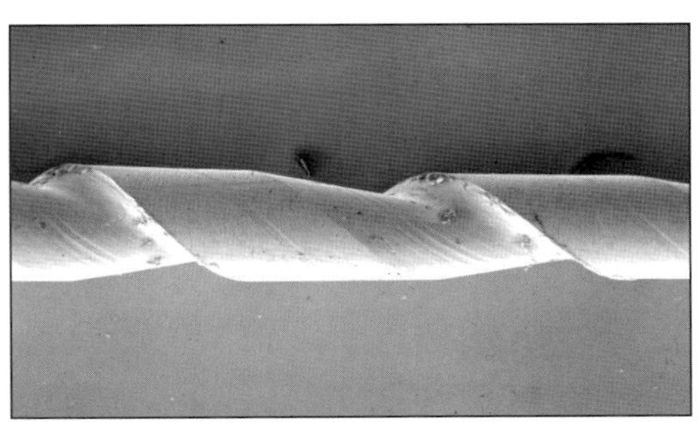

图 8.91 McSpadden 机用镍钛锉 25 号

圆锥，从尖端向杆部这些圆锥的大小会增加（图 8.90）。切削槽的深度或中央剩余金属的量决定了器械的力量和柔韧度。这样形成的刃部几乎与牙本质形成直角，因此，最有效的切削模式是拉的动作，推的动作不会切削牙本质。当器械的尖端卡在牙本质中而又旋转器械常常会导致器械折断。

其他一些研磨制成的器械还包括 Light Speed（SybronEndo）和 Sonic shaper（Micro-mega）。大部分的镍钛器械也是通过研磨制成的，这是因为自身存在结

表 8.1 镍钛旋转器械的优点与缺点

优点	缺点
• 预备后的根管锥度流畅便于根充	• 设法探查细小弯曲（特别是双弯曲）根管，如果没有手用器械预备通路会导致器械折断
• 使用的器械数少就可以获得理想的形态	• 在没有永久变形时器械就可能发生未预见的折断
• 预备根管需要的时间少	• 比不锈钢器械昂贵
• 在手机上使用，可以获得更好的视野，特别现在有更小的手机头出现	• 比不锈钢器械更快变钝 • 形态记忆使其更难进入后牙根管以及探查急弯和双弯曲根管

构记忆特性，没有特殊的热机械处理程序，它们是不能被扭制的（图 8.91）。

使用机用器械进行根管预备

大部分术者会被使用机用器械的想法吸引，那会使根管预备更加容易、更快。经过数年时间，许多机用设备进入市场，带有往复、垂直与随机运动以及声波和超声振动等方式。自从 1995 年镍钛旋转器械（非标准锥度）出现，目前市场的占有份额不断增加。这些器械具有许多优点，并且自从它们发明以来在不断地改进。不能被普遍接受的原因可能是它们比较昂贵。选择镍钛的原因是其柔韧度是不锈钢的 5 倍，而且更不容易折断。

镍钛机用器械预备后的根充 X 线片看上去光滑，并且锥度更加流畅，部分原因可能是旋转器械的运动模式将碎屑推入裂隙和侧副根管解剖区域。清除微生物和碎屑的重要性是毋庸置疑的，所以使用往复和振荡运动的系统可能更加合适，这样的运动可能对于根管中不规则区域的清理会更加有效。

表 8.1 中列出了旋转和手用器械的优点与缺点。

镍钛机用器械

目前市场上有许多镍钛机用器械。第 1 代存在许多设计缺陷，但是设计更好的器械不断出现。所有这些器械都容易折断，并且存在技术敏感性。一般的镍钛器械旋转时需要轻接触，在根管中缓慢地进出点啄运动，并且使用推荐的速度。Protaper（Dentsply-Maillefer）成形锉具有类似于钻的横断面，要用侧向刷的动作并且在冲击时选择性切削牙本质。

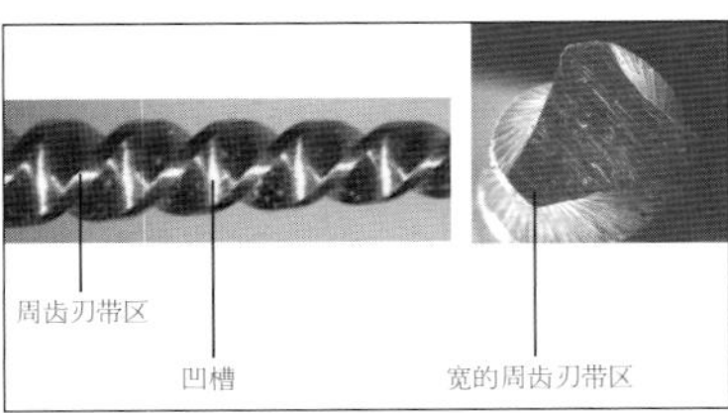

图 8.92 早期设计的镍钛旋转器械

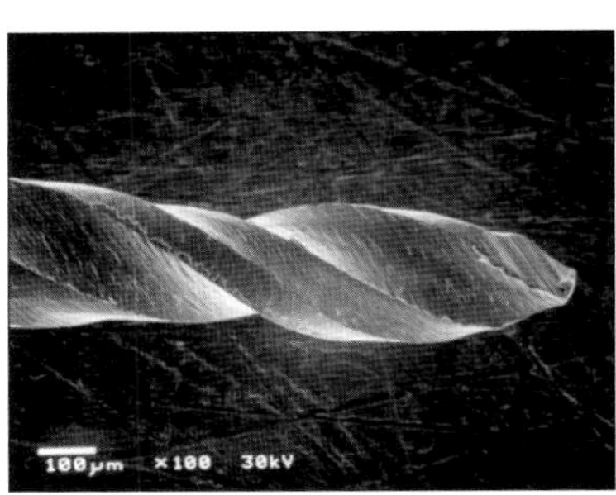

图 8.93 Quantec 器械的周齿刃带区

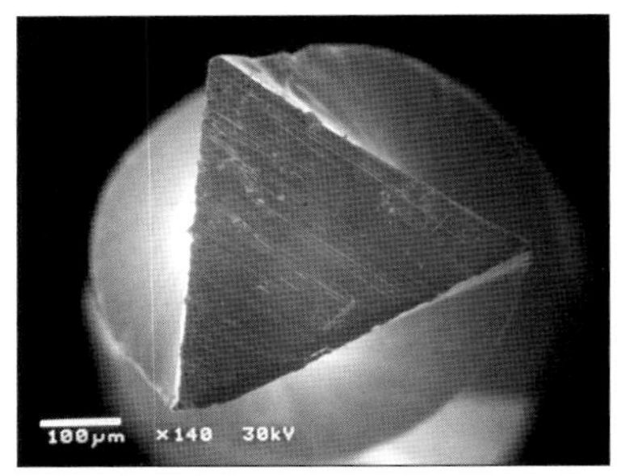

图 8.94 RaCe 器械变化的刃缘

大部分机用镍钛器械是用计算机控制的铣床研磨圆的金属杆制成的，这样可以完成复杂设计的制作。起初的概念是要形成类似于木螺丝钉的螺纹形状，但具有周齿刃带区（图 8.92）。最近出现的 Reciproc（VDW）、WaveOne（Dentsply）是用往复运动工作的。

周齿刃带区

第一代器械，周齿刃带区被等分，因此当器械旋转时容易被拉入根管，结果器械的尖端卡在根管中，增加折断的机会。通过改变周齿刃带区的距离来打破螺纹设计可以减小旋入效应，帮助阻止折断。宽的刃带区尽管可以提供更多的金属，加强刃角后的力量，也会增加金属与根管壁接触的面积。为了减小根管壁的摩擦力，刃带区也许需要较小（图 8.93）。最新的方法是将周齿刃带区的宽度减小到刚好是刃的边缘，这样进一步减小了根管壁的摩擦力。几个厂家已经生产出三角形横断面，其中之一增加了变化的刃缘（RaCe；图 8.94）。可乐瓶效应也被设计出，器械的直径沿着杆部向上波形变化以减小与根管壁之间的阻力。

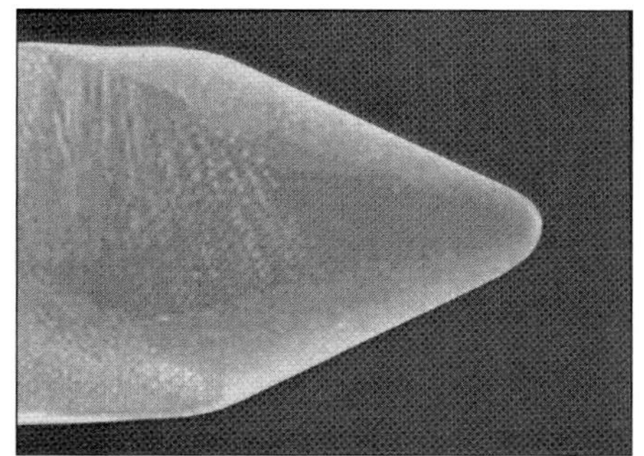

图 8.95 没有尖端切削或安全尖

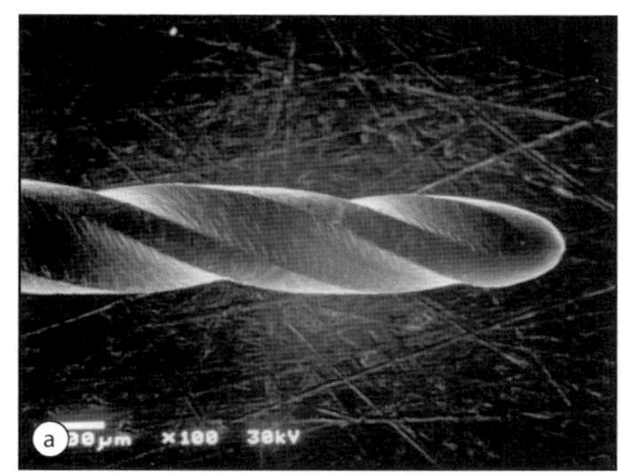

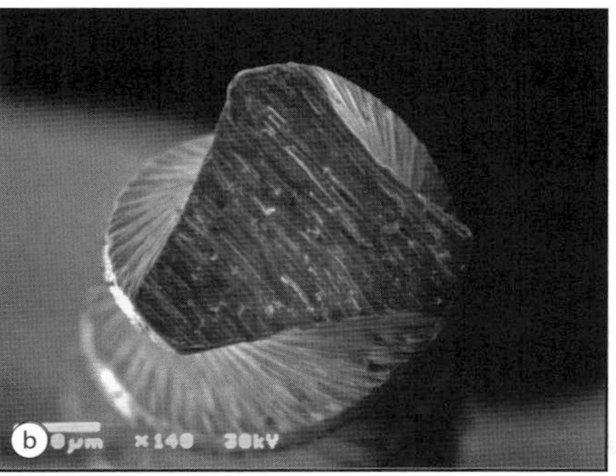

图 8.96 （a）Profile GT 侧面观；（b）这个器械是以 Profile 为基础的，所以它表现为宽的周齿刃带区

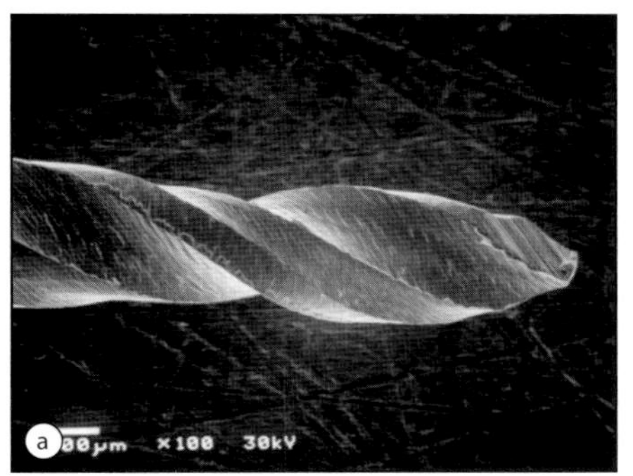

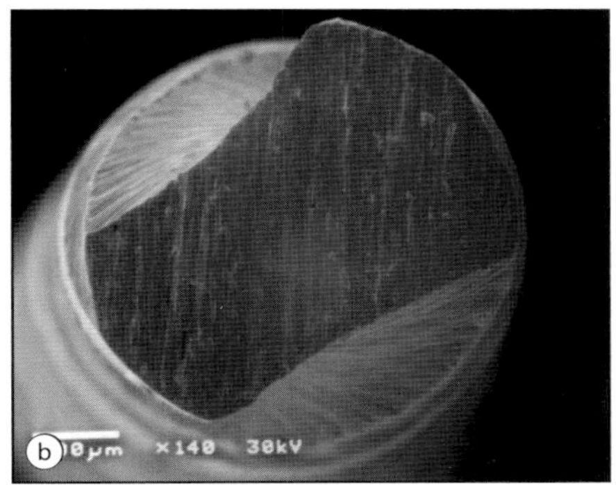

图8.97 （a）Quantec侧面观；（b）Quantec有两个周齿刃带区，都被解除以减小与根管壁的摩擦力

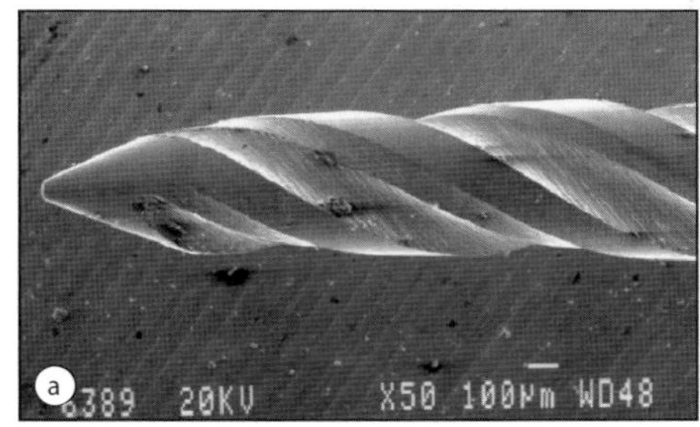

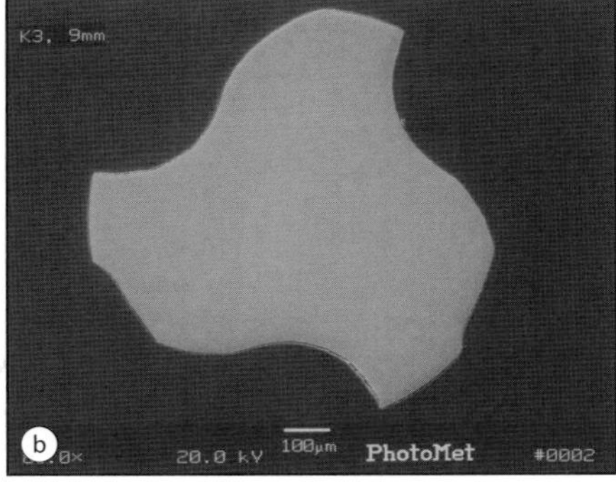

图 8.98 （a）K3 侧面观；（b）K3 横断面有 3 个周齿刃带区，其中两个被解除。向杆顶端刃槽的深度增加，靠近尖端浅的刃槽增加器械的力量，周齿刃带区之间分隔的长度不一致以减小吸入作用

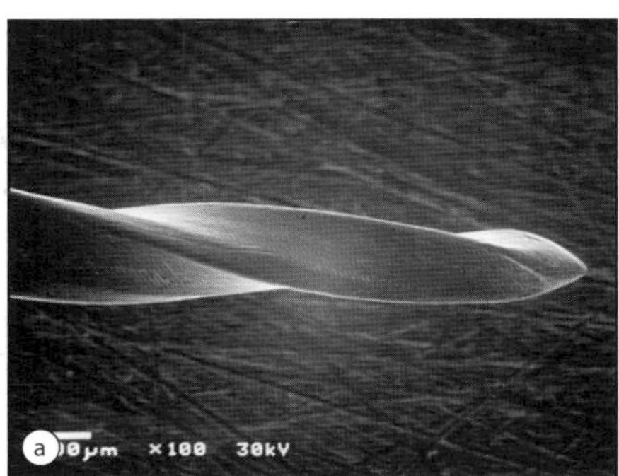

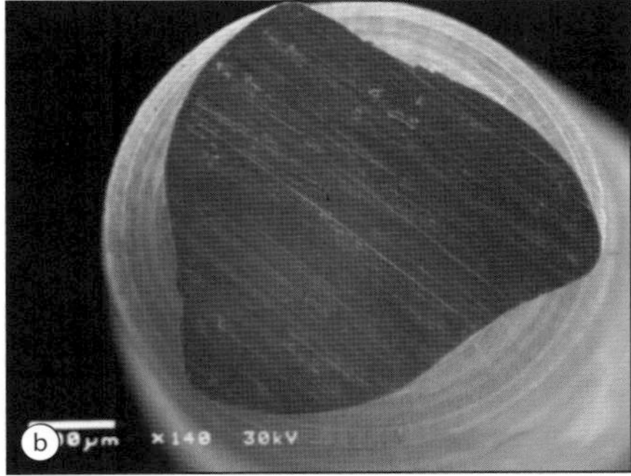

图8.99 （a）Hero侧面观；（b）Hero 642–数字与锥度有关，根管冠部和中部分别预备至06和04锥度，尖部到02锥度。显示狭窄的周齿刃带区

切削槽

切削槽是周齿刃带区之间的金属杆被切磨去除的区域。根管中去除的或从根管壁切削的腐质会积聚在切削槽中。如果器械旋转时，切削槽中不断被腐质填塞会增加器械折断的机会。切削槽形状的设计非常重要，从尖端向杆部不断增加切削槽的深度意味着：当器械旋转时，腐质会进入更深的切削槽间隙，这样腐质更容易被从根管中清除。

安全尖

大部分镍钛器械的尖端设计为没有切削作用（图8.95）。很明显，如果尖端有切削作用，当器械到达弯曲部位时会容易切入根管壁。

图8.96~图8.101显示的是Profile、Quantec、K3、Hero、Protaper、RaCe镍钛机用器械的侧面观和横断面。同时展示了最近出现的器械WaveOne（图8.102）、Reciproc（图8.103）和Twisted锉（图8.104）。早期，机用器械的缺点是没有触觉感，但是随着时间和实践这可

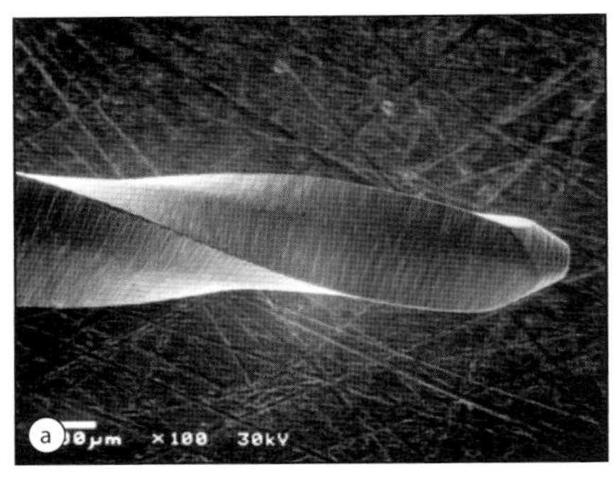

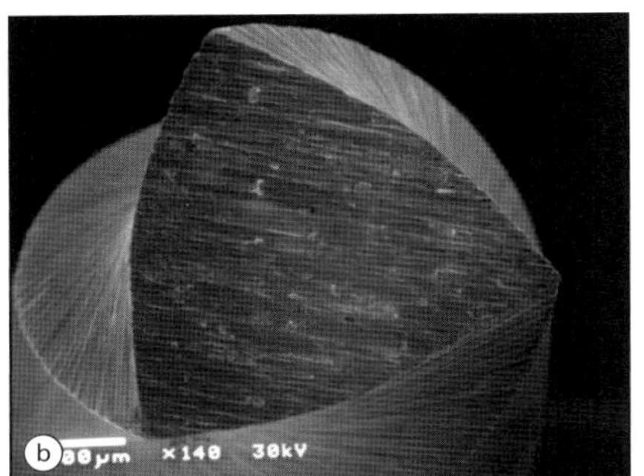

图8.100 （a）Protaper侧面观；（b）Protaper类似于Hero的横断面。它沿着杆部有变化的锥度，切削作用非常积极的

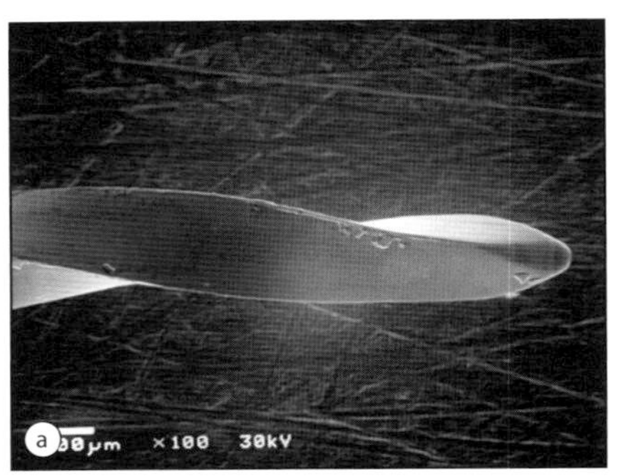

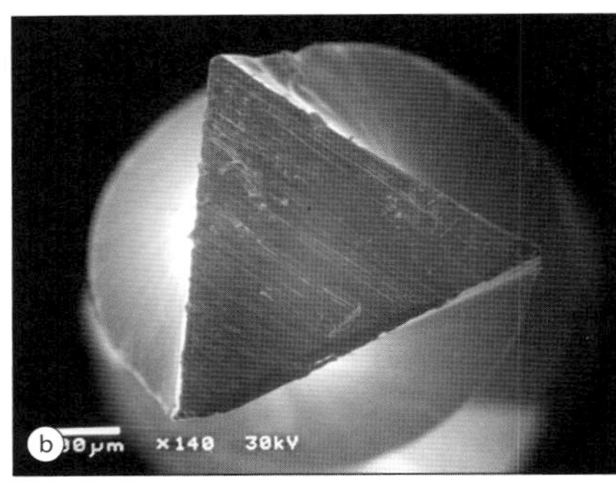

图8.101 （a）RaCe侧面观；（b）RaCe代表具有变化刃缘的钻，变化的刃缘减小器械被拉入根管的趋势。器械切削作用积极，当使用时会发出点击的声音

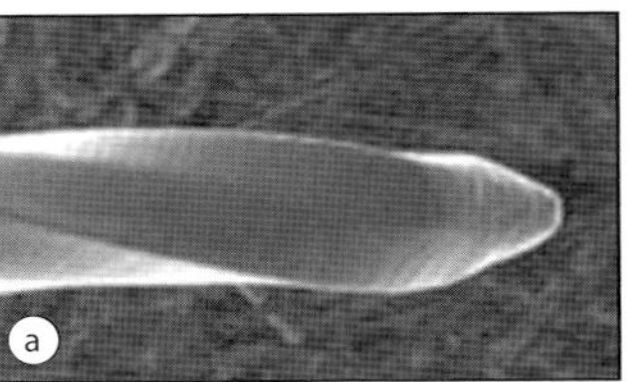

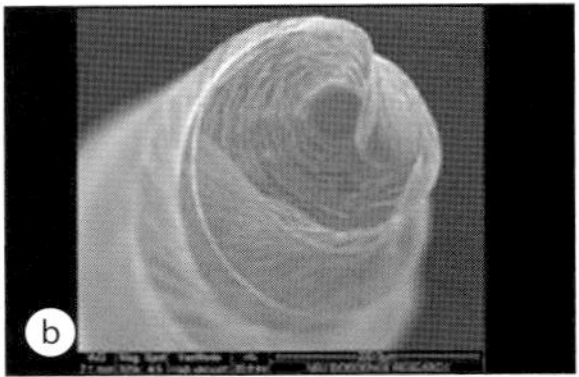

图 8.102 （a，b）WaveOne

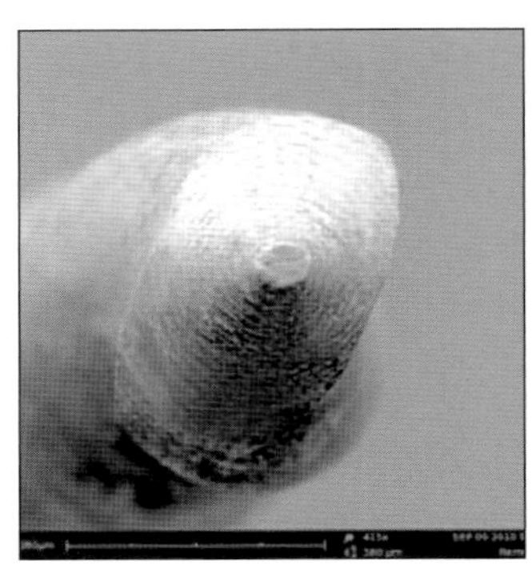

图 8.103 Reciproc

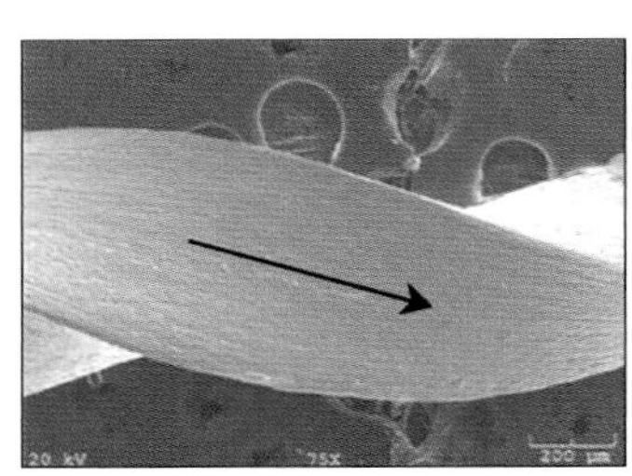

图 8.104 Twisted 锉

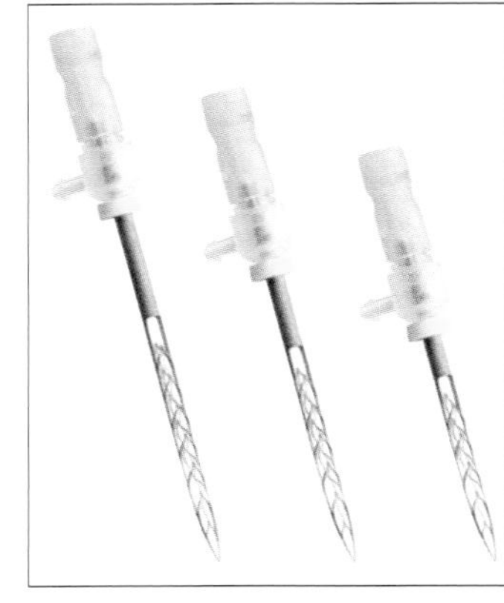

图 8.105 Self-adjusting 锉

以控制到一定程度。已经证实，经验会导致更少的器械折断和更好的根管预备形态。机用器械需要的触觉技能不同于手用器械所需要的，机用器械是最好的也是个人偏好问题。

非传统的器械设计

革新的器械设计最近已经面市，叫作Self-adjusting锉（图8.105）。它是由镍钛研磨制成，同时有个网组装进入一个圆柱形锉体中。单一的器械可以被压缩，并且可以插入任何形状的根管，最小的器械直径与ISO标准器械20号一样。这意味着根管必须首先预备到的最小根管通路。它的优点是当用推拉运动上下振动时，它可以顺应根管的形状，同时进行扩大，保持根管原始的外形。它特别适用于C型根管和椭圆形根管。探查和扩大复杂、狭窄的根管时，会存在更高概率的内部框架折断的可能。这种系统同时结合了冲洗装置。

弯曲根管的根尖预备

根管治疗中，预备弯曲根管时获得可控的、规则的锥度以及尖端预备是个很大的挑战。为了能够用硬的金属器械也能达到这个目标，许多独特的策略被设计出。

大部分设计是为了克服推拉搓法中出现的不均匀的过度切削。器械操作中旋转模式的出现和非标准锥度镍钛器械的柔韧性改进了探查与预备弯曲根管的方法。手用预备技术仍然是根管预备中需要的，因为用传统的镍钛器械探查和预备急弯与双弯曲的根管也难以预测，有折断的风险。获得和维持这种触觉技术仍然需要在实践中使用不锈钢器械。机用预备可能更便于成形根管，但是初始的探查和扩大最好是通过使用不锈钢器械获得，因此，必须知道如何用这两种器械维持根管弯曲度非常必要。尽管在理论上，器械的旋转预备方式能够更有效地维持根管的弯曲度，笔

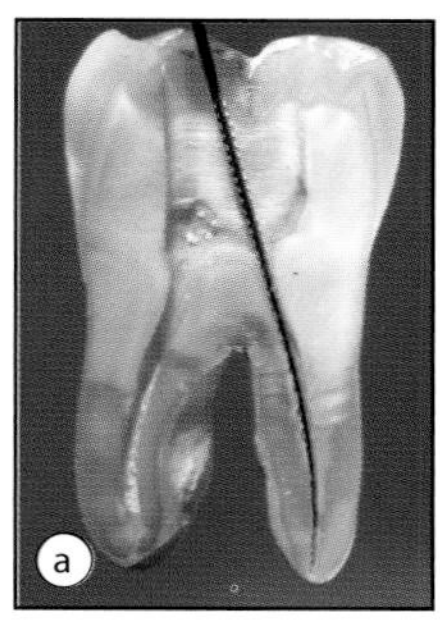

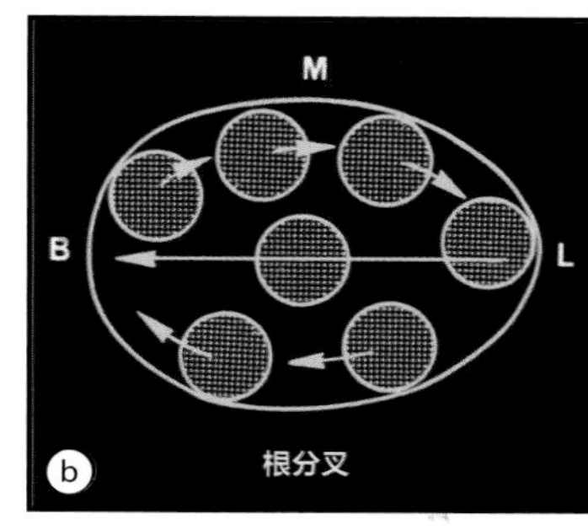

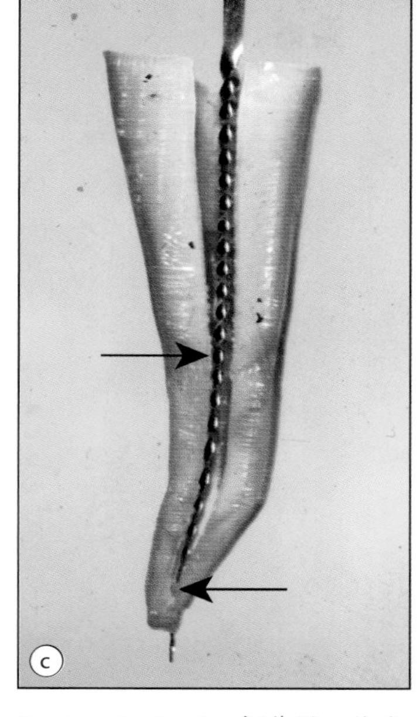

图 8.106 （a）锉紧密插入根管；（b）圆周预备：抗弯曲预备：3×B、M、L；1× 根分叉；（c）锉松松地放入根管具有理想的接触点

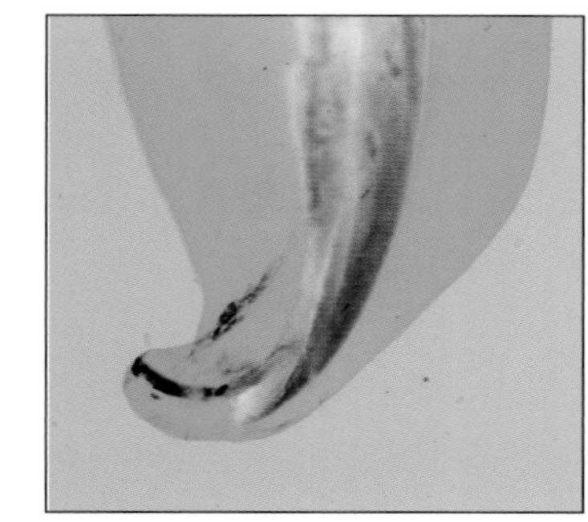

图 8.107 台阶

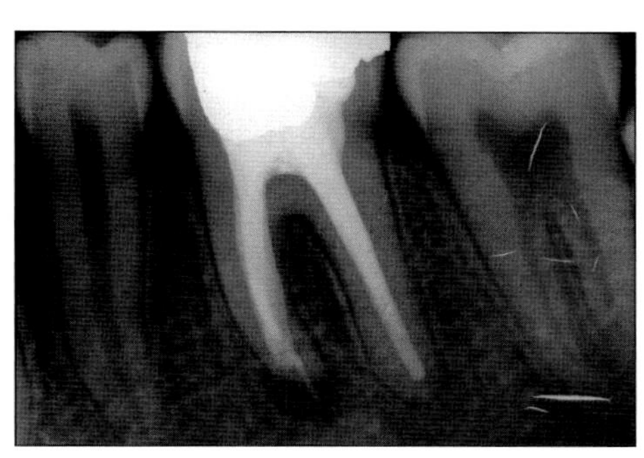

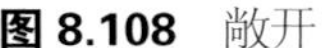

图 8.108 敞开

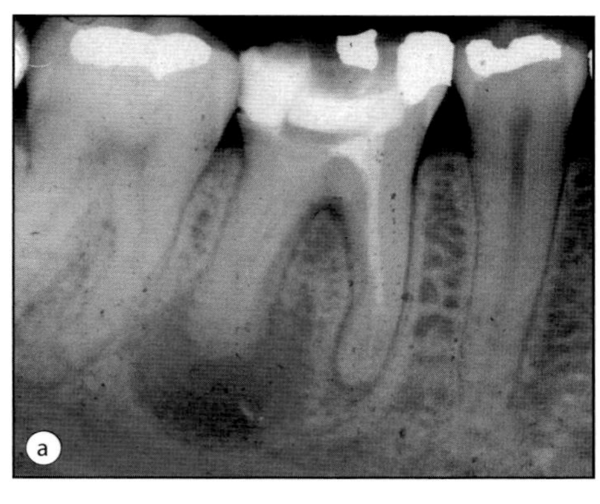

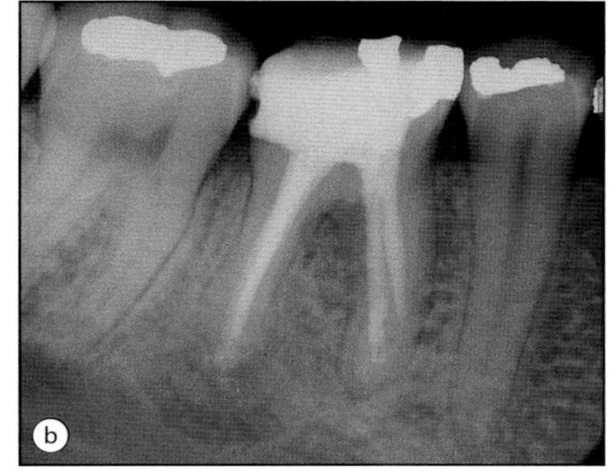

图 8.109 （a，b）根尖孔偏移

者认为那些已经建立搓法习惯的术者可能很难将它运用于旋转技术，相反，那些已经建立旋转操作习惯的术者一开始很难运用搓法技术。很明显，不同的触觉技术是需要的。镍钛器械操作需要的触觉技术是不同的，但如果已经具有不锈钢器械操作技术，这种触觉技术也是容易掌握的。

器械推拉搓法操作时维持弯曲度

就像已经描述的，当锉的一周被牢固卡住时，就能够保证一致的牙本质去除（图8.106a）。然而，当第一次预备以及随后的预备后，锉会逐渐变松，当锉沿着根管一圈运动时，同时进行推拉运动（图8.106b），加于锉的侧向力可以被运用于不同方向（过渡到360°）。当锉在弯曲根管内变松的时候，它本身有变直的趋势，这使它只能优先接触根管全长的特定部位（图8.106c）。这些点可预测位于主要弯曲尖端的外侧面、弯曲上端的内侧面，或者在弯曲冠部的内侧面或外侧面，这决定于运用的侧向力的方向。接触导致操作失误，例如台阶（图8.107）、根尖孔敞开（图8.108）、根尖孔偏移（图8.109）和穿孔（图8.110）。避免这些不均匀接触的策略涉及减少它们的方法。

有两个基本因素针对未控制的力和牙本质去除：

1. 锉存在变直恢复其原来形状的趋势。
2. 锉有沿着它全长和表面进行切削的趋势。

这些问题也许可以通过以下方法克服：

- 当直锉在弯曲根管中时，减小回复力。
- 在切削过程中的任何时候，减小或控制锉有切削作用部分的长度和面积。

减小回复力

这可以通过许多方法获得：

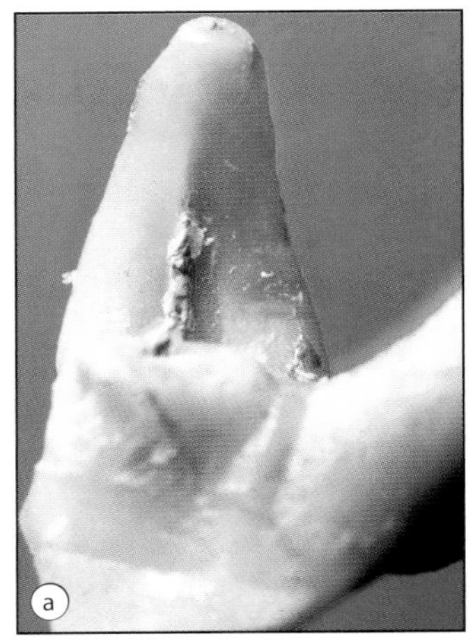

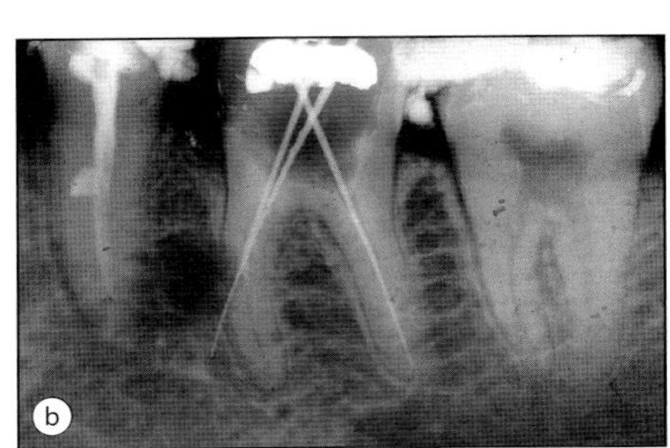

图 8.110 （a，b）穿孔

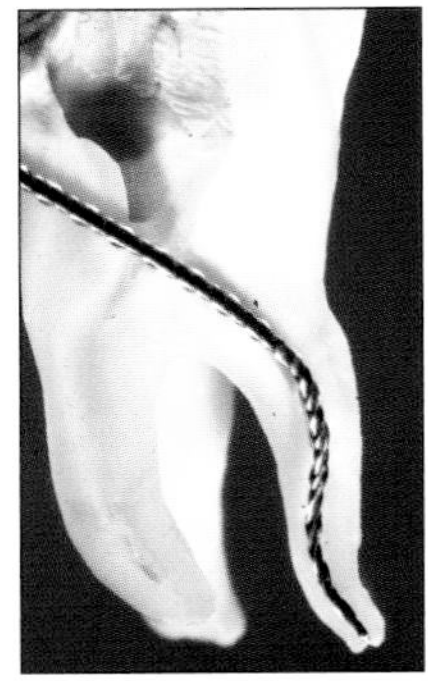

图 8.111 预弯的锉与根管弯曲只在一个位置相匹配

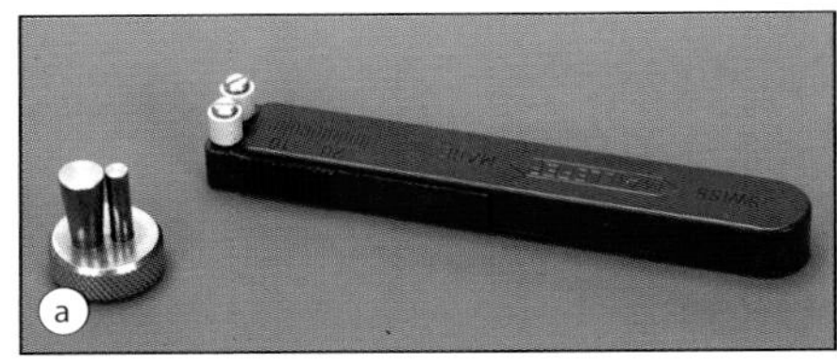

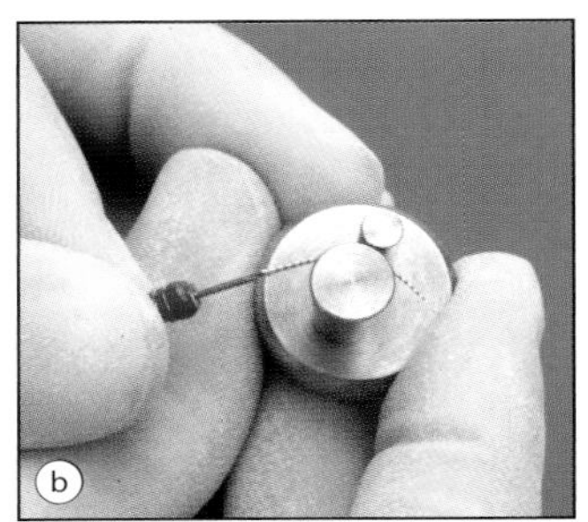

图 8.112 （a，b）市售的锉预弯器械

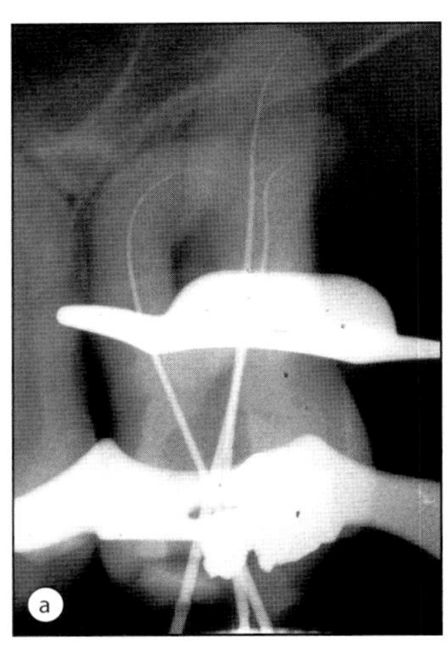

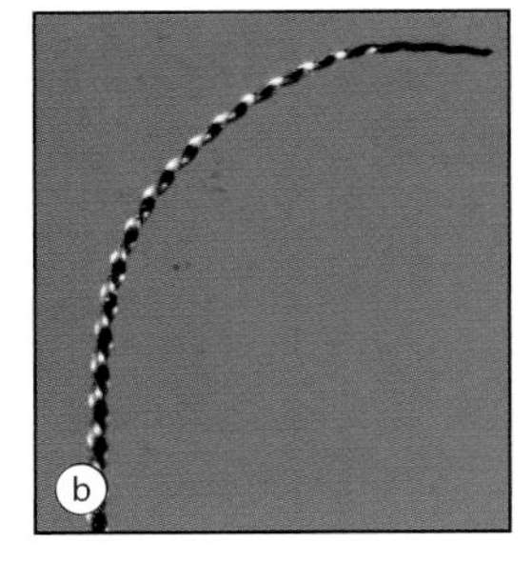

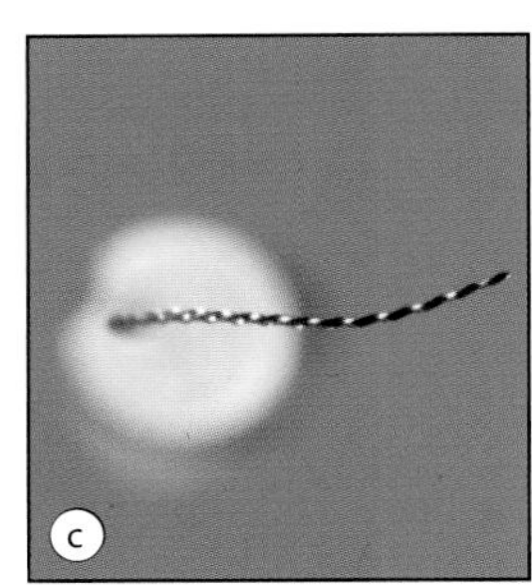

图8.113 （a）用小号锉作为探查器械；（b，c）从图a牙齿的近中颊侧根管取出后锉的弯曲度（在两个平面）

1. 预弯锉。通过使器械的弯曲度与根管的弯曲度接近的方法可以减小回复力。假设获得精确的匹配，这种匹配真正位于一种位置（图 8.111）。锉上下移动的幅度越大，锉动时不匹配的程度也会越大，因此，幅度也应该必须减小。锉可以用棉卷或市售的设备预弯（图 8.112）。垂直于 X 线球管的弯曲可以通过 X 线片检查出来，平行于 X 线球管的任何弯曲必须通过触感和第一根探查锉的弯曲情况来获得（图 8.113）。锉需要根据根管弯曲部分的不同长度进行合适的预弯（图 8.114）。
2. 使用柔韧的锉。更加柔韧的锉其回复力一般较小。通过优化横断面形态（图 8.115）或选择镍钛材质可以使器械更加柔韧。
3. 大量使用小号锉。小号器械（20号或更小号）更加柔韧，所以使用小号器械直到更大的器械可以无阻力探查根管，这会减小不必要的牙本质去除（图 8.116）。
4. 使用间断大小的锉。当从一根锉向另外一根锉过渡时使用半号器械，如 12、17、22、27 和 32 号（图 8.117），这会变得更加容易。这减小了向根方探查根管需要的力和可能出现的操作失误。

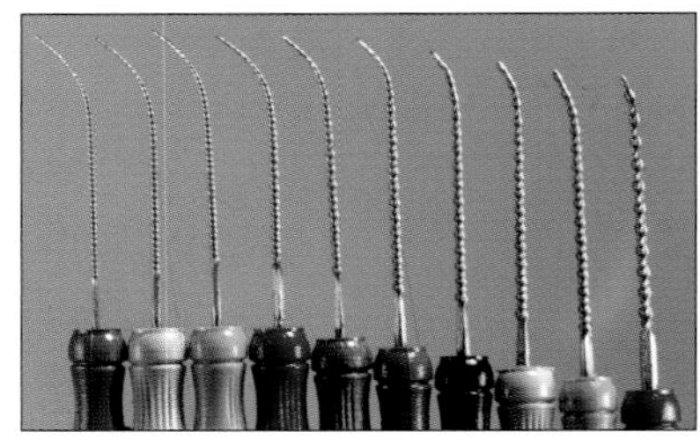

图 8.114 锉在各个不同水平被预弯，主要决定于插入根管的深度

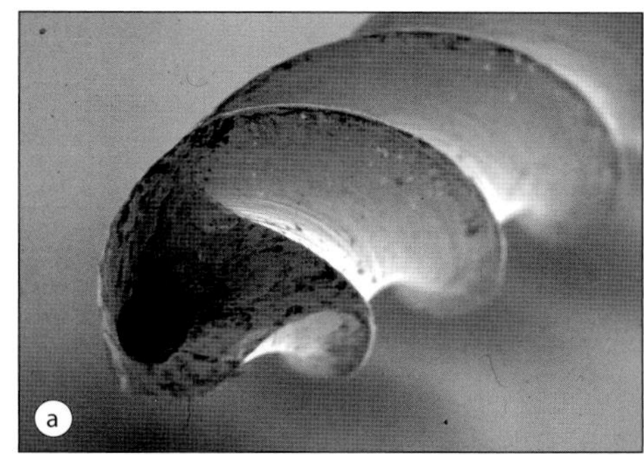
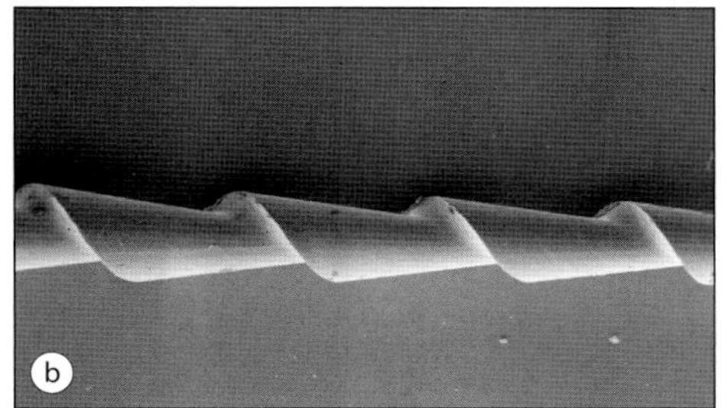

图8.115 （a）用Maillefer“Golden Medium”27号；（b）Girofile 25号

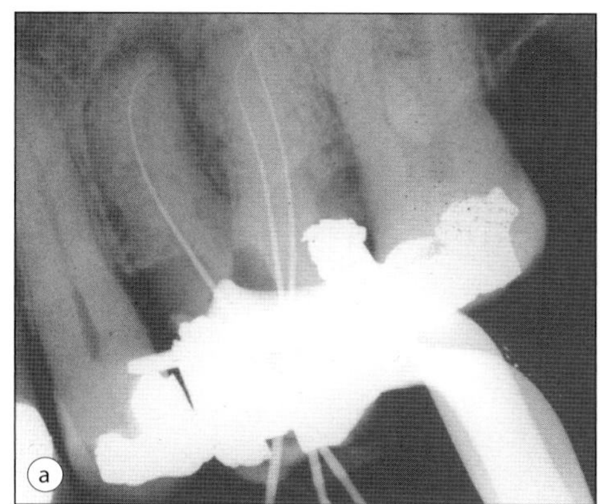
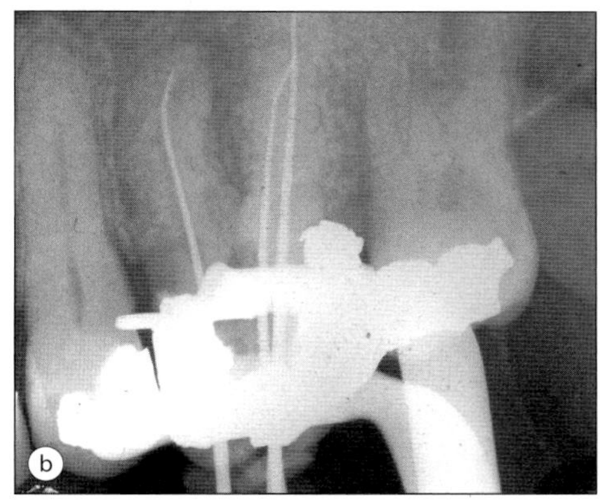

图 8.116 （a, b）过早在根管中使用大号器械导致长度丢失

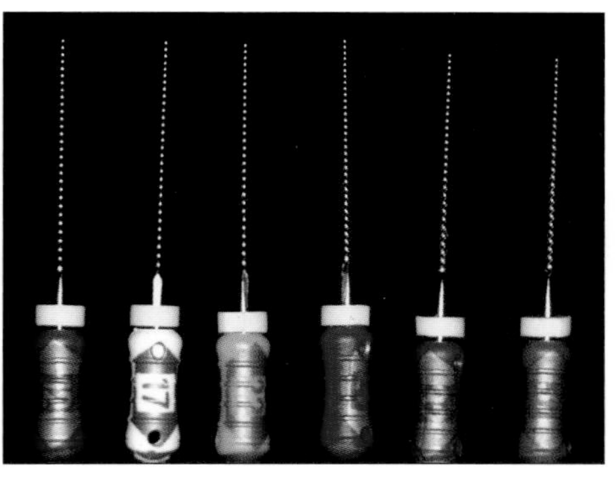

图 8.117 “Golden Medium” 半号锉（12、17、22、27、32、37号）

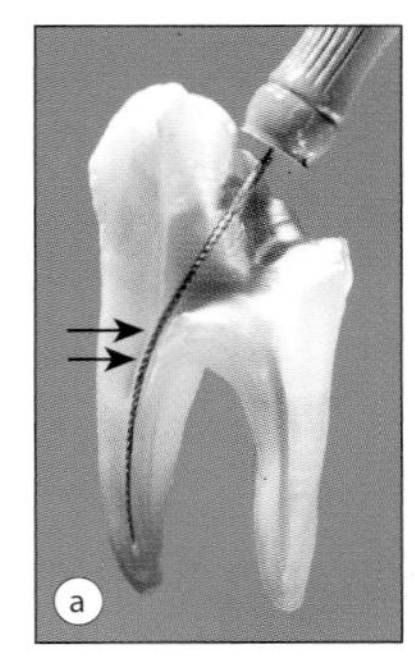
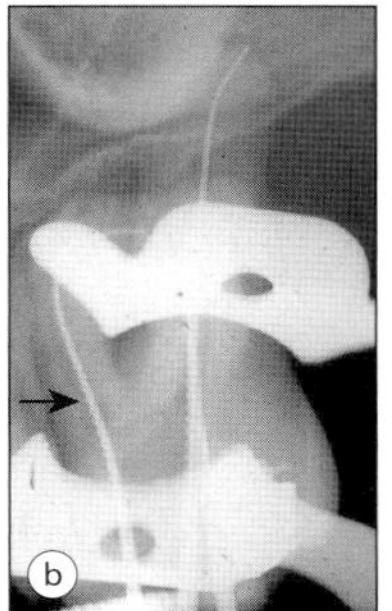

图 8.118 （a, b）预敞允许更直接的根尖通路

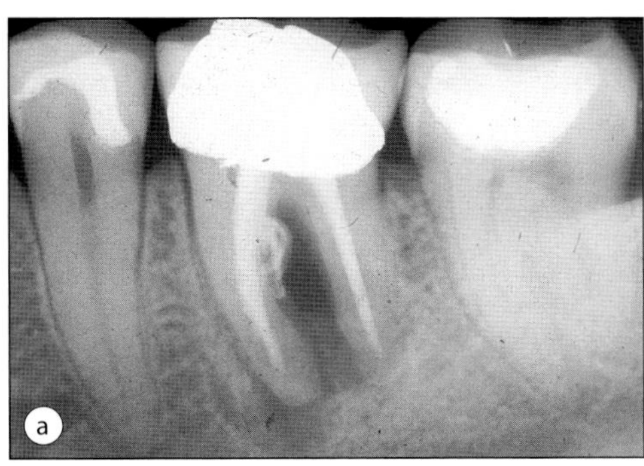
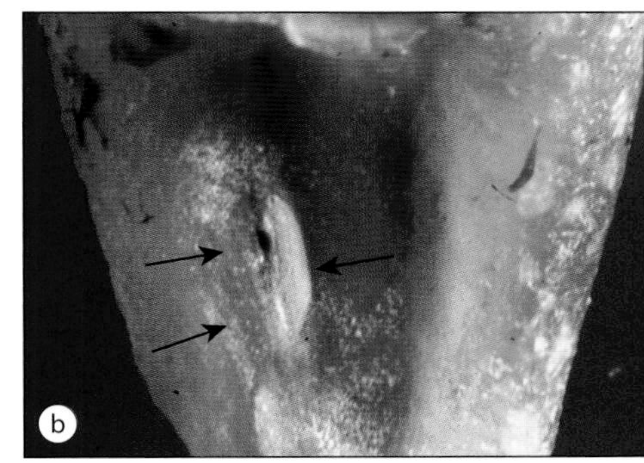
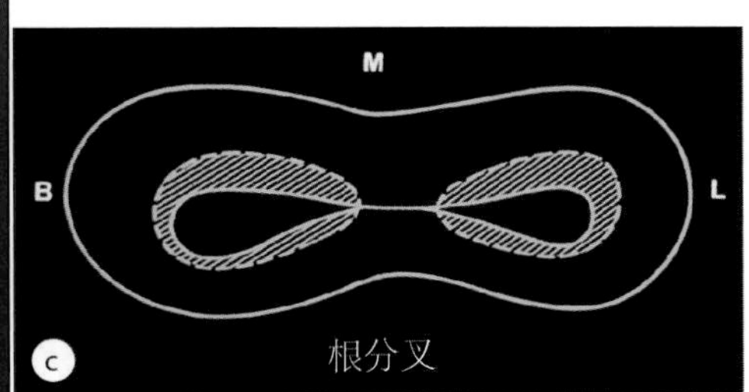

图 8.119 （a）严重的带状穿孔；（b）拔除的牙齿近中牙根根分叉观；（c）近中牙根的横断面，根管预备中理想的牙本质去除（阴影区域）：B= 颊侧；M= 近中；L= 舌侧

减小或控制锉有切削作用部分的长度和面积

这可以通过许多方法获得：

1. 改良根管预备技术。首先用冠根或冠向下方法预备根管的冠方，这样去除冠方阻力，可以更好地控制锉的尖端对根管尖部的预备（图 8.118）。
2. 改良器械操作方法。器械操作的方式能允许根管狭窄部分或者器械被卡住，增加对牙本质切削的控制。

- 抗弯曲搓法。引导锉远离弯曲内侧或根管的根分叉区、潜在的容易穿孔区（图8.119）。这个方法包括预备根管的颊侧、近中和舌侧根管壁多于根分叉区根管，按照3∶1的比例进行。是有效的（图8.106b）。然而，简单地遵照这个描述，而没有考虑到触觉反馈、锉的柔韧性和锉的控制性操作，也会使这种方法变得无效。这项技术对于过于柔韧的锉也没有作用，并且变直的程度可能难以避免（图8.120）。
- 改良锉的使用方法。锉可能会以减小接触面积的方式被使用。例如，冠根向预备技术中，只有器械的尖端被用于切削。锉放入根管直到它被卡住（图 8.121），然后不加根向力的情况下旋转两次，去除卡住位置的牙本质。

3. 改良器械。只用器械尖端的想法被扩展，出现了

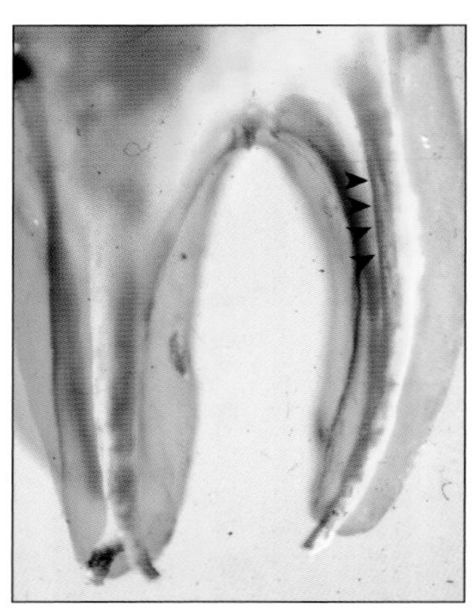
图 8.120 尽管抗弯曲预备仍然导致轻度地拉直

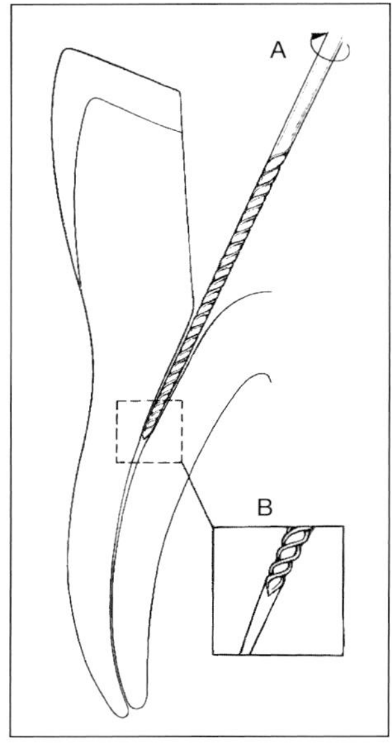

图 8.121 锉的改良用法：A=锉的旋转运动；B= 只有器械的尖端卡入和切削牙本质

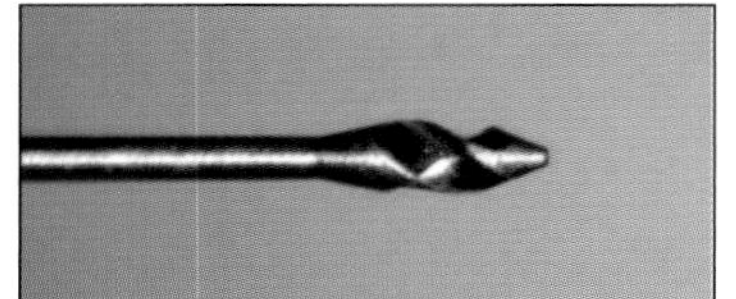
图 8.122 Light Speed 器械的尖端

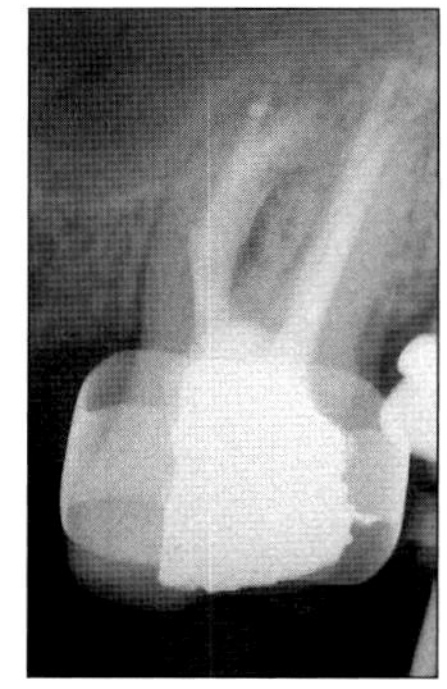
图 8.123 使用旋转技术导致上颌磨牙近中颊侧根管弯曲度丢失

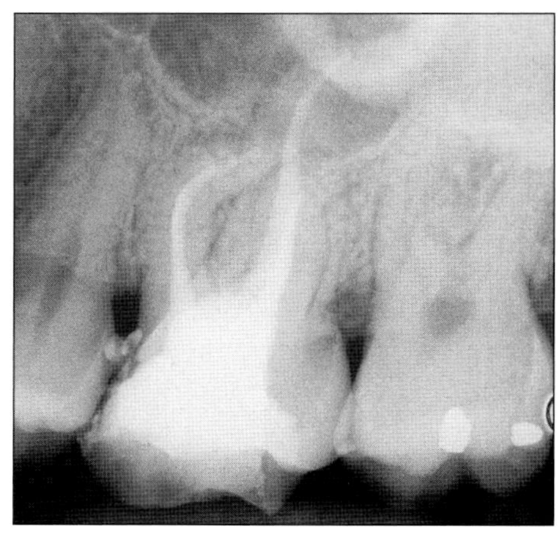
图 8.124 使用旋转操作预备的近中颊侧根管的锥度较小

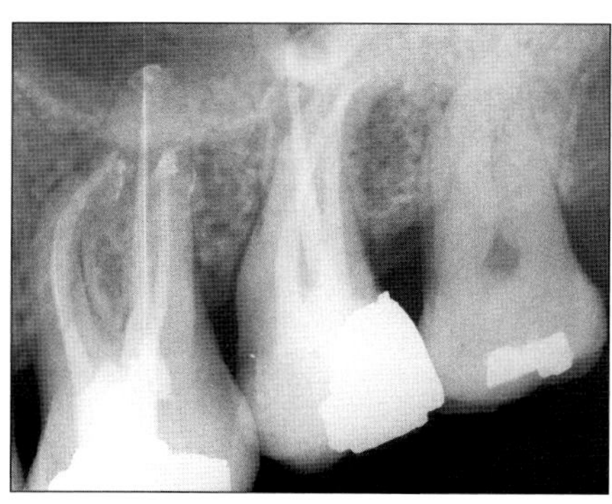
图 8.125 使用旋转操作预备得到根管锥度较大的例子

只在尖端有切刃边缘的器械，如 Light Speed（图 8.122）。这些器械特别适用于测量根管的尖部大小。

手用器械旋转操作时维持弯曲度

手用器械旋转运动的原理之前有阐述。这种方法本质上是有利于维持根管的弯曲度，然而，这也不能想当然。对于一些术者，即使运用这种方法也可能放松控制而将弯曲根管拉直（图 8.123）。进一步来说，术者经常需要练习这种方法以获得充分的根管扩大。当完成小的预备操作时，趋势是形成锥度小的根尖部根管（图 8.124）。然而，一些术者使用理想的操作流程能够形成锥度更大的根尖部根管（图 8.125）。区别在于操作器械的号数和尖端推进的幅度以及力量的大小。与搓法技术不同，对于需要控制来说，变化的数目是有限的并且有相互关联的。这包括：

- 器械向尖端推进的程度（同义于或者部分等同于看见螺丝钉旋转进入孔中的程度，那是器械和根管完美地匹配）。
- 顺时针和逆时针旋转的频率（在逆时针旋转时没有或有根向压力——锉可能会旋转退出，位于同一水平位置或向根方更进一步）。
- 根向压力的大小伴随着逆时针的扭矩影响牙本质切削的程度。
- 旋转扭矩的大小（无论是顺时针还是逆时针旋转）影响牙本质切削的深度。

激进的根向推进和旋转扭矩的结合，特别是使用大号硬的器械会导致根管尖端弯曲的丢失。

根管扩大的程度是被使用的器械的大小控制的，同时还有操作的幅度（旋转循环）。过度地旋转可能导致难以控制的牙本质去除。

上面任何策略的结合都可以被用于预备根管，维持根管的原始弯曲度（图 8.126，图 8.127）。

维持双弯曲

根管系统经常有主根管（根管器械从根管口到根尖止点可以插入的连续的通路）存在两个或更多的弯曲。这些双弯曲可以在同一个面或不同的面。大多数时候，第二弯曲在 X 线片上看不到，因为它们发生在与球管平面一致的层面上。术者倾向于对 X 线片可见的弯曲有作用，但是忽

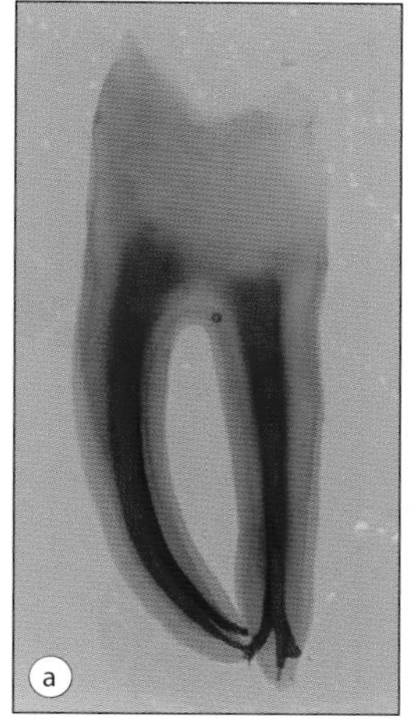
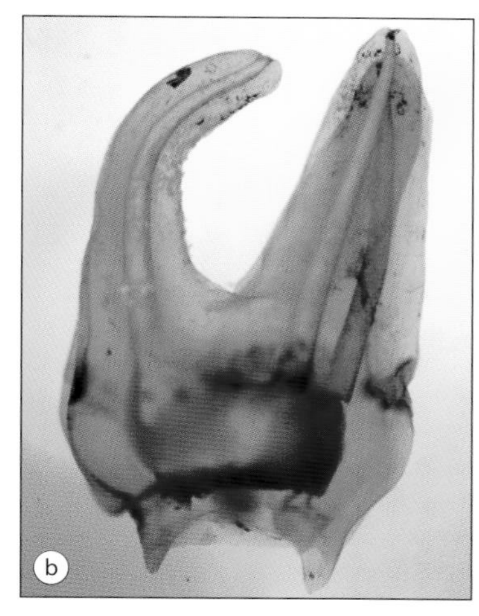
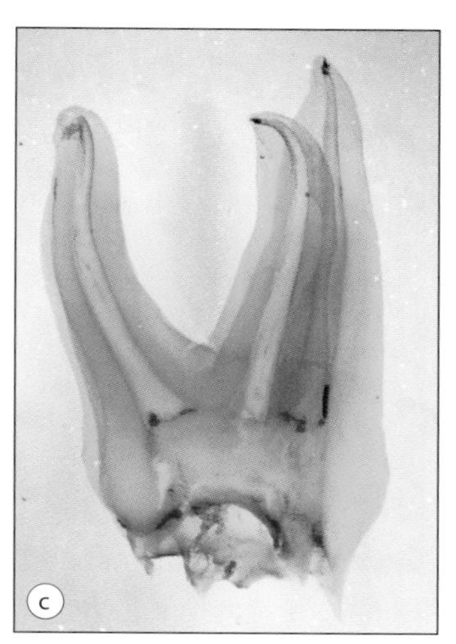

图 8.126 （a~c）维持根管原始的弯曲度

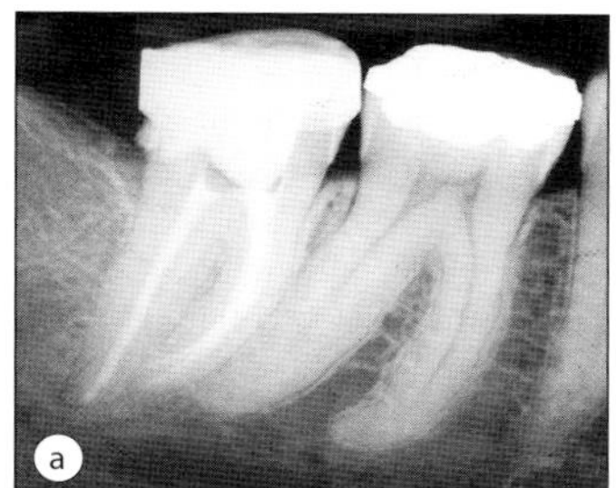
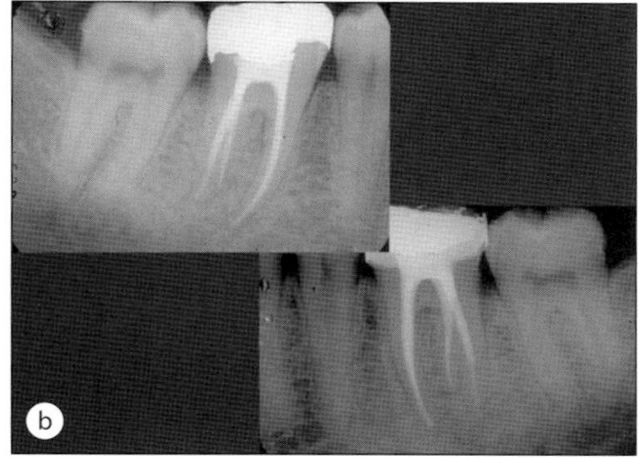

图 8.127 （a，b）治疗后病例 X 线显示根管的自然形态被维持

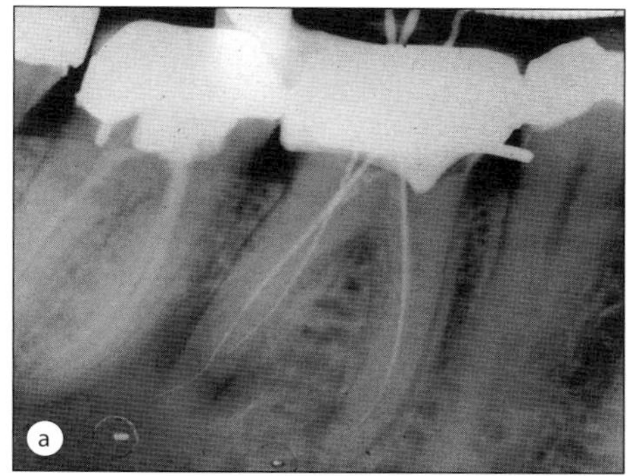
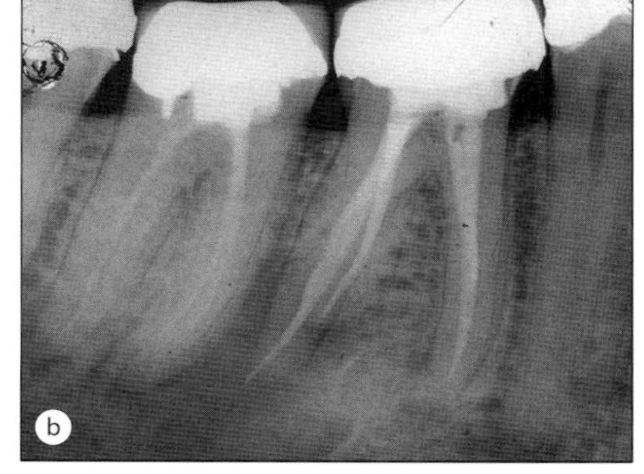

图 8.128 （a，b）远中根冠方的弯曲被拉直

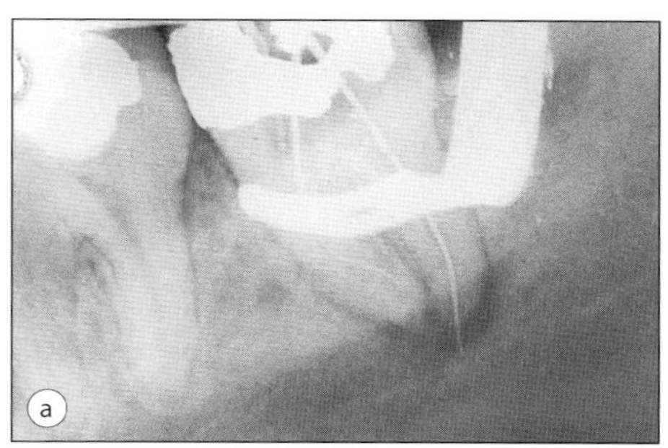
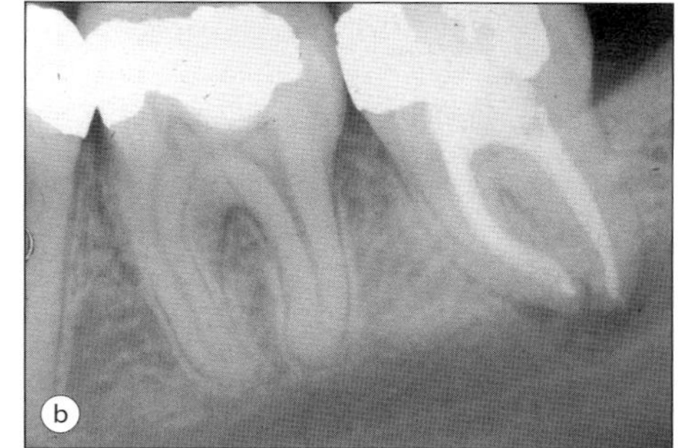

图 8.129 （a，b）近中根根尖弯曲被拉直

视了其他层面。当锉在操作时遇到不明原因的阻力时，有洞察力的术者会检查其他弯曲的可能。因此，当使用搓法技术时，未被发现的弯曲可能会被拉直。如果牙本质比较薄，可能会导致根分叉区的带状穿孔。使用轻的旋转技术更容易维持根管的弯曲度。

有时根管双弯曲在同一 X 线平面可以发现，只用搓法去维持存在难度，冠方（图 8.128）或根方的弯曲（图 8.129）可能会被拉直。用机用镍钛旋转器械预备这种弯曲根管是唯一的可能，如果弯曲不大，根管比较宽（图 8.130），否则，会破坏牙本质或锉将折断（图 8.131）。当更多的严重弯曲出现在不同的平面，只有用旋转技术手工预备会获得需要的结果（图 8.132，图 8.133）。锥度的大小可能需要被限制，更多需要依赖于化学预备。

按测量锥度规则预备根管

预备一个好的和规则锥度的根管的能力是以两个因素为基础的：

1. 知道什么时候停止使用指定器械。器械使用不充分可能会导致锥度太小，而过度使用，会导致太大。
2. 知道如何测量根管锥度（或用尖端同样大小的器械“感觉”特定位置的直径）。

测量根管锥度是学习将根管系统预备成连续的预想的形状过程中最被低估的方面。不像冠部预备的锥度，根管的锥度是看不见的，直到根管被充填和拍摄 X 线片，这时

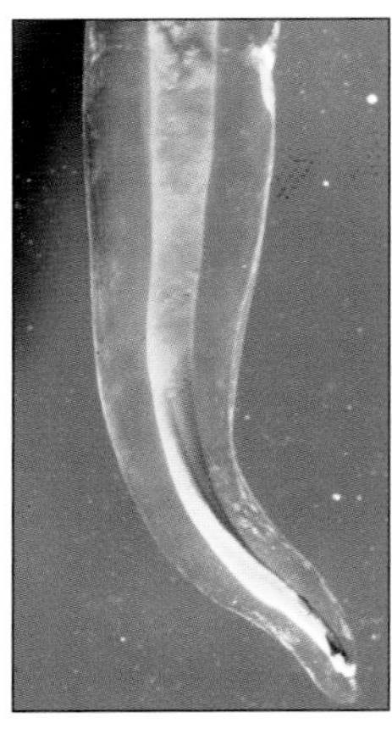

图 8.130 同一平面存在方向相反的弯曲

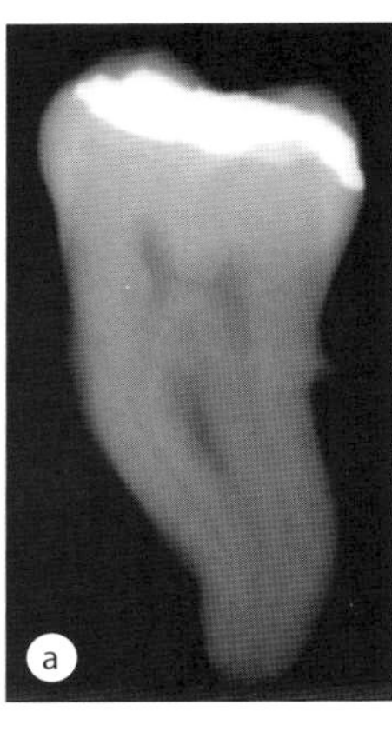

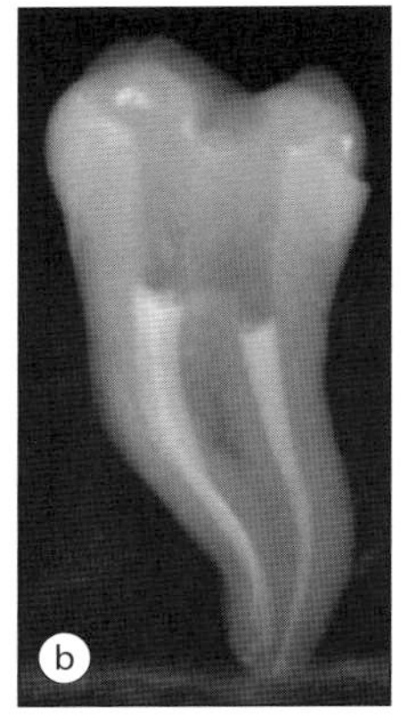

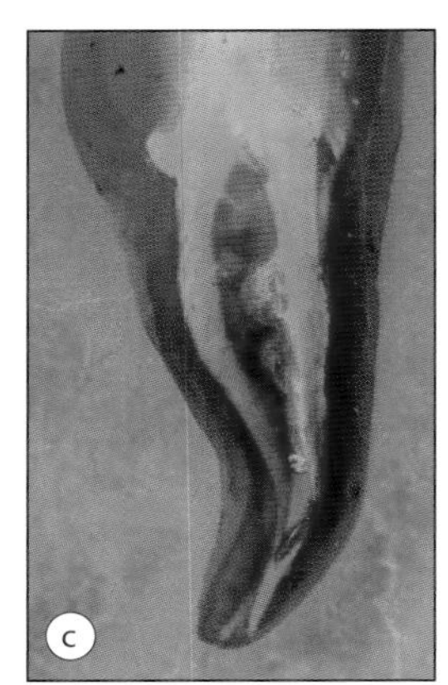

图 8.131 （a~c）在没有恰当的通畅通路时预备双弯曲根管，会破坏牙本质和导致锉的折断

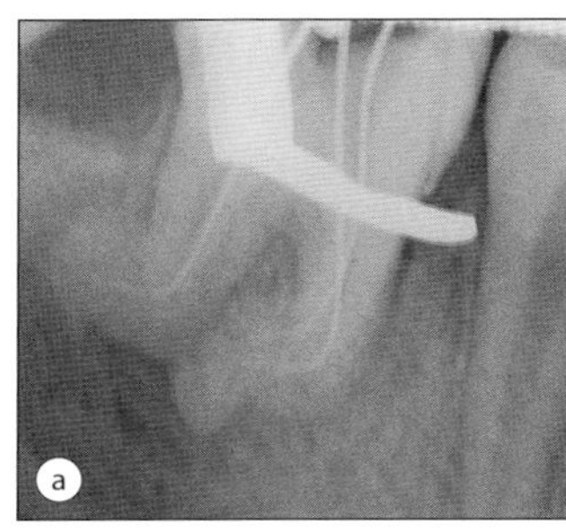

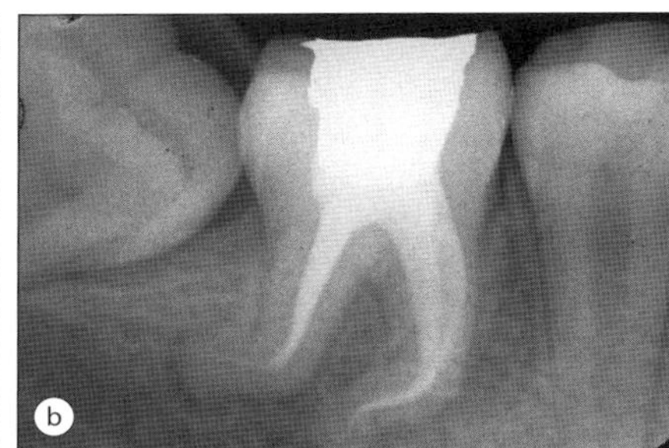

图 8.132 （a）两个平面存在严重弯曲的 X 线诊断；（b）成功治疗严重的多弯曲根管

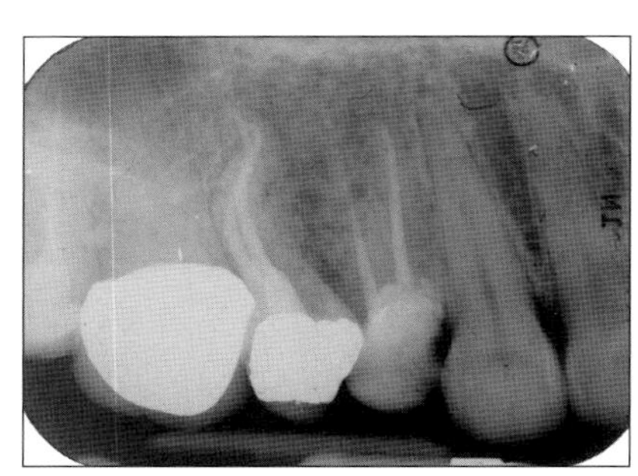

图 8.133 成功治疗具有严重的多个弯曲的右上颌第二前磨牙

候对于任何的修改都为时已晚。然而，使用一系列不同直径的器械，能够感觉到锥度。因此，测量根管意味着准确将测量器械放入被预备的根管，直到精确判断的冠部参照点，在合适的长度感觉它们的紧度（或者松度）。为了预备一个规则的锥度，每根器械，在它各自的长度（不管是以 1mm 或 0.5mm 后退）都精确表现同样程度的松紧度非常重要。

Light Speed 器械的设计使其能很好地测量根管，因为只有它的尖端能与根管壁严密接触。

具有预成锥度的非标准锥度镍钛器械的出现意味着一根器械，也就是一根用于完成整个根管预备，能够被用于测量根管的锥度。然而，如果同样的器械被过度使用，特别是使用“刷”的动作，失去锥度控制的同样问题会出现，即使是使用这些器械。

推荐的预备根管的方法

已经有许多技术可以预备根管。不同的策略被设计来帮助牙医预备根管。这些技术被分成两组：

1. 根冠向预备技术（如标准、逐步后退预备技术）（图8.134）。
2. 冠根向预备技术（如步进、双敞、冠向下无压力预备技术）（图 8.135）。

这些只是简单描述根管逐步扩大的方向，或者是从冠部开始然后逐渐向根尖预备（冠根向），或者是从根尖开始逐渐扩大整个根管，强调从根尖向冠方分段后退（根冠向）。通常，根管机械预备可以分成 4 个阶段：

1. 冠方预备敞开到第一个根管弯曲的起点或者当根管没有弯曲时，到达预估根管长度的 2/3。
2. 确定到达根尖止点的根管长度，用小号器械（8 号、10 号标准器械）探查全长，按照前面描述的方法精确确定长度。
3. 探查和扩大根管到精确测量的长度，使用手用器械旋转模式操作，最好用轻捻方法至少预备到 30 号标准器械。
4. 最后成形获得规则的锥度。

冠部预敞

冠部预敞的好处有：

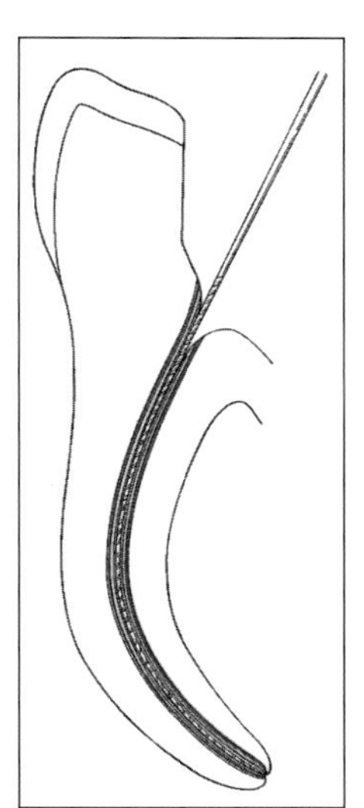

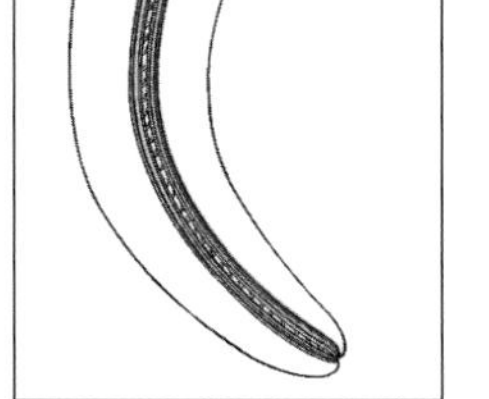

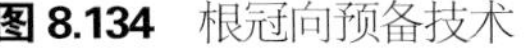

图 8.134 根冠向预备技术

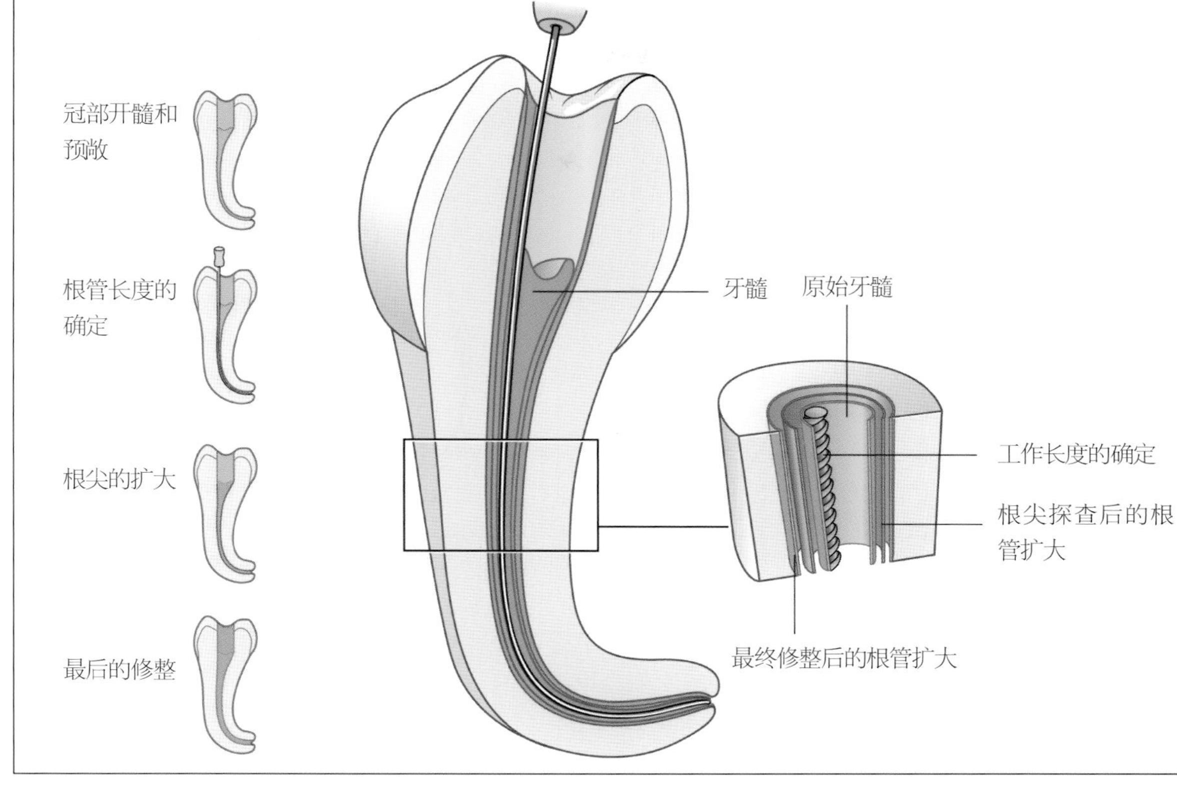

图 8.135 冠根向预备技术

- 允许早期去除根管冠部的大量有机质和微生物腐质，减小将这些物质带到根尖和推出根尖孔的风险。
- 先扩大冠部可以使预备早期冲洗液更好地深入，减小根尖孔被“牙本质泥”（牙本质碎屑和没有溶解的牙髓组织的黏性混合物）阻塞的风险。
- 根管冠部的预备可以去除阻力，光滑入口和缩短有效根管长度；这样扩大后再确定根管长度会减小预备后根管长度改变的问题。
- 可以获得更好的触觉识别和控制根尖部预备。

冠部预敞可以根据个人的喜好选择许多方法中的任何一种。传统教授的方法是用 H 锉或 K 锉预备根管的冠部，然后用 GG 钻步进法修形（图 8.136）。用小号器械维持预备位点以下的部分通畅是非常重要的。

也可以用旋转操作步进法进行预备，获得类似的结果，如双敞技术（图 8.137）。

作为一种替代，根管的冠部可以用镍钛根管口敞开锉或旋转器械进行开放和敞开（图 8.138）。这是达到这个目的的高效和有效的一种方法。

探查根管的全长和长度核实

敞开根管后，用上述的方法准确确定全长。

探查根管全长和根尖部扩大

根管尖部现在需要用一系列手用器械去探查，器械的大小逐渐增加到标准器械 20~30 号，直到全长而没有偏离根管的弯曲。同样许多方法都可以，但是最安全的方法是使用轻捻的方法，这样不会过度去除牙本质。器械可以按照冠根向（图 8.139）或者根冠向（图 8.140）不同的序列使用。作为替代，镍钛旋转器械可以被用于探查根管的全长（图 8.141）。然而，如果根管狭窄或者急弯就需要小心，因为在没有建立通畅的路径时，旋转扭矩或循环疲劳导致的器械折断是非常危险的。更新的 02 锥度旋转镍钛器械可以用于建立这种通畅的路径。

对于一开始就比较宽的根管系统，不需要这样探查，根管长度确定后就测量根管尖部大小，然后直接开始根管成形，省略探查步骤。

根管的最后成形

这可以用手用器械测量根管锥度来完成，按照逐步后退的方法（图 8.142）或者逐步后退旋转运动的方法（图 8.143）。作为替代，器械可以按照步进法使用。

目前最好的方法是用镍钛旋转器械完成根管的成形，获得需要的最后锥度一般很少需要大于 0.06（图 8.144）。

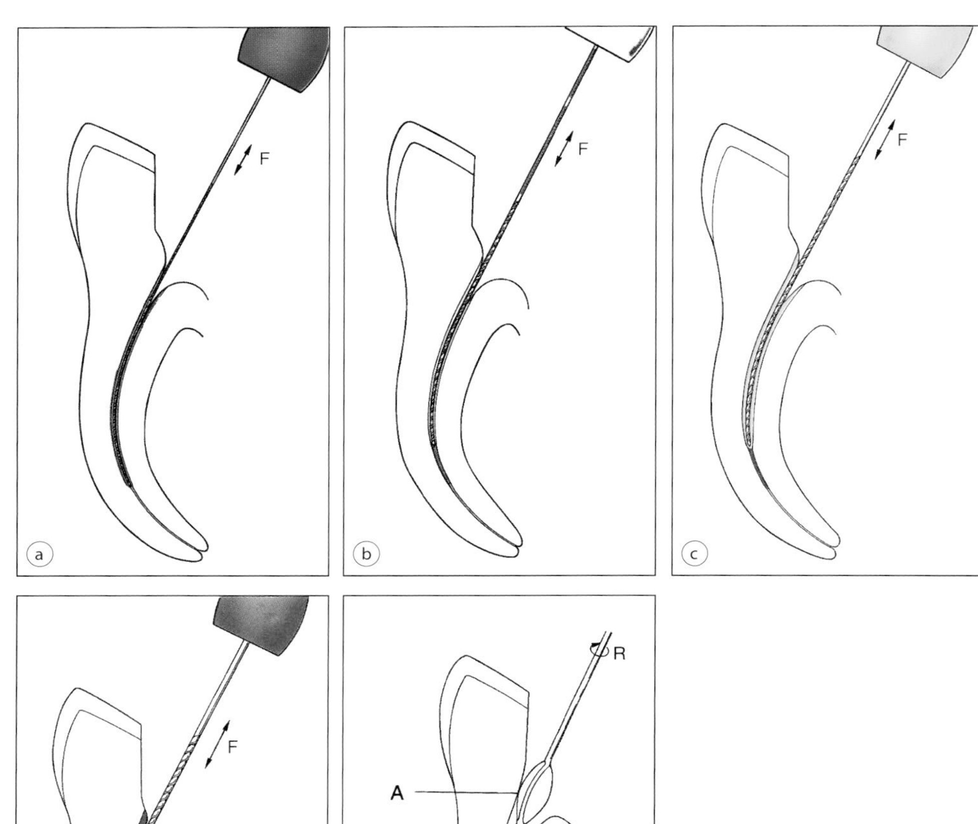

图 8.136 冠部预敞——在同一长度用推拉搓法不断扩大，并且用 GG 钻旋转精修。（a）用 10 号锉预备到 16~18mm 或弯曲开始的位置；（b）使用 15 号 H 锉达到同一长度：F= 提拉；（c）用 20 号 H 锉预备到 16~18mm：F= 提拉；（d）用 25 号 H 锉预备到 16~18mm：F= 提拉；（e）用 GG 钻精修冠部敞开的部分：A=GG 3; B=GG 2; C=GG 1; R= 旋转

根管系统的化学治疗和根管冲洗

尽管为了方便而分开叙述，根管系统预备的这个部分和机械预备是同时进行的，实际上也是先于和成就机械预备的（图 8.145）。

冲洗的功能可以总结如下：

- 润滑器械。
- 冲出根管内腐质。
- 化学降解残存的牙髓组织。
- 化学降解器械表面的玷污层。
- 化学降解预备的，更重要的是未预备表面的微生物膜。
- 对根管内微生物有抗菌作用。

润滑：这主要依靠冲洗液具有能够使自身在器械和根管壁之间形成一个薄层的特性，便于没有摩擦力的运动。润滑剂也可以是凝胶形态，包括含有 EDTA 的糊剂，如 RCPrep 和 File-eze。其他药物，如 Glyoxide 或 Glyde 含有过氧化脲（一种氧化剂）。

冲洗功能：一种合理的低黏滞度的液体会便于在根管腔中流动和冲洗。然而，由于根管容量小导致根管腔具有黏滞性的环境，使液体变得相对静止，因此，这需要许多策略来帮助混合和搅动根管系统中的溶液。

降解牙髓：降解牙髓最好的溶液是次氯酸钠（图 8.146）。这些图片显示一个拔出牙髓降解超过 10 分钟，这时组织完全暴露在一个大的容器里，与未反应的次氯酸钠的接触也是没有阻挡的。形成鲜明对比的是，这种在根管系统内的接触会特别受到限制。因此，有必要积极确保未反应的液体接触根管系统中所有位置的组织。这是通过根管入口来完成的，包括根管预备中和根管预备后。然而，未反应分子的扩散需要非常频繁补充根管中的液体。高浓度液体（5%）能够沿着梯度更好地扩散，但是它的使用需要被平衡，它可以消耗掉胶原蛋白含量而过度削弱牙本质。浓度达到 3% 以上在大多数情况就具有充分的抗菌效果和组织降解作用。更高的浓度可能会被间歇性用于难以

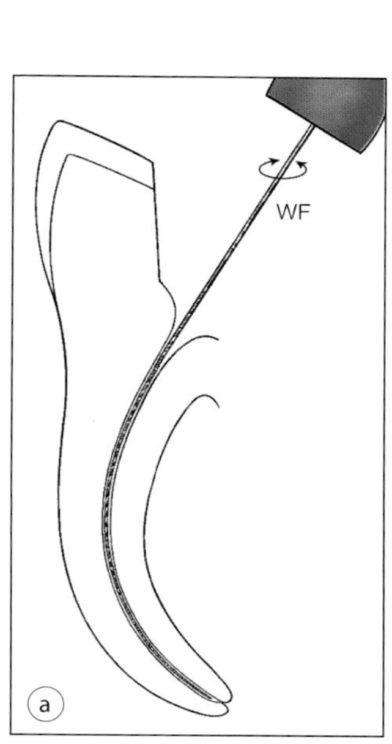

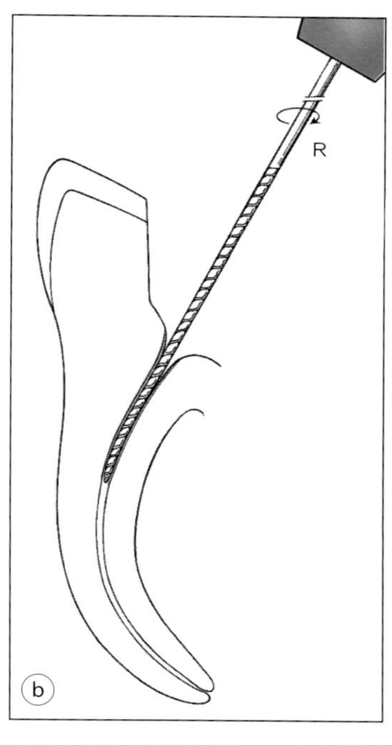

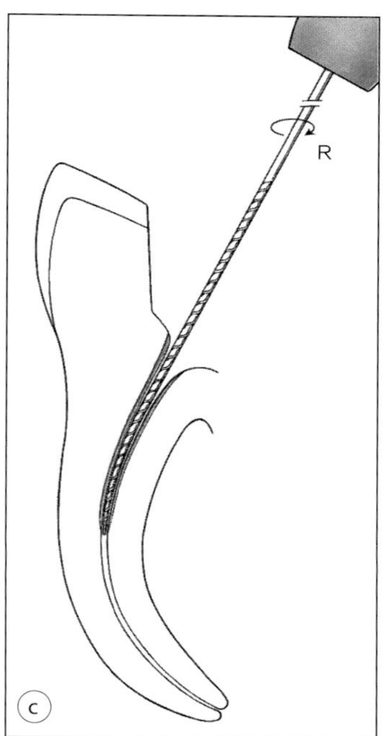

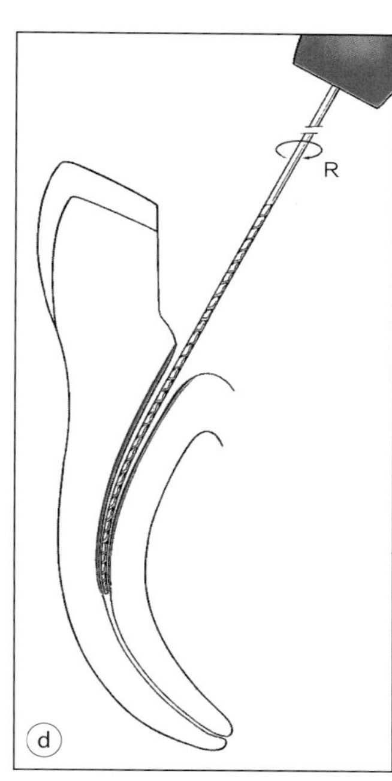

图 8.137 冠部预敞——按照不断步进法用旋转器械预备。（a）用小号锉（10 号）到达根管工作长度的全长，建立通路；（b）预备至 35 号锉，长度约 14mm；（c）预备至 30 号锉，比 35 号器械更深入 1mm；（d）预备至 25 号锉，比 30 号器械更深入 1mm。WF= 无须提拉；R= 旋转

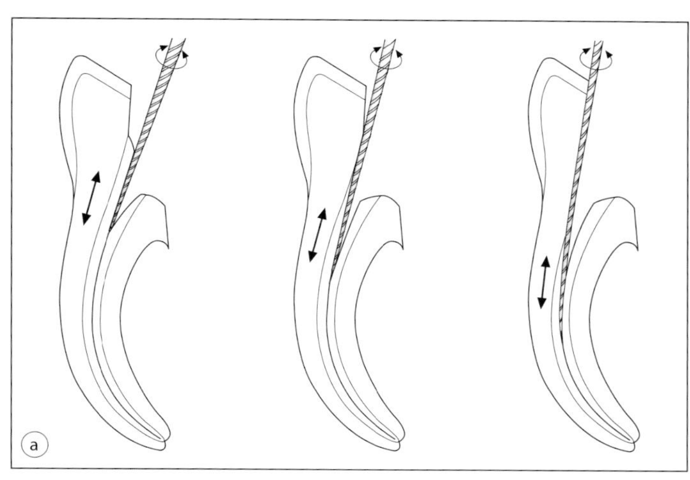

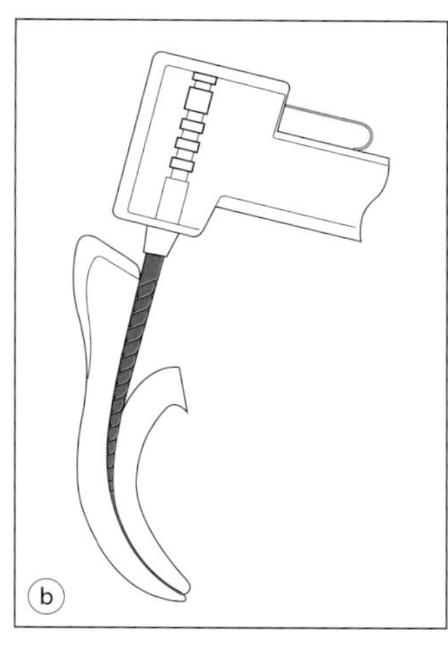

图 8.138 （a）用镍钛根管口成形器点啄法预敞根管冠部，每一根更细的器械都比前面一根器械推进得更深一点；（b）用锥度逐渐增加的镍钛旋转器械预敞根管冠部；注意需要拉直弯曲的外侧

控制的感染，或根管被挤压的根尖腐质阻塞病例。次氯酸钠是苛性碱溶液，有腐蚀设备的可能（图 8.147），会漂白衣服，如果推出根尖孔会引起严重的反应，必须确保好的橡皮障封闭（图 8.148）。治疗前核对患者是否对家用漂白剂过敏也是明智之举。

降解玷污层：一些术者认为这是根管治疗中非常重要的一点，因为玷污层内有细菌并且阻碍根充材料的充分适应性。然而没有绝对的证据证实玷污层减小成功率。弱有机酸，如用 17% 乙二胺四乙酸（EDTA）冲洗并与玷污层发生作用可以帮助去除玷污层（图 8.149）。

降解微生物膜：微生物膜含有大量微生物和细胞外多糖基质（ECPM），非常容易黏附在根管壁。多个细菌细胞层覆盖着特别厚的 ECPM，这超出了细菌细胞的体积，使生物膜的去除变成困难的任务。使用有机组织溶剂（如次氯酸钠）、螯合剂（如 EDTA）可以帮助清除。EDTA 通过螯合和分离重金属离子而起作用，这些离子作为桥梁把生物膜中的细菌结合在一起。EDTA 在微生物实验室常用于冲洗细胞，去除细胞外多糖并且使它们分离。EDTA 对于降解根管系统中未能预备位置的生物膜起到重要的作用，这是比玷污层的去除更加重要的作用。

对根管微生物的抗菌作用：也许冲洗液最重要的作用就是它可杀灭根管内所有微生物。许多不同的抗菌药物被运用，它们可针对不同细菌的广泛作用（表 8.2）。

避免联合使用多种药物：因为最好的是它们之间作用相互加强（尽管文献目前尚不支持这一假设），而最坏的是它们之间会相互中和。后面这种情况的一个例子是将氯

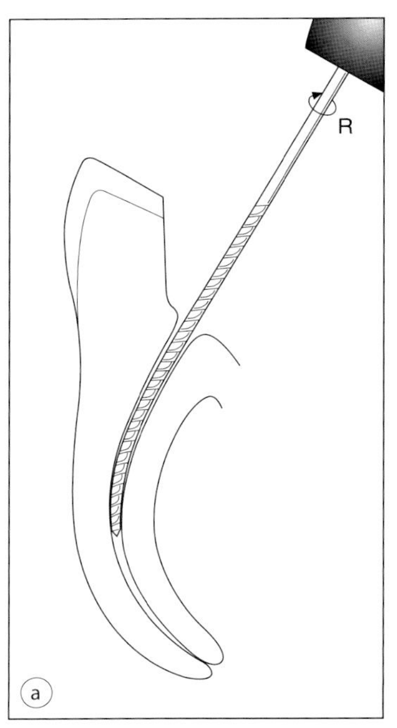

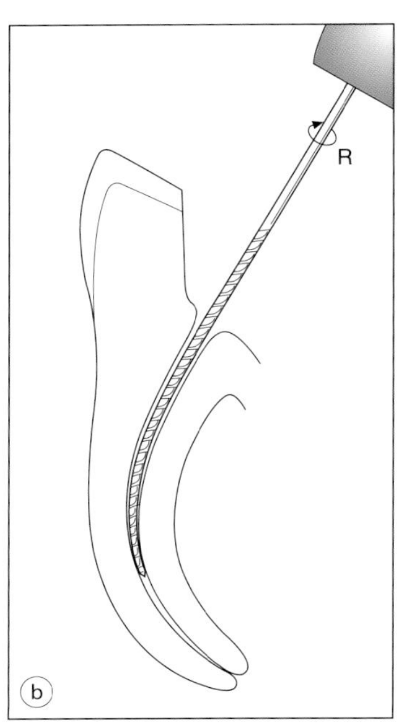

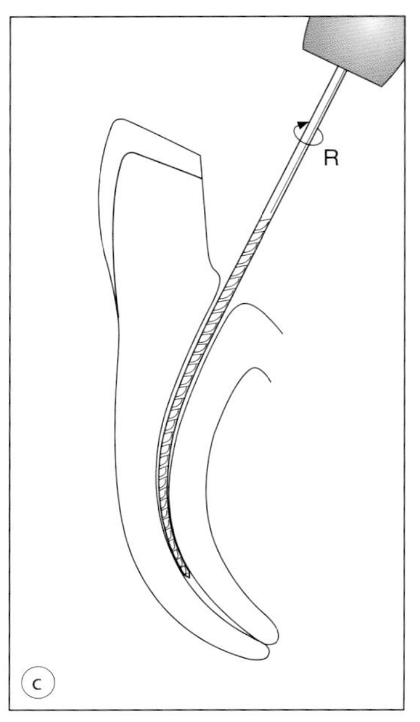

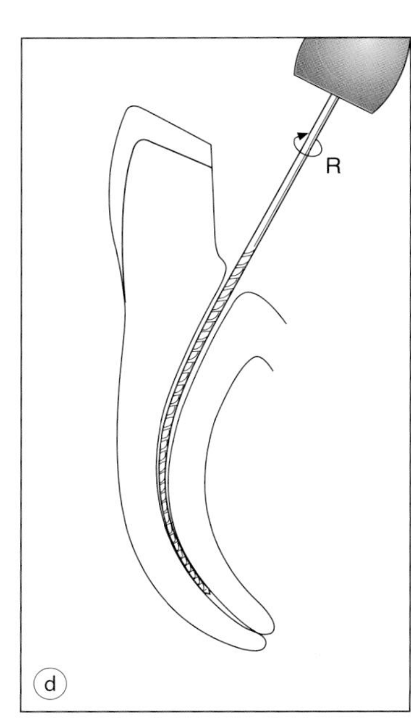

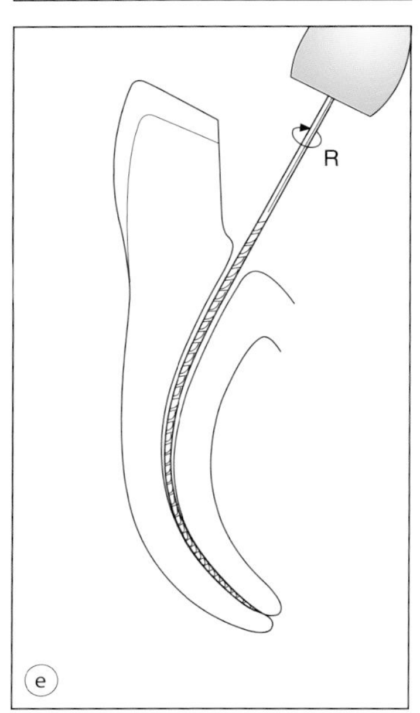

图 8.139 探查根管的全长：用步进旋转预备（a）40 号、（b）35 号、（c）30 号、（d）25 号、（e）20 号到全工作长度。根尖部扩大可以连续预备至需要的大小，可以运用另一“波”预备，从更大号的器械开始。R= 旋转

己定和次氯酸钠混合会出现沉淀，这种联合使用会减小根管治疗的成功率。

根管冲洗液的输送和作用机制

根管敞开的目的是便于输送冲洗液，帮助通过化学的方法去除未预备表面的微生物膜和其他腐质。为了根管预备中能够达到整个根管系统，切削的牙本质、碎屑和牙髓腐质必须被冲出根管系统。开始探查根管系统时，依赖于器械与根管壁之间相对匹配和不匹配，占据或附着根管系统的腐质可能会被推挤、压缩，污染辅助解剖区域。当器械通过逐渐狭窄的管道向根尖推进，这种推挤的可能会增加，一些腐质可能会被推出根尖孔。因此最好避免这种推挤，将腐质通过冠部入口冲出。

开始的根管预敞使大部分冠部的腐质被冲洗出，形成一个空间更便于将冲洗液输送到根管系统的尖部。与这种方法结合，选择好的输送系统和良好湿润特性的冲洗液也非常重要。

冲洗液传统上使用皮下注射针头和注射器输送（图8.150），特别是为了将注射液注射到根管系统的尖部。即使没有阻塞的腐质，冲洗液注射到根管的冠部不会使其渗入尖部，除非针头卡在根管中（图8.151）。这是因为在正常环境下，根管中的流体动力学会导致所谓的“停滞面”，液体不会渗入其以下的部分（图8.152）。停滞面的位置受针头设计的影响（图8.153）。停滞面在针头开口是平的时候离针头最远，其后是斜的和侧切的针头设计，有侧方开口的针头在这个特性方面表现最差。针头

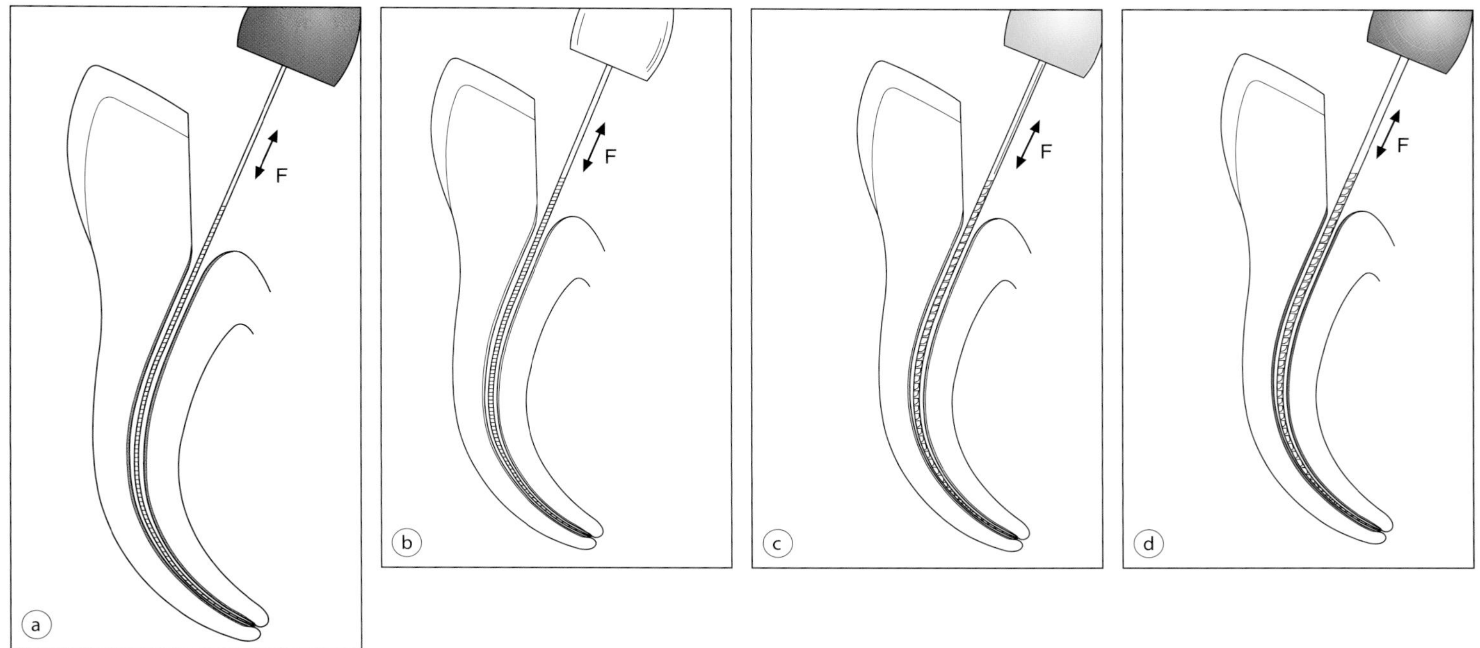

图 8.140 （a）10 号锉到达工作长度；（b）15 号锉到达工作长度；（c）20 号锉到达工作长度；（d）25 号锉到达工作长度。F= 提拉

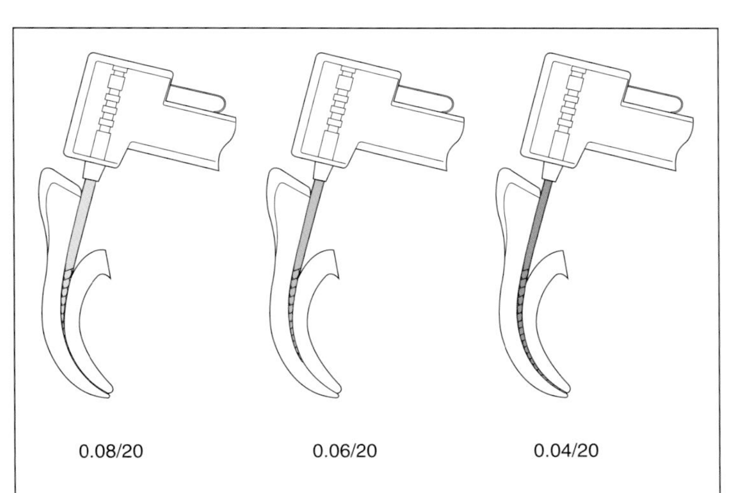

图 8.141 使用梯度变化锥度的镍钛旋转器械

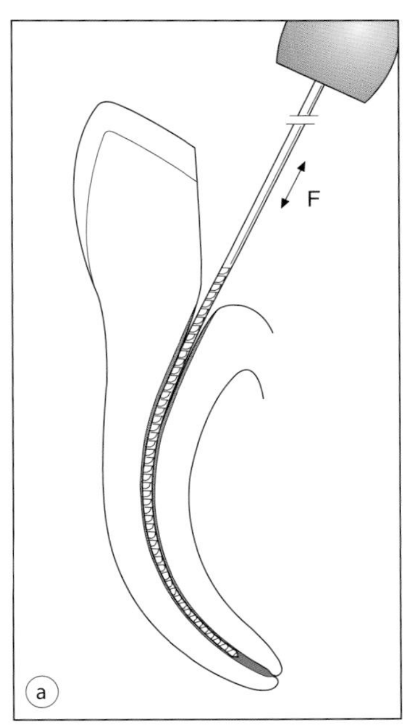

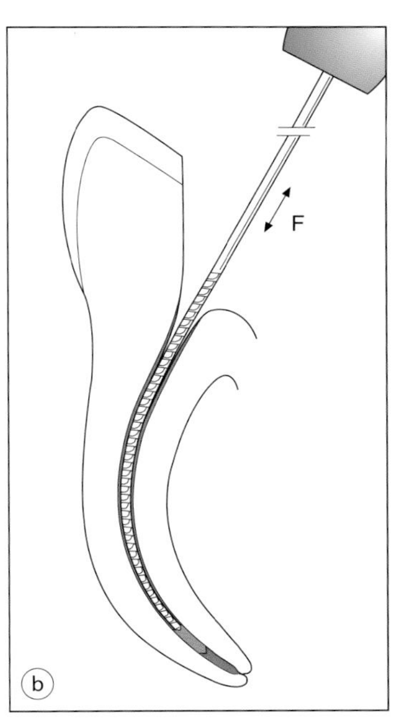

图 8.142 （a）用 30 号在工作长度后退 1mm；（b）用 35 号在工作长度后退 2mm。F= 提拉

直径越小（图8.154），推力就越大（更高的雷诺数），可以不费力地将停滞面向根方推进（图8.155）。也就是说，将停滞面向根方推进的唯一方法是选择更细的针头或将根管扩大得更深以便针头能够向根尖放置更深，尽管后一种方法不理想（图8.12）。为了针头和冲洗液更深入，推荐用细的针头（27号或最好是30号）（图8.154）。用细的针头可以减小注射的速率，也因需要推力难以控制。有些邻近针头的区域需要防止推出根尖孔（图8.151），显然，即使最小号的针头放置距离根尖止点也存在解剖限制。确保冲洗液置换发生在尖部的策略也叫“回锉”，这在图8.156中有说明。这是根管预备中一个最重要的方面。因为根管是按照顺序预备，每一个系列的锉和器械号数的增加会导致越来越多的牙本质碎屑产生，这些碎屑会松散地悬浮在根管系统的冲洗液中（图8.156a）。因为停滞面阻止液体到达根尖区，停滞区的液体逐渐聚集腐质。当存在次氯酸钠，有机物会逐渐溶解，因此增加根尖液体的黏滞性。牙本质碎屑停滞在黏滞性逐渐增加的液体中，然后开始形成临床上所谓的“牙本质泥”。密度不断增加

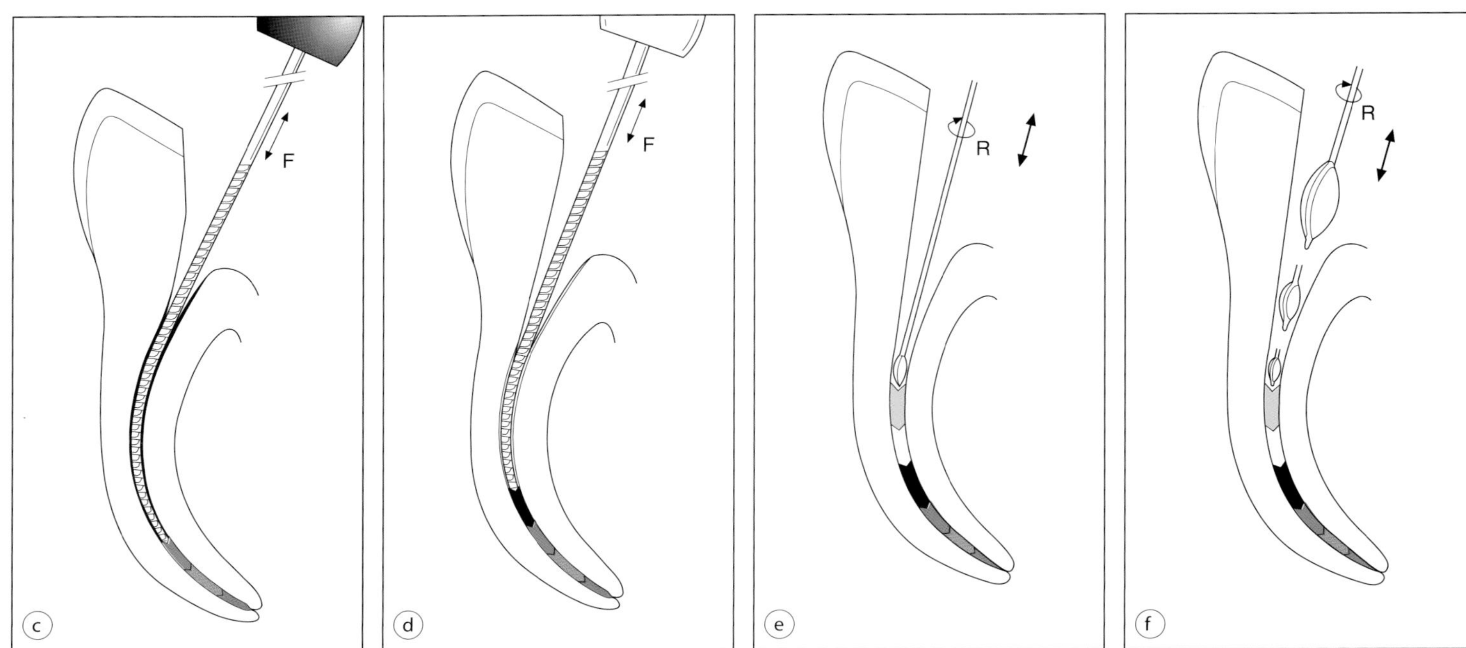

图 8.142（续） （c）用 40 号在工作长度后退 3mm；（d）用 45 号在工作长度后退 4mm；（e）用 50 号在工作长度后退 5mm；（f）如果需要，用 GG 钻精修冠部敞开。F= 提拉；R= 旋转

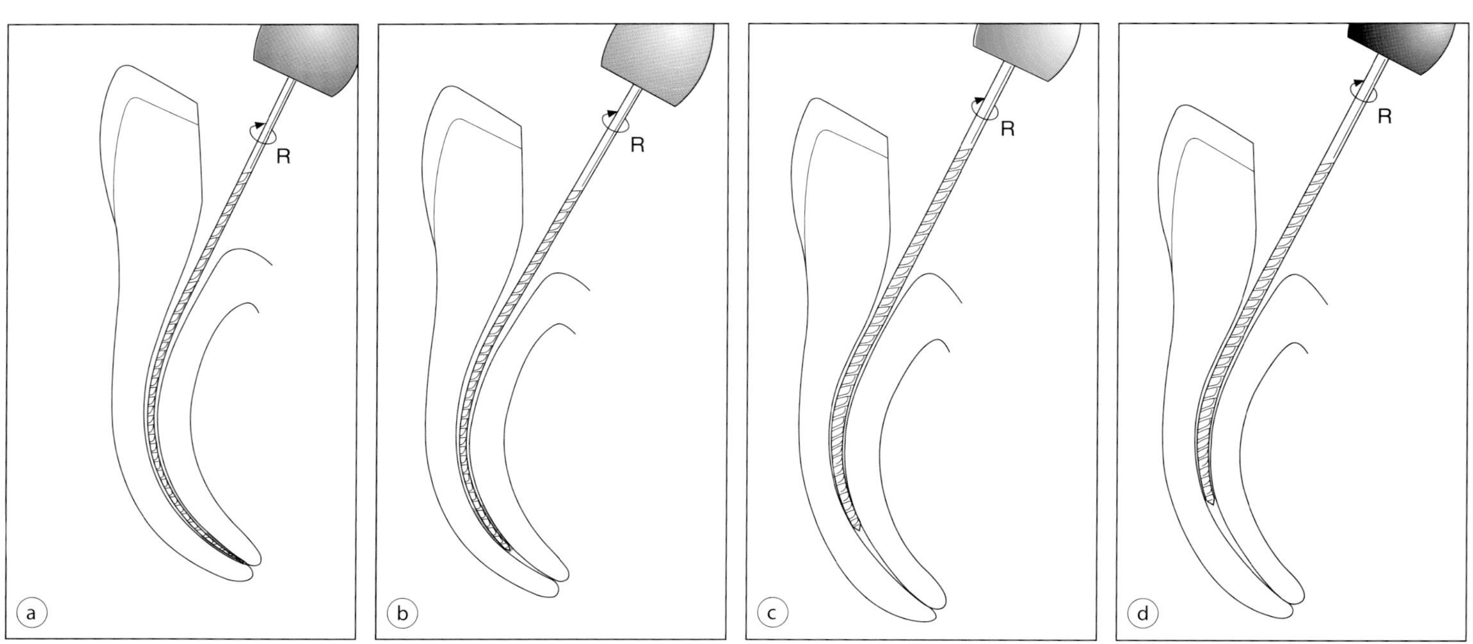

图 8.143 （a）25 号到达工作长度；（b）30 号；（c）35 号；（d）40 号。R= 旋转

的牙本质泥可能达到一种黏滞状态，被根管预备中使用的更大号的器械机械地推向根尖区，阻塞根尖孔。这个位于停滞面以下区域内的液体必须经常被替换。可以用小号器械，如8号或10号，插入根管全长，通过推拉搅动液体来达到这一目的。这个动作将冠部新鲜的液体与停滞面以下根尖区饱和的液体相混合，然后稀释它（图8.156d）。这种停滞面以下区域的稀释过程就是所谓的回锉。

如果根尖解剖在根尖三角区有几个根尖出口，这些出口不能阻塞非常重要，因此，用一根小号锉（8 号）超出根尖孔以确保它的开放被认为是明智的，这也叫通畅锉。这也可以让我们通过在根管内发现有无根尖来源的脓液或分泌物来评估根尖的炎症或感染状态。如果在第一次治疗时就以这种方式封闭了根尖孔，就等于做了一次性根充，即使根管充填物还没有放入根管内。回锉（在根尖止点内）和通畅锉（超出根尖止点）都要频繁进行。

如果是像把牙髓组织、生物膜和碎屑等紧压在主根管内这种简单的任务都不能实现，那么避免根尖堵塞仅仅是理论上的要求而已。主根管的疏通需要灵敏的器械，并轻

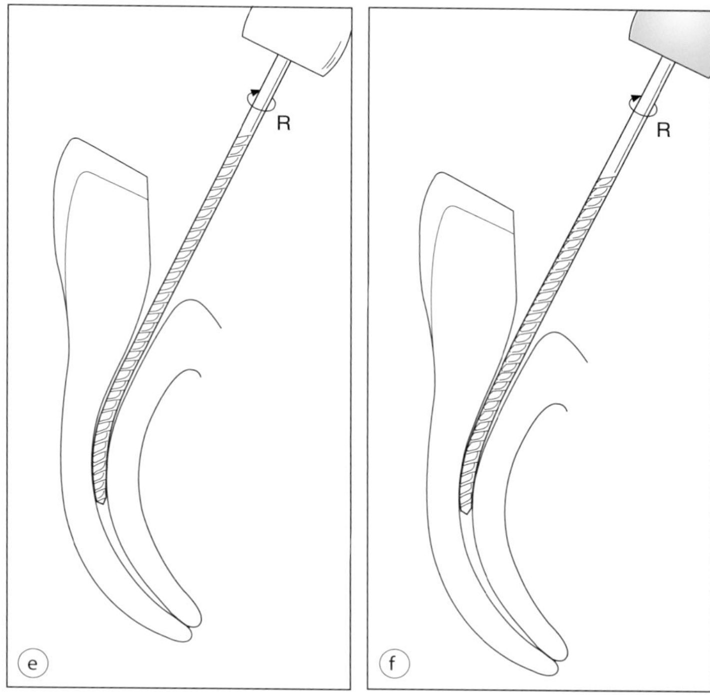

图 8.143（续）（e）45 号；（f）50 号。R= 旋转

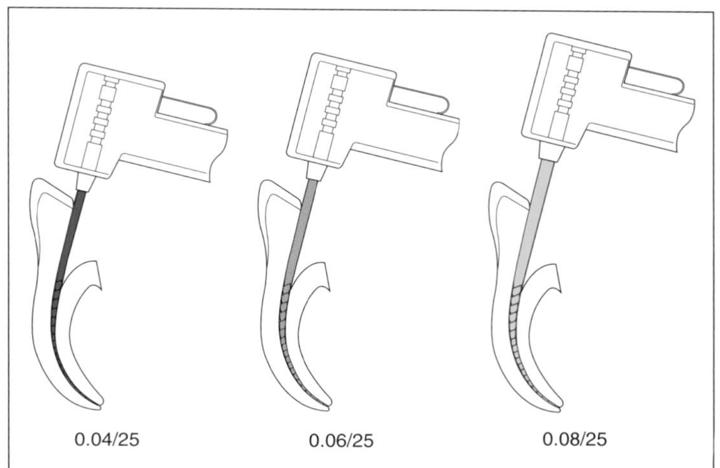

图 8.144 机用旋转镍钛器械的使用决定了根管的最终的预备形态

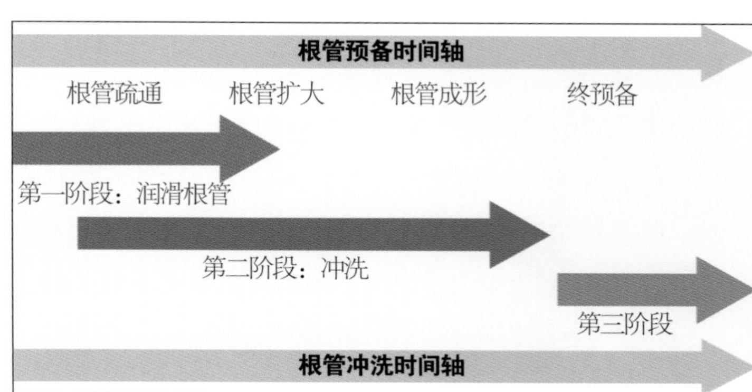

图 8.145 冲洗及冲洗的作用；第三阶段包括动态冲洗

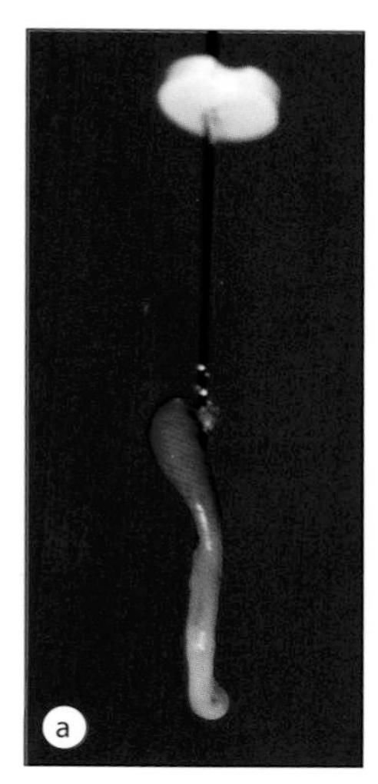
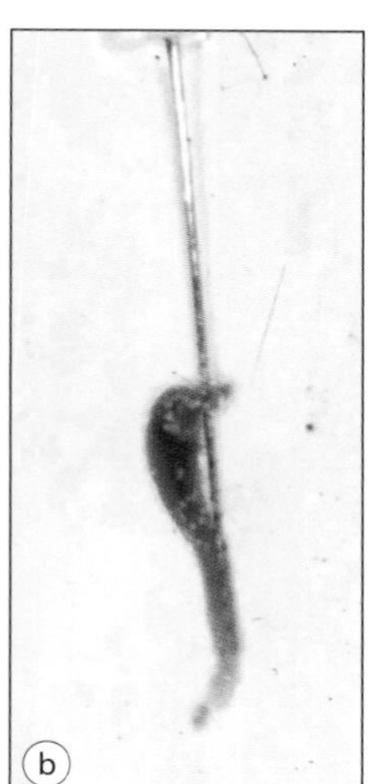
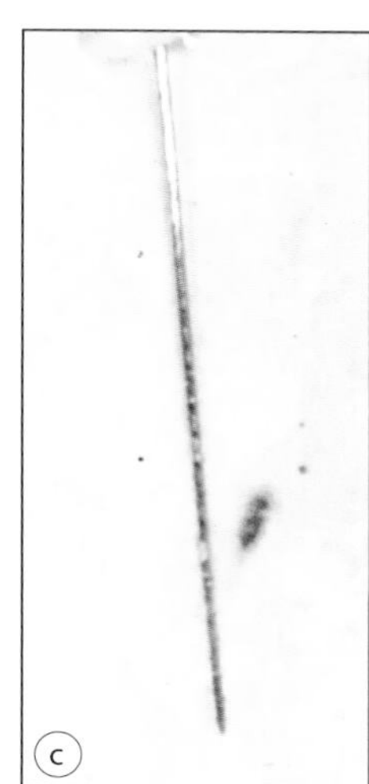
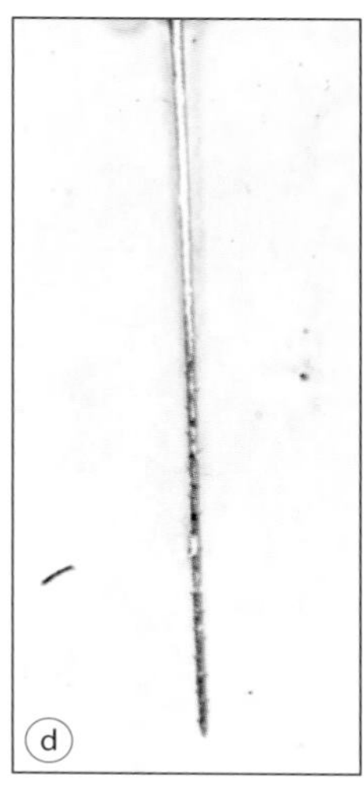

图 8.146 把摘除的牙髓组织（a）放在含有 3% 次氯酸钠的盘子里溶解 0.5 分钟（b）、5 分钟（c）及 10 分钟（d）

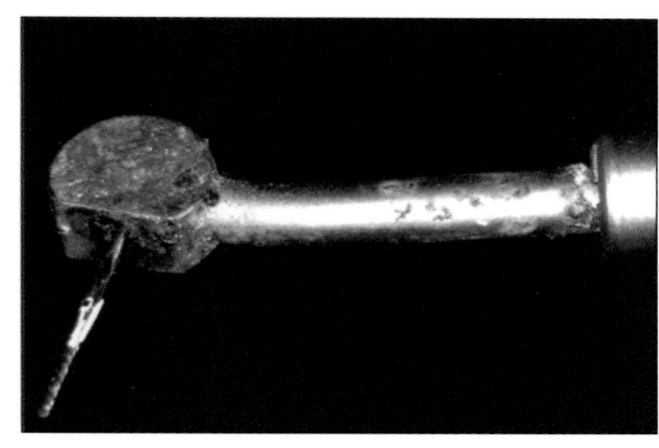

图 8.147 Endosonic 手机被次氯酸钠腐蚀

表 8.2 常用冲洗液的杀菌和生物膜破坏作用

作用 / 药物	次氯酸钠	碘	氯己定	EDTA
杀菌	+++++	+++++	+++	+
溶解	+++++	+	−	−
生物膜穿透	+++++	++++	++	++
生物膜破坏	+++++	−	−	++++

+：作用程度；−：无作用

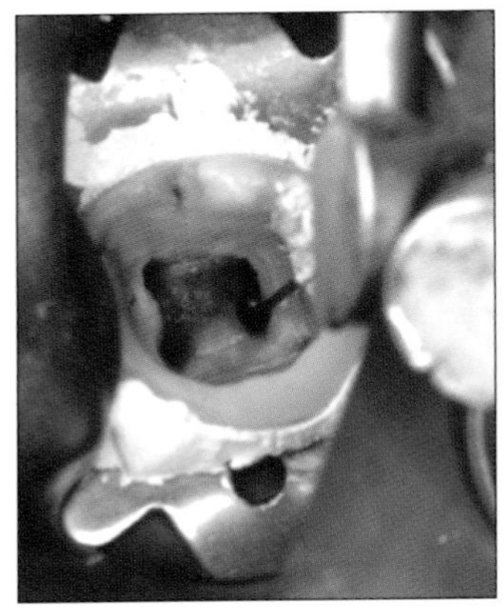

图 8.148 封闭良好的橡皮障边缘

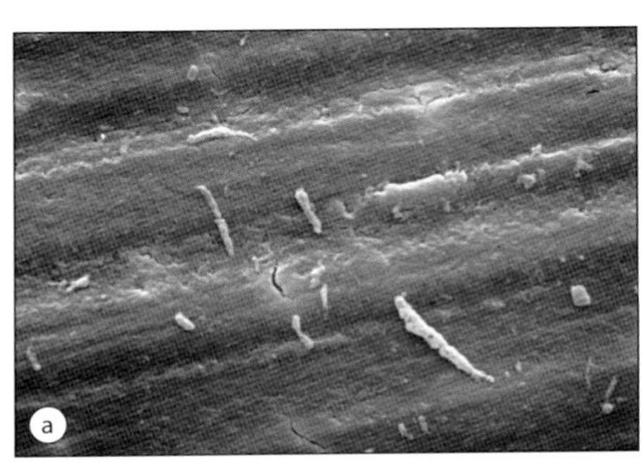

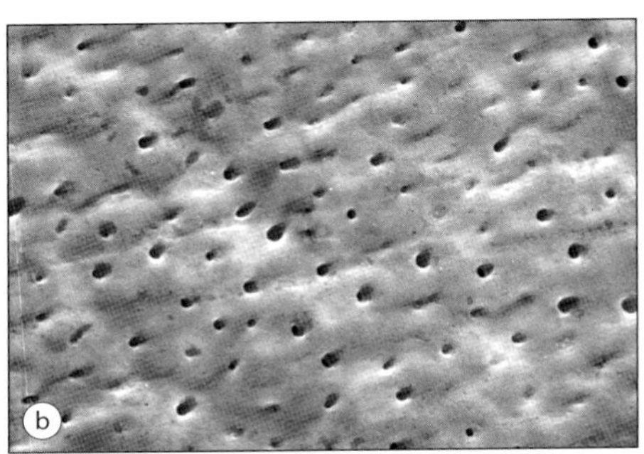

图 8.149 （a）预备后形成的玷污层；（b）去除玷污层

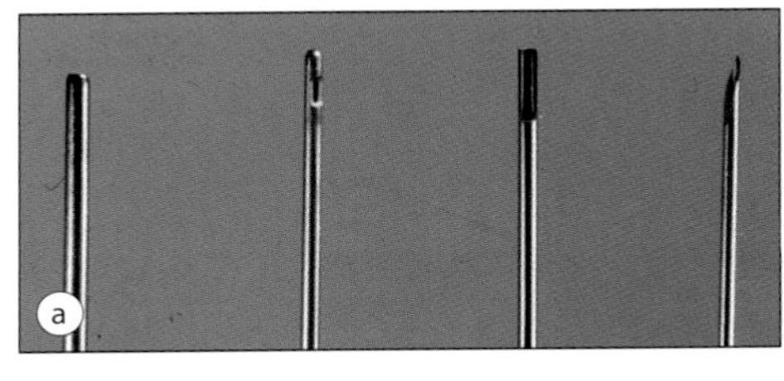

图 8.150 皮下注射针头和注射器

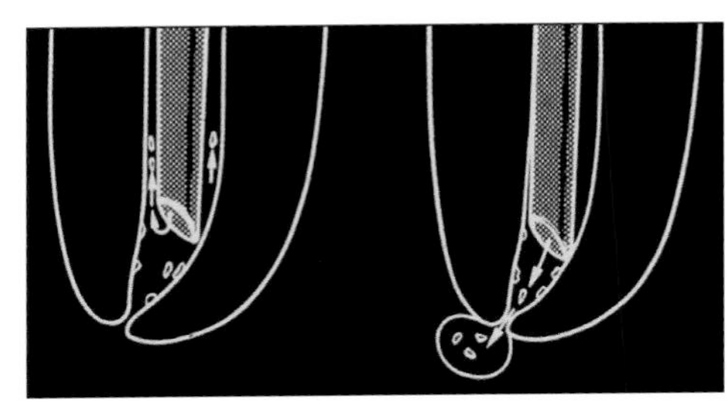

图 8.151 针头卡太紧冲洗易超出根尖孔

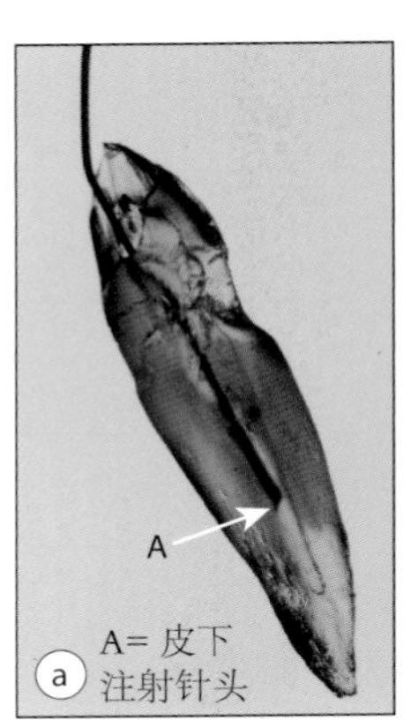

图 8.152 （a，b）皮下注射针头在清理尖牙根管时插入的深度（A）及冲洗沉积物（B）

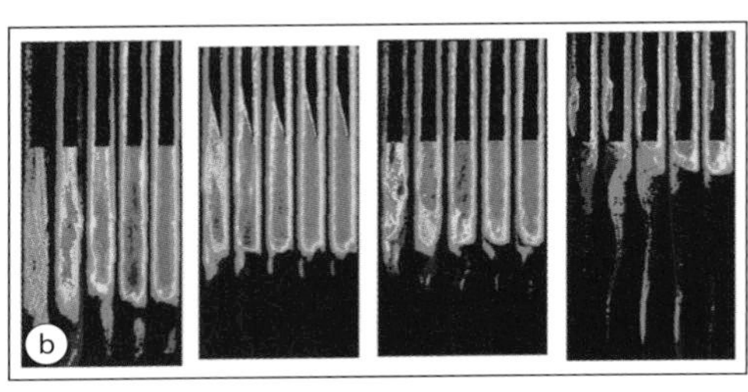

图 8.153 （a）针头的设计；（b）不同类型针头的停滞面

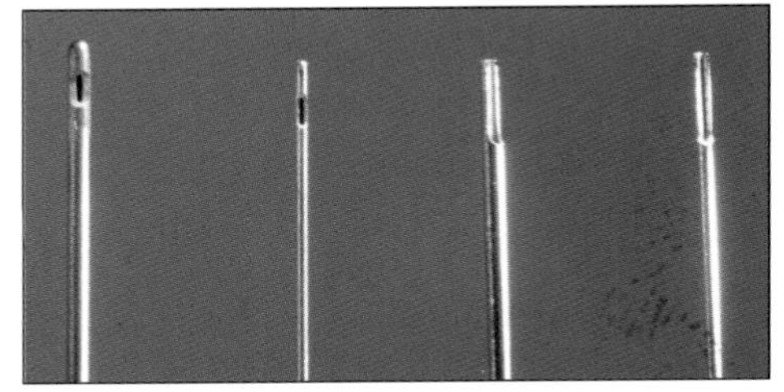

图 8.154 不同类型的针头都有不同规格的开口

微地搅动使冲洗液 / 润滑剂往根尖方向流动。任何散落的碎屑都应该被带走或者溶解。在这个重要的早期阶段需要足够的耐心，因为在这个阶段很容易发生根尖孔堵塞或根尖孔破坏。这个过程必须配合不断的振荡冲洗，并使冲洗液不断往根尖方向深入，直到小号锉（6 号或者 8 号）到达根尖止点，然后用根测仪测量工作长度。

机械预备根管系统完成后的动力冲洗

一旦根管通路预备完成后，就可以用注射器或者针头把化学制剂作用于根尖部分。这样化学制剂可以浓度梯度扩散（低效能）或振荡引起的集流（高效能）的方式渗透进入副根管和根尖组织。后一种方式无疑更受欢迎，但是必须配合有主动促进作用的装备，因为仅仅靠针头是不够的。

当冲洗液进入根管与碎屑和有机物接触后，冲洗液中的氧化能力很快就被耗尽，所以必须不断补充新的冲洗液。这里最主要的一个问题是，当其到达根尖外周组织，反应性冲洗液就会被大量浪费。在补充新鲜冲洗液的过程中必须有一定的间隔时间，并且在根管内搅拌冲洗液，虽然这样非常耗时间。即使根尖通路预备很快就完成了，但是也得给出一定的时间让冲洗液在根管内发生作用。

近几年来，冲洗液的输送、振荡和搅拌的方法越来越多，这需要我们更好地理解每一种方法。这些方法大概可以分为以下几类：

- 手动振荡冲洗：以提拉的方式在根管内使用手用锉或者牙胶（图 8.157a）。
- 声波振荡冲洗：使用 Sonic Air® 的冲洗锉；或

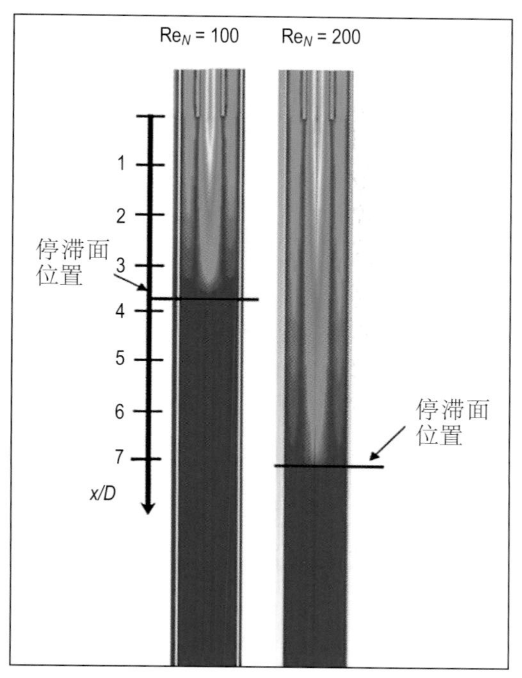

图 8.155 在更小的针头和更大的外推力下，冲洗液在根尖方向的停滞面的改变

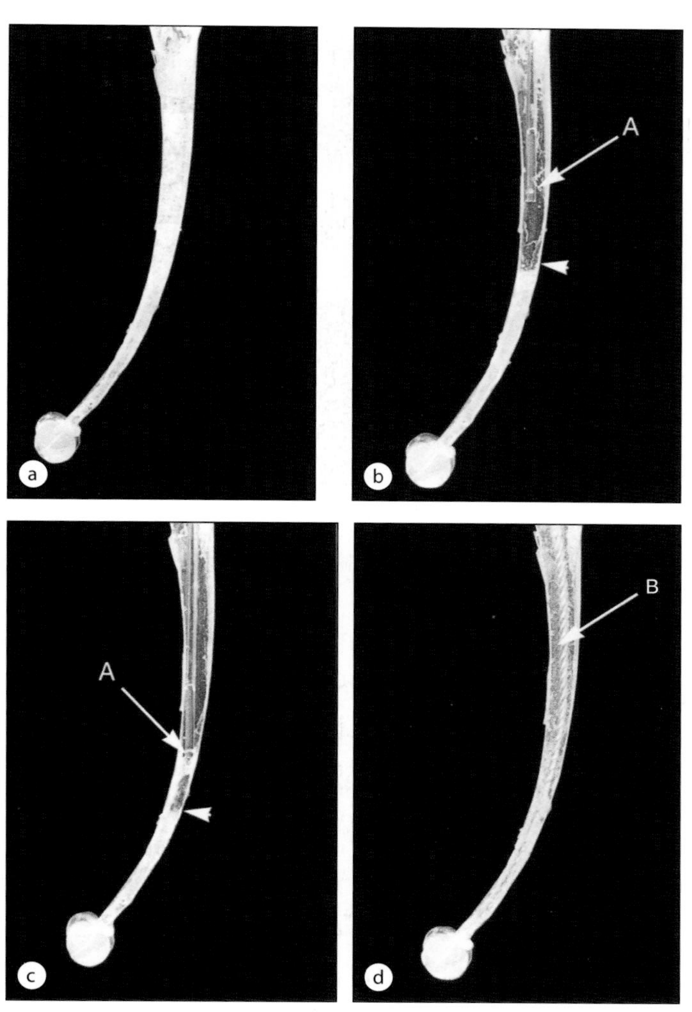

图 8.156 （a）根管内充满了混有牙本质碎屑的冲洗液；（b）根管冠方的混有牙本质碎屑的冲洗液被新的冲洗液代替（箭头所示）：A= 针头尖端；（c）针头放入的位置越深，新的冲洗液就能替换根管更深处的旧冲洗液（箭头所示）：A= 针头尖端；（d）反复搅动以混合冠部新的冲洗液和根尖部混有牙本质碎屑的冲洗液：B= 小号锉

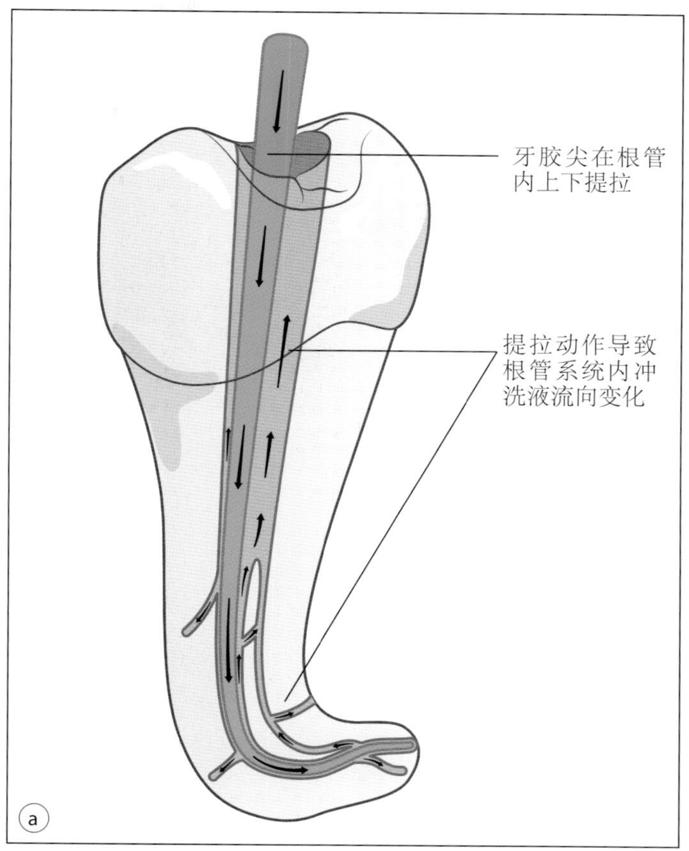

动态冲洗											平均值 / 中位数
容量	3.3	0.0	7.6	29.6	22.4	0.01	5.5	0.0	10.7	2.0	8.1±10.2/4.4
静态冲洗											平均值 / 中位数
容量	0.0	1.0	0.0	0.0	1.4	0.0	0.0	0.0	0.8	0.0	0.3±0.5/0.0

b

图 8.157 （a）图表展示了手动振荡下液体的流动；（b）使用牙胶在包埋了的牙齿根管中搅动后，冲洗液退出根尖孔的情况（粉红色琼脂块中的漂白区域）

EndoActivator ®、Vibringe ®（注射器上连接着振荡针头）（图 8.158）。

- 超声波振荡冲洗：使用 Irrisafe 锉，或 ProUltra 注射器（振荡针头），或者普通的超声振荡锉（图 8.159）。
- 负压 / 真空振荡冲洗：EndoVac；RinsEndo；NIT 系统（图 8.160）。

最简单的方法是用牙胶尖在根管内反复提拉以搅动冲洗液（图 8.157a）。但这种方法容易使冲洗液超出根尖孔（图 8.157b）。获得根管壁最大剪切力的同时又能减少超出根尖孔的液体量的最好办法是，使用一根放入根管后在根尖部分刚好合适而在冠方微松的牙胶尖。

使用声波或者超声设备来活化冲洗液涉及注射器输送进根管内的大量冲洗液的搅动，或同时输入（通过

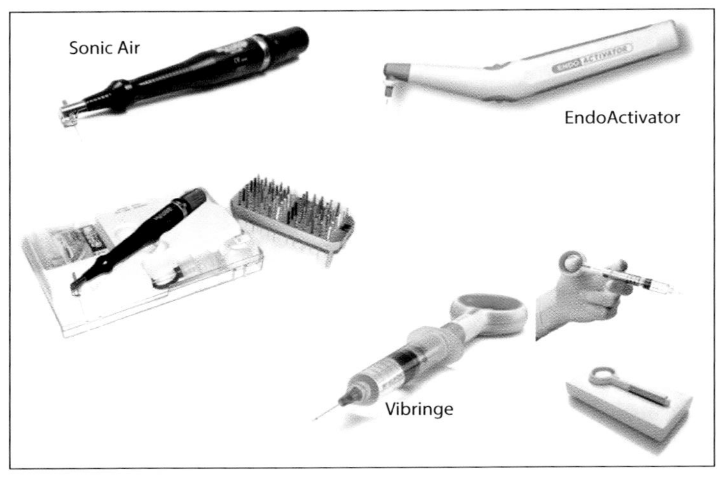

图 8.158 声波振荡冲洗设备

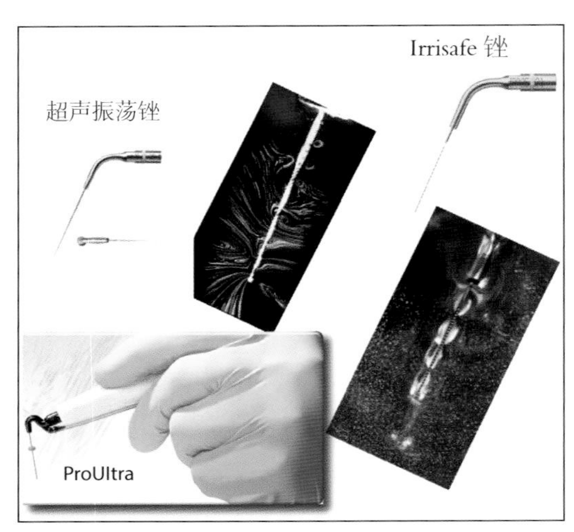

图 8.159 超声波振荡冲洗设备

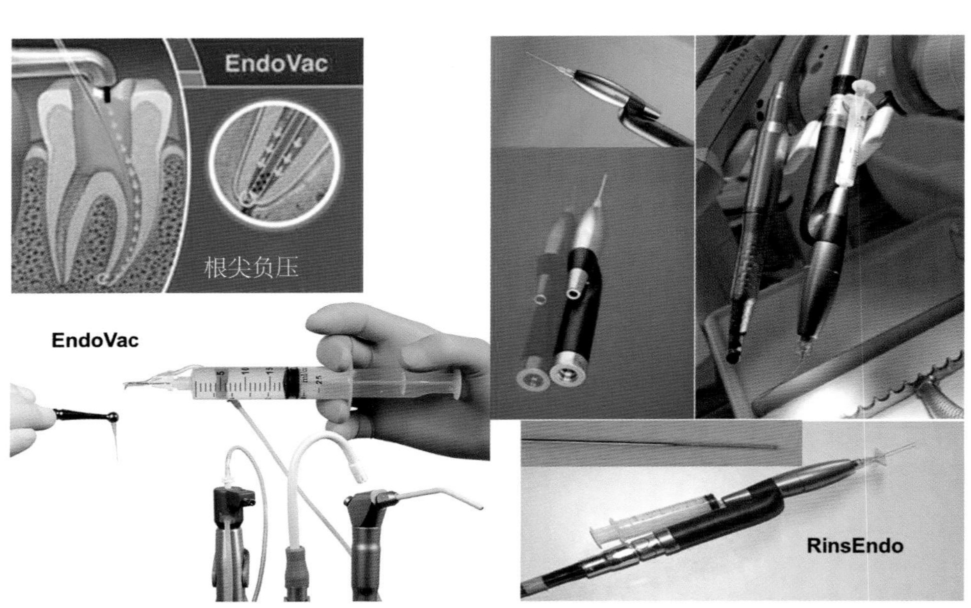

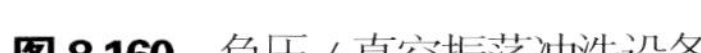
图 8.160 负压 / 真空振荡冲洗设备

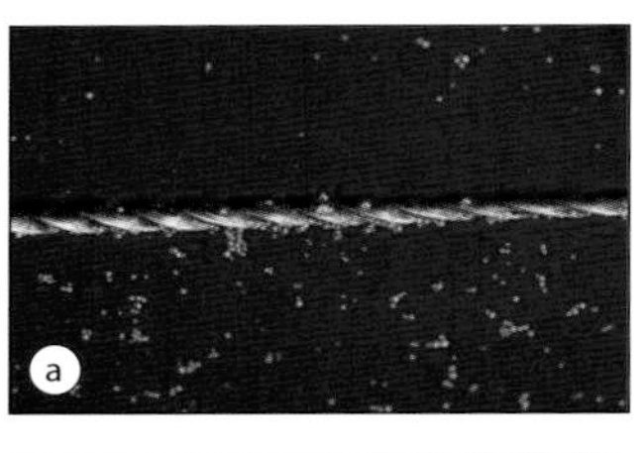

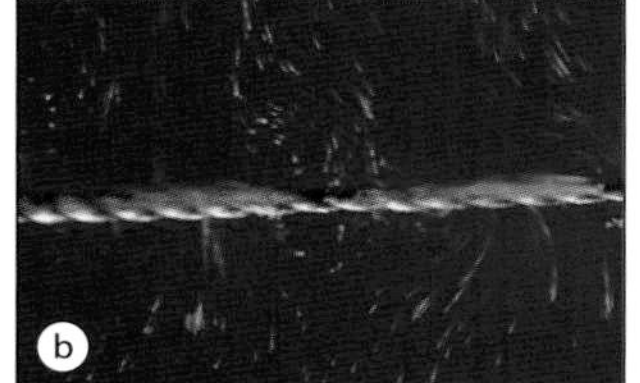

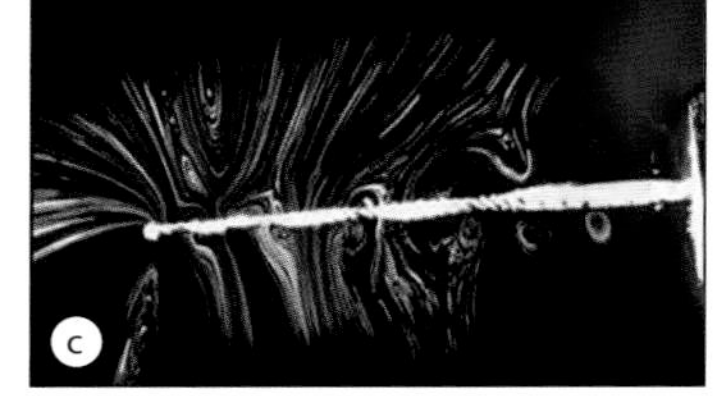

图 8.161 （a~c）超声冲洗锉周围产生声学微流效应

常规蓄水容器）和搅动冲洗液。可用于搅动冲洗液的声波设备有：Sonic Air Endo Handpiece（Micromega 1500，Besancon，France），它是空气压力驱动的，从而产生1500~3000Hz频率的振动，并且这种设备可以驱动不锈钢锉以同时进行根管预备。EndoActivator®系统（Advanced Endodontics，Santa Barbara，CA，USA）是靠电能驱动，并设有33Hz、100Hz和167Hz 3种低频率工作挡。这是为使用各种不同尖端大小和不同锥度的、用于振荡冲洗的多工作尖而设计的，以避免如金属锉器械分离、台阶形成、根管偏移等并发症的发生。初期的数据显示这一类型设备能很好地去除牙本质碎屑和玷污层。Vibringe 由一个连着注射器的声波激动仪器组成，据称其在冲洗液输入时即产生振荡作用。

利用磁致伸缩的或压电的设备能使工作尖达到更高的振动频率（在超声范围内：20~40kHz）。磁致伸缩传感器使工作头绕椭圆轨迹运动，而压电传感器使工作尖纵向运动。

不论哪一种设备，当锉与根管壁接触时，振幅和声学微流效应都会减弱（图 8.161）。当提高输出功率或使用柔韧性更好的锉，都能增强声学微流效应，所以使用规格较小的锉更佳。为了使声学微流作用最大化，最好在不接触根管壁的情况下使用超声机动锉；可以通过预弯器械或在完成根管预备之后使用这两种方式以达到上述目的。这就是被大家错误地称为“被动超声冲洗”，即无约束振荡冲洗。

EndoVac® 是一种很简单但却很新颖的设备，它在髓腔内注入冲洗液，然后依靠放入到根尖部分的附件产生的吸力，使冲洗液流入根管（图 8.162）。这种附件有两种

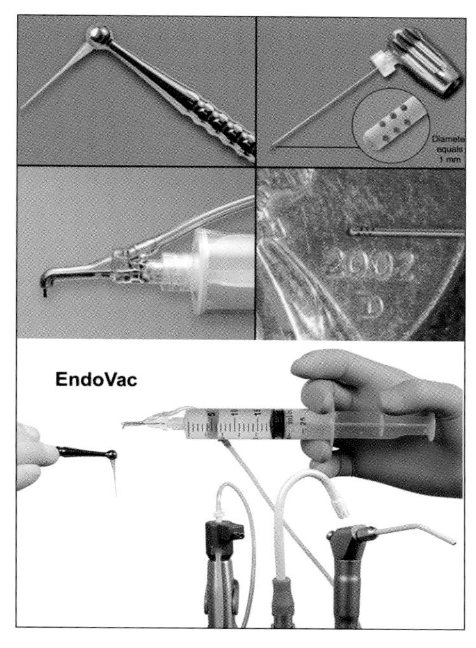

图 8.162 EndoVac® 冲洗系统

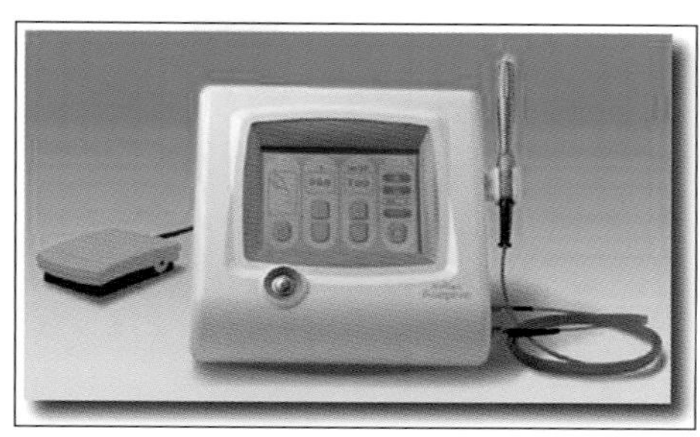
图 8.163 光敏消毒

型号，如果没有仔细按照说明来操作，其中较小型号的管子容易堵塞。目前为止，关于这个设备冲洗效果的研究结果都还比较理想。另一种设备，NIT® 也是在注入冲洗液的同时依靠吸力使冲洗液进入根管，但是这种设备只用了一根针头，这使针头内部和外部的液体分开。

RinsEndo 是一种需要连接在手机上使用的自动化冲洗设备。这种设备利用交替产生的正压和负压使冲洗液进入到根管系统。这种方式有一定的效果。

除了振荡冲洗之外，冲洗液还可以依靠浓度梯度的作用，从主根管内渗透进入外周解剖结构当中。但这种方式作用的产生需要高浓度的冲洗液，而浓度太高的冲洗液会在根管预备过程中破坏牙本质。如果抗菌药物在接触到细菌时，浓度低于产生抑菌作用的浓度，那么就会使细菌产生耐药性。这不仅仅是针对抗菌药物，前文中提到的防腐剂也是一样。

在大多数情况下，这些设备的使用能有效地清除根管冠部的细菌群及大部分根管中部的细菌群。然而，最大的挑战是彻底清除根管根尖部分的细菌群，事实上生物膜都完好地保留在这一区域。所以还需要使用别的方法，能在复诊期间发挥抗菌作用。如果根尖部分预备过度，容易使冲洗液超出根尖孔。

光敏消毒

光敏消毒（PAD）曾被用来辅助清理根管系统。光敏剂，如甲苯胺蓝 O（Sigma Ltd, Poole, UK），用来选择性地标记细菌，在合适波长的光照下引发杀菌分子的释放（图 8.163）。但是这种方法存在几个概念性的问题：首先，流动性的光敏剂会作用到邻近的组织；其次，当照射光作用于目标细菌时必须要有足够的强度以产生化学反应。虽然有实验证实了光敏消毒和其他化学方法一样，有一定的抗菌作用，但并不能达到 100% 的杀菌效果，也没有次氯酸钠有效。所以光敏消毒只能作为传统的化学机械预备完成后的辅助手段。

诊间封药

从根管治疗技术展开以来，各种各样的化学活性药物因各种原因被临时（防腐剂和抗生素）或永久地（含甲醛的药物）放入根管内。大多数这种做法是没有理论依据支持的。在现代牙髓病治疗学中，在非一次性根管治疗时，在两次就诊之间，在根管充填之前，根管内封入特定的化学药物，这种诊间封药属于化学性预备。

没有哪种药物能拥有前面提到的理想根管消毒药物的所应具备的特性，所以会有各种各样的药物不断被开发出来。很多药物只是根据医生的临床经验在使用，或者仅仅是依靠实验室测试结果。很少有临床试验检验这些药物的效能，而对于特定药物的使用程度仅仅基于医生个人喜好。对于现有的大量的根管消毒药物，应该根据化学结果或者作用模式分组进行分析比较。

苯酚类制剂

这一类制剂曾被广泛使用，包括苯酚、对氯苯酚、樟脑对氯苯酚、甲醛醋酸、甲酚、杂酚油、丁香油、百里香酚。逐年来，它们的稀溶液开始被使用，现在大多数已经被淘汰。它们的抗菌作用并不持久，而且它们会渗透通过暂封材料进入口腔，给患者造成味觉上的不适，其中有些制剂还能软化充填材料。

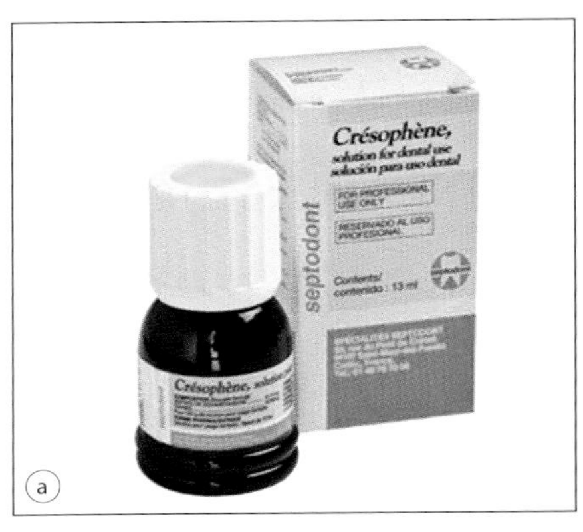

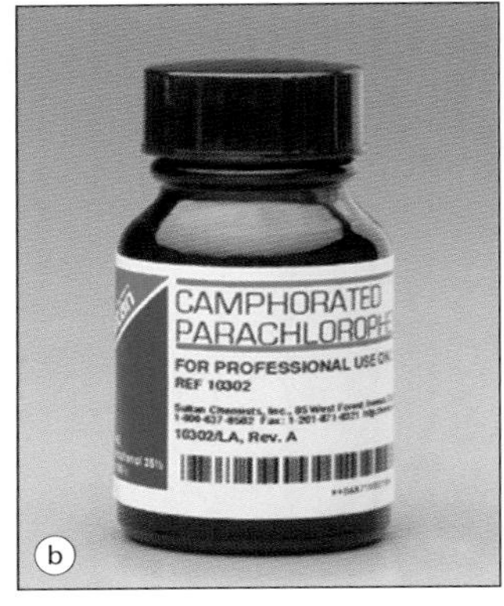

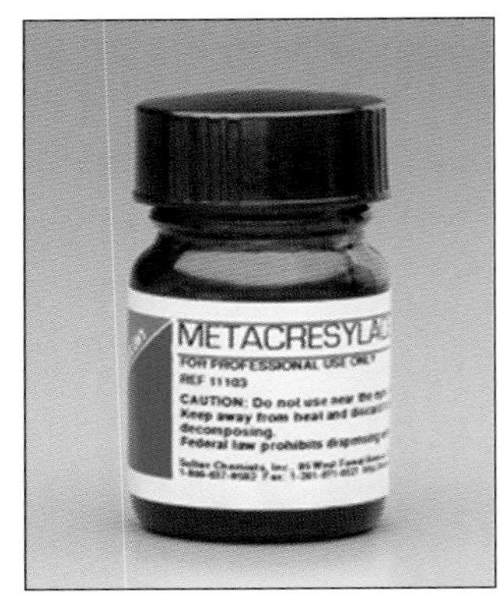

图 8.164 （a）Cresophene;（b）CMCP

图 8.165 醋酸间甲酚

苯酚和樟脑对氯苯酚（CMCP）

因为纯的苯酚有大量的毒性，所以并没有被广泛地使用，但是对其化学修饰后的合成对氯苯酚毒性较小，并且杀菌作用有所提高，所以被用于临床。CMCP 的一种剂型是把对氯苯酚晶体溶解在樟脑中。虽然这种制剂以 Cresophene 的名称仍存在于市面上或仍在临床上运用，但是已经不太受欢迎了（图 8.164a）。这是一种清亮的、很轻的黄色液体，每 100g 这种制剂含有 0.10g 地塞米松、5g 的百里香酚、30g 的对氯苯酚和 64.90g 的樟脑。还有一种 CMCP（图 8.164b），含有 35% 的对氯苯酚和 65% 的樟脑。

醋酸间甲酚或醋酸间甲酚酯

一些医生青睐这种药物是因为它的刺激性很小并且有止痛的作用，虽然止痛效果还并不确切。但是，它们的抗菌性能（范围和持续时间）很有限、有毒性的同时缺少一些其他的优点，导致这些药物并没有在临床广泛应用。值得一提的是在活髓切断术和感染根管中，它们仍被推荐使用（图 8.165）。

乙醛类

这类药品（甲醛制剂、甲醛甲酚、戊二醛）主要被用于儿牙，在恒牙治疗上没有什么作用。甲醛制剂被用于抗菌和固定组织，但是对根周组织危害极大，而且从长远来说，被固定的组织就变成了潜在的抗原。戊二醛也可能引起过敏反应。

卤化物类

这一类药物包括次氯酸钠溶液，碘 - 碘化钾溶液以及添加了碘仿的氢氧化钙糊剂（Vitapex®,Metapex®, Forendo®, 图 8.166）。

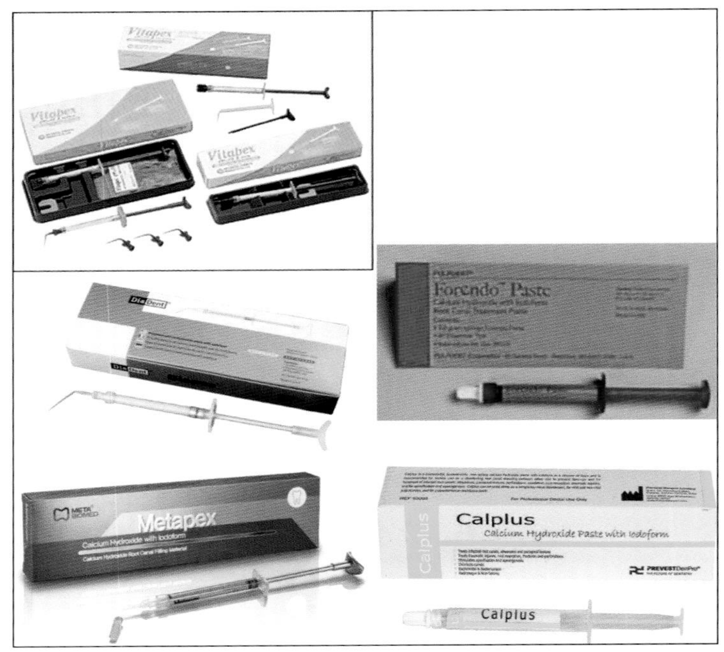

图 8.166 碘仿氢氧化钙制剂

次氯酸钠溶液可以杀灭绝大多数细菌，同时也有组织溶解的功效，但是随着反应的持续，它的有效成分很快减少。而且由于根管需要在湿润条件下预备，次氯酸钠溶液的有效成分很快就会被消耗。

碘 - 碘化钾溶液在体外实验中是一种毒性很小而且杀菌作用很好的药物。它由 4g 碘化钾、2g 碘酒和 94mL 的水混合而来。根管需要被不断冲洗但是它的长期效果还未证实，没有被临床广泛使用的原因可能是它会导致细胞变态反应和牙齿着色。

碘仿氢氧化钙糊剂（Vitapex®,Diapex®, Metapex®, Forendo®, CalPlus®）是近期被引入临床的，关于它的临床研究还不是很多，这类药物包含了碘仿和氢氧化钙的优点，但确切效果尚不得而知。

抗菌制剂

广谱抗菌糊剂最初由伦敦伊士曼儿牙专业的 GB

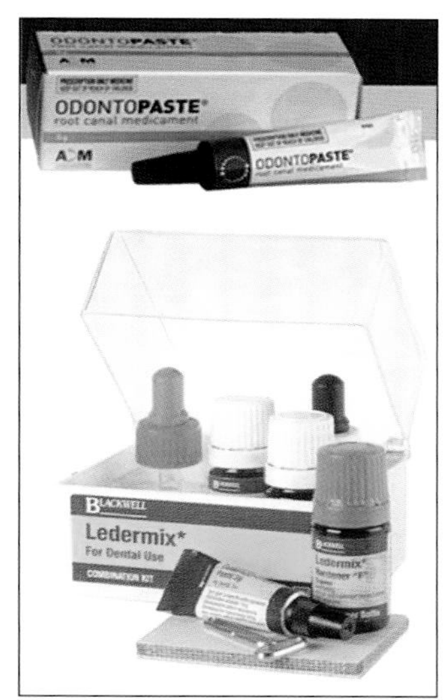

图 8.167 Ledermix®

Winter 和 D Rule 在 1960 年研制出，最初目的是在乳牙进行根管治疗时，运用的抗菌药物应不伤害牙根下方重要的牙乳头结构。虽然 Grossman 的实验证实了这种药物的效果，许多医生还是喜欢在根管内封入其他成分的抗菌药物，例如杆菌肽、新霉素、多黏菌素、氯霉素、短杆菌素和制霉菌素。广谱抗菌剂没有细胞毒性，不会造成牙齿染色，对有机物的杀菌作用也很好。因为尚且没有某一种抗生素可以对根管内细菌都有效，这种结合了不同种类的抗生素糊剂才被临床使用。对这种糊剂的反对意见主要是因为它可能增加细菌的耐药性，也可能引起变态反应从而导致患者过敏。虽然这些都是可能出现的问题而且确实有过敏的记录，但仍然没有明确的证据表明其不适合临床使用。但是它的有效性也没有被系统合理的临床试验所证明。在之前的实验中，其抗菌效果较好但不及氢氧化钙。

随着对牙周袋内抗菌药物的研究增多，对抗生素的研究重新变成热门。系统用药也有联合用药的趋势，例如甲硝唑、环丙沙星、米诺环素的联合制剂，而在牙髓再生中如何使用抗生素封药将会是未来的热门研究方向。

甾体类

甾体类（泼尼松龙、氢化泼尼松龙、皮质醇、地塞米松）被广泛用于根管封药，其作用主要是减少疼痛和消炎。这类药物作用较为单一因而需要和其他抗生素（如氢氧化钙）联合使用，市场上可以买到的 Ledermix®（图 8.167）就是这种混合制剂（氢氧化钙和四环素）。因为其内含有四环素，在光照后可能导致牙齿变色，因此也可以用另外一种药物 Odontopaste®，它加入的是 5% 盐酸克林霉素和 1% 曲安奈德，这样有效解决了牙齿变色的问题。Odontopaste® 中还添加了 0.5% 氢氧化钙，因此使用时需

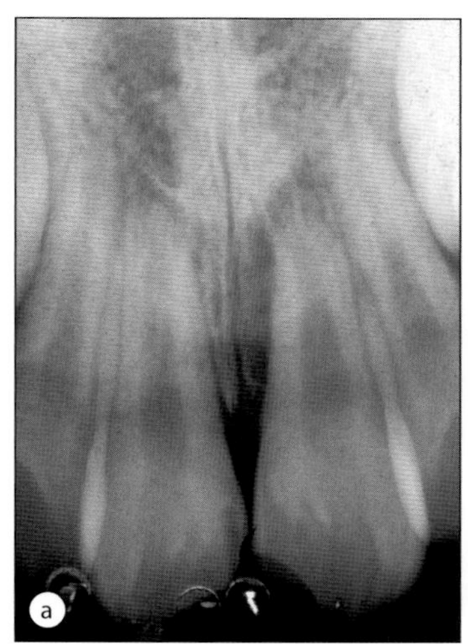

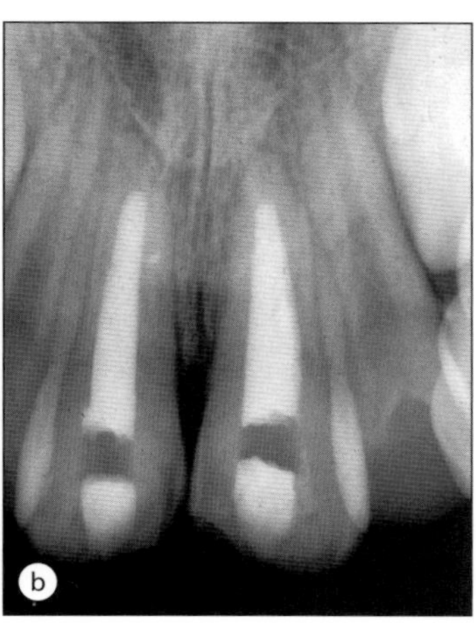

图 8.168 （a，b）氢氧化钙诱导根尖成形

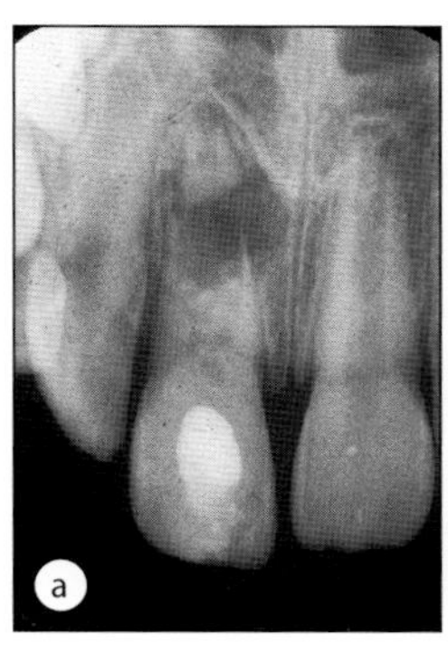

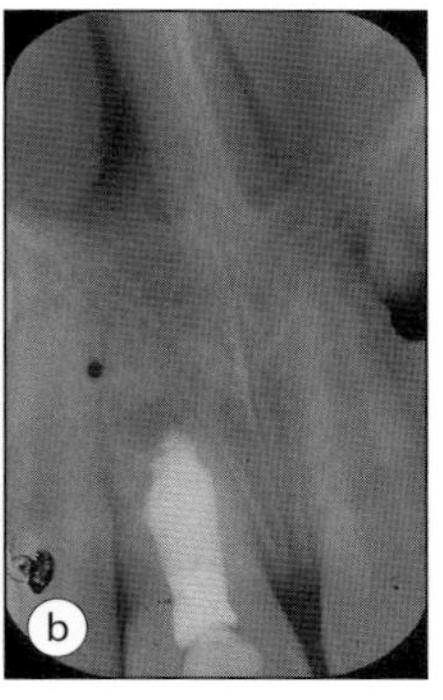

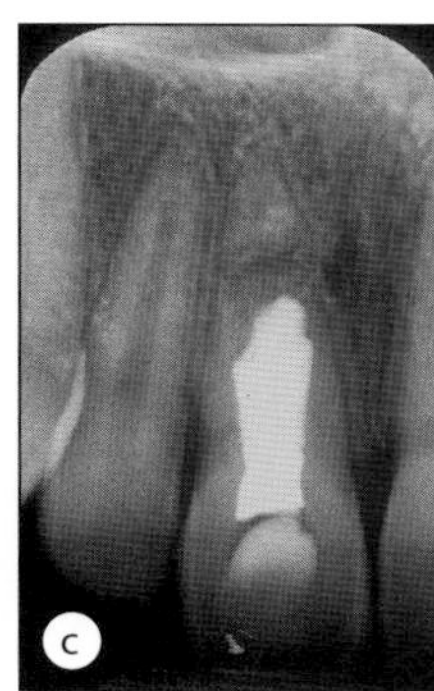

图 8.169 （a~c）氢氧化钙促进吸收的牙根重新形成

要注意不能与氢氧化钙糊剂 1 ∶ 1 混合，否则会让甾体类药物失效。同时，把甾体类药物混合使用也不能起到协同作用而会削弱各自的效果。甾体类药物的缺点是可能会削弱机体免疫反应，也可能引发菌血症。

氢氧化钙

氢氧化钙是目前应用最多的根管内杀菌药物，其疗效得到大家公认。它可以杀灭根管内绝大多数细菌，还能降解根管内残留的有机物，使之容易在下次就诊时被次氯酸钠溶液彻底冲洗掉。氢氧化钙的疗效持续时间与其浓度和量有关，但因其缓释的特性，所以可以持续发挥作用。

需注意的是，氢氧化钙在被挤压出根尖孔时可能导致自限性的局部组织坏死，同时伴有12~24小时的剧烈疼痛。正因为如此，医生们更愿意将氢氧化钙和甾体类抗生素合用。这种局部组织坏死有助于在根尖部与牙周组织交界处形成钙化屏障，因为其这种特殊的功效，氢氧化钙也被用于促进根尖孔闭合（图8.168），促进牙根发育（图 8.169），修补根管穿孔（图8.170）和根尖孔闭合前发生的水平根折（图8.171），并且由于氢氧化钙溶解牙本质基质释放生长因子的特性，后期效果良好。

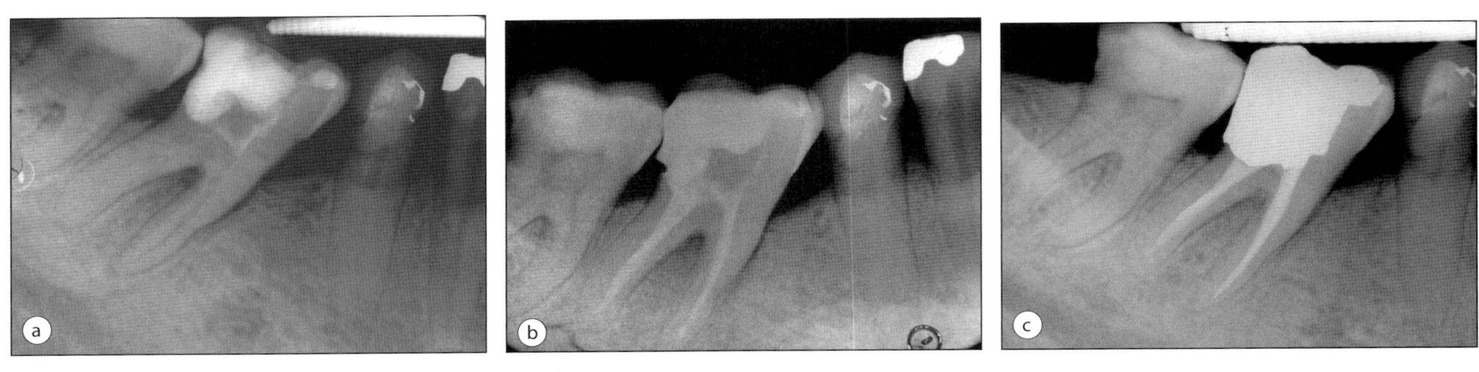

图 8.170 （a~c）氢氧化钙修复下颌磨牙近中根分叉处穿孔

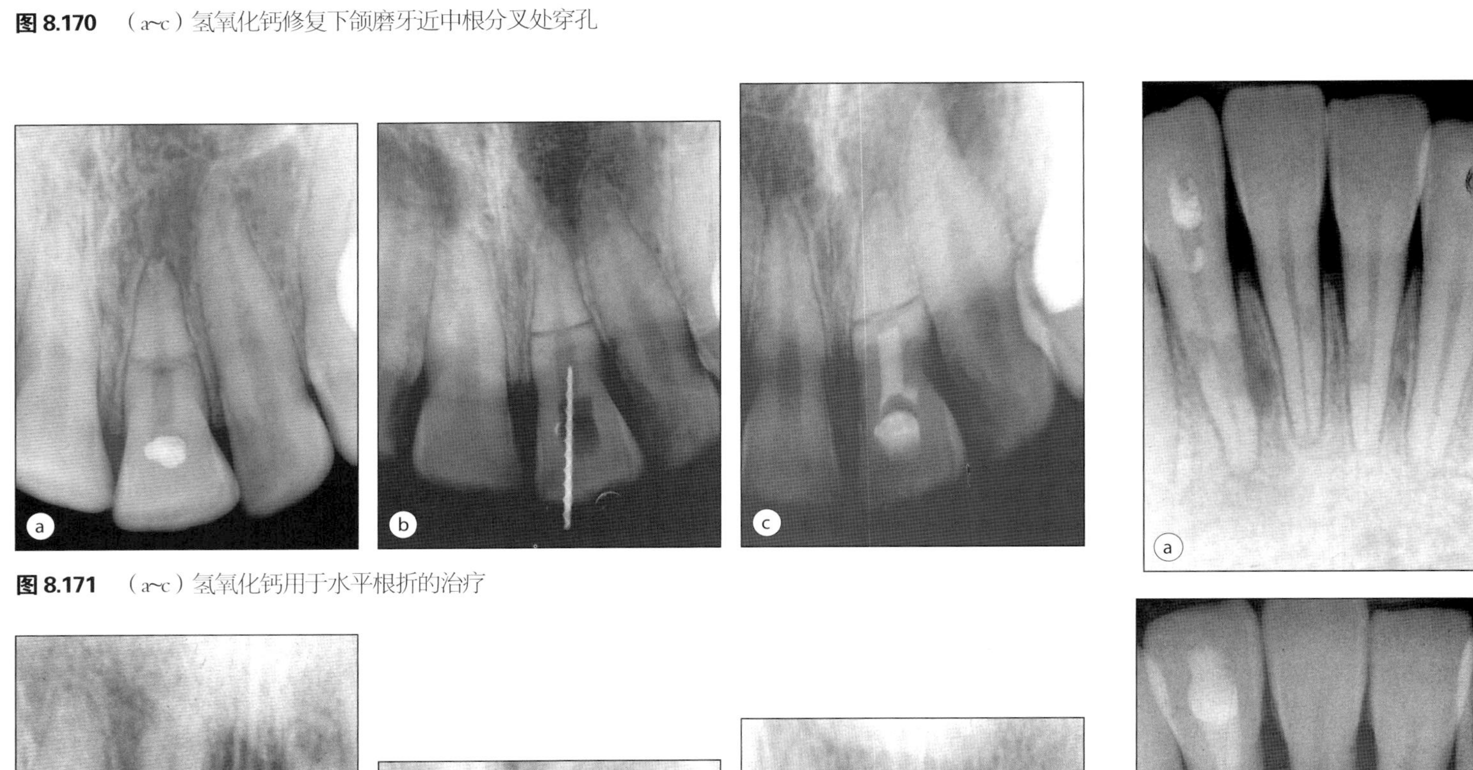

图 8.171 （a~c）氢氧化钙用于水平根折的治疗

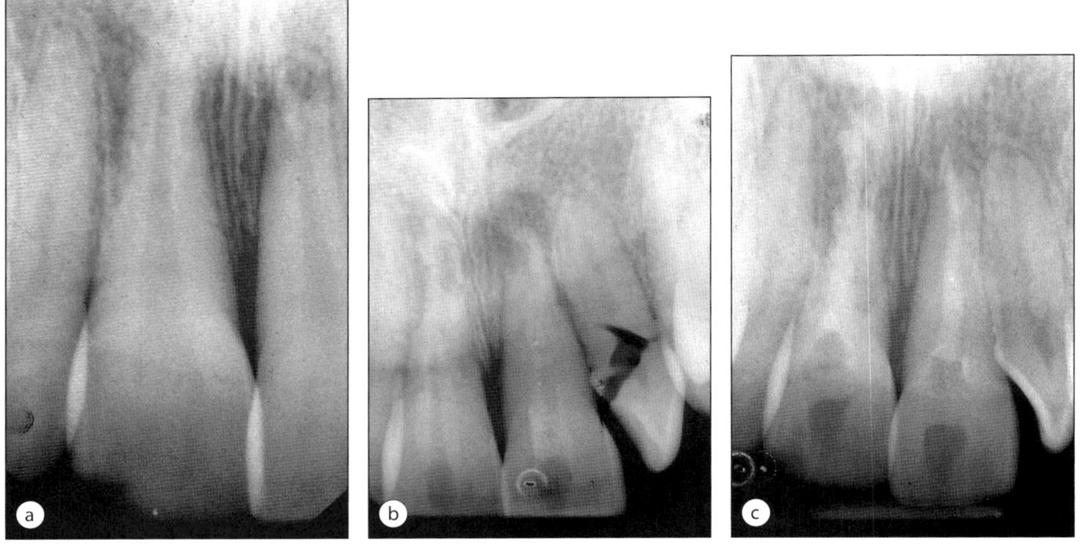

图 8.173 （a~c）根管治疗无效的根尖吸收。（a）术前两中切牙 X 线片；（b，c）后续根管预备及氢氧化钙封药

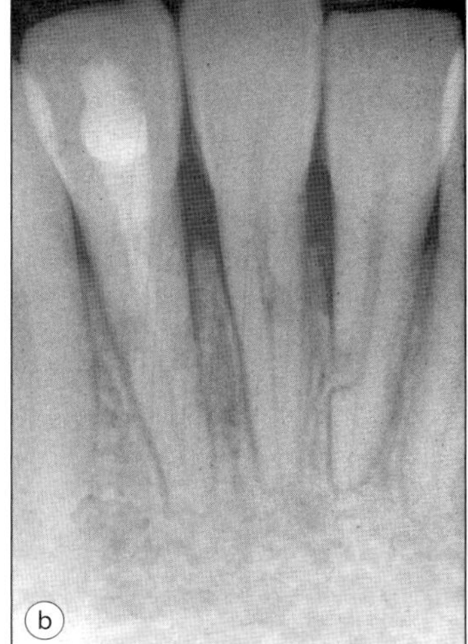

图 8.172 （a）42 外部炎性吸收，31 同时存在替代性吸收；（b）可以看到 31 对氢氧化钙治疗显示无明显好转

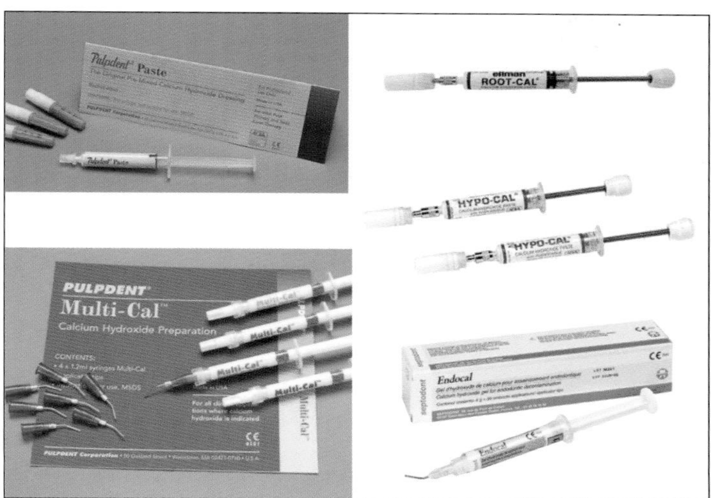

图 8.174 氢氧化钙预备

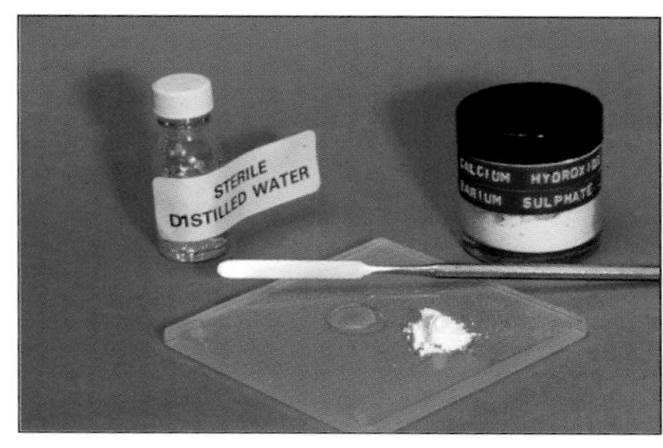

图 8.175 氢氧化钙糊剂的粉液调配

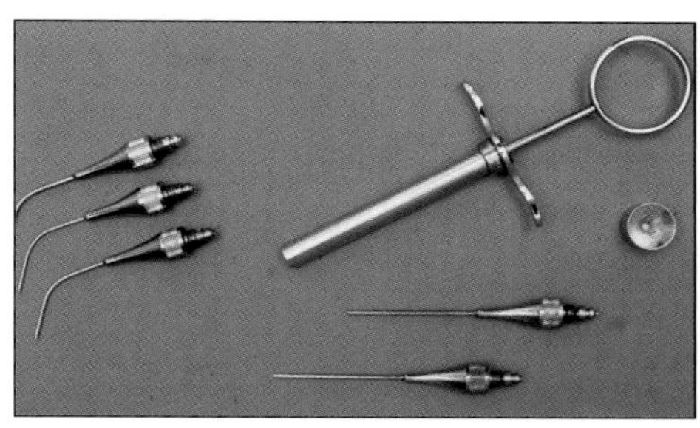

图 8.176 Messing Gun

氢氧化钙廉价易得，可以很容易地放置于根管内同样也很容易取出，不会造成牙齿染色也不会影响暂封物。另一个优点是氢氧化钙可以干燥根管，其干燥机制尚不清楚，但推测与其抗菌性和对毒物的灭活作用有关。氢氧化钙也被用于外部感染和牙内吸收的治疗，同样这一效果与其抗菌作用有关（图8.173）。图8.172示42外部炎性吸收，31同时存在替代性吸收，可以看到对氢氧化钙治疗显示无明显好转。近来关注到次氯酸钠溶液可能对牙本质的物理性能产生不利影响，但根据早期研究，虽然次氯酸钠仅作用于牙本质表面，也确实能增加牙齿根折的危险。

尽管有很多优点，最近的文献对氢氧化钙的抑菌作用提出了怀疑，原因是粪肠球菌由于自身的质子泵而可以对氢氧化钙产生耐药性。总体来说，氢氧化钙的优点远远掩盖了它的不足，仍然是临床首选。

使用氢氧化钙的前期准备

许多市面上可以买到的氢氧化钙制剂（如 Multical, Endocal, Hypocal, Rootcal，图 8.174）包括了氢氧化钙和其他组分，这些制剂成分差别较大：氢氧化钙的含量占到 34%~50%，硫酸钡占到 5%~15%，剩余的为甲基或羟甲基纤维素，也有些添加了其他抗菌材料。

市面上所售氢氧化钙糊剂的最主要缺点是其有效成分氢氧化钙被稀释，而且糊剂在封入根管时也不易控制。一些医生喜欢用纯的氢氧化钙粉末以 7 ∶ 1 的比例与硫酸钡混合，这样可以让药物在 X 线片上显影。这种混合物应储存在密封瓶中，可以和盐水及不含肾上腺素的局部麻醉药配成合适浓度的糊剂（图 8.175），糊剂的浓度可以根据封药的目的更换，在根管内封药时可以用纸尖蘸取使用，因此这种氢氧化钙制剂用途很广，但需要注意到的是，必须在湿润条件下使用。在市面上销售的成品中有些加入了增稠剂，但这样可能会影响这种药物的流变性能。

氢氧化钙封入根管内

如何使用氢氧化钙很大程度上取决于个人习惯，手用和自动的器械选择主要根据氢氧化钙制剂类型。市面上销售的流动性制剂可以用锉或者纸尖置入根管内，但是药物不会接触到根管系统的各个区域，有些则使用马达或者超声这些有效方法来增大接触面积。

固态的制剂可以借由银汞合金输送器，例如 Messing Gun（图 8.176）。制剂可以由充填器或者锉放入根管内，因为制剂的稠度可以很容易地被改变。大块硬质氢氧化钙封入根管时可能会将气体推出根尖孔外从而引起患者不适。所以可以在使用时先把大块氢氧化钙碎成小块，也需注意置入药物后，需保证根管内是湿润的。

取出及更换氢氧化钙

用水或者次氯酸钠溶液冲洗根管可以轻易取出根管内的氢氧化钙，更推荐用次氯酸钠溶液是因为它可以溶解剩余有机物碎片。有时氢氧化钙在狭窄的根管内可能会被压实从而造成堵塞，遇到这种情况时可以通过冲洗和小号锉越过、疏通阻塞部位，超声振荡对疏通氢氧化钙阻塞效果很好。EDTA 及柠檬酸这些弱酸的使用可以显著提高清除效率，达到电镜下令人满意的效果。封药时间可根据封药目的来确定。如果仅作为常规抗菌药物，那么 7 天的时间就已经足够。如果需要干燥根管，那么就需要将稠一些的

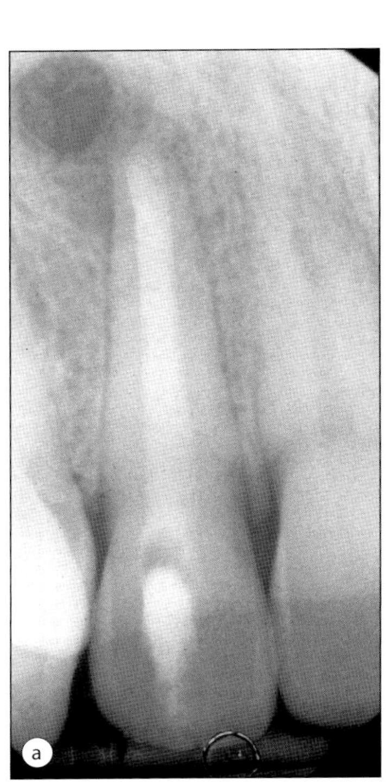
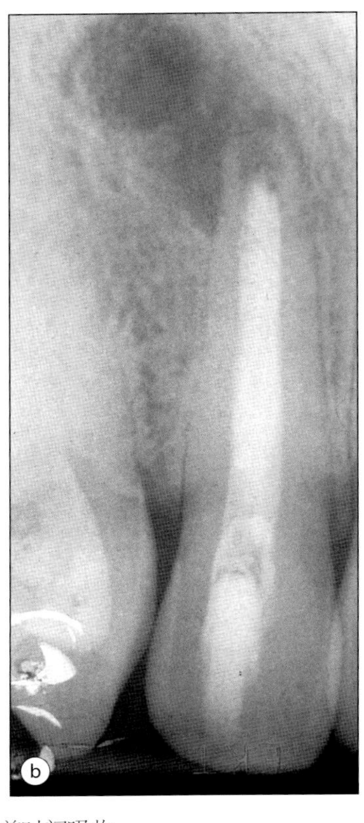

图 8.177 （a，b）氢氧化钙糊剂随着时间吸收

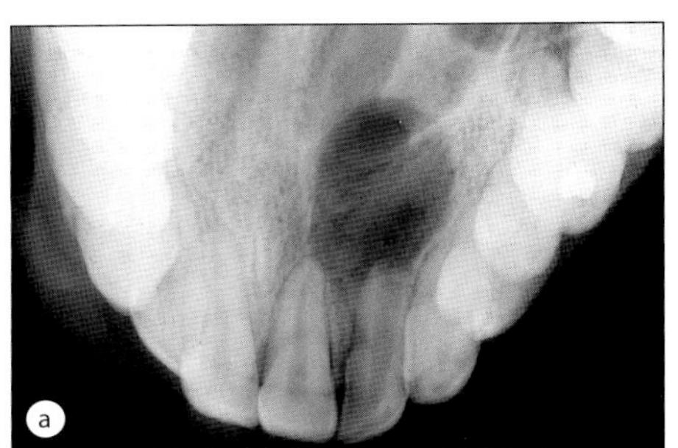
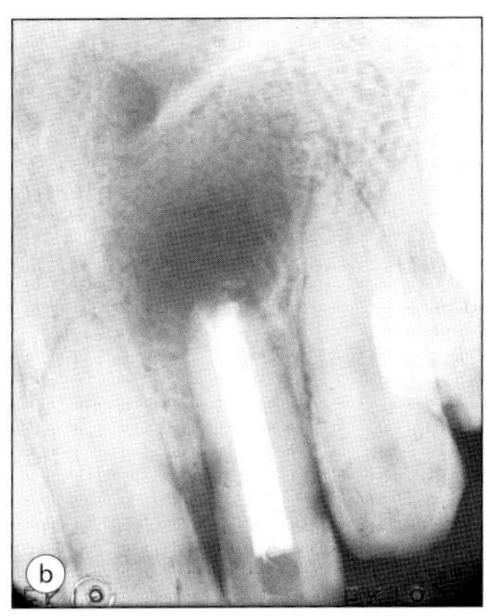

图 8.178 （a）大面积根尖暗影伴随上颌侧切牙发育不全；（b）根管清理和氢氧化钙封药后根尖暗影

氢氧化钙封入根管内 14 天以上。研究证实更稠的氢氧化钙糊剂的吸收效率会更好（图 8.177）。

长期封药可以诱导根尖组织的继续钙化。在一组实验中，封药时间 2~4 周不等，目的在于评估剩余氢氧化钙的含量。封入氢氧化钙也为以后次氯酸钠溶液冲洗和抗菌以及减少有机污染物奠定了基础。用于诱导时氢氧化钙需要在根管内封入 3~4 个月，有研究显示增加换药频率可能会提升根尖组织钙化的速度，但其效果并不显著。

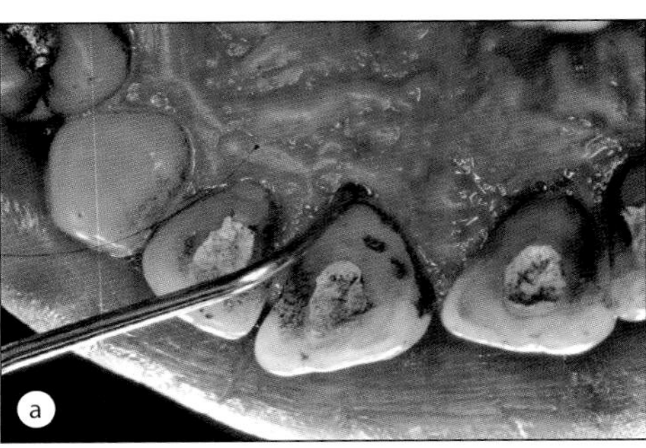
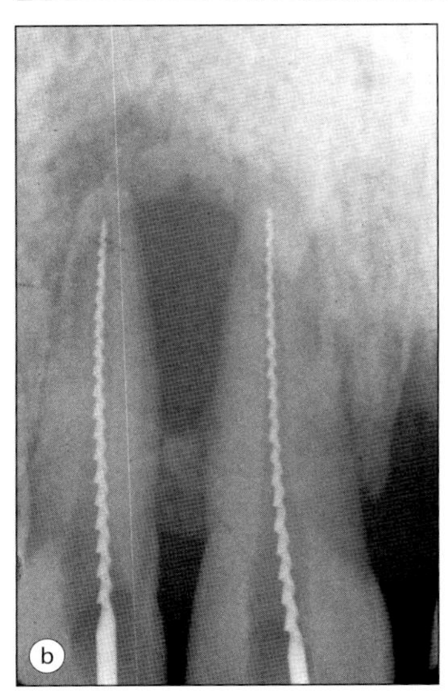

图 8.179 （a，b）根管清理和氢氧化钙封药可以帮助诊断牙周 – 牙髓联合病变

评价根尖组织愈合的标准包括根管内无渗出液及血液，患者无主观症状，可探查到的根尖屏障形成，以及影像学上看到骨白线的形成（图 8.178）。根尖屏障需要 9 个月到 1 年的时间发育完全，诱导时间也需要考虑牙本质的机械性能。目前仍没有明确的指南规定治疗外伤和牙内吸收时的氢氧化钙封药时间，需要视具体的情况而定，可以参照 Andreasen & Andreasen（1994）了解更多指南。当根管治疗由于一些其他的原因没能完成后续治疗，或是需要暂时观察例如牙周 – 牙髓联合病变（图 8.179）及正畸治疗时，氢氧化钙可以用来作为长期封药或作为暂时根管充填。

以上可说明氢氧化钙作为诊间封药有益于根管治疗的疗效。

暂封物

在预备完根管后，冠方入口的封闭对隔绝细菌微渗漏及唾液至关重要，否则会引起根管内药物失效或是细菌再植。不完善的冠方封闭还可能导致粪肠球菌的感染，可以

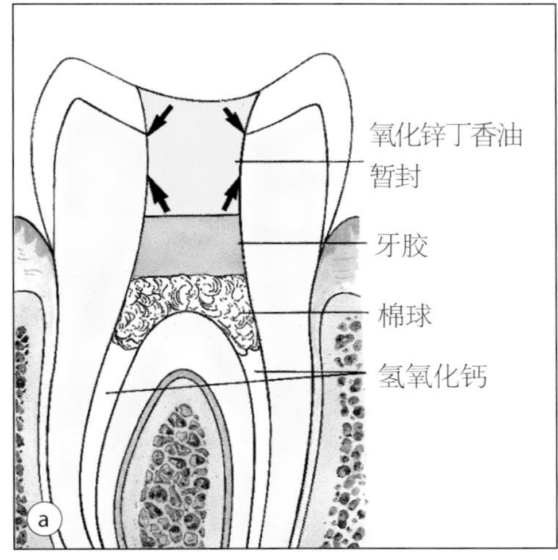

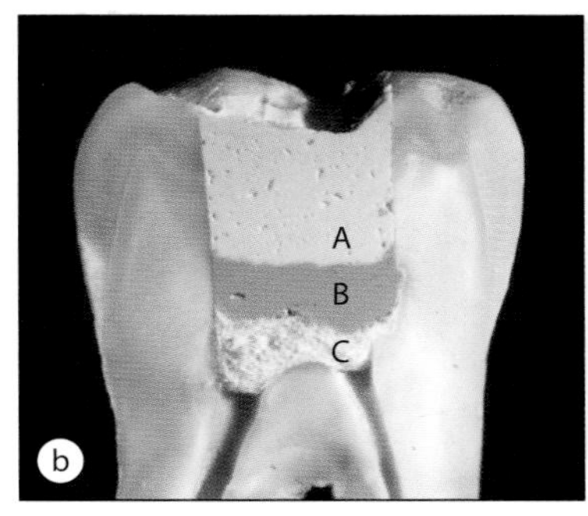

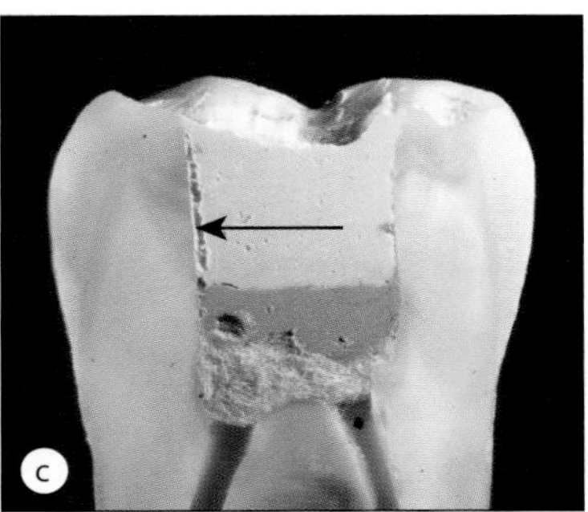

图8.180 （a）开随口的固位形和抗力形。（b）开髓孔的双层充填 。A =氧化锌丁香油；B =牙胶；C =棉球。（c）未施加垂直压力，IRM在侧方压力的对侧脱离洞壁（箭头所示）

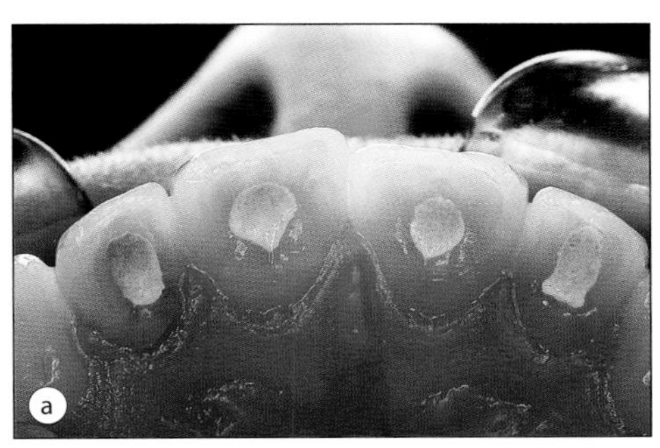

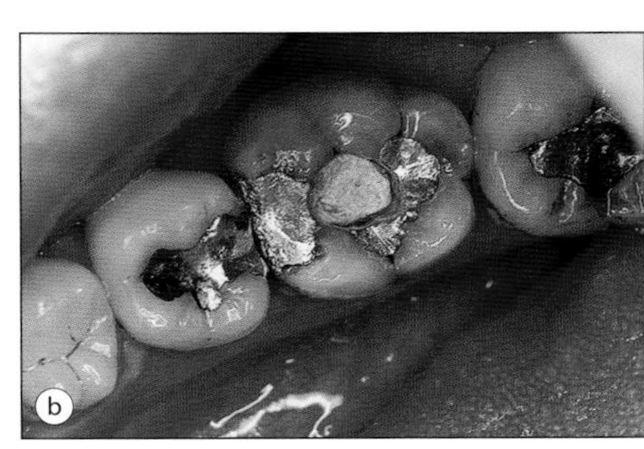

图 8.181 （a）高粉液比 I RM 充填后 2 年可见完整的充填体；（b）低粉液比 IRM 充填 3 个月后

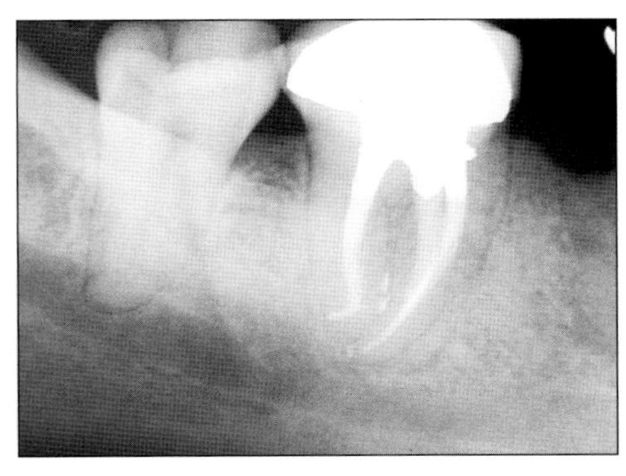

图 8.182 下颌磨牙非手术根管治疗后修复完成X 线片

导致细菌耐药。

暂封物应有一定的强度和良好的边缘封闭，并应填满整个窝洞。通常我们可以在冠方采取双垫的手法，即在暂封物下使用牙胶及棉球（图 8.180a，b），这样可以保证暂封物不易脱落。有些医生还推荐使用化学惰性的聚四氟乙烯条作为填料。放置棉球的目的在于它可以帮助诊断是否出现了微渗漏（见第 6 章）。

常用的暂封物包括：氧化锌（推荐使用增强型），玻璃离子水门汀，聚羧酸锌水门汀，磷酸锌和复合树脂等。

氧化锌丁香油

氧化锌丁香油材料已经被证实可以阻挡微生物，但不是很坚硬和持久，所以应使用加强的材料比如 IRM 或者 Kalzinol，这种材料适用于常规的开髓口而非大面积的缺损。对这种黏性材料，合适的操作能产生好的封闭效果，从中间向周围加压，否则材料会脱离牙本质边缘（图 8.180c）。当粉液比例很高的时候，材料比较耐用（图 8.181a）。在本病例中，暂封后患者未复诊达 2 年，但是 IRM 材料依然是完整的。在第二个病例中（图 8.181b），低粉液比会在 3 个月内导致表面材料的丢失。

使用氧化锌丁香油的缺点是和复合树脂不相容，如果这是一个问题，可以使用非丁香油材料，但是会失去抗菌效果。

玻璃离子水门汀

玻璃离子因其粘接性能被推荐使用，然而使用大块充填材料意味着聚合收缩很大，可能导致至少部分边缘的完整性受到破坏。树脂加强型玻璃离子也许有很好的抗菌性能。

其他材料

其他的水门汀，比如磷酸锌或聚羧酸锌，在高粉液比例下可以提供持久的暂封和不错的边缘封闭性，但是像氧化锌丁香粉一样没有抗菌性能。

暂封王（Cavit）比较受青睐因为其能即刻使用。它实际上是一种“石膏”，在 1 周内可以提供不错的暂封效果但并不持久，拥有抗菌性能但是不如氧化锌丁香油。所谓的“自行修复”能力和其吸水后扩张能力有关。因其缺乏强度只能用于一定的深度，一般认为是 3~4mm，暂封王用于大的腔隙会形成裂缝导致微渗漏。

最新一代的髓腔封闭材料包括树脂，比如光固化树脂 TERM，也有聚合收缩和吸湿性，但是可以用于大块充填，推荐暂封期不超过 1 个月。

根管充填

“充填”意味着：大块、阻挡、塞子、阻塞、封闭。充填就是封闭和填满一个窝洞。历史上根管充填被视为整个治疗最关键的部分。后来，许多工作致力于理想根充技术和充填材料的发展。但必须要说明的是，非手术性根管治疗的成功更依赖于根管系统的清理。充填作为次要因素主要是控制剩余细菌防止再感染。充填的目的就是封闭整个根管系统包括冠方入口。因此根管系统的封闭始于根管充填，终于完整的、精心设计的、有效的冠方充填（图 8.182）。封闭的定义依然不清楚。因为常见的各种微米和纳米级的微渗漏的存在，不像以前认为的是严密的封闭，关键的临界值还没有被定义。现在的目标是利用已有的暂封材料去完成最持久的充填，因为临床证明是有效的。

根管充填时机

关于根管治疗的一次就诊根充还是多次就诊后根充现在是有争议的。一次性根充有很多优点，现在也普遍接受对有活性牙髓的牙髓摘除术最好一次性完成。许多牙髓病学家认为在充足的时间下，大多数病例可以在一次就诊中完成。然而，许多持有这个观点的医生认为无活性牙髓的治疗不应该在一次就诊中完成。这要归于一个观点：一次性治疗比多次治疗有更大的术后疼痛率和远期并发症。到目前为止这些观点还没有被研究证实，在临床专家的治疗下，一次性治疗同样很成功。这种情况可能对于没有经常做根管治疗的全科牙医有差别，或者可能都一样。

理想的情况下，根充之前需达到一些标准，包括：

- 没有疼痛和肿胀。
- 根管内没有持续性的分泌物。
- 根管系统彻底地清理（所有根管被找到，预备，足够的冲洗时间）。
- 足够的时间完成根充过程。

一次性根充对于医生和患者来说都有很多优点，包括：

- 根管系统在立即成形和清理之后最干净，多次复诊有再感染的危险。
- 一次性根充避免了使用暂封材料而引起的微渗漏。
- 永久充填材料的使用减少了牙齿折裂的风险。
- 完成根管预备后，临床医生对根管系统的形态最熟悉从而更加有效充填。

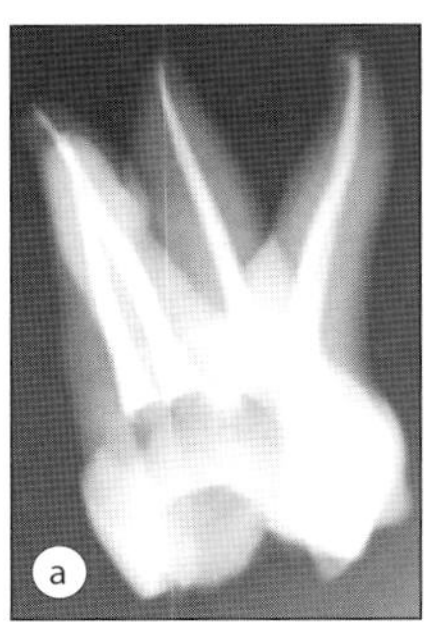

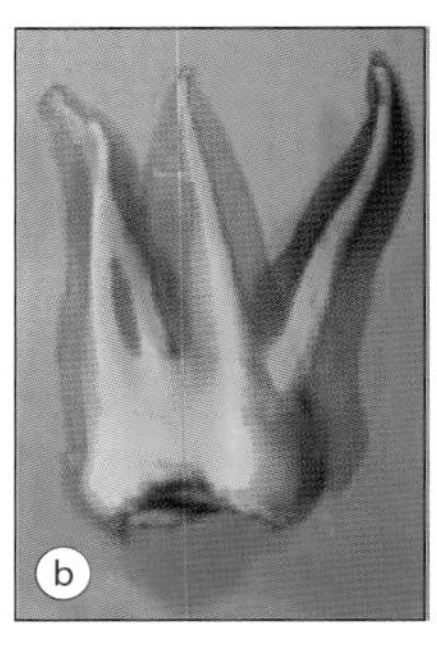

图 8.183 （a，b）根充止点和根尖止点

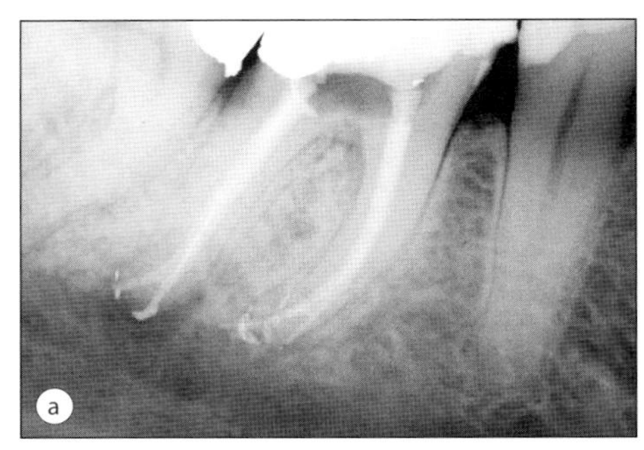

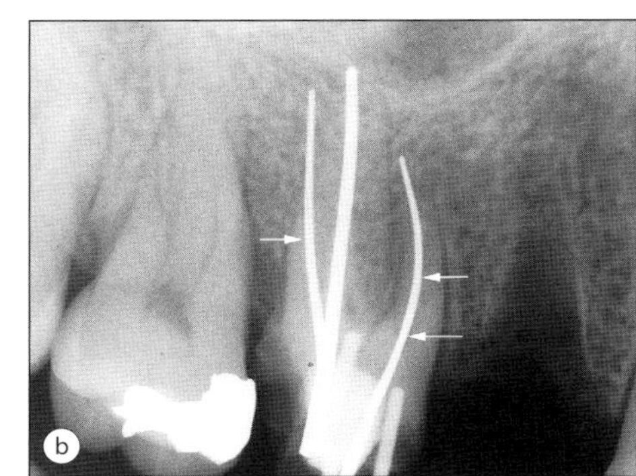

图 8.184 （a）根管超填；（b）超充——银尖周围的孔隙（箭头所示）

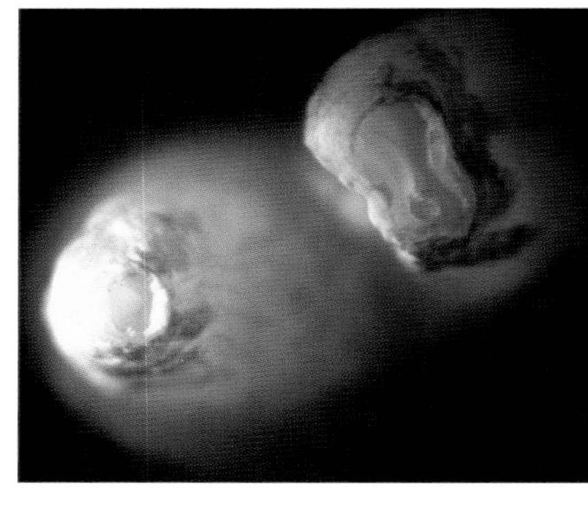

图 8.185 牙根形成受阻导致根尖孔开放

- 经济和时间上最节省。
- 一次性根充特别有益于需要术前抗感染治疗但是耐药的患者。
- 患者只需经历一次局部麻醉、使用橡皮障和术后不适。

根充材料与根尖孔的关系

第二个有争议的观点是理想的根充材料在根管内的长度。已经发表的过去 50 年的预后研究一致认为根管超充会降低成功率。这些研究表明，理想的材料根充止点应该短于有根尖周炎的牙齿 X 线顶点 1~2mm，和根尖止点一致（图 8.183）。然而，需要明白的是除了充填材料许多因素影响治疗效果。在理想的情况中，所有的充填材料应该在根管系统内，其止点应如前所述。

事实上，少量的糊剂超出根管孔会延迟愈合，尽管这实际上被一些牙髓病学家证实是对根管完善充填的理想指

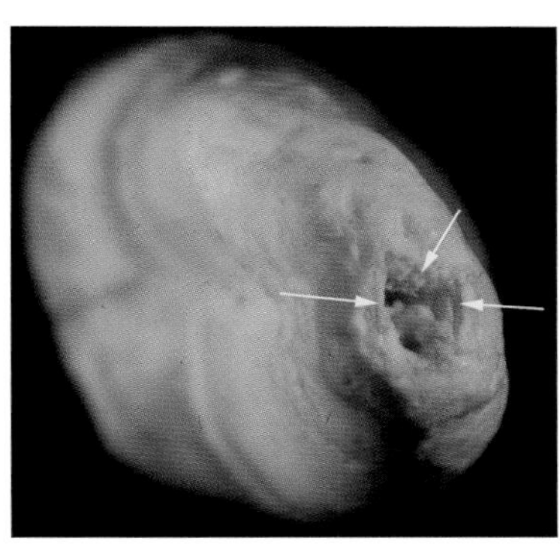

图 8.186 根尖外吸收（箭头所示）

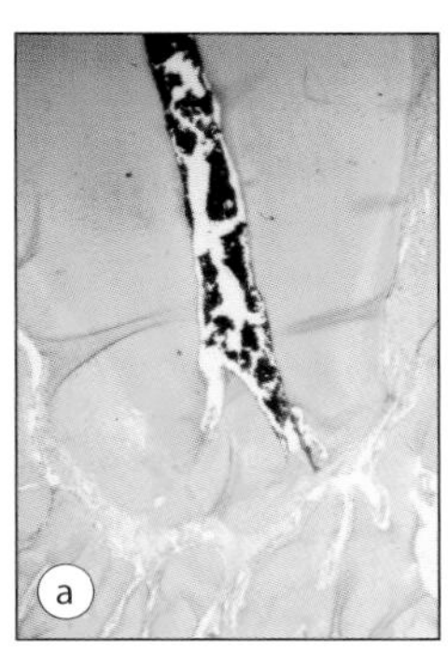

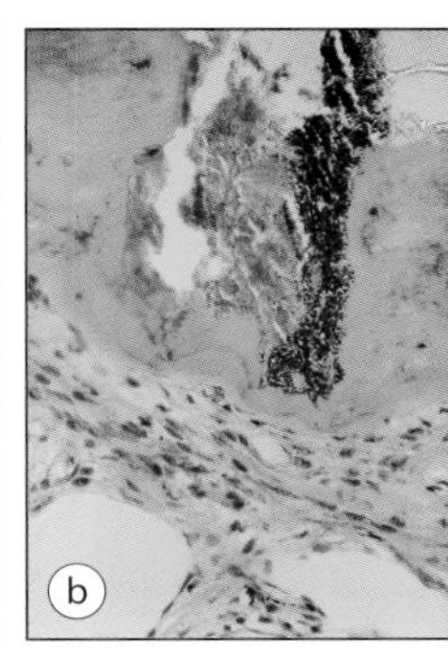

图8.187 （a）低倍镜下观察使用根尖封闭剂后牙本质形成（黑色部分是剩余的封闭剂和根充材料）（由 Prof. M Tagger提供）；（b）图a高倍镜下观察（由 Prof. M Tagger提供）

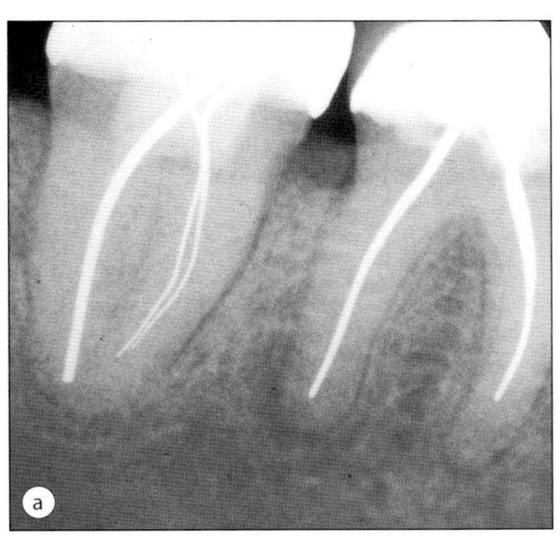

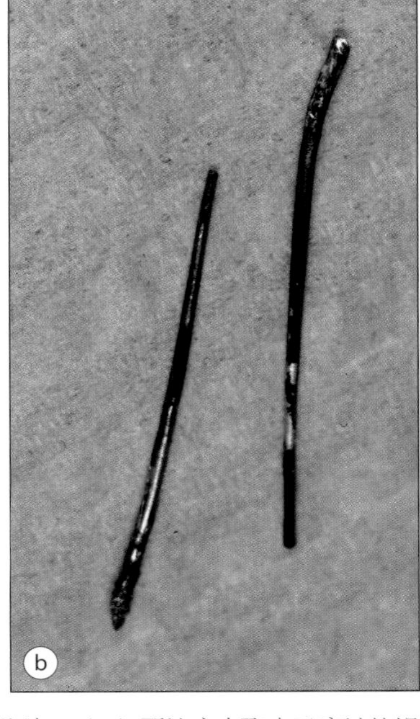

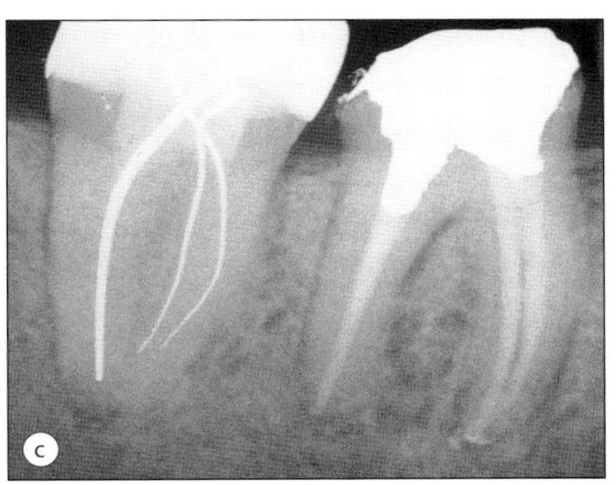

图 8.188 （a）银尖充填后出现症状的下颌磨牙 X 线片；（b）再治疗中取出已腐蚀的银尖，可见生成的腐蚀产物；（c）再治疗后即刻牙胶充填

示。根管充填中超填（图 8.184a）和超充（图 8.184b）也时常被区别开来，超充是超出根管系统但未充满根管，超填是完全填满根管后又超出根管系统。

根管充填的技术性难题经常出现在根尖孔不完整（图 8.185）、根尖吸收（图 8.186）或者医源性因素导致的根尖结构破坏的病例中。在这些病例中，预备和根充中都需要成形。

根管治疗的理想结果是根尖破坏愈合，正常牙周膜再生，特别是根尖孔的封闭同时有牙骨质的生成（图 8.187）。

理想的根充材料

理想根充材料的概念一直在变化，因为充填的观念在更好地被定义。过去根充材料是惰性的，但是现在更多地被认为是生物活性材料。一种理想根充材料的性能定义如下：

- 能引导或者至少破坏组织的再生。
- 抗菌。
- 不刺激根周组织。
- 没有局部或者全身毒性。
- 容易适应根管壁，随着空间改变有自适应和自封闭能力。
- 有很好的流动性。
- 不使牙本质着色。
- 易于操作。
- 射线阻射性。
- 组织液难以渗透。
- 尺寸稳定。
- 便宜和保质期长。
- 加固、支持和强化牙体组织。

历史上曾经应用过多的材料充填根管系统。有效地利用充填材料需要掌握其性能，了解根管系统的解剖形态。许多充填技术和材料是在错误地理解根管形态的基础上设计与制造的。

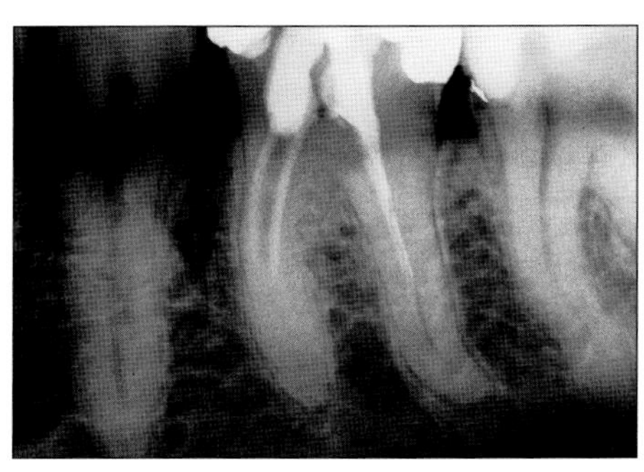

图 8.189 根充糊剂充填根管

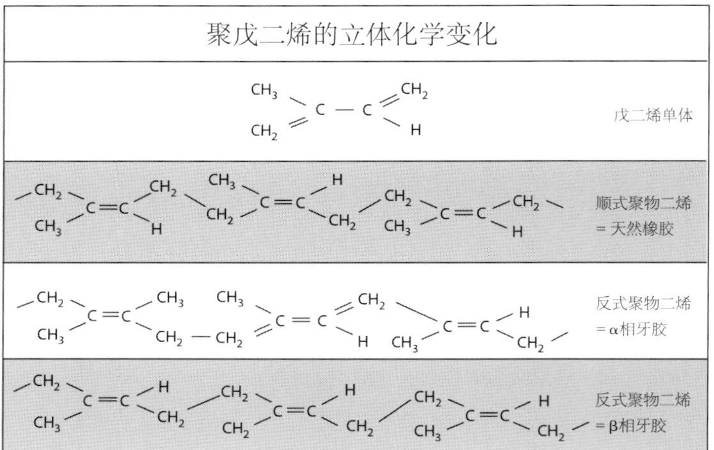

图 8.190 异戊二烯、橡胶、牙胶的结构式（α 相和 β 相）

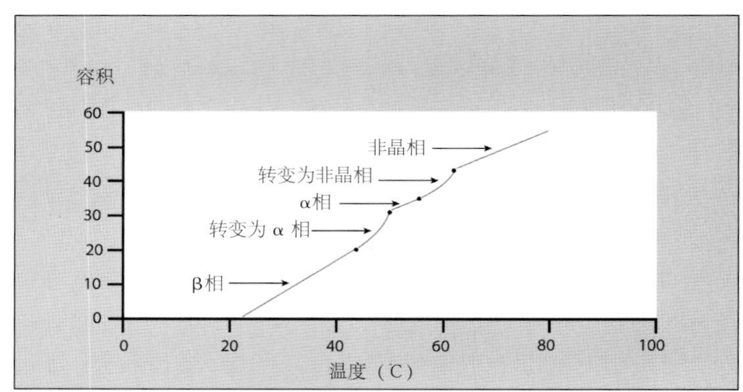

图 8.191 牙胶加热时的体积与构象变化

表 8.3 现代牙胶的组成比例（%）

成分	比例
牙胶	20
氧化锌	60~75
金属硫酸盐	1.5~17
蜡 / 树脂	1~4

固体核

固体充填物，比如银尖、钛或丙烯酸色锥体被设计成能紧密贴合“机械”根管的同样尺寸的材料。然而，根管系统不规则的形态未全部包括在内，而这些固体核只适应它们接触的不规则根管壁的那一部分，剩下的空间由水门汀和封闭剂充填。时间一久组织液渗入根管系统中，封闭剂就逐渐被冲蚀掉。银尖充填的病例被认为产生腐蚀产物（亚硫酸银和氯化银）（图 8.188），会引起根尖的炎症反应。

糊剂

许多糊剂被证明可以简化充填，可以单独使用或者和主尖配合使用。因为糊剂无法压缩，所以事实上不可能保证糊剂在根管内的严密充填，除非能设置其扩展程度（图 8.189）。然而可以扩展的材料很难将其局限于根管系统内，根充材料超出根管系统是不可取的，一些糊剂可能造成一些邻近组织比如神经的永久性破坏。

牙胶

最常使用的充填材料是牙胶（反式聚甲基丁二烯）（图 8.190）。在牙髓病治疗学中作为一种核心充填材料已经使用了 100 年。在牙科中使用的牙胶由 19%~22% 的反式聚甲基丁二烯和 59%~75% 氧化锌填料以及一些添加剂组成（表 8.3）。添加剂包括可增强材料可塑性的蜡或者树脂和增强射线阻射性的金属盐。现有商业产品的具体组成因制造商的不同而有部分差异。牙胶的立体分子式结构是天然橡胶的镜像结构（橡胶的反式结构），有 3 种不同的构象：两者晶相（α 和 β）和一种非晶相，3 种形式在根充中各占一部分，从橡胶树收集的牙胶主要是 α 相而使用的商业牙胶尖主要是 β 相。加热至 42~ 49℃ β 相可以转变为 α 相，继续加热至 53~ 59℃，非晶相减少晶相熔融物形成（图 8.191）。由于体积的变化引起结构的变化，反过来又可以影响充填过程。制造商生产的热塑型充填系统，比如 Thermafil® 强调了当牙胶在逐渐冷却和固化收缩的过程中，在熔化的牙胶上保持一个冠方垂直向下的压力。这个压力对于补偿牙胶在冷却过程中的体积收缩是十分必要的。

现有的商业牙胶材料被证明有理想充填材料的一部分特性，但无论如何没有全部的特性。无毒而且很便宜，加热可促进其流动，和根管壁相当贴合但不与牙本质粘接，不使牙本质着色，有射线阻射性（因为添加射线阻射介质），易于操作，保质期长，临床上不容易刺激根尖周组织，但是从组织学上来说会引起慢性炎症反应，特别是在更小的颗粒中。此外，它既不引导也不支持破坏组织的再生。尽管缺点很多，依然是现有商业产品的一种选择。下面要讨论的充填技术和使用牙胶作为充填材料有关。

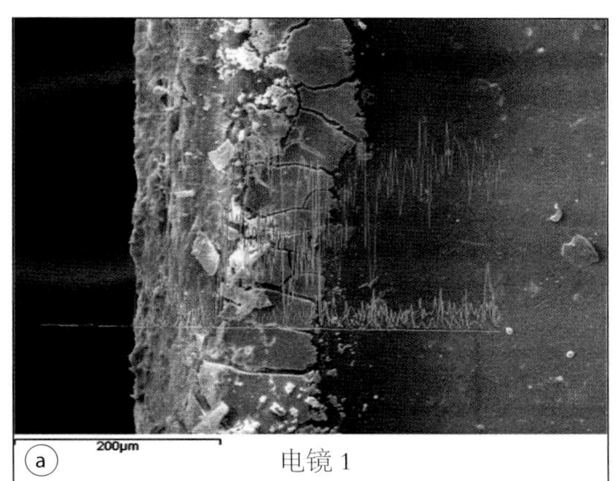

图 8.192 （a，b）根充材料试验 。A= 传统牙胶和根管封闭剂产生的微渗漏（黑色部分）；B= 试验材料未暴露在水相环境中可减小微渗漏；C= 试验材料暴露于水相环境中未见根尖微渗漏

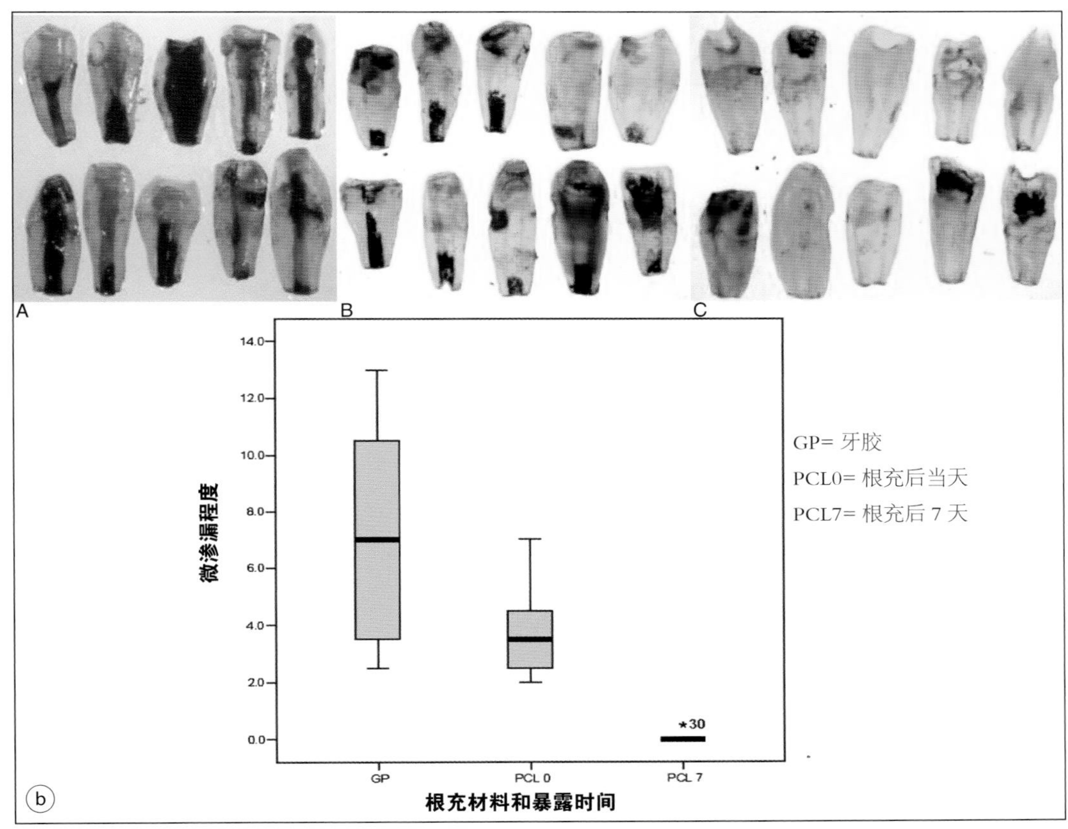

备选材料

Resilon®

这个相对较新的材料有牙胶的特点并与其相似，由聚己内酯聚合物组成，和粘接性封闭剂“epiphany”结合使用，目的是形成一体化充填效果，然而，这个物理特性是否存在尚未得到验证，它表现出和牙胶相似的热塑性和化学性能，因此相对稳定。

SmartSeal®

SmartSeal这个相对较新的材料由高分子聚合物组成，包括一个射线阻射的聚合物内核，和通过吸水向周围扩大的外层亲水性聚合物。和环氧树脂封闭剂，或者最近的生物陶瓷材料配合使用。环氧树脂含有一种可以触水膨胀的聚合物，目前为止现有关于这种根管充填材料的研究较少。

试验中的材料

研究方向在于发展生物活性充填材料，目标在于杀灭剩余细菌，通过不断的沉淀盐类阻止在水相环境中的破坏，从而形成持久的封闭，通过释放生长因子促进根尖组织的再生。图 8.192 展示了一种研究中的材料，未使用传统封闭剂，水相环境下在交界处形成盐从而形成封闭，优于传统的牙胶和封闭剂（Alani 等，2009）。

封闭剂

根管封闭剂是具有射线阻射性的，通常和固体以及半固体核联合使用，填补腔隙和充填根管的材料。现有的充

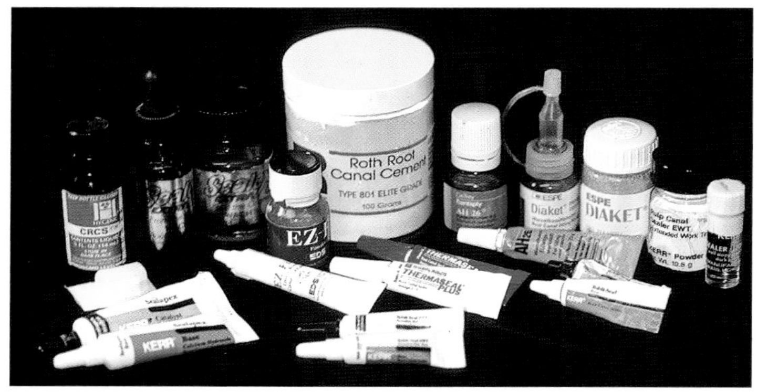

图 8.193 目前在牙髓病治疗学领域中使用的多种封闭剂

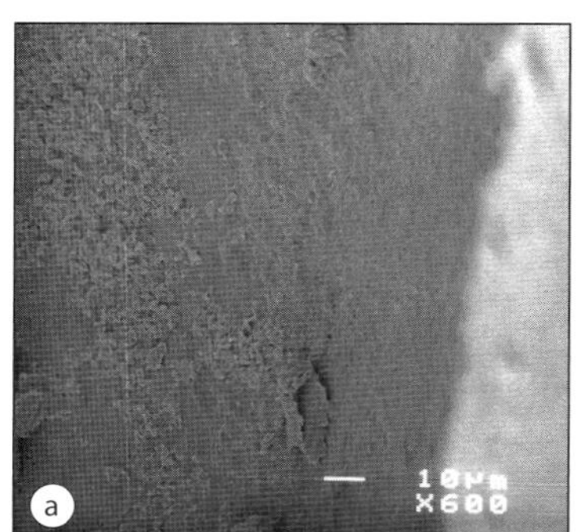

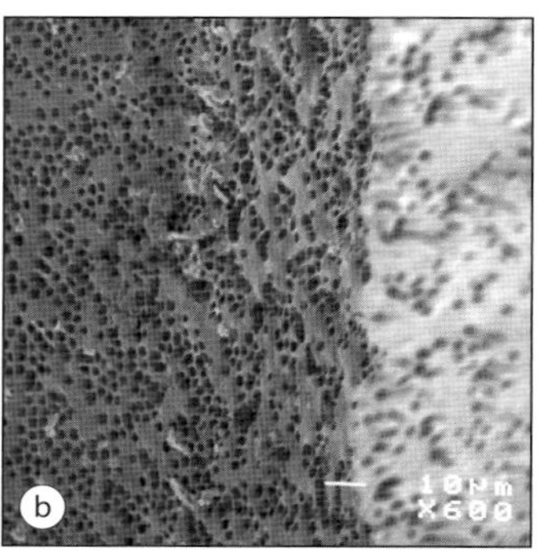

图 8.194 （a）扫描电镜：根管机械预备所形成的玷污层（×600）；（b）扫描电镜：5.25% 次氯酸钠和 17% 乙二胺四乙酸（EDTA）冲洗后的根管壁展现出牙本质小管（×600）

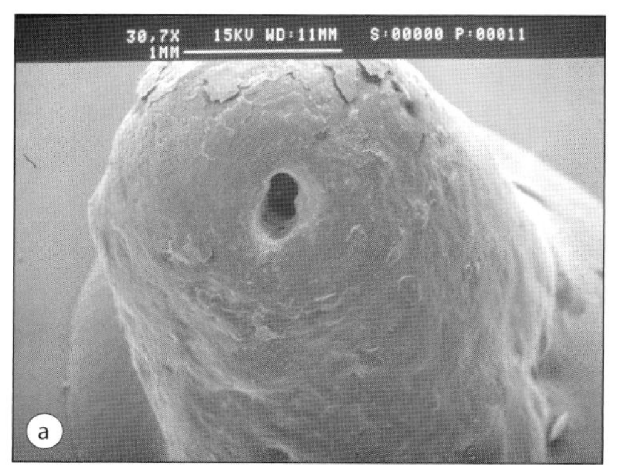

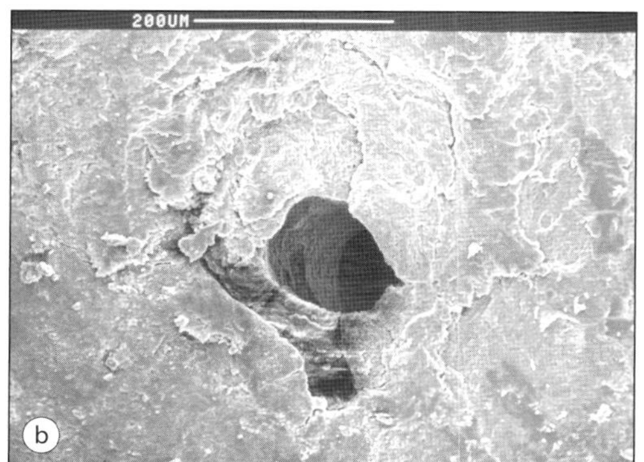

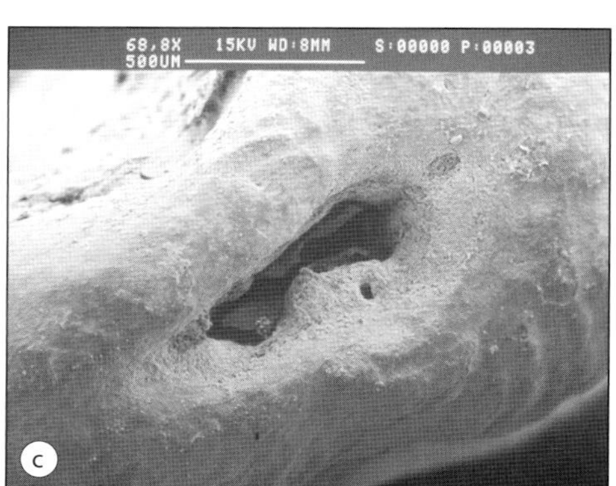

图 8.195 （a~c）根尖孔的不规则类型

填技术需要使用封闭剂在根充中充填小的空洞和腔隙，增强核心材料和根管壁间的封闭性。封闭剂也可以作为牙胶放置过程中的润滑剂，可以减小微渗漏。

封闭剂（图 8.193）可以根据其组成分为几大类：

- 氧化锌丁香油材料（Roths，Pulp canal sealer，Wachs，Tubliseal，Procosol）。
- 含氢氧化钙的材料（Sealapex，Apexit，CRCS）。
- 玻璃离子（Ketac-Endo）。
- 复合树脂（AH-26，AH Plus，Diaket，Lee Endo-Fill）。
- 柔性高分子（Epiphany）。
- 生物陶瓷（Smartpaste）。

像所有的根充材料，理想的封闭剂应该具有生物相容性，可以黏附于根管壁，射线阻射性，组织液不能渗透，结构稳定，抗菌，不使牙齿着色，易于操作。

封闭技术

牙胶结合各种封闭技术可以有许多使用方式，包括：

- 侧方加压。
- 热垂直加压。
- 热压混合技术。
- 实芯支持式热塑牙胶。
- 注射式热塑牙胶。

尽管已有大量的研究论文在不同的牙胶封闭技术之间进行比较，但在临床成功角度看来，仍然没有明确的证据支持一种技术优于另一种技术。过去，侧方加压一直被用作“金标准”来评估新的封闭技术；现在，侧方加压仍是全世界最广泛教授和实践的技术。整个章节贯穿使用术语“加压 / 压实”，因为牙胶的物理性质检测表明这种材料不能被压缩，所以“加压 / 压实”比“压缩”更准确。

封闭原理

根管表面预备

玷污层是器械预备过程中碎屑在牙本质表面的堆积（图 8.194a）。它由有机和无机成分组成，形成松散黏附的表层和紧密黏附的深层。关于玷污层是否应该被去除存在一些争论。一方面，玷污层的去除会消除其中所包含的细菌，并会暴露牙本质小管从而允许封闭材料更紧密地适应。封闭剂和牙胶已被证明能流入小管，并且粘接剂可以在牙本质中形成突起。另一方面，打开小管可能提供微生

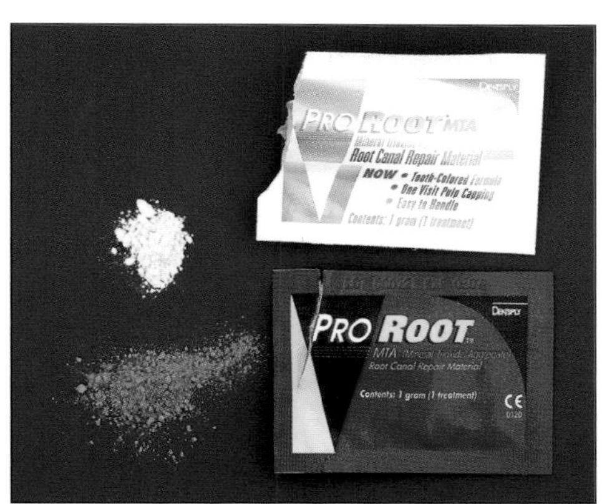

图 8.196 三氧化矿物凝聚体（MTA）

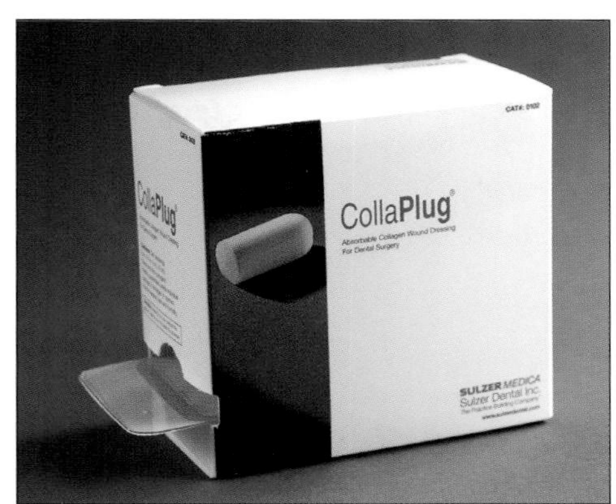

图 8.197 胶原蛋白材料，如 CollaPlug 能被用作形成根尖基质

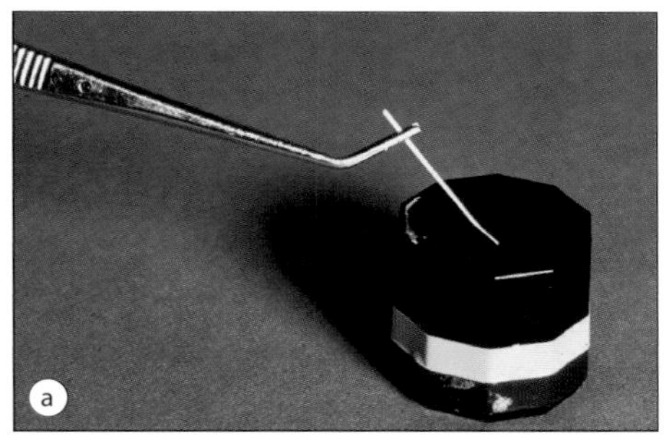

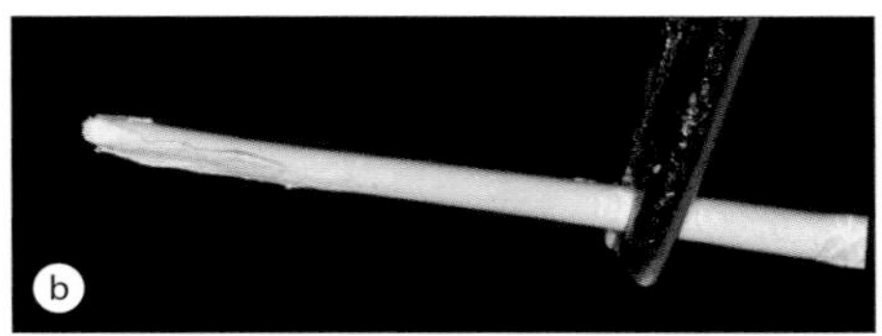

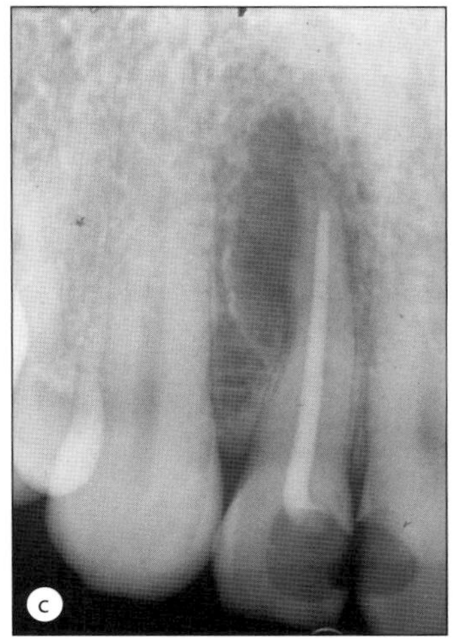

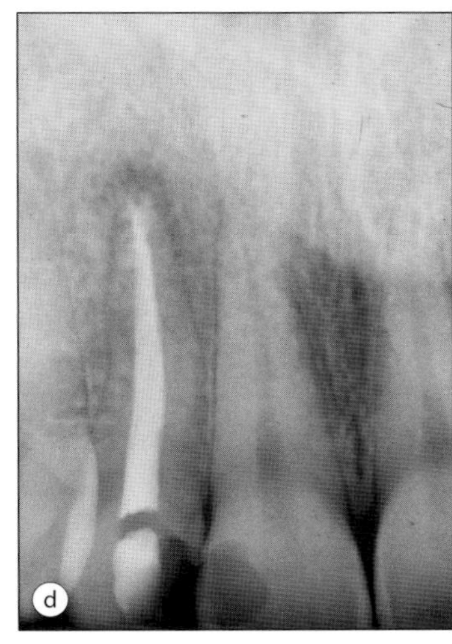

图 8.198 （a）氯仿浸润技术；（b）根尖孔的印记；（c，d）使用氯仿浸润技术充填根管不规则处

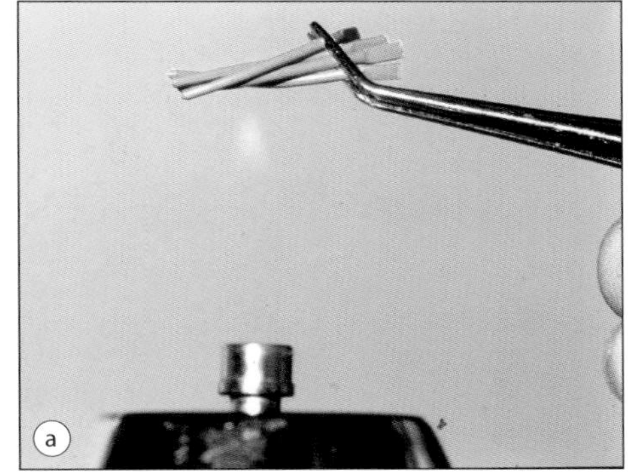

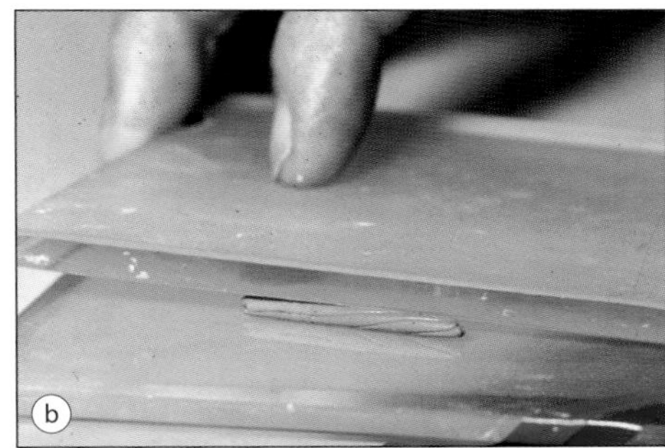

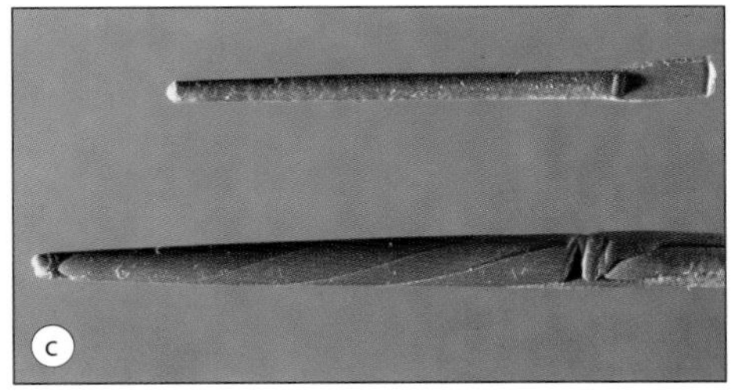

图 8.199 （a~c）定制主尖

物进入牙本质壁体部的通道（图 8.194b）。使用 EDTA 冲洗可提供促进根充材料更好适应的负电表面。

干燥根管

根管或牙本质内的水分会妨碍有效封闭，但是完全干燥和脱水是不可能的。一些临床医生更倾向于使用酒精使表面脱水，但其好处未知。根尖解剖这个关键区域难以如预期般干燥，最好的方式可能还是使用纸尖。

可控的根尖放置

这是封闭最重要的一部分。考虑到根尖根管系统解剖的变异性和根尖止点的横截面（图 8.195），主尖匹配可能不足以产生初级封闭的效果。此外，根尖吸收和根尖解剖医源性改变会增加额外的挑战。为了防止封闭材料挤出，我们需要创建一个根尖基质或屏障。基质可以是氢氧化钙、ProRoot MTA（三氧化矿物凝聚体）（图8.196）或者胶原蛋白（图 8.197），它们可以放置到确定的工作长度。

然后可以将封闭材料充填在该基质上。一种替代方法是在封闭之前使用长期氢氧化钙敷料来促进愈合。

无论何种技术，定制主牙胶尖是一种更好、更简单的选择，在每一个病例中应该常规采用（图8.198）。这种方法包括选择一个至少大于根尖预备尺寸两个号的主尖，并且主尖应约束在离工作长度2mm处。只将主尖的顶端（约束长度短于工作长度）浸泡在氯仿中1秒（图

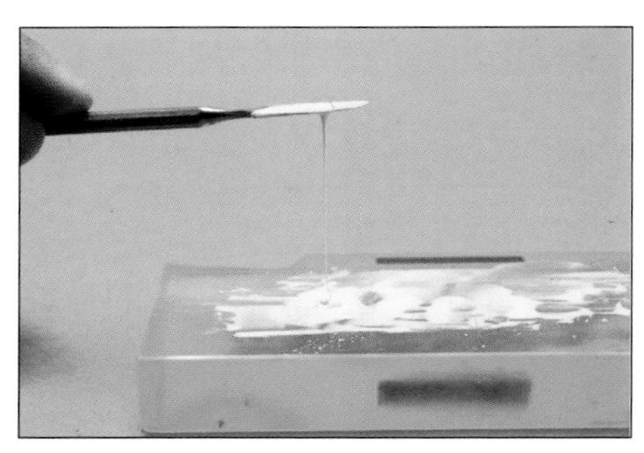
图 8.200 封闭剂的理想黏稠度

8.198a）；目的是软化外部形状，保存芯部刚性。在一个规则的锥形根管中，主尖可以定制匹配于根尖根管的重要长度。如果根管较宽，主尖浸泡稍久，软化更多的牙胶外部形状。然后将软化的主尖放入根管中，注意标记所示它的方向；然后稳固地推主尖到工作长度；如果主尖没有立即就位到工作长度，使用泵送动作连续泵送，逐渐地将它就位到工作长度。应检查尖端以显示根尖解剖印记（图 8.198b）；这将使人们洞察即将面对的挑战。主尖放在工具盘上干燥。方向标记对于粘有封闭剂的主尖能否精确地重新就位至关重要。大根管也可以用辗滚定制的牙胶圆锥体封闭，通过氯仿浸泡圆锥体也可以进一步定制（图 8.199）。

根管充填材料的根尖控制也包括了流体封闭剂的放置，这显然难以控制。因此，如何控制是关于适当的黏度、数量以及输送方法的函数问题。

如果有胶囊包裹着，封闭剂可以具有预定的混合比例，但是其他具有设定的粉末/液体或糊剂/糊剂组分的封闭剂，就有黏度变化的可能。封闭剂应尽可能混合到最佳黏度，临床上通过将封闭剂从其混合表面上升起时评估其“拉丝性”来判断（图8.200）。使用加压器（图 8.201）、锉或者纸尖可以将封闭剂薄且均匀地涂布在根管壁上，但是应该避免过多的根尖堆积。超声激活锉对于均匀地涂布封闭剂相当有效，但是可能污染封闭剂并且通过产生热量使其更快地凝固。

高效和有效的回填

一旦通过定制的主尖和少量冷侧压放置的辅尖控制牙胶的根尖放置，操作者选择任何热塑技术都能更容易地回填整个根管系统。如果根尖根管的重要长度已定制（>3~4 mm），可能不需要放置辅尖了。

冠方封闭

一旦放置好根部充填物，冠部部分应该整齐地完成充填并放置底部封闭以保护它，优先使用抗菌材料如氧化锌丁香油。应使用半永久性塑性材料（汞合金、玻璃离子和复合树脂）来覆盖此底部封闭。

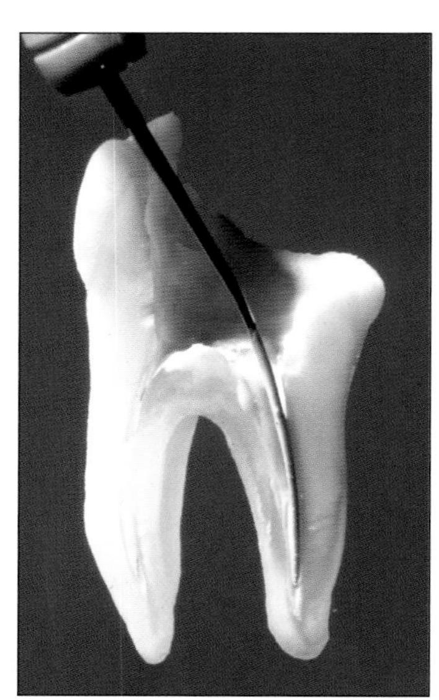
图 8.201 封闭剂涂布到根管壁

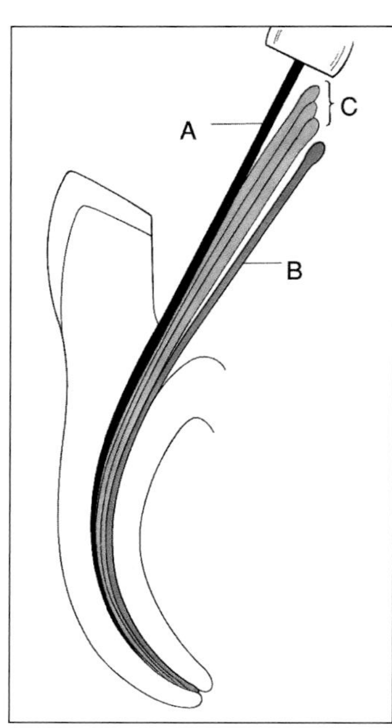

图 8.202 根管锥度应该与加压器和辅尖匹配。A= 加压器；B= 主尖；C= 辅尖

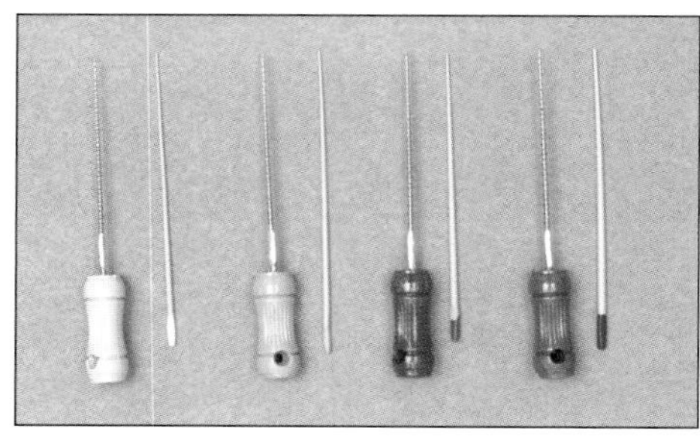
图 8.203 标注牙胶尖与锉相匹配

侧方加压

本质上没有仅横向或垂直的压实技术。所有技术将具有垂直和横向分力。具体命名的“侧方加压”技术包括将锥形牙胶尖置于根管中，用金属加压器在压力下将其紧压在管壁上（图 8.202）。第一根牙胶尖叫“主尖或主点”，符合 ISO 标准，所以它匹配 ISO 锉的尺寸（图 8.203），并应选择定制使其达到根尖预备尺寸。理想状态下，定制的主尖（如前所述）应精确地匹配于预定长度尖端数毫米（图 8.204a）。定制的牙胶尖不应轻易被推动超出最终预备点，并且可以表现出对回抽轻微地抵抗，称为“拽回”。根尖“拽回”的概念已被广泛引作为良好匹配主尖的要求，并且只要牙胶尖的锥度小于预备根管的锥度，这个概念应当是有效的。

一旦完成主尖的选择和定制，将根管干燥用于封闭剂和主尖的放置。主尖之后牙胶尖叫作“辅尖”，锥度上

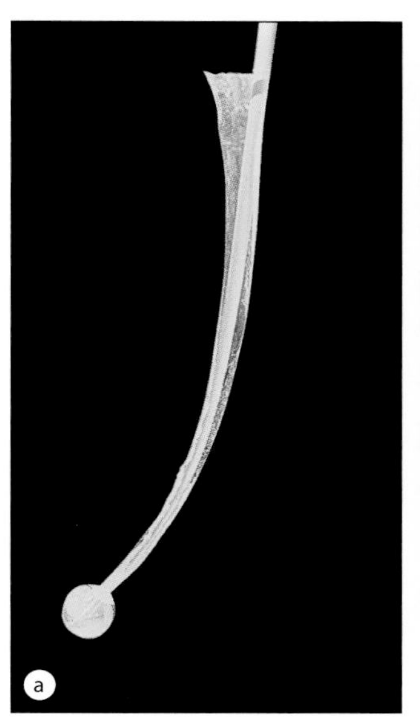
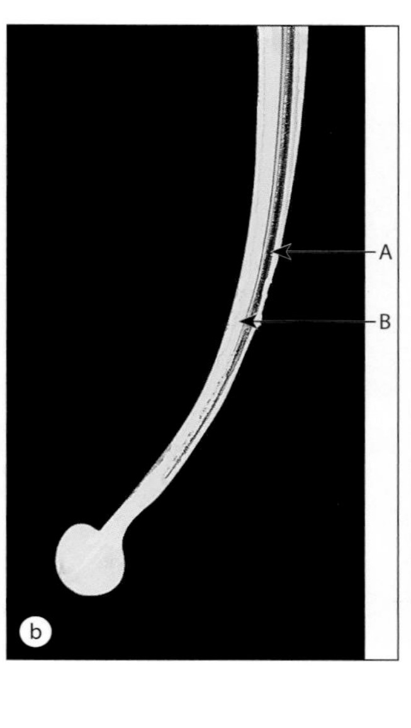

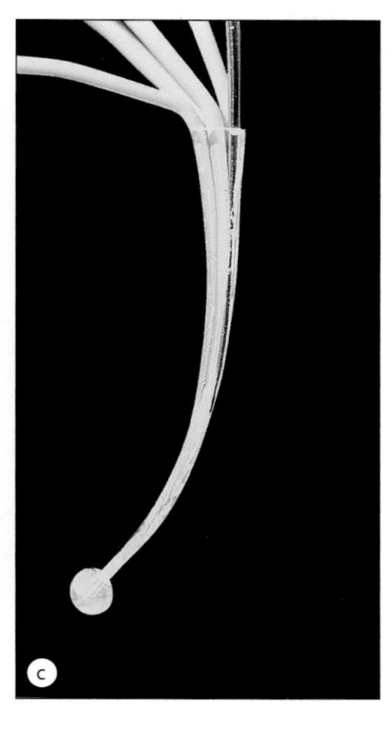

图 8.204 （a）选择主牙胶尖来封闭根尖孔。（b）用加压器压实牙胶尖：A= 加压器；B= 牙胶。（c）3 根辅尖压实到内弯中的纵向观

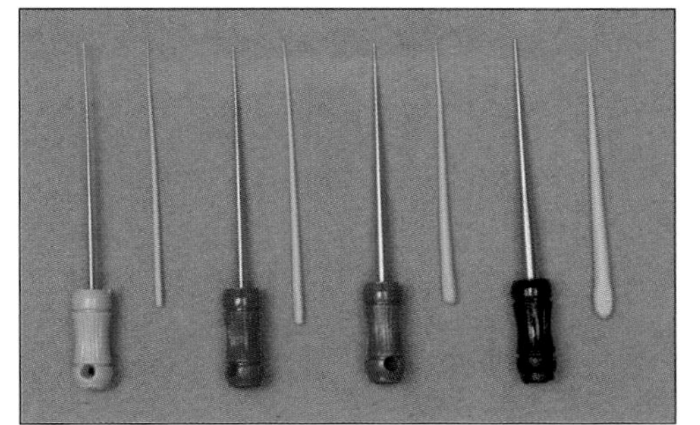

图 8.205 非标准牙胶尖应该和匹配的加压器一起使用

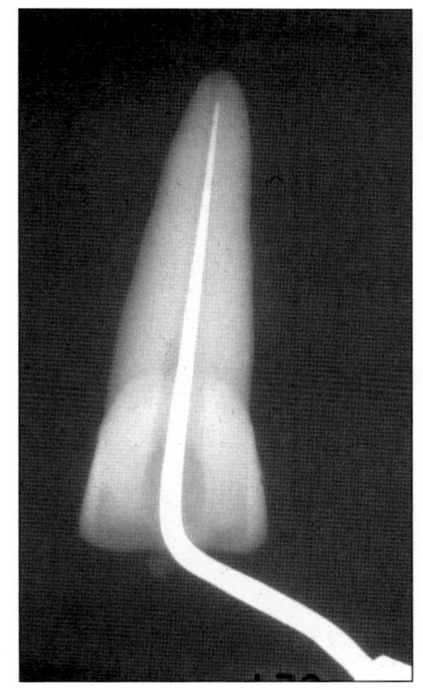

图 8.206 影像学显示加压器的预匹配

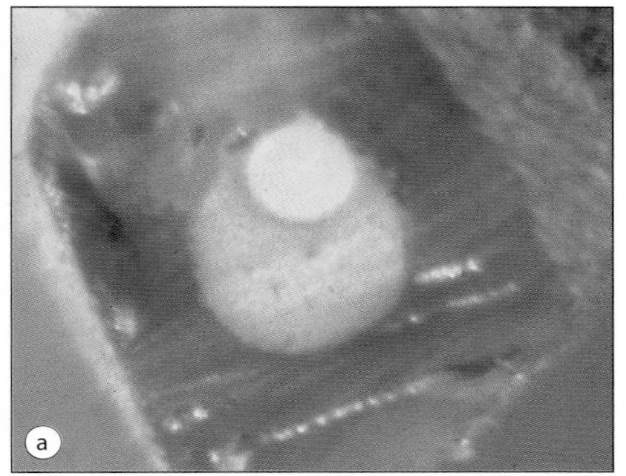
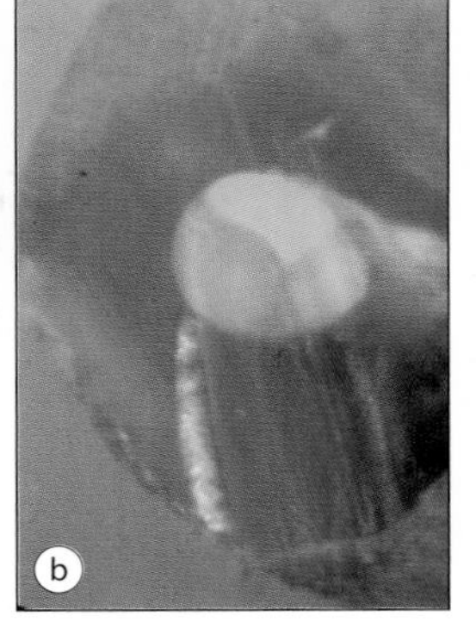
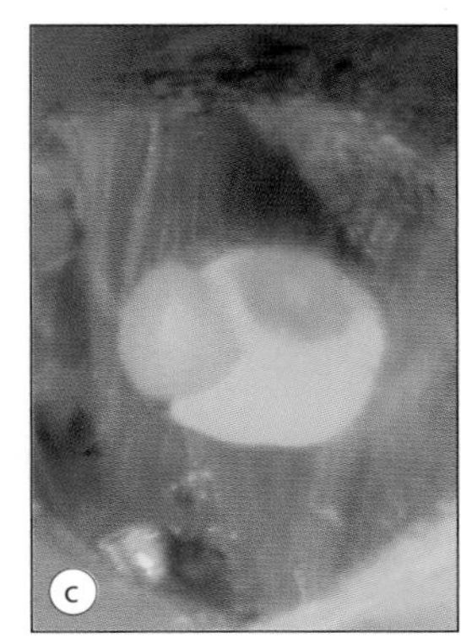

图 8.207 （a）展示主尖和 1 根辅尖的根管根尖部分横截面观；（b）展示主尖和 3 根辅尖的根管根尖部分横截面观；（c）展示主尖和多个辅尖（多个颜色）的根管根尖部分横截面观

是非标准的，并与加压器的锥度匹配（图 8.205）。金属加压器可以是指用或手用操作。加压主尖之前，以放置在根管中并能轻松到达工作长度的标准来预选加压器（图 8.206）。加压器加压时应停留在原位几秒钟，以使牙胶在压力下渐渐变形和流动（图 8.204b）。移除加压器之后，放入轻涂有封闭剂的第一根辅尖并加压就位。重复该过程，直到根管充满（图 8.204c，图 8.207）。为了最大化效率，牙胶和匹配的加压器锥度的选择决定于根管中任何给定节段水平的根管锥度（图 8.208）。把指用加压器作为手用加压器来使用非常容易产生折裂牙根的力量（图 8.209）。

加压器至少到达工作长度 1mm 以内，以确保牙胶对根管壁的充分压实。此外，规则的锥形根管有助于充足的封闭（图 8.210）。牙胶、加压器和根管的锥度都匹配的情况下，牙胶可以被挤压到根管侧支（图 8.211）。如前磨牙和尖牙这种颊腭径宽的牙齿，没有加热的辅助就不能够充填得完善（图 8.212）。根尖根管的形态也影响根充过程初始阶段的处理。当两根管在根尖部分融合时，最好同时定制各自的主尖，以防由封闭剂封闭未充填的根管（图 8.213）。然后将辅尖交替放置在每个根管中。如果单根

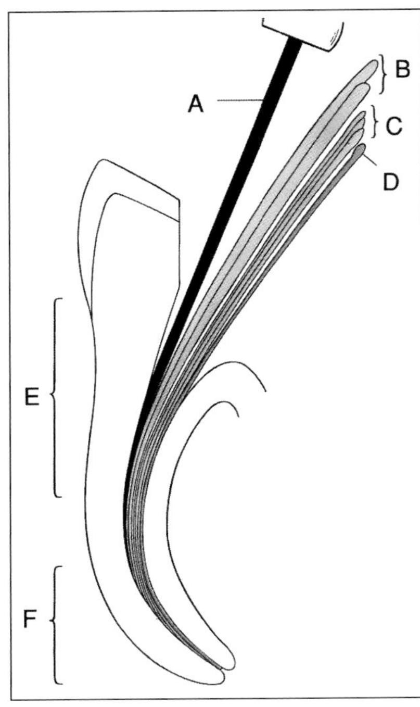

图 8.208 根管的锥度应该与加压器和辅尖相匹配。A= 加压器；B= 宽辅尖；C= 窄辅尖；D= 主尖；E= 宽锥度；F= 窄锥度

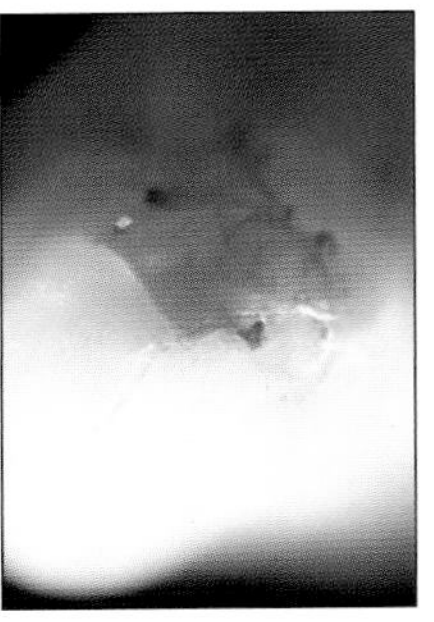

图 8.209 通过牙胶冷侧压产生的牙根底部裂缝

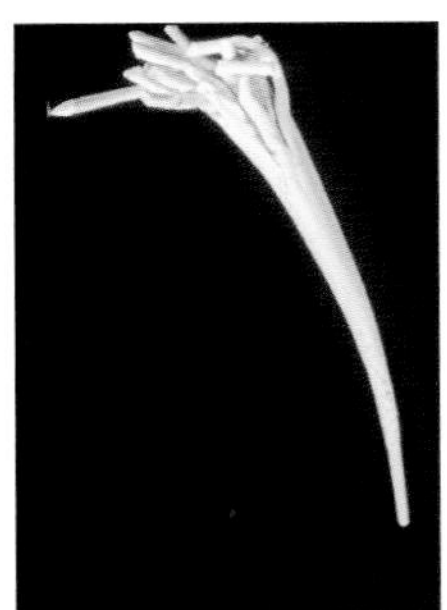

图 8.210 从良好锥度根管中移除的适当压实牙胶的品质

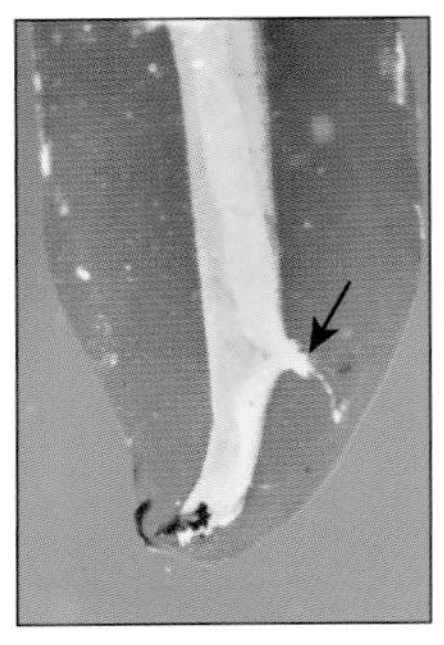

图 8.211 冷侧压期间牙胶尖变形进入根管侧支（箭头所示）

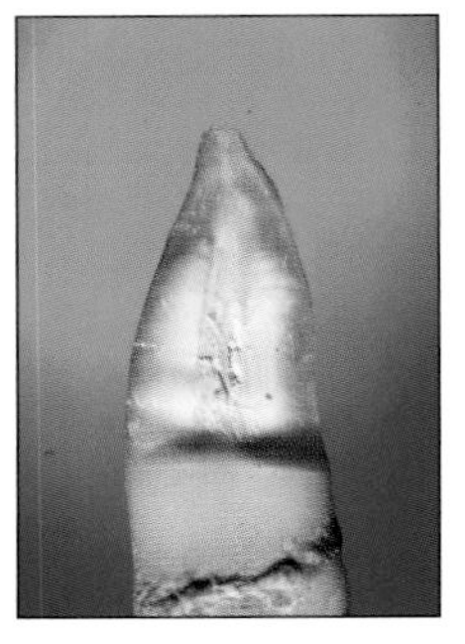

图 8.212 不规则锥度根管中的不良压实

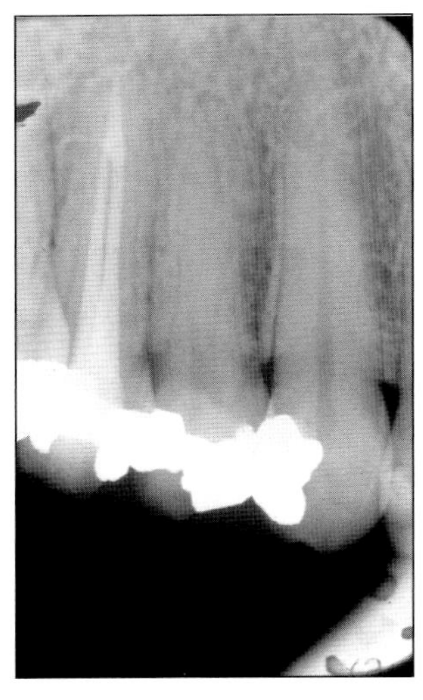

图 8.213 根尖融合根管的封闭

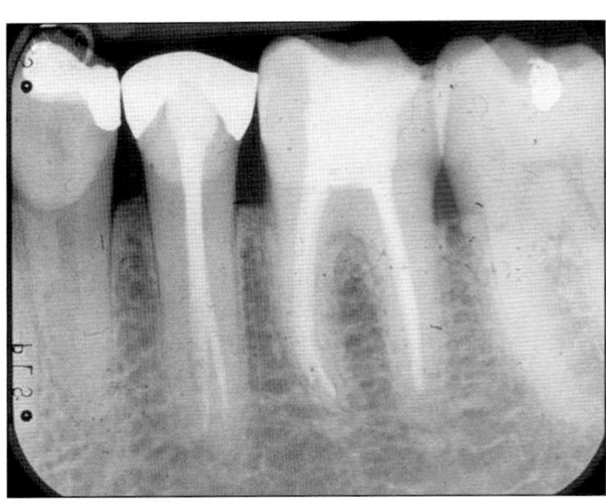

图 8.214 根尖分叉根管的封闭

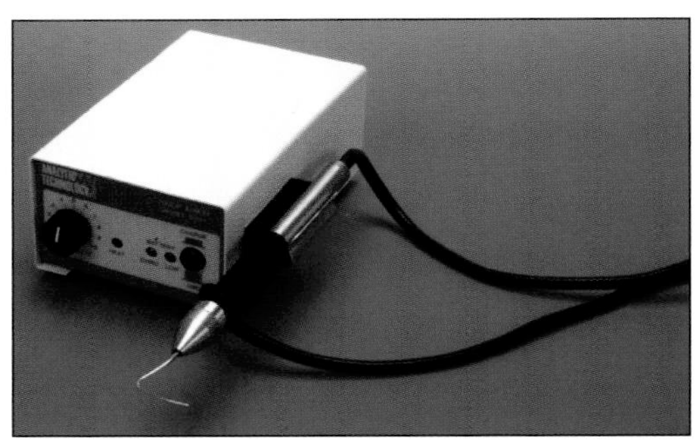

图 8.215 Touch n' Heat（Analytic Technology）

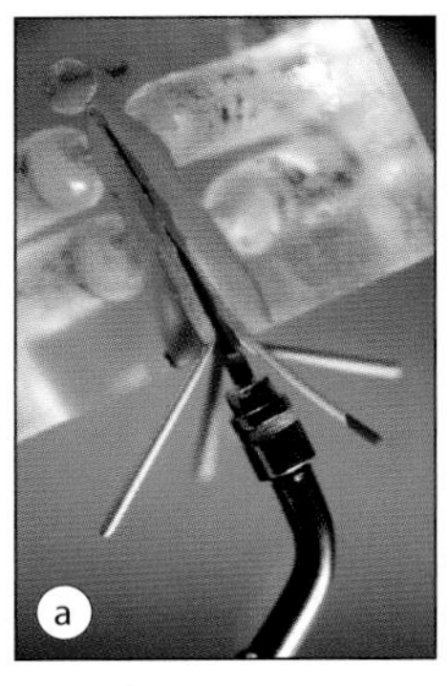

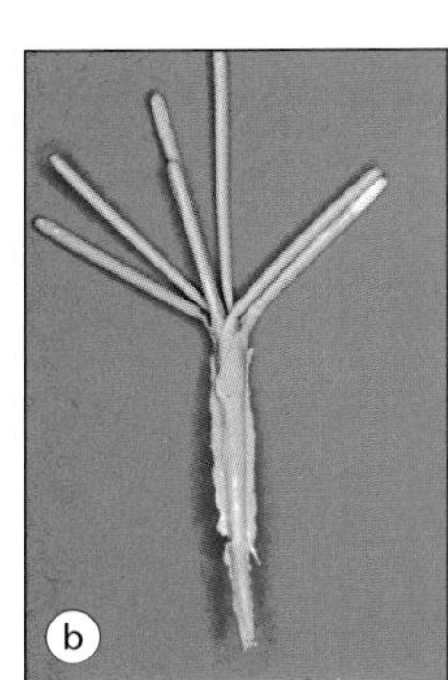

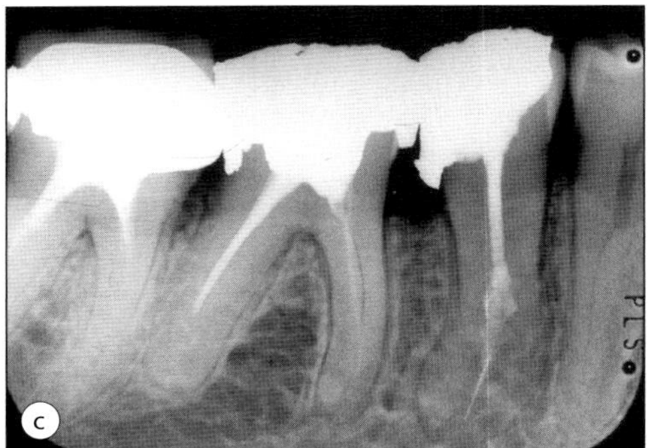

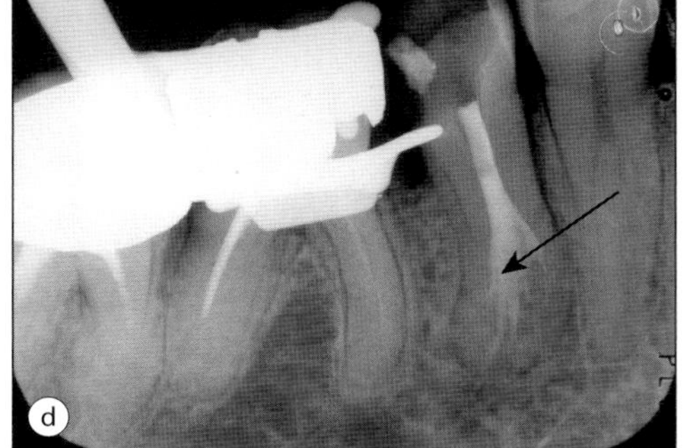

图 8.216 （a, b）离体牙模型上牙胶的超声波侧方加压；使用牙胶超声波侧方加压充填副解剖结构，（c）之前和（d）之后（箭头所示）

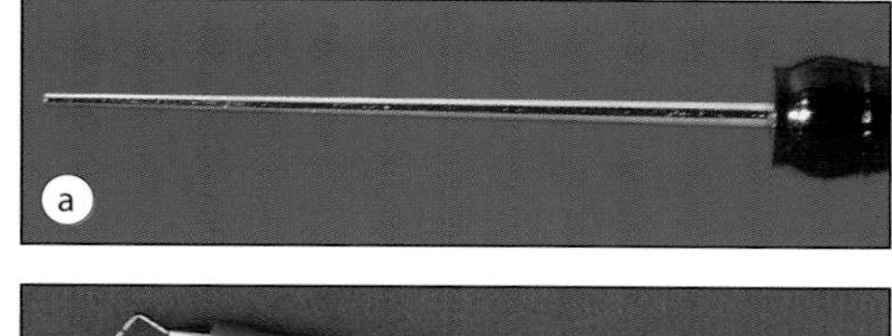

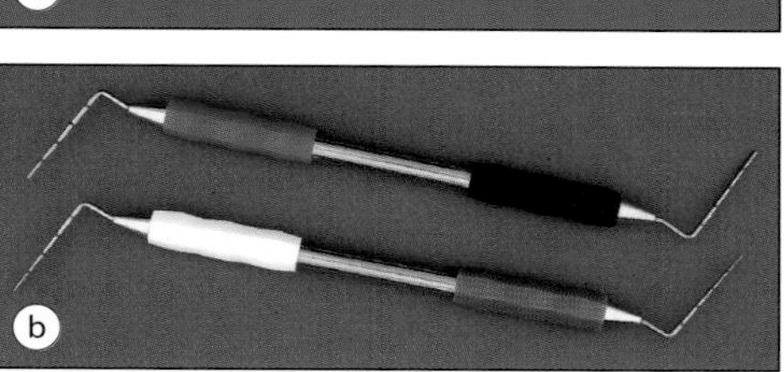

图8.217 （a）指用加压器（Miller，Inc，York，PA，USA）的放大影像；（b）双端的Dovgan Pluggers（Miltex，Inc，York，PA，USA）

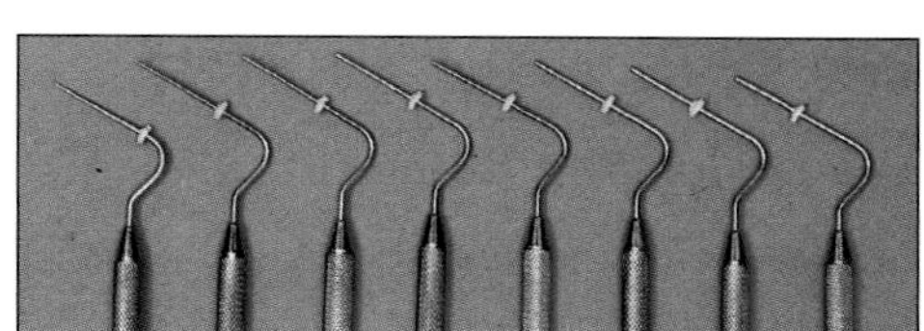

图 8.218 预测量的加压器

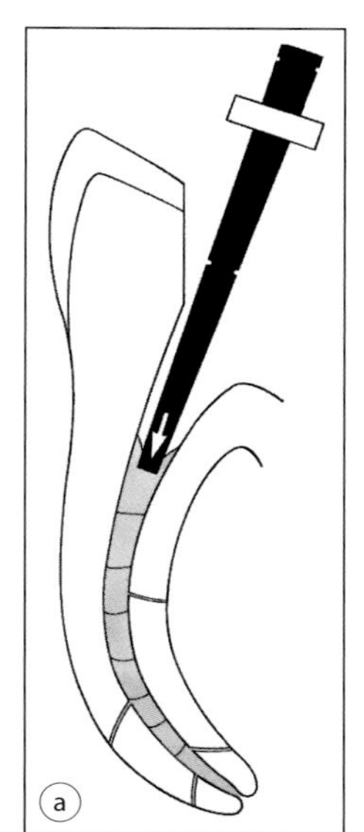

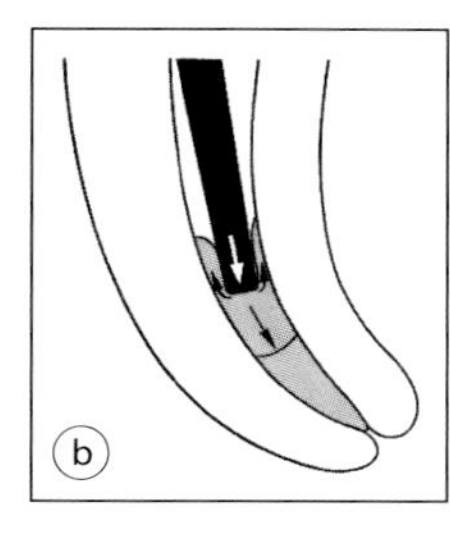

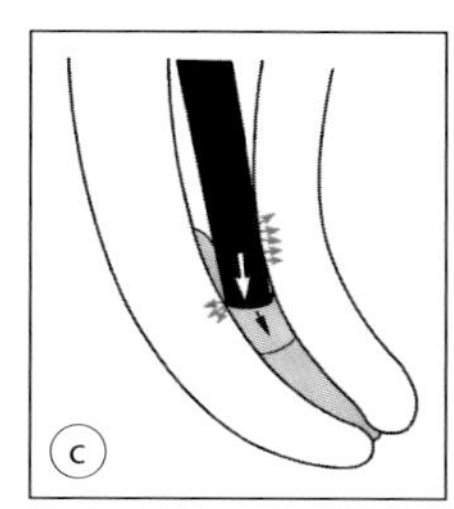

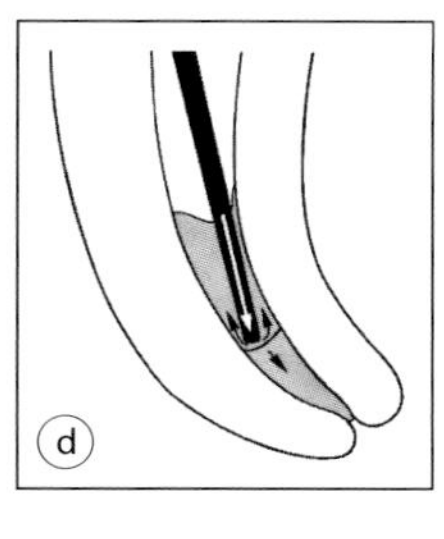

图 8.219 （a）热垂直加压；（b）加压器应该覆盖牙胶最大横截面而没有根尖束缚；（c）根尖被束缚的加压器可能劈开牙根；（d）小加压器低效率

管分成两个，应首先封闭一个根管直到分叉处，然后封闭第二个根管（图 8.214）。

通过加热使牙胶变软，有利于牙胶适应和压实于不规则根管系统的壁上。这可以用多种方式完成。最初，仪器在明火中加热，然后迅速施加到牙胶团中。现在已经开发了更复杂的热传递系统，其允许热量安全且容易地施加到工作长度几毫米内的牙胶团中。Touch n' Heat 已经很流行（图 8.215）。也可以使用超声波激活加压器或锉进行加热（图 8.216）。这是一种清洁有效的引入热量的方式，热量在摩擦瞬间被关闭。影响功效的因素是功率设置、激活持续时间和尖端前进的速率与程度。需要注意防止挤出。激活之后应进一步冷侧压。单独冷侧压，其中的牙胶尖可保持它们的完整性，相比较而言，使用热量改善了最终封闭的均匀性。此外，加热牙胶降低了为确保牙胶适应所需的压实压力，从而降低牙根折裂的风险。

侧方加压是迄今为止用于控制牙根充填材料根尖放置的最佳技术，并且应当成为任何混合技术的基础。

热垂直加压

多年前垂直加压第一次被描述，但在 1967 年才被 Schilder 所普及。所描述的原始技术包括用最少量的封闭剂将匹配的非标准主尖放置在根管中。通过切除尖端或使用溶剂软化尖端来调整主尖尖端以确保尖端紧密匹配，然后主尖可更容易适应根管根尖部分。使用携热器加热牙胶，并使用一系列平头加压器从根尖部分开始压紧牙胶。指用或手用加压器（图 8.217）以 2mm 间隔预匹配（图 8.218）很重要，这样一来，在根管的各个水平面，合适的加压器覆盖到软化牙胶的最大横截面上（图 8.219a，b）而不挤压根管壁。加压器挤压根管壁（图 8.219c）可能引起牙根折裂，而过小的加压器（图 8.219d）将只穿透插入牙胶。最小的加压器应匹配工作长度 5mm 以内，以实现良好的根尖加压而无牙胶挤出。由于加压器的宽度和刚度，热垂直加压比侧方加压需要更宽的锥形根管预备，而现代加压器的柔韧性允许更窄的根管预备。

根管壁已轻轻涂覆有封闭剂，预先匹配的主尖放置到根管中的指定长度（图 8.220）。用热器械在根管口水平将牙胶烫去。冷加压器浸入封闭剂粉末中或用酒精擦拭后开始用于加压过程。推动最冠部几毫米已热的牙胶侧向和根尖向移动。现在携热器加压进牙胶并快速移去。一些牙胶被热器械移除，并立即使用下一支预匹配的加压器压实剩余的牙胶。热器械前方 4~5mm 的牙胶体已被加热，冷加压器的压实动作推动牙胶向根尖方和侧方移动。重复这个步骤直到根管根尖部分留有 5mm 压实良好的牙胶。然后通过置入 3~4mm 牙胶段，然后将其依次加热和压实从而回填冠部部分。

压实热牙胶促进封闭材料流入根管不规则处和副解剖特征。仔细地遵循逐步法通常得到致密均匀的充填（图 8.221）。

为了改进和简化操作，热垂直封闭步骤上已经有所变化。这些变化包括了市场上提供的各种电动携热器（图 8.222）。这些装置允许热量即时传递到牙胶团，然后可以压实牙胶。特殊设计的加压器包含 System-B 加热元件在内，其尖端直径在 0.30mm~0.70mm 之间变化。携热器或"Buchanan system-B 加压器"具有近似于锥形根管

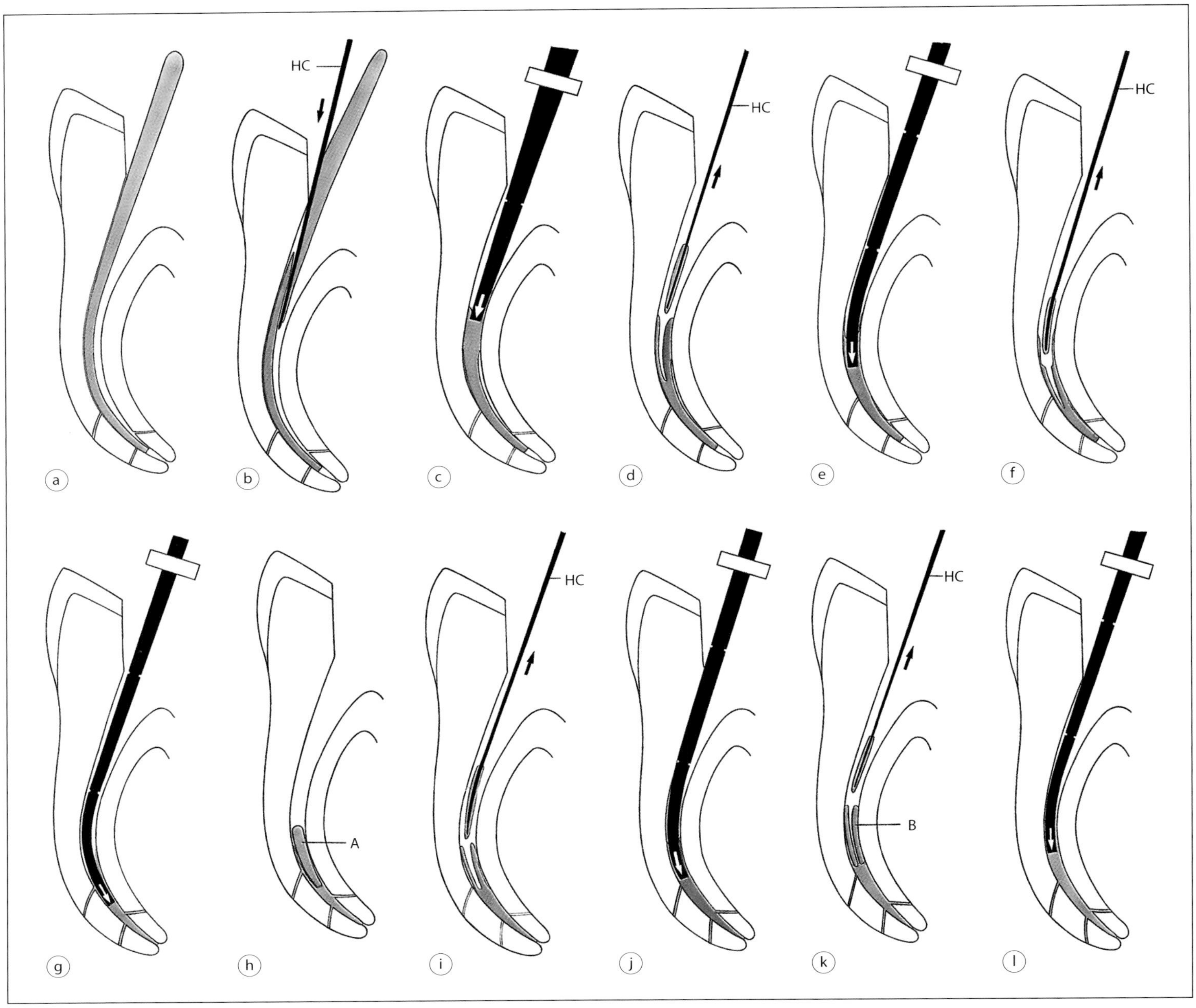

图 8.220　热垂直加压步骤：（a）试尖；（b）使用携热器（HC）；（c）加压热牙胶；（d）再使用携热器（HC）；（e）再使用加压器；（f）再使用携热器（HC）；（g）再使用加压器；（h）添加新的牙胶段（3~4mm）；（i）再使用携热器（HC）；（j）再使用加压器；（k）对新的牙胶段再使用携热器（HC）；（l）再使用加压器

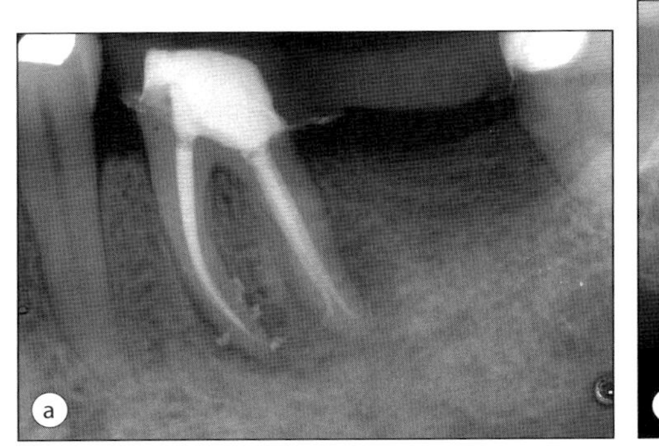

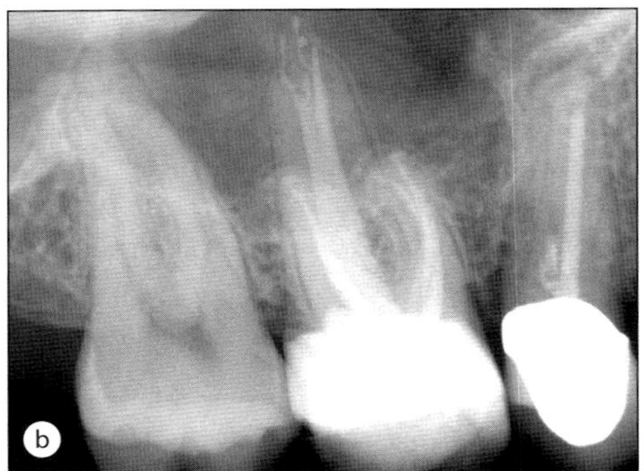

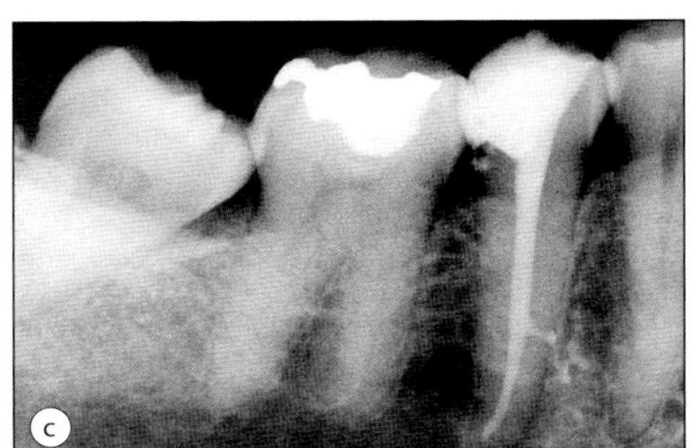

图 8.221　（a~c）使用热垂直加压技术封闭病例的影像

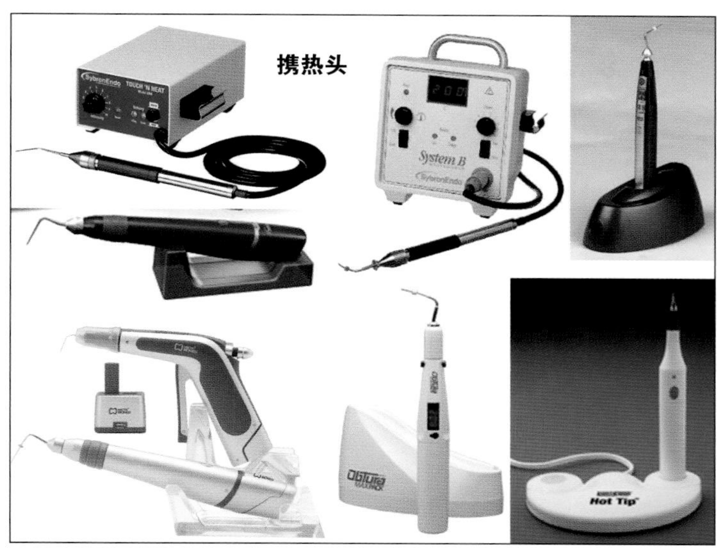

图 8.222 电动携热器

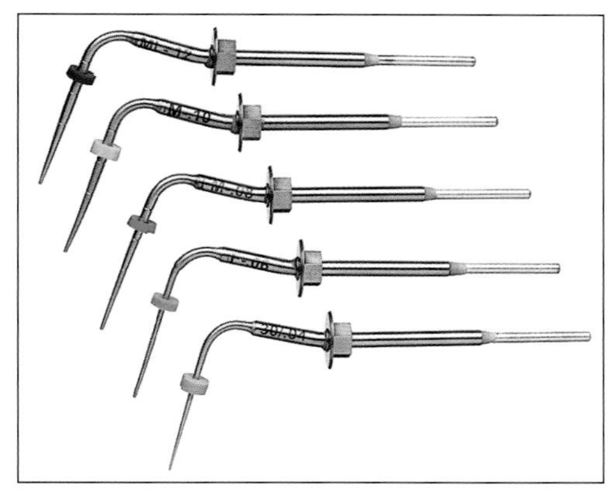

图 8.223 Buchanan System–B 加压器

表 8.4 System–B 加压的推荐技术

1. 放置非标准牙胶尖(细、细中、中或中粗)到锥形根管预备空间中。可以使用更大锥度的牙胶尖，如 0.04、0.06、0.08、0.10 和 0.12
2. 选择与牙胶尖锥度匹配的 Buchanan 加压器 / 插件，并在短于工作长度 5mm 处放置橡皮挡片：细加压器 =（0.04+0.06）锥度；细中等加压器 =（0.06+0.08）锥度；中等加压器 =（0.08+0.10）锥度；中粗加压器 =（0.10+0.12）锥度
3. 预匹配 Buchanan 加压器于根管束缚点（通常比长度短 5~7mm）。调整橡皮片并移除加压器
4. 干燥根管并在牙胶尖上涂抹封闭剂
5. 将 System–B 设备转到“工作挡”。立刻握住按钮，然后驱动预热的加压器平滑地穿过牙胶直到停止。重复这个步骤直到加压器到束缚点 0.5~1mm 范围内
6. 为了补偿冷却过程中可能发生的任何收缩，在不加热的情况下保持根尖方压力以实现 10 秒“持续推压”
7. 仍然保持根尖方压力，再次按下按钮 1.5 秒。冷却 1 秒后撤回加压器。因为 Buchanan 加压器从它们尖端回热，在该过程这个部分热量的爆发，导致仪器和冠部剩余牙胶迅速从已经冷凝固化的根尖牙胶团中分离
8. 现在根管已经准备好使用注射系统进行回填（图 8.224）

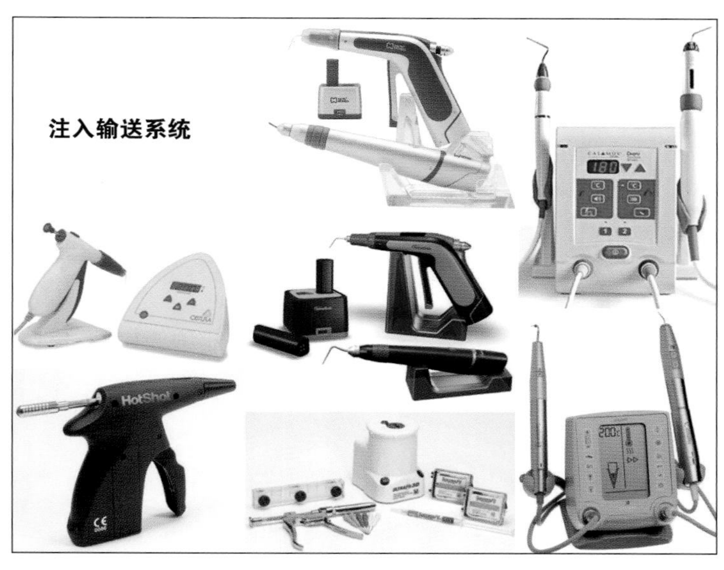

图 8.224 热塑牙胶注入输送系统

预备的形状。目前这些加压器具有 5 种类似于大锥度主尖的尺寸或锥度：超细（0.04）、细（0.06）、细中（0.08）、中（0.10）和中粗（0.12）（图 8.223）。此外，这些硬 – 软的不锈钢热加压器相当灵活，允许压实得更深，尤其在狭窄弯曲根管。表 8.4 展示了厂商推荐与 System–B 一起使用的技术示例。

System–B“连续波”封闭技术基于 Schilder 热垂直加压步骤。主尖放置前，已从 5 支 System–B 加压器中选择好了 1 支。加压器（ML、M、FM、 F、 XF）匹配工作长度在 5~7mm 内，并在加压器上标记位置。热源设定为 200℃。根管口涂有少量的封闭剂，并将牙胶尖放置到工作长度。加压器的尖端放置到根管口内并启动。推动加压器穿过牙胶到达预定长度。停止加热后尖端快速冷却，保持加压器的位置 5~10 秒直到尖端根尖方的牙胶硬固。这种根尖方压力补偿了由于牙胶从无定形熔体形式变回到晶体 α 相式所造成的体积变化。重新启动携热头 1 秒，从而释放加压器并去除多余牙胶。在这个阶段，根尖部分已封闭，可以回填剩余根管或形成桩空间。

“回填”可以如 Schilder 描述的那样完成，或者使用用于热塑牙胶的各种注射递送系统；其中一些结合了携热器和注射功能（图 8.224）。

热塑牙胶的注射

这种技术包括将熔融的牙胶注入根管系统中。虽然理论上简单，但使用该技术需要相当小心，并且该技术和任何热塑材料的缺点相关。尽管已经推荐使用该技术来封闭整个根管系统，但是如上所述作为回填材料或者在根尖封

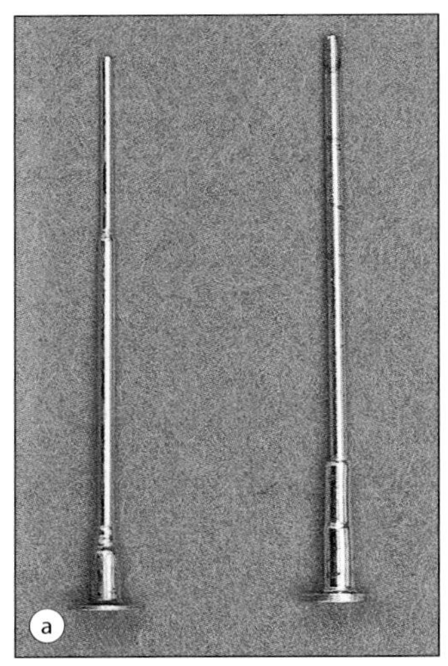

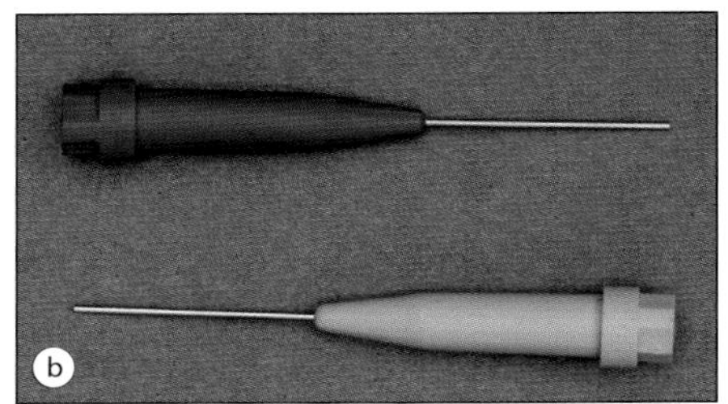

图 8.225 （a）Obtura® 一次性银针；（b）Ulrafil 预充牙胶套管

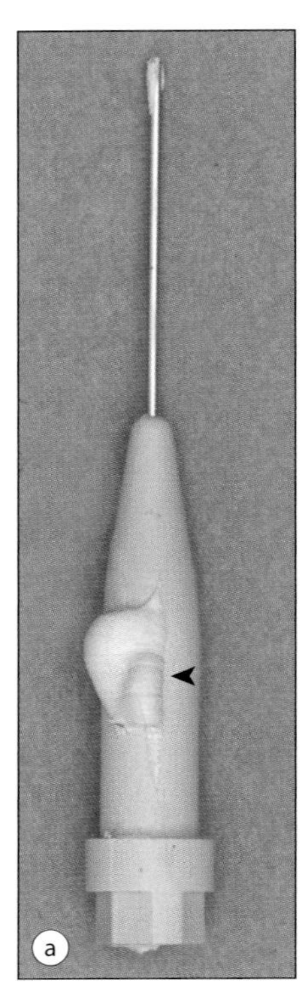

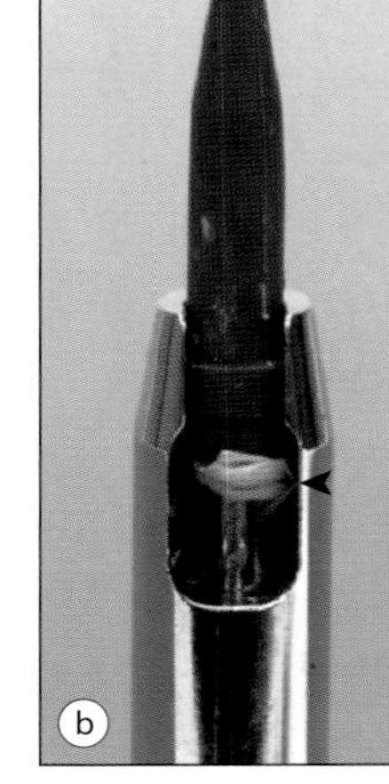

图 8.226 （a）由于匆忙或不充足的加热导致的套管破裂；（b）牙胶从套管末端挤出

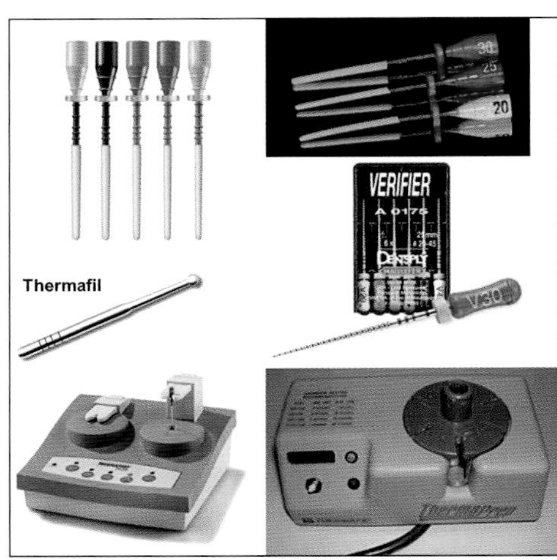

图 8.227 Thermafil 设备

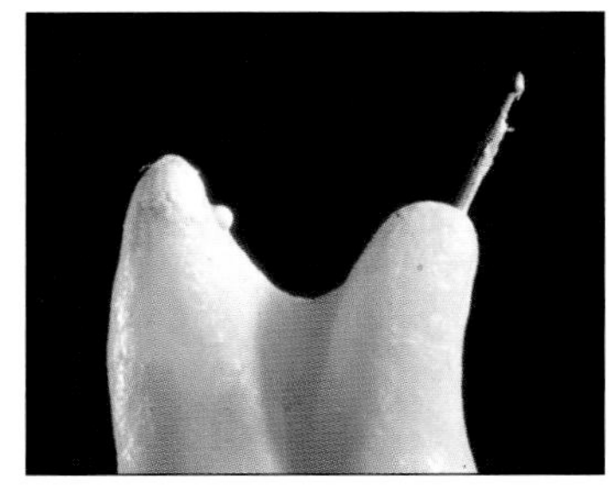

图 8.228 如果载体过小则可能被挤出

闭已经确保的情况中，可能需谨慎使用注射式热牙胶。和所有牙胶封闭一样，该技术必须使用封闭剂。现有各种系统可用（图 8.224）。常用系统包括 Obtura® 系统（“高热”）和 Ultrafil（“低热”）系统。注射式牙胶允许流动性优异的材料快速回填至根管。

Obtura® 系统由一个控制单元和一个手枪式握把注射器组成，注射器设计为接受和该系统一起使用而制订的牙胶丸剂。牙胶在注射器的筒中加热至 160~200℃。熔融的牙胶通过银针挤出，银针的供应有 20、23 和 25 规格大小（图 8.225a）。当牙胶离开针尖，其温度降至 62~65℃之间。加热筒在不到 2 分钟内达到完全操作温度，从而消除了预热牙胶的需要。

“低温” Ultrafil 系统在加热单元加热含有牙胶的插管至 70℃（图 8.225b）。牙胶有 3 种不同的配方：常规组；内皮组；坚固组。插管必须在使用前 15 分钟前放置在加热器中，并且在加热 4 小时后丢弃。轻轻挤压触发器并释放，牙胶就以其自身的速率流出。要避免过大的压力，以防材料从其他通道挤出（图 8.226）。

热塑牙胶载体

1978 年，Johnson 描述了一种巧妙的技术，其通过将 α 相热塑牙胶涂覆在根管锉上来把牙胶输送到根管系统。以这个为理念 Thermafil 系统在市场上广泛销售（图 8.227）。最初市场销售的金属载体已被阻射性塑料载体替代，包括从 20 号到 140 号的一系列 ISO 标准尺寸及非 ISO 标准的 ProTaper 形状。由有凹槽的锥形 NiTi 金属丝制成的检验器用于测量和选择给定根管的适当尺寸。如果选择的载体太小，载体可能被挤出（图 8.228）；如果载体太大，根管充填可能会短。根据制造商的说明，载体必须在 115℃的专用烘箱中加热。应观察最长和最短时间以确保充分加热。然而，如果在烘箱停留时间长于指定时间，这个封闭器必须丢弃掉。将非常少量的慢速硬固封闭剂涂到根管壁上，然后将加热的载体牢固且平滑地放置到根管全长。可以在载体上使用橡皮片来预先确定长度。在多根管牙齿中，通过放置临时封闭物（如潮湿棉球或纸尖）到根管口内，可以防止来自第一个载体的多余牙胶注射其他根管的根管口。

如同其他热塑技术一样，通过在冷却中的材料上保持根尖方的压力来补偿牙胶冷却时发生的体积收缩，这是重要的一个步骤。这是在载体冷却时，通过在根尖方向压实中心载体周围的牙胶来完成的。

热塑牙胶能有效地封闭根管系统，并很好地流入副解剖结构（图 8.229）。这些技术所体统的根尖封闭被证明与任何其他封闭技术一样有效。然而，热塑材料流动的根尖控制是困难的，并且构成这些技术的潜在缺点。此外，如果已经治疗过的牙齿计划桩保存修复，则需移除核心载体封闭物的一部分，如 Thermafil （Dentsply） 或 Softcore （SybronEndo）。制造商设计了专门用于辅助拆除塑料芯的平滑圆头钻（图 8.230）。

市场上还有很多核心系统，包括 SimpliFil（SybronEndo）核心载体系统，其设计为了克服封闭后提供桩空间的问题（图 8.231）。在该技术中，将 5mm 的牙胶放置到预备的根尖部分，并和根管封闭剂（制造商推荐 AH Plus 环氧树脂）一起封闭该部分。然后可以去除载体，留下根尖 5mm 的牙胶。插头有 ISO 尺寸 35~130 号。

热塑加压技术

热机械加压描述了通过机械摩擦产生的热量而产生牙胶的塑化。将合适的主尖放置到根管内，并配合使用合适的封闭剂。将类似于反向 Hedstroem 锉（热压器）（图 8.232）的机械启动旋转加压器引入根管中，加热牙胶并使其塑化（图 8.233）。如果需要，可以在开始加压前添加辅尖。如所有热塑技术所常见的，热加压技术的缺点包括封闭材料的根尖挤出（图 8.234）、加压器对根管壁的刨削（图 8.235）、牙根周围支持组织过热导致的吸收（图 8.236）和器械折断。

混合技术

每种技术都有自己特有的优势和缺点。因此，设计混合技术方面有相当大的优点，该技术结合了所有技术的优点：简单、安全、有效。

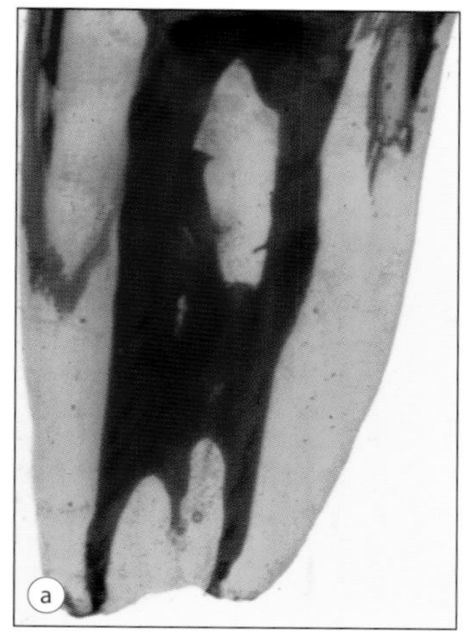
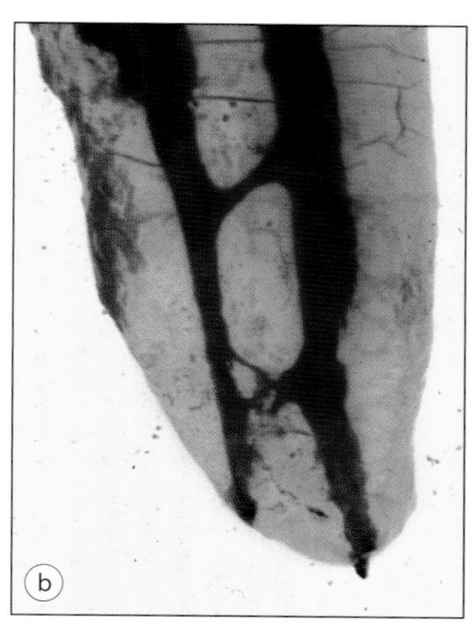
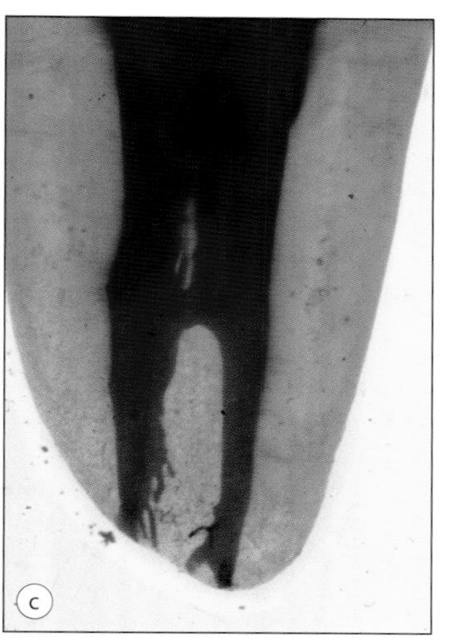
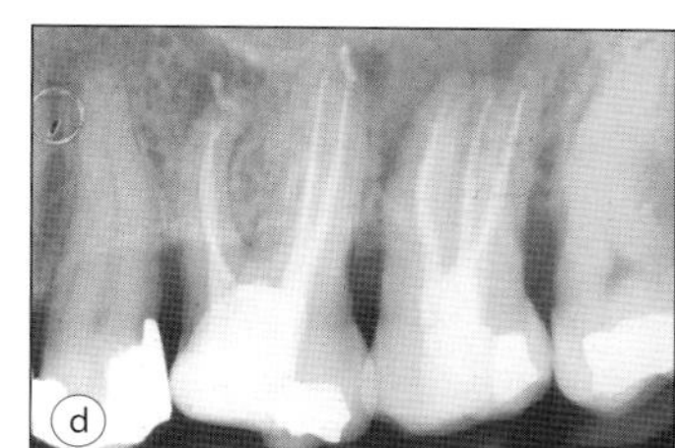

图 8.229 （a~c）通过清理的透明牙根显示使用 Thermafil 充填器后副解剖结构良好的充填；（d）使用 Thermafil 充填器充填的磨牙

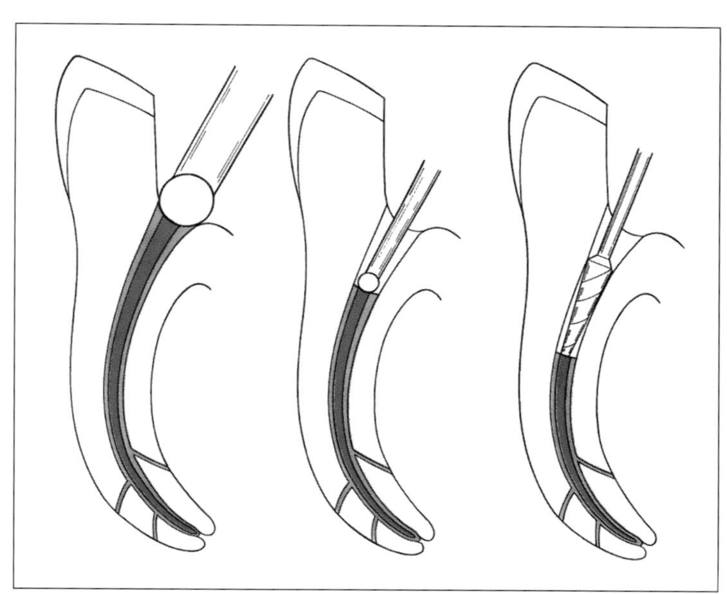

图 8.230 当使用 Thermafil 塑料载体充填器时的桩空间预备

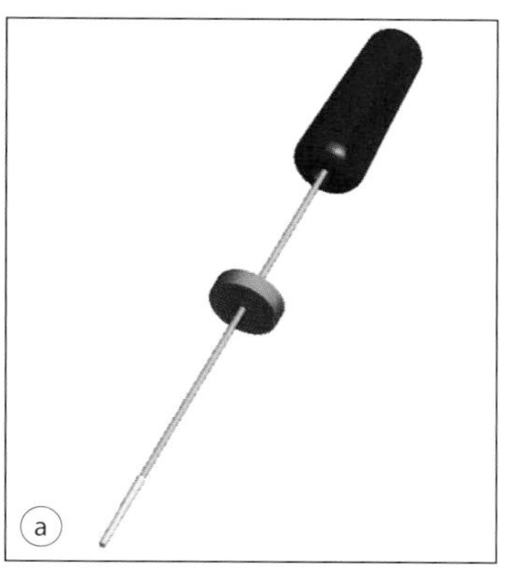
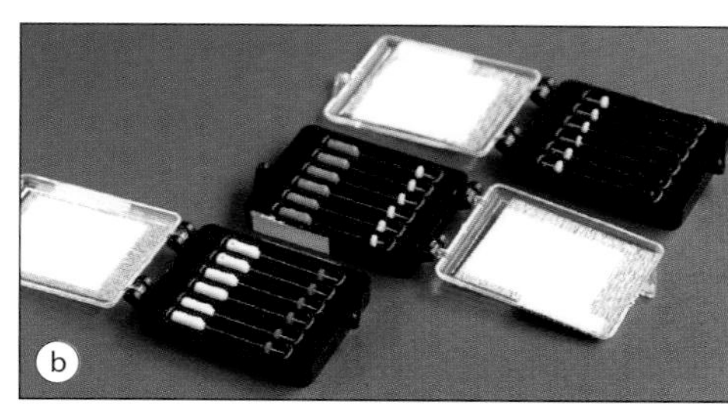
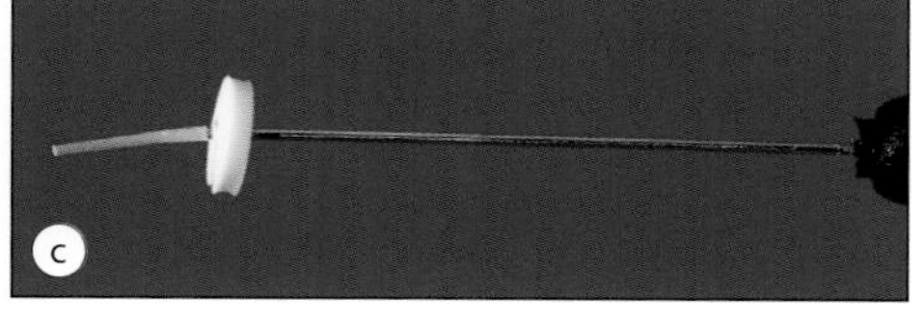

图 8.231 （a）Lightspeed Endodontics, TX, USA 的 SimpliFil 载体；（b）SimpliFil 充填器（Lightspeed Endodontics, TX, USA）；（c）SimpliFil 充填器

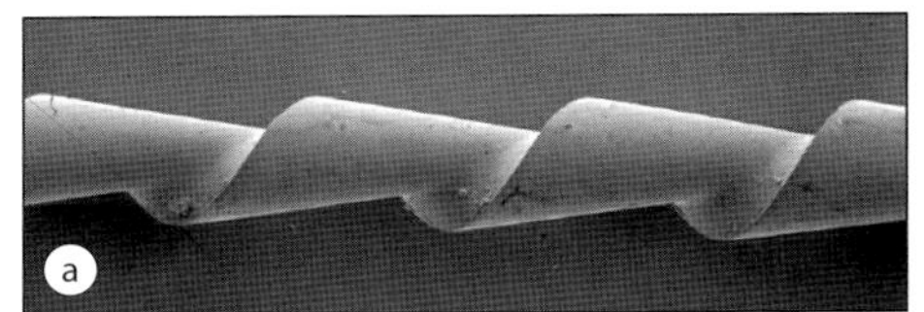

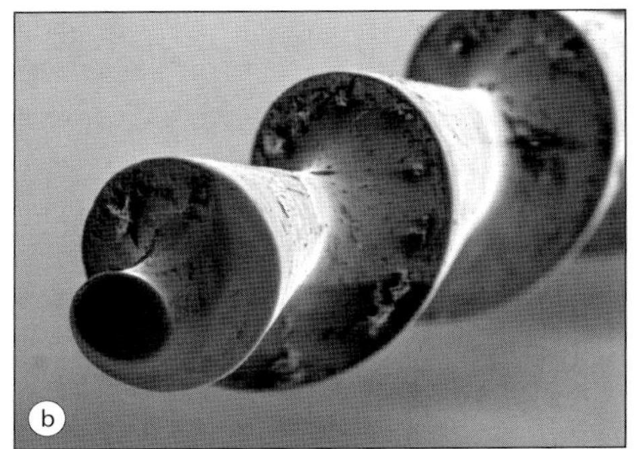

图 8.232 （a，b）Maillefer 牙胶加压器（扫描电镜视图）

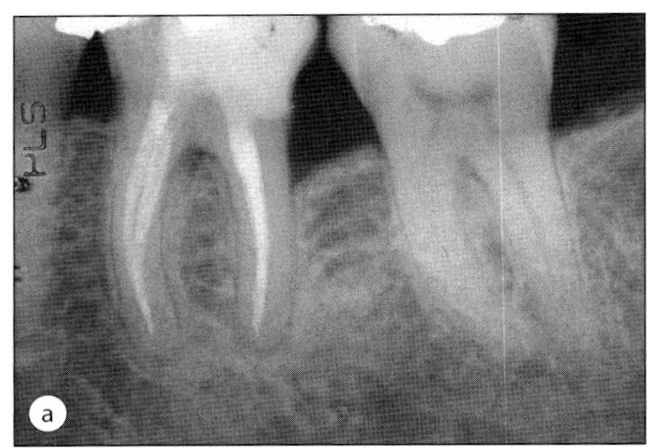

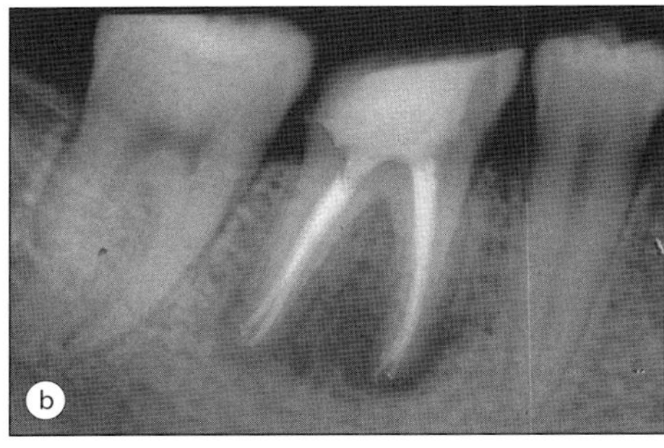

图8.233 （a，b）热塑加压充填（由Dr J Woodson提供）

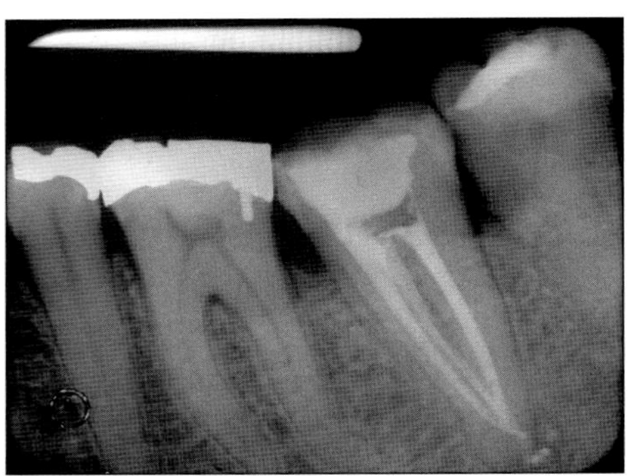

图 8.234 热加压后挤出的根管充填材料

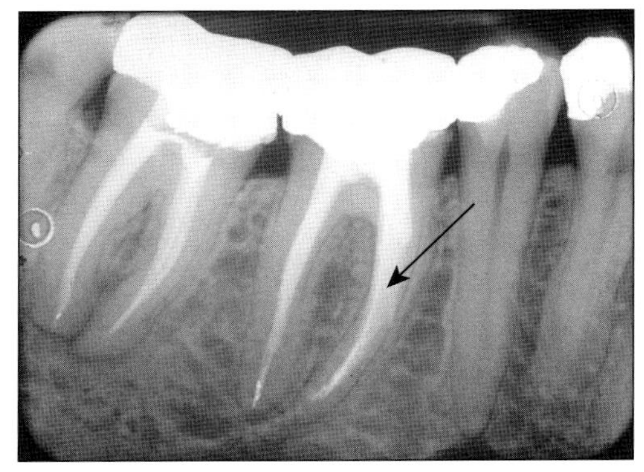

图 8.235 热加压过程中下颌第一磨牙根管壁的刨削（箭头所示）

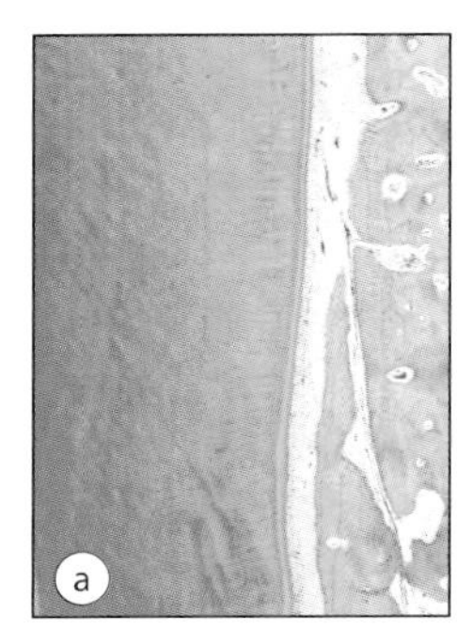

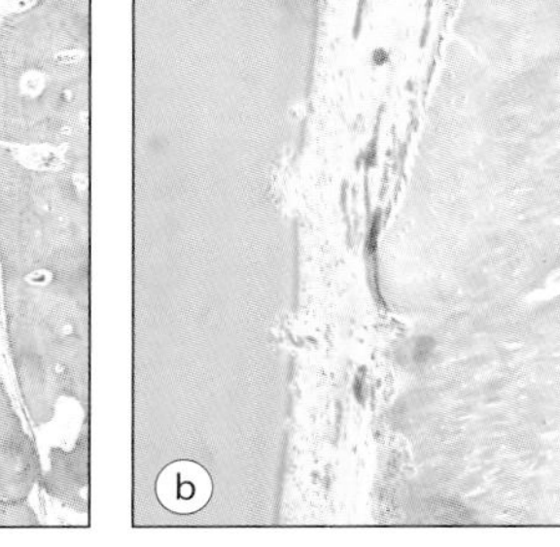

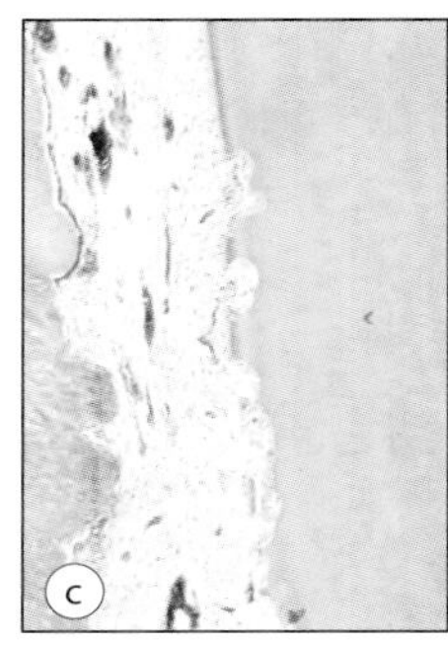

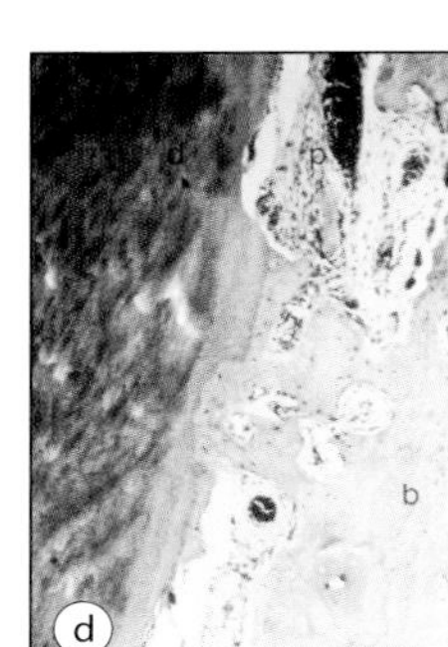

图 8.236 （a）正常牙周组织；（b，c）热加压后的牙根表面所见的不同程度吸收；（d）骨粘连（由Dr E Saunders 提供）

主尖定制结合冷加压提供了最佳的根尖控制，但是如果适当地定制足够长度（2~3mm）的根尖牙胶尖，侧不需要冷加压。冷加压有助于确保根尖部分以安全和可控的方式适当压实。这之后可以使用热垂直方法封闭根尖放置的牙胶，然后将允许使用反复垂直加压的任何快速热塑技术来回填。

冠部封闭

桩预备 / 修复的考虑

根管系统封闭后放置充分的冠部修复是绝对必要的（图 8.182）。冠部修复和根管封闭一样重要。放置永久核心修复体目前似乎是对病例整体管理的一个明智方法。由于牙齿在整个预备阶段都浸泡在次氯酸钠中，并且橡皮障还保持在原位，所以根管系统封闭之后，牙齿永远不能比现在“更清洁”了。

此外，在此次预约中，放置核心材料，就免去了放置临时修复体的需要，并减少了患者牙科预约的次数。

如果需要桩空间，根管系统应始终完全充填，然后去除。所形成的空间在就诊间隔可以充填氢氧化钙糊剂，以减少细菌再污染的机会。

参考文献及延伸阅读

[1]European Society of Endodontology, 2006. Quality guidelines for endodontic treatment: consensus report of the European Society of Endodontology. Int Endod J 39 (12), 921–930.

[2]Gordon, M.P.J., Chandler, N.P., 2004. Electronic apex locators. Int Endod J 37, 425–437.

[3]Gulabivala, K., Ng, Y.-L., Gilbertson, M., et al., 2010. The fluid mechanics of root canal irrigation. Physiological measurement 31, R49–R84. http://stacks.iop.org/0967-3334/31/R49.

非手术根管治疗失败的处理

9

Y-L Ng, K Gulabivala

本章节的目的在于概述根管治疗失败后非手术或手术处理的技术和临床基础。前文中涉及本章的理论基础和原则如下：

- 第 3 章阐述了根管再治疗的基本原则。
- 第 5 章讨论了根管再治疗的决策过程和治疗计划。
- 第 6 章描述了非手术根管再治疗和根尖手术再治疗的器械。
- 第 8 章讨论了非手术根管治疗的一般原则。

非手术根管治疗失败的诊断

非手术根管治疗失败是基于以下临床和影像学标准进行确诊的（图 9.1）：

- 存在临床体征（肿胀、窦道、对压力或叩诊敏感）或症状（牙髓来源的疼痛）。
- 牙源性根尖周暗影继续扩大。
- 出现新的牙源性根尖周暗影。
- 4 年前进行过根管治疗的牙源性根尖周暗影仍然存在。

通过采用第 4 章和第 16 章中的评估方法将牙髓源性疼痛和慢性非牙源性、神经性或神经肌肉性疼痛区分开来尤其重要。 CBCT 的灵敏度较高，能克服传统的二维根尖周影像的局限性。如有必要，对于持续疼痛而又没有明显根尖周暗影的根管治疗后牙齿，可应用 CBCT 进一步确诊其根尖周状态（图 9.2）。

决策过程

一旦诊断非手术根管治疗失败，医生和患者都需要做一系列重要的决定，其中至关重要的是确定选择非手术根管再治疗、根尖手术治疗还是直接拔除患牙，并考虑是否使用修复体替代。影响最终决定的因素包括：

1．临床因素

(1)判断牙齿本身存在何种问题：考虑因素包括是否存在裂纹，感染来自根管内还是根管外，或者是否存在其他的致病因素。

(2)制订治疗计划并做出正确的选择：影响因素包括牙医是否能改善原根管治疗的效果，如果可以，应如何改善；非手术根管再治疗可能包括去除修复体、粘接剂、根充材料并纠正医源性问题。

(3)判断不同治疗方式的预后：医生需要确定的是患牙是否有修复价值以及修复的预后如何，并且知道各种治疗方案应如何执行以获得良好预后。

(4)牙体牙髓专科医生对预后的判断：如果医生并不确定现行治疗的预后，就应该将患者转诊给牙体牙髓专科医生，他们可以提供更好的治疗和对预后的判断。

(5)不同治疗方案的成本：医生需要首先在心里预演整个诊疗过程，来评估操作流程、资源和时间。越是熟练有经验的牙医评估得越精确。

2. 患者因素

(1)知道牙齿出现了何种问题。

(2)知道可采取的切实可行的治疗方案和优先方案。

(3)理解成功率取决于对医生及治疗方案的选择。

(4)了解相关花费、可能获得的疗效，以及可负担的花销。

医生必须确保患者理解问题的性质、解决的概率以及采取的方案。患者必须清楚医生具有专业知识来进行操作以及了解他们可选择的其他备选方案。双方需要充分交流并在互相理解的基础上做出最终的决定。在交流过程中可能存在一些不确定因素，这些都必须被清楚地记录下来。例如，虽然没有探查到裂纹，但不确定其是否存在，这将影响决策方向。在这种常见情况下，治疗计划可以注明是基于目前检查结果所做出的。

非手术根管再治疗

非手术根管再治疗的适应证

非手术根管再治疗适用于以下 3 种情况：

1. 在确定根管治疗失败且残余感染主要来自根管内时，可在处理阻碍物后，通过传统的方法而建立通路。当然，这个决定的前提是预估可以移除或绕开阻碍物而不损害剩余的牙齿结构，其目的在于治疗残余感染。
2. 当牙齿需要一个复杂的新修复体，原根充质量较差（图9.3），却又没有明显的病理疼痛或症状时；修复科医生决定是否行根管再治疗，其目的在于提高根管

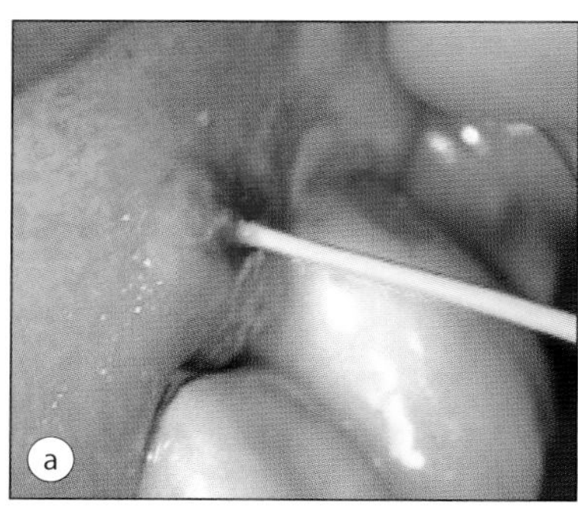
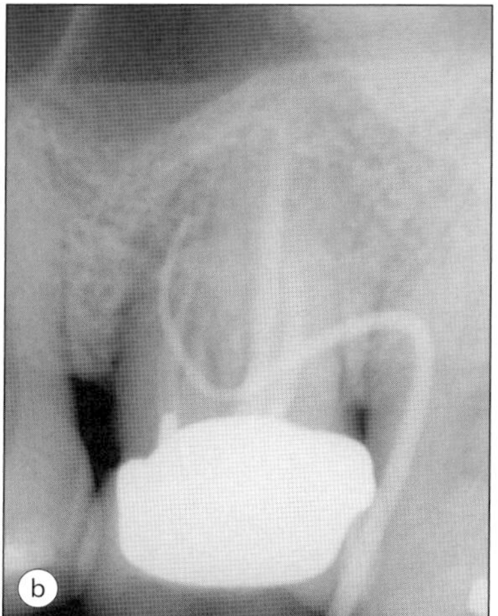
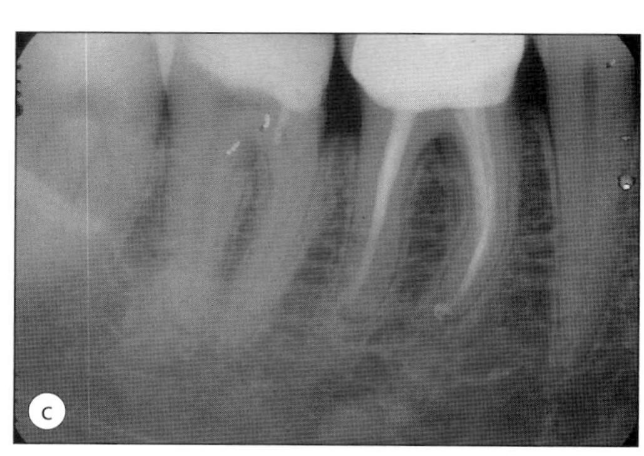
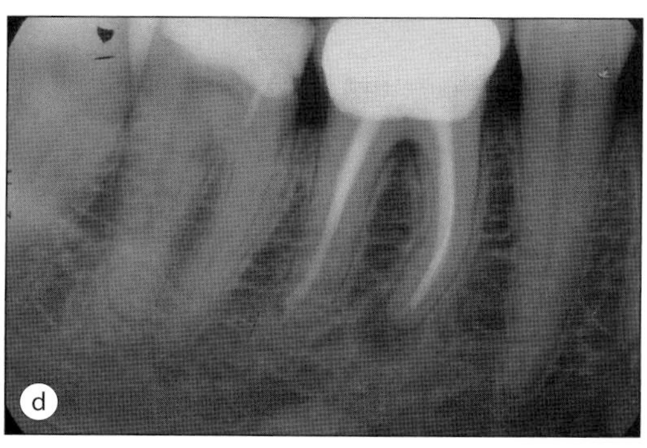
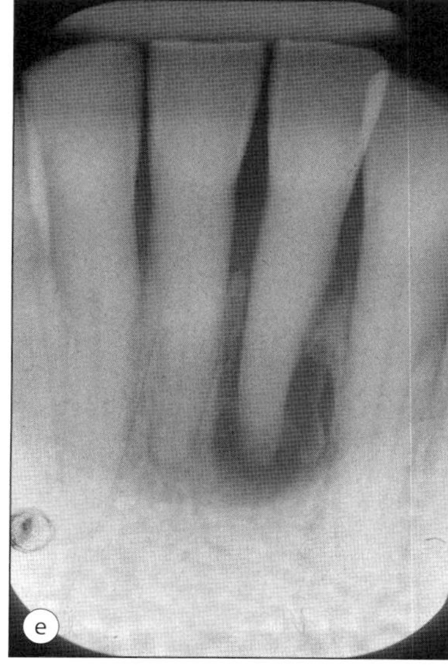
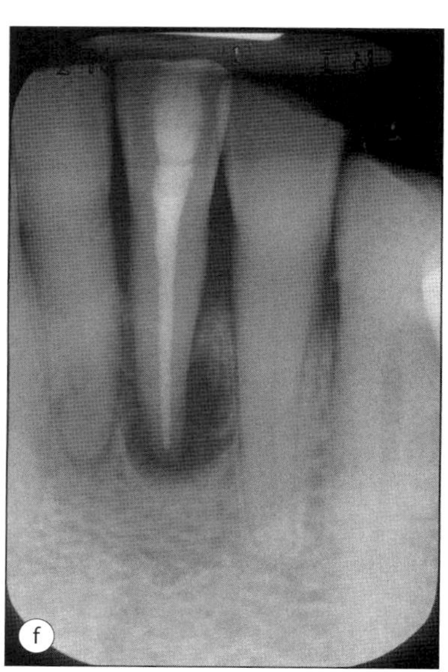

图 9.1 （a~f）基于临床和放射学标准诊断根管治疗失败

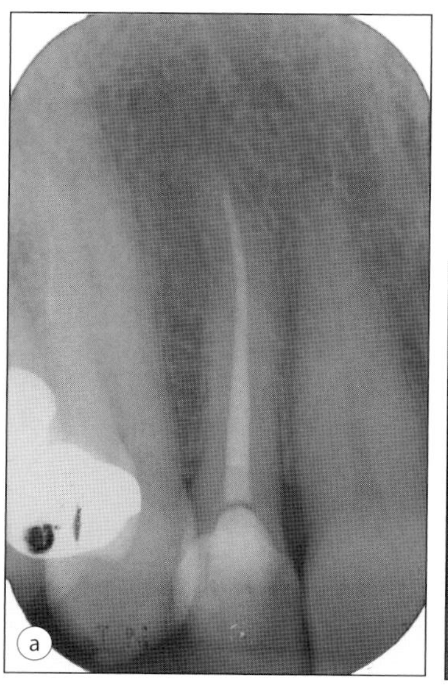
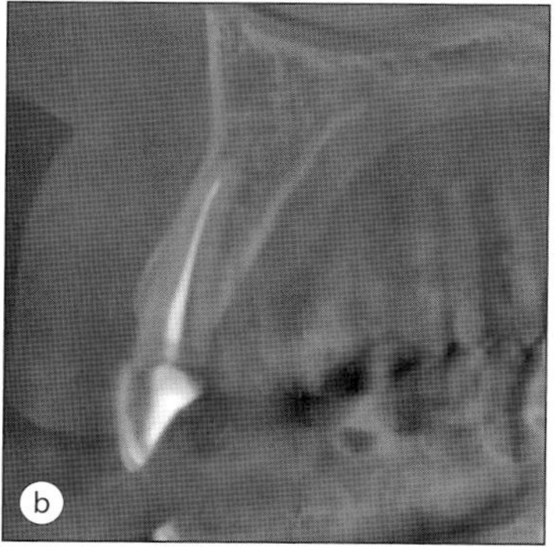

图 9.2 已行根管治疗的上颌侧切牙，伴有持续性疼痛但没有明显的根尖周暗影。（a）根尖周影像和（b）从 CBCT 中截出的最接近的影像

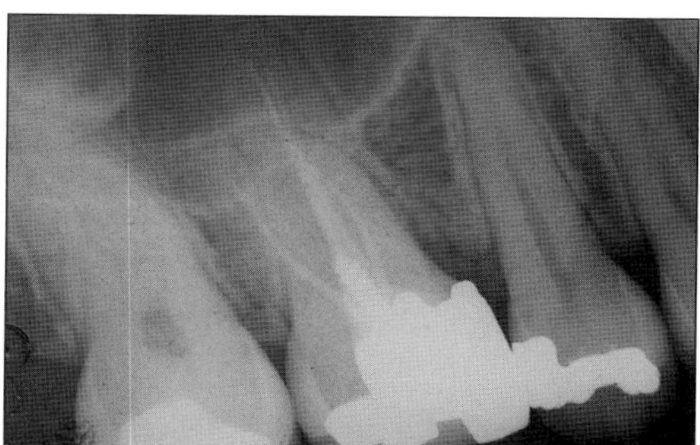

图 9.3 上颌第一磨牙技术性根充不充分

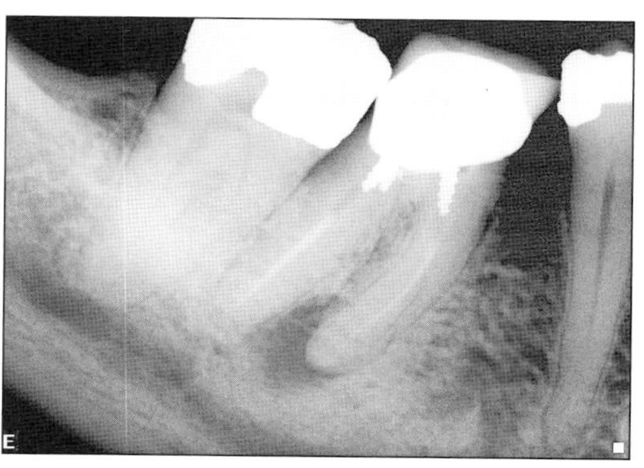

图 9.4 下颌第一磨牙根充不充分和冠修复

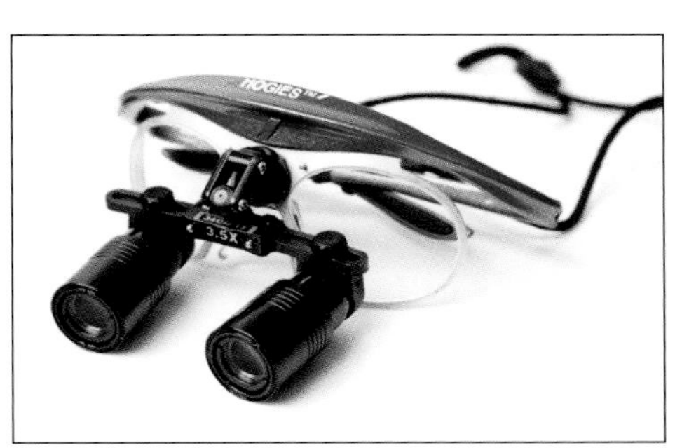

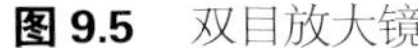

图 9.5 双目放大镜

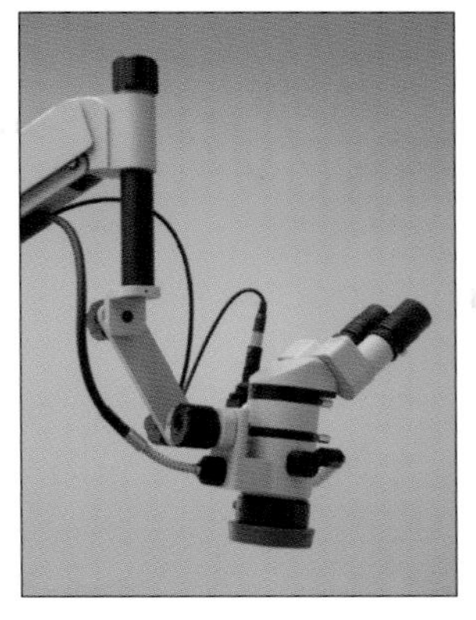

图 9.6 显微镜

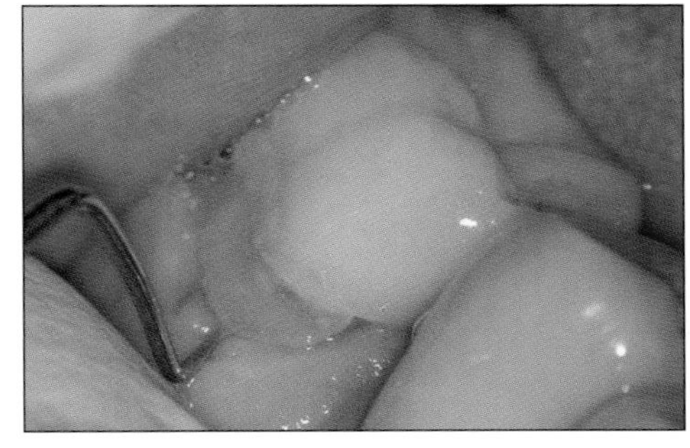

图 9.7 颊侧龈缘下的冠渗漏

治疗的质量。

3. 当怀疑适充或欠充的牙齿由于微渗漏或修复体缺失而受到污染时（图 9.4）；其目的是去除根管系统的污染物并采用新的根充材料和修复体。

根管再治疗的原则

根管再治疗的原则与首次根管治疗的原则相同，但以下情况除外：

1. 残余感染可能已经因为人为因素发生改变：生物多样性降低，革兰阳性菌占据主导地位，且生物膜更难被清除。
2. 各类阻碍物（牙本质碎屑、预备中医源性失误、根充材料、根部桩钉和修复材料等）可能会阻碍器械到达残留的感染部位的通路。
3. 原始根管的手感会因为形态改变、堵塞有机物或无机物碎屑、医源性因素、化学处理和紧实的外源性材料而有所改变。

因此，根管再治疗的具体处理原则如下：

1. 在尽可能不损伤牙体组织的前提下，去除修复材料，在可能的情况下宁愿损坏修复材料也不要破坏牙齿结构，除非是最近制作的一个新的可靠的并排除于病因之外的修复体。
2. 评估牙齿的可修复性，如果认为可修复（见第 14 章），则应稳定它以便于根管再治疗，从而预防治疗过程中出现再次污染。
3. 如有可能，在避免损害任何额外牙本质的前提下移除所有的根充材料；除非之前根管预备得不充分，但即使在这种情况下，在这个阶段也要避免损坏牙本质；由于之前进行过治疗，更容易出现医源性失误。
4. 一旦所有的根充材料被移除、根管疏通至根尖并且确定了根管长度，就可以评估根管以了解根管之前预备成形的情况并鉴别任何遗漏的解剖结构或根管。
5. 改善和修整根管系统的形态以便于冲洗剂和根充材料到达根尖端，在这些病例中，测量技术显得尤为重要。
6. 应像对待新病例那样完善地进行根管治疗，除非根管内堵塞物无法被疏通。

非手术根管再治疗最常见的问题是移除了过量的牙本质，进一步削弱了牙体组织，而产生了新的医源性问题。使用一些放大系统很重要，例如，在一个桩或折断器械周围制造一个牙本质沟槽需要好的放大系统、好光源和一双稳定的手（图 9.5，图 9.6）。根管再治疗需要更长的诊疗时间，特别是需要从根管中清除异物的病例。

去除冠部修复体

如果存在冠部微渗漏和继发龋则应该在治疗前去除牙冠修复体（图 9.7，图 9.8）。这一原则同样也适用于全冠。如果修复体情况良好，则最好在治疗过程中保留修复体，在其冠方钻孔开髓获得进入根管的通路。因为有修复体的存在，更容易放置橡皮障并保持术区干燥（图 9.9，图 9.10）。

去除无倒凹预备体上的合适冠，并在修复过程中避免损伤它，是一件很难甚至几乎不可能的事情。因为牙冠很可能是松动的，所以可以尝试在冠的边缘放置一个大的取冠器，并轻轻地拧开它。一般来说，移除修复体铸件最安全的方式是把它剪开，从而防止损坏其下的牙体组织。

去除固定桥

任何不再牢固的固定桥都应该被去除。在大多数情况下，当桥基牙需要再治疗时，都应该提前告知患者可能需要重新修复固定桥。如果已经计划制作一个新桥，那么原

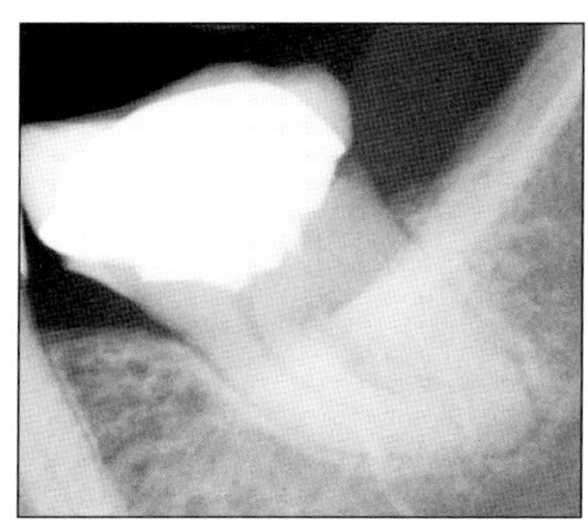

图 9.8 冠的远中有微渗漏故而边缘适应性较差

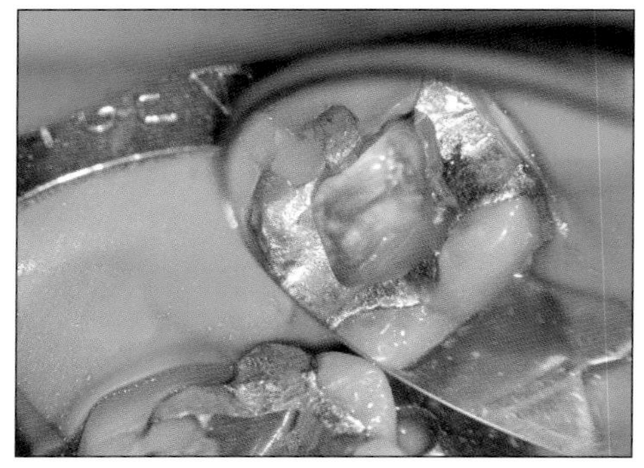

图 9.9 没有龋坏的修复体进路

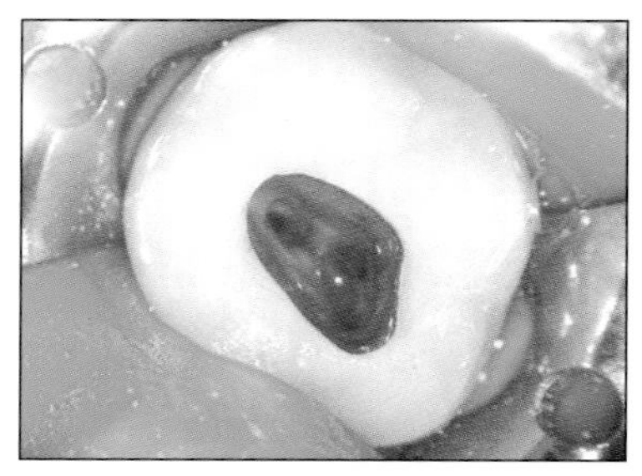

图 9.10 安装适合的牙冠的进路

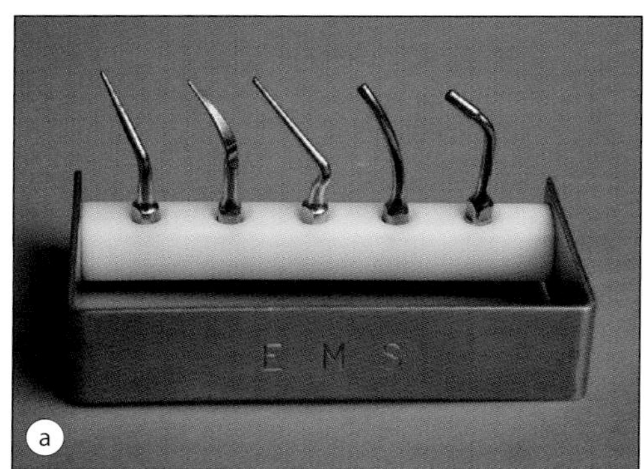

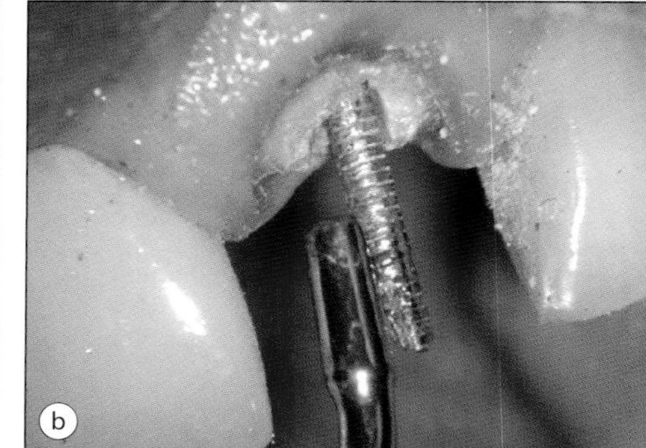

图 9.11 （a）超声工作尖；（b）应用超声工作尖取桩（对可修复性可能存在疑问）

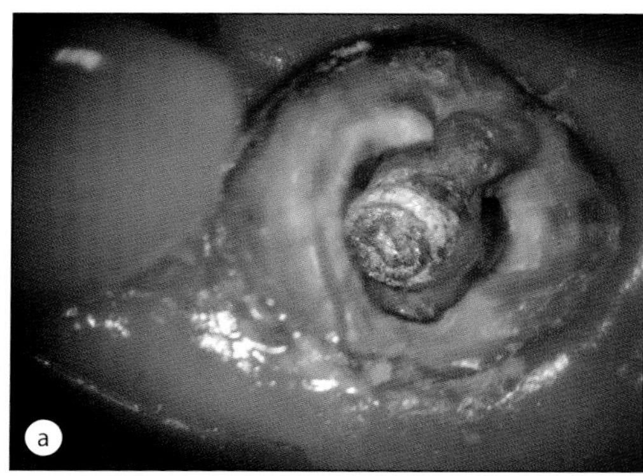

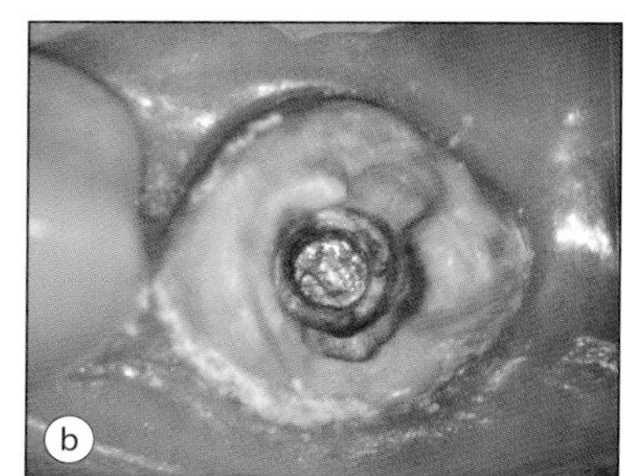

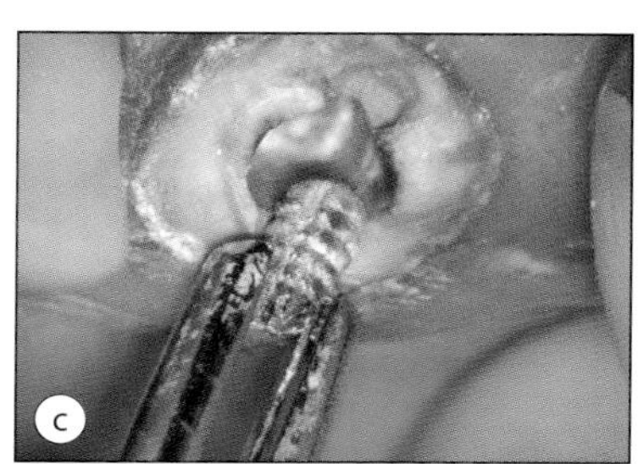

图 9.12 （a）桩断裂于根管口；（b）使用超声器械在桩周围做切口；（c）用细小的钳子夹出松动的桩（对可修复性存在疑问）

来的桥在移除过程中被破坏也就无关紧要了，只需预备并放置一个合适的临时桥。移除桥最简单的方法是在固位体的颊侧做一个小的垂直切口，然后用器械破坏粘接剂，比如一个破冠器（Mitchell' s trimmer），可以将它插入切口中并扭转。然而，大部分用于移除桥的设备（图 6.17）会导致操作者和患者出现不同程度的不适。

去除桩

市场上有许多系统和工具是专门用来去除桩的（图 6.18）。桩的成功去除取决于它的类型、长度、桩的匹配度和粘接材料。桩可以大致分为预成和技工特制的金属桩。预成桩包括螺纹桩、粘接锻金桩、不锈钢或钛金刚桩、氧化锆陶瓷桩、碳或玻璃纤维（石英）桩。与不锈钢或金桩相比，陶瓷和纤维桩更适用于美容性陶瓷冠且具有低透射性的特点。

对于金属桩，优先尝试使用超声振动移除。首先在冠上做一个垂直的槽，以便于撬动和扩大边缘。然后去除多

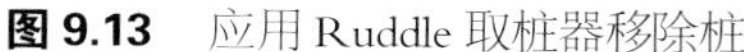

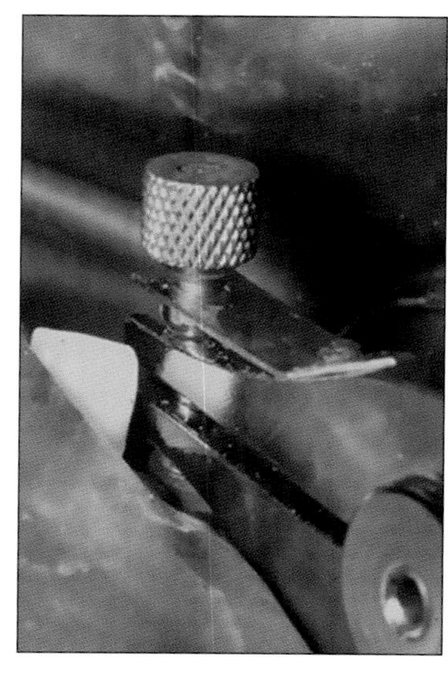

图 9.13 应用 Ruddle 取桩器移除桩

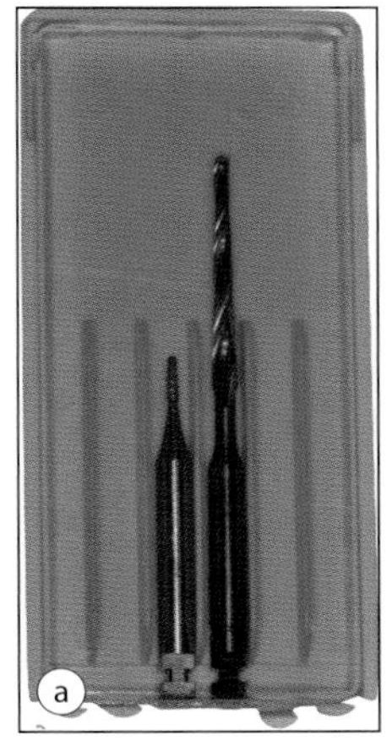

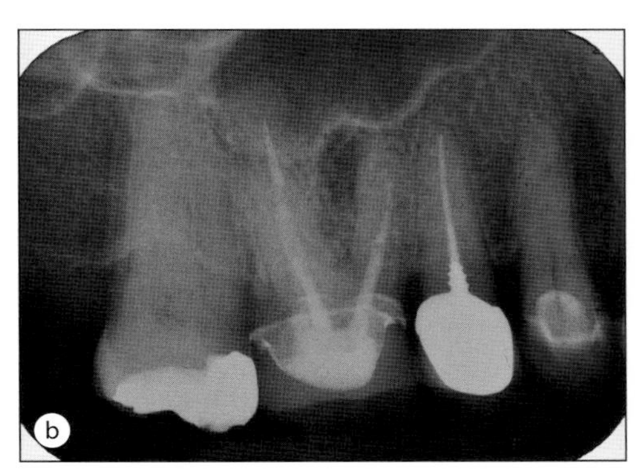

图 9.14 （a）D.T. Light 桩移除套装；（b）成功移除右上颌第一磨牙腭根纤维桩

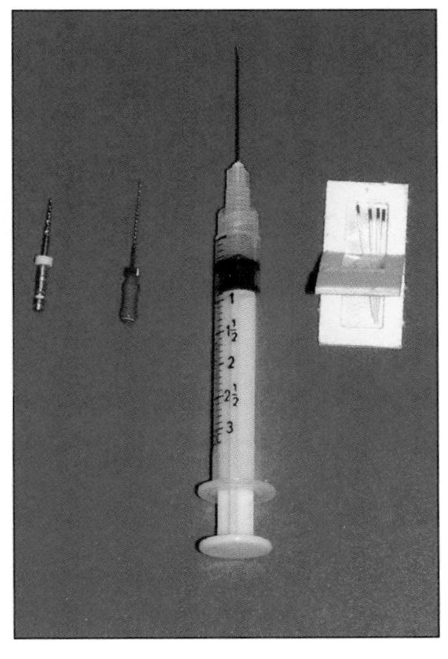

图 9.15 用于移除牙胶的镍钛扩孔钻，H 锉和氯仿

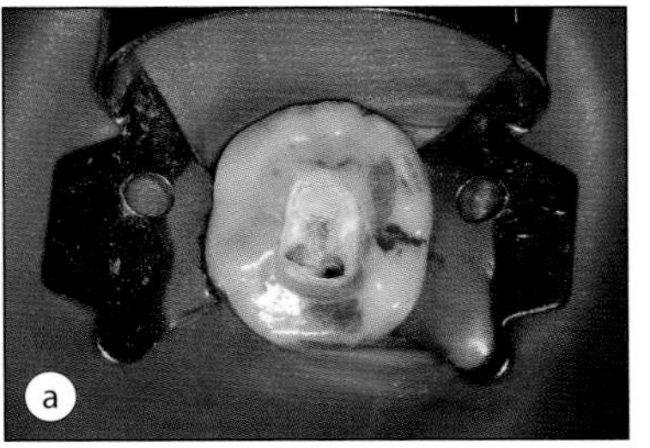

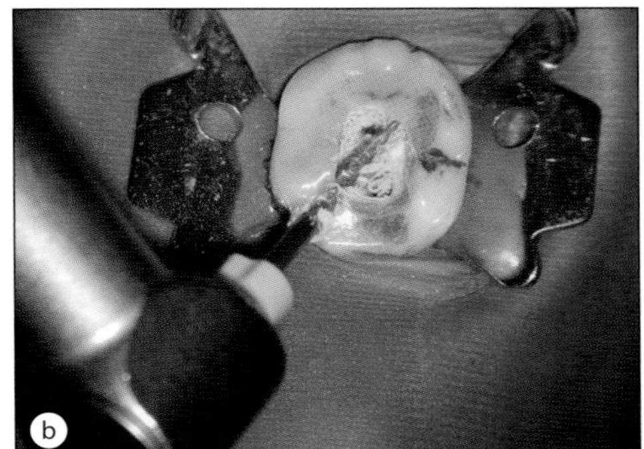

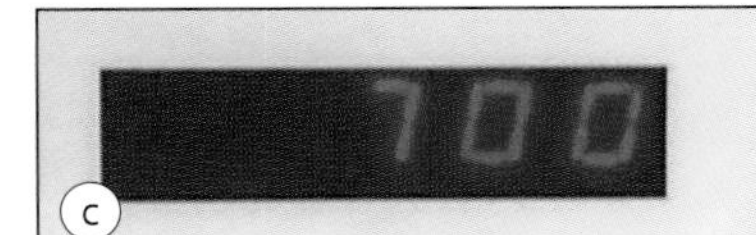

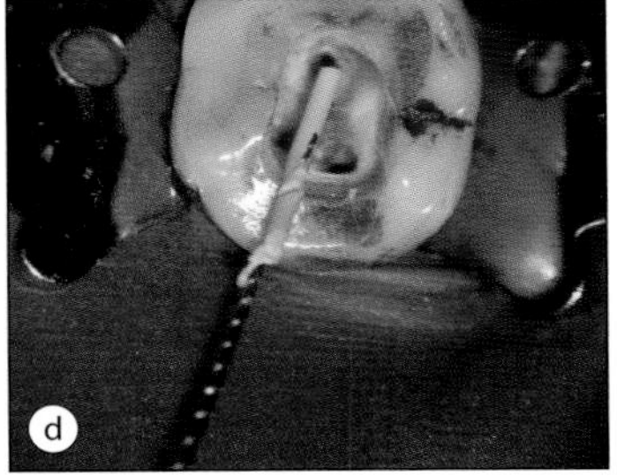

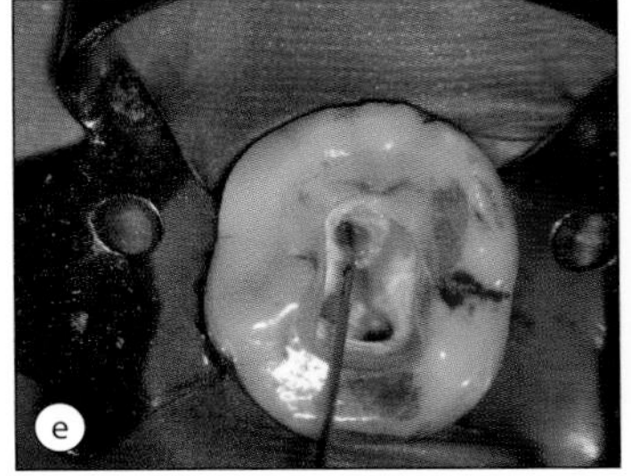

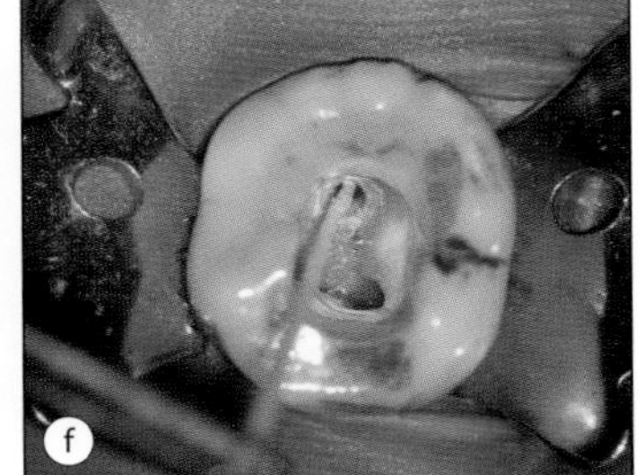

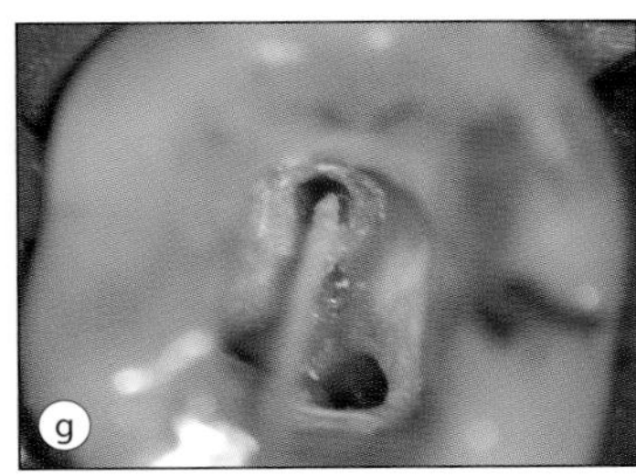

图 9.16 （a）牙胶存在于远中根管；（b）开孔器以转速 700r/min 来移除牙胶；（c）设定手机转速为 700r/min；（d）用 H 锉移除根尖部分的牙胶；（e）用注射器将氯仿置于根管中；（f）将器械置于根管中搅匀氯仿和牙胶，再用纸尖吸干；（g）再次用氯仿溶解残留的牙胶并用纸尖吸干

余的粘接剂。在水的冷却作用下，将一个超声手机坚固的弯曲尖端轻轻地作用于桩的边缘（图9.11）。其功率是变化的，超声尖端与桩直接接触以获得理想的效果。当到达适合的设定功率时，可以观察到桩底部粘接剂的振动。如果几分钟后桩仍然没有松动，可以用一个小的工作尖在桩周围切开一个狭窄的切口，以减弱其固位力（图9.12a，b）。然后用一个钝的工作尖重复第一个步骤。这个步骤能移除大部分的桩（图9.12c）。在移除一个过长的非螺纹桩的过程中，如果超声振荡不成功，则可能需要使用一个取桩器（图9.13）。

陶瓷桩一般使用树脂或玻璃离子粘接剂进行粘接。用树脂粘接且固定良好的陶瓷桩是极难去除的。纤维桩比金属桩更容易被去除，使用超声工作尖 /Piezo 或 Gates - Glidden 钻头、小的不锈钢玫瑰头钻，或者专门设计的钻头 (D.T. Light-post removal kit，Bisco，Inc.，Schaumburg，IL，USA) 都可以将其去除（图 9.14）。

去除牙胶

根管再治疗时，H 锉可以很轻松地插入充填不密实的牙胶缝隙中，钩拉住部分牙胶，并随着器械提拉出来。充填密实的牙胶则不同，它需要制造间隙来将 H 锉插入，从而提拉出大部分牙胶。也可通过加热或溶剂软化牙胶并插入相关锉或器械创造间隙以去除牙胶。

移除充填密实的牙胶的第一步是开髓，并将髓室清理干净。可用高速球钻和手用挖匙来去除牙胶。根充多年的牙胶会逐渐被硫化，变得更加坚硬而易碎，因此更难被去除。超声工作尖、镍钛扩孔钻、H锉和氯仿在去除牙胶时非常有用（图9.15）。整个过程包含3个步骤：

1. 使用一个狭窄、细小的超声工作尖或一个镍钛旋转器械，可以更容易地去除冠部牙胶（图9.16a~c）。
2. 可用H锉去除大部分剩余牙胶（图9.16d）。选一个不会卡在根管壁的最大号锉，将它置于根管中，手动旋转进入牙胶内。术前X线片可用于判断长度，但主要也需结合手感。
3. 在移除了大部分牙胶以后，最后一步需应用纸尖的毛细作用。用一个一次性注射器（图9.16e）将氯仿导入并充满根管，以溶解黏附于管壁的剩余牙胶。

氯仿不能溢出髓腔，否则会溶解橡皮障。应该先用一个小的手用锉轻轻地搅动氯仿，以确保牙胶完全溶解（图9.16f）。继而选用一个与根管匹配的最大号纸尖来吸附溶解物，依次将纸尖放入根尖内，以达到效果（图9.16g）。然后重复这一步骤，直到纸尖上不再有粉色变色。最后用冲洗剂彻底冲洗根管。

去除带核牙胶（Thermafil®）

如前，如果牙胶在根管中充填得很密实，首先应该用上述的一些器械来制造间隙。首先需要使用镍钛旋转器械或利用H锉的缠绕作用来移除塑料核。镍钛器械的转速为600~700r/min，锉的尺寸要足够小，以便尖端插入核与管壁间的牙胶中。一旦移除核，剩余的牙胶可以利用上述H锉的缠绕作用和编织作用进行移除。缠绕技术首先应创造间隙能够让两三支H锉分布于载体周围。一旦H锉就位，就将它们互相缠绕在一起，这就是所说的编织，最后将载体拉出。应注意初次根充的时间，因为最新的Thermafil®载体有一个纵行狭槽以便于在再治疗中移除，而旧版的Thermafil®是金属载体。

去除粘接材料

在以前治疗的根管中可以发现不同类型的粘接剂。它们可能是以氧化锌丁香油、树脂或甲醛树脂（N2，Russian Red 粘接剂）为基础的材料。特定的溶剂，包括Endosolv E 和 Endosolv R (Septodont，Cedex，France) 分别适用于前面两种粘接剂。但是并没有特定的溶剂可以溶解N2和Russian Red 粘接剂。在去除此类粘接剂时，使用小的长柄球钻或超声工作尖很容易偏离根管而导致穿孔。

处理台阶

如果之前的根充物没有到达根尖孔，根管中可能会存在台阶或碎屑。如果拍摄角度合适，牙片上可观察到台阶（图9.17）。若根充物偏移根尖区则提示台阶存在，上段根管被清理干净后台阶是可以被去除的。8号或10号尖端预弯的不锈钢锉可用来探查根管的通畅情况。一旦发现锉绕过台阶，则可轻轻地将台阶锉平（图9.18）。

堵塞的牙本质碎屑

台阶的产生往往是由于存在牙本质碎屑堵塞根管（图

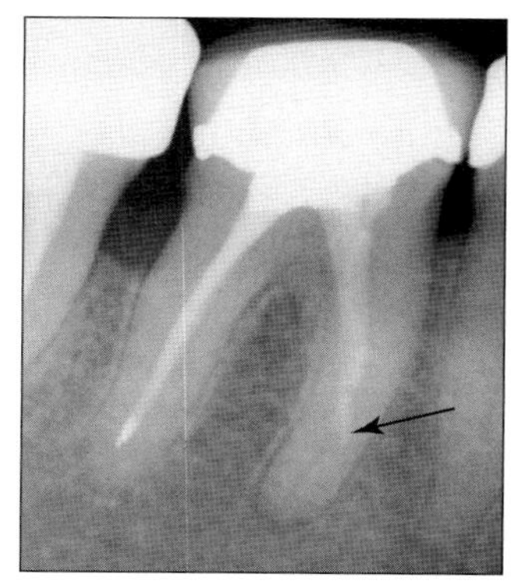

图9.17 弯曲根管中较短的根充材料提示存在台阶（箭头所示）

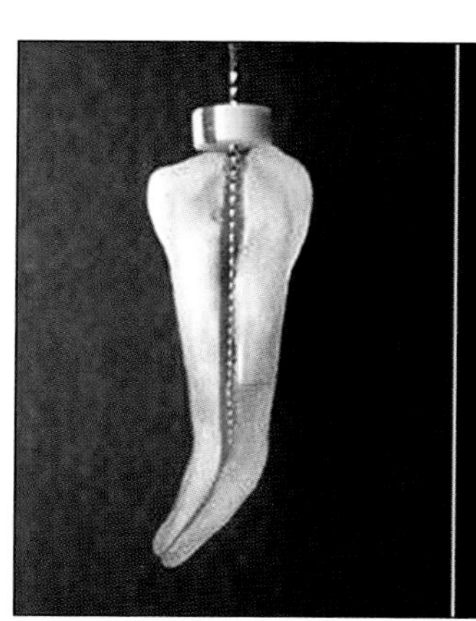
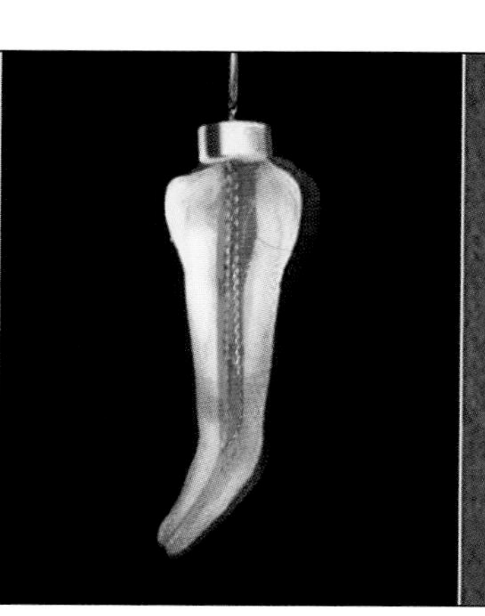
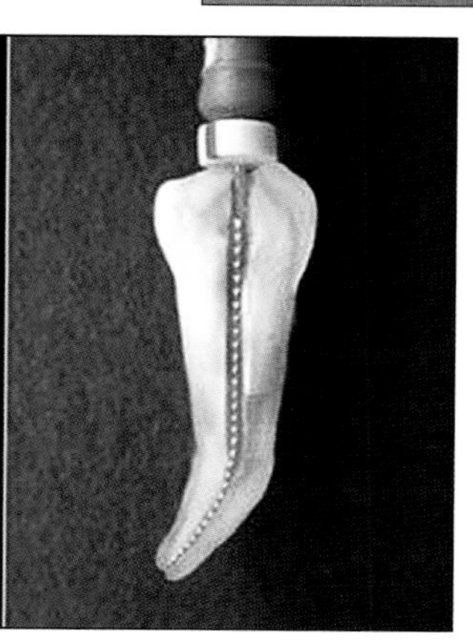

图9.18 将较细器械的尖端预弯以绕过台阶。橡皮圈可标记弯曲的位置

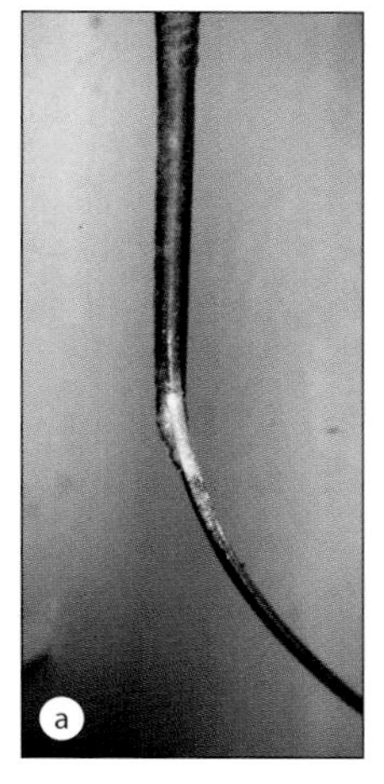
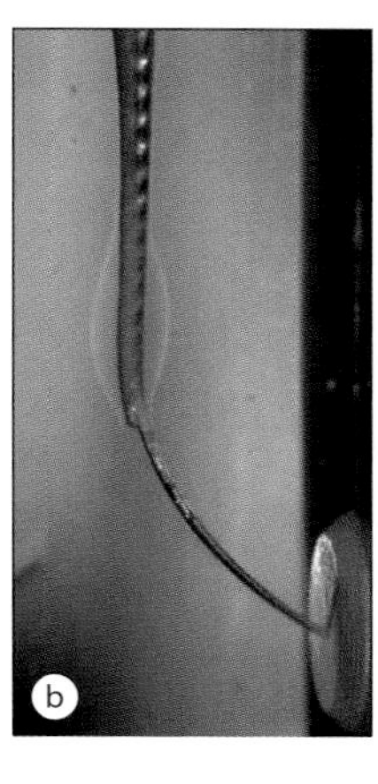
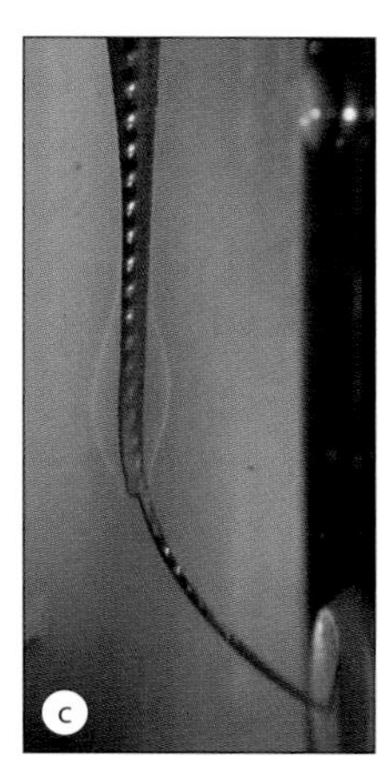
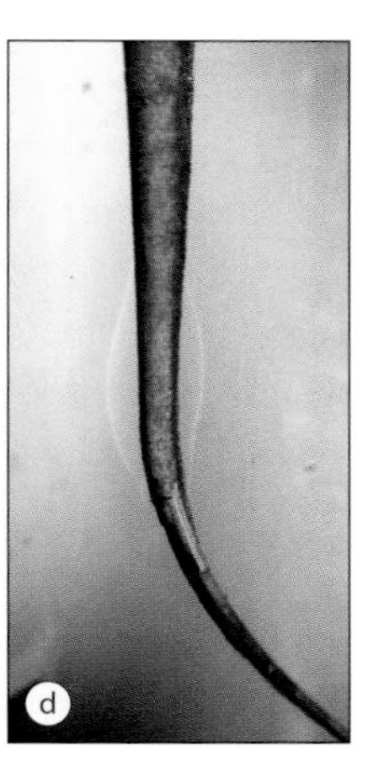

图 9.19 （a）大块塑料台阶，并且被碎屑阻塞；（b）在湿润的根管中用 15 号超声器械去除碎屑；（c）用 10 号尖端预弯的 K 锉绕过台阶；（d）用手用器械完成根管预备

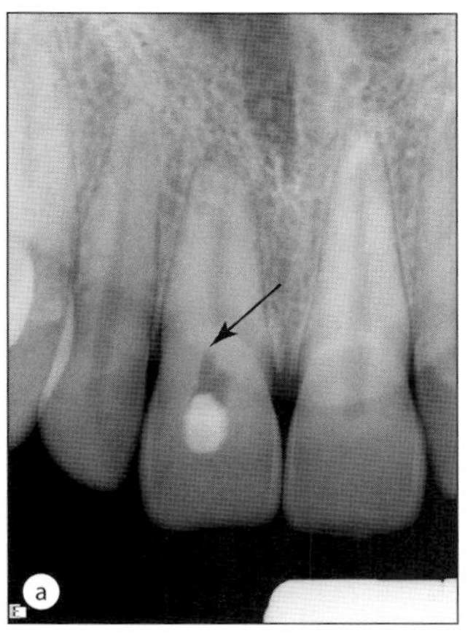
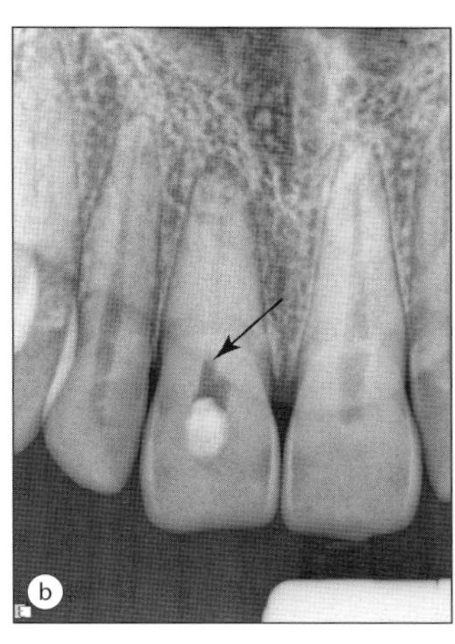
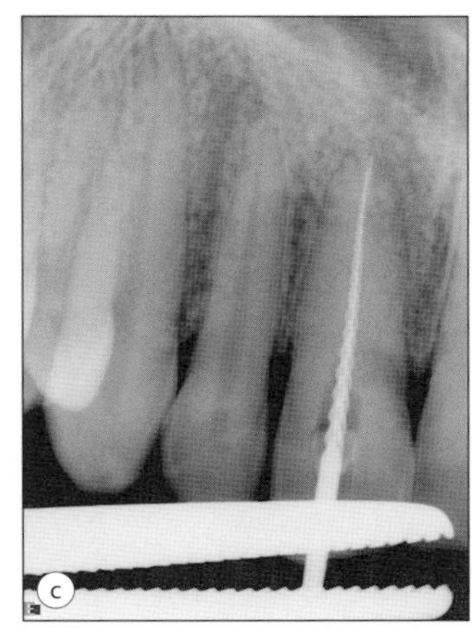
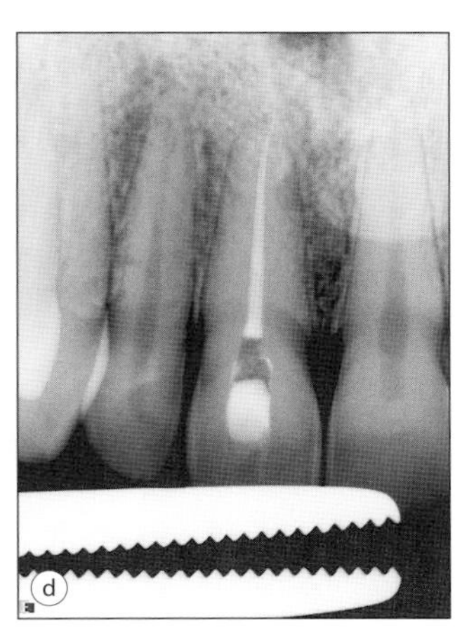

图 9.20 （a）患者的根管不能定位（箭头所示）；（b）高分辨率的 X 线片显示根管具有透射性（箭头所示）；（c）如文中所述定位并绕过根管；（d）完成根管预备及根充

9.19a）。第一大挑战是仅凭借手感探查根管是否被牙本质碎屑堵塞。去除堵塞的牙本质碎屑并没有便捷的方法，只能耐心地用小号锉小心、稳定地进行提拉。EDTA 对无机成分的化学溶解和次氯酸钠针对有机成分的化学溶解将对此有所帮助。两者应该大量交替使用，并且用锉或适合的牙胶尖进行搅动。如果上述步骤不能成功，则可尝试应用小的预弯的超声振荡锉来松动碎屑（图 9.19b~d）。危险在于当碎屑堵塞得非常紧实甚至与周围的牙本质硬度相当时，尝试移除它，则可能会导致根管侧穿。

钙化根管

有时需要再治疗的牙齿可能有尚未治疗过的根管，或仅仅部分治疗过的根管。这并非医源性阻塞所致，而是由于之前的操作者没能打通已钙化的根管。自然根管的钙化有各种原因，包括老年牙、外伤牙、大的修复体和慢性边缘性牙周炎。钙化的表现形式如下：

1. 额外的、不规则的继发性牙本质使根管狭窄且表面粗糙，但保留了器械进入的根管通路。
2. 牙本质小管钙化使器械预备时感到牙本质变得更坚硬，但仍保留了根管通路。
3. 牙髓的营养障碍性钙化，也使根管无规则地狭窄，进而更容易导致阻塞。

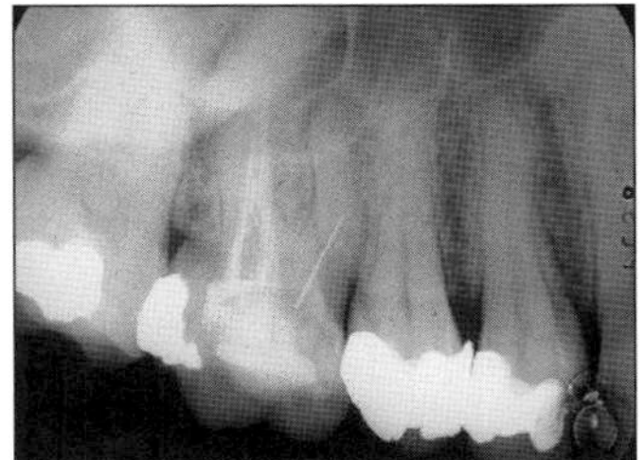

图 9.21 冠部折断器械——通常可被移除

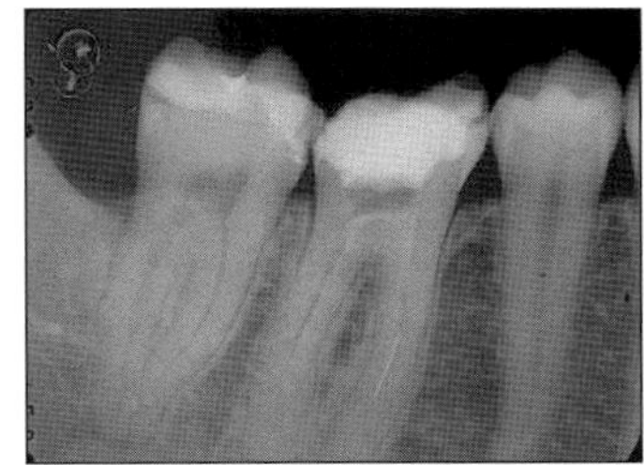

图 9.22 中部折断器械——可能被移除

以上 3 种情况也有可能同时发生。由于病因的不同，不同部位的根管宽度可能也有所不同。例如，冠部牙本质受到刺激产生的钙化，可能使根管的冠部变得狭窄，但沿根尖方向又变宽起来。每一个病例都应该准确地诊断钙化的类型。

关键在于先定位根管口。一旦定位好，挑战就在于有耐心地将手用锉结合含有EDTA的润滑剂到达工作长度，并以6号、8号、10号锉逐步扩大。当锉遇到阻力时，应敏

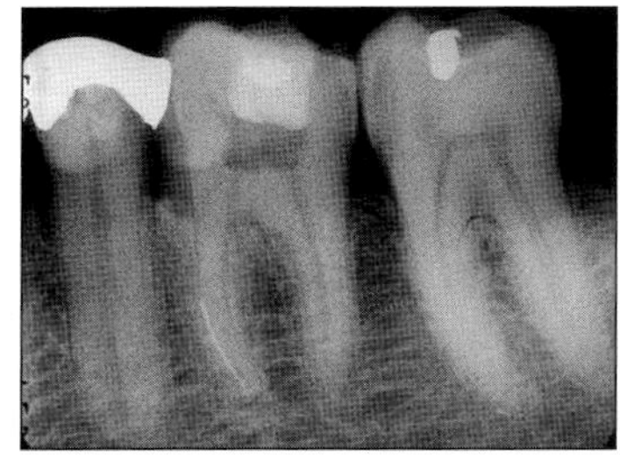

图 9.23 根尖部折断器械——难以被移除

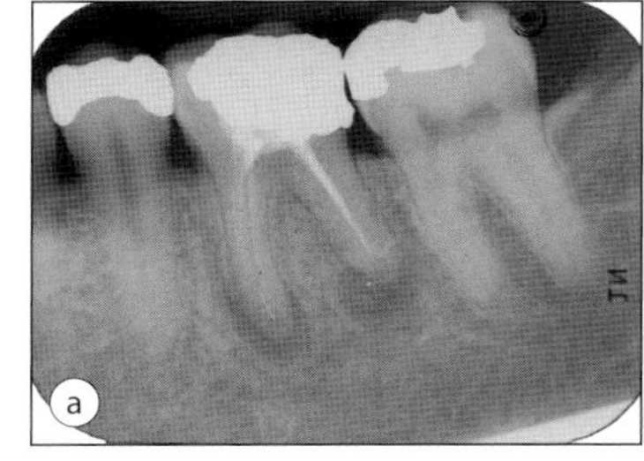

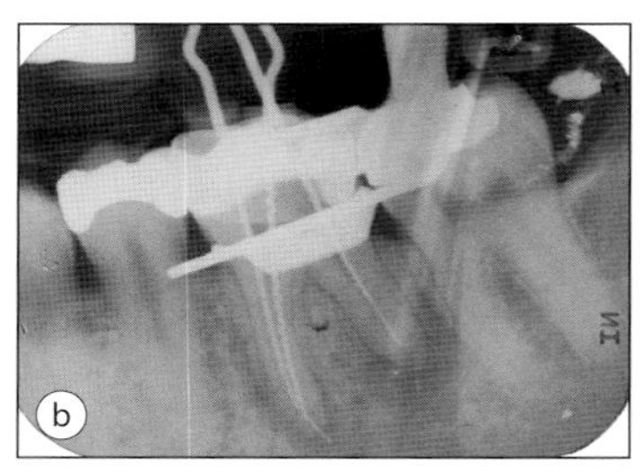

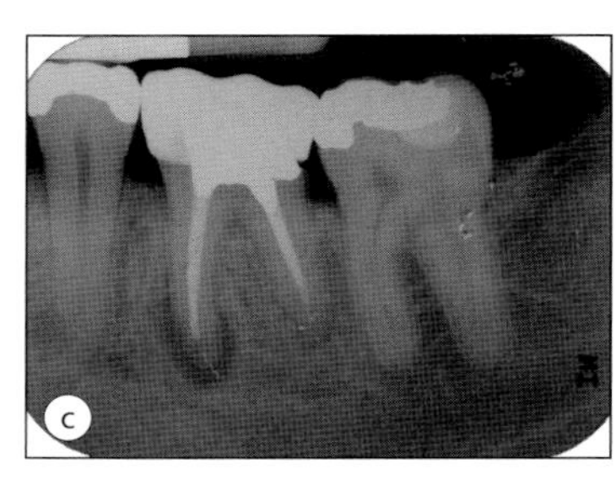

图 9.24 （a~c）尝试移除时将分离的器械推进根尖组织

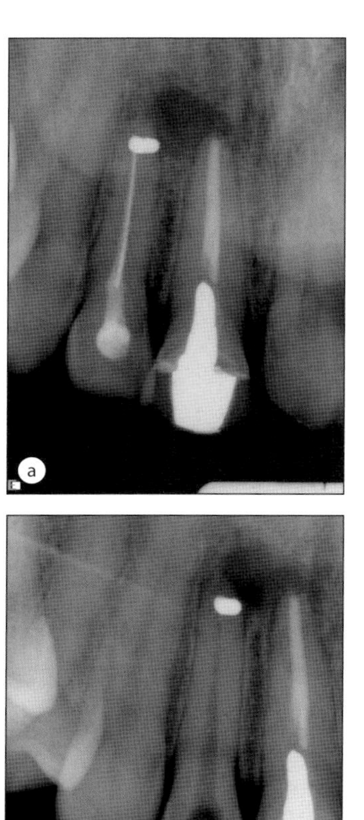

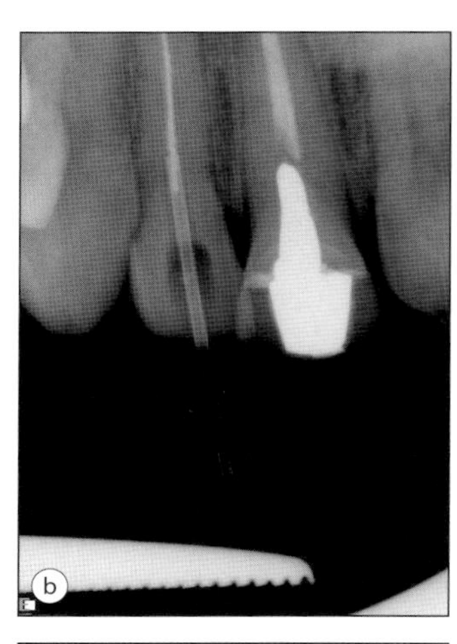

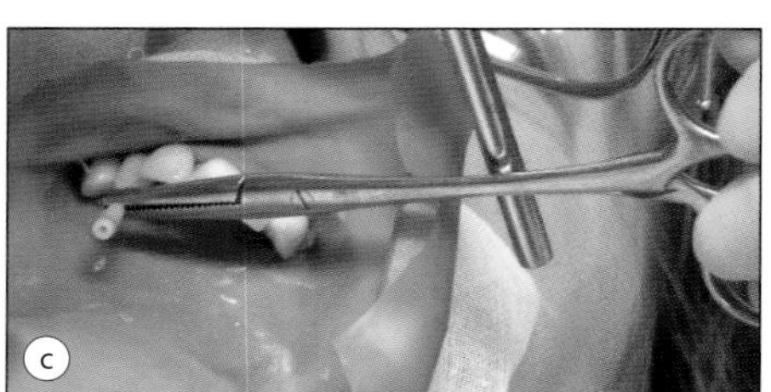

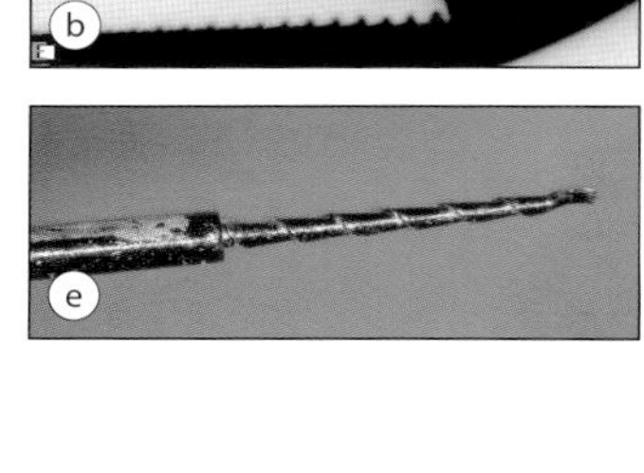

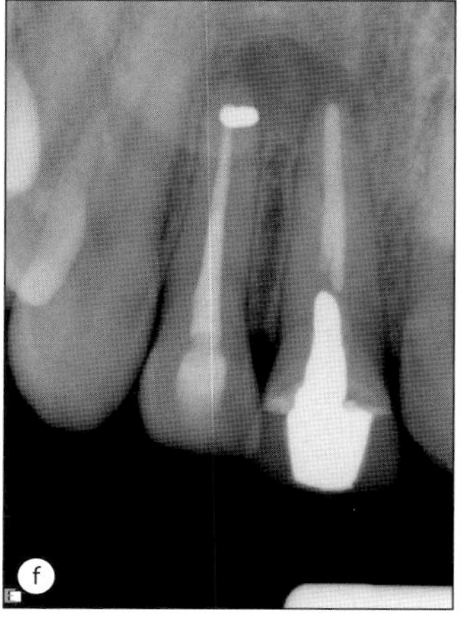

图 9.25 （a）在后退地放置银汞于 12 时将器械折断并嵌入其中；（b）适用于暴露器械的套管；（c）用动脉钳拔出套管；（d）成功地移除断裂器械；（e）套管中牢固地钳住了 H 锉；（f）根管预备和充填

感地提前使用大号锉并重复这个步骤。先用10号、15号、20号的锉，再用6号、8号、10号的锉。目的在于消除可能是中断进程原因的冠部约束力。这些都需要凭借手感完成，这是其他器械所无法取代的（图9.20）。

去除金属器械和银尖

需要强调的是，一个折断器械本身并不会导致治疗的失败。如果它完全在根管系统中，并不会危害患者健康，其本身也不会产生任何症状。然而，当它阻断了到达根尖感染的通路时，很可能导致不利的治疗效果，如果临床上有可操作性且不会导致进一步的医源性损害，则应该将其移除。术前 X 线片可以显示这个金属阻塞物的位置及周围结构。下面简单的分类将有助于操作者判断如何最好地进行处理（图 9.21~ 图 9.23）。

1 类：位于根管且突出于髓腔内。用 Steiglitz 镊或一对小自锁镊可以很容易夹除这种阻塞物。

2 类：位于根管的垂直部分。首先用一个小的手用锉结合润滑剂来绕过阻塞物。如果可以到达工作长度并进行预备，那么可能不需要移除金属物，而仅需充填根管，以使器械嵌入充填材料中。但需要注意的是，不要推动绕过的金属物，它可能从管壁上分离开来而进入根尖组织，进而破坏根尖周愈合（图 9.24）。如果不能绕过这个物体，则需用超声工作尖在这个嵌入的物体周围切开一个狭窄的槽。当物体暴露其冠部的 2mm 时，可以用一个拔牙器或

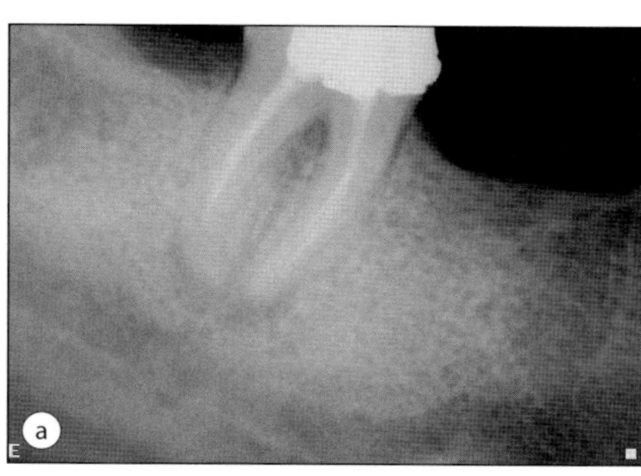
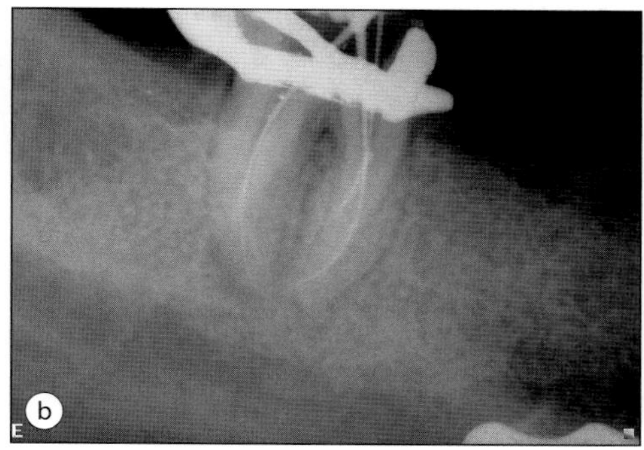
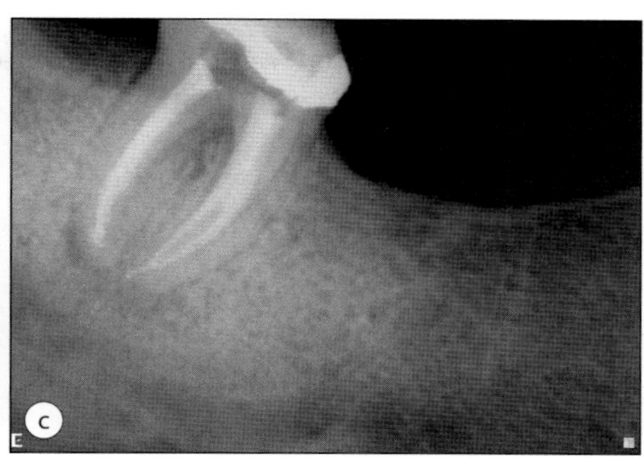

图 9.26 （a）折断的器械位于根管弯曲处的上端；（b）使用手用器械绕过折断器械并用 15 号超声锉将其取出；（c）根管预备和充填

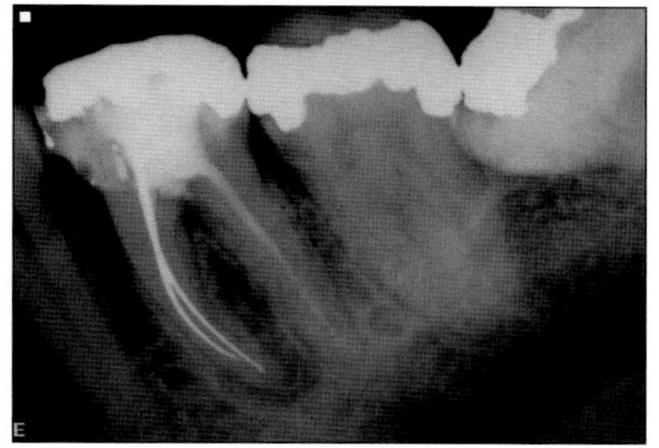

图 9.27 近中根管的银尖——髓室底穿孔

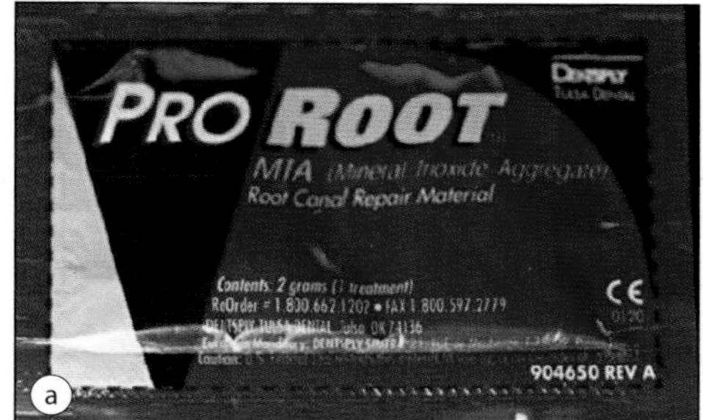

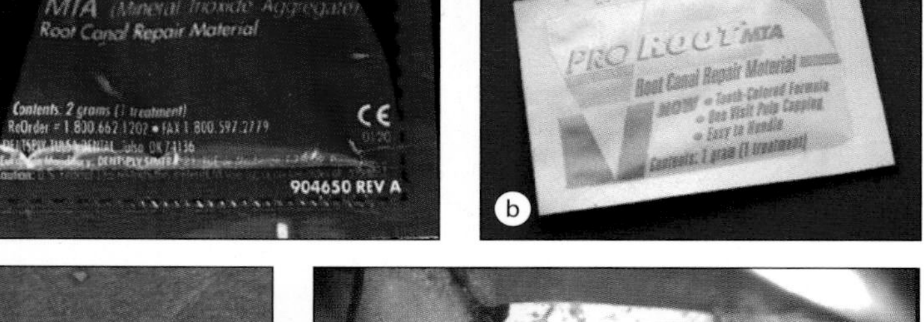

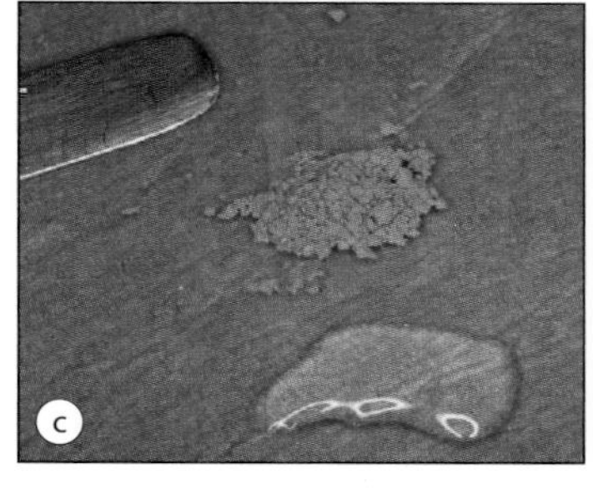
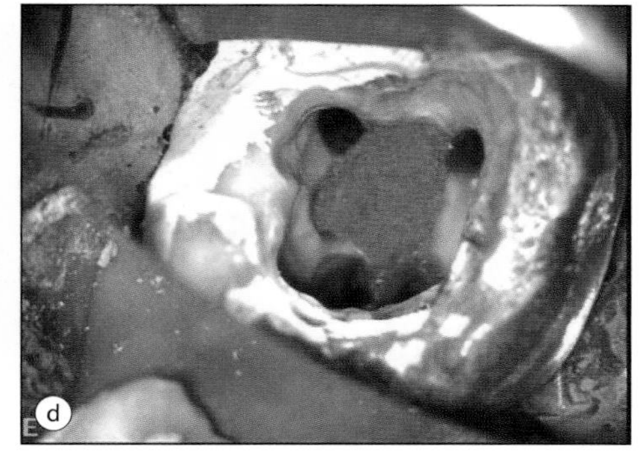

图 9.28 （a，b）ProRoot® 材料（MTA）都是灰白色的材料（Dentsply，Tulsa）；（c）MTA 和蒸馏水相混合；（d）将 MTA 置于髓室底以封闭穿孔

专门设计的移除工具将其取出（图 9.25）。使用超声移除银尖或镍钛器械时要特别小心。银尖质软，超声工作尖在它周围切割备槽时可能会切断它。对于镍钛器械，超声工作尖可将折断的器械振裂成小碎块而使它更难以被去除。避免超声工作尖破坏银尖或镍钛器械需要好的视野和放大系统以及稳定的操作。

3 类：位于根管的弯曲处。大多数金属物在移除过程中都存在过度地去除牙本质或导致根管穿孔的情况。可尝试使用细小不锈钢器械加润滑剂在断械周围制造旁路。预弯器械的前部以便于探查越过物体的通路。根管并非是圆的，因此，在金属和管壁之间必然存在间隙。或者，如果不锈钢器械大小合适且未卡入牙本质，它有时可以绕过物体而进入螺纹槽中。一旦成功地制造出旁路，可以使用较大的器械，从而将根管预备成理想的形态（图 9.26）。

穿孔

当根管发生内、外吸收或操作失误时可出现根管穿孔。成功的修复取决于穿孔的位置、大小以及受污染的风险和程度。当感染得到控制时，封闭骨内的穿孔往往可以获得较为理想的预后（图9.27）。与口腔交通的穿孔可被当作有异常形态的正常龋洞而进行修复。应该尽快修复穿孔以防止进一步的污染。许多材料可用来修复穿孔，包括以氧化锌丁香油为基础的粘接剂，如IRM® 和EBA®，它们因为其具有抗菌性而被挑选出来。如今，一般选择MTA（mineral trioxide aggregate）修复穿孔（图9.28），因为它具有良好的生物相容性和成骨性。但它的凝固时间较长，易于被唾液冲走，因此不适合修复暴露于口腔中的穿孔。这种情况下应该选择玻璃离子。图9.27和图9.29展示了应用玻璃离子修复穿孔作为临时手段来完成根管系统

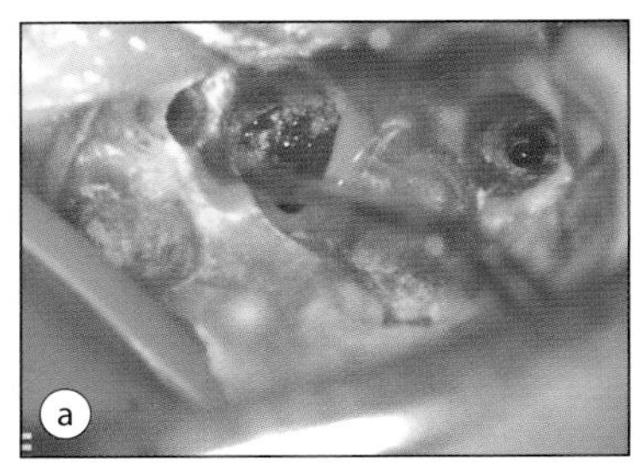
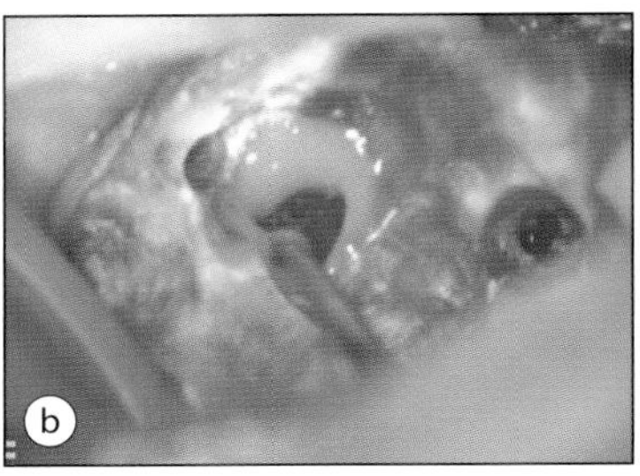
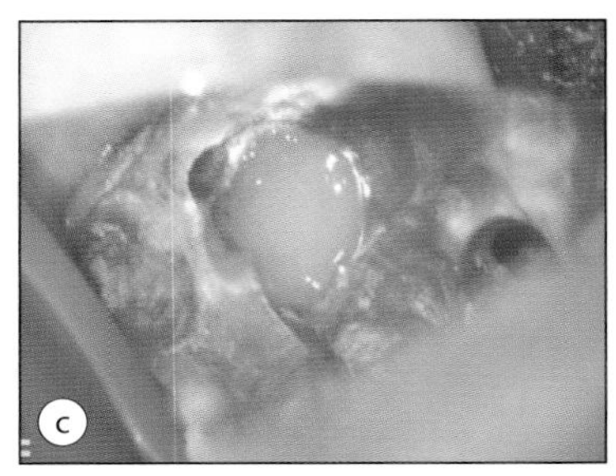
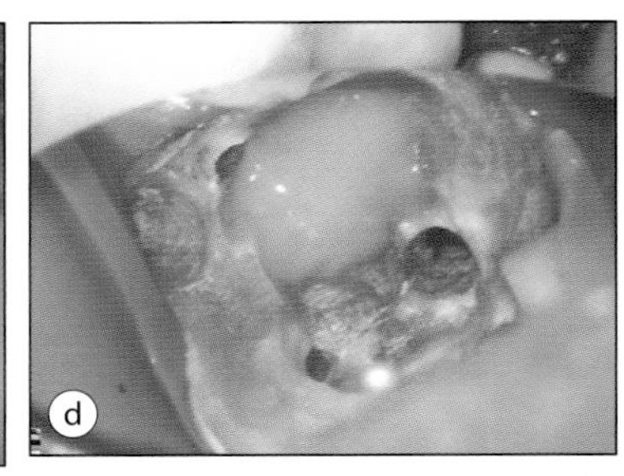
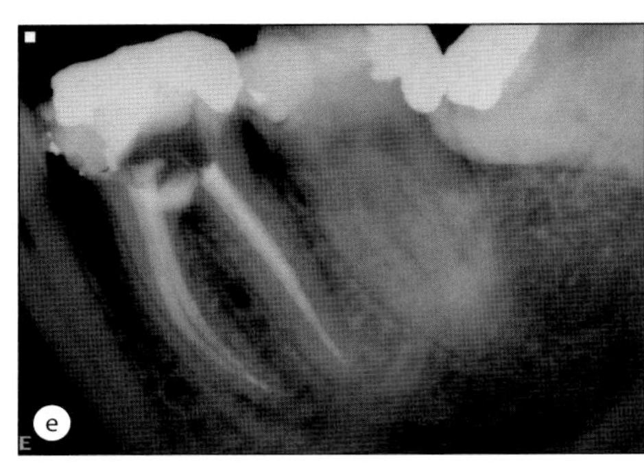

图 9.29 (a）可见穿孔。用牙体探针在穿孔的周围放置玻璃离子（GIC）；（b）避免触碰牙周组织而建立玻璃离子桥；（c）完成玻璃离子桥；（d）另放置一些玻璃离子以避免材料被推入牙周组织中；（e）术后 X 线片

的化学机械预备。最后在根充之前，用MTA替换玻璃离子。在一些病例中，医源性穿孔位于根管的尖端1/3处，它可以被当作单独的根管并用牙胶充填。当无法通过根管修复穿孔时可选择行根尖手术。

根管外科再治疗

根管外科的分类和适应证

牙科学在广义上被认为是一门外科学，因此它又称作根管外科学。根管外科是指在牙槽骨表面的膜龈复合体上做一个切口从而进入根尖周组织。从历史上看，根管外科有许多适应证。随着牙髓生物学理解和知识的进展，根管外科的适应证逐步形成，它可以通过获得直接通路，解决根管内无法完成的根管治疗。

根管治疗技术的进步和按照指南标准行根管治疗的高成功率，逐步减少了根管外科的应用。因为大部分问题可通过非手术根管治疗得到解决，根管外科的频率实际有所减少。而且手术治疗的费用高昂，使它与拔除患牙再行修复相比缺乏竞争力。根管外科操作根据其目的可分为如下几类：

- 急症手术。
  - 切开引流。
  - 钻孔引流。
- 活检。
- 根尖手术和倒充填。
- 修整术。
  - 穿孔修补。
  - 根切术。
  - 半切术。
- 意向性牙再植术。
- 组织再生过程。
- 减压。

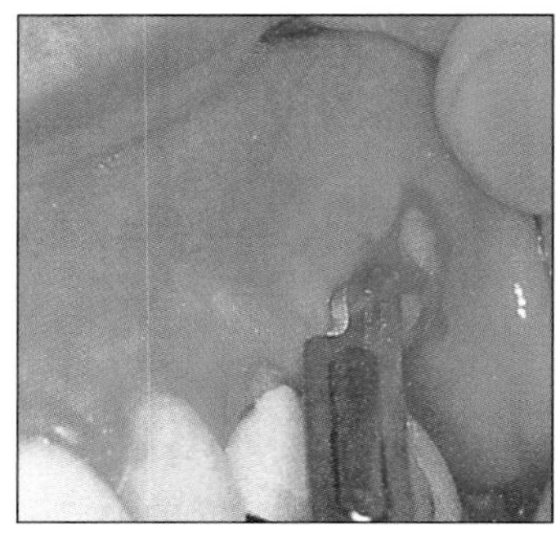

图 9.30 切开和排脓

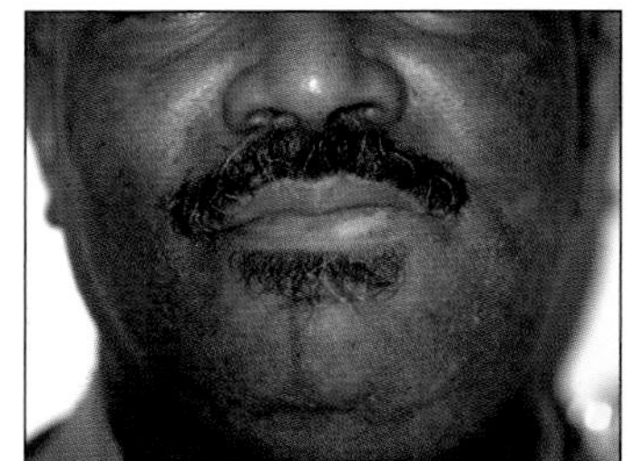

图 9.31 蜂窝织炎是一种有症状的水肿炎症反应，可通过颌面间隙而扩散开来

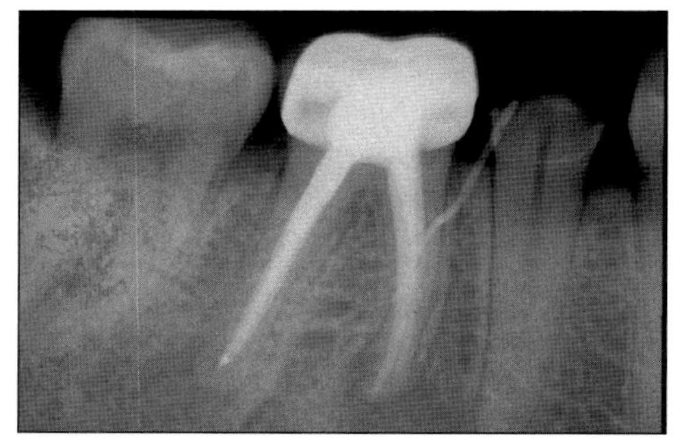

图 9.32 下颌磨牙 X 线片显示近中根在环钻术中出现穿孔而导致各种问题。插入窦道中的牙胶显示感染来源于根中部

急症手术

切开引流

切开引流是一个相对较小的手术，是在口腔黏膜上做

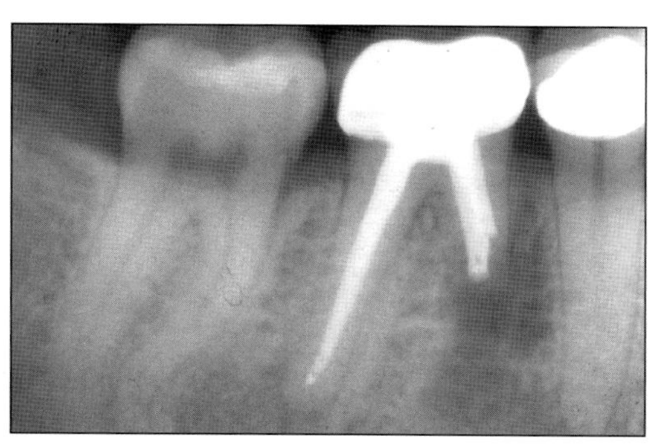

图 9.33 近中牙根在方向偏移的环钻术中形成的穿孔水平处行截根术 2 个月后的术后片

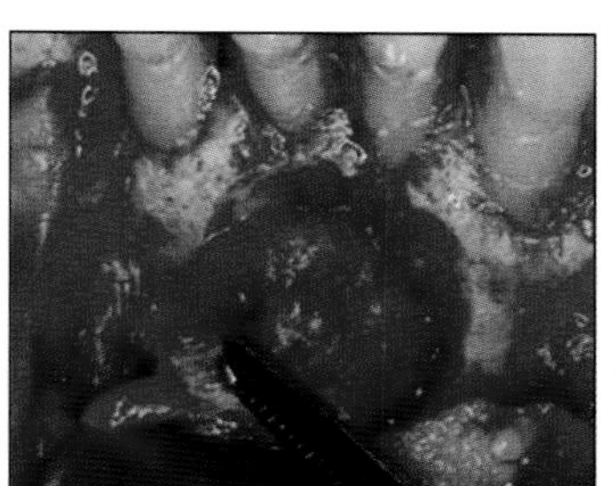

图 9.34 在根尖周外科手术中切取组织以行组织病理学检查

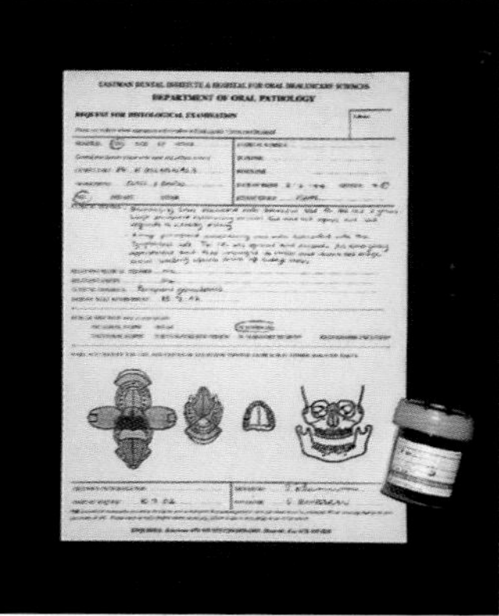

图 9.35 有 10% 福尔马林的活检瓶和正确填写的临床活检申请单

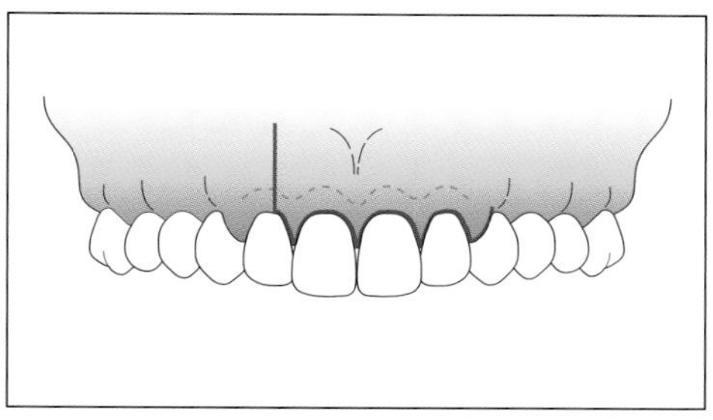

图 9.36 三角形瓣

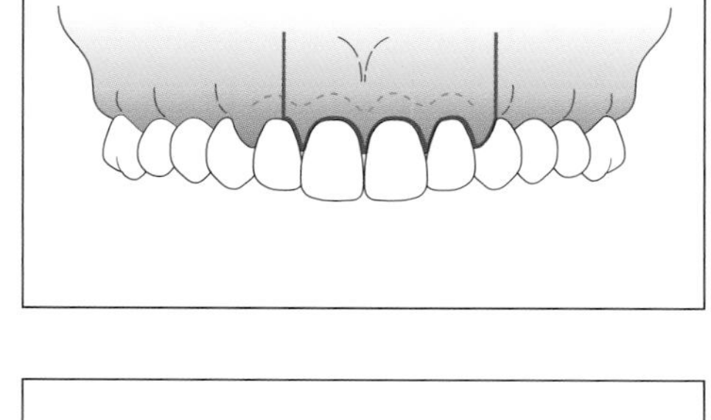

图 9.37 矩形瓣

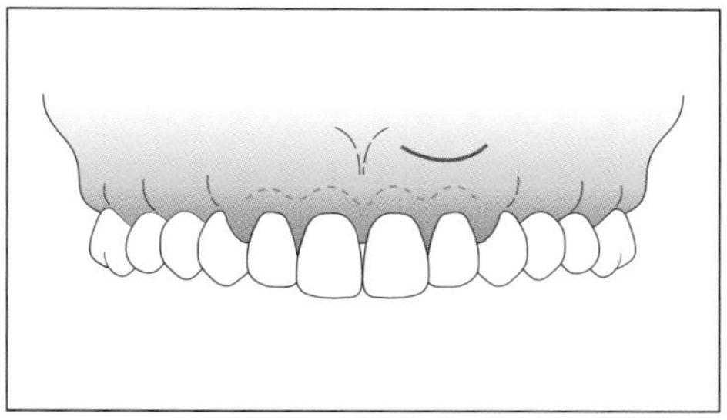

图9.38 半月形瓣

一个外科切口以释放脓液和渗出物（图 9.30）。但是，当肿胀扩散到口腔外的组织间隙时，也可能危及生命，如气道阻塞。蜂窝织炎（图 9.31）是炎症通过筋膜间隙扩散而产生的水肿反应。这种感染需要立即应用抗生素和止痛药进行治疗，如有可能，则进行切排（见第 10 章）。

钻孔引流

钻孔引流是在牙槽骨皮质层做一个外科穿孔，以释放根尖周组织的渗出物。它适用于具有急性疼痛但没有明显的口内外肿胀而无法进行切排的病例。它的目的在于帮助炎性渗出物通过皮质层的穿孔处释放出来。这个操作可包括使用环形钻头或仅用一个无菌指形刮刀刺穿皮质层。但在使用钻头时可能会发生一些事故（图 9.32），而其对牙齿的损伤需要进行外科矫正（图 9.33）。只有通过根管无法进行排脓或疗效不明显时才会使用这种方法。当病变波及全身系统时才需使用抗生素。

活检

活检的目的在于通过组织学检查做一个最终的诊断。它包括手术取一个软组织或硬组织的切片以用于组织病理学检测（图 9.34）。在根尖手术操作中一定不能低估常规组织学检查的价值。在根尖手术中常规进行活检是治疗过程中的标准程序，尤其是当外科手术频率逐渐降低，而非牙源性疼痛的频率逐渐增高时。对切除组织的正确处理对于建立一个准确的组织病理学诊断是非常重要的。移除的组织必须立刻放入 10% 的福尔马林溶液中，并与相关全部细节一起送往病理实验室（图 9.35）。

活检申请单需包括以下内容：

- 病史，包括患者的所有相关信息。
- 病灶的临床描述。
- 对活检组织的大致描述，包括尺寸、位置、持续时间、颜色、质地、稠度和影像学表现。
- 初步诊断。

活检常包括切除式活检和切取式活检。切除式活检可用于完整地移除病灶，因此也具有治疗效果。切取式活检仅仅用于确立诊断，因此很少用于牙髓治疗中。

根尖手术和倒充填

根尖手术包括切除病灶、截根、根管倒预备和根管倒充填。在所有的根尖手术的准备中，都必须考虑到组织瓣。

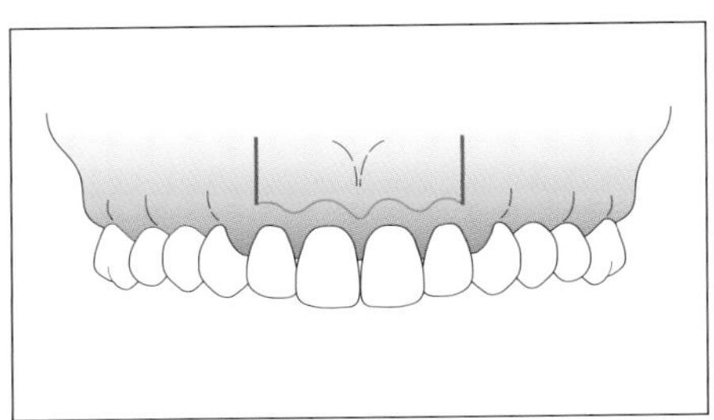

图 9.39 龈缘下瓣

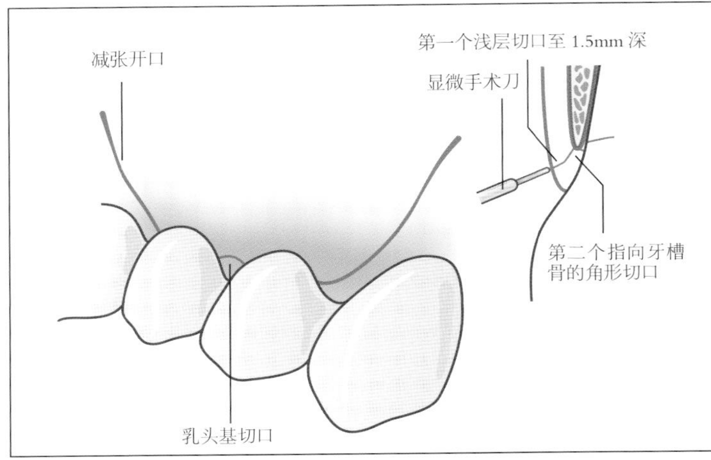

图9.40 乳头基瓣（改编自Velvart 2002-乳头基切口。International Endodontic Journal, 35, 453－460）

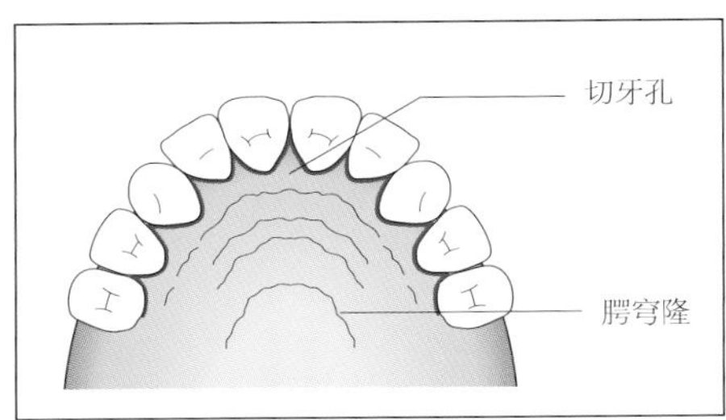

图 9.41 腭侧瓣

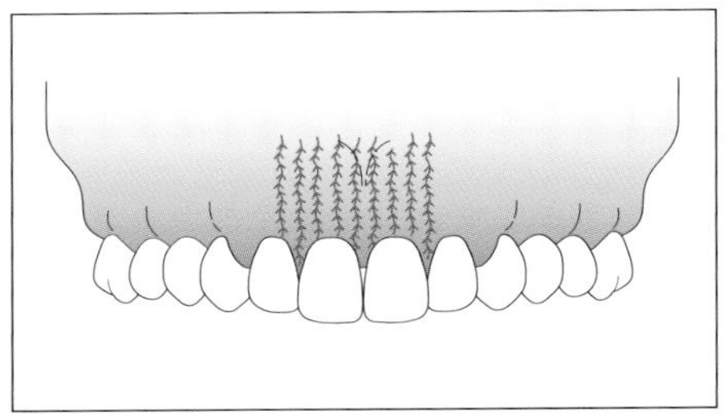

图 9.42 口腔黏膜血管的垂直分布

经过充分考虑的软组织设计可以极大地提高外科手术的预后，并且加快术后伤口的愈合。

瓣的设计

设计瓣的主要目的是形成良好的通路和视野，同时将软组织后缩时的损伤降到最低。这个设计应该确保皮瓣具有良好的血运供给，避免损伤周围的结构，以促进伤口愈合。瓣的范围应覆盖患牙，如有必要，可将瓣的范围扩大到患牙两边侧的一颗或多颗牙。术者应当在术后牙龈退缩的风险和良好的手术视野入路之间进行权衡。最好在有限的范围内尽可能地延伸瓣的范围。

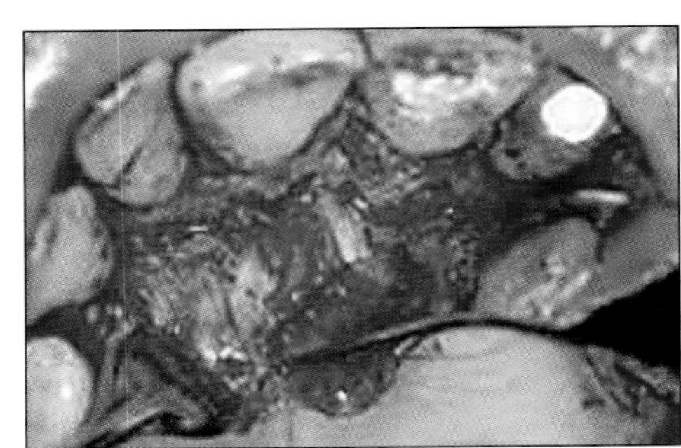

图 9.43 腭侧瓣

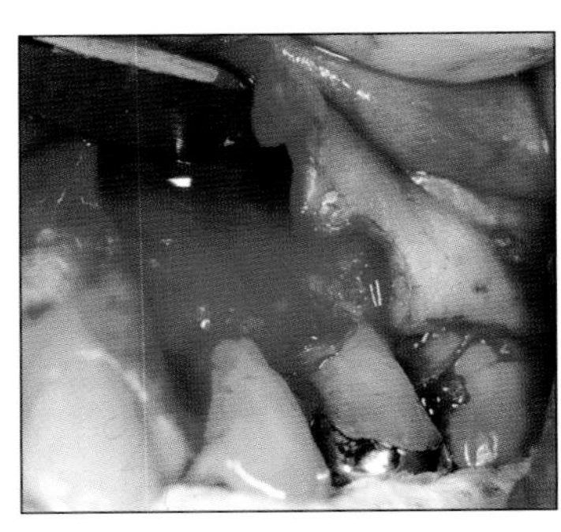

图 9.44 三角形黏骨膜瓣

影响瓣范围的因素包括颏神经、肌肉和系带附着的位置、牙根和骨的隆起、大的骨缺损。牙髓外科手术中需要使用完整的和有限的黏骨膜瓣，这和仅涉及健康龈缘组织的牙周手术瓣膜有所不同。黏骨膜瓣包括骨膜、其上覆盖的牙槽黏膜和牙龈组织。瓣膜是根据它们的形状而命名，包括三角形瓣（图 9.36）、矩形瓣（图 9.37）、半月形瓣（图 9.38）、龈缘下瓣（图 9.39）、乳头基瓣（图 9.40）和腭侧瓣（图 9.41）。做垂直切口的皮瓣出血较少，因为黏膜下血管走行的方向不同（图 9.42），尽管这只会带来轻微的优势。切口线的位置应使将来伤口闭合在健康的骨面上。颊瓣最常用于获得对根尖周组织的通路，而腭侧的通路更适用于腭部的牙根或缺损（图 9.41，图 9.43）。

舌侧瓣唯一的适应证是牙冠延长术或修复冠部舌侧缺损。

完整的黏骨膜瓣

黏骨膜瓣可以是三角形（图 9.36，图 9.44）、矩形（图 9.37，图 9.45）或梯形。传统方法普遍使用直角梯形瓣并绕过血管做切口（图 9.42）。考虑在一颗单独的牙齿上做一个龈瓣是非常有用的（图 9.46），这可以避免邻近有冠修复体牙齿的牙龈退缩。教学中最常见的是基于血管分布的矩形和三角形龈瓣，但临床经验表明它们与梯形皮瓣相比预后并没有明显差异。

三角形瓣具有良好的伸缩性，如有必要它既可以延

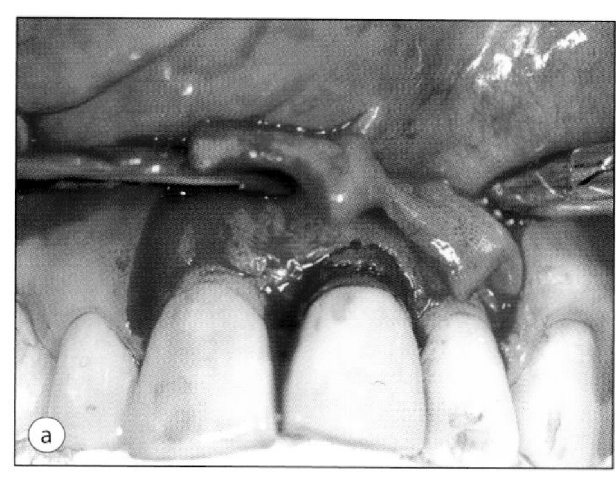
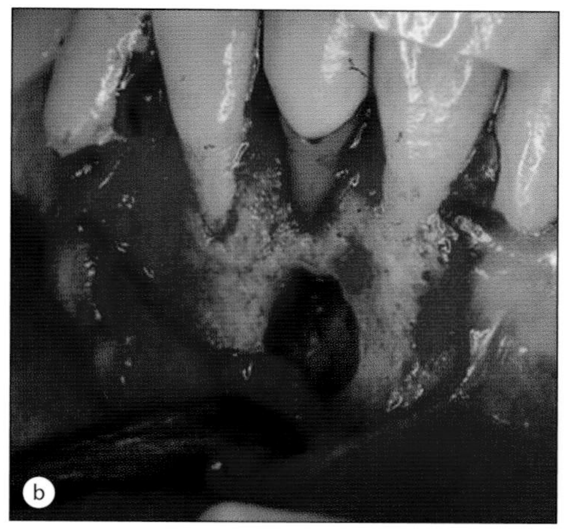
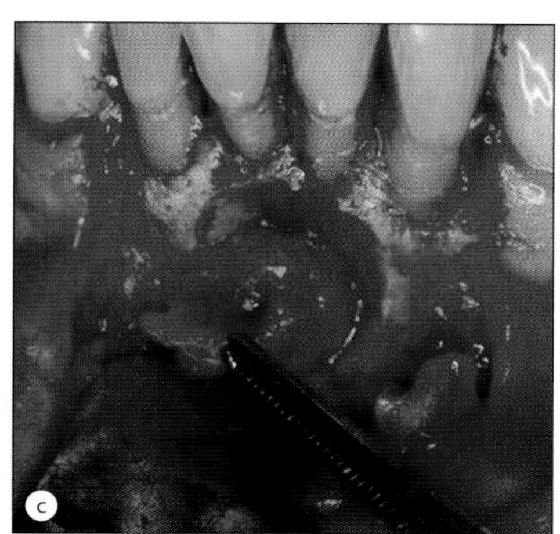

图 9.45 （a~c）矩形全黏骨膜组织瓣

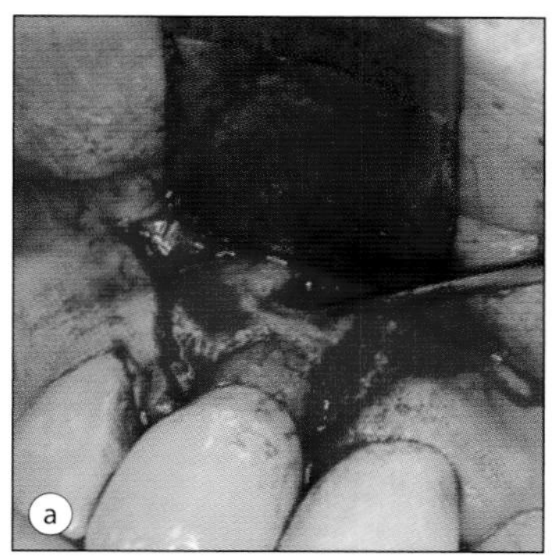
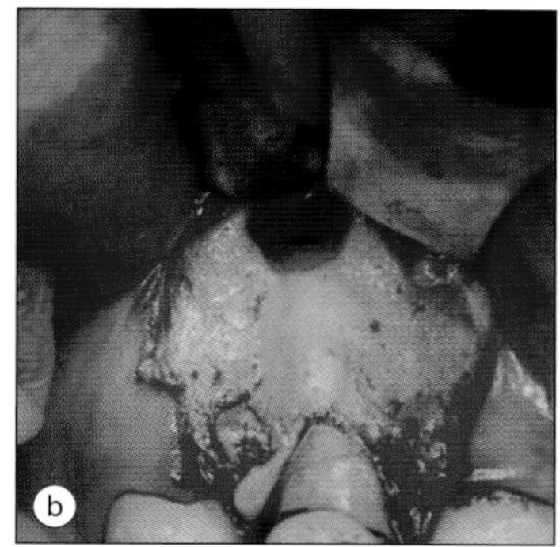

图 9.46 （a，b）梯形全黏骨膜组织瓣

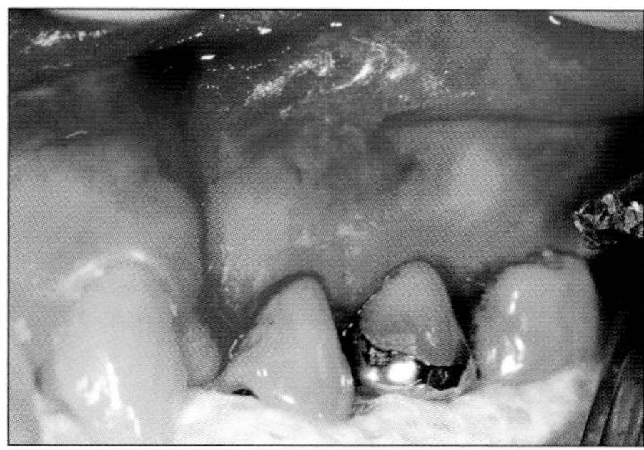

图 9.47 龈沟垂直切口

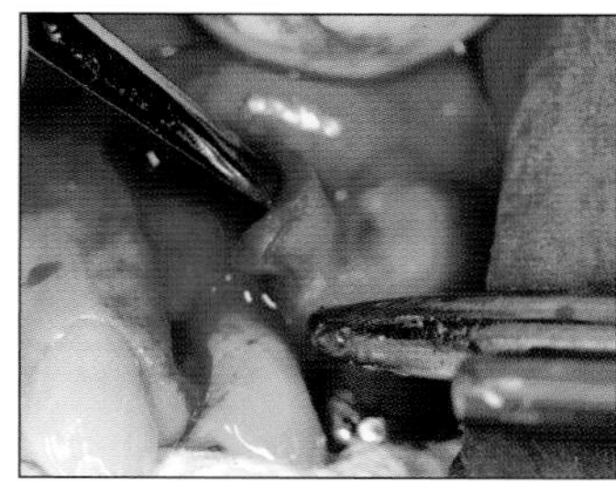

图 9.48 翻开垂直切口后的附着牙龈组织

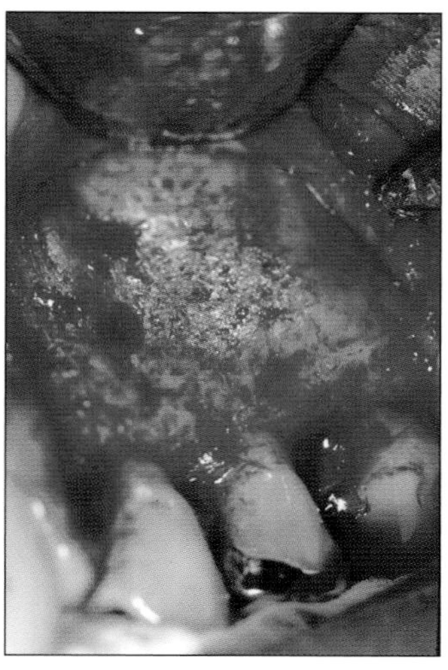

图 9.49 骨膜瓣下完成暴露术区，拉钩稳固地放置在骨组织上

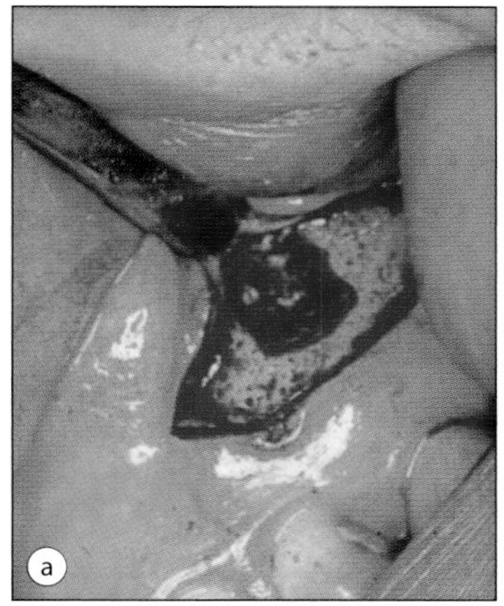
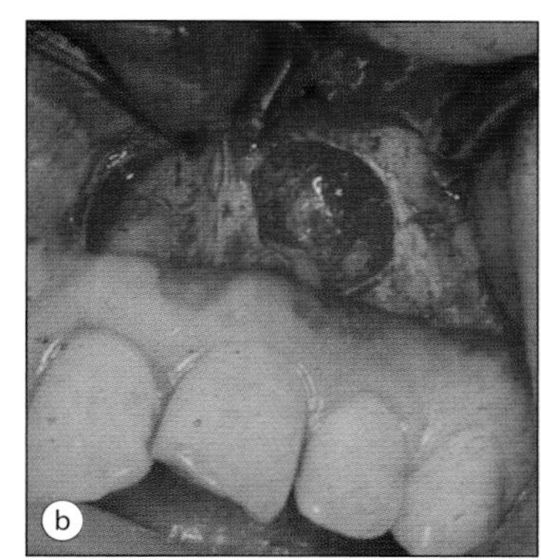
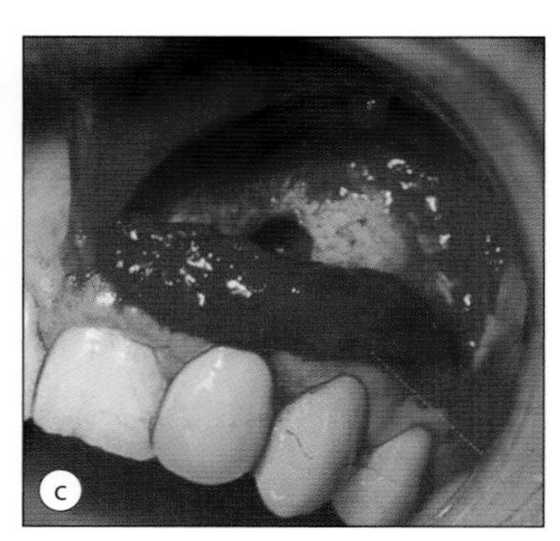
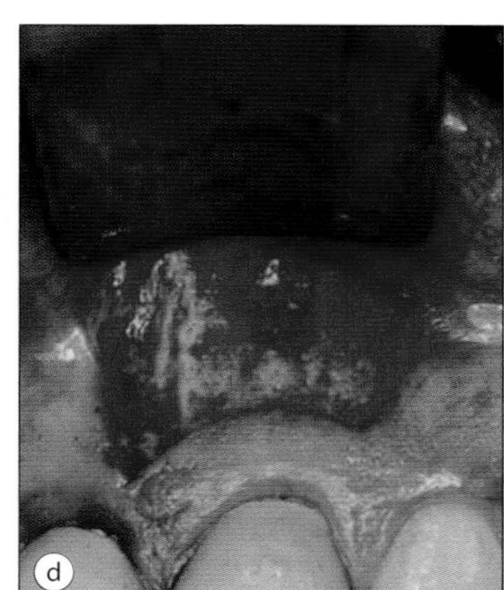

图 9.50 （a~d）不同切口线的黏骨膜瓣；（c）骨膜瓣向冠方牵引；（d）显示了 Leubke-Ochsenbein 方法

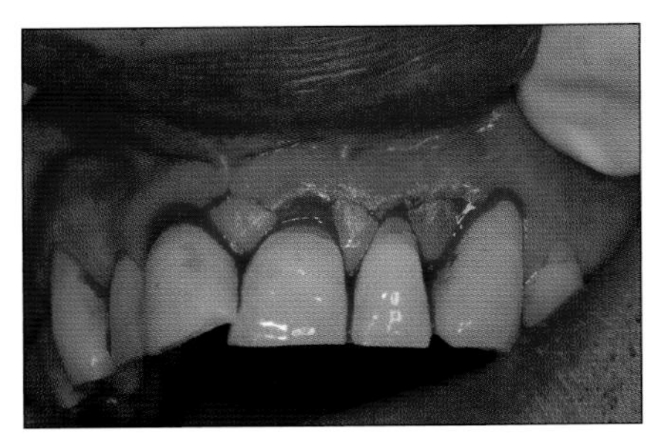

图 9.51 龈乳头切口的黏骨膜瓣

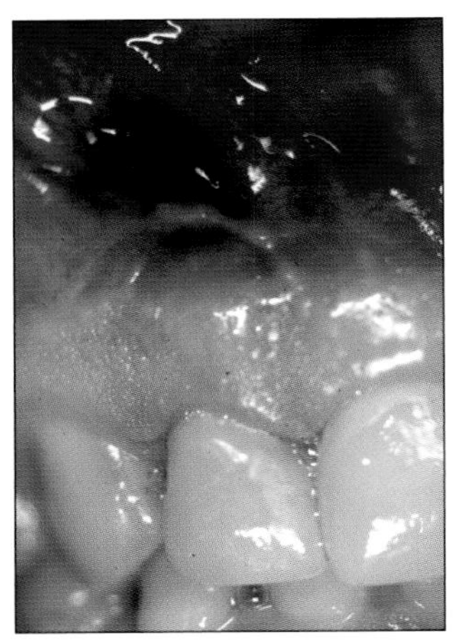

图 9.52 口腔黏膜切口 1 个月后形成的瘢痕组织

伸，也可以转换为矩形瓣。它由一个龈沟切口和一个辅助松弛切口所形成（图9.47）。这个辅助切口始于牙槽黏膜，越过附着龈和龈边缘，最终止于牙齿的近中和远中。牙龈乳头应予以保留，这将有利于皮瓣复位并防止龈乳头退缩。皮瓣的翻开应始于垂直切口的附着龈（图9.48）。全厚瓣的优点在于提供到牙根的良好入路（图9.49），易于反映组织情况、复位并提供良好的愈合，而且通常没有瘢痕，从而最大限度地减少术后疼痛和肿胀。这种龈瓣的唯一的缺点是可能导致术后牙龈退缩。菲薄的组织边缘容易出现这种情况，正确地处理这些组织可将这种可能降到最低。

局部黏骨膜瓣

这种龈瓣的设计可以减少对龈缘的干扰，尤其是修复体周围龈退缩最容易影响美观。它们包括半月形（图 9.38）、龈缘下（图 9.39，图 9.50）和乳头基（图 9.51）龈瓣。这种半月形龈瓣是通过在牙槽骨上切开一个半月形切口而获得。它所提供的视野有限且很容易产生瘢痕（图 9.52）。龈缘下龈瓣包括两个附着龈上的两个垂直切口和一个扇形水平切口，它参照了牙龈边缘的轮廓 (Leubke-Ochsenbein)。必须注意的是附着龈要求 3~5mm 的宽度。乳头基龈瓣包括顺着牙龈乳头基底部做一个浅的垂直松解切口和一个直达牙槽骨的切口。这在牙龈乳头基底部创造了一个很厚的龈瓣（图 9.40，图 9.51）。

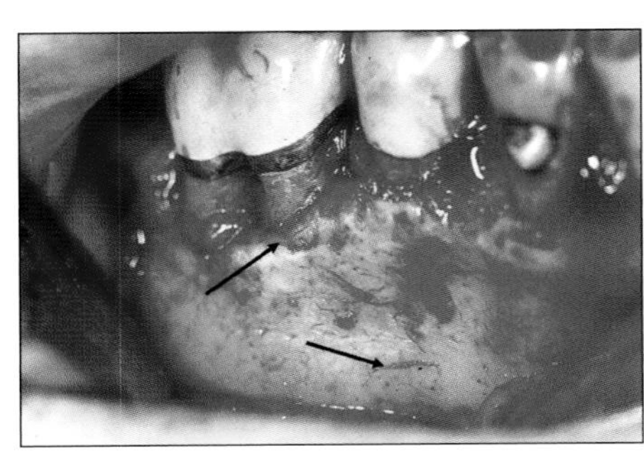

图 9.53 保留在皮质骨上组织标签（箭头所示）增强附着，加速术后愈合

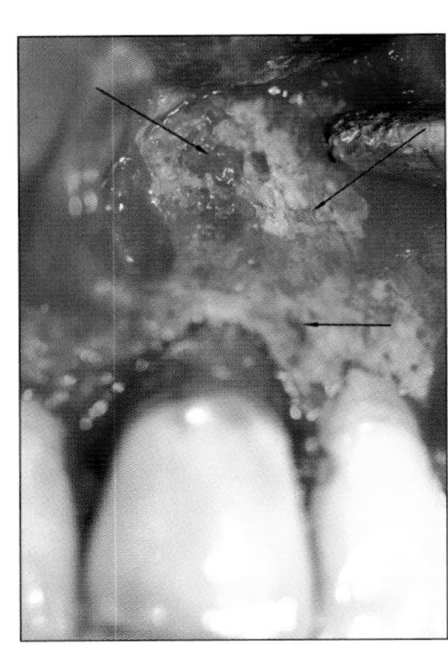

图 9.54 保留组织标签（箭头所示），有助于重新定位组织瓣及愈合

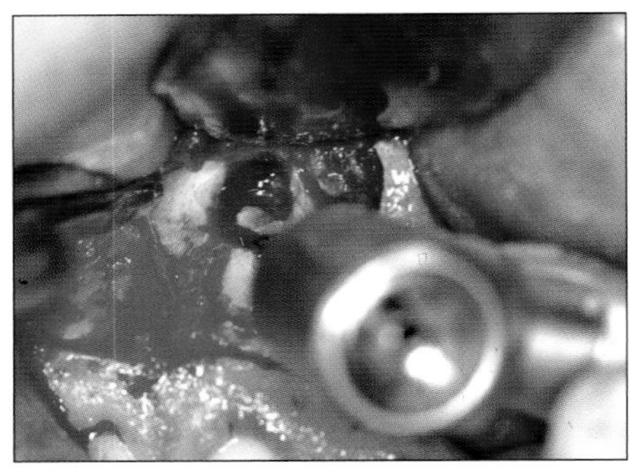

图 9.55 截骨术。根间手术期间通常去除根尖表面位置上的骨组织，除非病变已经穿过皮质骨（图 9.57）或自然开裂或存在开窗

这种局部龈瓣设计适用于牙龈退缩可能导致的冠边缘暴露。

手术切口

在制作黏骨膜瓣过程中常使用多种手术切口。其中包括：

- 龈沟内切口（图 9.47）。
- 垂直松解切口（图 9.47）。
- 龈乳头切口（图 9.51）。

无论何种类型，在切口设计时都要遵循一定的基本原则。这些包括：

- 避免与下方骨缺损交叉。
- 形成一个连续平滑的切口。

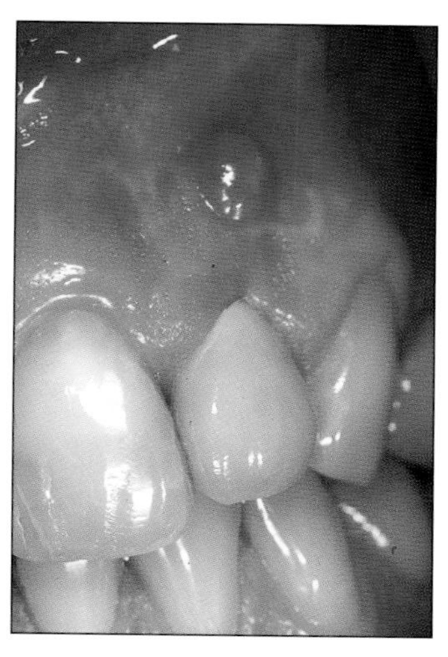

图 9.56 术前检查发现 22 颊侧一窦道

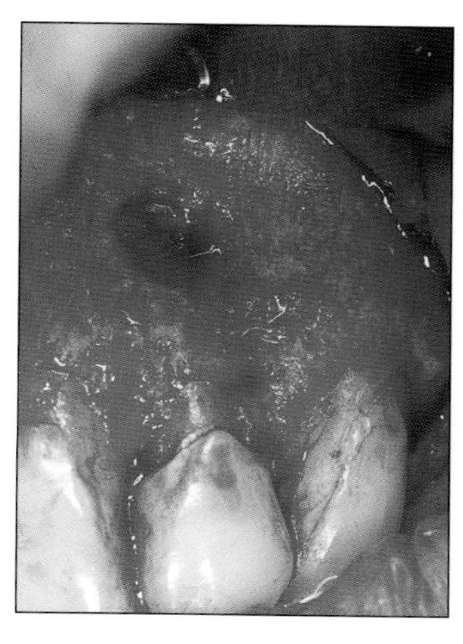

图 9.57 22 病损已穿透根尖周颊侧皮质骨

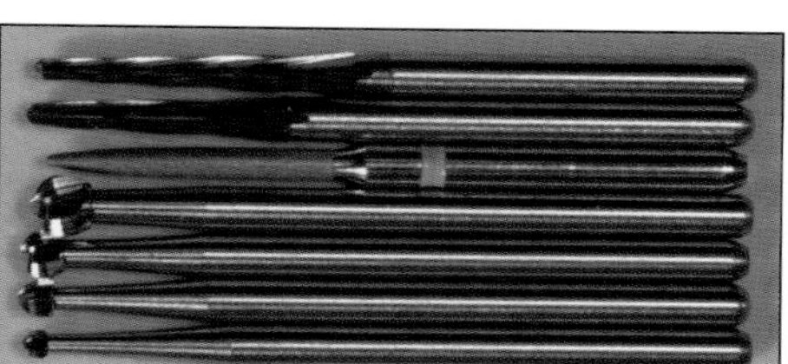

图 9.58 去除根尖周皮质骨所使用的车针

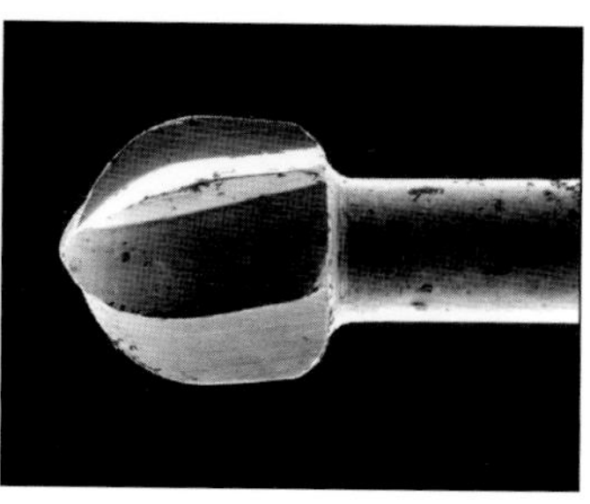

图 9.59 电镜下显示钨钢车针，在使用过程中产生最少的摩擦热

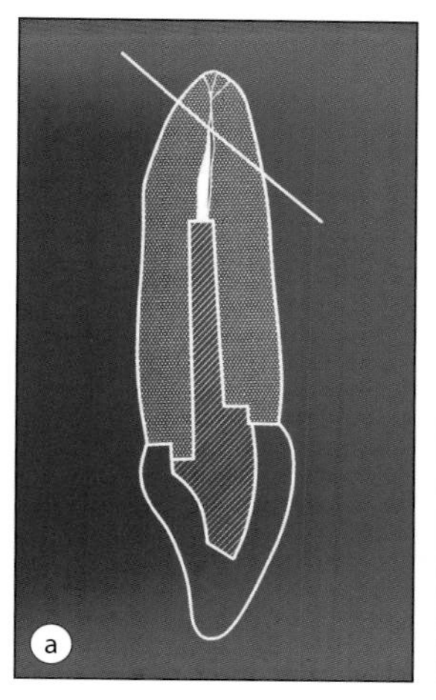

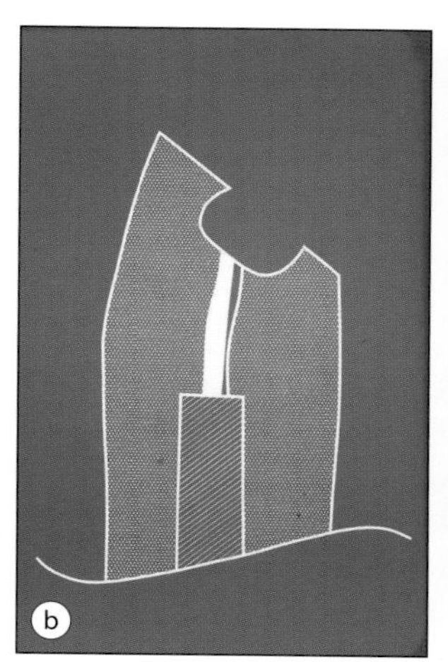

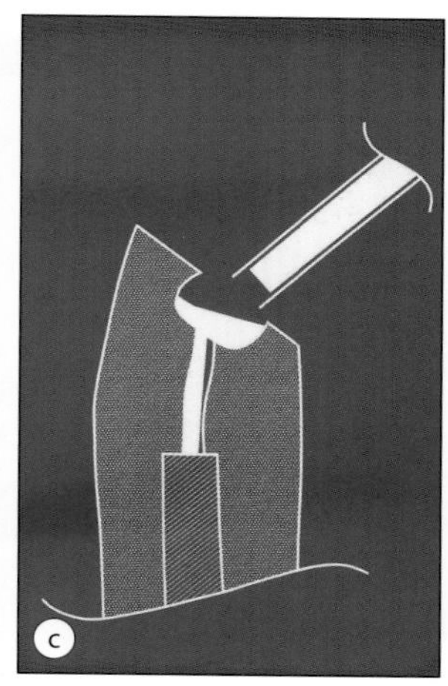

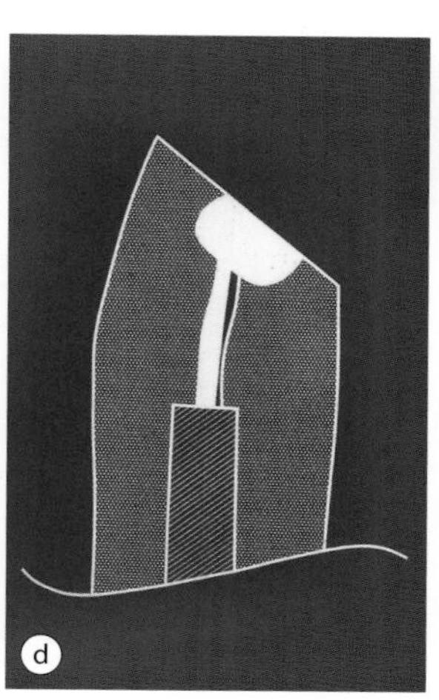

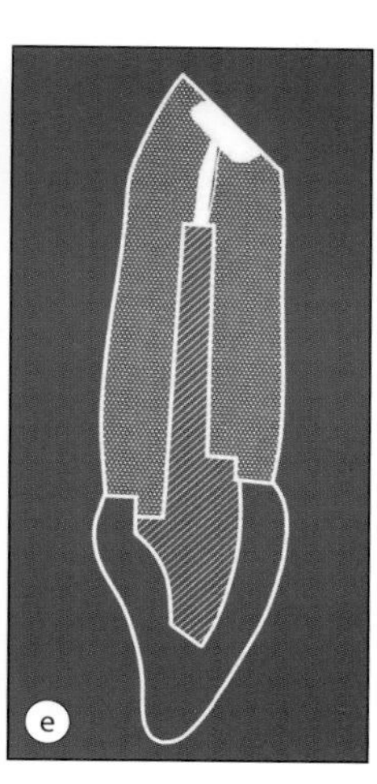

图 9.60 （a~e）传统的 45° 角度

- 规划切口的切入点和止点。
- 垂直切口时避开骨隆突。

翻瓣

翻瓣时应该小心操作以避免组织损伤。如前所述，翻瓣应在附着龈垂直切口处开始，并远离牙龈边缘（图 9.48），将对龈乳头的损伤降至最低。注意缓慢轻柔地翻起龈瓣（图 9.44，图 9.48）。翻瓣时的作用力应施加于骨膜，使其上的牙槽骨、骨黏膜和牙龈做被动反应。保留附着到牙颈部区域或者牙槽骨的小黏膜组织，以增强附着力（图 9.53，图 9.54）。窦道的存在或者以前手术留下的瘢痕会增加翻瓣的复杂性。

瓣牵拉

正确的牵拉龈瓣对术后组织的愈合至关重要。为了避免软组织的挤压，操作者必须将拉钩稳固地放在骨上（图 9.49）。手术过程中，应多次用生理盐水冲洗，防止组织瓣和牙齿附着组织脱水及组织标签附着在牙齿上，以促进愈合。在下颌骨前磨牙区域，应辨别颏神经的解剖位置并用拉钩进行保护。

去骨

除非病损已累积皮质骨（图9.56，图9.57），否则术中需要去除覆盖病变组织的牙槽骨（图9.55）以获得通往根尖周组织和根端的通道。如果根尖部皮骨质完整，需要借助影像学资料或者根管治疗时的工作长度确定根尖部位。使用后排式手机做轻柔冲刷动作来去除骨头，在这个过程中需要大量的无菌水连续冲洗术区（图9.55，图 6.21）。大圆形的钨钢车针最适合去除骨组织（图9.58，图9.59）。旋转器械使用中，过大的压力会导致产热过多、切割过深、冷却不充分或选择错误的切割器械等因素都可能使局部骨循环停滞并最终引起组织坏死。手术过程

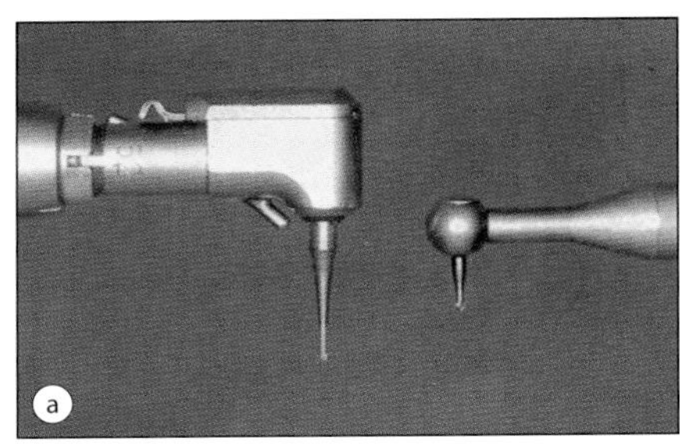
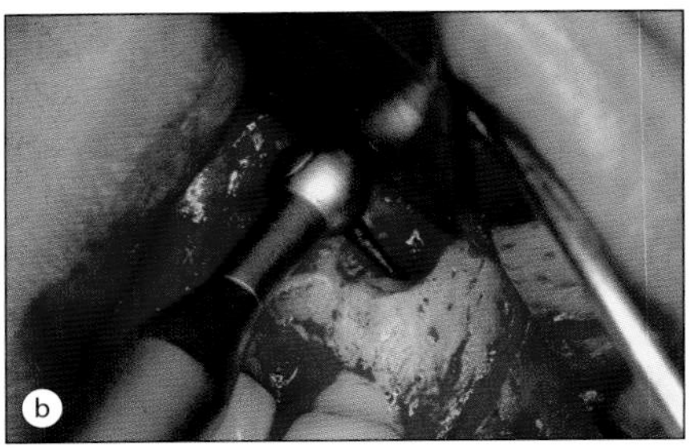

图 9.61 （a，b）手术中使用显微手机

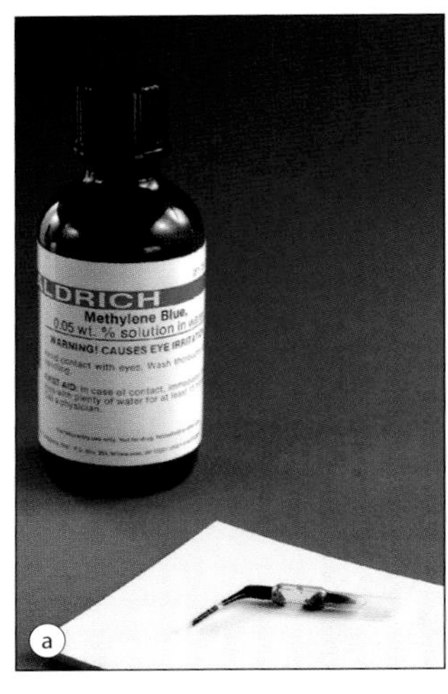

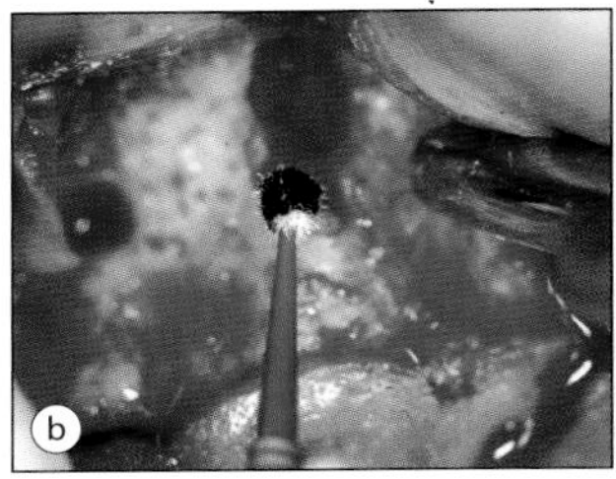
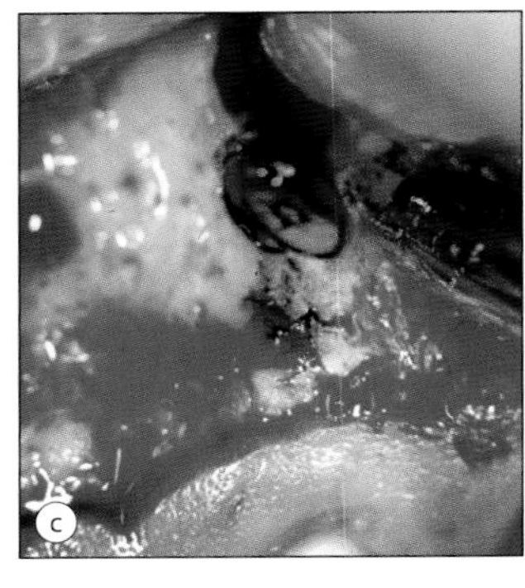

图 9.62 （a）使用 1% 亚甲蓝染料溶液染色以便于观察根截面上的根折及切除根面轮廓；（b）用无菌海绵涂抹器涂抹染料；（c）切除根面用亚甲蓝勾勒出来

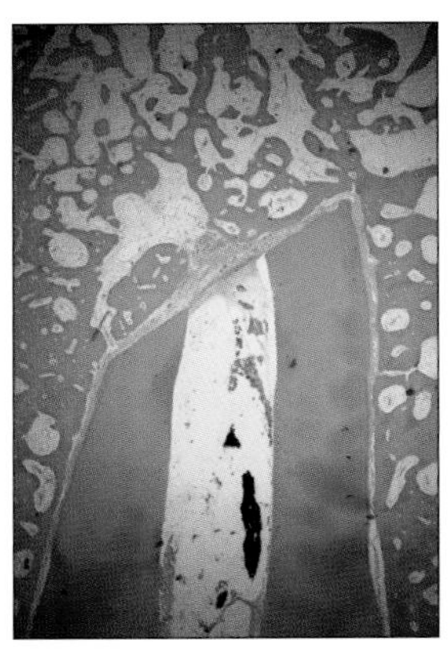

图 9.63 使用 Diaket 根尖充填的切片 HE 染色

中，注意不要破坏相邻的牙齿及软组织。

根尖刮除术

根尖刮除术是去除根管治疗后的根尖周骨内病变或者反应性组织或异物等病变组织的手术步骤。一些学者认为先切除牙根尖能够更好清理腭 / 舌侧骨面，然而，一般需要先刮除病变组织以保证根尖切除的视野清晰。所有刮除的病变组织均应行组织病理学检查并与以往的病检结果相比对，以确定病变性质是否发生改变。

根尖切除

根尖切除的部位和角度是一个非常重要的问题。大多数的根管解剖变异都是发生在根尖区域，切除此区域能够消除大部分的根管侧支。大部分感染组织存留在解剖结构复杂的根尖 3mm 处，因此根尖手术时，常规切除根尖 3mm。但我们认为这种想法过于偏激，并不是所有牙齿在根尖 3mm 处均有复杂的解剖结构，同时有些较短的牙根长度不足以切除 3mm 的长度。较好的方法是逐步切除根尖，同时观察看到横断面的根管解剖结构；如果复杂的解剖结构依然存在，则可以继续切除，反之则中止（切除）。

理想的情况下根切面应垂直于其长轴切除。这样的角度能够减少牙本质小管与根尖周组织的交通。使用传统的

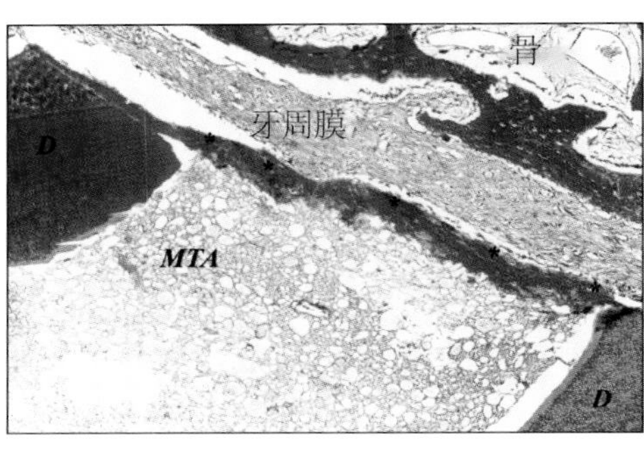

图9.64 根尖周组织切片Masson染色显示MTA作为与牙周组织再生有关的根端填充物

显微手持器械时（图 9.61），推荐的 45° 手术切角是为了获得更好的根尖切除视野和操作进路（图 9.60），随着显微外科器械的引进，视角问题已很大程度上得到改善。

通过使用 1% 亚甲蓝染料溶液染色可以增强根端的轮廓（图 9.62）。切除后，应仔细检查根端的解剖情况，避免根折和病变不完全切除的情况。注意检查根管结构，尤其是峡区，这直接影响根尖倒预备的操作和效果。

在某些特殊的情况下，切除推荐的根尖 3mm 是不现实的。例如，有较长的桩或者牙槽骨吸收会限制根切的长度，如果根尖与神经血管束过近，可能需要高水平的切除。值得注意的是，根尖切除应从根尖开始并逐渐地向冠方进行直至可见到根部充填材料，避免切除过量导致牙根过短。

根尖倒预备

根尖倒预备和充填是为了消毒根管及封闭根管内残留

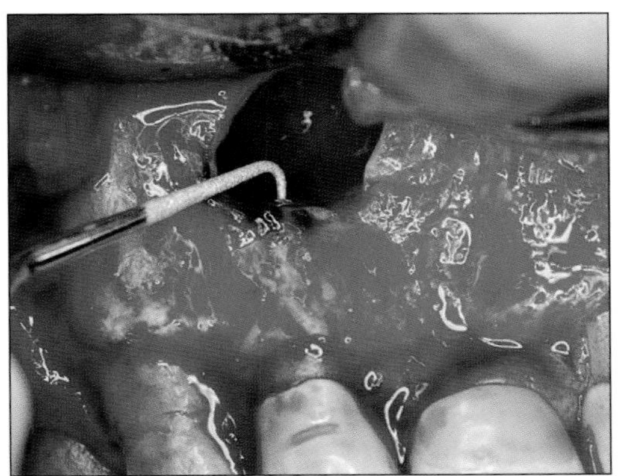

图 9.65 使用超声根尖工作端进行根尖倒预备

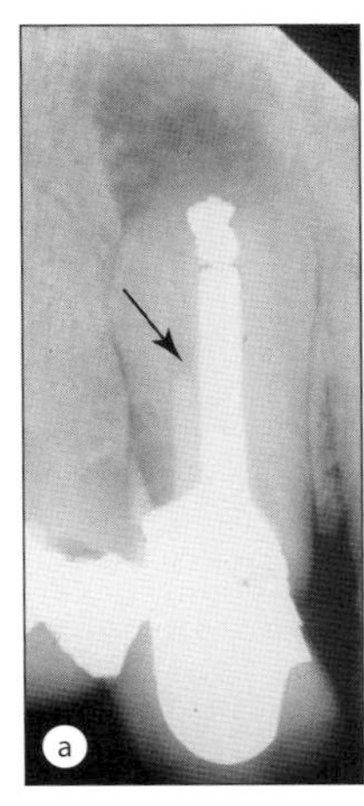

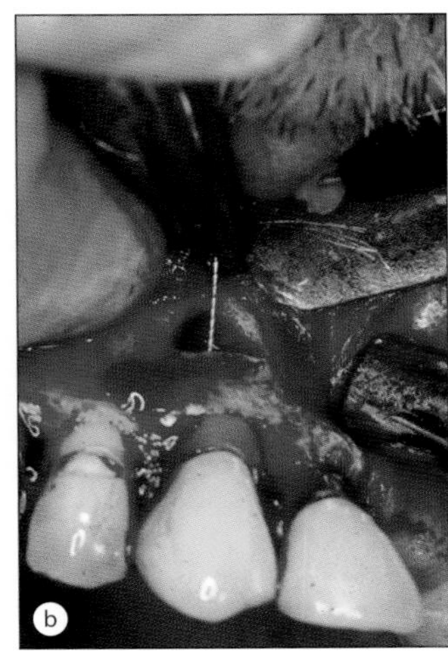

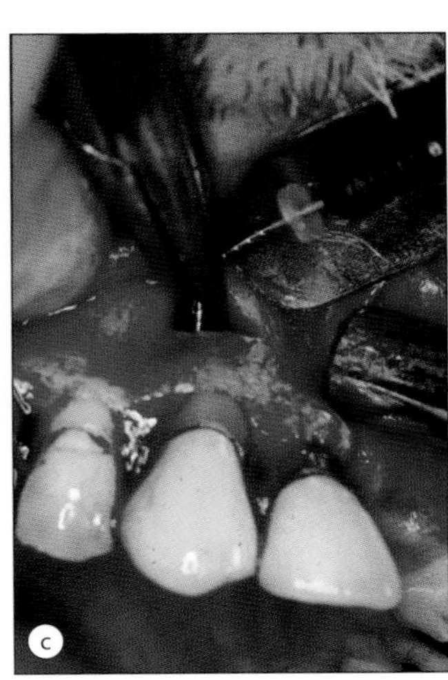

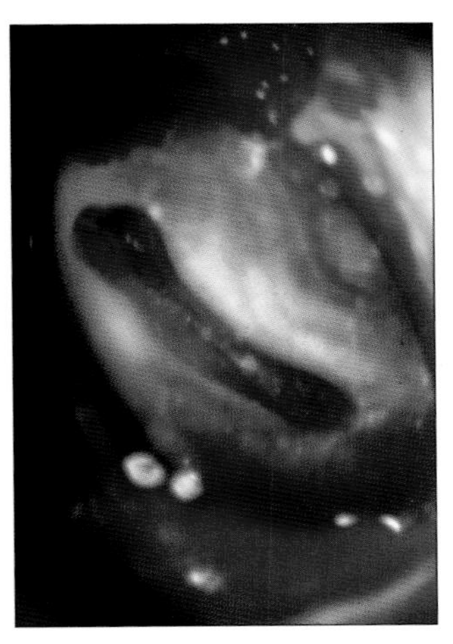

图 9.66 使用超声根尖工作端进行根尖倒预备后的根尖镜下观（由 Dr David Dickey 提供）

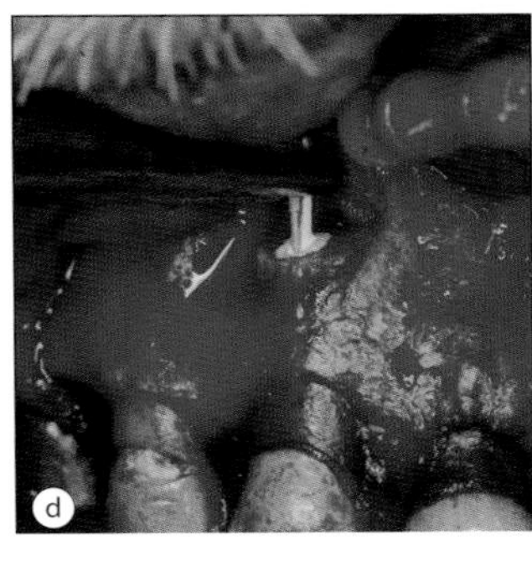

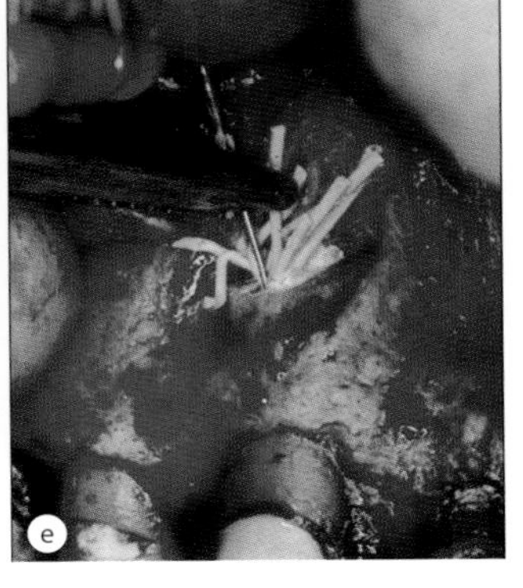

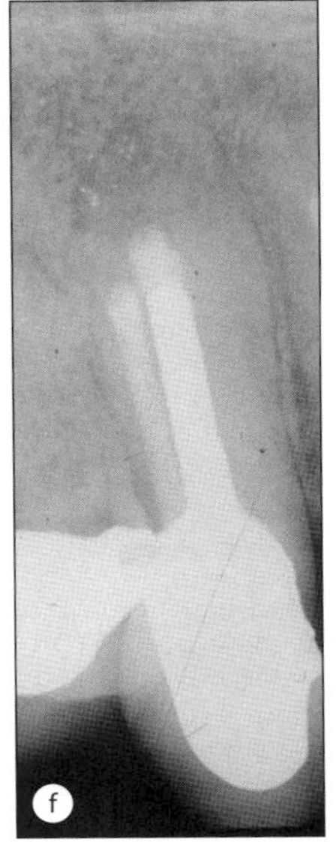

图 9.67 13 遗漏的第二根管（箭头所示）：（a）术前 X 线片显示遗漏根管在桩旁边，可以提供一个倒充填的空间；（b，c）使用倒充填器进行倒充填；（d，e）冷牙胶侧压充填根管；（f）完成第二根管的充填，同时用银汞封闭第一根管的根尖后显示根尖愈合

的感染组织。根尖充填是为了防止根管内残留的微生物及其产物渗漏到根尖周组织。根尖封闭在根尖手术中尤其重要，甚至重要于常规的根管治疗。“双重屏障”由根尖填充材料提供的物理屏障以及由切除的牙根面上再生牙周组织形成的生物屏障组成，这是最理想的结果。目前的根尖充填材料例如 Diaket（图 9.63）及 MTA（图 9.64）证明“双重屏障”是可以实现的。

理想的根尖倒预备应沿着牙根长轴且与几乎根管壁平行，其预备长度至少距离解剖根尖孔 3mm。倒预备超声工作尖的引入彻底改变了根尖倒预备（图 9.65，图 9.66）。超声工作尖小巧的体积及角度使其进入根尖端更容易。若以 45° 斜面结合传统根尖手术进行手术，最常见的并发症为根尖穿孔。超声工作尖的使用大大降低了穿孔的概率。

使用传统的牙锉可以完成根管倒预备（图 9.67）。预弯 K 锉使其适应根管，然后使用止血钳夹持来清理根管。最近几年引进的根尖超声工作尖（9~11mm）也可以用于根管倒预备。倒充填材料离桩或者断械越近，治疗成功率越高。按照这个方法，较新的超声工作尖更长但是缺乏传统 K 锉的柔韧性。

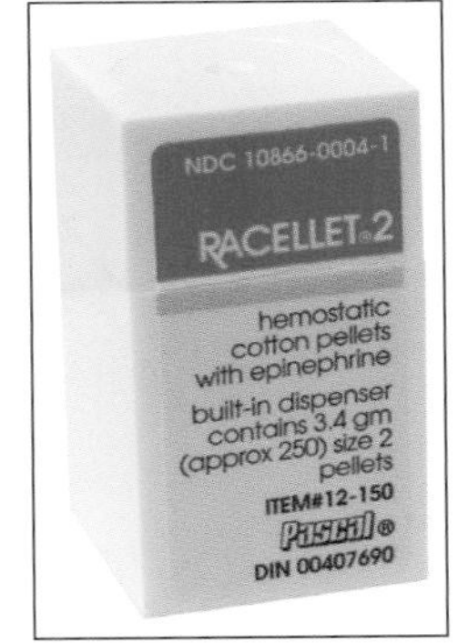

图 9.68 Racellets®

止血

充分止血在根尖手术中至关重要，尤其是在处理根尖时。通过局部注射适量的血管收缩剂能够达到较好的止血效果。在止血药物提供的凝血时间窗内，可达到良好的止

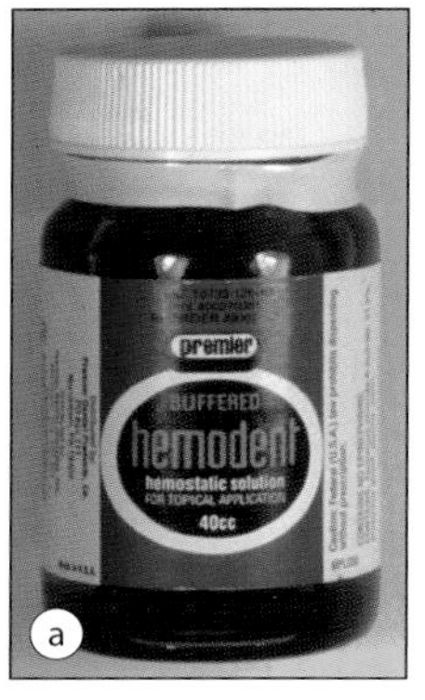

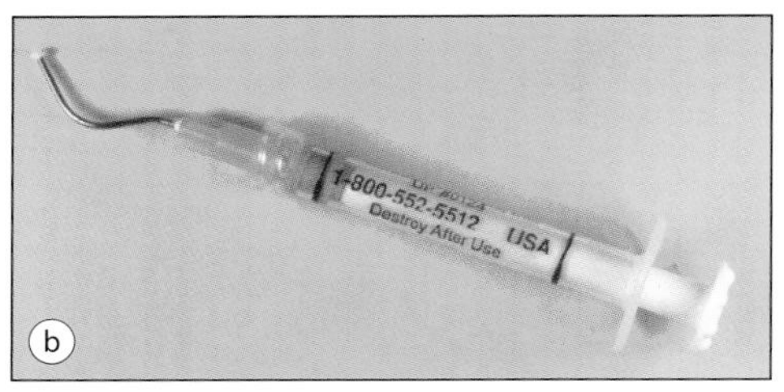

图 9.69 （a）硫酸铁止血剂；（b）硫酸铁输送器

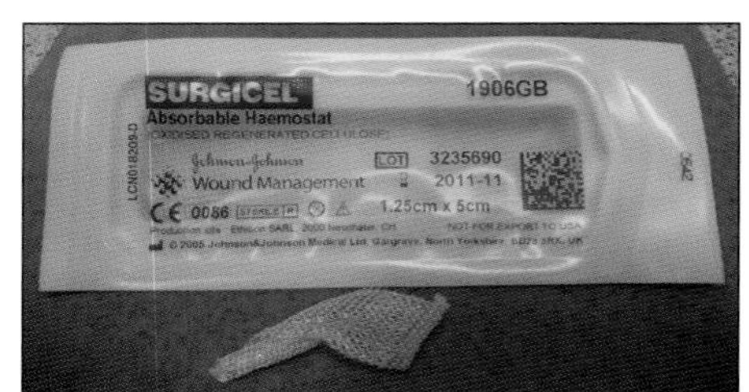

图 9.70 Surgicel®

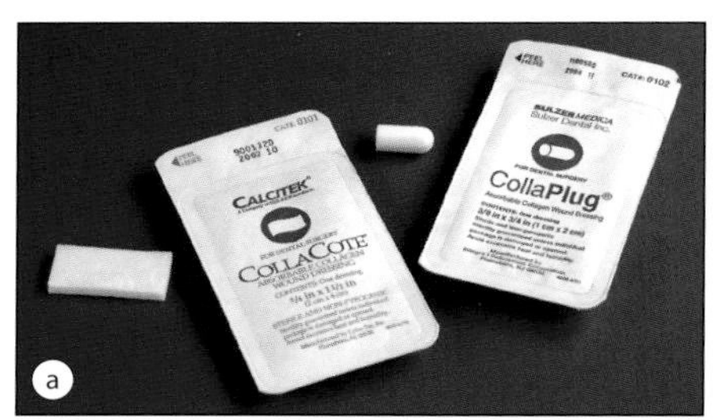

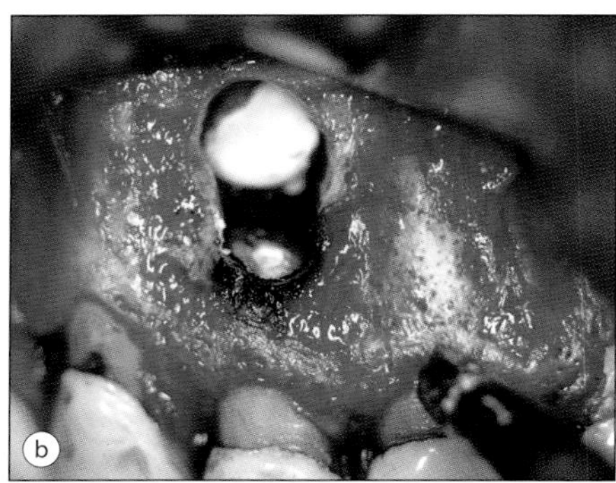

图 9.71 （a）胶原剂 Collaplug® 和 Collacote® 可以用来阻止隐窝中的血液流动及发挥凝血作用；（b）将 Collaplug® 压紧后放在上颌切牙颊侧的骨窝中

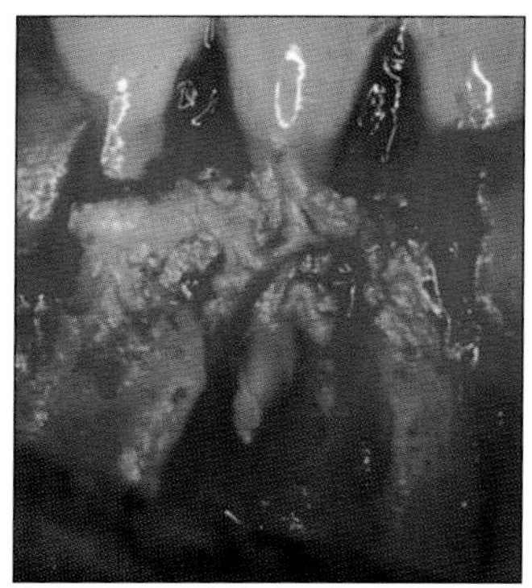

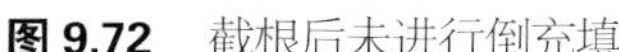

图 9.72 截根后未进行倒充填

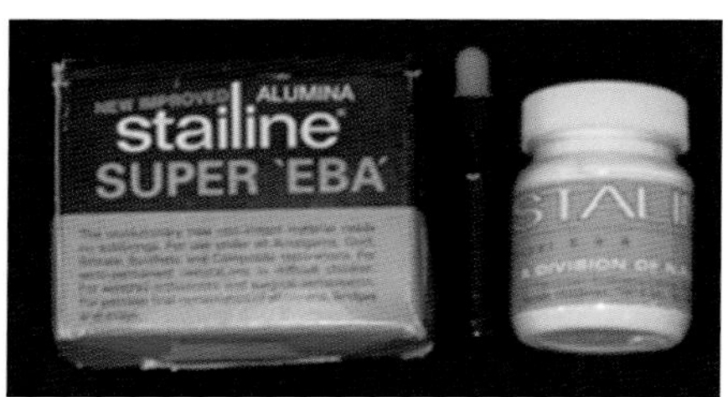

图 9.73 超级乙氧基苯甲酸

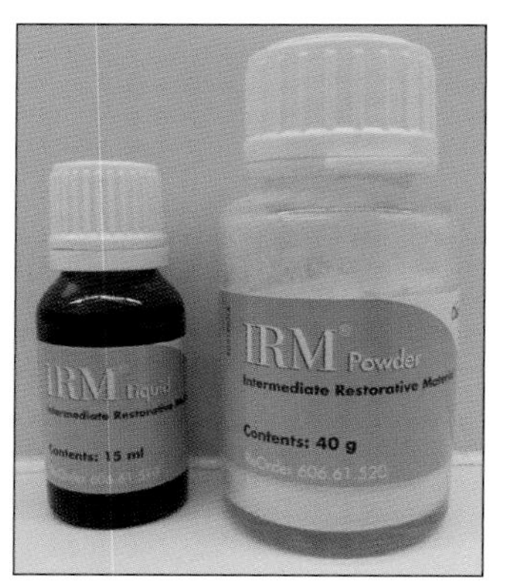

图 9.74 中间修复材料

血效果以完成手术。一旦超过这个时间窗口，血流将出现“反弹现象”而失去控制。

一些局部止血剂可以用于根尖手术。这些包括 Racellets® [肾上腺素（去甲肾上腺素）棉球浸渍的棉粒]（图9.68），硫酸铁（图9.69）（如Cutrol），骨蜡，氧化纤维素（Surgicel®）（图9.70），明胶基泡沫（明胶海绵）和牛源性胶原（Collacote®或者Collaplug®）（图 9.71）。在骨缺损中加压填塞棉纱球也可达到止血的效果。当使用骨蜡或硫酸铁时，通常建议手术结束时完全去除这些止血剂。任何这些材料保留在骨胶中都会引起炎症性异物反应，导致愈合缓慢。

根尖倒充填

根尖切除后，通常建议进行根尖倒预备及倒充填。然而对于近来已完善根管充填的患牙，根管倒充填是否能达到更好的封闭效果尚存在争议（图 9.72）。除此情况外，都建议对根尖进行严密充填。

理想的倒充填材料应该具有生物相容性，有抗菌能力，易于填充和移除，具有阻射性，体积稳定，能够牢固黏附到根管壁不溶解并能诱导根尖周围组织的再生。目前没有一种材料能够满足上述所有标准。当前最常使用的材料是MTA（图9.28a）、超级乙氧基苯甲酸（EBA）（图9.73）、中间修复材料（IRM）（图9.74）、牙胶、Diaket（图9.75）复合树脂和玻璃离子粘接剂。银汞在过

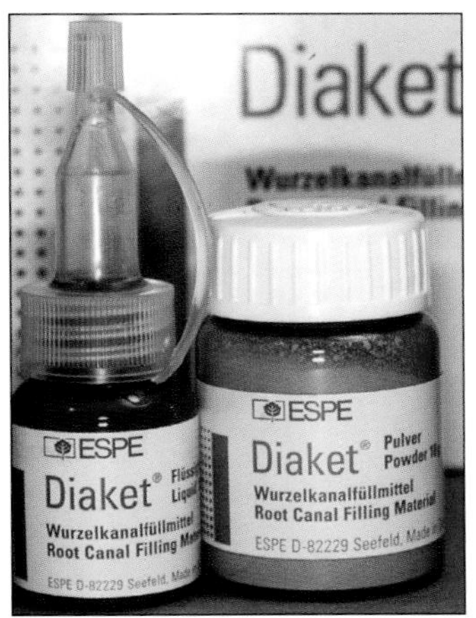

图 9.75 Diaket (ESPE, Germany)

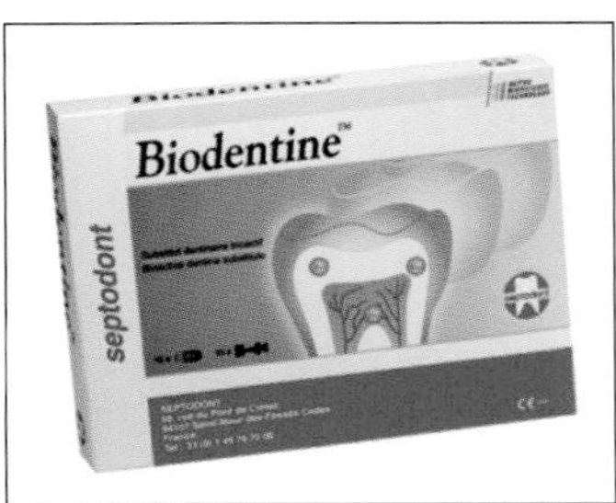

图 9.76 Biodentine®

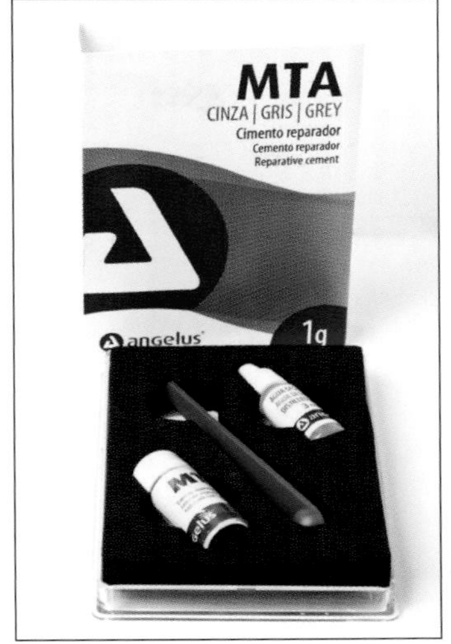

图 9.77 Angelus® MTA

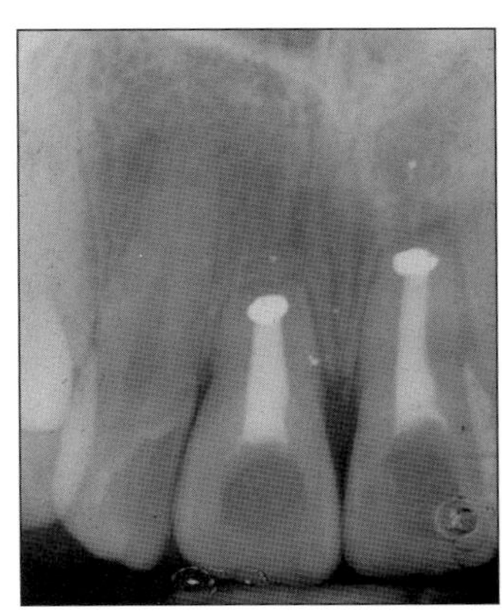

图 9.78 银汞合金根端填充

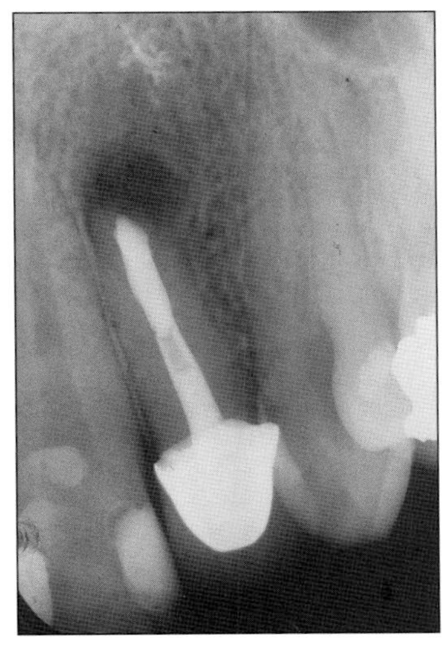

图 9.79 22 使用 Diaket 进行根尖充填

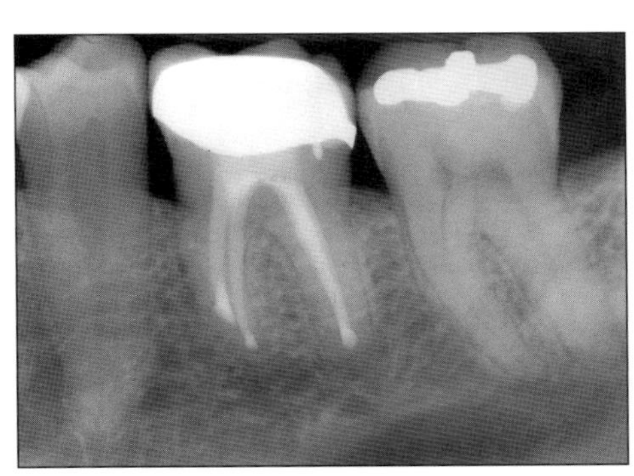

图 9.80 36 根尖 MTA 充填

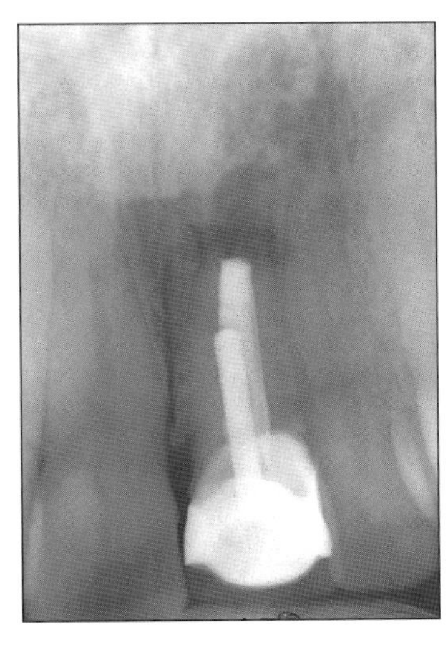

图 9.81 21 根尖复合充填

去曾被广泛使用，由于银汞长期病例的失败及其他新型材料表现的更优化的性能，目前已不再使用银汞。其失败原因主要是产生早期微渗漏，形成腐蚀产物以及银汞与金属桩接触时会产生电化学反应。另外，使用银汞会引起软组织变色（图9.52）。目前，最适合根管充填的材料是MTA（图9.28a），较新的Biodentine®（图9.76）仍未经过测试。倒充填之前应干燥根管，使用无菌纸尖或大体积的抽吸短针（Stropko装置）可以达到干燥目的。倒充填的过程中，在囊腔内放置一个肾上腺素棉球（图9.71b），可以保证视野的清晰，也有助于在充填结束时去除过量的填充材料。

目前有许多仪器、装置和系统用于根管倒充填（图6.27a~e）。MAP 套件或 MTA 块 /Lee's 雕刻器等输送器将帮助材料运输到手术部位，然后通过使用不同尺寸和角度的外科根尖倒充填器使填充材料更好地凝固和贴合根管壁。除使用 MTA 之外，根端填充应常规抛光。使用灰色或白色 ProRoot MTA 无法完成此操作，因为 4 小时后才能凝固。作为 ProRoot MTA 的替代品的 Angelus®MTA（Angelus，Londrina，PR，Brazil）（图 9.77）含有 80% 波特兰水泥和 20% 氧化铋，没有添加硫酸钙，因此凝固时间缩短（10~15 分钟）。牙槽窝处的外来物质，例如根尖倒填充物、止血剂或棉球，应该全部被清除。然后用无菌盐水冲洗手术部位。在关闭伤口之前，应拍 X 线片，确认根端填充物的充分放置和压实，同时确保根尖周围组织没有外来物质（图 9.78~ 图 9.81）。

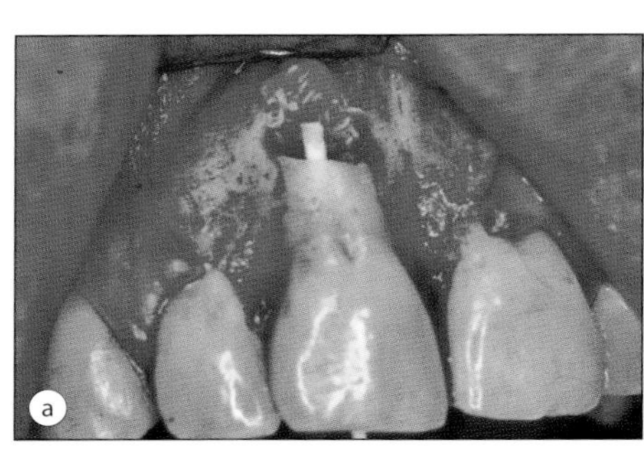
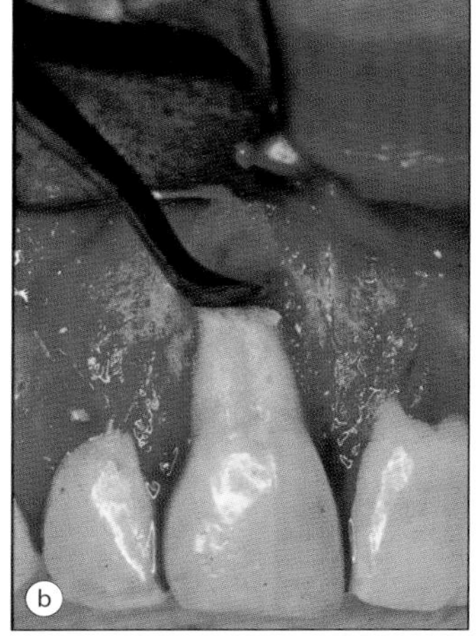
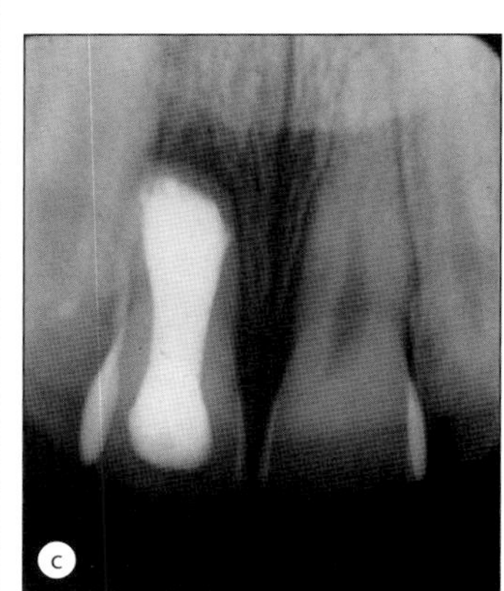

图 9.82 （a~c）彻底且完全的手术治疗

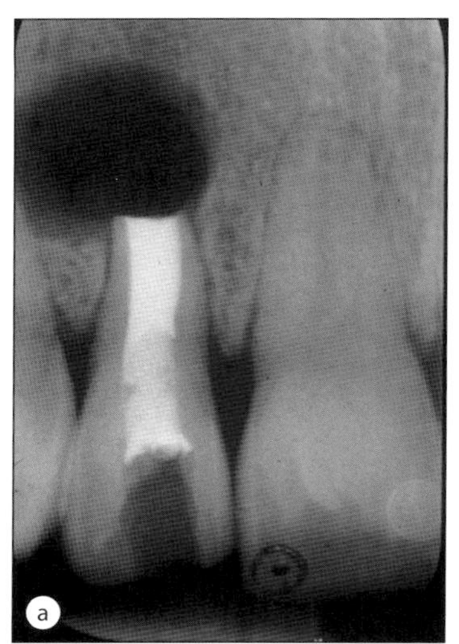
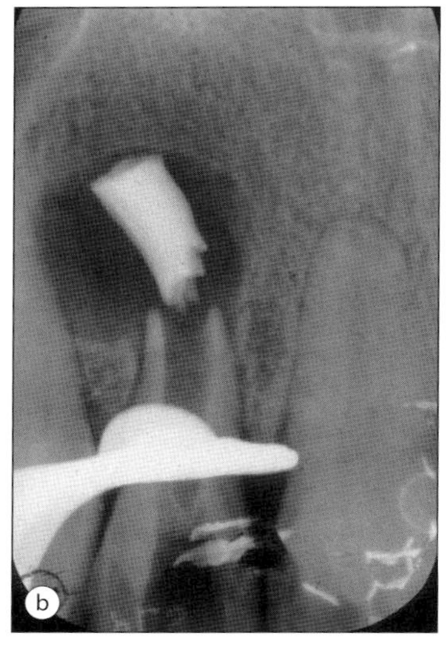

图 9.83 （a，b）在压实牙胶时误将牙胶挤出未发育完全牙齿根尖外

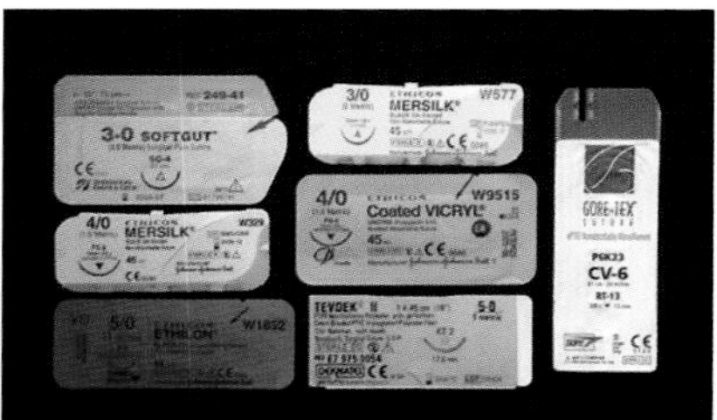

图 9.84 可供根尖手术的各种缝线

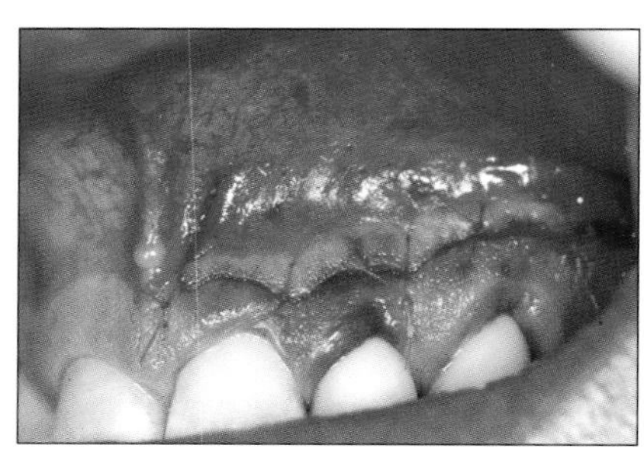

图 9.85 术后用可吸收肠缝线关闭伤口

彻底而完全的手术治疗

当非手术的化学机械清创法无法控制根管渗出时推荐使用此种方法（图 9.82）。具体操作步骤为：在去除根管内暂封药物及冲洗液以后，再进行前面提及的翻瓣，去骨及根尖切除等操作。随后用热牙胶充填根管，根端放置一个平的塑料挡板，防止过量的牙胶挤出。最后用 11 号手术刀片去除过量的牙胶，同时压实牙胶表面。紧接着，进行根尖倒预备和 MTA 充填；或者前文提及的 MTA 充填。髓腔内应先用临时修复材料密封，随后进行永久填充。在没有发育好的根管薄壁中填充暂时材料时，过于用力会导致根折或者填充材料牙胶被挤出（图 9.83）。

缝合

伤口愈合速度取决于皮瓣的正确放置和缝合。复位组织瓣应再定位并用湿纱布轻轻加压几分钟。缝合之后，瓣片应用手指加压 5~10 分钟。这样做的目的是为了尽可能地形成薄的血凝块促进愈合。如果没有形成较薄的血凝块，可能发生包括感染、瘢痕组织形成、肿胀和瘀伤等并发症。同时向患者强调良好口腔卫生的重要性。

临床上，医生应根据每种材料的优缺点选择合适的缝合材料（图 9.84）。黑丝线和肠线在过去已广泛使用于口腔手术中，目前仍获得许多外科医生的喜爱。缝合时推荐使用性能良好的持针器及剪刀（图 6.28）。黑丝线不易断，操作方便同时相对便宜。由于它是编织缝线，具有毛细作用，微生物能够沿着缝线进入伤口中，因此延缓了伤口的愈合。另外，黑丝线是不可吸收的，后期需要拆线。肠线是单根弦同时是可吸收的，但是不易操作。单丝缝线，如尼龙、聚酯和膨体聚四氟乙烯具有许多优点。它们强度高，

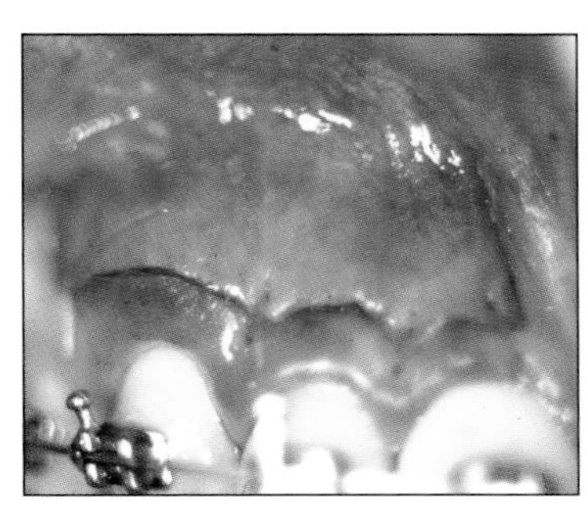

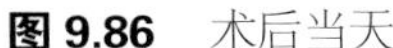

图 9.86 术后当天

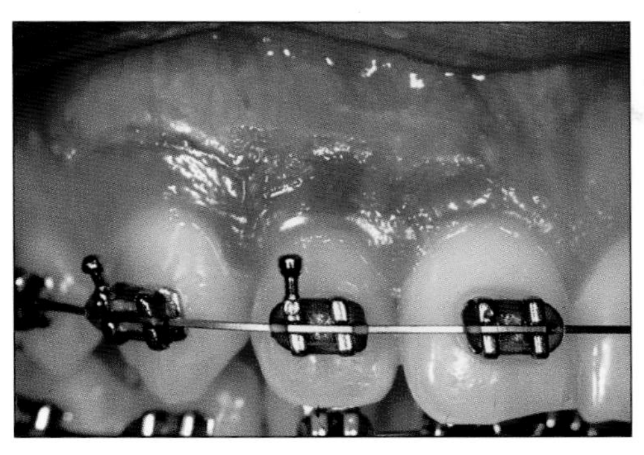

图 9.87 术后第 2 天

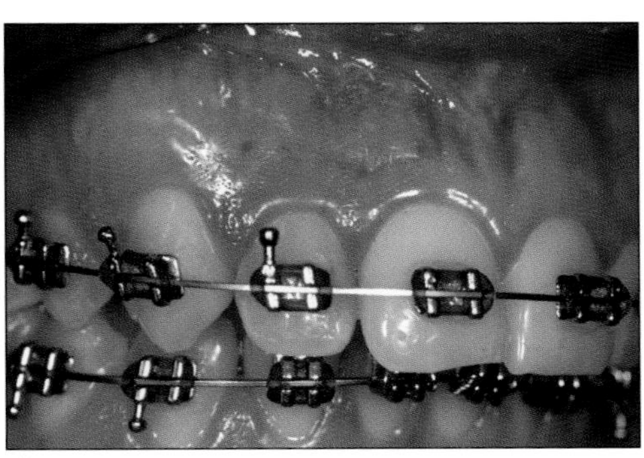

图 9.88 术后 2 周

清晰可见，操作方便，无致敏性和有多个尺寸选择。虽然动物实验结果表明伤口在 36 小时恢复大部分力量，并且建议在术后 2~3 天后拆线（图 9.85），我们对此建议持谨慎态度。临床中，伤口强度可能不足以承受在功能期间引起的应力或张力，因此可能出现移位；同时，由于患者伤口的肿胀和疼痛，过早拆线会造成患者的不适。因此，建议按照数十年来的传统方法在伤口疼痛和肿胀强度减少的 7 天时去除缝线。

当缝合组织时，要确保瓣片不处于张力状态下。应首先缝合水平切口。根尖手术中最常使用的是间断缝合，也可以使用单侧连续缝合、垂直褥式缝合及单乳头悬吊缝合。术后伤口愈合如图 9.86~ 图 9.88 所示。

伤口愈合

在根尖手术过程中会损伤多种组织。具体包括黏膜组织（牙龈、牙槽骨腔和骨膜）、根尖组织（骨和牙周膜）和根部组织（牙本质和牙骨质）。Harrison 和 Jurosky（1991a，b；1992）详细描述了 3 种不同类型的伤口愈合：切口型、解剖型和切除型。为了促进最佳愈合，操作者必须确保伤口边缘的相似度，着意促进愈合。必须建立适当的口腔卫生措施，以防止手术部位的感染，这可能导致伤口破裂和二期治愈（瘢痕形成）。

伤口愈合过程中的第一步是血凝块形成。血凝块起到暂时封闭伤口的作用，使伤口双侧边缘附着，从而提供炎症和修复细胞迁移的途径。炎性细胞，例如多形核白细胞迁移到伤口部位（趋化性），并负责清除细菌和细胞碎片（吞噬作用）。然后活化的巨噬细胞侵入并刺激成纤维细胞以形成新的胶原和小血管（血管生成）。一旦形成上皮屏障，结缔组织开始愈合，并慢慢重建成熟。随着时间，结缔组织重建并成熟。

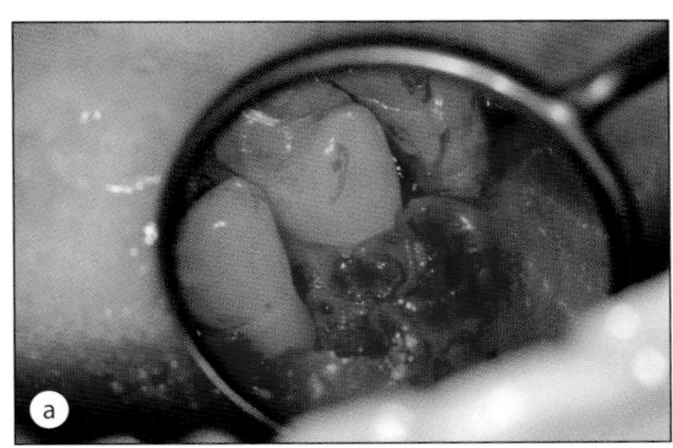

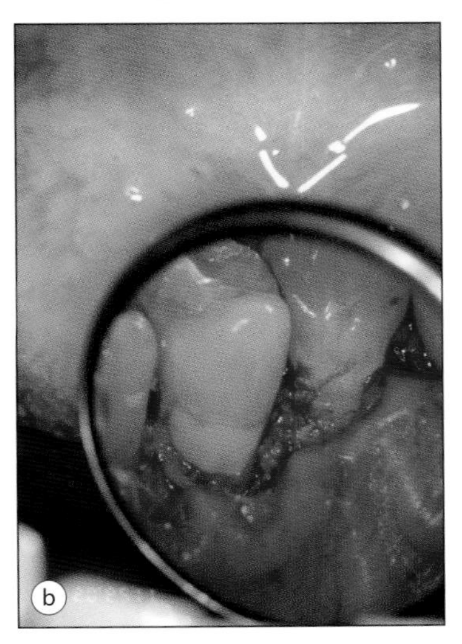

图 9.89 （a，b）术中修复第一前磨牙牙体缺损

修整术

穿孔修补

根管穿孔是人为造成的根管系统与牙周支持组织之间的穿通。穿孔会影响根尖周围组织的健康并威胁到牙齿的活力。穿孔容易造成一些诊断性及操作问题。其发生的原因主要分为 3 类：牙根吸收（图 9.89）、龋和操作不当（图 9.90）。

若没有得到及时治疗，牙根吸收会造成根管壁穿孔。为了进行最佳的治疗，区别牙内吸收和牙外吸收是非常重要的。龋齿是由微生物感染导致的牙体组织破坏。未治疗的龋坏可侵入髓腔的底部或沿根部延伸，导致根部穿孔。这些穿孔的治疗可能需要冠延长、根牵引术或根切术的组合，以保留有价值的根管节段。但是在大多数情况下，导

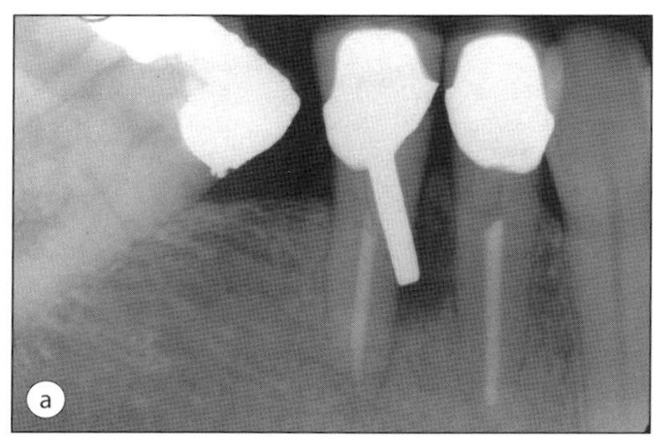
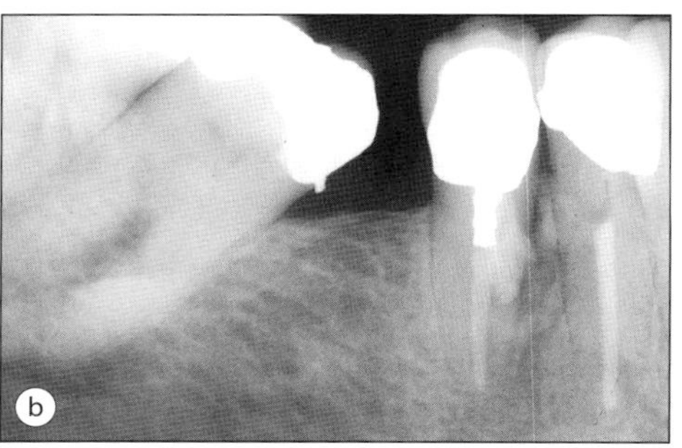

图 9.90 （a）由于操作失误导致的 35 近中穿孔；（b）穿孔修复术后 2 年回访

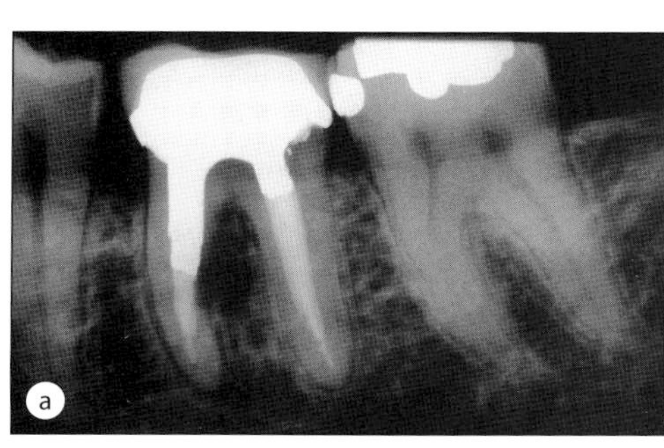
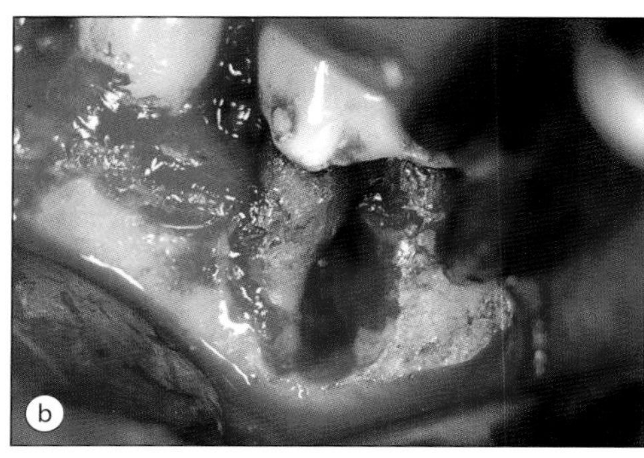
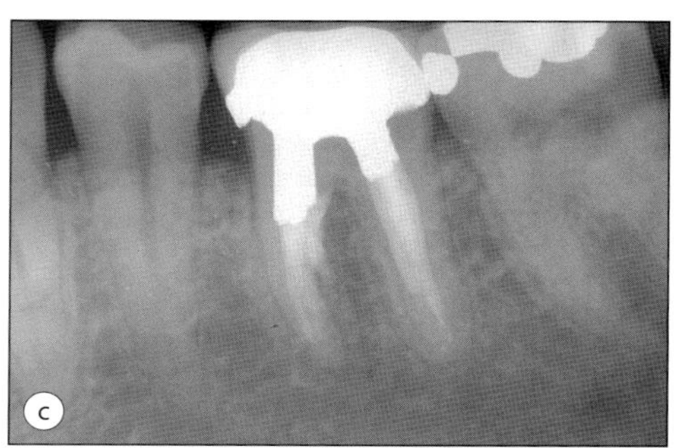

图 9.91 （a）穿孔位于 36 的中间根部的远端部位；（b）反映组织瓣显示由穿孔导致的骨吸收程度；（c）用 MTA 手术修复穿孔

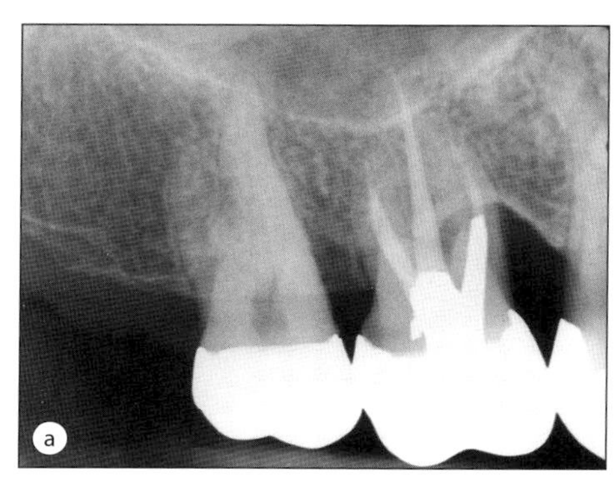
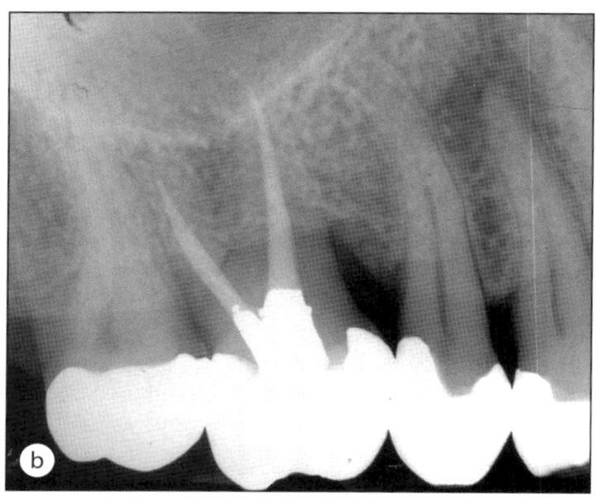

图 9.92 （a）上颌第一磨牙远中根切术术前片，这与该区域大量骨吸收相关。银汞合金作为永久性恢复，在外科手术过程极易可视化；（b）1 年牙齿术后 X 线片

致穿孔的牙体破坏是不可修复的。

由操作不当引起的穿孔是牙髓病失败的第二常见原因，占所有牙体治疗失败的近 10%。

不管造成穿孔的因素如何，穿孔的治疗和修复取决于 3 个因素：（1）穿孔的位置；（2）穿孔的时间；（3）穿孔的面积。其中最重要的是穿孔的位置。当穿孔位置靠近牙槽嵴顶时，由于靠近龈沟及龈沟内含大量的微生物，导致修复困难和预后极差。这个位置被称为“牙槽嵴临界区”。临界区冠下的穿孔可以在延长或者不延长牙冠的情况下用修复材料进行修补。临界区根下的穿孔可看作是第二个根尖孔。图 9.91 为下颌磨牙近中根穿孔治疗后。

根切术

根切术或截根是指切除完整的牙根同时保留完整的牙冠（图 9.92）。根切术由于各种原因已进行了几十年。如今，根切术的主要适应证包括：

- 治疗牙周病患牙，例如根分叉病变，Ⅲ类牙周病变。
- 多根牙其中一根发生垂直向根折。
- 多根牙其中一根患龋或有吸收缺损，其他方法无法治疗者。
- 去除多根牙中侧穿且无法修复的牙根。
- 多根牙中无法进行根尖手术或者非手术治疗的牙根。

根切术的禁忌证包括：

- 融合根。
- 无法修复的牙齿。
- 剩余根的支持或附着不足的牙齿。

在切除下颌第一磨牙的近中根时要注意操作顺序。在可操作的情况下，根管治疗应在根切术之前完成（图 9.93a）。这样侧穿牙根在被切除前内部有银汞充填，有利于术中定位，更重要的是，可以从口腔一侧封闭剩余的

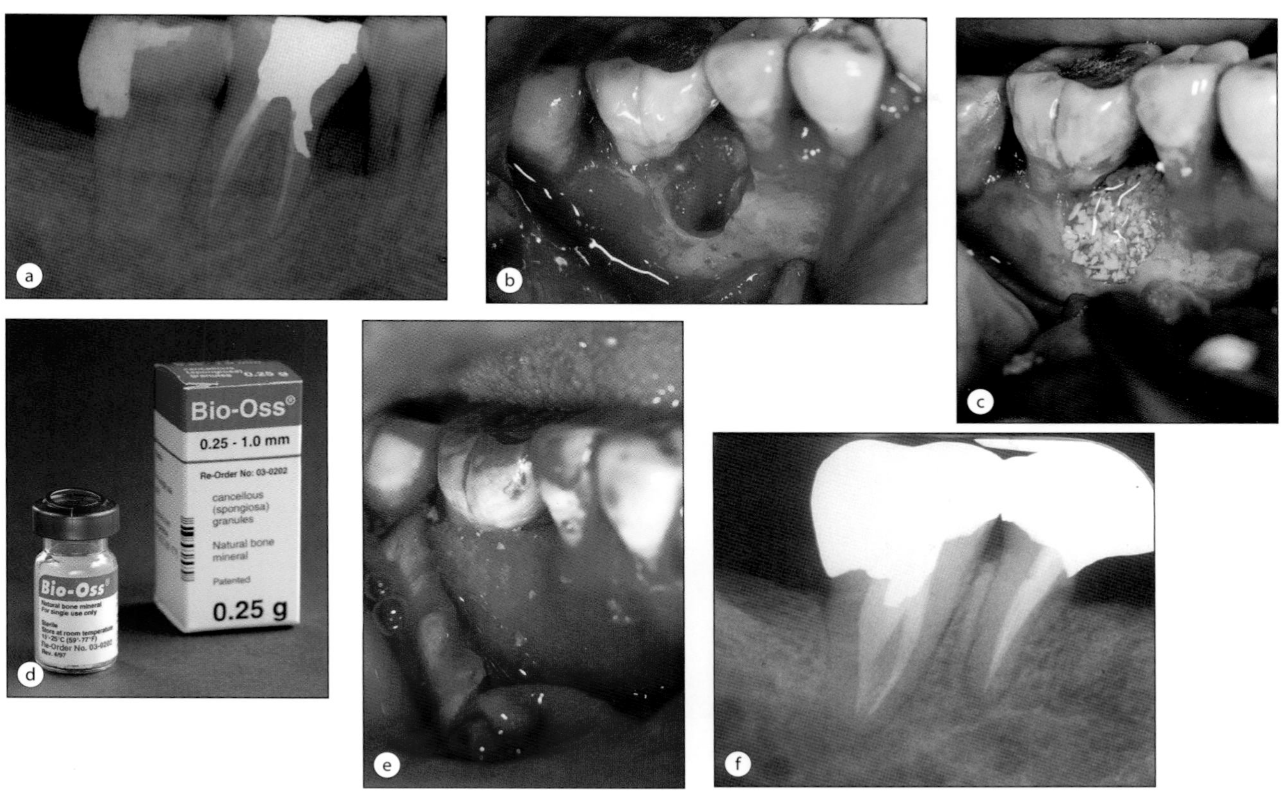

图 9.93 （a）术前放射片；（b）根切除后的临床观察；（c）放置骨替代物 Bio-Oss；（d）Bio-Oss 牛骨移植物；（e）可再吸收的膜就位；（f）5 年随访 X 线片

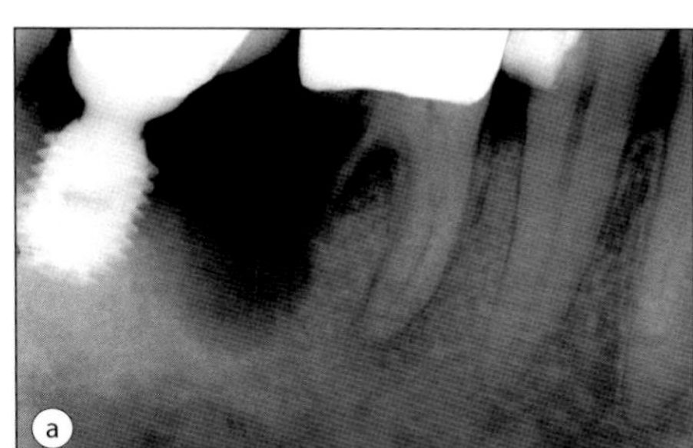

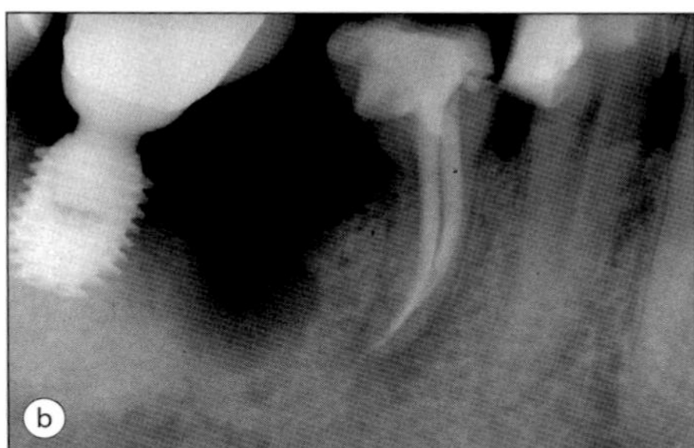

图 9.94 （a）在常规根管治疗前进行根尖切除术是不可取的，注意剩余牙体组织中刺激物可能会使患牙牙周情况复杂化；（b）通过去除牙体组织刺激物预防上述问题

根管系统。虽然保存牙槽骨十分重要，但在很多病例中，必须要去除被切除牙根周围的牙槽骨。

翻瓣以后，在尽可能靠近冠方的部位，使用高速锥形碳化钨钻头开始切除根部。将器械尖端朝向分叉，止于分叉处，以避免损坏相邻的根表面。通过放置在折断线处的细牙挺将残存的根材料轻轻折断，这样根就能被完全截断。去除切除的根（图 9.93b）后，在截断面放置骨粉和骨膜覆盖物以加快骨的愈合（图 9.93c~e）。5 年随访 X 线片显示愈合良好（图 9.93f）。在非手术根管治疗（NSRCT）（图 9.94a）之前应该避免根切术，并且重要的是确认没有遗留残根，因为它们可能导致局部牙周感染（图 9.94b）（关于根切术的进一步讨论，见第 12 章）。

半切术

半切术是指经过根分叉区切除多根牙齿一个牙根及相应的冠部（图 9.95），通常见于下颌磨牙。不同病例需要设计不同的翻瓣方式。牙体剩余组织的修复对牙齿长期存活率至关重要（图 9.96）（进一步讨论，见第 14 章）。

在根管治疗之前进行半切术时（图 9.97a），有必要隔离剩余牙体并用常规方式完成剩余牙组织的治疗（图 9.97b，c）。

意向性牙再植术或移植术

意向性牙再植术是指牙在外伤撕脱后被重新放置到其牙槽窝内（图 9.98~ 图 9.100）；牙移植术是指将已拔出的牙齿放置在其他牙的牙槽窝内（图 9.101）；后者只限

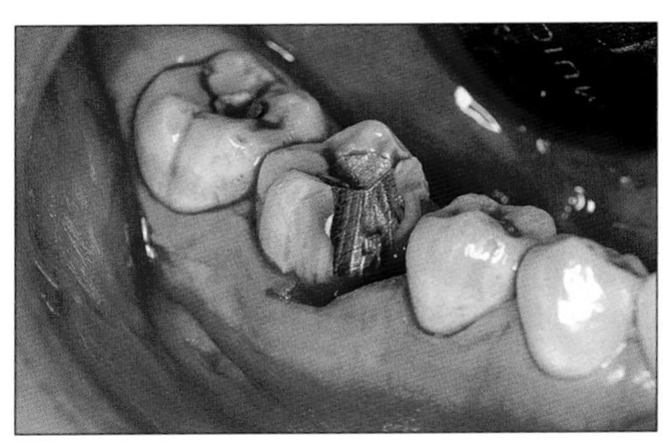

图 9.95 下颌磨牙半切术

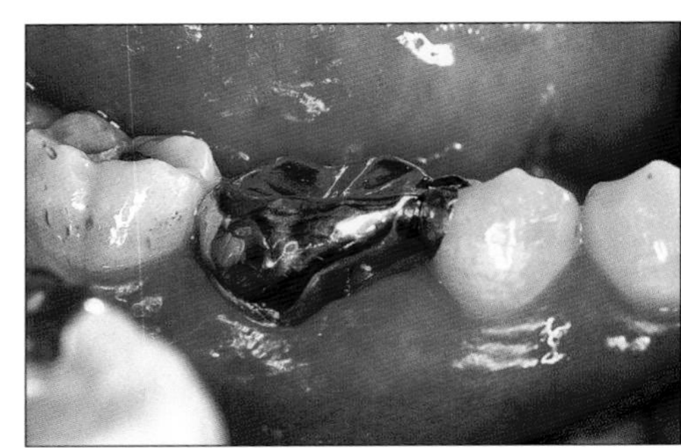

图 9.96 冠修复近中牙冠外形

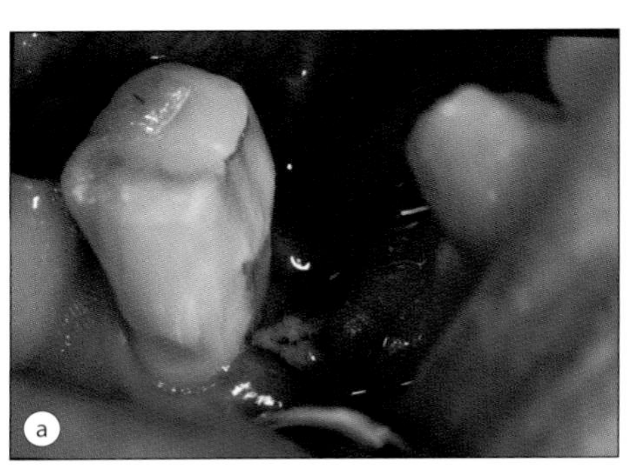

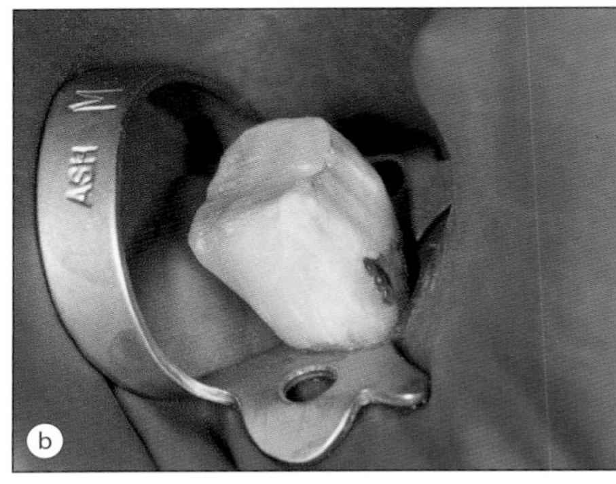

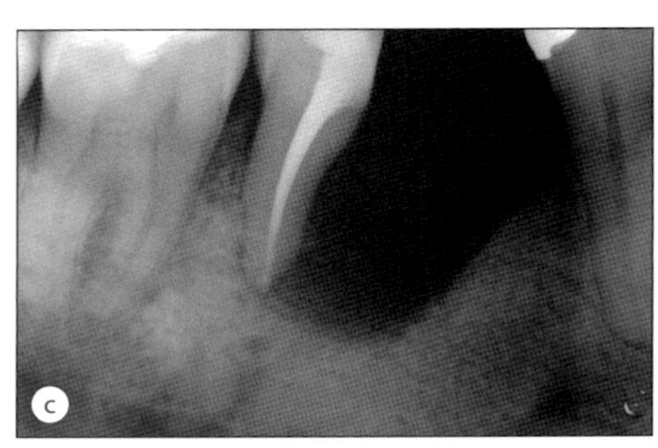

图 9.97 （a）在常规根管治疗之前完成半切术，注意牙髓组织出血情况；（b）半切术后的牙齿；（c）常规根管治疗术后 X 线片

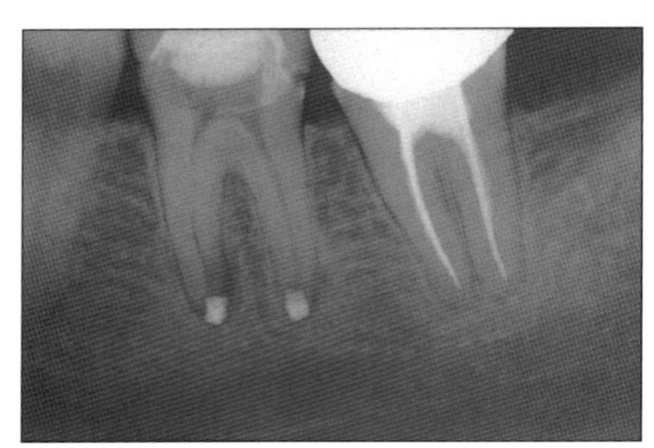

图 9.98 磨牙再植，注意并未行根管治疗

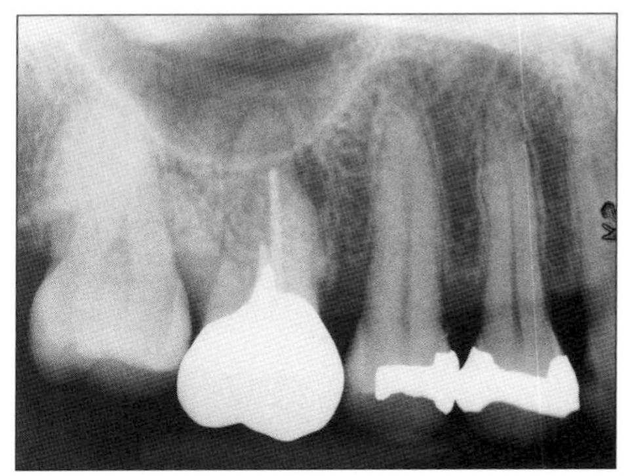

图 9.99 切牙再植术术前 X 线片

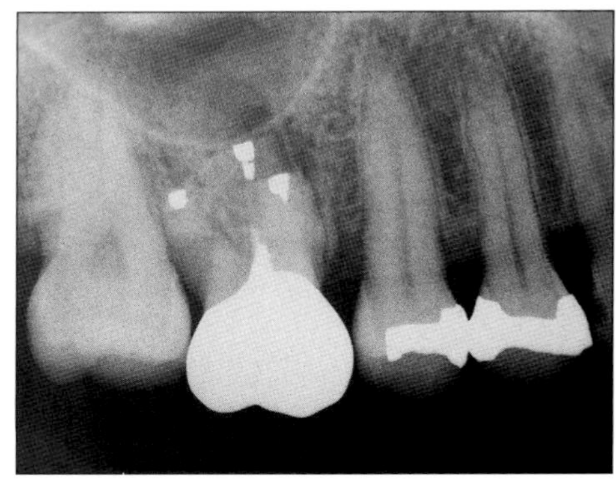

图 9.100 切牙再植术术后 X 线片

于在同一口腔内操作。

尽管许多文献已报道了成功案例。一般情况下，意向性牙再植被视为最后的治疗手段。现在人们已对拔除后的牙周组织生理学有了更多的了解，正确的处理方式将增强再植的成功概率。

在意向性牙再植或者牙移植之前，应完成牙齿的常规根管治疗。被拔出的牙齿的牙周膜应该以与脱位牙齿相同的方式进行保护。牙周膜和牙槽窝极易受损，必须避免创伤和干燥。如果牙齿离开口腔环境时间过长，应将其放置在存储介质中，例如 Hanks 平衡盐溶液（HBSS）或林格氏溶液。这些等渗溶液能够最大可能地保证牙周膜的活力，而这将会最大限度地降低后续牙根再吸收的可能性。根管倒预备和倒充填在口外持续流动的等渗液或 HBSS 下实施。

组织再生过程

在 1793 年，约翰·亨特说："只有一种治疗最为合理，那就是唤醒身体的恢复力……" 最近，Melcher（1976）撰写了一篇题为《牙周组织的修复潜力》的文章，该文章重新阐述了牙周再生所涉及的过程。根管和牙周手术后的重点应转向组织的再生，而不仅仅是修复。

手术或疾病造成的根尖破坏，其后的根尖周围组织再生意味着，其过程主要为各种组织成分在它们的位置上重新建立彼此之间的量和联系。从生物学角度上讲，修复是新组织不断替换破坏组织的过程，但不复制原有组织的结构和功能。Melcher（1976）指出，再植牙根上的细胞决

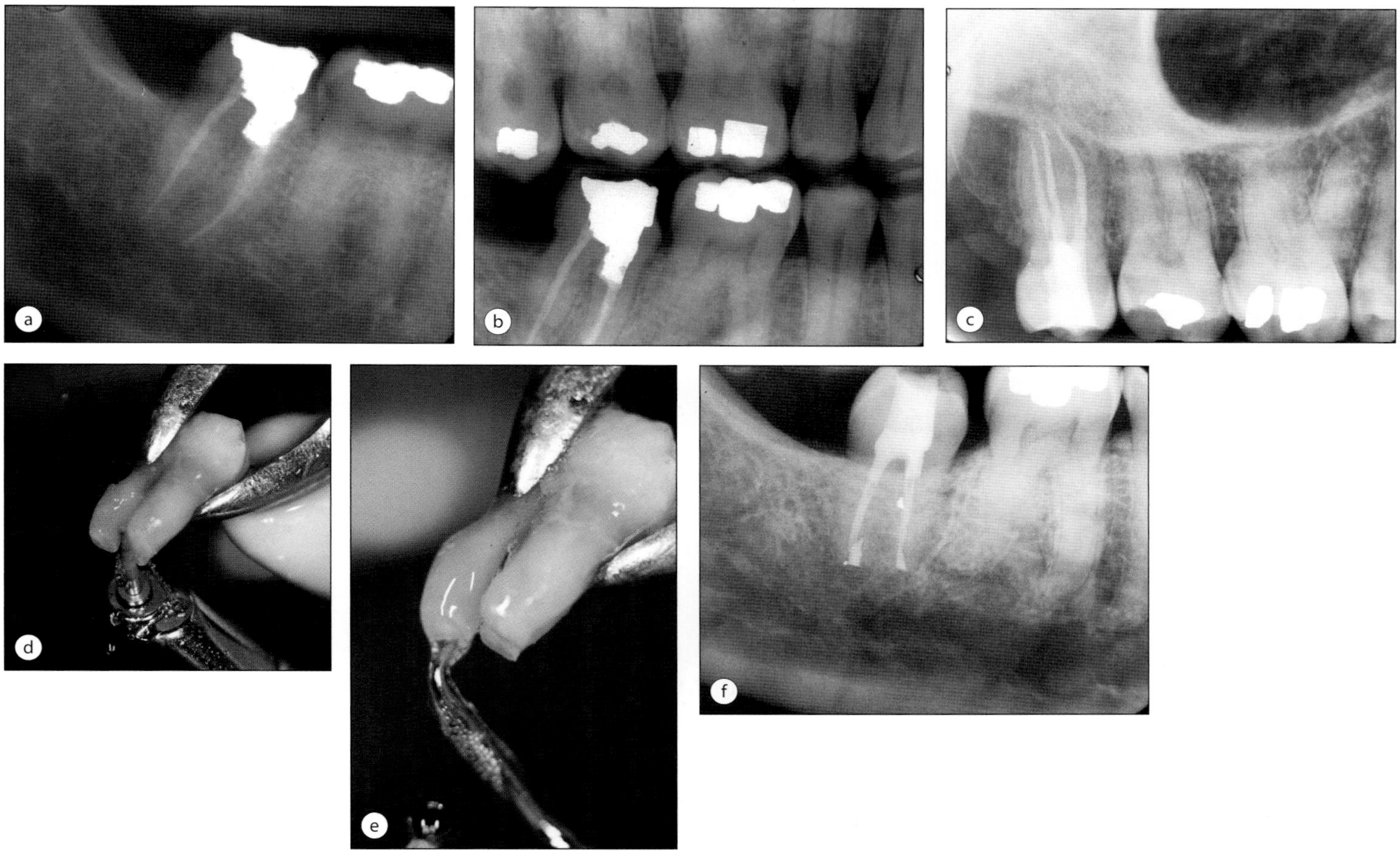

图 9.101 （a）牙再植病例。临床及放射线检查均显示下颌第二磨牙无保留价值；（b）咬合片显示上下颌咬合关系；（c）X 线片显示上颌第三磨牙根管治疗已完成；（d）轻柔拔出上颌第三磨牙后切除根尖；（e）使用 Diaket 根尖充填材料进行倒充填；（f）第三磨牙再植术后 X 线片（由 Dr JD Regan 提供）

定了附着在牙根的组织性质。如果快速生长的上皮首先增殖，将形成长的连接上皮（JE）。如果来自牙龈结缔组织（CT）的细胞遇到根表面，容易产生根再吸收的后遗症。如果牙槽骨与根直接接触，则可能发生根部再吸收和牙槽骨粘连。然而，如果来自牙周膜（PDL）的细胞首先定植根表面，则可能形成新的结缔组织附着。

目前引导组织再生（GTR）术已被证明能够改善附着水平。然而，组织学评估显示不完全再生常常发生。Aukhil 等（1986）描述了屏障治疗后的 3 个不同的愈合区：

- 上皮连接。
- 纤维平行于根表面。
- 新牙龈结缔组织附着（新骨、PDL、牙骨质）。

目前，市场上有多种商业化生产的生物膜，随着生物可吸收材料的发展，膜在根尖手术病例中的使用越来越广泛。在此之前，不可再吸收的材料，例如膨体聚四氟乙烯（e-PTFE Gore-Tex）膜（该产品已经停产）必须在第一次手术后的 6 周再次手术取出。市售的生物可吸收膜包括牛胶原和合成膜 [聚乳酸、聚乙醇酸、聚氨酯、Resolut XT / Resolut Adapt（合成生物可吸收乙交酯和三亚甲基碳酸酯共聚物纤维、合成生物可吸收乙交酯和丙交酯共聚物的闭塞膜）、聚乳糖 -910 与乙交酯和丙交酯]。最常见的材料是胶原，例如 Biomend®（图 9.102）和 Bio-Gide®（图 9.103）（两种胶原产品）。膜的放置至关重要，其边缘应位于囊腔周围的组织上 2~3mm 以获得骨组织的支撑并远离骨隐窝边缘。许多临床医生在手术后会给患者

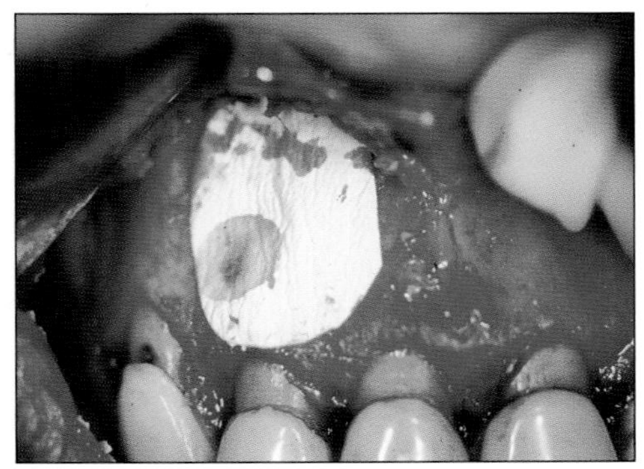

图 9.102 生物可吸收的胶原膜放置在病损上并超过病损骨质边缘 2~3mm

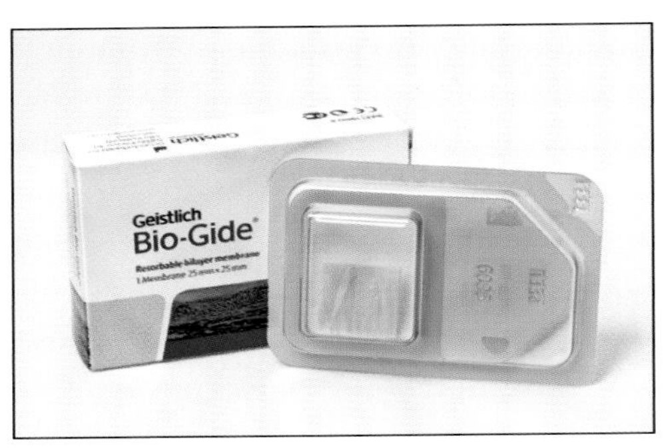

图 9.103 Bio-Gide®

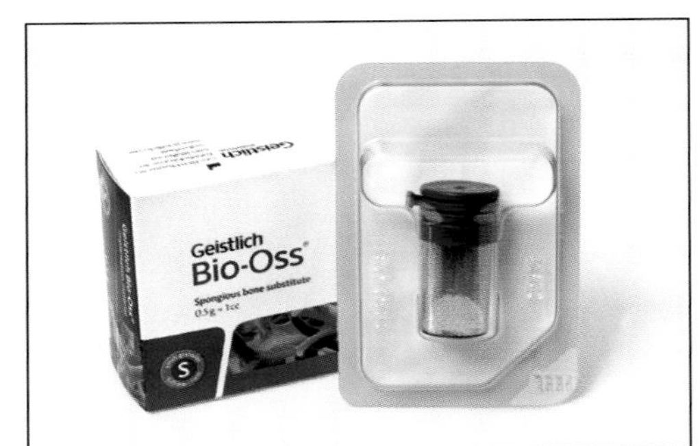

图 9.104 Bio-Oss®

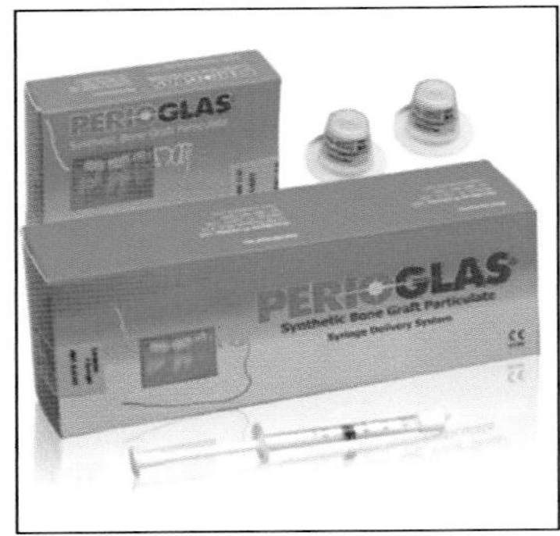

图 9.105 Perioglass®

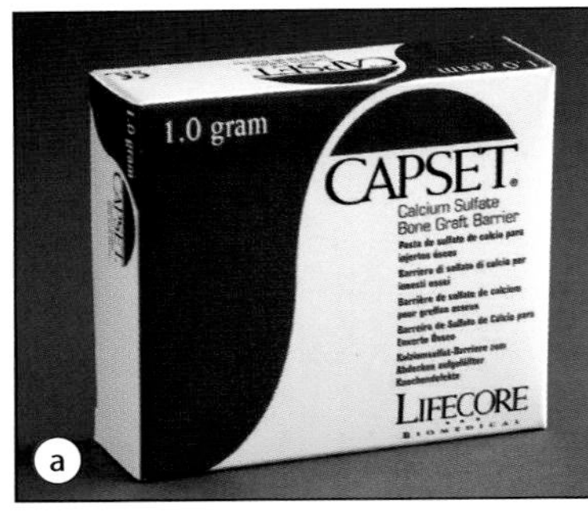

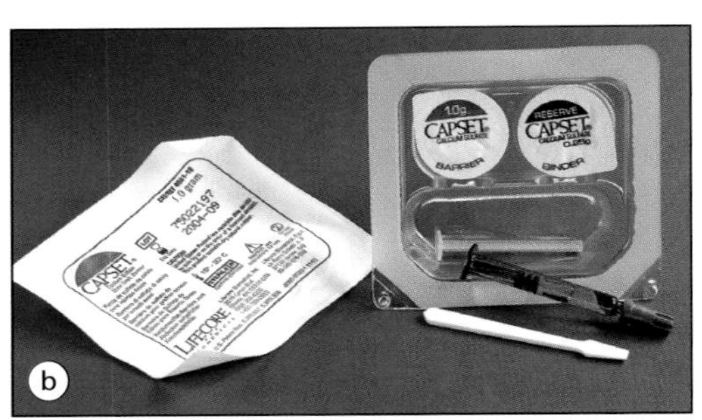

图 9.106 （a，b）胶原硫酸钙材料

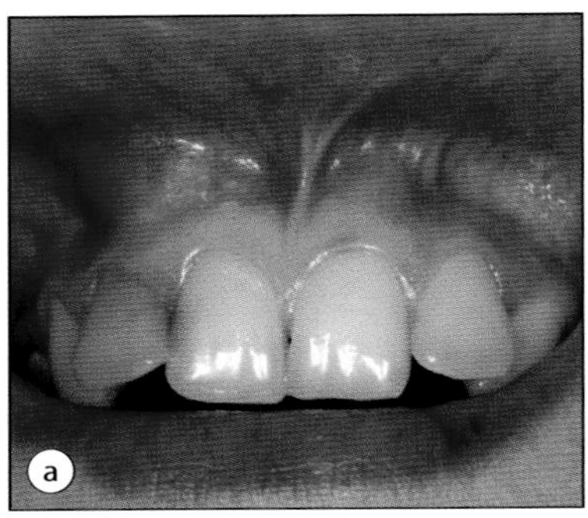

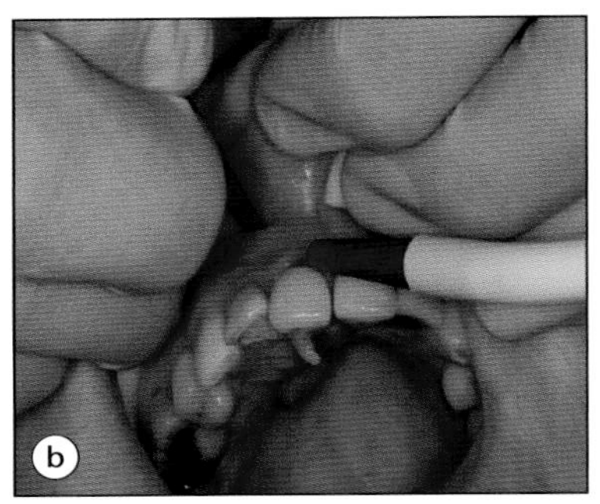

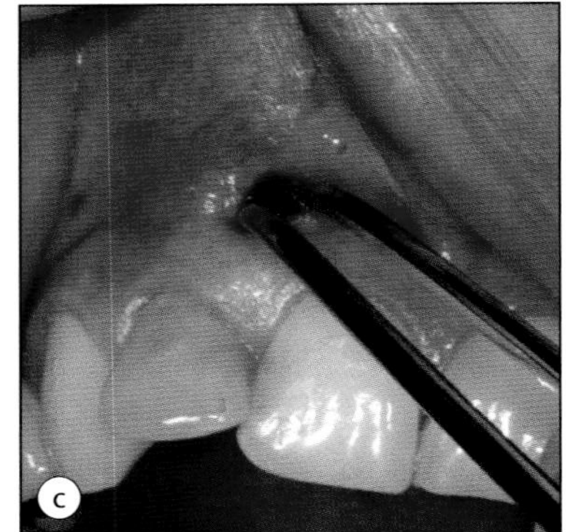

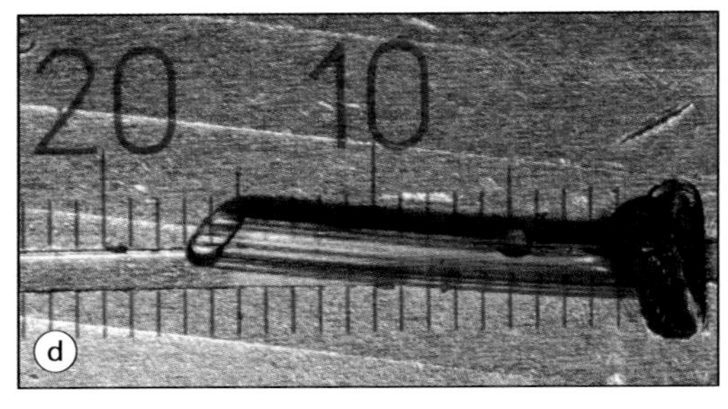

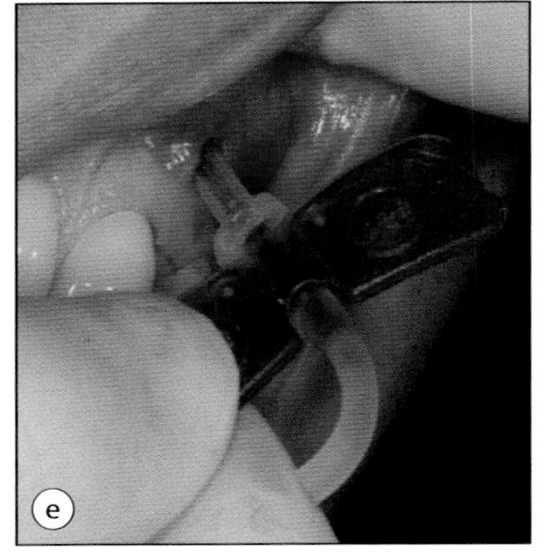

图9.107 （a~e）解压操作步骤（由Dr MB Saunders 提供）

开抗生素处方，但并无证据支持抗生素作为常规使用。

其他替代材料也可用作膜的支持物或作为再生材料支持或诱导骨形成。这些包括 Bio-Oss®（图 9.104），Perioglass®（图 9.105）和硫酸钙（图 9.106）。目前，并无充分证据支持将 GTR 常规用于根尖手术，但它可能有益于大的穿通性病变。

减压

涉及根尖病变较大的情况下，减压和开窗术有助于组织的愈合（图 9.107）。穿透病变表面的骨膜和皮质骨，通过插入带突缘的套管来保持开口的通畅，方便患者日常对病变进行冲洗。该方法的优点之一是降低了邻近活髓牙和重要解剖结构受损的风险（图 5.47）。

参考文献及延伸阅读

[1]Atmeh, A.R., Chong, E.Z., Richard, G., et al., 2012. Dentin-cement interfacial interaction: calcium silicates and polyalkenoates. J Dent Res 91 (5), 454–459.

[2]Aukhil, I., 1991. Biology of tooth-cell adhesion. Dent Clin North America 35, 459–467.

[3]Aukhil, I., Pettersson, E., Suggs, C., 1986. Guided tissue regeneration. An experimental procedure in beagle dogs. J Periodontal 57, 727–734.

[4]Bashutski, J.D., Wang, H.L., 2009. Periodontal and endodontic regeneration. J Endod 35 (3), 321–328.

[5]Harrison, J.W., Jurosky, K.A., 1991a. Wound healing in the tissue of the peridontium following periradicular surgery. 1. The incissional wound. J Endod 17 (9), 425–435.

[6]Harrison, J.W., Jurosky, K.A., 1991b. Wound healing in the tissue of the peridontium following periradicular surgery. 2. The dissectional wound. J Endod 17 (11), 544–552.

[7]Harrison, J.W., Jurosky, K.A., 1992. Wound healing in the tissues of the periodontium following periradicular surgery. 3. The osseous excisional wound. J Endod 18, 76–81.

[8]Laurent, P., Camps, J., About, I., 2012. Biodentine(TM) induces TGF-β1 release from human pulp cells and early dental pulp mineralization. Int Endod J 45 (5), 439–448.

[9]Melcher, A.H., 1976. On the repair potential of periodontal tissues. J Periodontal 47, 256–260.

[10]Roberts, H.W., Toth, J.M., Berzins, D.W., et al., 2008. Mineral trioxide aggregate material use in endodontic treatment: a review of the literature. Dent Mater 24 (2), 149–164.

[11]Tsesis, I., Rosen, E., Tamse, A., et al., 2011. Effect of guided tissue regeneration on the outcome of surgical endodontic treatment: a systematic review and meta-analysis. J Endod 37 (8), 1039–1045.

[12]Zanini, M., Sautier, J.M., Berdal, A., et al., 2012. Biodentine induces immortalized murine pulp cell differentiation into odontoblast-like cells and stimulates biomineralization. J Endod 38 (9), 1220–1226.

10 急症及牙外伤的处理

K Gulabivala, Y–L Ng

疼痛处理原则

牙髓治疗最令人满意的方面便是能够缓解患者的痛苦。急性牙痛，特别是牙髓源性的牙痛令大多数患者难以忍受。疼痛影响患者的睡眠和进食，令患者焦虑易怒，极其痛苦。患者心理可能会产生防御、攻击性，频繁抱怨，甚至产生疲劳麻痹并依赖药物。

成功的疼痛管理是指：

1. 明确的诊断及心理探析。
2. 有效的治疗，包括麻醉和镇痛。
3. 最终赢得患者的感激和信任，提高牙医个人声望。

对于有效的治疗实践中而言，缓解急性疼痛为最好的途径。其过程需要具有道德性、人性化，富有同情心、耐心和自信心，并且具有生物学及药理学知识。

因牙痛就医的患者多患有牙髓或者根尖周疾病（表 10.1），但是牙医也应该重视其他可以导致疼痛的混杂因素。

临床上应急处理的目的是，通过消除病因来控制感染和炎症。然而，为抵御潜在伤害，可能需要一定时间才能启动生物学机制。在潜伏期内，药物手段可通过生理机制来控制疼痛本身以及不愉快的体验，安慰剂效应证实疼痛控制具有很强的心理因素。因而，生物学措施、有效的手术治疗、自信的态度都是至关重要的。

精准诊断

对口腔颌面部疼痛的患者必须从更全面的诊断角度来看待。牙医的认知方式及材料工具逐渐使他们的治疗方式偏向于针对牙齿，但很多非牙源性的疼痛也会类似于牙源性疼痛，其部分原因是中枢神经在外周通路的会聚，另一方面原因是患者无法向牙医正确描述其真实感受。因此牙医应该注意到常见的误诊原因，包括非牙源性炎症，血管、骨骼、神经等方面的疾病及全身系统性疾病或心理问题（见第 16 章）。颞下颌关节（TMJ）疼痛和咬肌、翼外肌和颞肌等肌肉的疼痛可放射到上颌或下颌磨牙、前磨牙，甚至前牙。这种情况可以通过安慰解释、减少肌肉和关节负荷、伸展运动、热 / 冷疗法等进行控制，咬合夹板也有一定帮助（图 10.1，图 10.2）。

同样值得注意的是，那些长时间遭受疼痛的患者可能会因为中枢或外周致敏而降低了疼痛的感知阈值。致敏区可能被限制在病源附近或有不同范围的扩展。因此，应当去探索痛觉过敏区（伤害性刺激的过敏反应）和痛觉超敏区（非伤害性刺激的过敏反应），很多病例中其实难以发现局部疼痛位点。在慢性疼痛、颞下颌关节紊乱、纤维肌痛和颈椎过度屈伸损伤患者中，这种致敏现象更加明显。

有效的术中疼痛控制

局部镇痛剂及效应

在不可逆性牙髓炎的牙髓中或存在急性感染的区域镇痛中常常会遇到困难。镇痛失败可能由于术者原因（采取错误的技术和 / 或选择错误的方案）或患者原因（解剖性、病理性或心理性的原因）。

牙髓治疗过程中最常用的镇痛剂是含有肾上腺素的利多卡因（图 10.3）。应用镇痛剂时，在采取缓慢给药合并回吸技术的情况下，肾上腺素可用于大多数患者。

下牙槽神经阻滞技术的成功率超过 90%。如果医生经常失败，应该重新评估他们的技术。尽管下唇麻木作为麻醉成功的标志，提示唇部软组织的神经被阻滞，但并不意味着牙髓的神经被麻醉。感染和炎症的存在会影响镇痛剂的效果。局部麻醉药中存在两种离子形式，不带电荷的阴离子（RN）和一个带正电荷的阳离子（RNH^+）。这两种离子形式均是镇痛所必需的。

$RNH^+ \rightleftharpoons RN + H^+$

炎症会降低组织的 pH 并相应地减少可以穿透神经膜的镇静剂成分。因此，神经内有较少的镇静剂来实现镇痛。此外，炎症组织中的神经能够改变静息电位和降低兴奋性阈值。这些变化并不局限于炎性牙髓，而能影响整个神经膜。

阿替卡因肾上腺素（图 10.4）作为一种局部镇痛剂，在使用利多卡因无效的情况下，已获得青睐。阿替卡因与利多卡因不同，其脂溶性成分为噻吩环而非芳香环。研究表明，阿替卡因作为镇痛剂并不比利多卡因更为有效，但是阿替卡因具有更强扩散能力，从而使其阻滞范围更广。此外，其立体分子结构也可以解释其更高的麻醉成功率。遗憾的是，它却与高发的持续性感觉异常相关。

长效麻醉剂可以缓解患者的术后疼痛。布比卡因（0.5% 布比卡因 1 ： 200000 肾上腺素）作为局部阻滞麻醉剂用于软组织能够维持 6~8 小时。布比卡因在一些国家和地区是不允许用于牙科的，医生应按照当地的准则使用。也可以使用其他类似的药物，例如布卡因（盐酸丁哌卡因）（图 10.5）。

表 10.1　急性面部疼痛或牙痛的患病率

人种	急性口面部疼痛或牙疼的患病率	备注
美国（国家健康访问调查 1989）	14%（过去 6 个月急性口面部疼痛）	最常见的原因：龋齿和牙周疾病
英国（成人牙科健康调查 2009）	26%（牙痛）	大多数情况与龋齿和败血症相关
多伦多，加拿大（Locker & Grushka，1987）	29%（冷 / 热痛）；14%（牙痛）过去 4 周	50% 的病例报道有严重的症状
圣保罗，巴西（12 岁及 15 岁青少年，2010 年）	26%（牙痛）	大多数病例涉及龋齿或需进行根管治疗
香港，中国（18 岁以上 1222 名汉语为常用语的人，2006 年）	28%（牙齿敏感）；13%（牙痛）	

局部麻醉给药

如果下牙槽骨神经阻滞麻醉失败，而且重复尝试也失败，那么可以考虑另外一种替代技术。GOW - Gates 和 Akinosi 技术可对下牙槽神经进行较高水平的麻醉。这两种方法仅在传统的局部麻醉失效时使用，因为这两种方法比标准方法并发症多，尤其是进针越高，越接近上颌动脉和翼丛的情况下。

Gow - Gates 技术

这是一种下颌神经阻滞注射，能够麻醉下颌神经的所有分支，包括颊神经、下牙槽神经、舌神经和下颌舌骨肌神经。该方法依赖于下颌髁突附近麻醉药的蓄积（图 10.6）。注射时，患者大张口，口角耳屏连线是注射平面。针是从对侧下颌牙齿的方向，指向同侧上颌第二磨牙（图 10.7）。黏膜进针点高于传统的下牙槽神经麻醉。进针直至与髁突头部骨面接触，稍退针，推注药物完成局部麻醉注射。

Akinosi 技术

Akinosi 技术比 Gow - Gates 技术要简单，是一种闭口位麻醉技术。患者取闭口位，采用 35mm 的注射针。注射器进针与上颌牙面平行，与上颌膜龈联合线水平。进针

图 10.1　颞下颌关节紊乱病的咬合板治疗

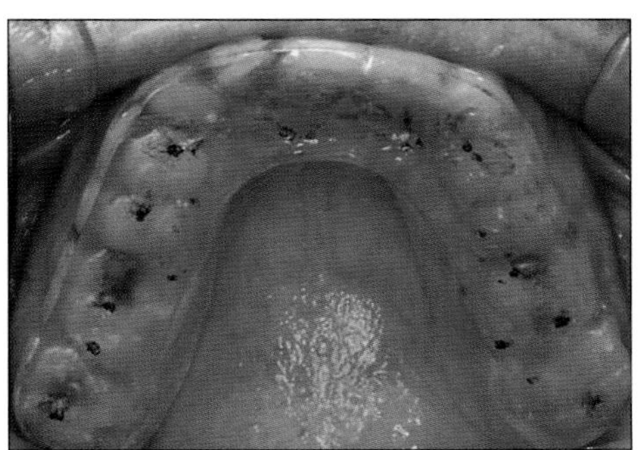

图 10.2　咬合板的腭面观

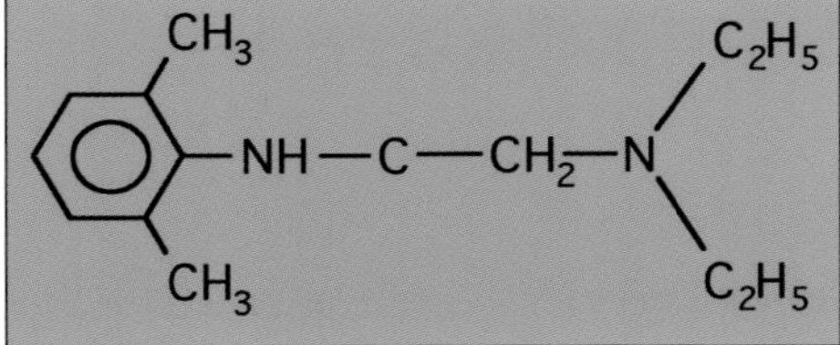

图 10.3　利多卡因

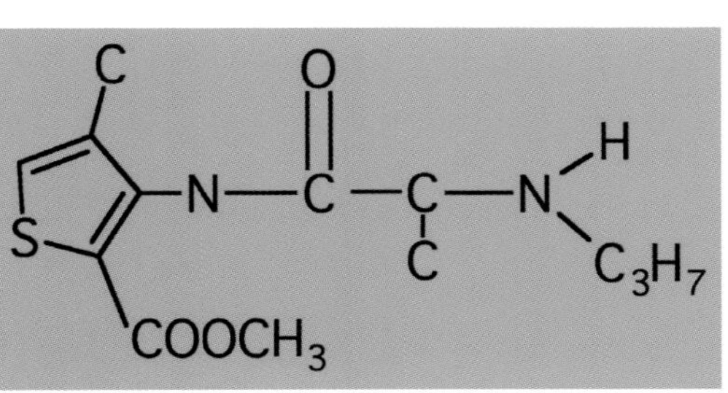

图 10.4　阿替卡因

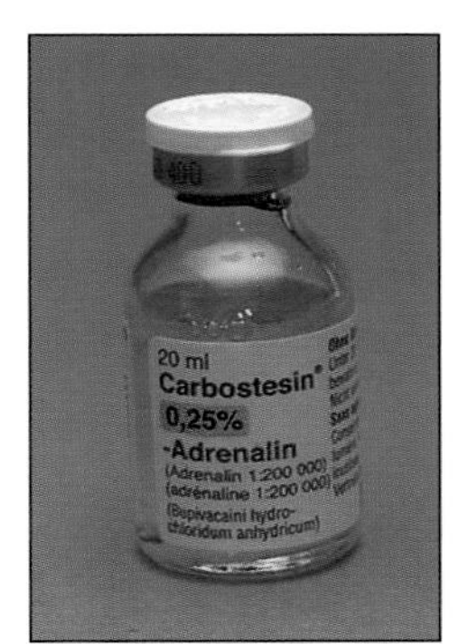

图 10.5　布卡因

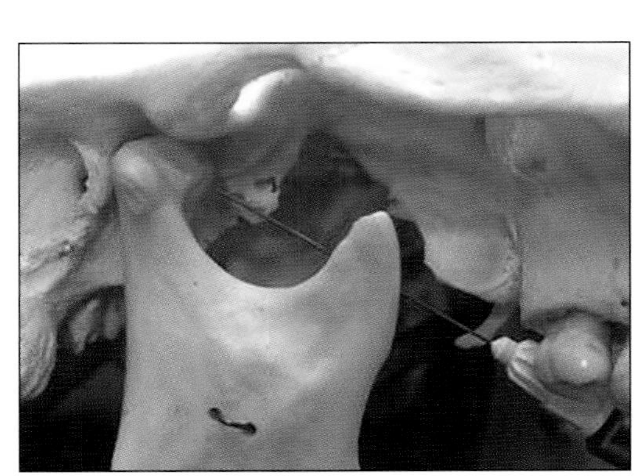

图 10.6　Gow–Gates 技术阻滞下牙槽神经麻药蓄积位置

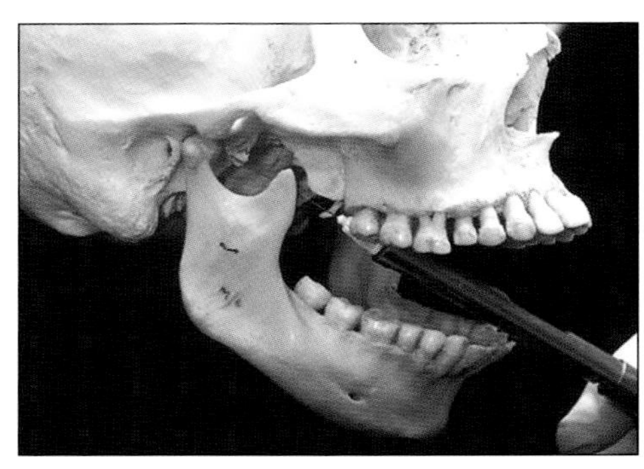

图 10.7 Gow-Gates 技术阻滞下牙槽神经

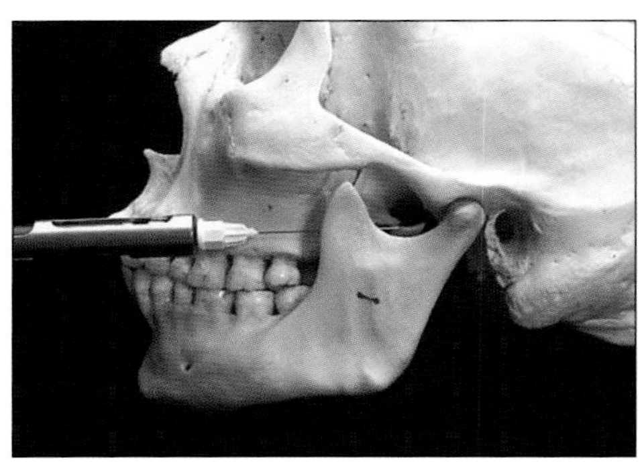

图 10.8 Akinosi 技术阻滞下牙槽神经

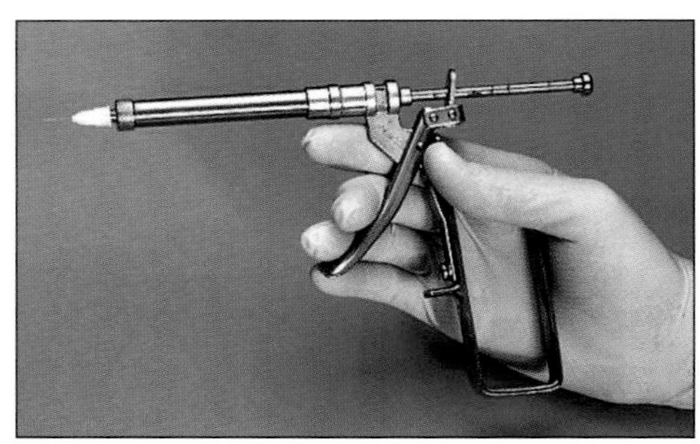

图 10.9 牙周膜注射器

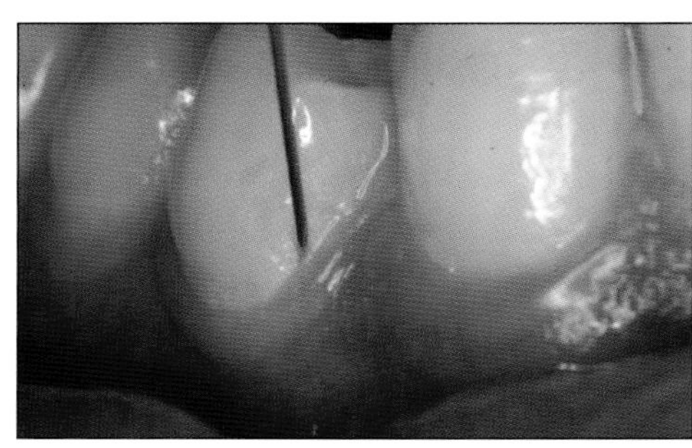

图 10.10 牙周膜注射针插入

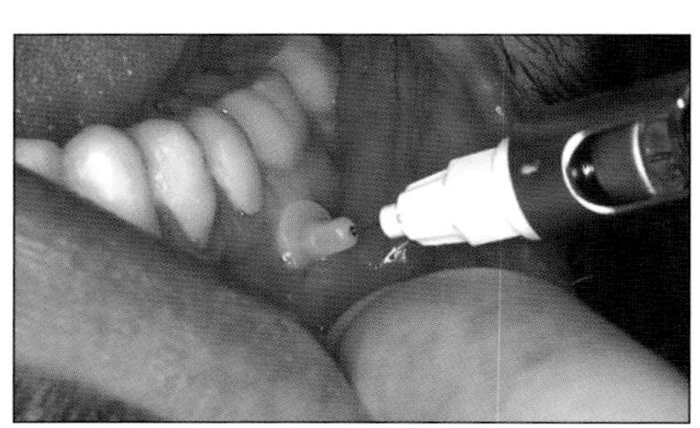

图 10.11 使用 X-Tips 骨内注射

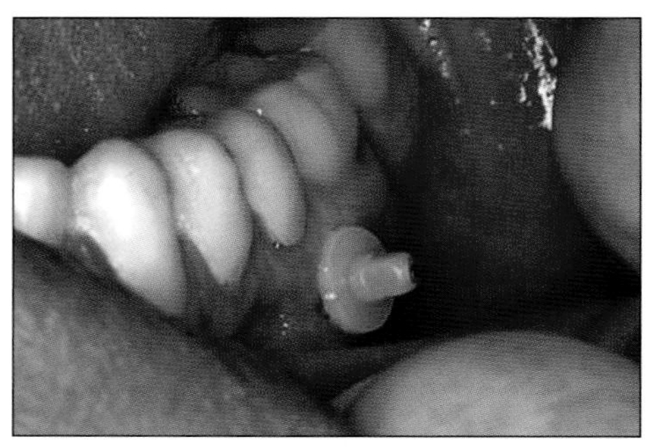

图 10.12 骨内导向套留在原位直到程序结束

直至针根部与上颌第二磨牙远中平齐（图 10.8）。麻药在此处扩散。这种技术不依赖于接触骨面，这也是一个缺点。因此，Akinosi 技术在其他下牙槽阻滞麻醉失败的情况下使用。患者在运动和感觉神经均被麻醉时可以实现开口。

牙周膜注射法

牙周膜注射法是将麻醉药直接注入牙周膜，需用专门的注射器（图 10.9）和细针头。从近中龈沟进针，贴着牙面（图 10.10），尽可能深入牙根与牙槽骨之间，慢慢地对手柄加压 20~30 秒。该技术要用到反压，软组织变白作为麻醉成功的标志。若麻药溢出龈沟，则影响麻醉效果。压力是保证麻药渗入并阻滞神经传导所必需的。该技术需要在患牙的远中面和舌面重复注射。

髓腔内注射

髓腔内注射的主要缺点是需要将针刺入非常敏感的炎症牙髓，因此注射过程会产生痛感。此外牙髓腔必须打开，在开髓之前可能会面对麻醉问题。这种注射方式需在很强的反压下进行，在缺乏反压的情况下， 很难达到镇痛效果。其作用机制是髓腔压力，因此即使用盐水注射也可达到效果。产生回压的方法可以利用牙胶封闭髓腔，或者用半圆钻在髓室制备一个小洞，针通过这个小洞刺入髓腔。如果髓腔已打开，可以将针进一步刺入根管直至卡住形成回压。操作时需要扶住注射针以免弯曲。如果不能形成回压，需要换成大号的针头。使用短而细的牙周膜针头可以避免弯曲。

骨内麻醉技术

骨内麻醉技术是将麻醉剂直接注入牙周围的松质骨中。该种方法起效迅速，作为下颌磨牙不可逆性牙髓炎麻醉的补充麻醉效果很好。在牙齿近中或远中的黏膜注射点进行轻微的浸润麻醉。现已开发出专门的工具，方便钻一个小洞，通过黏膜和骨皮质，从而注射麻醉药到松质骨。X-Tips (Prestige Dental, Bradford, UK) 包含一个骨皮质打孔钻和一个导向套。当钻头被取出时，导向套被留在原位。麻醉药可以通过导向套注入，该导向套被设计可以与超短的 27 号针配套（图 10.11）。导向套可在手术过程中留在原位，使麻醉药在需要的时候得到补充（图 10.12）。少数患者注射部位会出现疼痛，某些麻醉剂也会导致暂时心率加快。

不可逆性牙髓炎的麻醉

不可逆性牙髓炎症状的存在可能需要更多的策略来控制疼痛和摘除牙髓。下颌磨牙通常会出现该问题。需考虑到辅助神经的支配和神经功能改变。

补充麻醉是不可逆性牙髓炎辅助神经的麻醉，而不是取代下牙槽神经阻滞麻醉，用于麻醉颈丛神经、下颌舌骨肌神经和舌神经。对侧下牙槽神经的交叉支配也同样需要考虑到。在上颌，上颌后牙可以考虑上牙槽后神经麻醉，上牙槽前神经麻醉可以将麻醉剂浸润在眶下孔的开口处，用于前磨牙的麻醉。当处理活髓后牙时，通常采用腭部浸润来阻断腭大神经及鼻腭神经分支。

在神经功能中有两种主要类型的钠通道，根据其对河豚毒素的敏感性或抗性而区分。敏感通道存在于大多数神经元上，而抗性通道主要发现在 Aδ 纤维和 C 纤维上，Aδ 和 C 纤维是牙髓中主要的疼痛感受纤维。炎症状态下，其活性增加，主要通过增加通道数目及降低阈值来实现，后者因诸如前列腺素 E_2（PGE_2）和神经生长因子（NGF）等介质的存在而导致。这样的通道能够耐受利多卡因，但是其麻醉效果可以通过增加剂量和通过在实施局部麻醉之前约 1 小时用布洛芬（400mg）预处理来增强。该通道对布比卡因和甲哌卡因更敏感。

有效的术后疼痛控制

首先是长效局部麻醉剂的应用，然后是使用全身中枢及周围作用的镇痛药。需考虑到用药史，以排除可能的药物超敏反应。牙痛通常持续时间短，镇痛药只需要使用 24~48 小时，因此较少发生不良反应。

不同镇痛药的相对效果可以依据Oxford 大学表（表 10.2）。阿司匹林被广泛使用。 然而，其效果与剂量相关，1000~1200mg每日4次，比500~600mg每日4次镇痛效果好。也可以使用非甾体抗炎药（NSAID），例如布洛芬。布洛芬已被证实是减少急性疼痛的最有效的镇痛药之一，其效应也与剂量相关，400mg每日4次是最佳剂量，但如果没有副作用，则高达800mg时可达到100%的镇痛效果。对乙酰氨基酚通常用于对阿司匹林和其他NSAID敏感的患者，并且可以在高剂量下有效，但是其不具有同等的抗炎特性。

外周作用的镇痛药通常与中枢作用的镇痛药组合使用，如可待因。有证据表明，联合镇痛药比单独使用更为有效。

严重疼痛时可联合使用一种非甾体类抗炎药和对乙酰氨基酚。对乙酰氨基酚使用 2~3 小时后可以使用初始剂量的非甾体类抗炎药。2 小时后，非甾体类抗炎药可以再次

表 10.2　2007 年牛津大学镇痛疗效排行榜

镇痛剂	患者数目	至少缓解 50% 疼痛的百分比	NNT*
布洛芬 600/800	165	86	1.7
双氯芬酸 100	545	69	1.8
酮咯酸 20	69	57	1.8
羟考酮 IR 5 + 对乙酰氨基酚 500	150	60	2.2
对乙酰氨基酚 1000 + 可待因 60	197	57	2.2
羟考酮 IR 15	60	73	2.3
阿司匹林 1200	279	61	2.4
布洛芬 400	5456	55	2.5
双氯芬酸 25	502	53	2.6
酮咯酸 10	790	50	2.6
羟考酮 IR 10 + 对乙酰氨基酚 650	315	66	2.6
对乙酰氨基酚 650 + 曲马多 75	679	43	2.6
双氯芬酸 50	1296	57	2.7
布洛芬 200	3248	48	2.7
萘普生 400/440	197	51	2.7
萘普生 500/550	784	52	2.7
羟考酮 IR 10 + 对乙酰氨基酚 1000	83	67	2.7
右旋丙氧芬 130	50	40	2.8
对乙酰氨基酚 650 + 曲马多 112	201	60	2.8
曲马多 150	561	48	2.9
萘普生 200/220	202	45	3.4
对乙酰氨基酚 500	561	61	3.5
布洛芬 100	495	36	3.7
对乙酰氨基酚 1500	138	65	3.7
羟考酮 IR 5 + 对乙酰氨基酚 1000	78	55	3.8
对乙酰氨基酚 1000	2759	46	3.8
对乙酰氨基酚 600/650 + 可待因 60	1123	42	4.2
阿司匹林 600/650	5061	38	4.4
对乙酰氨基酚 650 + 右丙氧芬（65mg 复方盐酸或 100mg）	963	38	4.4
对乙酰氨基酚 600/650	1886	38	4.6
布洛芬 50	316	32	4.7
曲马多 100	882	30	4.8
阿司匹林 650 + 可待因 60	598	25	5.3
曲马多 75	563	32	5.3
羟考酮 IR 5 + 对乙酰氨基酚 325	149	24	5.5
对乙酰氨基酚 300 + 可待因 30	379	26	5.7
曲马多 50	770	19	8.3
可待因 60	1305	15	16.7

* 治疗所需例数（NNT）：计算在 4~6 小时疼痛缓解至少 50% 的患者的例数，采用安慰剂对照，遵循随机与双盲的单剂量研究，患者患有中度到重度的疼痛。除非另有规定，药物是口服的，剂量单位是毫克

使用。存在的风险是患者不理解药物治疗方案，从而使用同时含有 NSAID 和对乙酰氨基酚的镇痛药，因此导致对乙酰氨基酚过量。

如果在严重疼痛发生之前服用镇痛药，镇痛药效果更明

显。应告知患者，如果他们感觉到疼痛的发作，便服用止痛药，并且可以在疼痛消退一段时间后继续使用一定剂量。

NSAID 类药物的作用机制是通过抑制环加氧酶，其中有两种类型，COX_1 和 COX_2。前者是组成型的，存在于胃、肾和血小板中，它们被传统的 NSAID 所抑制。后者是可诱导的，并且在炎症组织中合成。该药存在心血管或胃肠道副作用。COX_2 抑制剂副作用较少，如胃肠道和肾脏问题。

阿司匹林的禁忌证包括溃疡、哮喘、糖尿病、痛风、流感（Reye 综合征）和肝功能障碍。需注意 NSAID 类药物的相互作用，包括：与 ACE 抑制剂、β 受体阻断剂、噻嗪类和袢利尿剂联用时降低抗高血压有效性；增加环孢菌素的肾毒性；与乙内酰脲和锂联用时增加其血药浓度；与甲氨蝶呤联用时增加毒性，与拟交感神经剂联用时升高血压；与抗凝剂联用时增加凝血酶原时间。

急症

牙髓突发性急症可以通过时间关联划分为术前、术中和术后急症，尽管这种分类界限不是很清楚。术前疼痛通常可预示术中和术后疼痛，但也可能涉及其他因素。

术前急症

患者分为两大类，即接受过牙科实践治疗，并且定期或不定期复查的患者，以及从未接受牙科实践治疗而只是寻求解决紧急问题的患者。前组患者虽然最近的信息需要更新，但会有牙齿状况和既往治疗的信息。而后一组则需要进行彻底排查，以便找出问题，并确定适当治疗方式以满足他们的需要。

不可避免地，患者会在医生非常忙碌，时间并不充足时试图急诊治疗。这种情况下，仍必须坚持用足够的时间做出正确的诊断。除了患者通常不能定位患牙，还有一些病理性疼痛类似牙源性疼痛，在这些情况下，不便做根管治疗。

急症分为以下几类：

- 牙髓源性急症。
- 根尖周源性急症。
- 外伤性急症。

牙髓源性急症

诊断

牙髓的神经支配由有髓的 Aδ 纤维和无髓的 C 纤维组成，如第 4 章中讨论的，其引起不同类型的疼痛感觉。牙髓性疼痛通常由热或冷刺激引起，然而，重要的是需清楚，疼痛是 Aδ 纤维刺激引起的锐痛或是与牙髓炎和 C 纤维相关的钝痛。许多牙医将可定位的牙本质敏感与不可定位的牙源性疼痛相混淆。患牙的识别不能通过患者的感觉，甚至牙医自己的牙痛都会搞错。当炎症进展到涉及根尖周组织时，疼痛才变得可定位，此时牙齿对于触碰和敲击也变得敏感。

牙医应该通过病史、临床检查及影像学证据来确定病因。有些病因很明显，例如继发性龋齿或裂纹（图 10.13，图 10.14a），并且在其他时候，患者可能某一个象限的牙齿存在深层修复体（图 10.15），所有牙齿都可能是问题所在。在这种情况下，甚至出现几颗牙齿一起开

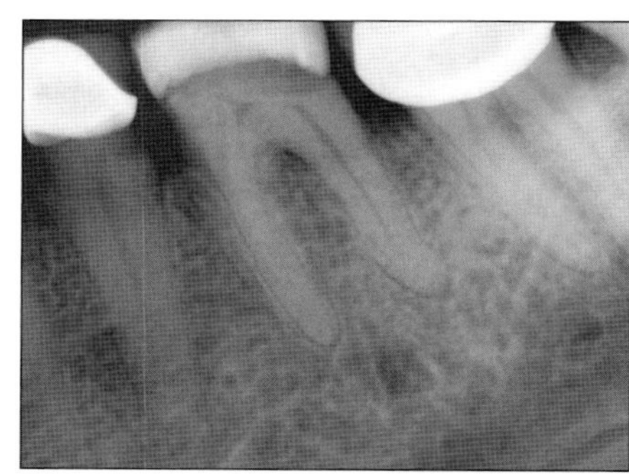

图 10.13 下颌第一磨牙不可逆性牙髓炎根尖牙周膜间隙增宽

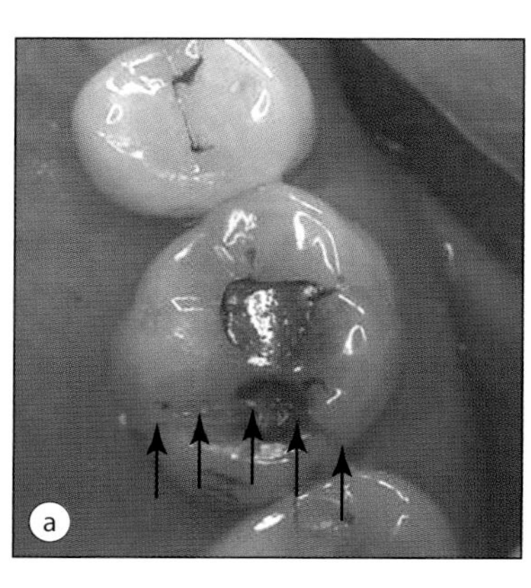

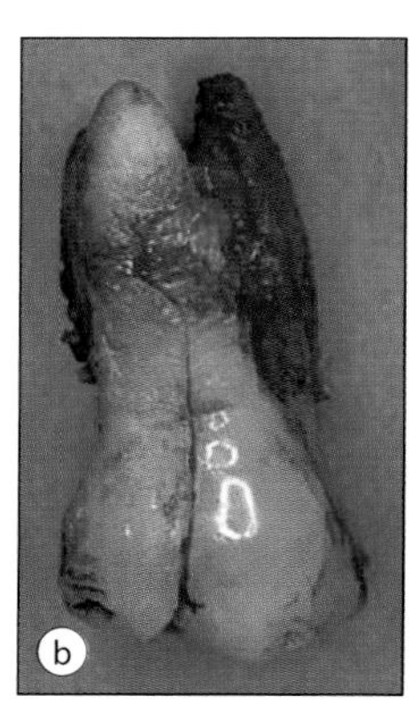

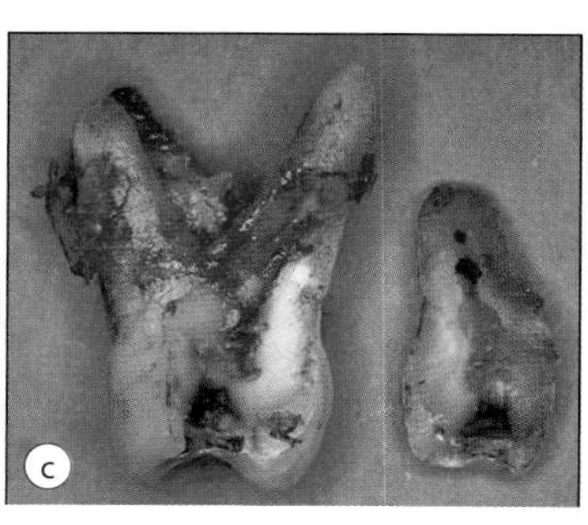

图 10.14 （a）上颌磨牙不可修复的牙纵折（箭头所示）；（b）拔除的上颌磨牙；（c）上颌磨牙分离的牙纵折片段

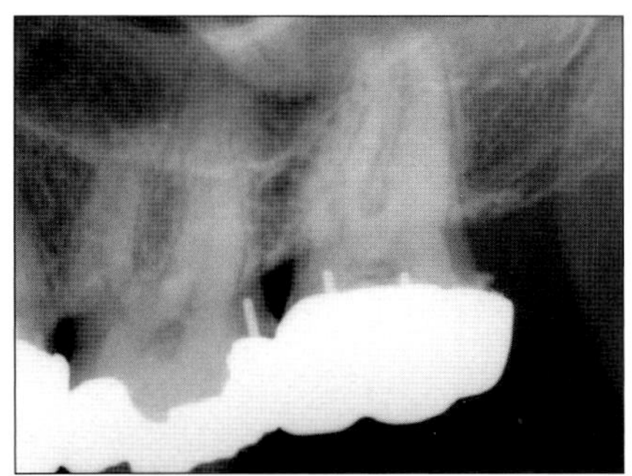

图 10.15 深层修复的患牙

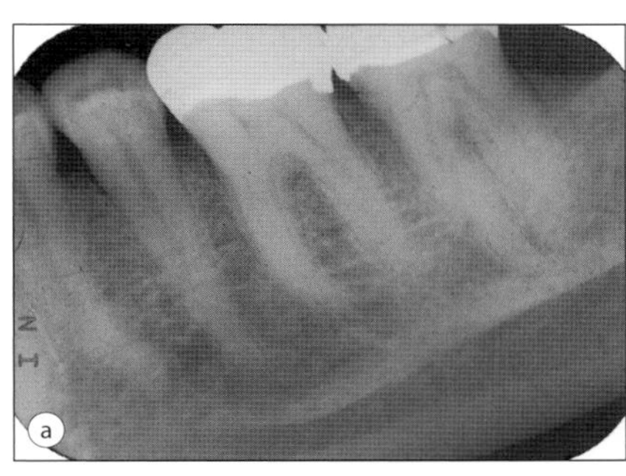

图 10.16 （a）下颌磨牙高嵌体修复后引起类似不可逆性牙髓炎的症状；（b）2~3 个月后症状自然消退，而牙齿继续对牙髓测试正常反应，多年后仍保持无根尖周病变

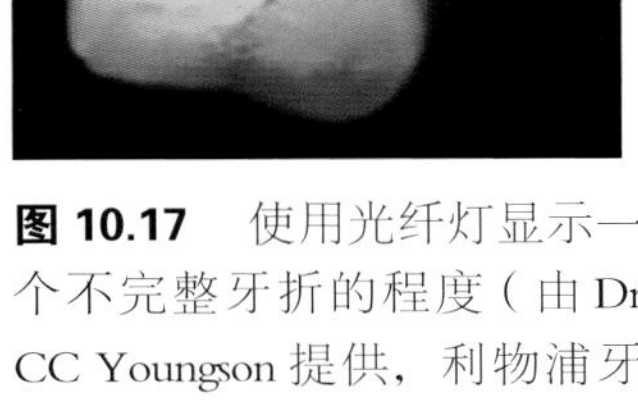

图 10.17 使用光纤灯显示一个不完整牙折的程度（由 Dr CC Youngson 提供，利物浦牙科研究所）

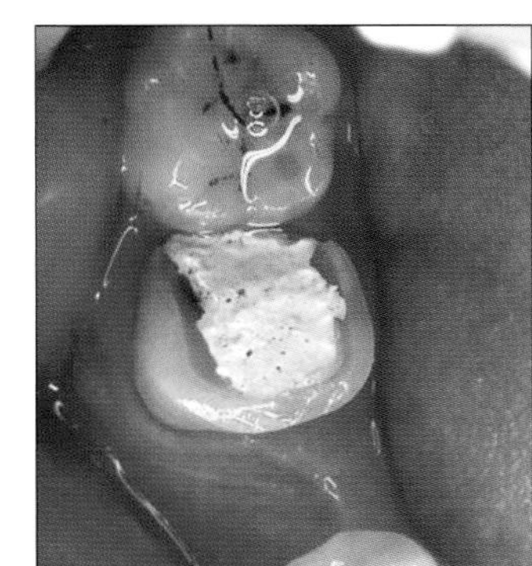

图 10.18 暂封的下颌磨牙

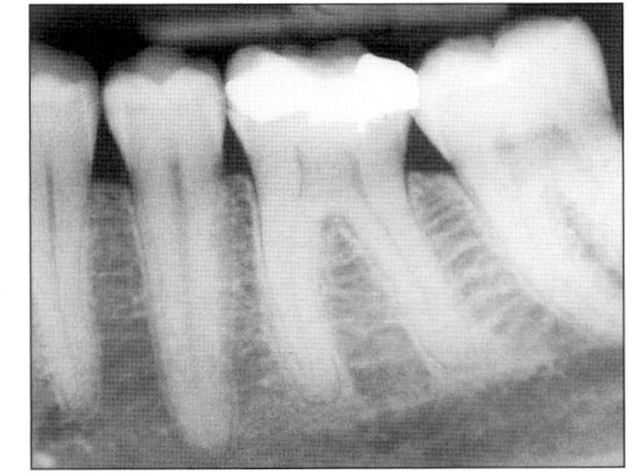

图 10.19 下颌磨牙牙周膜间隙增宽，并存在致密性骨炎

髓的病例。通过牙髓刺激法（可能是不舒服的）和选择性诊断性局部麻醉的联合应用来区分患牙是十分重要的。没有一种局部麻醉技术可以完全局限在 1 颗牙齿，但牙周膜麻醉提供了可能性。原则是选择最可能的患牙，从近中到远中，从上颌到下颌进行麻醉。疼痛消除，便可识别牙齿，麻醉的有效性可以通过牙髓测试来确定。

可逆性和不可逆性牙髓炎之间有时难以区别。这两种情况下，都可能存在由热、冷或甜刺激引起的激发痛，持续不同时间的钝痛，偶尔的自发痛，并且有夜间痛。疼痛可能非常严重，以至于患者不能忍受，被描述为能想象得到的最糟糕的疼痛，像被用炽热的烙铁或刀刺入上下颌。持续疼痛的发作时间越长，自发痛越明显，夜间影响休息、失眠的频率增加，疼痛越严重，对热而不是冷（实际上有时冷可以缓解）的反应越大，则越可能被定为不可逆性牙髓炎。实际上，所述类型的严重牙髓疼痛有时可能与相对正常的牙髓有关（Seltzer等，1963； Dummer等，1980）。如图10.16所示，冠修复体导致不可逆性牙髓炎，然而，患者能够忍受疼痛，并且有时疼痛可自行缓解。若干年后牙髓活力测试正常，没有根尖周病。不能忍受疼痛的患者将选择拔髓，因此，正确的诊断术语是牙髓痛而不是牙髓炎。

牙隐裂综合征（CTS）也可导致牙髓炎，需要放置正畸带环以避免牙尖折断。其疼痛的程度大有不同，暂时的冷热刺激痛，可为自发痛或咬合痛。咬合痛可为锐痛，而在冷热刺激痛则可为锐痛到钝痛。光纤灯照射可用于定位和确定裂纹的程度（图 10.17），但它们在 CTS 的早期并不总是可见的。

治疗

如果判断疼痛来源于可逆性牙髓炎，治疗涉及去除牙本质或牙髓的刺激来源。在牙本质敏感的情况下，可使用氟化物或脱敏剂处理暴露的牙本质小管。还应该去除龋坏组织和拆掉不良修复体，并用含有氧化锌丁香油的材料充填（图 10.18）。

如果判断疼痛来源于不可逆性牙髓炎，应摘除牙髓（图10.19）。不可逆性牙髓炎理想的应急处理是彻底去除病变牙髓并预备根管系统，在器械进入根管进行操作前，应用2.5%~5.0％次氯酸钠溶液冲洗牙髓腔以进行消毒。如果首次就诊没有足够的时间，仅去除髓室及根管冠方的牙髓组织通常也是有效的。在不便或不可能完善使用器械的情况下，提倡在有活力的根管中使用皮质类固醇制

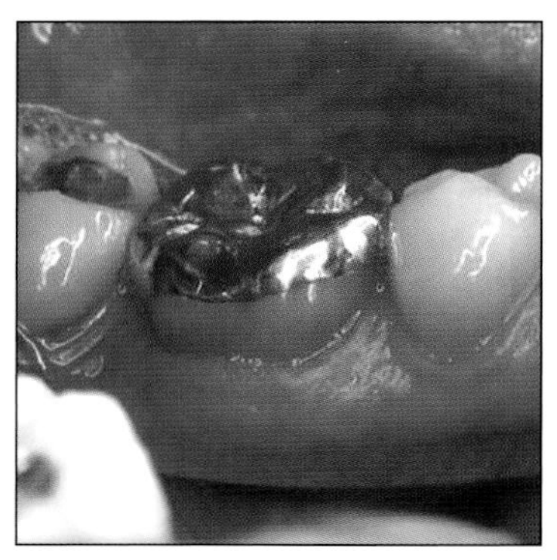

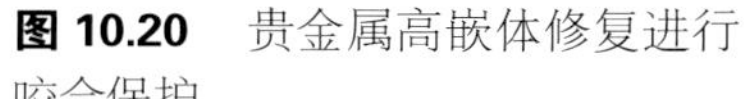

图 10.20 贵金属高嵌体修复进行咬合保护

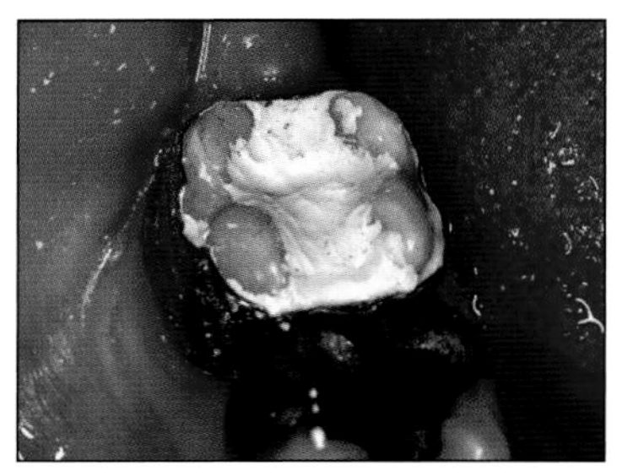

图 10.21 正畸带环保护的磨牙

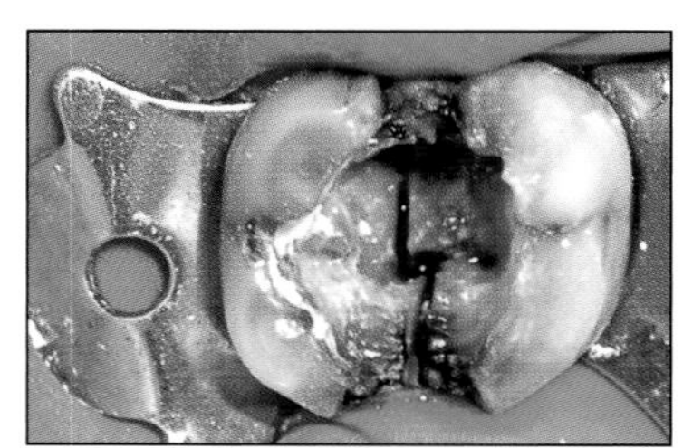

图 10.22 牙纵折累及髓室底

剂，因为无法确保足够深度的麻醉。在严重的牙髓炎症的存在下，局部麻醉的有效性如上所述有所降低。

在牙隐裂患牙中，牙本质粘接材料作为临时修复体在小的窝洞中是有用的，然后采用具有咬合保护的修复体（图 10.20）。一旦开始有垂直裂纹，治疗目标便是避免裂纹发展并尽可能保存牙齿；有些进行牙尖保护的牙齿可以保存长达 10 年。

如果裂纹涉及牙髓，并且症状表明为不可逆性牙髓炎，则应该去除修复体，并确定裂纹的程度。如果裂纹发展为牙折并且部分牙齿已松动，则应当将其拔除并检查剩余牙体组织进行修复的可能性（图 10.14a）。对拔除的牙齿碎片进行检查以对牙齿的可修复性进行精确评估。如果牙折进入根尖牙周附着处，则拔除是唯一的选择（图 10.14b，c）。如果牙齿可修复，可进行根管治疗。如果裂纹到达髓室底部，则牙齿的远期预后不好。

在牙齿裂开但不完全的情况下，牙冠应使用带环（图 10.21），并进行根管治疗。后牙中，在牙槽嵴以上且仅涉及髓腔顶部的斜裂缝的远期预后优于涉及髓腔室底部的垂直裂缝（图 10.22）。

治疗无论是采用牙髓切断术还是牙髓摘除术，一天内疼痛的严重程度应该降低50%~75%，疼痛可能持续24~48小时，在随后的24小时（总共72小时）内逐渐减少。可能再需要7~28天逐渐完全消退（图10.23）。当进行根管清理和成形时，这种延迟疼痛更为明显。如果症状持续超过这个时间，应确认是否存在遗漏根管的残髓炎情况。

如果牙齿已拔除，疼痛可能在 3 天内逐渐消退。医生一般建议降低咬合，但这种方法应在咬合评估后采用。牙齿会伸长，不会长期没有咬合接触。当牙齿有叩痛并且不存在根尖周围影像学证据时，降低咬合是有效的。笔者不建议将其作为常规程序。

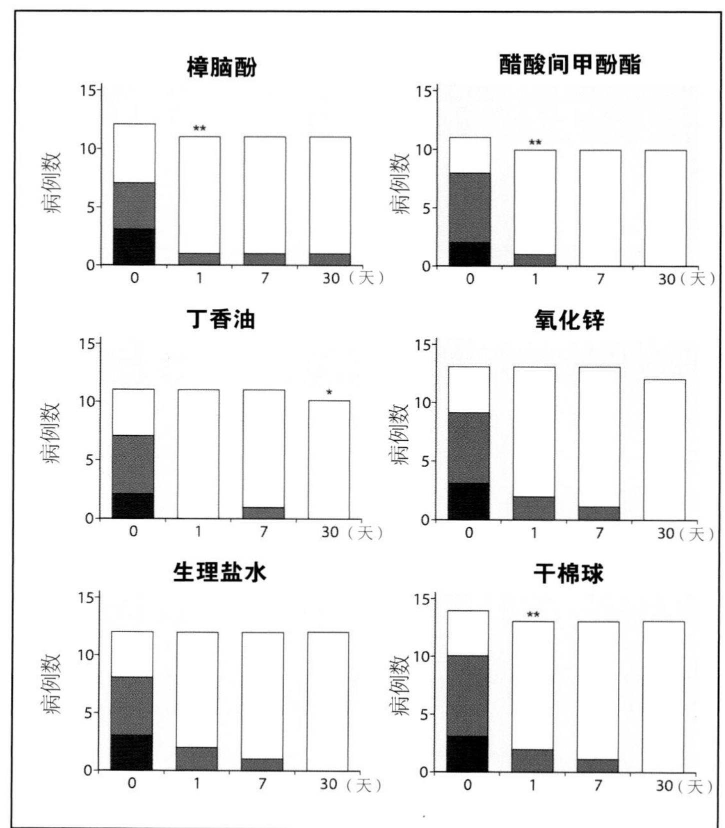

图 10.23 使用不同材料进行根管消毒后 30 天出现症状的数目（深蓝 = 痛苦，浅蓝 = 不适，白色 = 无症状；*患者未参加 30 天的临床检查；**患者需要进一步的急症处理）[Hasselgren, G., Reit, C.,1989. Emergency pulpotomy: pain relieving effect with and without the use of sedative dressings. J Endod 15 (6), 254－256]

药物

抗生素通常用于不可逆性牙髓炎，但是这种药物对牙髓炎症没有作用，并不适合。止痛药是控制上述残留疼痛的有效辅助措施。

根尖周源性急症

诊断

牙周组织炎症和感染可引起严重的疼痛。治疗根尖周

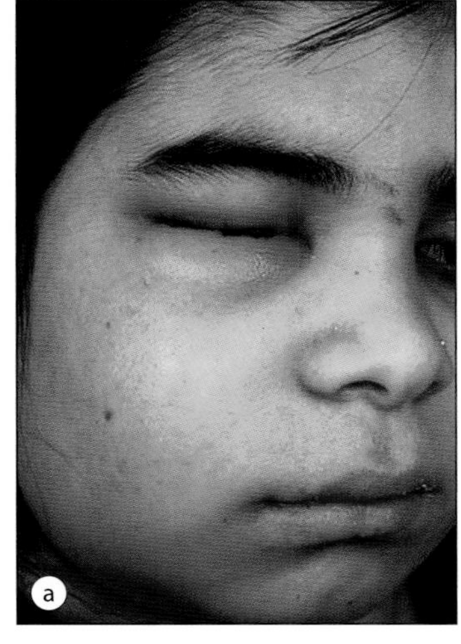
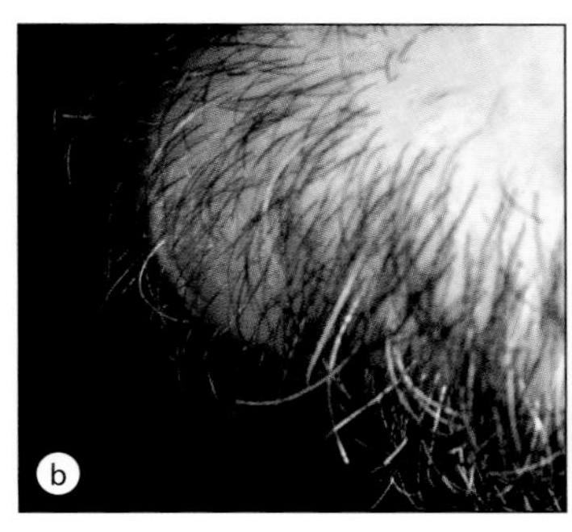
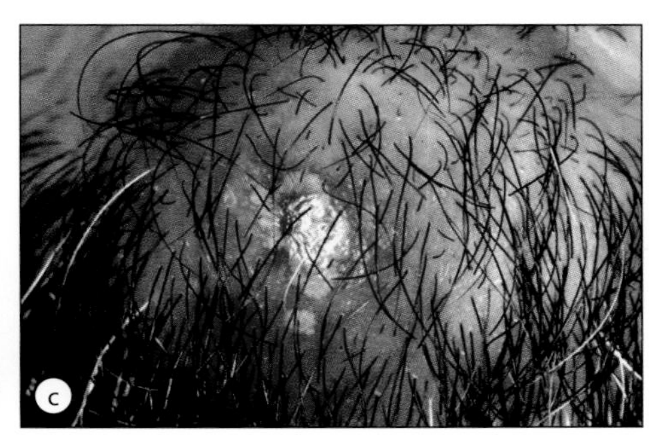
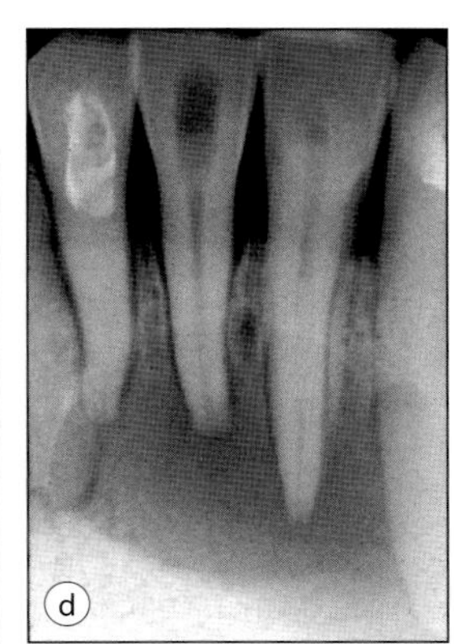

图 10.24 （a）急性根尖周脓肿伴随面部肿胀；（b，c）下颌前牙相关的颏部肿胀；（d）切牙相关的下颌透射影像

炎性病变的目的是将感染控制于牙齿内，因此当感染无法控制时，会向邻近组织和身体其他部位扩散，问题的严重性也会增加。

重要的是确定支持组织的疼痛和肿胀是牙周还是牙髓来源。通常，牙髓测试将有助于区分来源，除非仅有部分牙髓组织坏死。仔细的牙周探查应作为补充检查。

急性根尖周炎是根尖部牙周膜的急性炎症，通常与牙髓炎症相关，但偶尔可由急性或慢性创伤引起。

急性根尖周脓肿（图 10.24a）可能由初期根尖周炎发展而来，或由慢性根尖周炎转化而来。在病变初期，所涉及的牙齿根尖周影像学证据不明显，并且触痛明显。

在慢性炎症的急性发作期，患牙伸长，后期可出现松动移位；脓液聚积（图 10.24b~d）。

由于感染性质、宿主反应和初始治疗有效性的不同，脓液既可以通过组织表面或间隙直接蔓延，也可以通过血道或淋巴道播散。通过血道播散可能引起血栓性静脉炎，例如，通过静脉进入颅腔引起海绵状窦性血栓性静脉炎。通过淋巴道播散可能到达淋巴结，并最终入血引起血道播散。微生物或感染性栓塞可能导致菌血症、败血症、脓毒症、栓塞性脓肿。虽然抗生素的出现使这些成为过去，但是抗药性的增加、药物和酒精成瘾者、病毒感染、糖尿病和免疫抑制所致的营养不良的增加均可能导致易感性增强。

间隙通常不明显并包含疏松的结缔组织，但可通过组织平面被炎症渗出液或脓液的作用力分开而获得。扩散的方向是由病源处、扩散的初始方向（颊侧或舌侧）和组织附着（图3.19e~g）决定。肌肉附着，如下颌舌骨肌、颊肌、咬肌、颞肌、翼内肌、翼外肌、咽上缩肌的附着起重要的作用。筋膜层也很重要，如颈深筋膜层、椎前筋膜、气管前筋膜、颈动脉鞘。

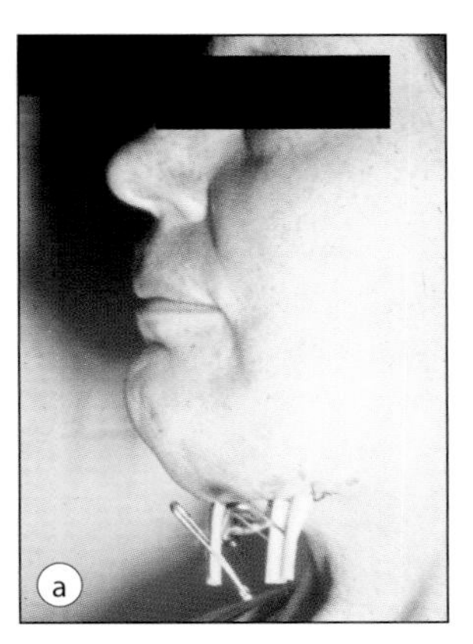
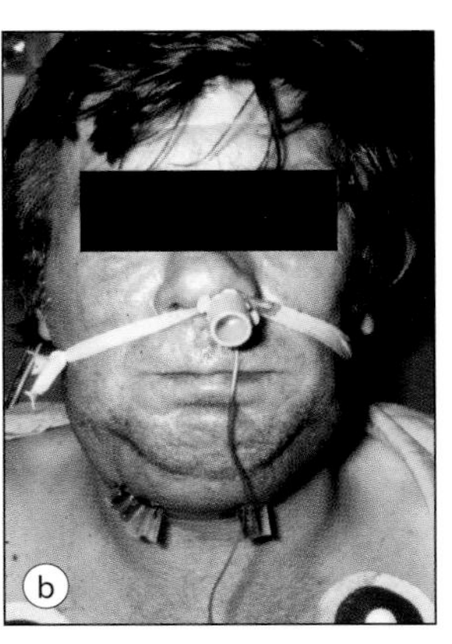

图 10.25 （a）侧面和（b）正面显示路德维希咽峡炎引流治疗

与下颌骨有关的潜在间隙是：

- 颏下间隙——从下颌切牙经淋巴蔓延。颏部明显不适，吞咽困难。
- 颌下间隙——从第二或第三磨牙经舌侧蔓延。下颌下区域的肿胀，下颌下缘隆起。
- 舌下间隙——由前磨牙，偶尔可由尖牙和切牙扩散而来。口底前部肿胀，舌体抬高，肿胀疼痛。路德维希咽峡炎是严重的蜂窝织炎，同时影响双侧下颌下、颏下、舌下间隙。感染通常来自第三磨牙。双侧下颌下肿胀，从颈前部向下延伸至锁骨。口内肿胀迅速累及舌下组织并导致口底膨胀迫使舌紧靠腭部。患者非常不适，有明显发热。有吞咽和言语困难，伴有进行性呼吸困难，导致声门水肿和完全呼吸阻塞。未经治疗，该病症可在 12~24 小时内致命。治疗包括静脉注射抗生素治疗，补液，解热镇痛药，脓肿引流和拔牙。排脓可能需要口外皮肤切口，钝性分离以打开脓腔和放置引流管，以允许从舌下间隙连续引流 24~48 小时（图 10.25）。脓性分泌物应进行微生物检查以确定抗生素敏感性，以防产生耐药性。

- 颊间隙——由下颌磨牙颊侧扩散。口角至下颌骨下缘明显肿胀。
- 咬肌下间隙——通过第三磨牙或其他下颌磨牙沿着颊侧骨膜下向后扩散。面部肿胀局限在咬肌范围内，并引起剧烈压痛伴有张口受限。若不治疗，可发展为慢性边缘性骨髓炎。
- 翼下颌间隙——感染来源于第三磨牙或行下牙槽神经阻滞麻醉时感染扩散所致。肿胀局限，但可出现严重的张口受限和吞咽困难。
- 咽旁间隙——通过第三磨牙扩散。临床症状表现为疼痛明显、肿胀、张口受限、发热不适。扁桃体和咽侧壁向内侧肿胀但无面部肿胀。感染严重，并发症包括颈内静脉血栓性静脉炎，颈动脉侵蚀可致命，若出现瞳孔大小不等则预示感染可能波及颈部交感神经干。

与上颌骨相关的间隙有：

- 在唇内——通过上切牙和尖牙扩散；感染仍留在口

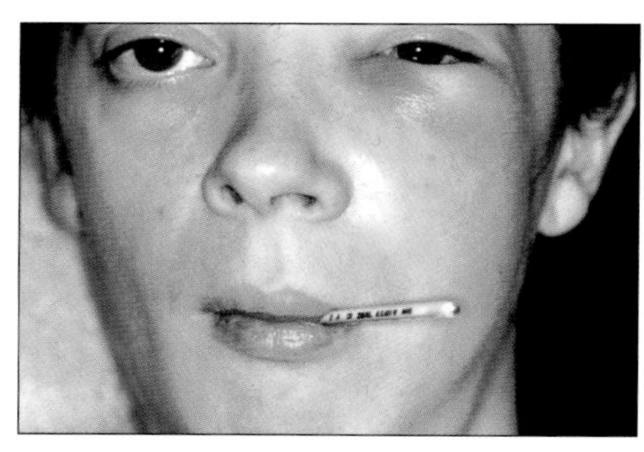

图 10.26 由上颌尖牙引起的感染相关性眼睑闭合

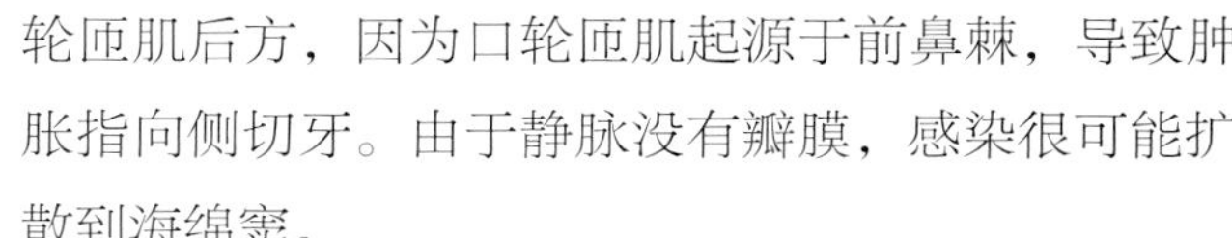

轮匝肌后方，因为口轮匝肌起源于前鼻棘，导致肿胀指向侧切牙。由于静脉没有瓣膜，感染很可能扩散到海绵窦。

- 在尖牙窝内——通过尖牙或者前磨牙颊侧扩散。如果牙根很短，脓液可低于提口角肌，朝向前庭沟。另外，脓液可能在提上唇肌和上睑提肌之间行进，朝向眼角内侧。面颊和上唇肿胀明显；鼻唇沟可能消失，下眼睑可能水肿（图 10.26）。存在海绵窦血栓形成的风险。
- 腭部骨膜下间隙——腭黏膜紧密附着在骨膜上，特别是在龈缘和腭中线处。上颌侧切牙的感染更接近腭部，并排入腭侧，分离骨膜并产生局限性有波动感的脓肿；很少穿过中线，但可向后扩散至软腭（图 10.27）。
- 上颌窦——上颌窦和上颌牙根尖的距离不同，但通常距离第二磨牙和第一磨牙最近，然后依次是第三磨牙、前磨牙和尖牙。这些牙的感染一般扩散到颊侧或腭侧，但也可扩散至上颌窦。通常，由于接近患牙根尖可导致上颌窦黏膜增厚。排入上颌窦的脓液可引起急性鼻窦炎。
- 颞下间隙——该间隙与翼颌间隙上部贯通，并且与翼颌间隙下部相对，感染来自上颌磨牙或者注射针感染。感染可深入和从侧面扩散到颞肌。表现为张口受限。颧骨颧突后部肿胀明显。该间隙感染很严重，因为存在翼状静脉丛，其与海绵状窦相通。
- 颞间隙——以上间隙感染均可向上扩散至颞间隙感染。

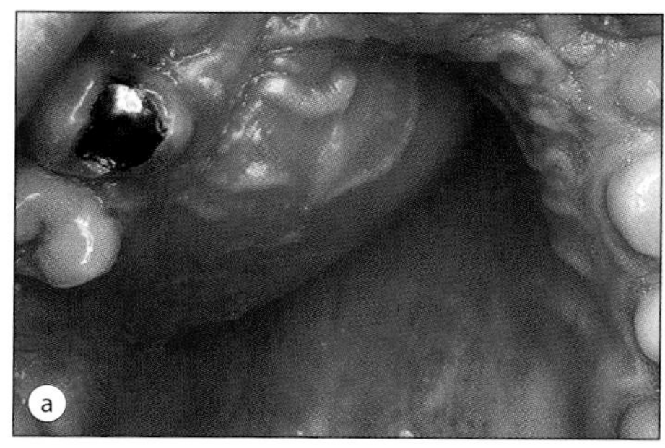

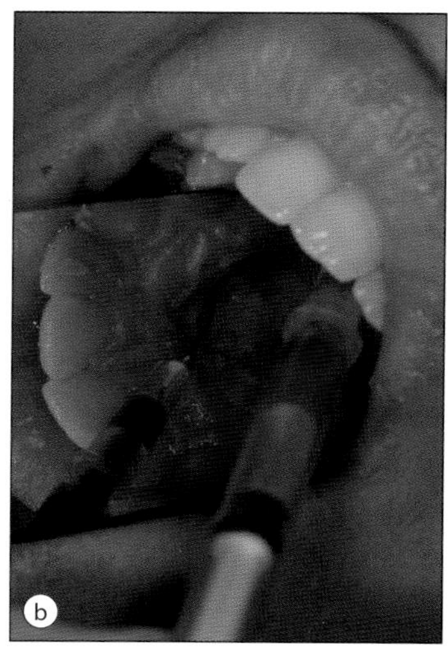

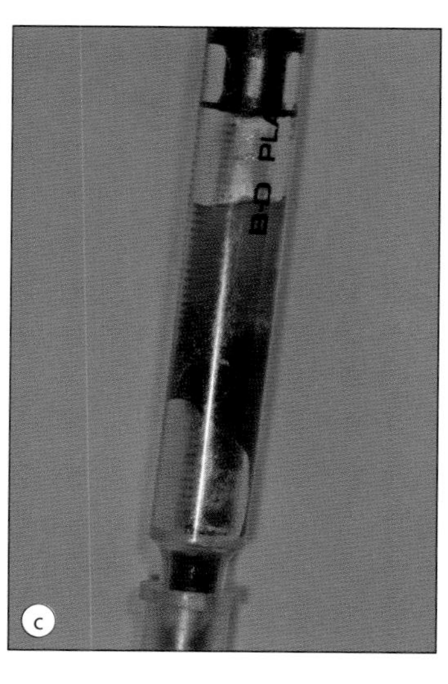

图 10.27 （a）上颌侧切牙相关的腭肿胀；（b，c）从腭部肿胀处使用粗针头和注射器抽吸

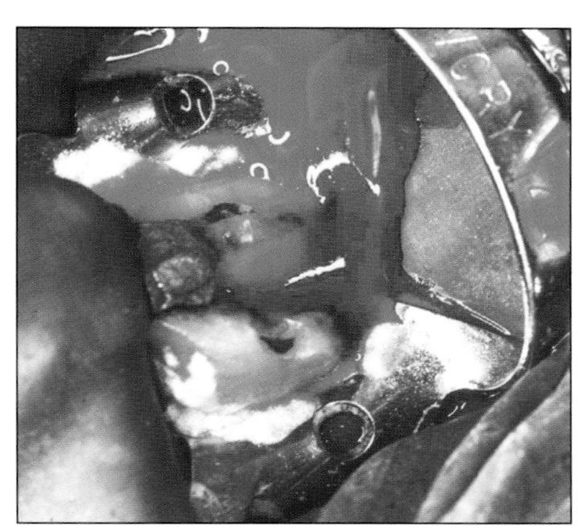

图 10.28 根尖周脓肿开髓引流

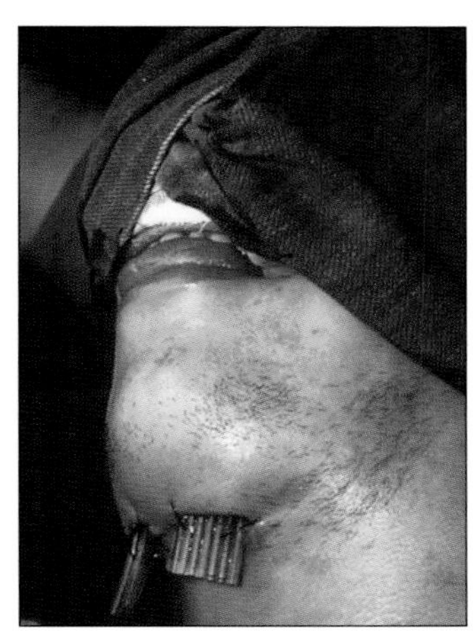

图 10.29 牙源性脓肿口外引流

治疗

牙周脓肿的应急处理包括引流，必要时进行牙周袋内清创，应用抗生素。急性根尖周炎患牙进行根管治疗的目的是确保根管系统彻底清创，器械超出或过度挤压可能造成根尖组织进一步感染。咬合调整以减轻接触可能最初是有帮助的。

缓解急性根尖脓肿疼痛的首选处理措施是通过根管系统建立引流（图 10.28），切开引流效果不佳。牙齿敏感时要注意开髓时应该稳定牙齿，因为尽管已麻醉，手持器械的振动还是会引起剧烈疼痛。

慢性根尖周炎急性发作有波动感时，应当进行脓肿切开引流。局部麻醉下，应用 11 号刀片在最大波动点处平行于前庭沟牙槽骨表面或与腭部神经血管前后方向走向一致进行切口，排出脓液。如未发现脓液，可用蚊式血管钳刺穿切口并进入脓肿深处，然后再进一步排脓。脓腔可使用大口径针头进行盐水冲洗。然后应对根管系统进行彻底清创和冲洗，首选超声波振荡冲洗，用氢氧化钙封闭以防止再污染。只有在大量的渗出时，才采取开放，最长不得超过 24 小时。这通常由囊肿感染引起；渗出物清亮，淡黄色，有时混有血液或脓液。

伴有体温升高的扩散感染和蜂窝织炎的治疗措施包括软组织和 / 或根管系统开放引流和应用抗生素。古语称，“不要让脓液积累” 仍适用，应尽可能实现引流。

切开引流需要充分了解组织间隙、脓液可能存在的位置及其解剖结构。脓肿呈暗红的位置为切开引流的指征（图10.24c），该处为局部压痛肿胀的中心，在先前硬性肿胀的中央有凹陷水肿。如果临床医生认为缺乏足够的技能，应立即转诊患者。麻醉也至关重要，脓液和感染的存在要求麻醉剂必须在附近有效地浸润。口内切口尽可能直接在波动最明显的部位，切至脓腔内部，并保证切口足够宽以引流整个脓腔。一般来说，解剖结构的了解有助于避开重要的血管和神经，例如，腭脓肿的切口应该在前后方向上进行，以避开腭部的大血管。一旦切开，用蚊式动脉钳探查和打开脓腔，生理盐水冲洗。放置不可吸收材料引流管，用缝合线固定2~3天。

如果需要口外切口，理想情况下应由了解解剖结构及此类切口操作的外科医生操作。应该遵循 Langer 皮线和皱褶线，否则原则同上。特别注意不能进入的组织间隙（翼下颌、咽旁、咬肌、颞下间隙）以及不可能引起典型的化脓迹象的部位。

涉及口底部和上颈部或朝向海绵窦发展的扩散性感染和蜂窝织炎必须迅速转诊，采取紧急护理，包括相关组织间隙脓液引流，必要的拔牙和静脉注射抗生素（图 10.29）。 患者需要持续监测，必要时进行重症监护，以控制呼吸困难。保持气道通畅最为重要。肿胀增加了口腔气管内插管的难度。在手术室或重症监护病房患者清醒时局部麻醉下优先选择光纤鼻气管插管。 一些患者需要行气管切开术。不需即刻插管的患者需要密切观察，可暂时使用鼻咽通气道。

应尽可能获得脓液样品，使用大口径针头进行厌氧培养。进行有氧和厌氧培养和抗生素敏感性试验，以获知所需的后续治疗。该方法还能够促进脓肿引流（图 10.27b，c）。

成功控制感染表现为患者体温下降，不适和毒血症的减少，疼痛缓解和肿胀减轻。初始症状包括皮肤可能发紧、变红和有光泽，并出现细纹。

表 10.3 混合外伤

牙硬组织损伤 支持组织损伤	不存在其他损伤	合并牙周（挤压性 / 撕裂性）膜损伤	合并牙槽骨损伤（单发性 / 多发性）	合并颌面部骨损伤	合并一般损伤	合并头部损伤
釉质折断	√	√	√	√	√	√
釉质 – 牙本质折断	√	√	√	√	√	√
釉质 – 牙本质折断伴随牙髓暴露	√	√	√	√	√	√
冠 / 根折	√	√	√	√	√	√
根折	√	√	√	√	√	√

药物治疗

当患者出现全身毒性反应和体温升高时，建议使用抗生素。目前没有足够的证据支持使用哪种抗生素治疗方案。短期抗生素越来越多地被采用。对于青霉素不过敏患者，可以使用 3g 阿莫西林的双剂量方案。或者，对于大多数已经引流的患者，给予 2 天或 3 天的高剂量口服抗生素将足以治疗急性牙槽感染；阿莫西林每 8 小时 250mg。甲硝唑通常对存在于急性牙齿感染中的厌氧生物有效。甲硝唑常与阿莫西林联合用药，效果良好。然而，已证实甲硝唑在单独使用时也具有良好的功效，可能是因为牙源性感染的病因还不明确。如果抗菌药物耐药性实验表明对阿莫西林有高度耐药性，则可选择使用甲硝唑（400mg，每天 2~3 次）或阿莫西林与克拉维甲酸联合应用。对青霉素类抗生素过敏的患者，可选择克林霉素。建议 24 小时内复查所有患者。

根据患者需要，镇痛方案如上所述。

急性牙外伤

分诊

急性牙外伤可以发生在任何年龄，临床表现取决于损伤的严重程度和采取的医疗手段。牙槽骨损伤常伴有身体其他部位损伤，降低了牙齿损伤的相对重要性。外伤包括表 10.3 中描述的任何情况。

分诊程序很重要，决定症状的优先处理，这是医院的常规做法，严重外伤要转诊。道路交通事故，严重袭击和工业事故，往往涉及成人，被直接送往医院，医院将首先处理气道呼吸、出血、头部受伤、心血管问题和严重的骨骼与危及生命的伤害。

有些不太严重的外伤可能直接就诊于牙科诊所。尽管如此，仍然应该使用分类系统来确保严重的伤害没有被遗漏。损伤的原因和性质应通过询问患者与随行的成人来确定。对于潜在的未来医疗法律调查，应仔细记录病史。辨别意识丧失、头痛、遗忘、恶心和呕吐等症状。应明确损伤的具体细节，包括力学特征、位置和时间。

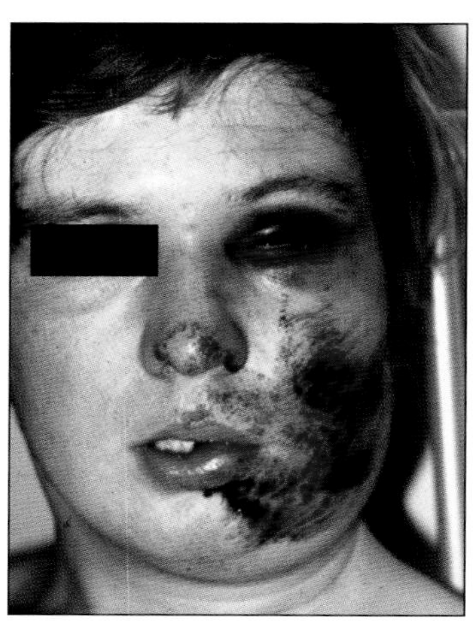

图 10.30 年轻患者面部损伤，可能存在头部损伤

外伤患者可能处于昏迷状态，可能存在休克、焦虑，并且可能试图适应突然改变的牙齿或身体状况。因此，他们可能不太合作，必须体谅患者。医生需要以平静、放松、自信的态度确保不会给患者带来更多的痛苦，避免造成牙齿或面部再次损伤。自信、系统和全面的接诊方式能够获得患者信任。

年轻患者（图 10.30）和年轻恒牙外伤在牙科急诊非常常见，常因运动和游戏受伤；Ⅱ类 1 分类错𬌗畸形的患者更为易感。这些外伤的治疗可持续多年，特别是如果损伤的程度不确定，治疗比较及时时。外伤可导致牙齿移位（脱位 / 撕裂）或折裂（冠折 / 根折），可存在支持组织的损伤。虽然教科书、准则（Flores 等，2007a~c）、指南等对外伤有描述及治疗方案，但现实中外伤是不可预测的，并且不同的患者存在不同情况的组合。因此，必须根据个人情况确定治疗方案。该准则仅仅是形成治疗计划的基础。在实施牙髓治疗之前，必须做出下列判断：

- 确定损伤的性质和程度：重要的是评估骨和软组织损伤的性质和程度。对面部撕裂和骨折的检查应优先于牙科检查。彻底清创后判断牙齿和支持性组织损伤的性质与程度。牙脱位（移位）可能是最低程度损伤即亚脱位，也可能是侧方移位（牙周膜可存在挤压、拉伸和撕裂等混合损伤），半脱出（由拉伸和撕裂占主导）、挫入（由挤压占主导）和全脱出（完全撕裂）。任何既往外伤或牙周疾病病史都具相关性。应对外观、咬合和患者的口腔感觉进行评估。应注意牙齿的完整性、松动度和叩诊声音改变。临床检查应与病史一致。应根据需要拍摄软组织和硬组织放射片，用于确定软组织受损和牙槽骨骨折。

- 明确是否能保留患牙：评估牙齿损伤程度（冠/根折的性质和程度）并确定其预后。同时，为保存患牙，应根据患者的整体治疗需求进行设计（包括任何相关的医疗条件），视患者的后牙形成一个平衡的预后方案。
- 确定治疗的优先级别，包括短期、中期和长期计划：与患者达成共识，包括拔除不能保留的患牙，并设法减轻疼痛和控制患牙以缓解疼痛（盖髓或者拔髓），拍摄软组织和硬组织放射片，注射抗破伤风和抗生素药物，制订临时修复方案以保持美观、修复空间，恢复语言功能（临时义齿，树脂修复或瓷贴面），完成活髓保存和根管治疗，建立定期复查方案。同时，对于偶发的远期失败病例，提交专家会诊。

急诊处理

牙外伤的应急处理原则与其他任何急性损伤的原则一致。主要包括：

- 替换或者利用邻近组织替代缺失部分。
- 复位并固定，以达到最佳初级愈合。
- 覆盖暴露部分。
- 使受伤部位休息或仅允许生理性移位，以便达到最佳愈合。

这些原则适用于牙固定损伤的应急处理。

冠折

冠折包括仅有牙釉质折断或牙釉质－牙本质折断（图10.31a）。首先应对损伤的牙齿进行评估（包括临床、X线片和牙髓活力测试），然后再决定采取哪种措施维持牙齿的稳定性。对牙釉质进行打磨调𬌗或用复合树脂修复以稳定牙齿位置。暴露的牙本质用垫底材料和复合树脂进行

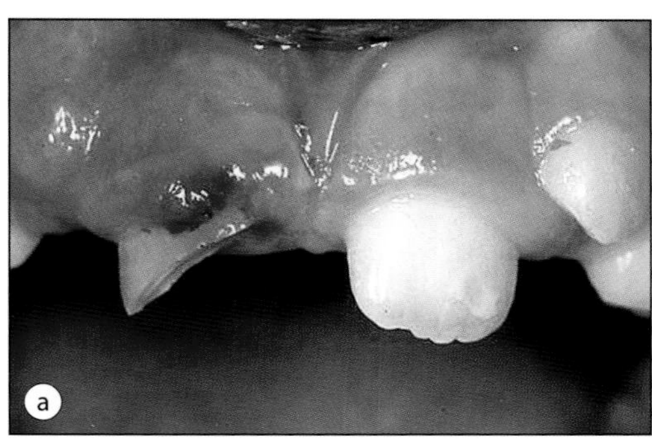

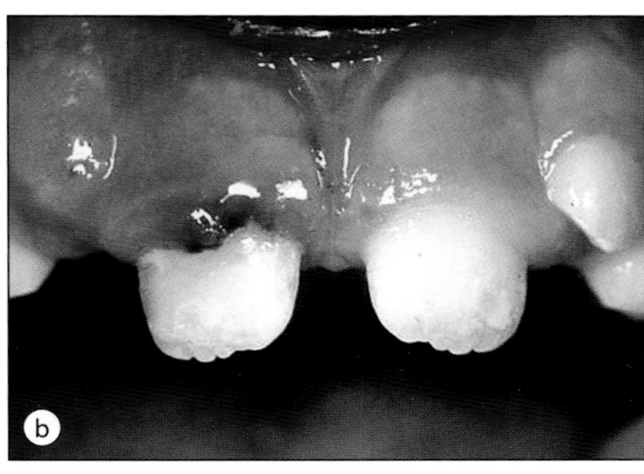

图10.31 （a）上颌切牙复杂冠折（儿童口腔健康研究中心，利兹牙科研究所）；（b）随后将折裂片粘接到上颌切牙（儿童口腔健康研究中心，利兹牙科研究所）

保护。如果可能可以将牙齿的折裂部分重新粘接修复（图10.31b）。

冠折导致牙髓暴露的情况，需优先考虑活髓保留方法，通过牙本质再生保护牙髓。这种保守的治疗方法对于未成熟牙根来说意义更大，并可促进牙根继续发育。如果暴露的牙髓已经感染或者坏死，则可考虑切除部分牙髓。此外，如果牙髓无法再生，可考虑摘除牙髓。牙髓治疗程序将在第7章进行详细介绍。

冠－根折

冠－根折的治疗主要取决于其折裂位置、折裂方向以及牙冠部分的活动度。在开始一个复杂且花费较高的治疗计划之前，需要确保这种长久的修复保留计划不存在对未来修复计划造成损害，且有利于未来修复计划的选择，比如种植。对未来修复计划的进行在脑海中形成初步印象，利用手术暴露折裂线边缘，正畸牵引牙根以利于修复程序和间隙维持，以免后续修复空间不足。

根折

创伤性冲击伤可引起不同类型的根折，由于力的方向和性质不同，横向或斜向的根折较常见，但也有垂直向的。横向根折可发生在牙根任何1/3位置，其移动水平与牙槽骨的损伤息息相关。传统观点认为，未暴露于口腔环境的低于牙槽嵴水平的根折，可以用夹板固定，固定时间可至

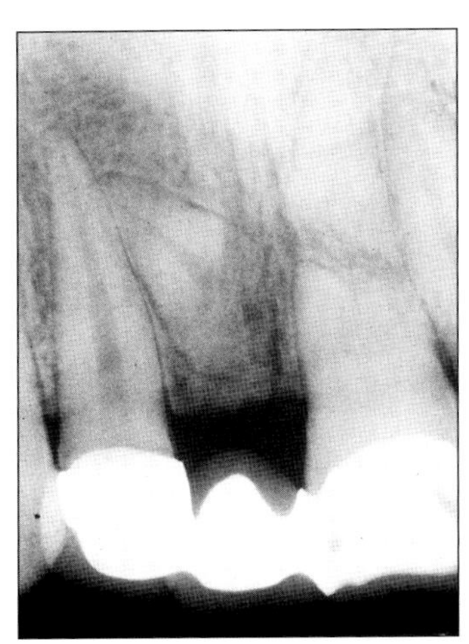

图 10.32 无症状，根折愈合

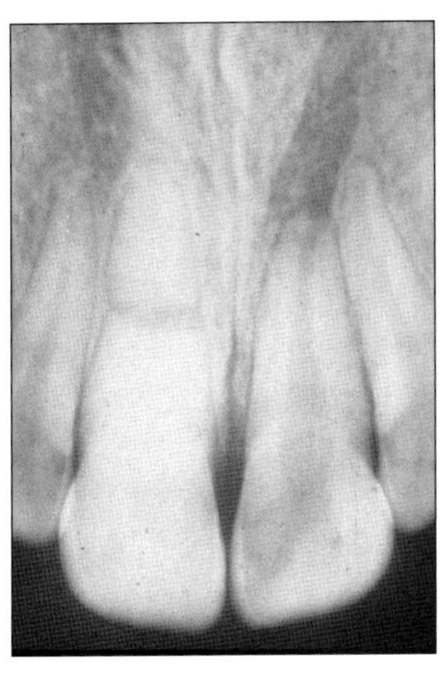

图 10.33 无症状，未诊断出的根折

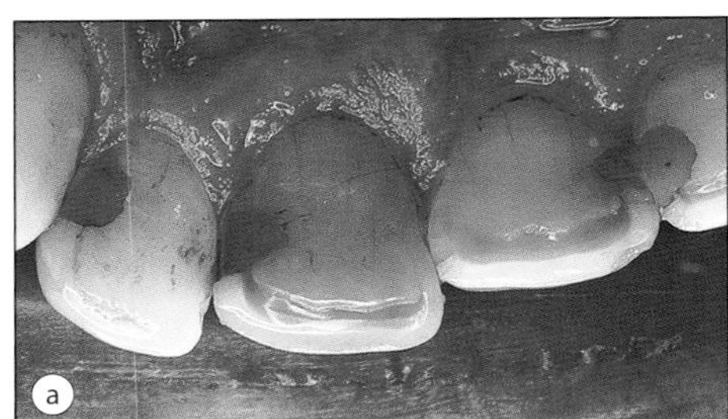

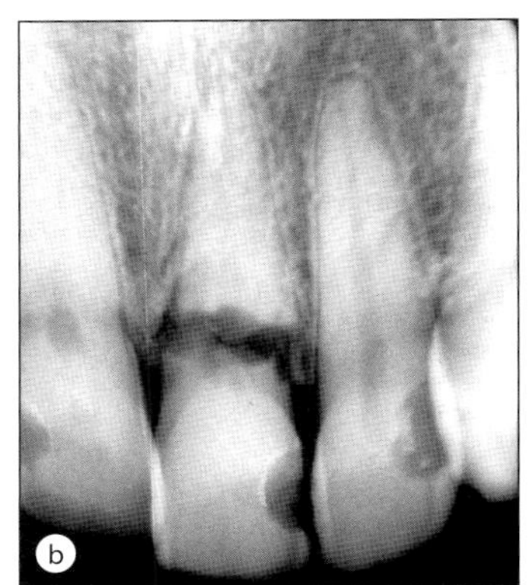

图 10.34 （a）切牙长期（30 年）水平根折；（b）同一颗牙齿的 X 线片确认不存在先前干预治疗

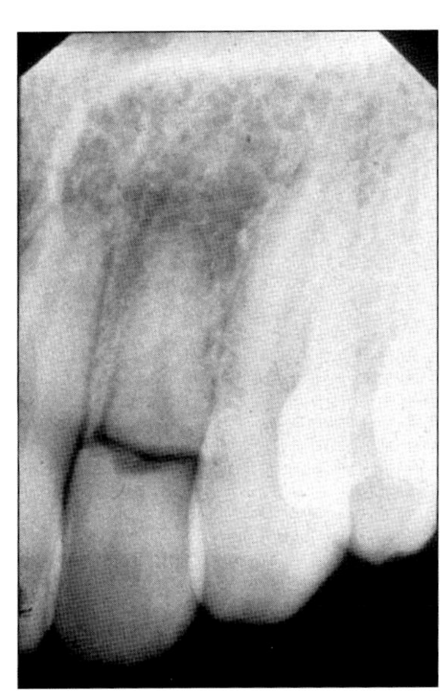

图 10.35 切牙水平根折存活了 20 年

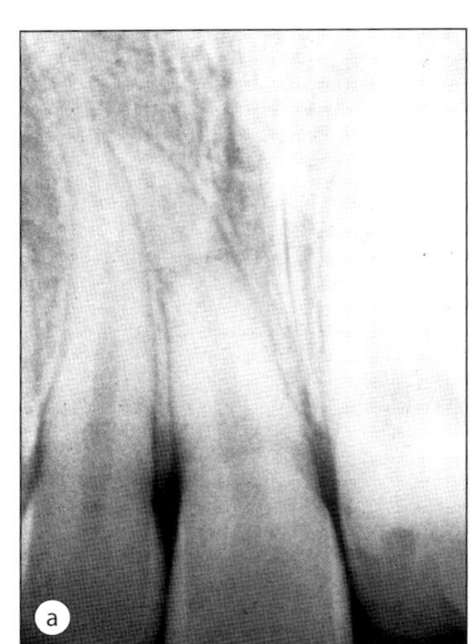

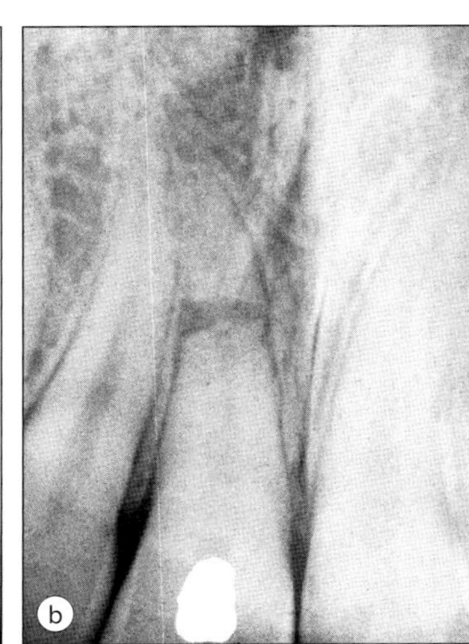

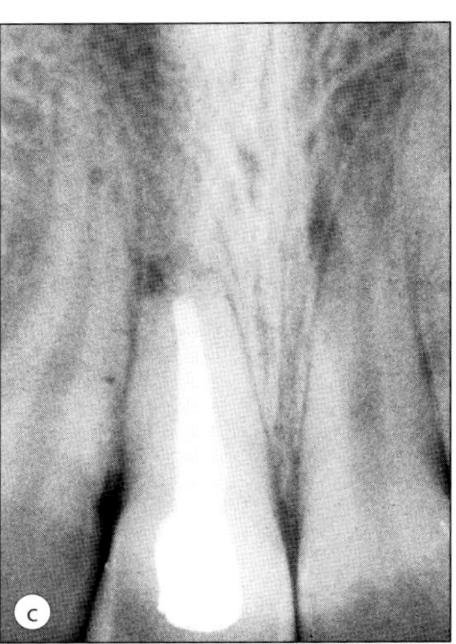

图 10.36 （a）上颌切牙根尖 1/3 横折；（b）氢氧化钙覆盖折断面；（c）切牙根折线处闭锁

12 周，以利于断片愈合。此外，这样长时间的夹板固定仅在只有牙冠碎片移位和重度松动的情况下才使用。如果牙齿活动度没有增加，可以不需要夹板，只需在外伤后 3 个月、6 个月和 12 个月复查，并用 X 线片检查牙齿愈合情况即可。

近冠方根折的移位程度决定了牙髓的损伤程度。外伤后 2~6 个月，牙髓活力测试不可靠，因为牙髓在外伤 12 个月后恢复活力也是有可能的。

如果牙齿没有松动，且牙髓活力正常，则不需要做进一步处理。许多没有及时诊断出来的根折可能没有任何症状，且不会造成任何问题（图 10.32，图 10.33）。冠状位的根折虽然所占比例较大，但其活动度并不大，临床观察可存活多年。如图 10.34 所示的牙齿存活了 30 年，而图 10.35 所示的牙齿存活了 20 年。

通常情况下（约 25% 的案例中），持续的 X 线片监测表明，如果牙髓活力不能恢复，根折线处的牙髓感染将会导致牙冠部牙髓坏死（图 10.36b）。其他情况下，牙髓可能会出现炎症反应（图 10.37a）。在任意一病例中，均可对根折线冠方的牙髓进行根管治疗。可以使用氢氧化钙作为长期药物以促进钙化（图 10.36b）和硬组织屏障的形成，然后将封闭材料紧压在该硬组织屏障上（图 10.36b，图 10.37b）。有时，氢氧化钙可能无法诱导有效的钙化屏障形成，使根方有部分填充材料溢出（图 10.38a~c）。然而，根尖部的牙髓可能会随着上端的封闭而存活（图

10.38d）。事实上，值得注意的是，多数情况下根尖段牙髓将出现钙化而导致根管闭锁（图 10.36c，图 10.37b，图 10.38d）。或者，将 MTA 置于根尖部充当硬组织屏障，甚至作为根充材料充填整个根管，不过后者的长期临床效果未知。当仅有根尖改变时（非常罕见），同时对两端行根管治疗，否则无法在治疗过程中测量根管长度（图 10.39）。当整个牙髓都坏死时，手术切除根尖部分可能会更有效。

磨牙牙根的根折可能是由外伤导致的，例如，被板球击中，可导致近颊根折断（图10.40a）。拔除折断的近颊根，表面看上去，牙髓比较健康，因此盖髓后采用玻璃离子充填（图10.40b，c）。然而，2年后，玻璃离子出现松动，牙髓处于坏死的早期阶段，需摘除牙髓（图 10.40d）。问题的关键在于没有足够的固位形，过度依赖于粘接将导致充填一段时间后发生脱落。

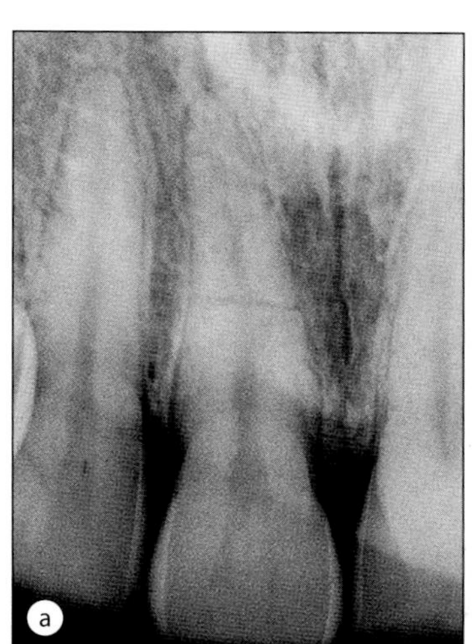

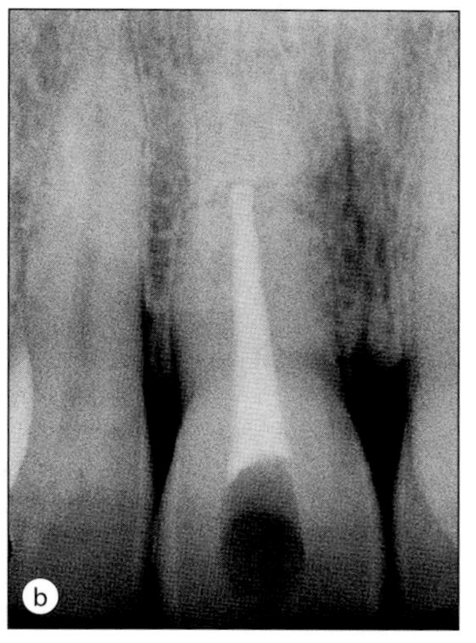

图 10.37 （a）上颌切牙根中 1/3 横折；（b）切牙根折线上行根管治疗

有时，根管内部的过度（预备）充填及制备桩道的过程也可能转变为创伤而致根折。无论是慢性疲劳还是冲击伤，其应力主要集中在桩的末端，折裂线在当时或者后期可通过 X 线片反映出来（图 10.41）。

牙脱位的治疗

牙齿脱位或者移位主要分为亚脱位（最小）、侧向脱位、半脱出、嵌入性脱位和全脱出。这种定义方式，反映了对牙周膜造成的挤压和拉伸撕裂程度与性质。它们通常还伴随有牙槽骨损伤、牙齿结构损伤，及牙髓神经血管损伤。移位的牙齿应重新复位固定。如果受伤前牙齿排列不齐，那么牙齿的原始位置可能难以确定。可以从咬合紊乱导致的磨耗平面和患者受伤前的微笑照片中寻找线索（尽管需要时并不总是有用）。

许多类型的夹板可用于固定复位牙、再植牙和折裂牙。如果存在广泛的根和牙槽骨骨折，则夹板可以实现刚性固位；如果固定的目的单纯是为了维持正常的生理动度，避免突发的二次移位，那么夹板可以实现半刚性固定。当牙槽骨和牙根骨折伴随多颗牙齿移位时，选择刚性固定可能更合适，这样可同时包绕至数颗对侧未受伤的牙齿。夹板固定时间一般为 1 个月，但如果根折靠近牙颈部，可延长至 4 个月，而单颗牙齿的局部撕脱，可简单地用复合材料将麻花金属丝粘接在患牙两侧的牙齿上固定患牙（图 10.42）。现在也提倡使用釉质酸蚀树脂粘接，以及金属丝或尼龙丝增强的聚甲基丙烯酸酯。再植牙一般需要固定 14 天。

如果有迹象表明，脱位牙的牙髓有感染或者坏死，则

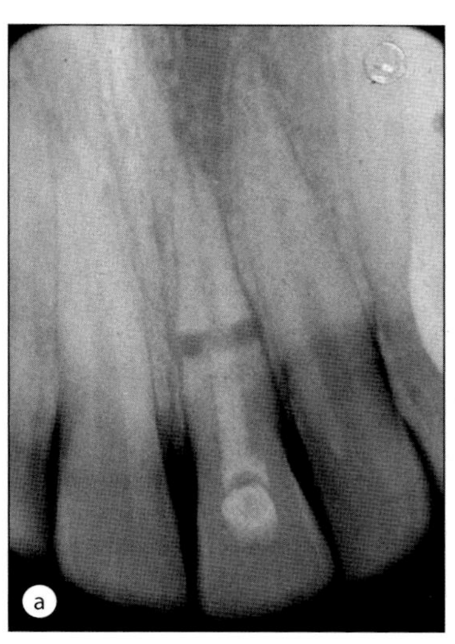

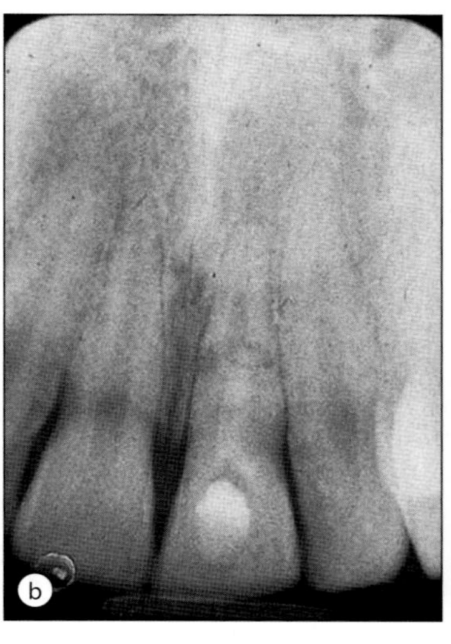

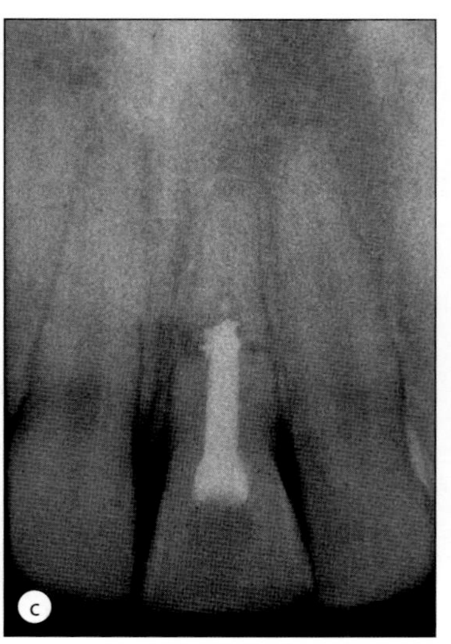

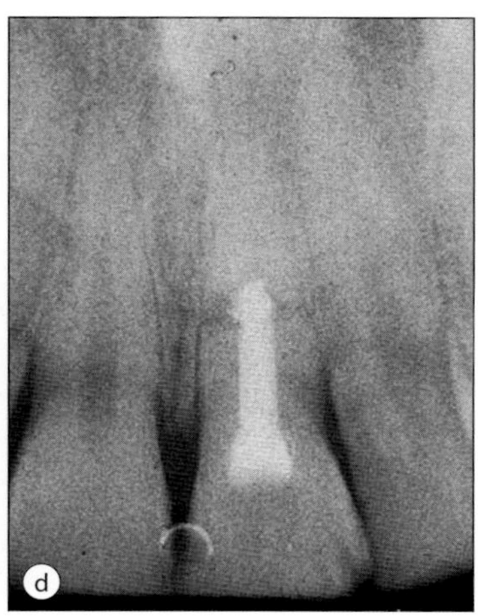

图 10.38 （a~c）在冠折牙的根尖部，氢氧化钙诱导形成钙化屏障失败；（d）根尖部牙髓封闭存活

应该立即行根管治疗。完全脱位的牙齿已行再植术，应在再植术后 7~10 天内行根管治疗。替代吸收的可能性既不能预测也无法治疗（图 10.43）。

术中紧急情况

如果术前有充分的计划和准备，术中意外应很少发生。主要包括医疗事故和次氯酸钠事故。

医疗急救

每位牙科专科医生的伦理和道德责任都要求他们具备一定的知识与技能，以确保他们能处理临床操作中遇到的医疗紧急情况。虽然非常罕见，但在人口老龄化的社会，每位牙医平均每 16 个月会遇到一次医疗急救。现在牙医每年都要接受心肺复苏术（CPR）、基本气道疏通和使用自动体外除颤仪（AED）的培训。

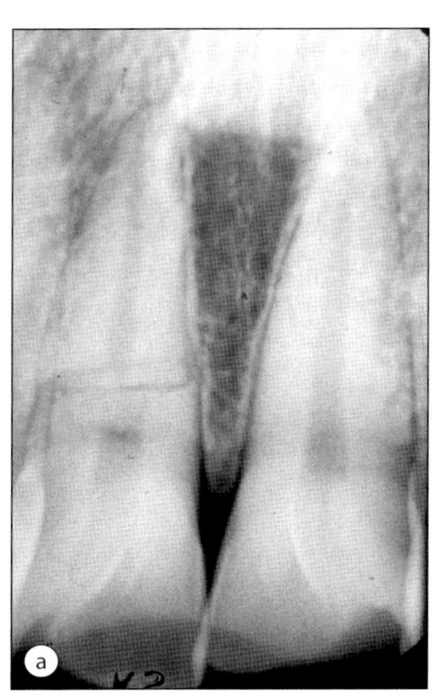

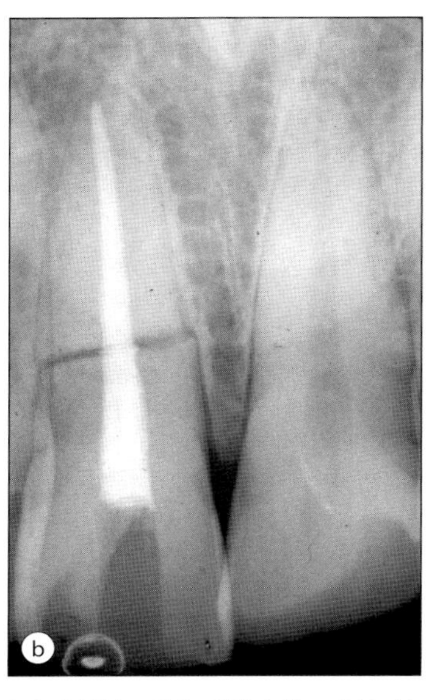

图 10.39 （a）上颌切牙横折；（b）根折的切牙有牙髓症状，行根管治疗

希望有一个好的病史记录可以确定哪些患者可能出现医疗紧急情况的风险。很少有全身疾病使根管治疗不能实施的，特别是创伤常导致有拔牙的情况。但是，也必须事先做好安排，以防特殊情况出现。糖尿病患者可能希望在一天中的特定时间就诊，以避免治疗过程中发生低血糖反应。对于肾上腺功能不全患者，应咨询相关专家，因为其中可能涉及皮质类固醇药物的使用。在紧急情况下使用预先建立的静脉通路，并有效减少惊慌。

尽管对于血管迷走性晕厥的治疗原则是先将患者平放，但如果患者怀孕了，将患者平放可能会诱发晕厥。应向前抬起患者来消除胎儿在腔静脉上的压力。

心绞痛发作是最温和的心血管疾病表现形式，因此，患者应该可以进行自救，尽管有硝酸甘油吸入器，但最理想还是进行血压监测。如果患者表现出心肌梗死症状，则应立即吸氧，并呼救急诊。应根据需要进行 CPR 培训。

在现实中，最严重的医疗急救情况之一是过敏反应。患者可能对多种材料过敏。报道显示，对乳胶过敏的患者越来越多。在牙髓病治疗过程中使用橡皮障使这种情况尤为突出。病史显示对香蕉和鳄梨不耐受的情况可能与乳胶

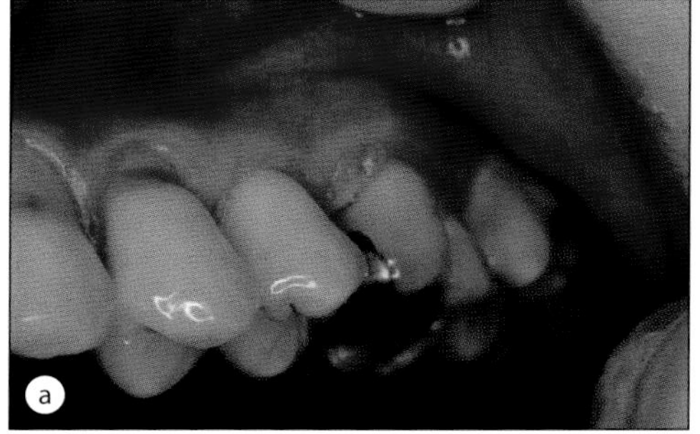

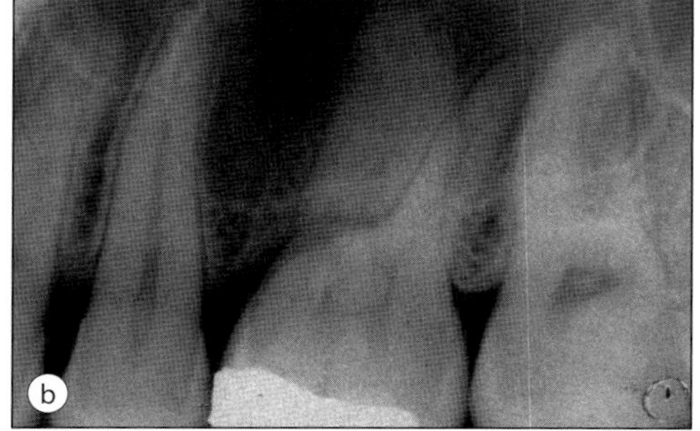

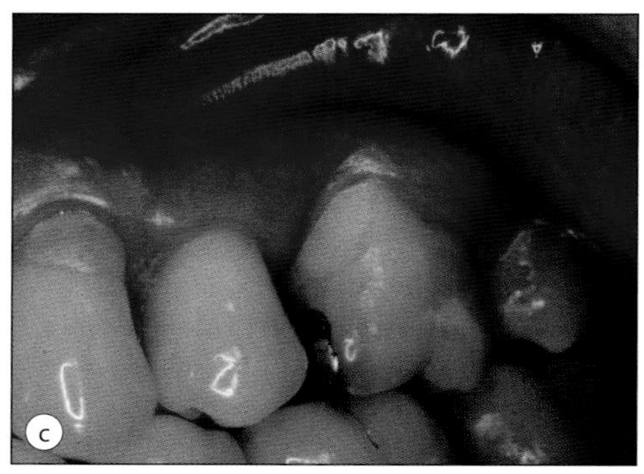

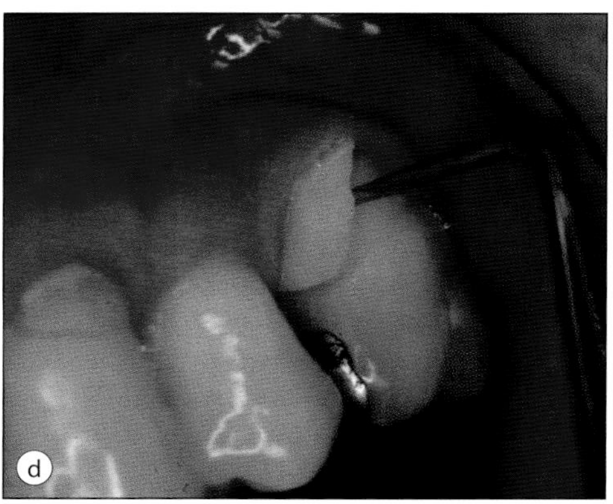

图 10.40 （a）上颌第一磨牙近颊根横折；（b、c）截断近颊根，并用玻璃离子水门汀盖髓；（d）2 年后，图 c 中的玻璃离子脱落

有交叉反应。患者与橡胶接触几次后可发生反应。表现出来的早期症状是嘴唇刺痛，那么应该考虑使用不含乳胶的橡皮障和手套。当出现了过敏反应时，应立即使用肾上腺素（0.5~1mL，1 ∶ 1000 成人肌肉内注射），并吸氧。立即呼叫紧急服务。

次氯酸钠

尽管冲洗的主要目的是将冲洗液送到根管内，但大多时候，冲洗液都有少部分渗入或扩散到根尖周组织内，这几乎不会对根周组织造成任何伤害。偶尔，渗出的冲洗液可能会引起不良反应，特别当使用次氯酸钠（NaOCl）时（Hülsmann & Hahn，2000）。通过根尖孔或者根管侧穿渗出到根尖周组织的次氯酸钠可突然引起剧烈疼痛，即刻肿胀（图 10.44）和大量出血。如果次氯酸钠不是简单地接触到根尖周组织，而是直接被注射到了软组织腔隙，比如脸颊、眶下、上颌窦内，将可能发生次氯酸钠事故。当牙齿的解剖顶点因为牙槽骨开窗或疾病侵蚀而破坏时，次氯酸钠事故在上颌骨比下颌骨更常见。高浓度（5%）的次氯酸钠渗出可引起广泛的组织损伤，导致组织坏死。较低浓度的次氯酸钠可以增加血管的通透性，这可能是由于损害了血管以及组织内释放了化学介质，例如组胺。这种特征导致面部肿胀，根管内有大量血液溢出。

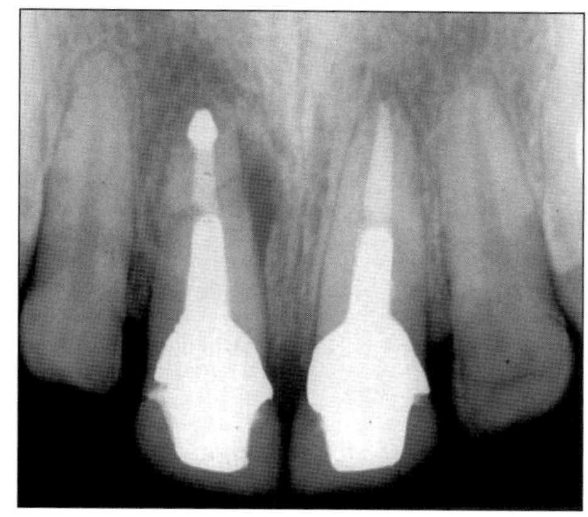

图 10.41 上颌切牙斜向根折至根尖，根尖有暗影

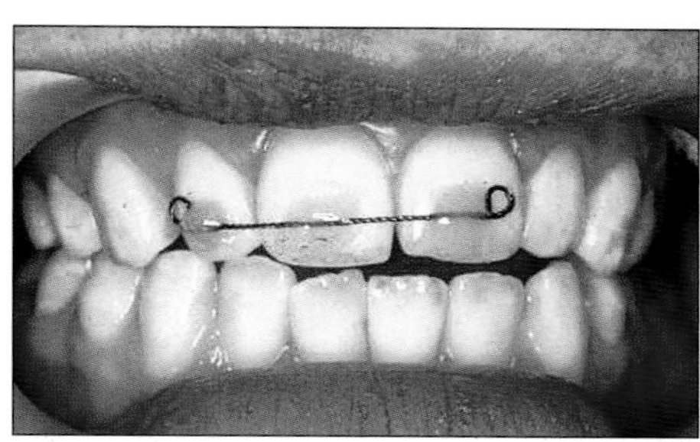

图 10.42 麻花金属丝固定（儿童口腔健康研究中心，利兹牙科研究所）

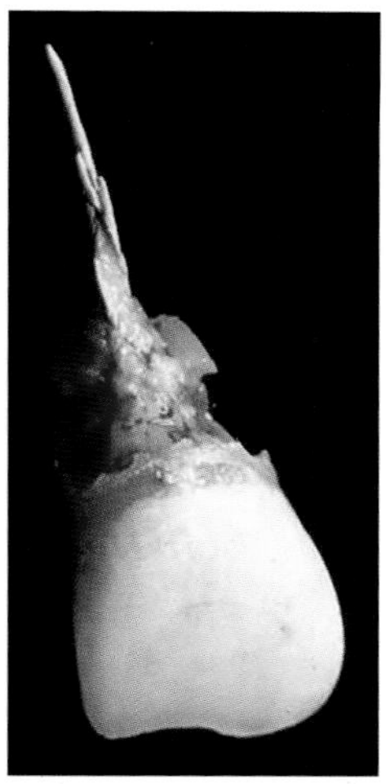

图 10.43 替代吸收影响上颌切牙（儿童口腔健康研究中心，利兹牙科研究所）

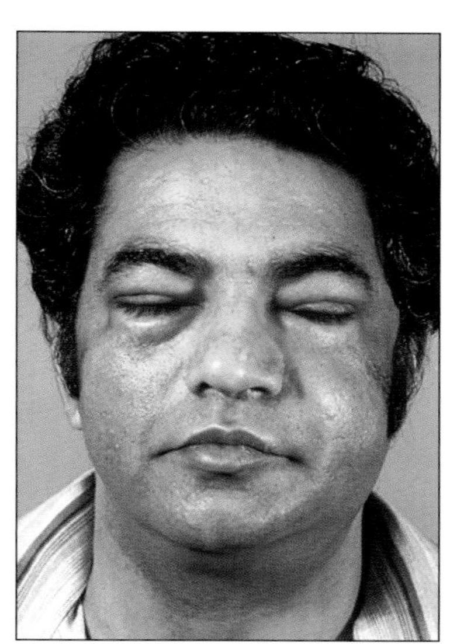

图 10.44 次氯酸钠刺激后引起软组织肿胀

必须强调，使用次氯酸钠时需特别小心。根管冲洗针头孔径应该足够大，使消毒剂在不施加任何压力的情况下可以在根管内自由流动。侧向开口的冲洗针在冲洗时不太容易发生根尖溢出。使用前，应检查针头是否牢固地固定在注射器上，并且可以考虑在没有标注工作长度的针上放置橡胶止动环。针头应在根管内自由移动，避免卡在根管内。冲洗剂应该缓慢推出，感觉到有阻力时，应立即停止冲洗。

用拔除的牙齿进行根管预备建立体外模型，对负压、声波和超声波冲洗系统进行了研究比较。实验结果表明，使用 EndoVac® 负压系统没有明显的冲洗剂溢出现象，而使用 EndoActivator™ 声波系统有少量的冲洗剂溢出。与这两种方式相比，手动动态冲洗系统（使用匹配的 gutta-percha 点动冲洗剂）、自动动态冲洗系统（RinsEndo 手机）以及超声波自动冲洗系统有更多的冲洗剂溢出。然而，用 RinsEndo 手机冲洗系统比用注射器冲洗更容易将冲洗液推出根尖。在根管预备过程中，用超声波冲洗比用注射器冲洗能渗出更多的冲洗液。在使用过程中，冲洗注射器或超声针头的工作长度比根管长度少 1mm，可以减少渗出。

当发生次氯酸盐事故时，即使使用了有效的牙科麻醉，患者也会主诉有剧烈的疼痛。临床医生应保持冷静并安慰患者。用无菌水冲洗根管会很有效，并使用一定的麻药以缓解疼痛。在接下来的 30 分钟内观察牙齿，根管内可能有血性渗出液溢出。及时用大量蒸馏水冲洗。若存在感染的危险，情况严重时，应考虑使用抗生素。

皮质类固醇有利于消除面部肿胀。冷敷 6 小时，能有效地减轻疼痛和肿胀。6 小时后，热敷将有助于恢复健康。告知患者面部肿胀后可能会出现淤青。

上颌牙治疗时，若将次氯酸钠注射到上颌窦内，会比较危险；除了突然感觉疼痛之外，患者常常说有漂白剂的气味和味道。同样，在下颌牙中，若次氯酸钠注射到了下牙槽神经管内，也非常危险，可能会损伤下牙槽神经。少数情况下，次氯酸钠注射到肌肉内，会引起瘢痕和面部不对称。

相互作用和术后应激反应

患者可能会在根管预备和冲洗后或根管充填后感觉疼痛；几乎一半的患者都有这种感觉。这可能是由于术前疼痛引起的痛觉过敏反应激起了术后疼痛。术后 24~48 小时疼痛达到顶点，完全消退需要 3~4 天。研究表明，术后疼痛与多种因素相关，例如女性患者、患牙存在牙髓坏死和根尖周炎、过敏、术前疼痛的处理方式、手动动态冲洗根管等。可提前告知患者可能会出现术后疼痛，并建议用药。

根管预备后出现急性根尖炎的情况也比较常见，这可能是由于器械超出了根尖孔，药物溢出，不完善的根管预备（根管工作长度不足或冲洗液渗出）和创伤咬合引起。术前存在慢性病损而不伴有窦道形成的患牙更容易发生急性根尖周炎。这可以用适应综合征的改变来解释，微生物群和宿主之间的慢性平衡被破坏，出现渗出而不是脓液。若患者是过敏体质可能更易感；因此有必要在术前为他们准备抗组胺药物。

约诊间问题的处理取决于临床表现和术前诊断。有严重牙髓反应的患牙，经过完善的根管预备后，通常不会出现急性症状，仅需严密观察。由于时间不充分，仅对患牙进行了不完全牙髓切断术，应该用皮质类固醇药物填充，随后进行完善的根管治疗。

患牙牙髓坏死但没有肿胀症状，应开髓引流并行根管预备，然后用仪器导入次氯酸钠轻轻冲洗根管。将氢氧化钙导入根管内以封闭消毒根管。相反，若患牙牙髓已经坏死，并出现肿胀症状，应先切开排脓，并冲洗根管。在这个过程中还应该寻找任何可能遗漏的根管，并进行相应处理。然后应封闭开髓孔，不建议牙齿一直处于开放引流状态。

修复体微渗漏也会引起诊间不适，因为微渗漏可能会导致根管系统的再污染。应找到微渗漏的位置并处理。如果已经存在的牙冠修复体可以保留，并可以通过该修复体建立完整通路行根管治疗，则应先对修复体的边缘完整性进行评估（图 10.45）。

根管充填后疼痛，可能是由于根管消毒不到位，有刺激性材料溢出（图 10.46），根充过程中发生了根折（图 10.47）或咬合创伤。

预先告知患者，在根管治疗后的前几天可能会有不舒服的感觉并建议用药，可以在一定程度上缓解患者焦虑。在后期的随访过程中，若患者出现了不适感觉，可能需要

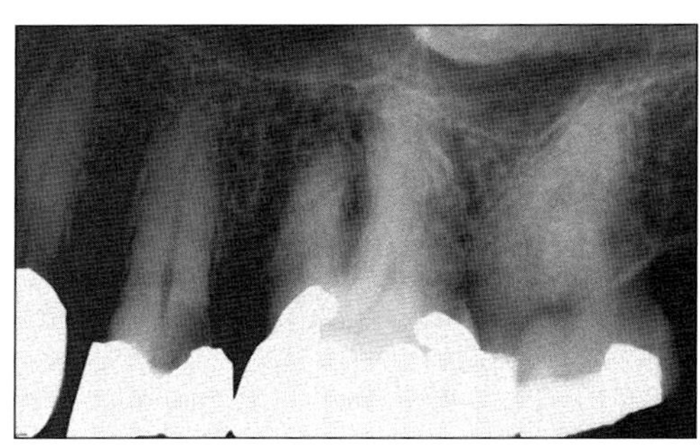

图 10.45 上颌前磨牙龋坏

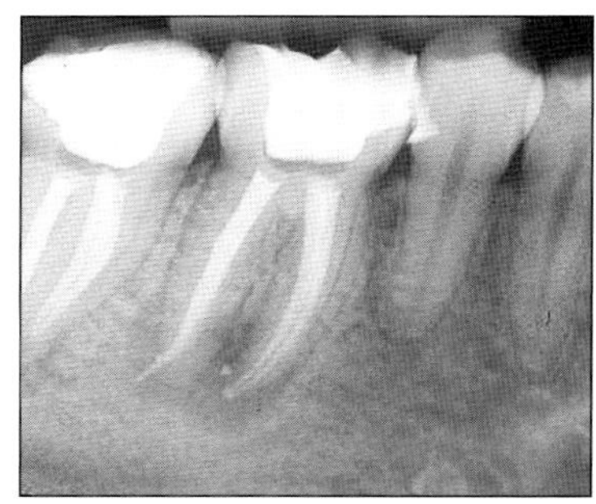

图 10.46 下颌磨牙超充

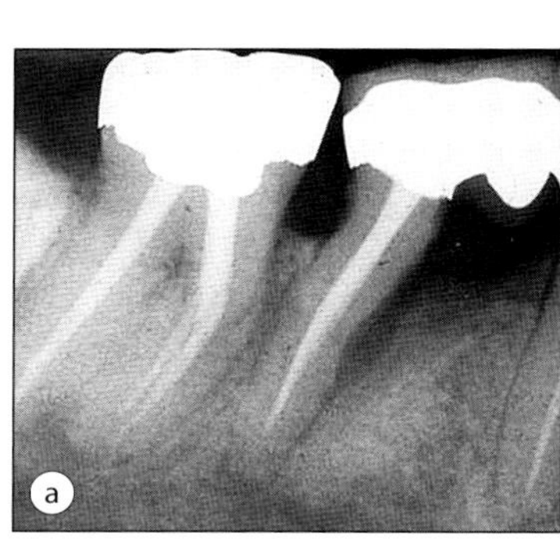

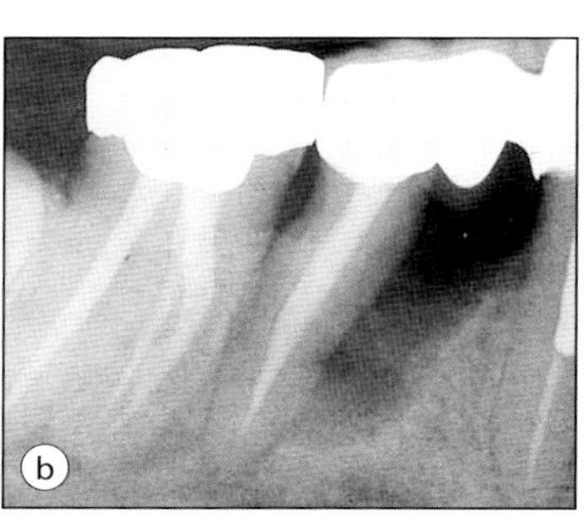

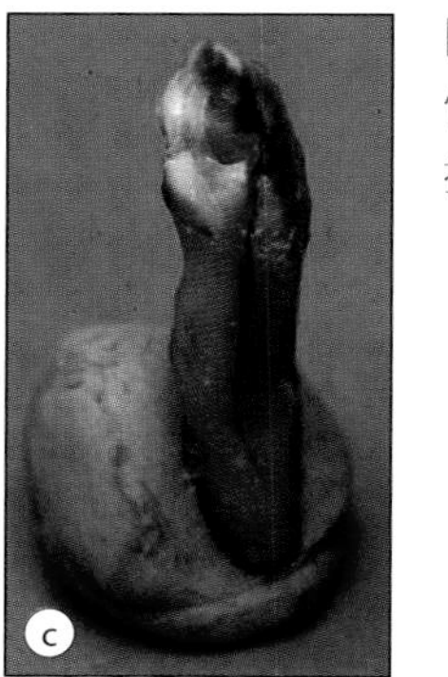

图 10.47 （a）X 线片提示根周垂直骨吸收；（b）骨进一步吸收，怀疑根充过程中根部纵折；（c）拔除断裂根（Mr AF Speirs，利兹牙科研究所）

使用镇痛药（可能使用抗生素），取出根管内充填物行根管再治疗，牙髓外科治疗去除溢出的根管超充材料或根切术等治疗方式。在某些情况下，患牙已无法行再治疗，这时可能需要考虑拔牙。

牙外伤的中长期治疗

如果患者依从性良好，那么急救只是牙及牙槽骨外伤的中长期治疗开始，后续还有漫长的治疗过程。部分牙外伤患者是由外界不良因素导致的（药物或酒精成瘾、暴力行为），这类患者依从性通常欠佳。外伤原因不同，通常会有保险或法律机构咨询关于意外和赔偿问题。因此，病历记录不可避免地会受到外部审查，增加了一定的压力，为确保安全，记录病史必须准确且易读。

牙医还可以帮忙预测和评估患者对未来美学与功能的需求，以便计算成本，即使这可能要牙医和患者一起来完成。不同的是，患者的治疗过程将持续多年，而且成本难以估计，但评估委员会在一开始就要求做出评估而不是多年后。因此，牙医应该对外伤的自然病史和治疗方式相关的文献比较熟悉。这可能有一定的挑战性，因为可用的数据和文献非常少，然而，一些团体和机构在集中收集相关的数据，这是一个非常好的开始。

牙医应该有一定的临床和生物学常识，知道各种与损伤相关的预后及并发症出现的时机和性质。需要考虑的因素包括：牙体硬组织、牙髓、牙周膜和牙槽骨的损伤及愈合。

治疗模式、趋势和特征

伤口愈合、修复和再生模式

各种细胞信号分子之间的相互作用促进了伤口愈合。首先释放信号分子，将多形核白细胞（PMNs）和巨噬细胞吸引到该位点，以清除坏死组织。在初期阶段，多形核白细胞可以控制初期感染而占主导地位，随后被巨噬细胞替代，巨噬细胞在协调愈合过程中发挥了积极作用。随着吞噬和消化过程的进行，巨噬细胞通过肉芽状毛细静脉（肉芽组织）的向内生长，将营养元素输送到该部位。外来物质和细菌因子可以吸引循环蛋白与免疫细胞。然后来自血管周围的未分化间充质细胞和成纤维细胞，其缓慢但逐渐占主导地位。未分化的间充质细胞分化成局部组织细胞的程度决定了其再生过程，而成纤维细胞可以促进愈合和修复。

组织损伤的相对程度和多能干细胞的可用性及刺激程度共同决定了再生（原始组织替换）与修复（纤维组织替换）之间的平衡。组织损伤越大，局部间充质细胞代偿越多，则形成纤维组织的可能性越大。

牙髓

损伤的性质不同，牙髓坏死可能发生在瞬间或几天到几周内。受伤后 3 天内，牙冠部髓角处的牙髓首先发生坏死。上述的愈合过程大约从根尖孔处长入新血管的第 4 天开始，到第 10 天，这些血管将到达根中部，30~40 天后将在牙冠部形成。神经的生长稍微滞后，外伤后 14 天通过根尖孔进入根管内，然后缓慢地向牙冠部生长。年轻恒牙牙髓或根尖乳突区内残存的未分化间充质细胞有助于恢复牙髓的再生潜能。

牙周膜

牙周附着的损伤可能与上皮附着和纤维附着相关。最初发生的是上皮封闭，通过来自邻近完整组织的基底和皮肤细胞的有丝分裂与迁移完成。外伤后 24 小时内，上皮封闭就能在纤维蛋白凝块的基础上形成。通过快速细胞分裂，多个上皮层在3天内重建，并在7天内形成完整的屏障。

3~4 天内，牙周膜中的初始凝固物就可以被新生的结缔组织替换。这个过程的细胞主要是由来自邻近牙周膜和内皮的多潜能未分化间充质细胞组成。这些细胞可以分化成为成纤维细胞、成牙骨质细胞和成骨细胞，成纤维细胞能合成基质和胶原蛋白，而成牙骨质细胞和成骨细胞分别可以诱发新的牙骨质与骨形成。成牙骨质细胞在 10~12 天内开始沉积牙骨质，而成骨细胞在 10~14 天内沉积骨质；14 天内有明显的胶原纤维形成。到 21~28 天，将建立由功能性牙骨质、骨和牙周膜纤维组成的完整的牙周组织。

当牙周膜过度受损时，碎屑细胞可能会占主导地位，导致未受保护的硬组织表面再吸收。在没有炎症的情况下，牙根表面被视为矿化结构，通过骨质吸收和再沉积而改建。这种替代吸收，可能早在 2 个月内就很明显。

不完全的上皮封闭与根管系统感染共同作用导致牙周膜过度损伤时，愈合过程将会与炎症共同存在。这可能进一步加重了再吸收过程，称为炎症性吸收，通常在 2 周时最明显。

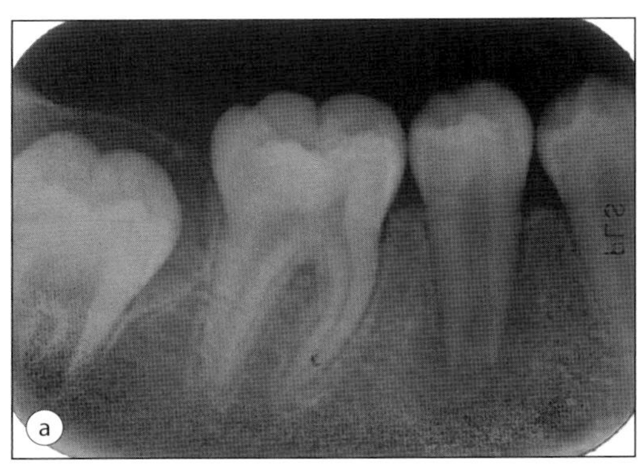
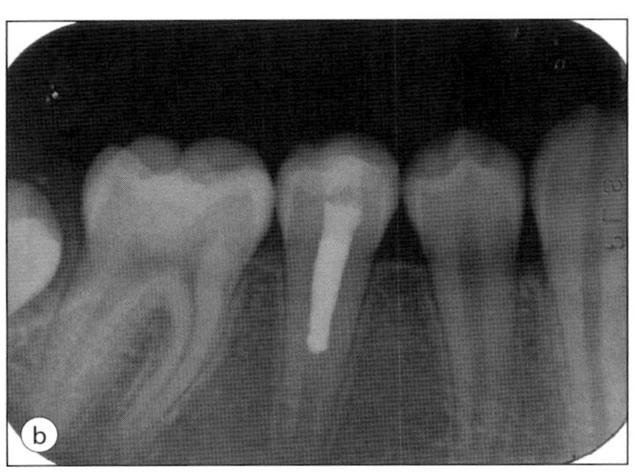

图 10.48 （a，b）氢氧化钙盖髓后，牙根继续生长

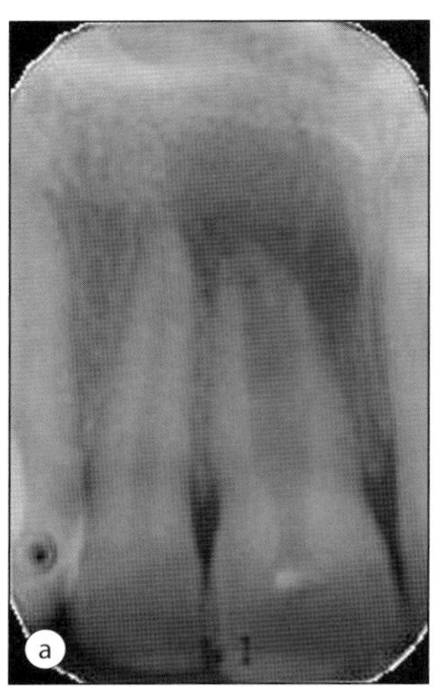
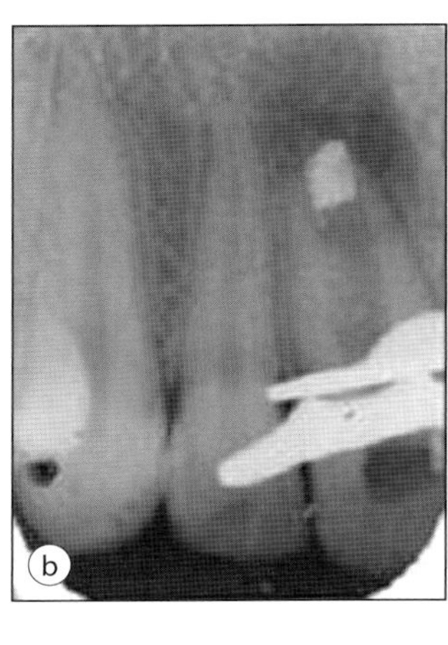
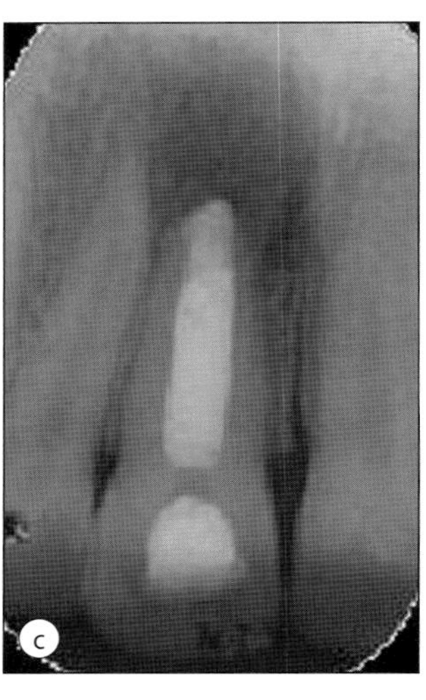

图 10.49 （a~c）MTA 填塞未发育成熟的上颌中切牙根尖

表 10.4 各种牙外伤后牙髓存活百分比

		1 个月	2 个月	3 个月	6 个月	12 个月	2 年	3 年	4 年	5 年	10 年
牙震荡	根尖孔闭合	100	100	97	97	97	97	97	97	97	97
	根尖孔开放	100	100	100	100	100	100	100	100	100	100
亚脱位	根尖孔闭合	100	100	90	85	85	85	85	85	85	85
	根尖孔开放	100	100	100	100	100	100	100	100	100	100
半脱出	根尖孔闭合	100	87	50	50	45	45	45	45	45	45
	根尖孔开放	100	99	97	97	95	95	95	95	95	95
侧向脱位	根尖孔闭合	100	90	50	35	25	25	25	25	22	22
	根尖孔开放	100	98	97	96	96	94	94	94	94	94
嵌入性脱位	根尖孔闭合	100	60	30	3	1	1	1	1	1	1
	根尖孔开放	100	90	77	55	48	48	48	48	38	38
牙再植	根尖孔闭合	—	38	3	1	0	0	0	0	0	0
	根尖孔开放	—	60	42	35	35	35	35	35	35	35

（引自 Andreasen & Pedersen, 1985； Andreasen 等 , 1989）

根折和根尖发育

根折能否愈合，取决于根周围的条件；缺乏邻近组织，感染和严重炎症反应可能会阻碍其愈合。愈合可能是由来自牙髓或牙周膜的结缔组织主导。如果牙髓在受伤后仍有活力或有血管快速形成，牙髓细胞可以通过牙髓侧的牙本质愈合组织以及靠外侧牙骨质的愈合组织来修复。理论上，这种愈合发生在折断线双侧断片良好复位并固定后的 3 个月。

牙髓和根尖部的牙乳头可以促进根的继续发育。牙髓坏死或者根尖部折断可能会影响根的发育。最近正在努力寻求牙髓坏死的情况下促进根部继续发育的方法。包括诱导根尖部出血以促进根尖部牙髓间充质干细胞向牙髓腔内移动。通过清除根尖部感染和炎症可以促进根的继续发育（形成根尖）（图 10.48）。如果牙根不能继续发育，那么应该努力诱导根尖形成钙化屏障，以防止在根管治疗过程中充填物从根尖部溢出。

防止根尖充填物溢出的其他方式包括在根尖填塞 MTA（图 10.49）。

牙槽骨

愈合情况由被覆黏膜、上皮附着、骨本身和骨膜的损伤程度共同决定。对于任何损伤来说，都是先形成血凝块。多形核白细胞和巨噬细胞从黏膜与骨内表面迁移到血凝块中，然后开始清除过程，这个过程在第 4 天形成。未分化间充质细胞和成纤维细胞将在第 4~7 天内迁移到血凝块中；这包括骨祖细胞、前成骨细胞和成骨细胞。在最理想的情况下，编织骨将在第 12~14 天开始形成。在愈合过程中，边缘骨可能会重组并导致牙齿暂时松动，这在外伤后 2~3 周最明显。3~4 周内，骨细胞成骨小梁的特性显现。从最初的骨小梁到形成成熟的功能骨需要 2~4 个月。因此，牙齿和骨需要通过夹板固定长达 2 个月左右才能稳定。

创伤性损伤预后的临床数据

将临床数据的管理方法运用于创伤性损伤的愈后汇总，会有极大的帮助。一些机构已经在收集相关的数据。表 10.4 中列举了一些创伤性损伤后遗症。

表 10.4 显示，无论是哪种类型的损伤，根尖孔尚未闭合患牙牙髓存活机会最大，即使在预后较差的嵌入性脱位中。这可能是较厚的神经血管束不易断裂，能提供良好的血供。轻度脱位（牙震荡 / 亚脱位）对牙髓影响较小，而挤压伤（侧向和嵌入性脱位）对牙髓影响很大。很明显，牙髓坏死的早期和晚期表现不一样。早期可能是牙髓或血供损伤的直接反应；而晚期可能反映出由于外部覆盖层的破裂而造成的损害，这个会随着时间的推移而有所变化。

在牙槽骨断裂后 1 小时内复位牙齿，牙髓存活率为 65%。如果在 24 小时内复位牙齿，其牙髓存活率降到了 20%；而在 24 小时后复位牙齿，牙髓存活率降到了 10%。

表 10.5 记录了一些脱位后牙周膜受损的相关数据。再次强调，根尖孔尚未闭合的患牙预后更好，可能是因为此类牙齿将被重新植入更薄和更有弹性的牙槽骨中。年轻人可能更容易发生“青枝”型骨折。侧向和嵌入性外伤的预后往往不好，其中嵌入性外伤的预后最差。

牙槽骨外伤后将牙齿复位，有 10% 可能会发生根吸收。

表 10.6 列举了一些不复杂的冠折并发各种脱位伤的牙髓反应情况。再次表明根尖孔尚未闭合的患牙预后良好。然而，在牙冠冠方有额外的损伤将会对牙髓造成更大的影响。

表 10.7 显示与不同类型的脱位伤害相关的根折愈合的数据。硬组织能 100% 结合到侧面且仅有轻度脱位伤的根尖孔尚未闭合的患牙再次显示预后最佳。与之前的模式相比，这种情况下，脱出性脱位预后最差，可能由于断片之间的移位。此外，在发育完成牙根中，冠方断片移位导致约 25% 牙齿出现牙髓坏死。

表 10.8 和表 10.9 列举了牙再植后牙髓存活和牙周膜愈合的相关数据。不出所料，成熟牙齿在脱位期间完全切断血供的后果是牙髓坏死。但令人惊讶的是，一些证据表

表 10.5　不同类型牙外伤后牙周愈合百分比

		正常牙周	吸收表面	炎性吸收	粘连
牙震荡	根尖孔闭合	90	10	0	0
	根尖孔开放	98	2	0	0
亚脱位	根尖孔闭合	90	8	2	0
	根尖孔开放	99	1	0	0
半脱出	根尖孔闭合	80	15	5	0
	根尖孔开放	86	7	7	0
侧向脱位	根尖孔闭合	67	30	3	1
	根尖孔开放	90	7	3	0
嵌入性脱位	根尖孔闭合	0	30	40	30
	根尖孔开放	30	20	40	10

（引自 Andreasen & Pedersen, 1985； Andreasen 等 , 1989）

表 10.6　不同类型的牙外伤合并不复杂冠折的牙髓存活百分比

		牙髓存活	牙髓坏死
无脱位	根尖孔闭合	98	2
	根尖孔开放	99	1
牙震荡	根尖孔闭合	88	12
	根尖孔开放	98	2
亚脱位	根尖孔闭合	50	50
	根尖孔开放	80	20
半脱出	根尖孔闭合	20	80
	根尖孔开放	60	40
侧向脱位	根尖孔闭合	15	85
	根尖孔开放	70	30
嵌入性脱位	根尖孔闭合	0	100
	根尖孔开放	0	100

（引自 Andreasen 等 , 1989）

表 10.7　不同脱位伤中伴随根折的百分比

		肉芽组织	结缔组织	硬组织结合
牙震荡 / 亚脱位	根尖孔闭合	5	20	75
	根尖孔开放	0	0	100
半脱出	根尖孔闭合	40	45	5
	根尖孔开放	0	50	50
侧向脱位	根尖孔闭合	30	55	15
	根尖孔开放	0	0	100

（引自 Andreasen 等 , 1989）

表 10.8 在恒牙列中再植牙具有牙髓存活和牙周膜愈合（PDL）百分比

		1 个月	2 个月	3 个月	6 个月	12 个月	2 年	3 年	4 年	5 年	10 年
牙髓存活	根尖孔闭合	100	38	5	2	0	0	0	0	0	0
	根尖孔开放	100	57	38	30	30	30	30	30	30	30
牙周膜愈合	根尖孔闭合	100	90	60	48	25	25	25	25	15	15
	根尖孔开放	100	88	60	48	42	42	42	42	38	38

（引自 Andreasen 等，1989）

表 10.9 再植牙在体外干燥不同时间后，牙髓存活和牙周膜愈合百分比

		5 分钟	10 分钟	40 分钟	60 分钟	120 分钟
牙髓存活	根尖孔闭合	0	0	0	0	0
	根尖孔开放	55	35	25	20	10
牙周膜愈合	根尖孔闭合	50	28	10	10	10
	根尖孔开放	65	65	40	15	12

（引自 Andreasen 等，1989）

明，这种牙齿在 6 个月内都有牙髓反应。对于发育成熟和未成熟牙齿来说，再植牙的愈合反应在最初的 6 个月内都类似，之后差异变得明显，未成熟牙齿愈合较好，因为脱位期间对牙槽骨和牙根表面的损伤较小。

表 10.9 描述了牙髓存活和牙周愈合的时间量表，这些脱位牙，在再植之前均干燥保存。不管存储时间多短，发育成熟的牙齿均没有存活的可能，相反，未发育成熟的牙齿，表现出了一定的血管再生和再生潜能，口腔外保存时间从 5 分钟到 120 分钟，牙髓活力依次减小。

对于未发育成熟的牙齿来说，牙周愈合较好，但仅在口外保存的前 40 分钟，之后（口外保存 40~120 分钟）发育成熟和未成熟的牙齿之间的差异减小到可以忽略不计。

这些临床数据可以更好地预测创伤性损伤的预后，并可用于制订长期治疗计划和成本估算。

参考文献及延伸阅读

[1]Andreasen, F.M., Pedersen, B.V., 1985. Prognosis of luxated permanent teeth – the development of pulp necrosis. Endod Dent Traumatol 1 (6), 207–220.

[2]Andreasen, F.M., 1989. Pulpal healing after luxation injuries and root fracture in the permanent dentition. Endod Dent Traumatol 5 (3), 111–131.

[3]Andreasen, J.O., Andreasen, F.M., Andersson, L., 2007. Textbook and color atlas of traumatic injuries to the teeth, 4th ed. Wiley-Blackwell.

[4]Dummer, P.M., Hicks, R., Huws, D., 1980. Clinical signs and symptoms in pulp disease. Int Endod J 13 (1), 27–35.

[5]Flores, M.T., Andersson, L., Andreasen, J.O., et al., 2007a. International Association of Dental Traumatology. Guidelines for the management of traumatic dental injuries. I. Fractures and luxations of permanent teeth. Dent Traumatol 23 (2), 66–71.

[6]Flores, M.T., Andersson, L., Andreasen, J.O., et al., 2007b. International Association of Dental Traumatology. Guidelines for the management of traumatic dental injuries. II. Avulsion of permanent teeth. Dent Traumatol 23 (3), 130–136.

[7]Flores, M.T., Malmgren, B., Andersson, L., et al., 2007c. International Association of Dental Traumatology. Guidelines for the management of traumatic dental injuries. III. Primary teeth. Dent Traumatol 23 (4), 196–202.

[8]Hasselgren, G., Reit, C., 1989. Emergency pulpotomy: pain relieving effect with and without the use of sedative dressings. J Endod 15 (6), 254–256.

[9]Hülsmann, M., Hahn, W., 2000. Complications during root canal irrigation – literature review and case reports. Int Endod J 33 (3), 186–193.

[10]Khan, A.A., McCreary, B., Owatz, C.B., et al., 2007a. The development of a diagnostic instrument for the measurement of mechanical allodynia. J Endod 33 (6), 663–666.

[11]Khan, A.A., Owatz, C.B., Schindler, W.G., et al., 2007b. Measurement of mechanical allodynia and local anesthetic efficacy in patients with irreversible pulpitis and acute periradicular periodontitis. J Endod 33 (7), 796–799.

[12]Locker, D., Grushka, M., 1987. Prevalence of oral and facial pain and discomfort: preliminary results of a mail survey. Community Dent Oral Epidemiol 15 (3), 169–172.

[13]McMillan, A.S., Wong, M.C., Zheng, J., et al., 2006. Prevalence of orofacial pain and treatment seeking in Hong Kong Chinese. J Orofac Pain 20 (3), 218–225.

[14]Owatz, C.B., Khan, A.A., Schindler, W.G., et al., 2007. The incidence of mechanical allodynia in patients with irreversible pulpitis. J Endod 33 (5), 552–556.

[15]Peres, M.A., Peres, K.G., Frias, A.C., et al., 2010. Contextual and individual assessment of dental pain period prevalence in adolescents: a multilevel approach. BMC Oral Health 10, 20.

[16]Seltzer, S., Bender, I.B., Ziontz, M., 1963. The dynamics of pulp inflammation: correlations between diagnostic data and actual histologic findings in the pulp. Oral Surg Oral Med Oral Pathol 16, 969–977.

[17]Steele, J., O'Sullivan, I., 2011. Executive summary: Adult Dental Health Survey (2009) The Health and Social Care Information Centre. www.ic.nhs.uk/webfiles/publications/007_Primary_Care/Dentistry/dentalsurvey09/AdultDentalHealthSurvey_2009_ExecutiveSummary.pdf (accessed Aug, 2013).

[18]Vargas, C.M., Macek, M.D., Marcus, S.E., 2000. Sociodemographic correlates of tooth pain among adults: United States, 1989. Pain 85 (1–2), 87–92.

[19]White, D.A., Tsakos, G., Pitts, N.B., et al., 2012. Adult Dental Health Survey 2009: common oral health conditions and their impact on the population. Br Dent J 213 (11), 567–572.

11 牙体吸收的处理

Y-L Ng，K Gulabivala

牙体吸收是由细胞介导的生理性或病理性的硬组织吸收，并导致牙本质和 / 或牙骨质丧失的过程。虽然在牙根表面存在着动态和持续的生理性吸收过程，但通常难以通过临床检查发现。仅在极其偶然的情况下，这样的生理性吸收被触发并转变为病理性吸收，从而被发现，但有时并不伴长远的病理性结果。有些进展性的病理性吸收直到疾病发展至晚期也可能并无临床症状。因此为尽可能避免或推迟牙体损失，需要尽早诊断和尽早进行适当的治疗。而根据牙体吸收的类型，如牙内吸收或牙外吸收，应当使用不同的治疗方案。因此为了制订相应合理的牙体吸收治疗方案，必须先了解疾病进展的病因及发病机制。

病因和发病机制

牙本质和牙骨质是通过其非矿化结构成分（前期牙本质和前期牙骨质）和细胞（成牙本质细胞和成牙骨质细胞）来抵御吸收。目前认为，前牙本质、前牙骨质和完整牙周膜分泌的抗侵蚀因子能阻止多核细胞吸收成牙体硬组织中的牙本质细胞。在软骨细胞和血管细胞中也发现了抗侵蚀因子。高度矿化的中间牙骨质（Hopeweel-Smith 透明质层）通过覆盖牙本质小管进一步保护外部根面不被吸收，作用类同根管刺激物与牙周膜间的保护屏障。

吸收牙体硬组织的细胞是多核巨细胞，属于吸收细胞（clast）（图 11.1）分类。这些细胞通过细胞膜邻近区的细胞质（称为“透明层”）附着在矿化组织上。吸收发生在高度折叠的细胞膜部分（常称为皱褶缘）（图 11.2）。此细胞膜释放的混合酶，能够溶解硬组织的有机和无机成分，破骨细胞参与骨吸收。同样，破牙本质细胞参与牙本质和牙骨质的吸收，但后者量少，几乎没有细胞核，而且它们的透明区也非常小，甚至不存在。

牙吸收一旦开始，就必然伴随非矿化成分（前期牙本质和牙周膜）的损害，以及干扰正常母细胞（成牙本质细胞，成牙骨质细胞，成纤维细胞）既有的保护机制，这些都能增加破牙本质细胞定植于暴露表面的概率。导致此种损伤的因素列在表11.1中。损伤时伴发的急性感染会触发破牙本质细胞和初步的吸收，但这个过程在缺乏对破牙本质细胞长期持续刺激的时候可能转瞬即逝，随后硬组织会开始沉积性自我修复。因此，不论是在根管内还是牙周组织，只有伴发慢性炎症刺激，吸收才会进展性进行。持续慢性炎症的原因如表11.2所示。

牙体吸收的病理学分类基于发病部位，发病原因和发病机制。以下分类系统是基于上述 3 个方面，从而协助临床诊断和治疗计划的制订。

1. 牙内吸收
   （1）暂时性牙内吸收。
   （2）进展性牙内吸收。
      ① 髓腔内细菌及其产物侵袭性持续刺激。
      ② 髓腔治疗的细胞毒性材料持续刺激。
2. 牙外吸收
   （1）暂时性牙外吸收。
   （2）进展性牙外吸收，不伴有牙周组织持续性炎症（替代性吸收）。
   （3）进展性牙外吸收，伴有牙周组织局部持续性炎症。
      ① 根管感染持续刺激。
      ② 压力效应持续刺激。
      ③ 异物持续刺激。
      ④ 龈下菌斑持续刺激。
   （4）伴明确系统性疾病的进展性牙外吸收。
   （5）不伴明确局部或系统性疾病的进展性牙外吸收（特发性）。

牙内吸收

恒牙牙内吸收的患病率为0.1% ~ 1.6%。原因主要是前期牙本质与成牙本质细胞层的损伤与丧失（表11.1）同时伴随牙髓炎（表11.2）。而导致保护性前期牙本质和成牙本质细胞受损的主要原因有：牙体损伤，修复牙体组织过程中的高温以及脱水，牙髓切断术中使用的修复和涂层材料的细胞毒性，以及正畸牙齿移动等。

暂时性牙内吸收

无持续性牙髓炎症存在时，髓腔内牙体吸收初始阶段具有自限性，并且无任何临床症状。如图 11.3 所示，此观点已在不断遭受前牙创伤的拳击手的牙齿中得到验证。

进展性牙内吸收

在牙内吸收早期，细菌及其代谢产物首先通过牙本质小管和牙体裂隙微渗漏刺激炎症过程持续，随后细菌入侵冠部牙髓导致其坏死。前者为吸收提供了一个持续稳定的刺激。发生吸收的牙体，其牙髓组织与根尖是有活性的，且为吸收的牙体提供血供，吸收进展的程度与炎症刺激的强度相关。而在牙髓完全坏死的病例中，由于缺乏血供，吸收也随之停止。

在吸收处的炎性组织中可发现与骨类似的钙化物质（牙本质-牙骨质），此现象被分类为“内替代型吸收”“根管替代型吸收”“化生型吸收”。

早期的牙内吸收常常不伴任何临床症状。如在髓室中发生吸收，有时可在牙冠上观察到粉红色斑（图11.4）。这种与牙内吸收相关的粉红色样变是由于冠部釉质下存在血管增生型炎性组织。有活性的牙髓组织在牙内吸收的进展过程中必不可少，因此这种牙齿在牙髓活力测试中呈阳性反应。然而，阴性反应也并不能认为吸收过程停止，因可能仅仅是部分冠髓组织坏死。炎症使牙体吸收进展加速的同时，也可导致牙髓整体坏死并中断牙内吸收过程。坏死的牙髓可能因感染而出现临床症状、脱色，且牙髓活力测试呈阴性（图11.5）。

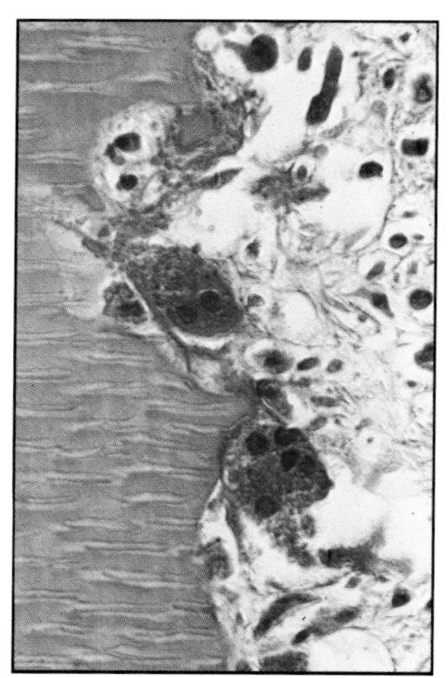

图 11.1 腔隙中可见多核细胞

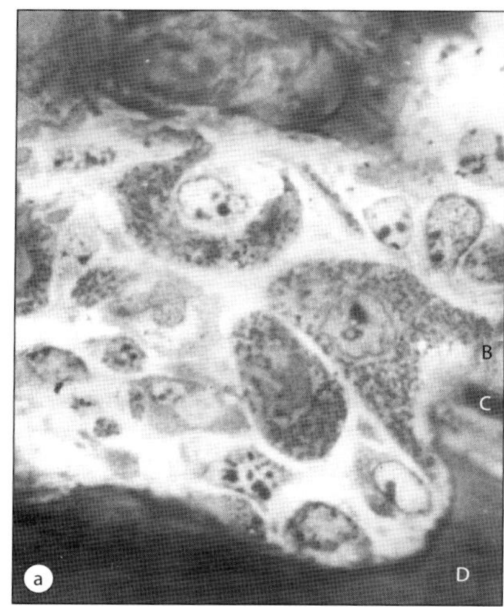

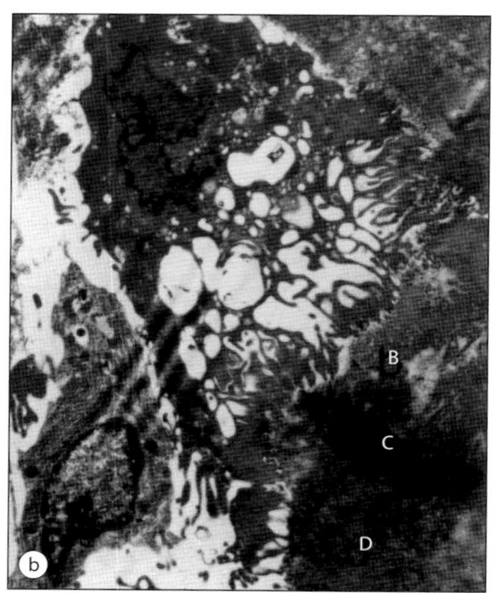

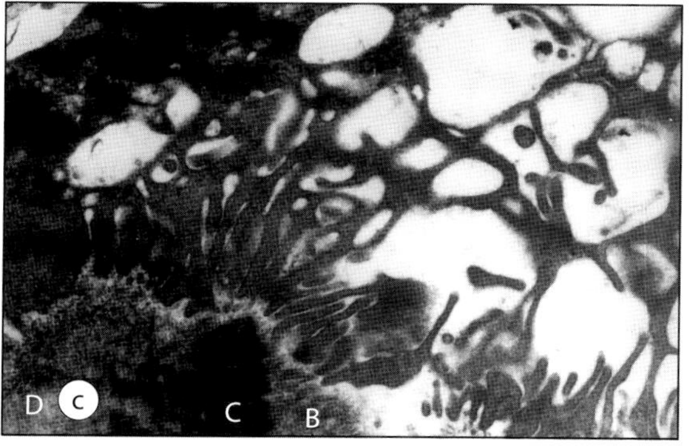

图11.2 （a）光学显微镜下可见一个靠近牙本质、牙骨质及牙槽骨细胞的类破骨细胞（×100）；（b）电子显微镜下图a中的类破骨细胞及其与牙本质、牙骨质、牙槽骨细胞交接处的皱褶边缘（×5000）；（c）电子显微镜显示图a中类破骨细胞与牙本质、牙骨质、牙槽骨细胞交界处的皱褶边缘（×19000）。B=牙槽骨；C=牙骨质；D=牙本质

表 11.1 影响抗吸收防御机制的因素

前期牙本质 / 成牙本质细胞	前期牙骨质 / 成牙骨质细胞
创伤	创伤
充填过程	正畸治疗
牙髓治疗时使用细胞毒性材料	正颌手术
活髓牙漂白	牙周治疗
病理性及非病理性的牙体表面丧失	牙槽手术
正畸治疗	磨牙症
牙周病	热牙胶充填根管或桩道预备技术
（牙本质发育缺陷）	（牙骨质发育缺陷）

表 11.2 导致牙髓 / 牙周持续性慢性炎症的原因

牙髓慢性炎症	牙周慢性炎症
修复体边缘，细菌通过牙本质小管与牙体裂隙微渗漏	根管感染
细胞毒性修复材料的刺激	龈下菌斑
	由囊肿或肿瘤引起的根周病变；阻生牙；正畸力作用下的牙齿
	髓腔内漂白材料的刺激
	由再生材料与移植材料引起的生物活性的改变

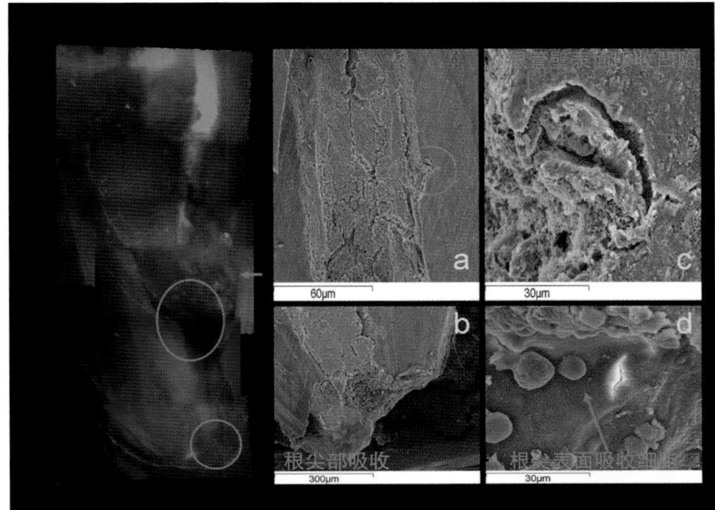

图 11.3 上颌切牙暂时性牙内吸收。牙髓随后坏死，根尖周炎也开始出现

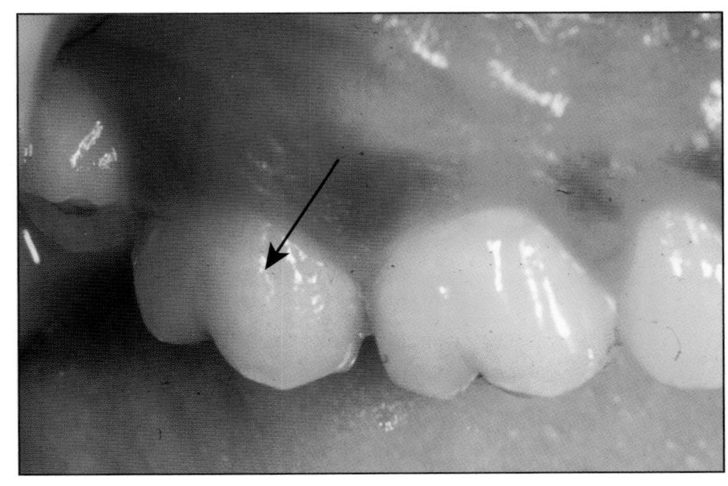

图 11.4 牙内吸收影响了上颌第二磨牙的髓室，冠表现出粉红色斑（箭头所示）

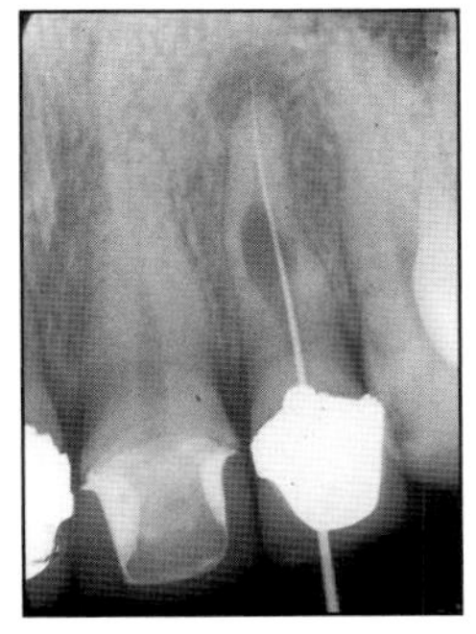

图 11.5 上颌侧切牙的牙内吸收，其牙髓被感染并伴有根尖周炎症的发展

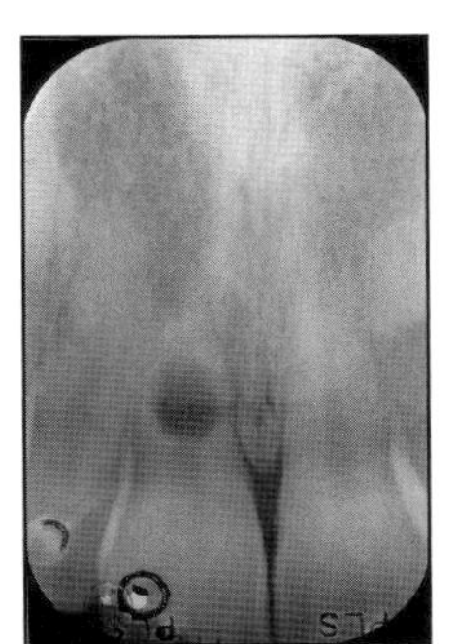

图11.6 右上颌中切牙的牙内吸收

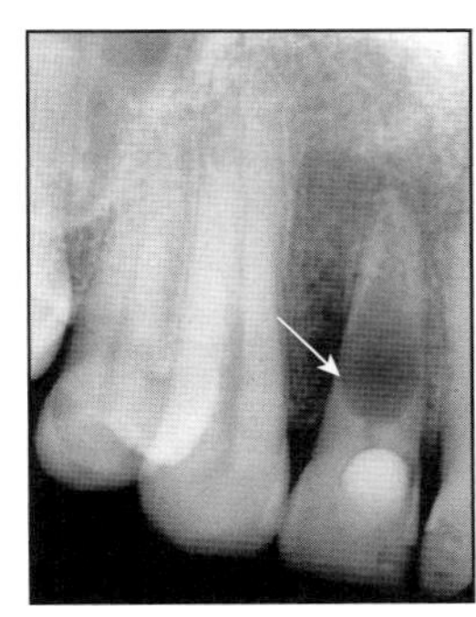

图11.7 右上颌侧切牙伴严重牙内吸收，其远中面对应处出现根周透射影（箭头指示）

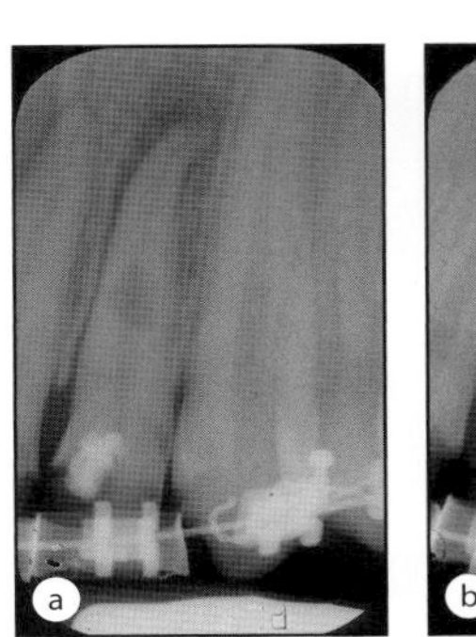

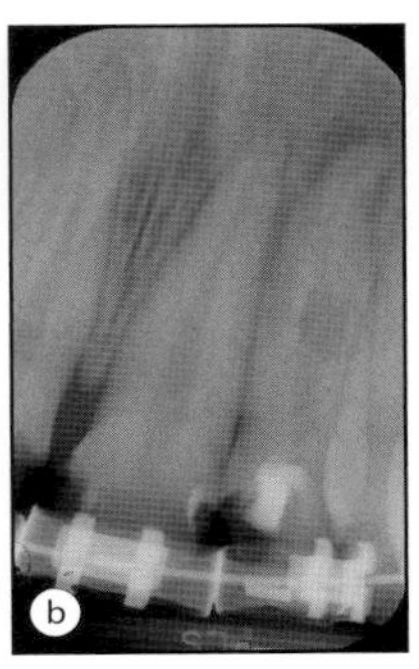

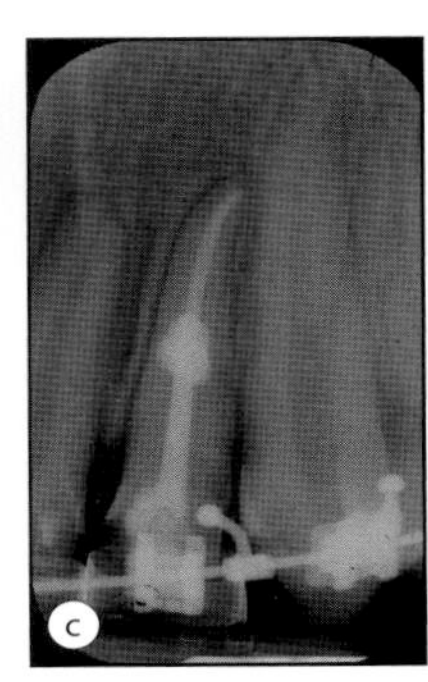

图 11.8 （a~c）左上颌切牙可见牙内吸收，其与牙外吸收临床表现相似

牙内吸收的 X 线影像呈现典型的边界清楚、对称性、椭圆形或圆形的根管连续透射影像（图 11.6）。射线透射性上分辨率均一，且不能分辨髓室、根管和病损。X 线透射影在近中角度或者在远中角度 X 线片中的位置一致。然而，在病损之中或在病损侧根尖位置也可能存在 X 线阻射性的钙化团块。在晚期的病例中，根周的 X 线透射影像可能与牙根的穿孔或牙髓坏死有关（图 11.7）。这一点可能难以与伴有根管感染的外部炎症性吸收进行区分（图 11.8）。有时候牙内吸收的病损难以发现，仅偶然在放射影像上被观察到（图 11.9）。

进展性牙内吸收的治疗方法多样，取决于病损的范围以及钙化和穿孔的存在。为了防止疾病进一步发展导致穿孔，疾病诊断后需要即刻进行根管治疗。

控制出血和对牙体吸收病损处的严重炎症组织进行全面彻底清除是极其困难的，因此，清创需要配合使用大量的次氯酸钠冲洗剂。次氯酸钠不仅仅有抗菌性能，还能溶解组织。同时，超声振动配合更高浓度（5%）的次氯酸钠的使用，可以增强清创术的效果。根管是否穿孔可以通过附有根尖定位仪的弯曲锉进行探测，随后应小心防止次氯酸钠冲洗剂冲出穿孔区以外。病损范围大且伴随钙化极大地增加了根管探查和彻底清创的难度，甚至导致治疗失败（图 11.4，图 11.10）。应用氢氧化钙糊剂能阻止细菌的再次繁殖和帮助清除不规则吸收病损内残余的炎症组织。如存在根管穿孔，长期使用氢氧化钙糊剂还能诱导硬组织修复（图 11.7，图 11.11）。我们可能会谨慎地推迟根管充填时机直至骨壁完全修复，以确保在根管充填时材料尽可能少地被挤出根管外。

热牙胶根管充填技术的使用，可以完全密封病损区

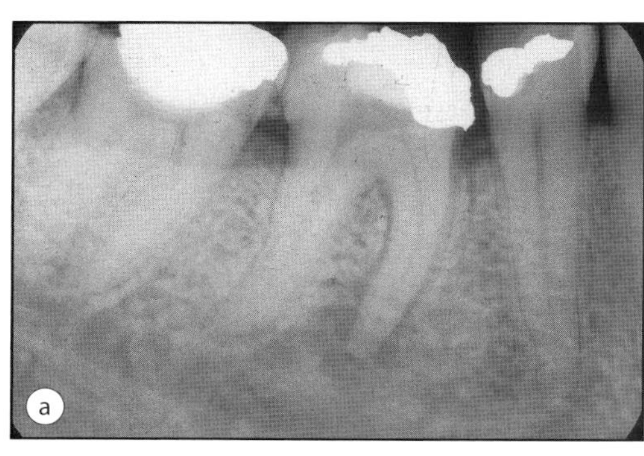
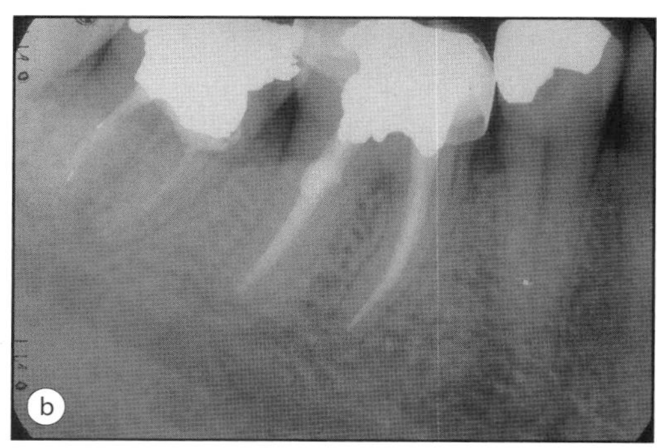

图 11.9 （a，b）右下颌第一磨牙的牙内吸收

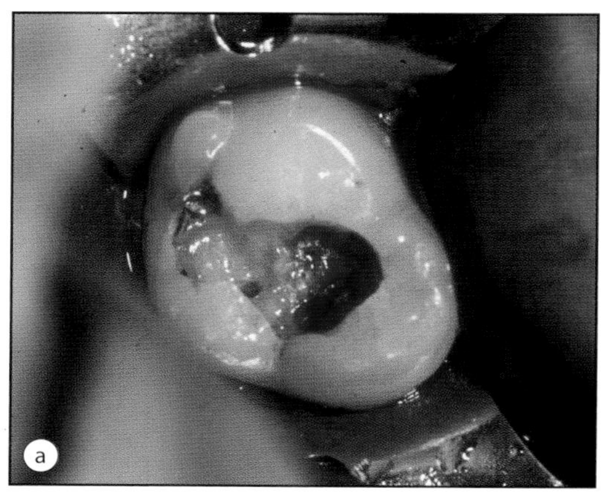
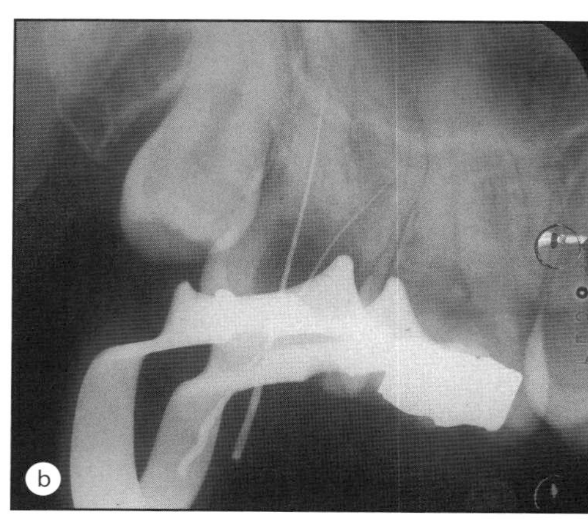

图 11.10 （a，b）在图 11.4 中，伴有钙化的大范围牙内吸收使彻底清创的可能性丧失

域，例如在使用侧方或垂直加压技术充填了缺损处的根管后，使用Obtura Ⅱ系统（见第8章）将熔化的牙胶注射进去（图11.11）。

当穿孔较大或过量的根管充填材料被挤压到牙周组织中时，应当通过外科手术进行治疗。但是，这样的病例的预后通常较差、易于根折。

牙外吸收

牙根表面的吸收一般与严重的牙齿创伤、根尖周炎或正畸治疗有关。最常见于根尖区，但根的侧面和颈部也可能受累。

暂时性牙外吸收

暂时性牙外吸收由前期牙骨质和成牙骨质细胞的损害引发（表11.1）。创伤较轻时，牙外的炎性吸收是短暂的，并紧跟着自我修复，这也被称为“牙外表面吸收”（图11.12）。

受累牙通常没有临床症状，小的吸收病损也很难在X线片上被观察到。偶然情况下，它们可能呈现为牙根表面小的孔洞，常被描述为牙周膜间隙（图 11.12b）。这种情况具有自限性，且不需要任何治疗。

不伴有牙周组织持续性炎症的进展性牙外吸收

此类型的牙体吸收曾被命名为“外部替代性吸收”，常由脱位性损伤导致，或伴随着撕脱牙再植引起的牙周膜活性的大量丧失和超过 20% 的根面牙骨质损伤时出现。可能通过影响防御因子与胶原酶抑制剂的合成，从而使破骨细胞再吸收，使已受损根面组织再生成为可能。牙骨质间的破骨细胞常因被牙周膜与骨包围而难以区分。在牙本质与牙骨质吸收处，成骨细胞成骨，此过程与骨组织改建类同。

在口腔医学的词汇中，“骨牙粘连”与“替代性吸收”常被用作同义词。然而，发生“骨牙粘连”时，根面牙本质与牙骨质并未丧失，仅仅是牙根与骨融合或极其贴近。而发生“替代性吸收”时，牙本质与牙骨质均丧失并被骨组织代替（图 11.13）。

受累牙通常无临床症状，与“骨牙粘连”类似，典型的临床特征是叩诊时尖锐的金属声，以及牙齿缺乏正常生理性动度，在生长期的孩童可能会出现低位咬合。

放射影像则会呈现出：牙齿逐渐被骨组织替代，牙骨质与牙槽骨的连接处模糊不清且牙周膜不明显（图 11.14）。

由于此类型的吸收无法治愈，临床措施应以预防为目的进行控制。外伤脱落牙应该立刻进行再植，或及时保存

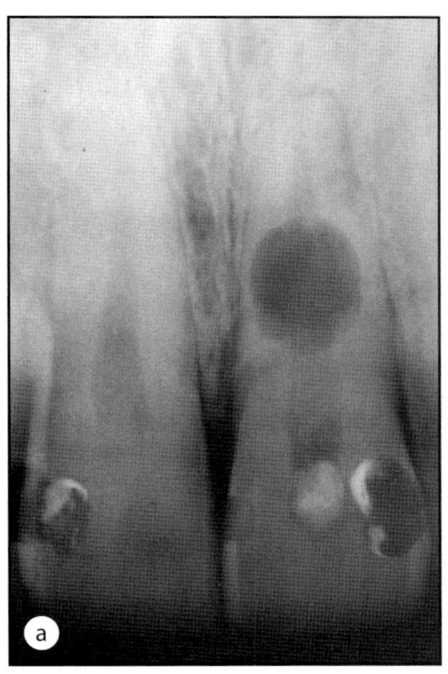
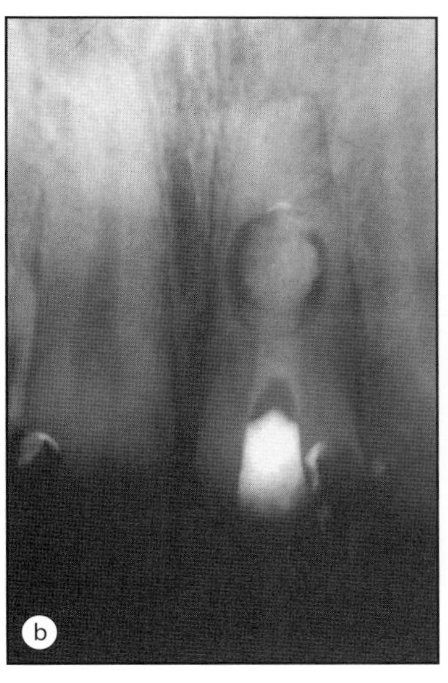
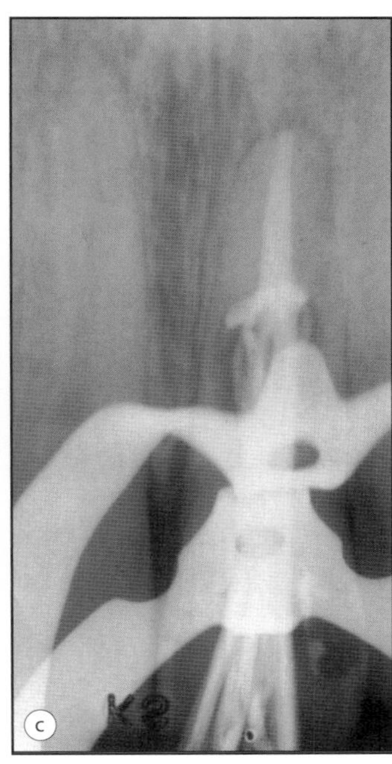
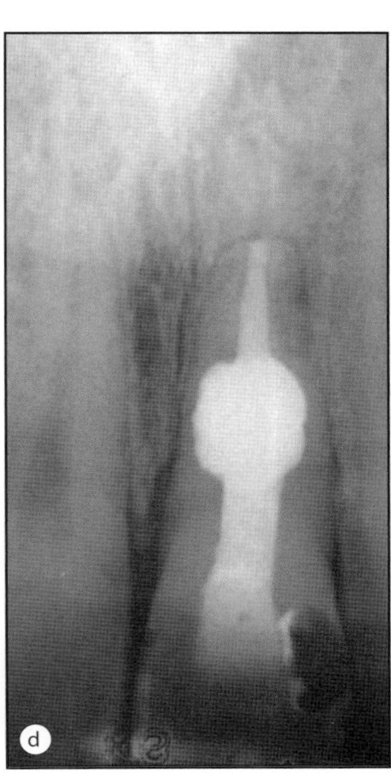

图11.11 （a）上颌中切牙牙内吸收；（b）缺损处的氢氧化钙糊剂量不足，且未完全填满病损；（c）根管根尖区被侧方加压牙胶与根管糊剂封闭；（d）吸收凹洞与根管冠部被热牙胶和根管糊剂封闭

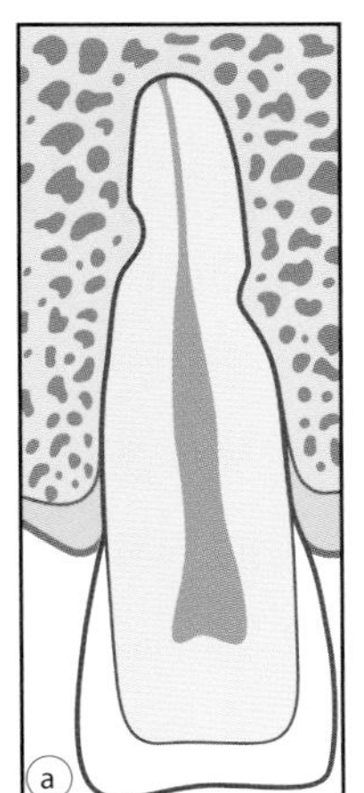
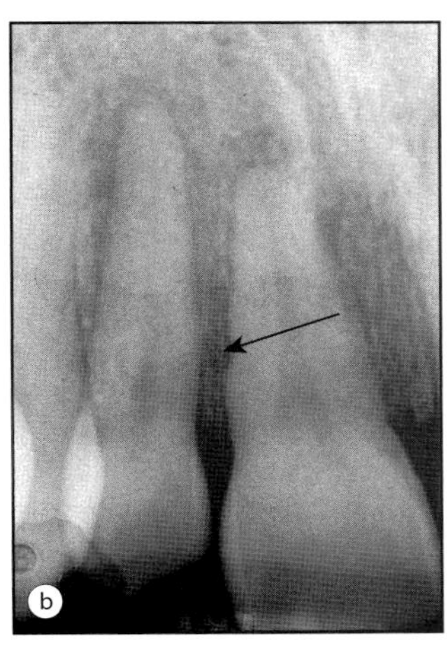

图 11.12 表面吸收：（a）图解；（b）牙片（箭头指示）

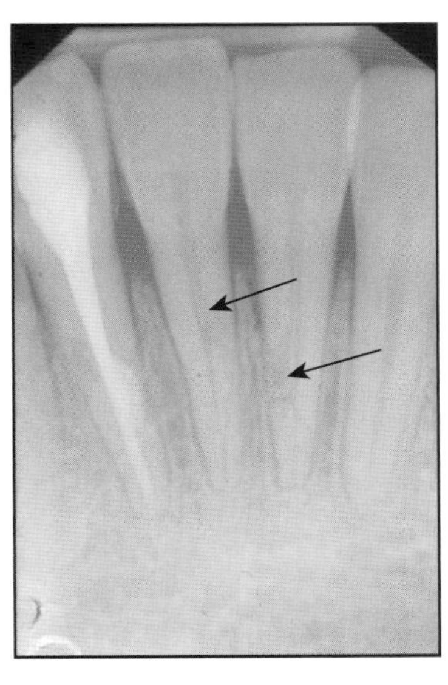

图 11.13 因替代性吸收受累的下颌中切牙（箭头指示）

在牛奶 / 再植介质中，以尽可能保留牙周膜的活性。

伴有牙周组织持续性炎症的进展性牙外吸收

1. 根管感染

在伴牙周组织持续性炎症的进展性牙外吸收中，持续性刺激因素主要是根管感染导致的根面丧失区域附近的牙周膜炎症。在患根尖周炎的牙齿中，87.3%的吸收都见于根尖与根管侧支口附近（图11.15）。有假设提出，这可能是由于“牙本质-牙骨质”交界处的牙骨质太薄或缺如，从而无法有效抵御牙体吸收进程。因为当炎症局限于根尖附近小范围内时，吸收因子的浓度会超过牙根抗吸收抵御程度（可能由于矿化亢进）。

在牙外伤时，牙周组织的损伤可能导致牙骨质的吸收，从而暴露出其深层牙本质。如牙髓坏死或髓腔感染，细菌产物则可通过牙本质小管扩散至根尖周组织（图11.16a，b），然后引发进展性的炎性吸收（图 11.16c）。清除炎性产物可通过根管内清创术或用氢氧化钙糊剂充填尽可能去除，从而控制吸收进程（图 11.16d）。

吸收牙齿的临床表现类似于慢性根尖周炎。牙外吸收会导致牙齿松动度增加，牙髓活力测试结果也多呈现阴性。

影像学特点为透射性的吸收缺损可能出现在牙根的任意位置（图 11.17）。如无明显脱位性损伤，伴根尖周炎症的进展性牙外吸收通常难以发现，或者仅引起牙根异常地变短，牙根可见透射性缺损（图 11.17a）。或者在脱位

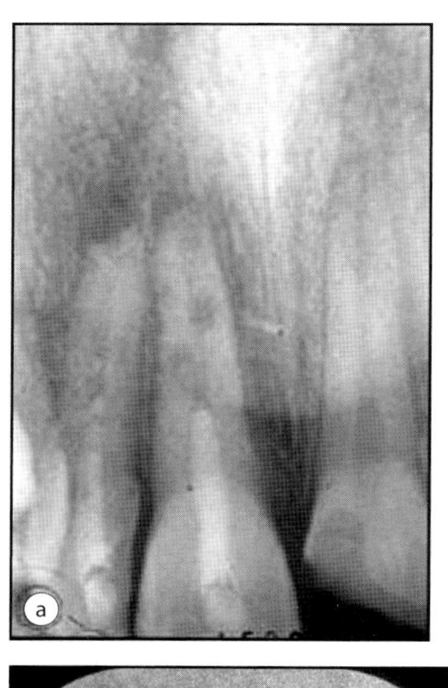

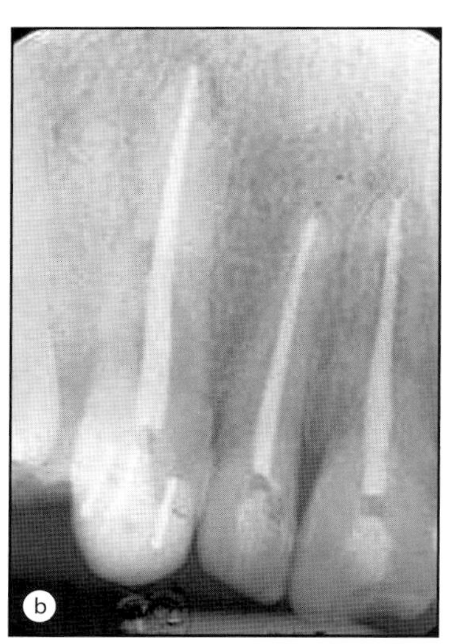

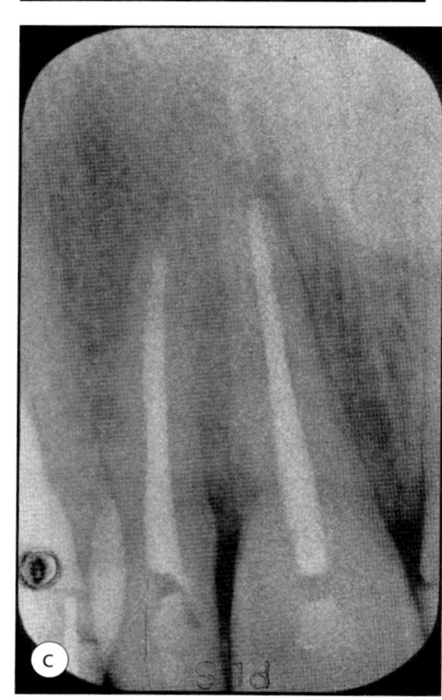

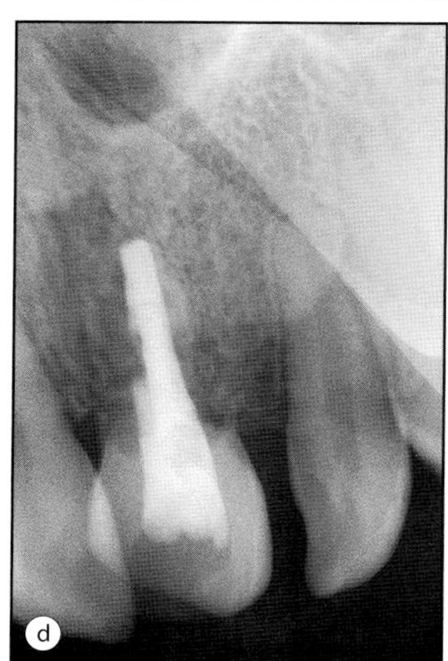

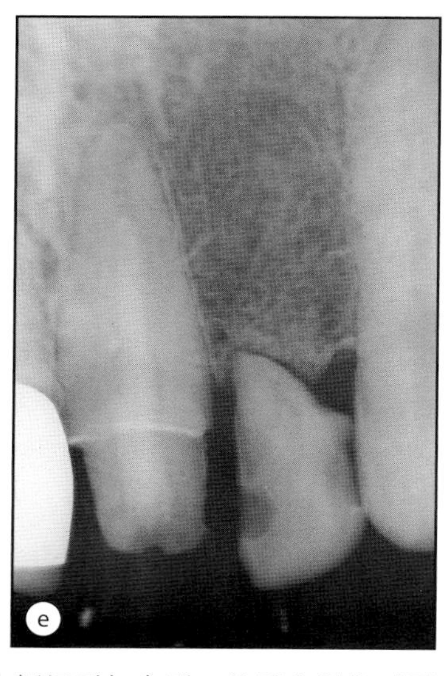

图11.14 （a）炎性吸收累及右上颌切牙与尖牙。此牙在脱位后再植，且开始表现出骨粘连牙齿的高分贝叩诊音；（b）经根管治疗后炎症因子清除，骨开始愈合，1年内出现轻微替代性吸收；（c）根管治疗后8年，更大程度的替代性吸收出现；（d）此案例中，骨粘连后牙根完全被吸收的上颌侧切牙，牙胶尖还留存在骨组织中；（e）此案例中，创伤性牙脱位之后13年，牙根几乎发生了完全性替代性吸收

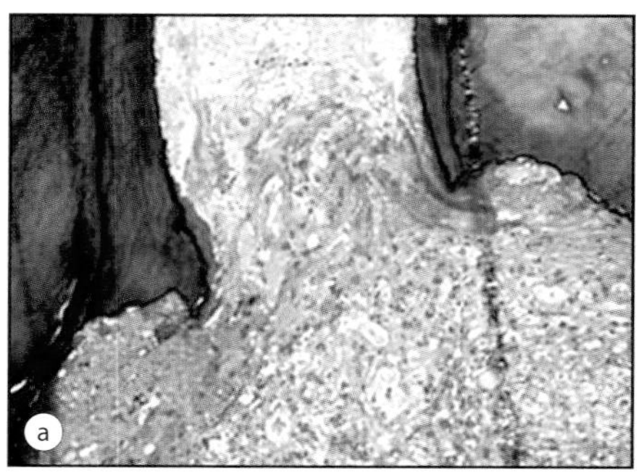

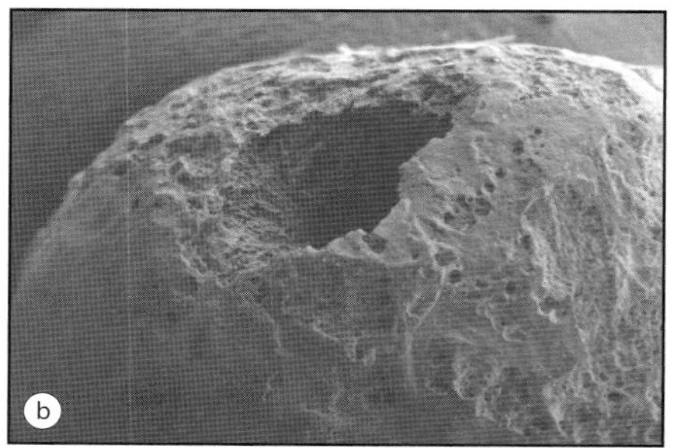

图 11.15. 根尖吸收：（a）组织切片；（b）电子显微镜

性损伤数月之后，可能在牙根根周的任意位置出现多发性透射性吸收洞（图 11.18），同时伴有邻近的根尖周透射性影像。这些吸收缺损的边界不清，分布不对称，影像密度不均（图 11.18）。在根管和缺损透射影像叠加处根管外形轮廓保持不变。随着 X 线照射角度的变化，病损的位置也随之相应变化（图 11.17）。

此类吸收的治疗方案包括使用次氯酸钠冲洗根管进行机械化学性清创术，以及治疗期间氢氧化钙糊剂充填。在吸收范围较大的病例中需要用氢氧化钙进行长时间充填。预后一般较好，唯一的问题在于当吸收发生于根尖孔附近时，要避免将根管充填物挤出根尖（图 11.19）。而通过使用特定型号的主胶尖（见第 8 章），或将根管充填推迟至骨完全愈合之后，再进行则能有效减少该问题的发生。

在发生脱位性损伤之后，及时进行根管治疗，能有效避免进展性牙外吸收的发生。

2. 压力

压力，是导致吸收在根尖周组织持续存在，且对牙周膜与牙骨质产生损害的第二个因素，也称为“压力型吸收”。此类型的牙外吸收常在以下情况下与炎症伴行和相互促进：阻生牙（图11.20）、正畸牙（图11.21）、咬合创伤、生长期囊肿与肿瘤。此类型吸收的发生与局部的压力增高的关系尚不清楚，但可能由分子机制调控。在任何病例中，概念模型都可能符合。Bender等（1997）将正畸治疗期间发生的吸收归类为“根尖周替代性吸收”，他

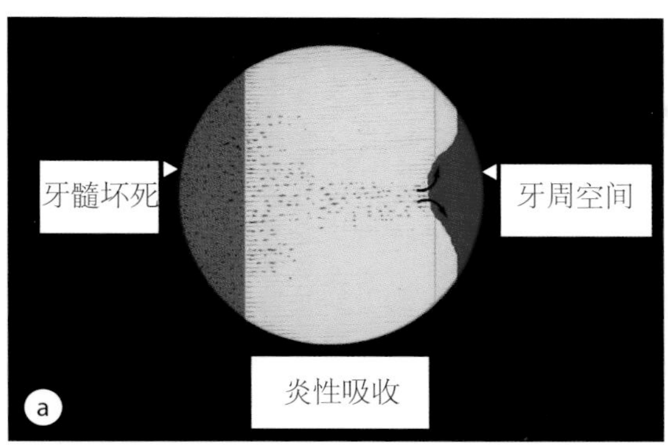

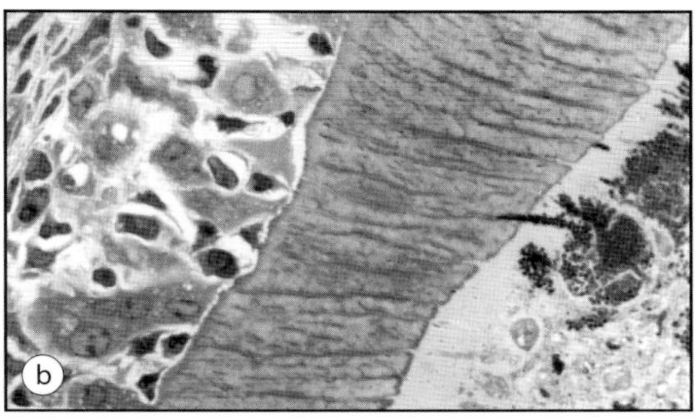

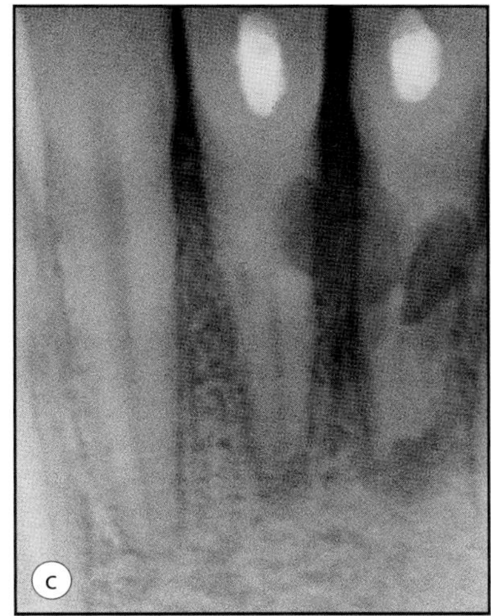

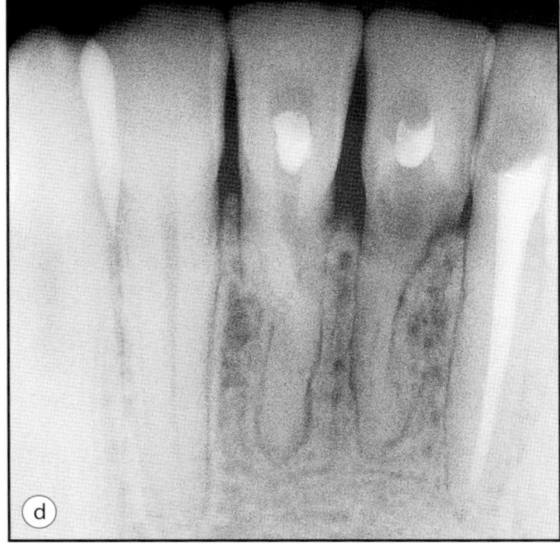

图 11.16 （a）图示牙骨质缺失后，细菌及其代谢产物通过牙本质小管进入根周支持组织；（b）光学显微镜下多核细胞与中性粒细胞共同聚集在发生吸收的牙本质外表面，同时微生物进入牙本质小管向牙髓延伸；（c）撕脱伤及牙髓坏死之后的牙根外吸收；（d）图 c 中的牙齿根管预备（清创冲洗）后 3 个月，炎症介质被清除使进展性炎症过程被缓慢的吸收反应替代，即替代性吸收

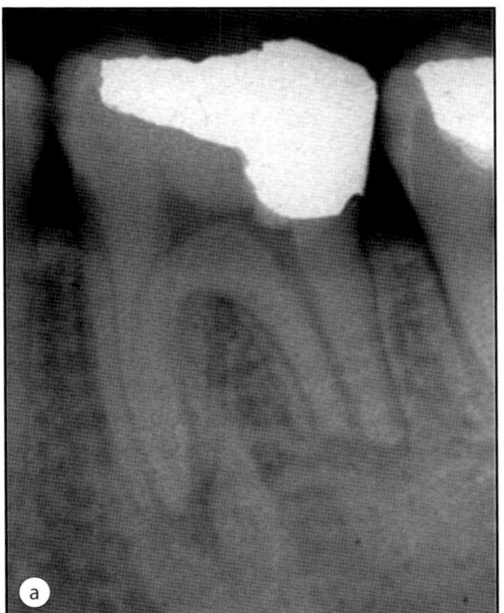

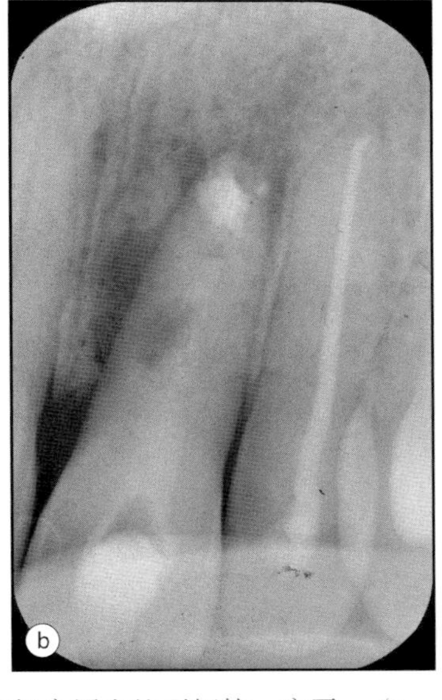

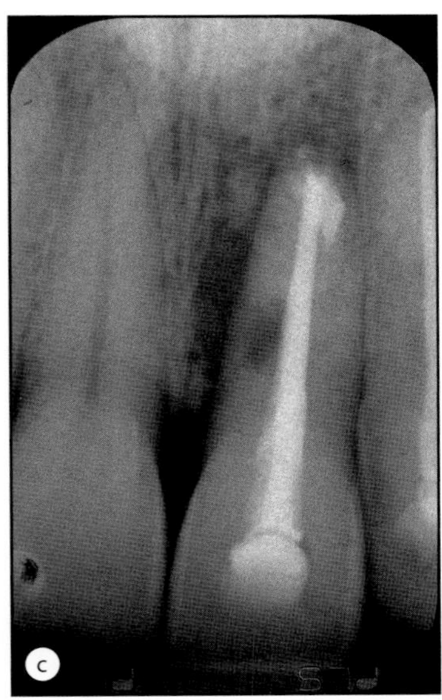

图 11.17 （a）发生根尖进展性牙外吸收和根尖周炎的下颌第一磨牙；（b，c）发生在左上颌中切牙根尖孔及牙根中段的进展性牙外吸收缺损处

认为，在这种状态下也可能发生牙髓炎症。然而这类吸收不能通过根管治疗而痊愈，只能在正畸移动终止后压力消失而终止。

此类吸收的牙齿常无临床症状，牙髓也常存在活力。牙齿松动度的增加可能与牙根严重短缩有关。

吸收缺损附近的牙周膜与支持骨组织影像学表现正常（图11.21a，f），治疗措施是去除疾病病因，从而终止吸收。

3. 异物刺激

异物刺激也是能为吸收细胞提供连续性刺激的第三个因素。在龈瓣移植术、骨移植术和组织再生术过程中可发现此类吸收（图11.22）。在运用再生技术前进行根面平整术可能损伤牙骨质，从而使破牙本质细胞附着于根面。宿主免疫机制与移植材料和再生材料相互作用，很可能与持续性边缘性牙周炎一起刺激着牙周组织炎症的发展。

此类吸收的临床表现、影像学表现与治疗措施都和龈

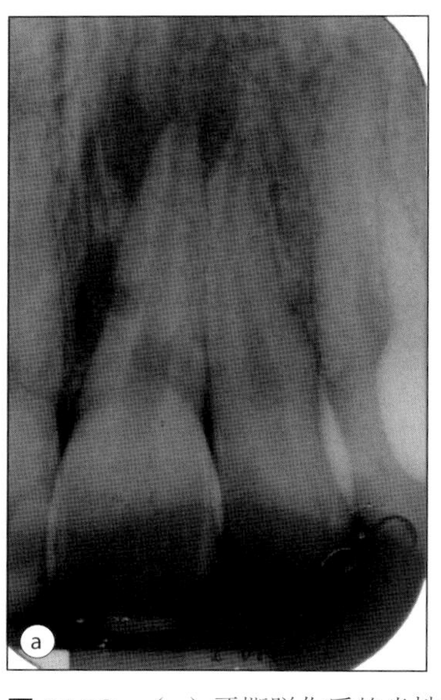

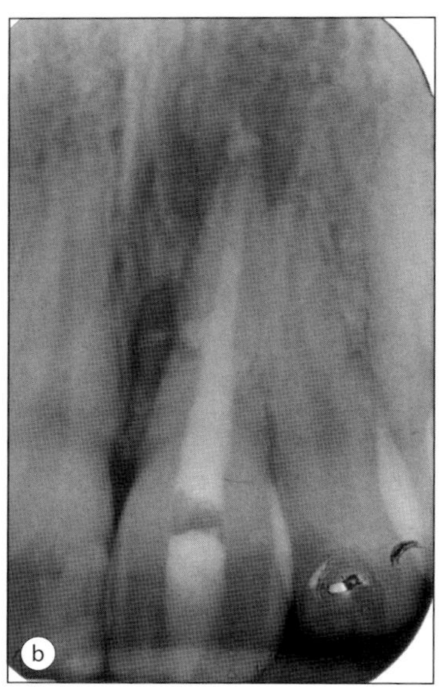

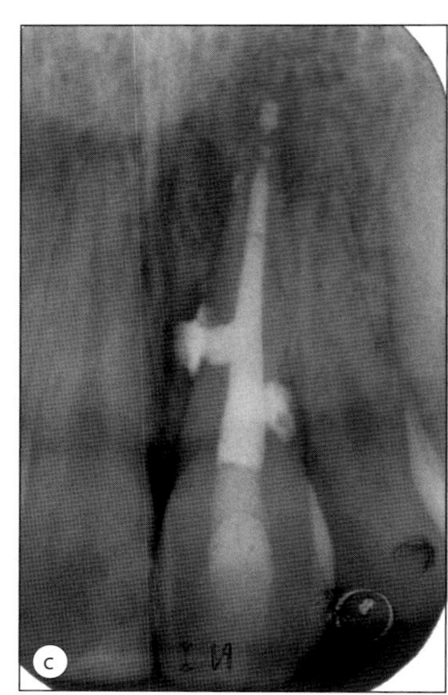

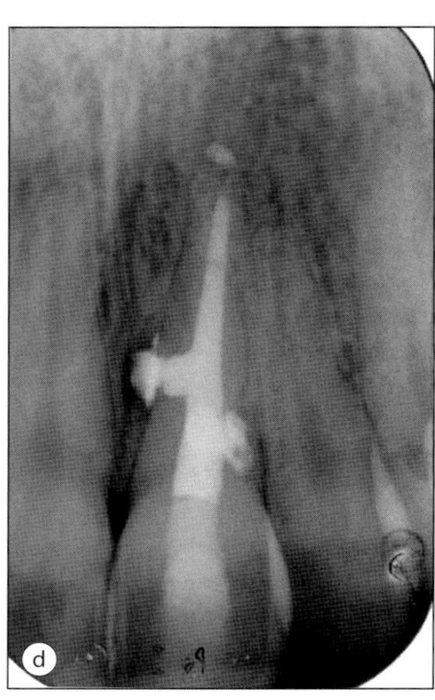

图 11.18 （a）牙撕脱伤后的炎性牙根吸收；（b）经化学机械性清创及氢氧化钙充填后 2 年；（c）图 a 中的牙齿经根管充填；（d）根尖周透射性缓慢消退

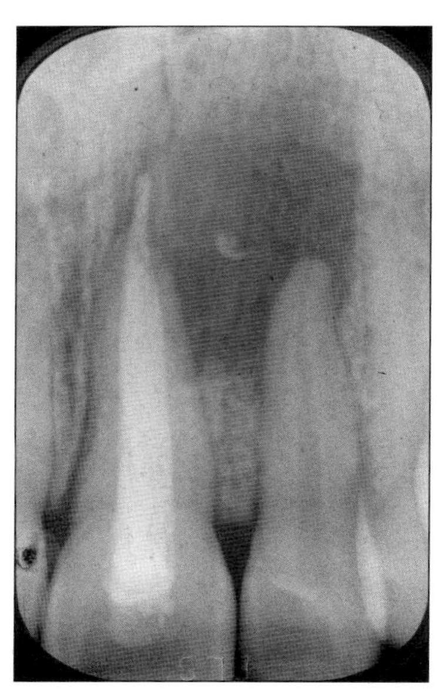

图 11.19 上颌中切牙伴根尖吸收，根管充填材料超充入根尖组织

下菌斑导致的进展性牙外吸收类似。

4. 龈下菌斑

伴持续性炎症的进展性牙外吸收通常局限于牙颈部，又称为"颈部吸收"（图 11.23）。由于临床表现变异多样以及过去对病因认知不准确，出现了许多描述此现象的专业名词（表 11.3）。最初，这种牙外吸收是由上皮附着下的牙颈部附着组织（牙骨质或牙周膜）破坏引起。正畸牙移动、龈下刮治及根面平整、正颌及牙槽手术以及内漂白剂都可能会破坏牙骨质而引发吸收。大约 10% 的人，在釉牙骨质界处牙骨质未完全覆盖牙本质，这些人群的该部位易发生牙体吸收。此外，这些病例中暴露的牙本质小管为牙髓腔与龈沟，或牙髓腔与牙周膜之间提供了一个通道。随后，龈下菌斑持续刺激吸收过程。多核破骨细胞得以到达牙齿表面，导致牙本质吸收。即使在吸收进程的晚期，由于前期牙本质层的保护和吸收沿根管外周延伸（图 11.25），并未发现吸收会侵袭牙髓腔（图 11.24）。只有前期牙本质矿化而不再行使前期牙本质功能时，牙髓腔才会受侵犯。此种情况下，有时吸收的组织可与牙髓腔建立血运交通，否则吸收组织会与牙髓腔保持相邻但隔离开来。Heithersay（1999）给出了侵袭牙颈部的吸收分类（图 11.26）。

此类型受累牙齿早期无临床症状，晚期会出现牙髓炎的症状。探针探诊可能发现位于龈缘以下、牙槽嵴之上的非龋性洞损。当牙冠釉质下的炎性组织破坏时，则该部位可见粉红色斑（图 11.27）。此时，牙髓大多仍保持活力。

吸收缺损区的影像学表现，为边界清晰（图11.24b，图11.28），或一个累及牙齿唇舌及邻面的不规则斑块状（图11.29）透射影。而且，牙髓腔和根管的轮廓与吸收缺损部位容易区分。当吸收病损累及邻面时可见邻近牙槽骨发生角形吸收。

此类型临床治疗方案选择和疾病预后情况，取决于病损程度和治疗可操作性，尤其是病损在根面暴露的大小和分布（图11.23、图11.30预后良好，图11.28预后可疑，图 11.24、图11.27、图11.29预后差）以及牙髓的活性程度。发生在活髓牙颊侧或舌侧表面且易于进入的浅的局限性病损，预后良好。治疗方法包括手术暴露病损区和刮除炎症组织，随后用玻璃离子水门汀（GIC）封闭缺损区（图

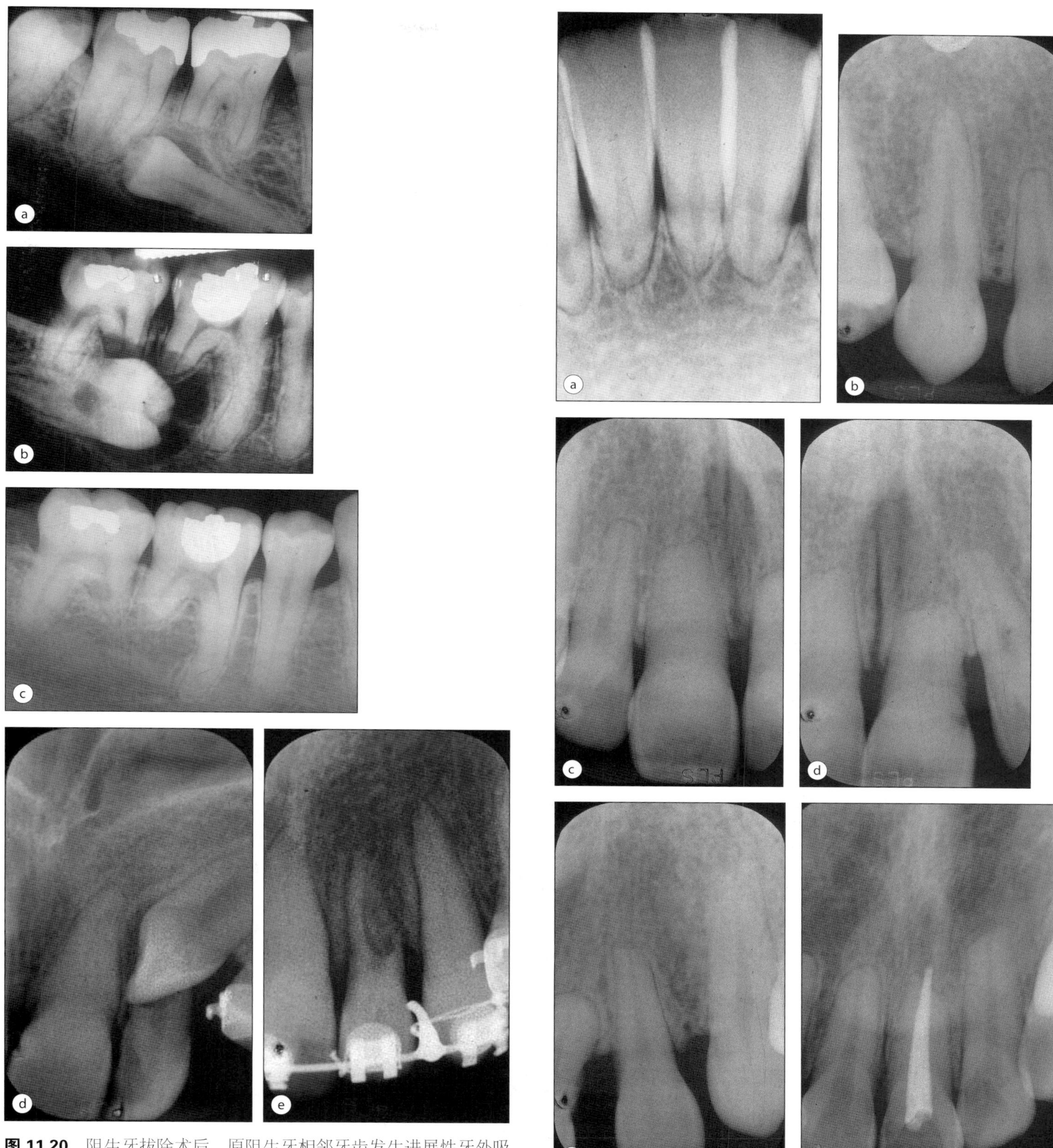

图 11.20 阻生牙拔除术后，原阻生牙相邻牙齿发生进展性牙外吸收。见病例（a~c）和病例（d，e）

图 11.21 （a~f）与正畸治疗相关的进展性牙外吸收

11.31）。术后应定期检测牙髓活力状况。而邻面的病损则难于进入，需要同时抬高颊侧和舌/腭侧龈瓣以暴露病损（图11.30），很难将GIC填入邻面洞的同时保证良好的边缘封闭性。在上述病例中，都应去除洞缘的无基釉或牙本质以保证修复体的固位性。关键则是彻底去除吸收缺损处的炎症组织，同时可辅助局部应用90%的三氯乙酸溶

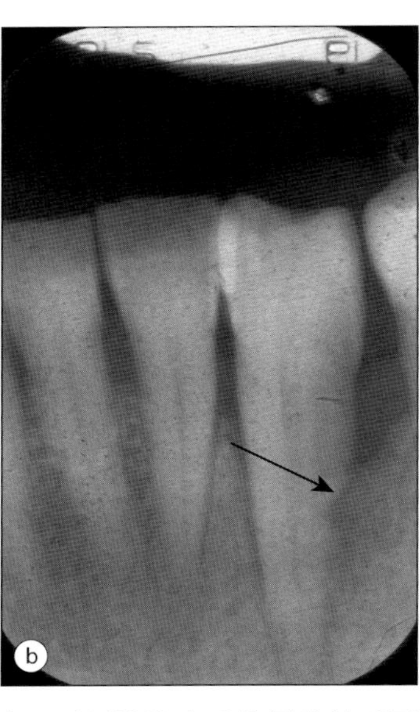

图 11.22 （a，b）与过去牙周疾病、牙周洁治术及使用釉基质蛋白的再生手术相关的进展性牙外吸收（箭头所示）[from St George G, Darbar U, Thomas G (2006). Inflammatory external root resorption following surgical treatment for intra–bony defects: a report of two cases involving Emdogain and a review of the literature. J Clin Periodontal 33, 449－454]

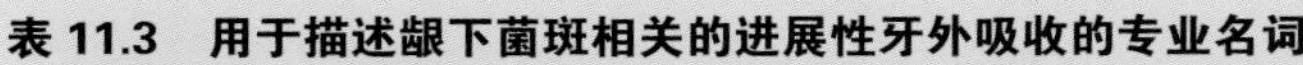

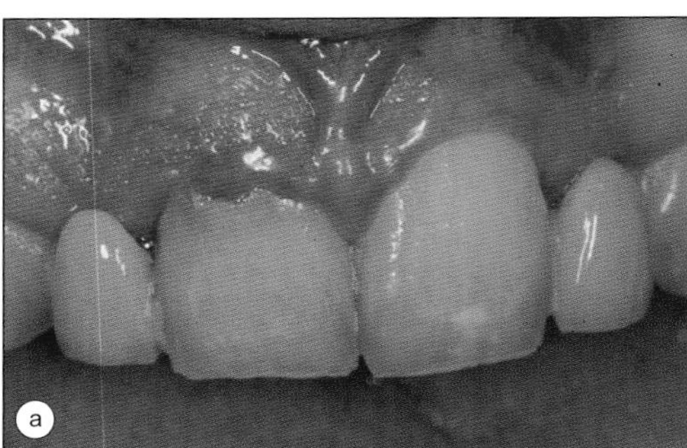

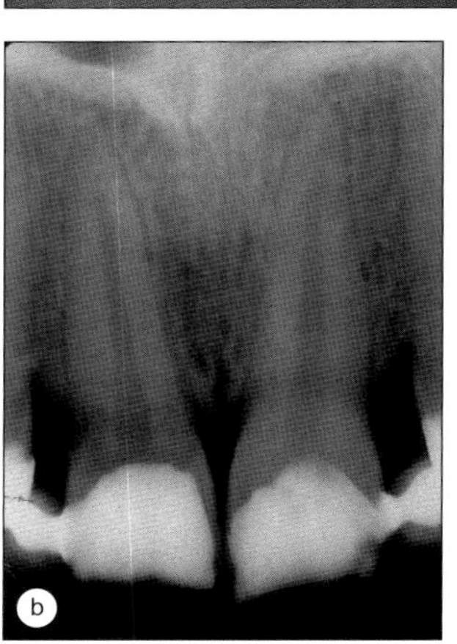

图 11.23 （a，b）累及上颌右中切牙的 1 型进展性牙颈部炎性吸收（分类见图 11.26）

表 11.3 用于描述龈下菌斑相关的进展性牙外吸收的专业名词

1. 非对称性牙内吸收（asymmetric internal resorption）
2. 潜掘性吸收（burrowing resorption）
3. 颈部吸收（cervical resorption）
4. 侵袭性根管外吸收（extracanal invasive resorption）
5. 牙内 – 外吸收（internal－external resorption）
6. 侵袭性颈部吸收（invasive cervical resorption）
7. 炎症性根周吸收（peripheral inflammatory root resorption）
8. 进展性牙内吸收（progressive intradental resorption）
9. 间歇性自发性吸收（spontaneous intermittent resorption）
10. 上皮下炎性根吸收（subepithelial inflammatory root resorption）
11. 根管外侵袭性前骨吸收（supraosseous extracanal invasive resorption）

液冲洗。炎症组织刮除后如果髓腔暴露，则需要在窝洞永久充填之前立刻同期进行部分或全牙髓摘除术，彻底地清洗、根管预备及根管充填。如果没有同期进行根管治疗，牙髓很可能会丧失活性而影响患牙预后，导致治疗的成功率下降，而且治疗过程中也会有修复体脱落的风险。发生大范围不规则斑块样的病损，且伴有大面积表面缺损的患牙预后极差，不建议采取保留治疗方案（图11.32）。

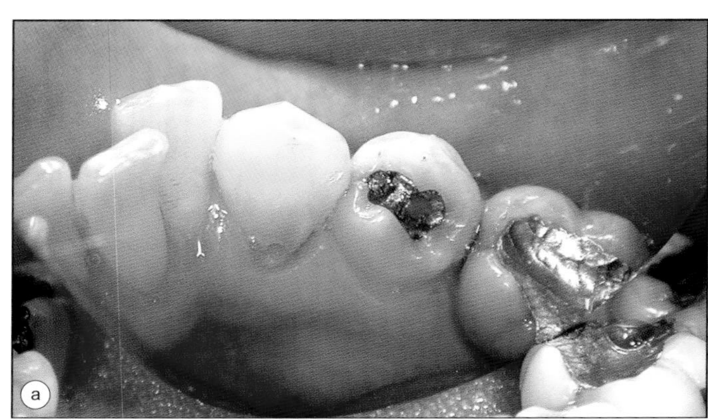

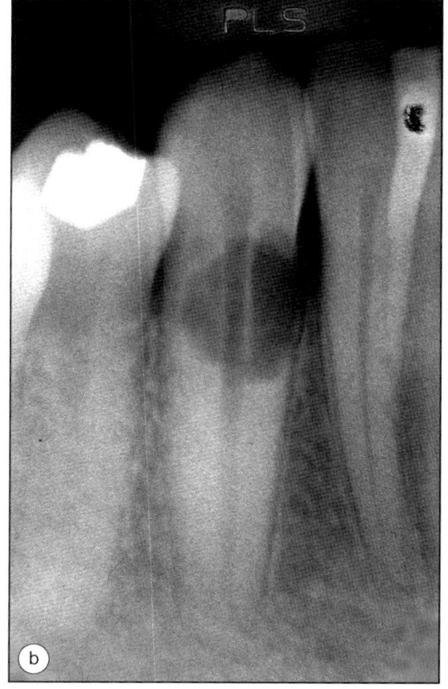

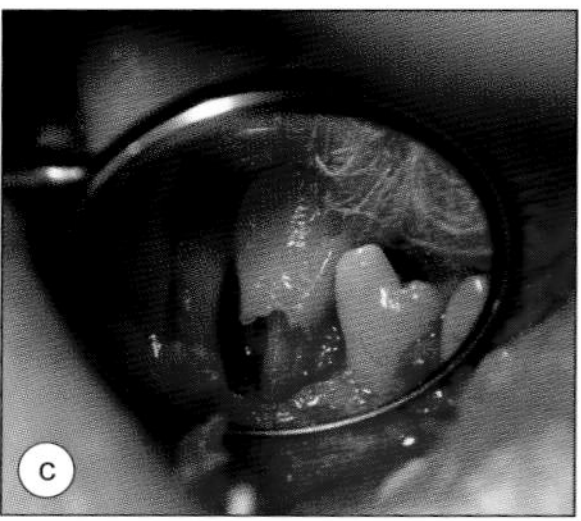

图 11.24 （a~c）累及下颌尖牙的很可能是 3 型进展性牙颈部炎性吸收（分类见图 11.26）

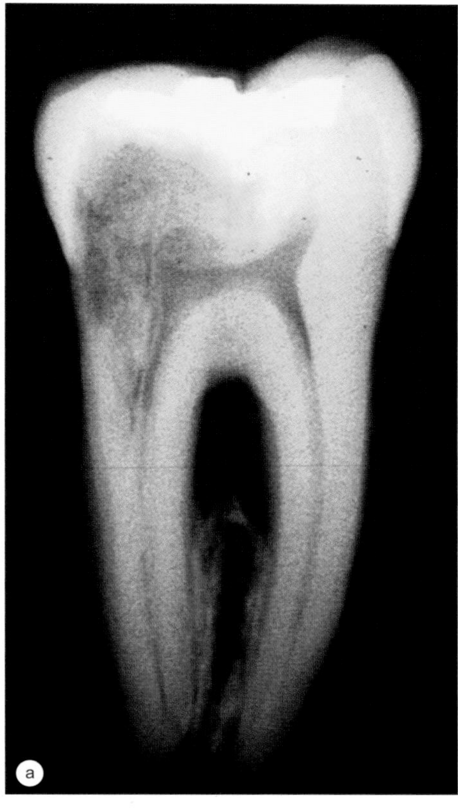
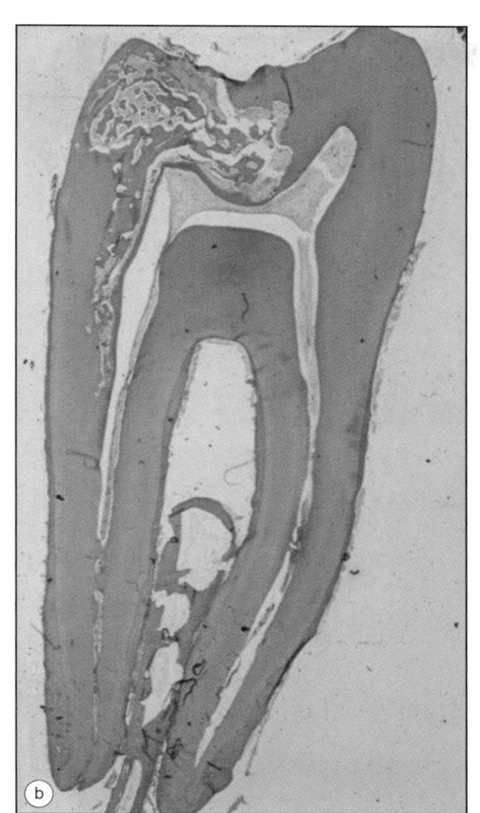

图 11.25 潜掘性牙外吸收。（a）X 线片；（b）组织切片——注意并未累及髓腔

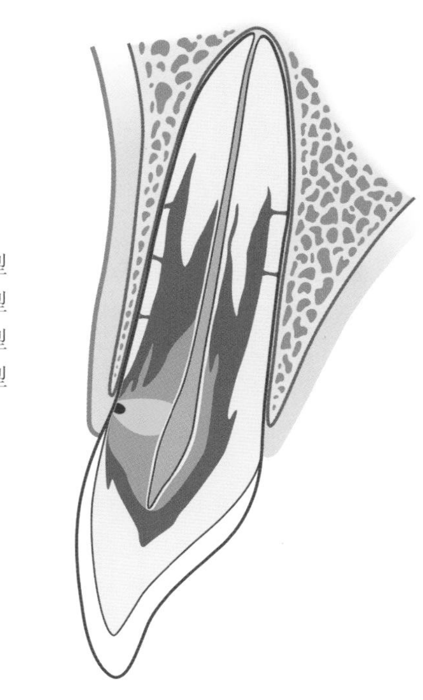

图 11.26 侵袭性牙周炎颈部吸收的分类（改自 Heithersay,1999）

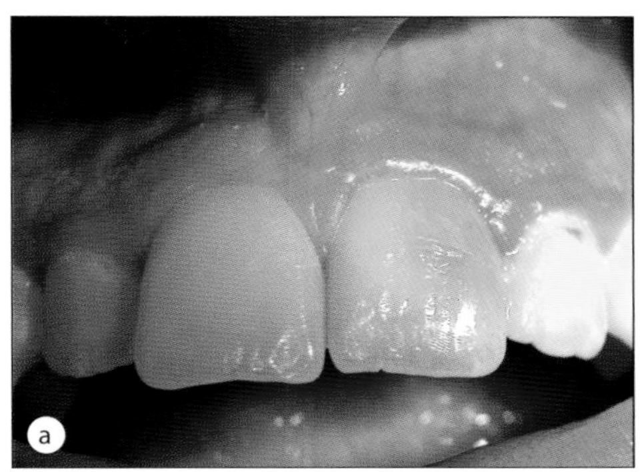
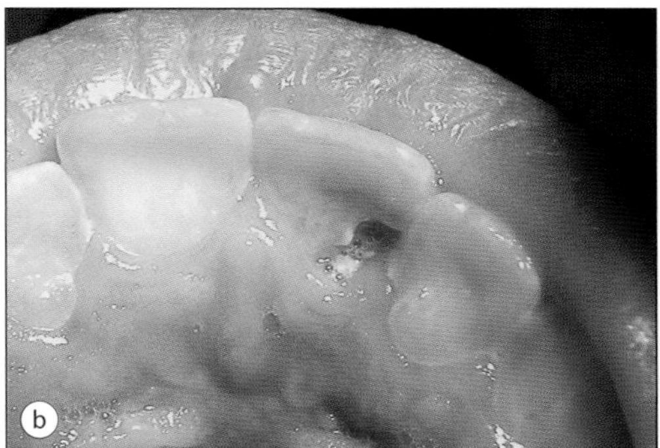
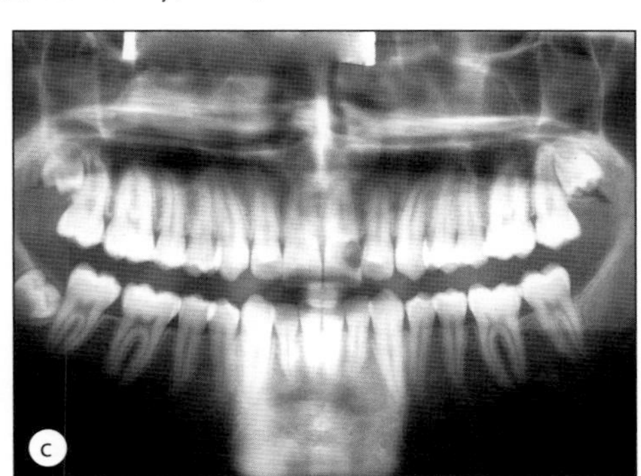

图 11.27 （a~c）累及上颌中切牙的 2 型或 3 型进展性牙颈部炎性吸收，可见牙冠颈 1/3 粉红色斑

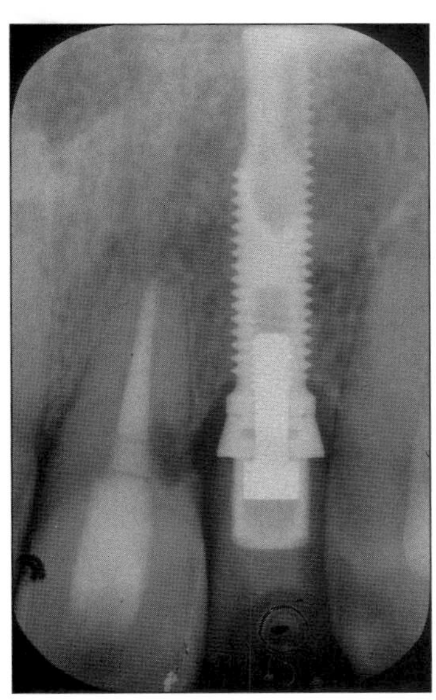

图 11.28 继上颌中切牙种植修复后，累及上颌侧切牙的 3 型进展性牙颈部炎性吸收

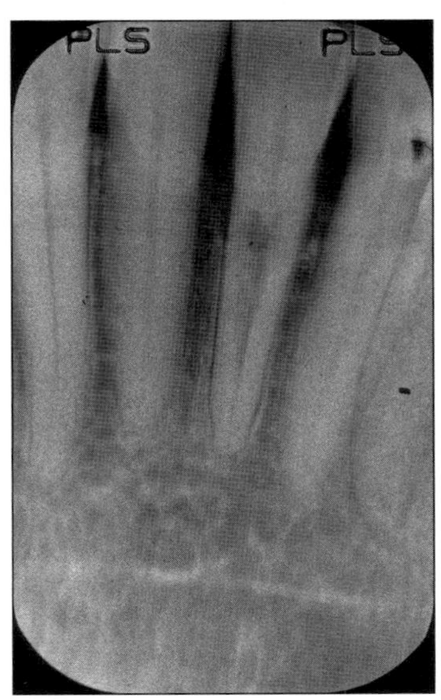

图 11.29 发生在下颌中切牙的 4 型进展性牙颈部炎性吸收

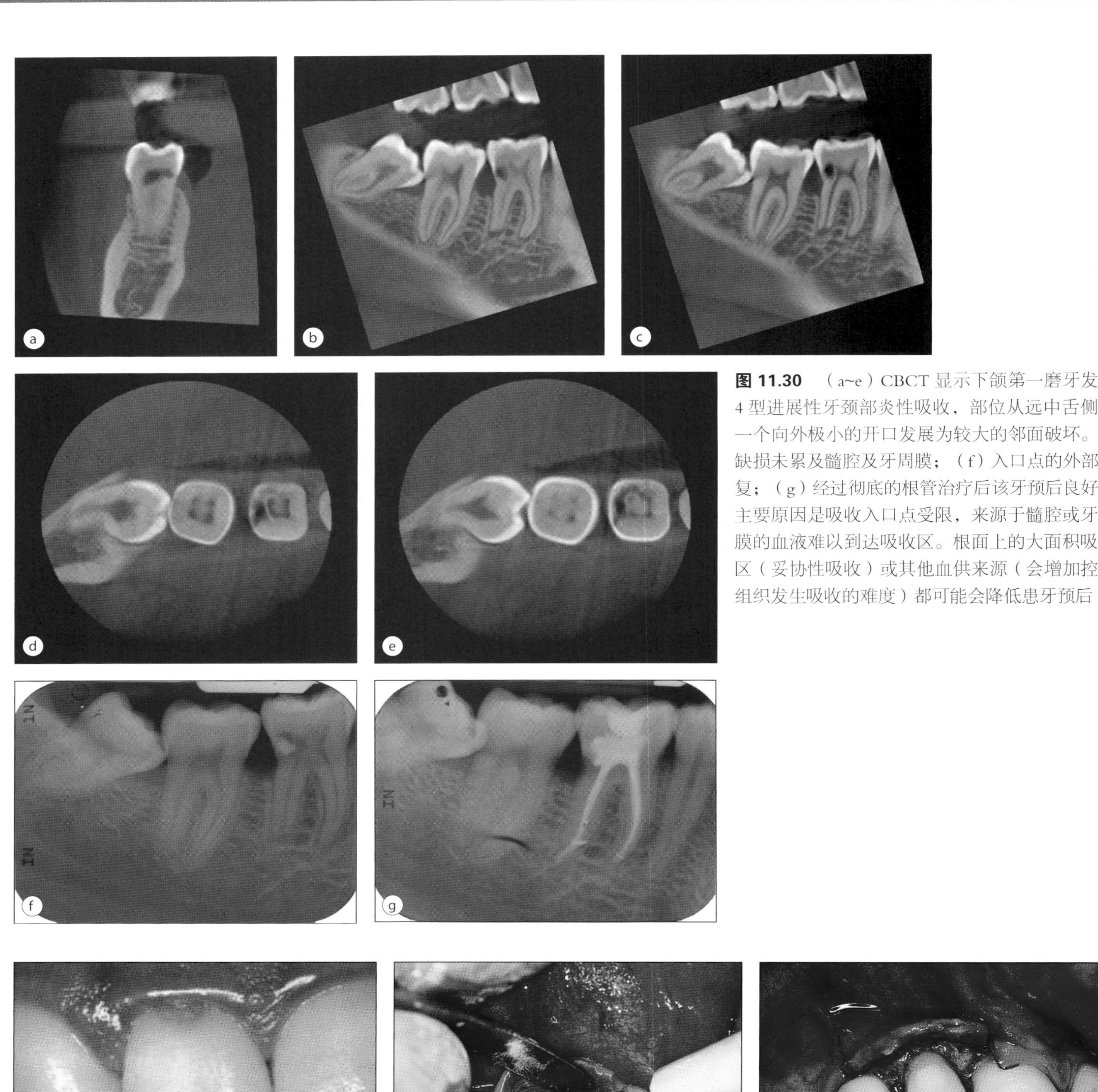

图 11.30 （a~e）CBCT 显示下颌第一磨牙发生 4 型进展性牙颈部炎性吸收，部位从远中舌侧面一个向外极小的开口发展为较大的邻面破坏。该缺损未累及髓腔及牙周膜；（f）入口点的外部修复；（g）经过彻底的根管治疗后该牙预后良好。主要原因是吸收入口点受限，来源于髓腔或牙周膜的血液难以到达吸收区。根面上的大面积吸收区（妥协性吸收）或其他血供来源（会增加控制组织发生吸收的难度）都可能会降低患牙预后

图 11.31 （a）上颌侧切牙颈部的粉红色斑；（b）翻瓣下可见缺损程度；（c）玻璃离子水门汀修复缺损

伴明确系统性疾病的进展性牙外吸收

牙根变短或牙体吸收与一些全身系统性疾病相关（表11.4），因此被称为“系统性吸收”。证据主要来源于对病例报告的回顾性分析。系统性疾病对牙体吸收的影响如今仍然知之甚少。

与全身系统性疾病相关的牙体吸收其临床表现通常累及多颗牙（表11.4）。对怀疑有全身系统性疾病的患者，应该向相关专家咨询治疗方案，局部的牙科治疗效果不明显。

不伴明确局部或系统性疾病的进展性牙外吸收（特发性）

不伴明确局部或全身性因素的牙体吸收归为“特发性吸收”一类，其临床表现多样（图11.33～图11.37）。

对未检查出系统性疾病的患牙，当修复计划明确后，可采取对症治疗以延长患牙的存留时间。

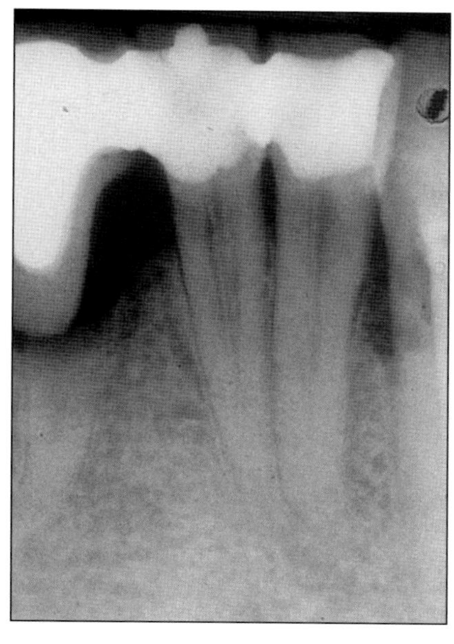

图11.32 累及下颌切牙的4型颈部炎性吸收

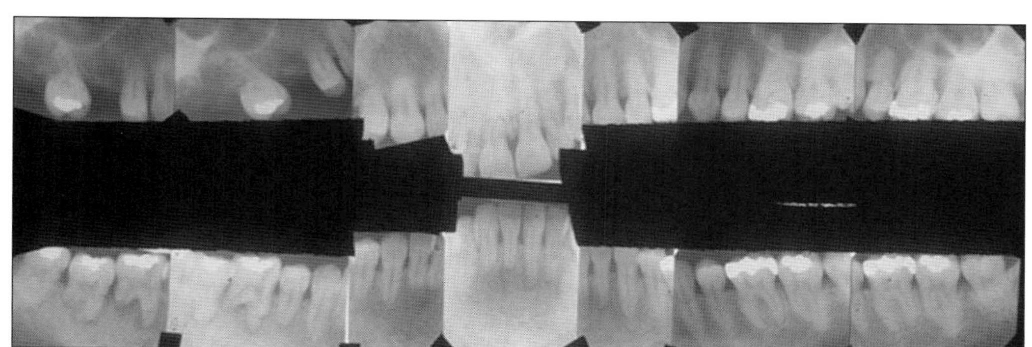

图 11.33 仅累及右侧上颌及下颌牙齿的进展性特发性牙外吸收

表 11.4 与牙根变短或牙体吸收相关的全身系统性疾病

全身系统性疾病	吸收类型	可能导致吸收的原因
累及上颌或下颌三叉神经分支的带状疱疹	进展性牙内吸收	病毒性感染影响髓腔内神经末端导致髓腔保护层的损伤与持续性的牙髓炎症
血酸及草酸过多症	进展性牙内吸收或进展性牙外吸收	累积的草酸钙晶体的异物反应导致牙髓与牙周两者的损伤与持续性炎症
低磷酸酯酶症	进展性牙外吸收	牙本质与牙骨质生长缺陷（釉质矿化不良或发育不全）导致牙根在其他因素的刺激下易于发生吸收
放射疗法	根侏儒症 根缩短	根据接受治疗时牙齿所处的不同发育阶段，由于不同发育异常导致发育中的牙齿受损
甲状旁腺功能减退	根发育不全 进展性牙外吸收	釉质发育不良与牙本质矿化不良均导致牙齿在受到外来刺激时易于发生吸收
遗传性纤维性骨营养不良（骨形成发育不良）	进展性骨样牙本质和骨样牙骨质替换髓腔及牙周牙本质 患牙与相邻牙槽骨被一层结缔组织分开	代谢的改变影响防御成分；成牙本质细胞与成牙骨质细胞的活性，导致牙齿在外来刺激下更易发生吸收
佩吉特病（畸形性骨炎）	进展性粗纤维样骨替换牙本质和牙骨质	未知
甲状旁腺功能亢进	根缩短	未知

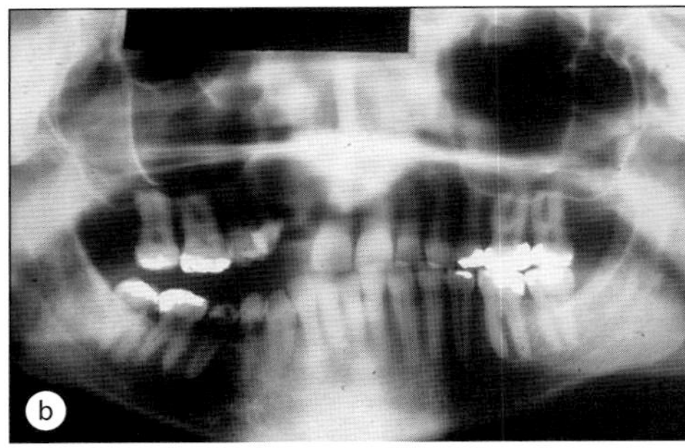
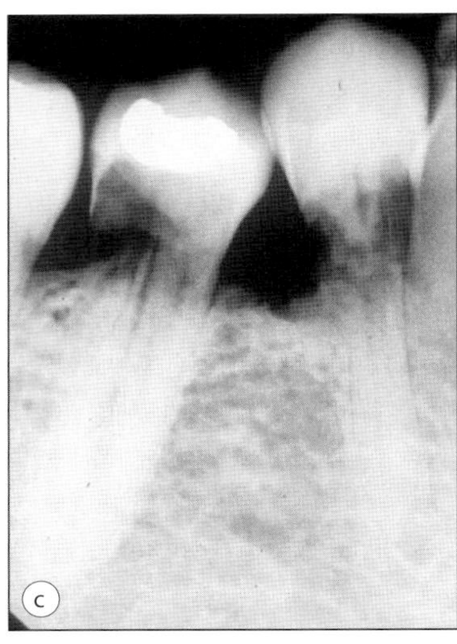

图 11.34 （a~c）进展性特发性牙颈部外吸收累及右侧上下颌牙，该患者右侧无咬合接触，同时伴发牙齿萌出异常

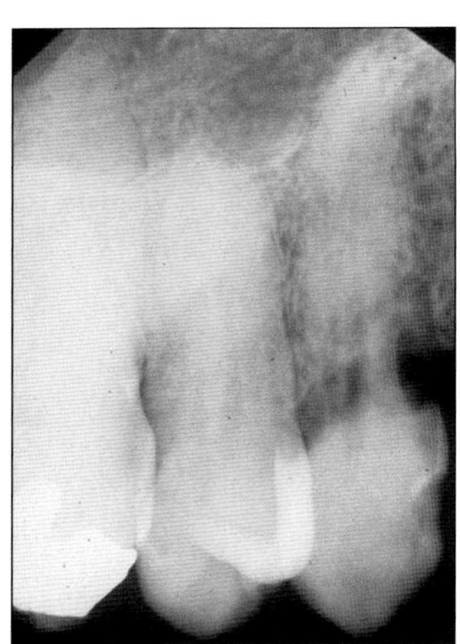

图 11.35 仅累及上颌尖牙的进展性特发性牙颈部外吸收

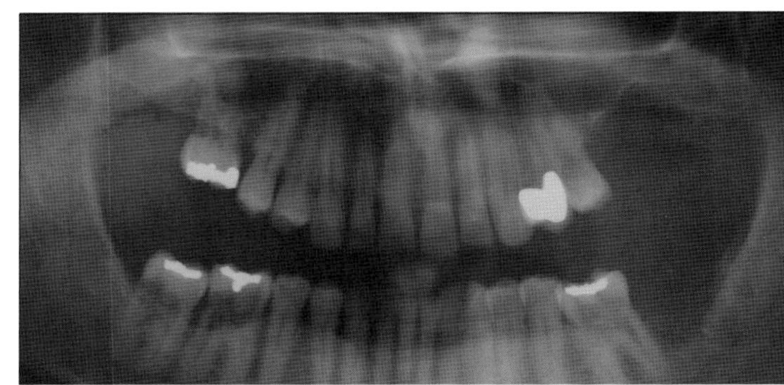

图 11.36 累及上下颌磨牙的进展性特发性牙颈部外吸收。已经拔除的第一和第二恒磨牙也受累

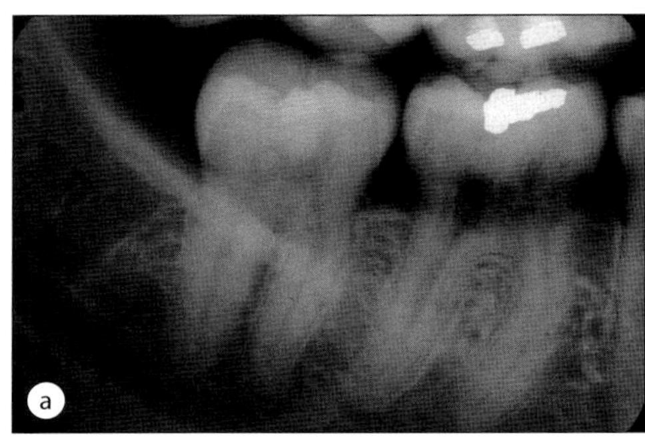
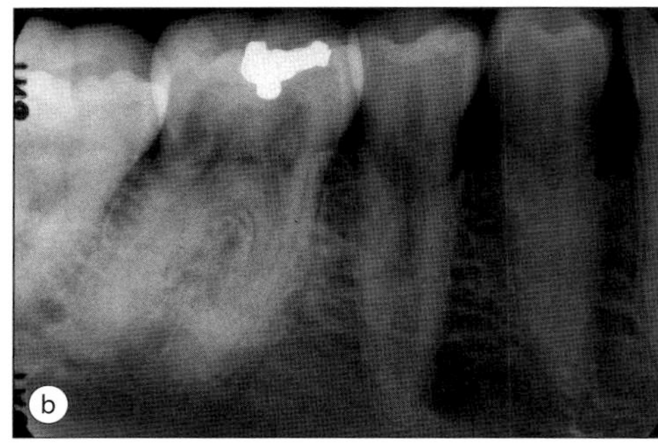
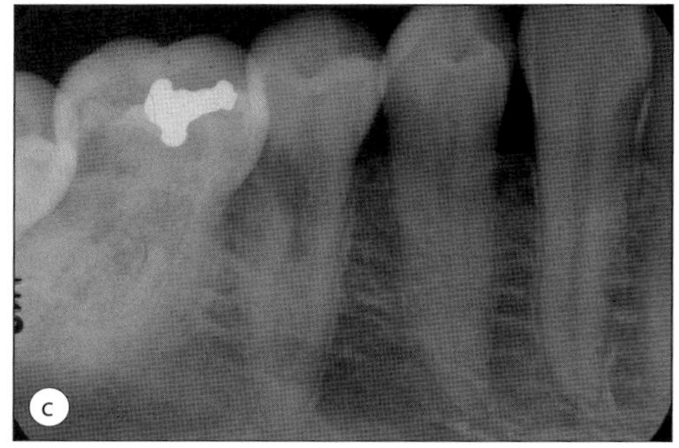

图 11.37 （a~c）仅累及右侧下颌前磨牙与磨牙的进展性特发性牙颈部外吸收

参考文献及延伸阅读

[1] Bender, I.B., Byers, M.R., Mori, K., 1997. Periapical replacement resorption of permanent, vital, endodontically treated incisors after orthodontic movement: report of two cases. J Endod 23 (12), 768–773.

[2] Hammarström, L., Blomlöf, L., Lindskog, S., 1989. Dynamics of dentoalveolar ankylosis and associated root resorption. Endod Dent Traumatol 5 (4), 163–175.

[3] Heithersay, G.S., 1999. Treatment of invasive cervical resorption: an analysis of results using topical application of trichloracetic acid, curettage, and restoration. Quintessence lnt 30, 96–110.

[4] Lindskog, S., Hammarström, L., 1980. Evidence in favour of anti-invasion factor in cementum or periodontal membrane of human teeth. Scand J Dent Res 88, 161–163.

[5] Lindskog, S., Pierce, A.M., Blomlof, L., et al., 1985. The role of the necrotic periodontal membrane in cementum resorption and ankylosis. Endod Dent Traumatol 1 (3), 96–101.

[6] Ne, R.F., Witherspoon, D.E., Gutmann, J.L., 1999. Tooth resorption. Quintessence lnt 30, 9–25.

[7] Tronstad, L., 1988. Root resorption – etiology, terminology and clinical manifestations. Endod Dent Traumatol 4, 241–252.

[8] Trope, M., 2002. Root resorption due to dental trauma. Endod Topics 1, 79–100.

[9] Wedenberg, C., Lindskog, S., 1985. Experimental internal resorption in monkey teeth. Endod Dent Traumatol 1 (6), 221–227.

[10] Wedenberg, C., 1987. Evidence for a dentin-derived inhibitor of macrophage spreading. Scand J Dent Res 95 (5), 381–388.

牙周病学与牙髓病学的学科交叉 12

K Gulabivala，UR Darbar， Y-L Ng

根尖周炎和边缘性牙周炎的比较

牙髓病和牙周病最终都会影响牙周组织（牙骨质、牙周膜、牙槽骨）而产生相应的临床症状。两者的区别在于：根尖周病的早期表现是在根尖周区域，而牙周病的早期表现是在牙颈部（边缘）（图 12.1）。在这两种病变中，邻近的牙齿根管或牙根表面被革兰阴性菌为主的厌氧菌群感染，进而导致牙周组织产生慢性炎症。

根尖周炎或边缘性牙周炎的早期疾病状态

龈缘周围的菌斑堆积导致牙龈组织边缘产生炎症即牙龈炎。若菌斑持续存在，牙龈组织的炎症将经历初期病损、早期病损、确立期病损及晚期病损4个阶段。根据其进展速度可分为两种：一种是病情稳定长达数月或数年，另一种则在易感宿主中快速进展为活动型牙周炎。宿主的第一道免疫防线由牙龈边缘附着处（上皮和结缔组织）的多形核白细胞（PMNs）和巨噬细胞，以及下层结缔组织产生的炎症反应所组成（图12.2）。相比之下，根尖周炎则是细菌侵犯到牙本质继而引发持续存在的牙髓炎症所导致，其第一道免疫防线是牙髓-牙本质复合体，关键参与者是成牙本质细胞层以及下方的牙髓组织炎症反应（第1章）。

根尖周炎和边缘性牙周炎的进展、临床表现和检测手段

边缘性牙周炎中，龈上菌斑为牙根表面的龈下微生物定植打下了基础。牙龈炎最初的临床表现包括牙龈颜色改变、出血，若有效刷牙（图 12.3～图 12.5）不能清除致病微生物，随后会出现结缔组织附着丧失和渐进性牙槽骨吸收。这一病变的进展程度取决于影响宿主易感性的危险因素是否被去除。一旦进入确立期病损阶段，病变随着宿主免疫应答的变化不断向根方恶化进展。病变向根方进展包括结合上皮细胞根方迁移、结缔组织附着丧失，以及最终的牙槽骨吸收。附着丧失和骨吸收具有位点特异性（即同一牙位的不同部位表现不同）和/或牙位特异性（即同一口腔中不同牙位表现不同）。部分患者所有牙位附着丧失的水平可能大致相当，形成牙槽骨的水平吸收，即牙槽嵴顶到釉牙骨质界的距离超过 2mm，但平行于咬合平面（图 12.6）。也有部分患者附着丧失不规则且局限于特定牙位，形成角形牙槽骨缺损（也称为垂直吸收），牙槽骨发生垂直方向或斜行的吸收，与牙根面之间形成一定角度的骨缺损（图 12.7）。虽然决定牙槽骨破坏方式的确切原因仍不清楚，但这种垂直向附着丧失可能与以下因素有关：

- 牙根表面特定的病原微生物。
- 宿主易感性和危险因素。
- 牙龈组织类型。
- 牙根解剖缺陷（根面凹陷，釉珠）。
- 牙槽骨解剖结构（厚度和密度）。
- 牙髓感染。
- 牙根折裂。

垂直向骨缺损形态各不相同，可分为一壁、二壁、三壁或者弹坑状缺损。薄型牙龈部位常表现为水平的牙槽骨吸收，厚型牙龈则表现为不规则骨吸收。尽管整个过程可能需要几年的时间，但几乎所有的附着丧失最终都有可能扩展侵及（图 12.8）并包绕根尖部（图 12.9），导致牙髓的继发感染。相比之下，牙周感染通过根管侧支蔓延使牙髓发生坏死的情况非常少见。

早期牙周病患者的主诉几乎都是牙龈出血，很少提及疼痛。牙龈的疼痛更常被描述为钝性的咀嚼不适，只有在病情急性加重时才会出现严重的疼痛。由于患者经常忽视牙周情况，导致初次发现问题时就可能已经出现牙松动甚至牙脱落。

牙周病诊断过程包括病史采集、相关组织的临床检查和放射检查。在疾病的早期阶段，牙龈组织点彩消失并伴有红肿。通过牙周探针在龈沟内滑动，检查牙龈组织出血程度，炎症牙龈会即刻出血。牙周病的范围和严重程度可通过检查附着丧失的情况来进行评估，包括牙龈退缩、牙周探诊缺损（意味着牙周袋的形成）和牙槽骨吸收的放射学表现。若牙槽骨的厚度足够，附着丧失可能不仅仅局限于牙槽嵴高度的降低，而是发生垂直吸收形成骨下袋（图 12.3）。

健康牙周组织的探诊深度可达 3mm，但炎症状态可至 5mm（中度牙周病）或更深（重度牙周病），若附着丧失到达根尖，其探诊深度甚至可深达 15mm。软组织临

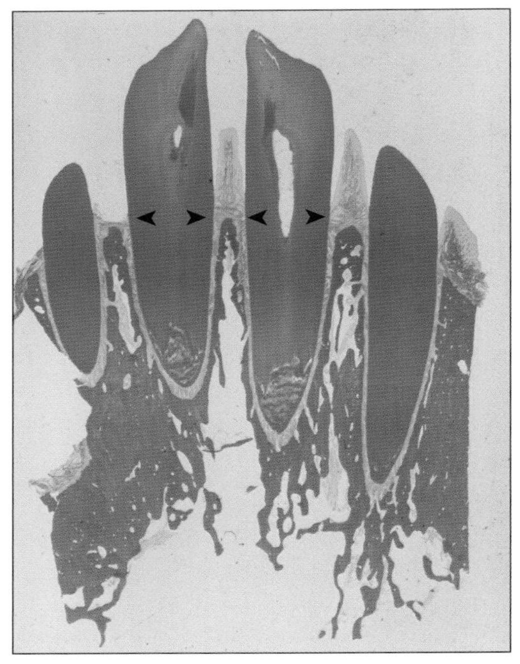

图 12.1 牙周病在牙颈部的初始表现（箭头所示）

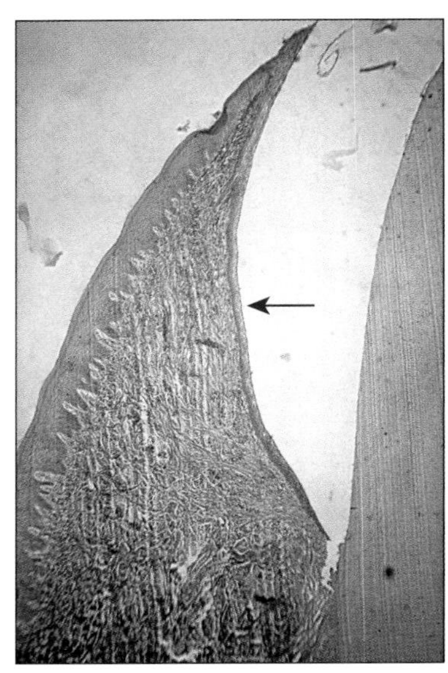

图 12.2 结合上皮

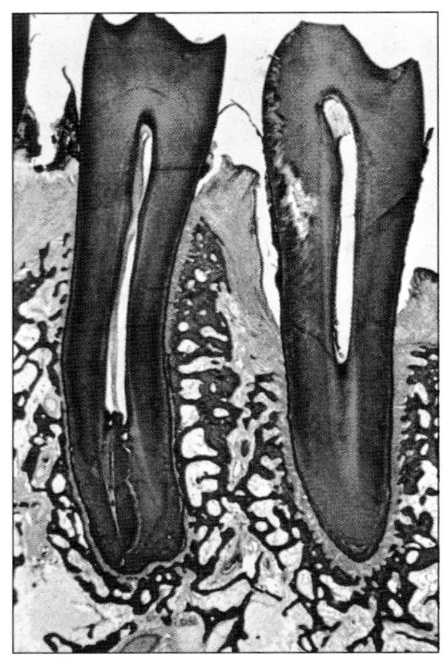

图 12.3 切片显示边缘附着丧失和牙周破坏

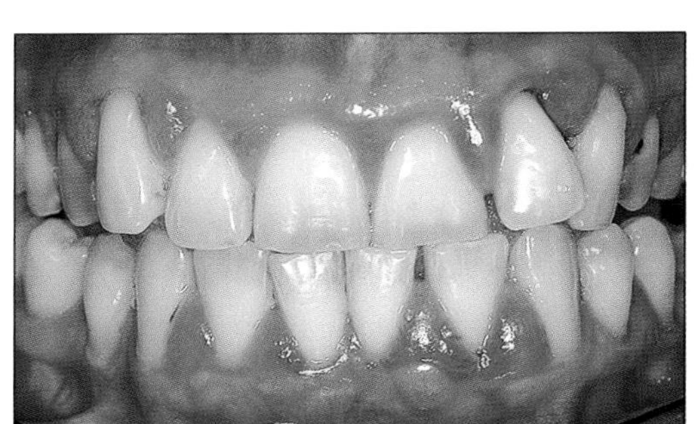

图 12.4 早期牙周破坏

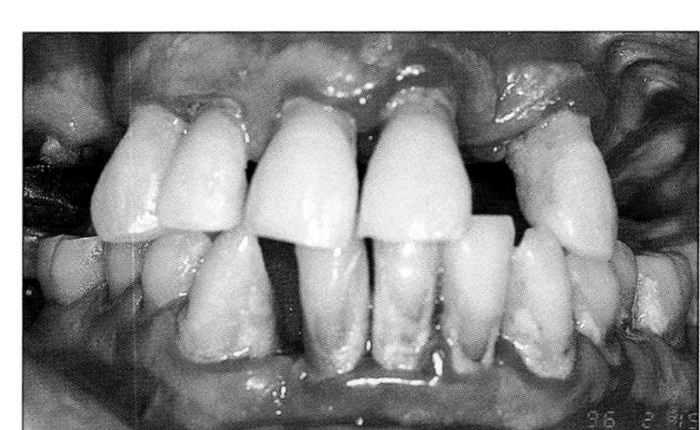

图 12.5 进展期牙周破坏

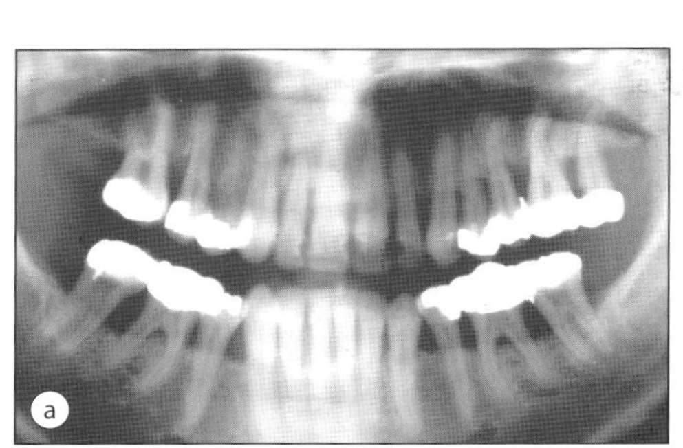

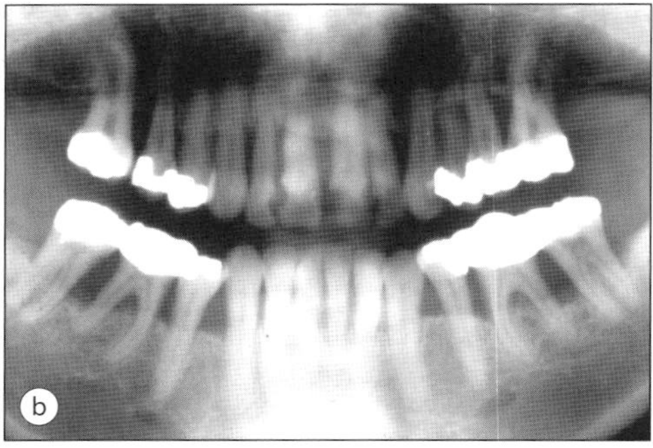

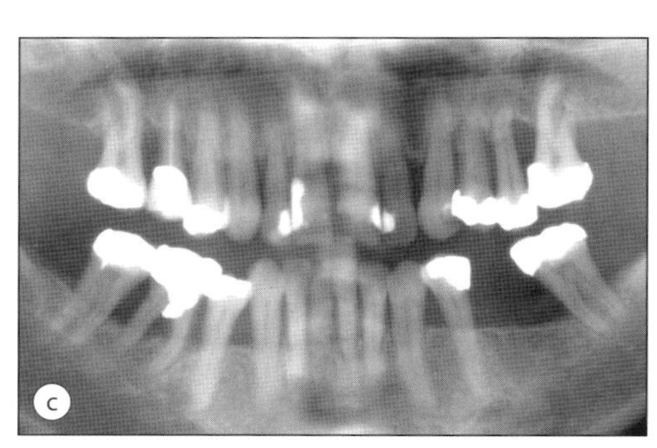

图 12.6 （a）水平骨丧失；（b）水平骨丧失，4年后；（c）水平骨丧失，12年后

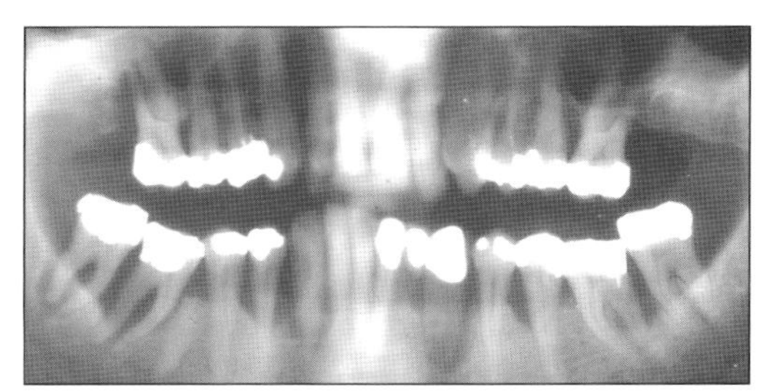

图 12.7 垂直骨丧失

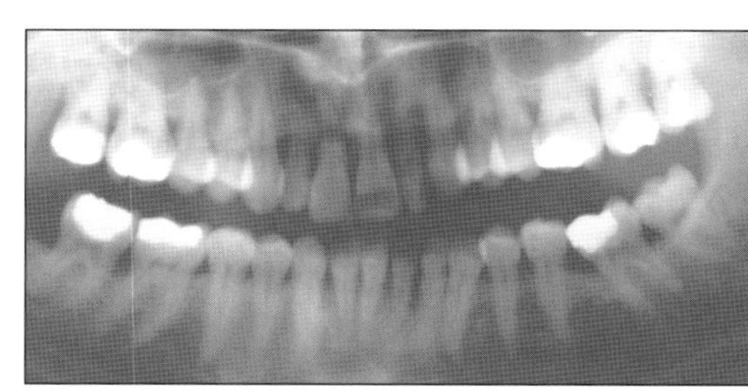

图 12.8 上颌牙槽骨吸收至根尖区域

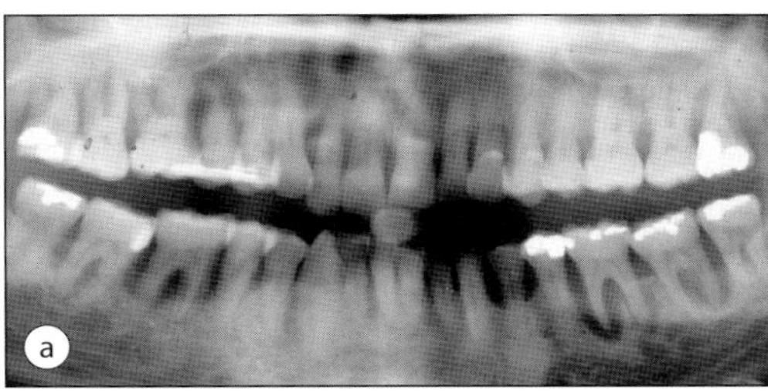

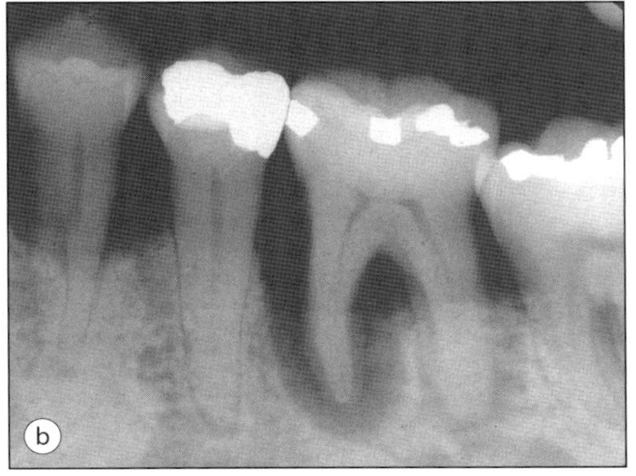

图 12.9 （a）36 近中根牙槽骨吸收；（b）图 a 患牙根尖片

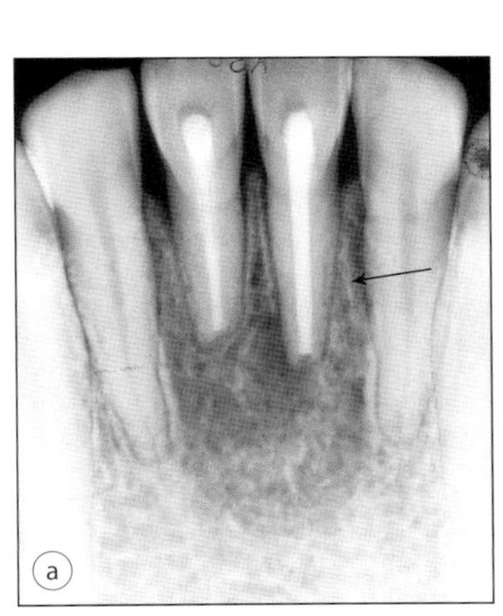

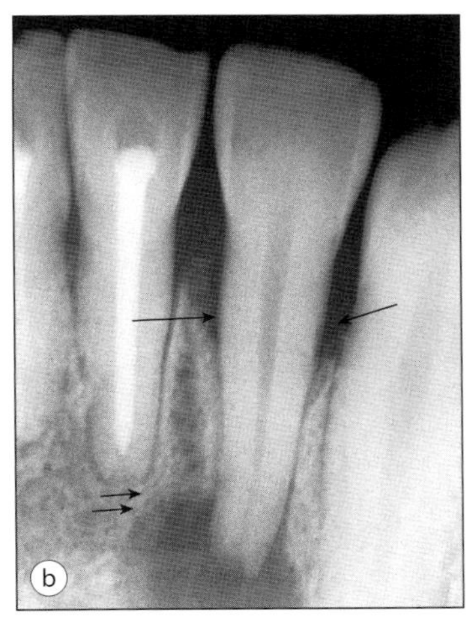

图 12.11 （a）32 早期根尖周骨吸收（箭头所示）；（b）图 a 患牙 10 年后根尖和边缘进一步骨吸收

床检查可由骨水平的放射学评估补充。若临床上能够接受二维影像的局限性，影像学检查通常选择平行投照（长锥）根尖片，因为它能够更好地反映牙槽骨水平和根长之间的关系。锥形束计算机断层扫描（CBCT）能够进行三维的检查和评估，但往往分辨率不高。

在根尖周炎中，牙髓感染始于冠方，并向根方进展。如果根管侧支中的牙髓组织坏死和感染，牙根侧方会出现根周透射影（通常有完整的边缘骨包围），代表局部有炎症反应（图 12.10），但这种情况相对少见。随着牙髓感染向根尖部进展，根尖区牙髓组织坏死，感染进一步到达根管侧方开口和根尖孔处，可能导致邻近骨吸收（图 12.11）。根尖周炎的大小和范围（以及根尖透射影）由以下因素决定：

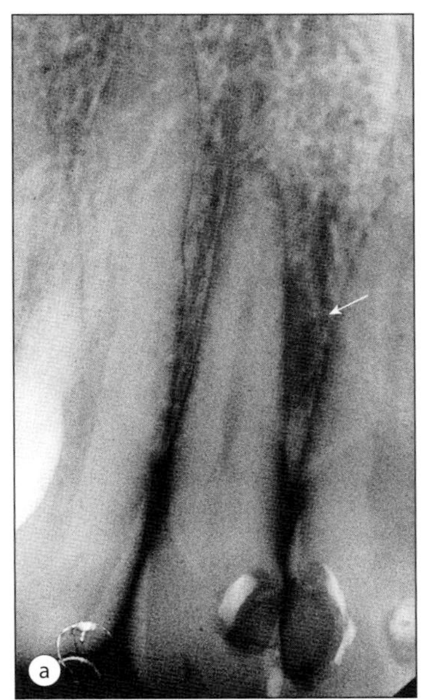

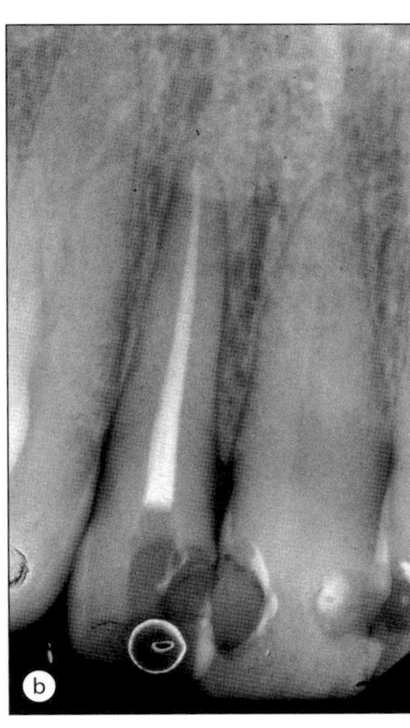

图 12.10 （a）牙髓来源引起的侧方牙槽骨吸收（箭头所示）；（b）根管治疗后

- 根管侧方开口及根尖孔的分布。
- 感染微生物的种类和范围。
- 根尖周宿主的防御机制。

根据宿主和所感染微生物的种类，根尖周病可表现为无症状或有症状（见第 3 章）。根尖周病变可保持无症状，且病损大小数年稳定不变。根尖周病确诊和严重程度主要通过放射学检查评估（因为病变不可直视或探查），而且还需要标准化的放射学检查。慢性根尖周炎的病损极少造成伴有附着丧失的逆行性边缘性牙周炎。不过当逆行性边缘性牙周炎发生时，患牙探诊深度和牙槽骨缺损通常较深且范围局限。长期未经治疗的根管感染导致的附着丧失，可继发形成真正的边缘性牙周炎，需要进行牙髓及牙周治疗。前文中我们已提到，根管感染引起的牙周病损可随时间推移而逐渐加重。临床中确诊这一类附着丧失需要记录牙齿周围连续的探诊深度（图 12.12），以明确牙槽骨缺损的宽度和深度。根管治疗完善后，由于感染被“封闭”并“局限”在牙齿根管内而非牙周组织，这种局限性边缘附着丧失的治愈率比较高。但这类病变真正的发病率及其对治疗的敏感性尚不明确。

相比之下，由牙周疾病引起的附着丧失很少能完全恢复，这是由病损的“开放”性、感染与边缘组织直接接触，以及宿主易感性所决定的。伴有多壁骨下袋的病变牙周附着恢复的可能性更大。

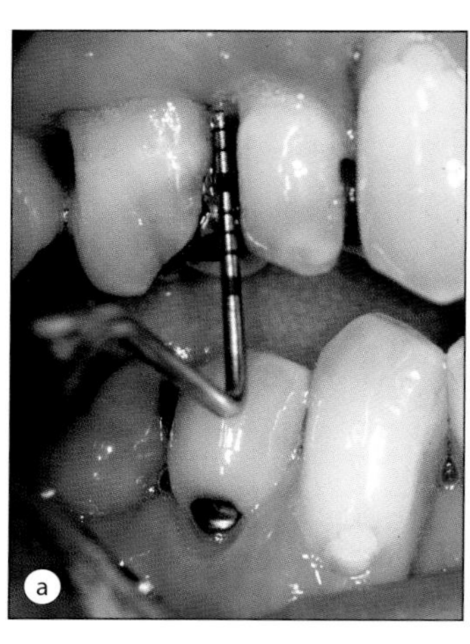
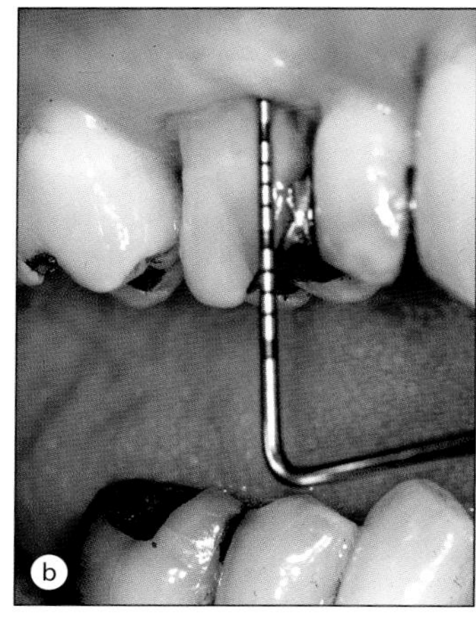
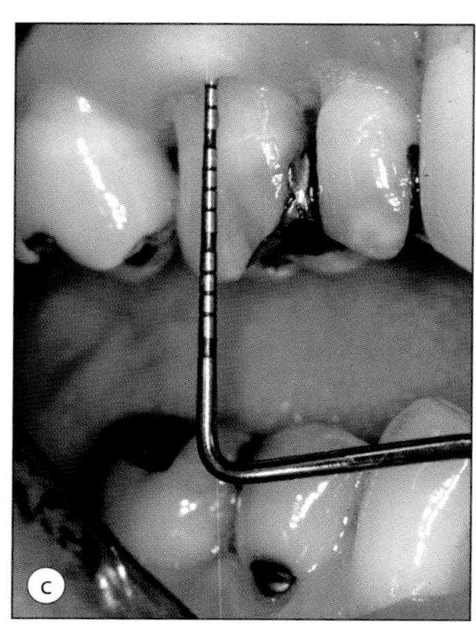

图 12.12 （a~c）上颌磨牙连续牙周探诊显示探诊深度突然变化

根尖周炎和边缘性牙周炎的细胞模式

根尖周炎和边缘性牙周炎这两种疾病的发展都是从固有免疫反应向适应性免疫反应过渡的过程。根据宿主 - 微生物相互作用的性质，细胞比例的精确分布随时间变化。第 3 章报道了根尖周炎的细胞类型，包括中性粒细胞（PMNs）、巨噬细胞、成纤维细胞、B 细胞和 T 细胞、肥大细胞、浆细胞和上皮样细胞。在边缘性牙周炎的病变中也发现了相同的细胞类型。然而，晚期牙周病变中的主要细胞类型是浆细胞。上皮增生在这两种疾病过程中都很明显，牙周疾病中结合上皮增生，根尖周炎中 Malassez 上皮剩余增生，可能会导致根尖囊肿形成，但这不会在边缘性牙周炎中发生。

与根尖周炎或边缘性牙周炎相关的微生物

与根尖周炎相关的微生物已在第 3 章详细讨论。这两种疾病进展过程都体现了经典的菌群发展变化，从最初的革兰阳性、需氧 / 兼性定植菌群，逐渐被多样化复杂化的兼性厌氧菌群取代，并最终成为一个由革兰阴性严格厌氧菌主导的菌群。由于根尖部是一个封闭的环境，根尖周炎中的微生物种类更具选择性和局限性。两种疾病中的优势菌株大体上是相似的，但与疾病进展相关的菌种可能因生态学差异而不同。在牙周 - 牙髓联合病变的病例中，从根管及牙周袋中分离出的微生物种类大体上是相似的，但是菌种的分布比例可能有细微的差异，即使是同一种细菌在根管内和牙周袋中所占比例也会有所不同。这些差异可能反映了病灶“开放”与“封闭”的性质。源于根尖或牙龈边缘的脓肿中螺旋体所占的比例可明显不同（在根尖周区达 10%，在侧方牙周区高达 60%）。目前对边缘性牙周炎的研究主要集中在明确与疾病进展相关的致病菌，但根尖周炎的类似研究尚未见报道。

根尖周炎或边缘性牙周炎进展的危险因素

对根尖周炎和边缘性牙周炎的流行病学研究将发患者群中的各种相关因素进行了分析。研究发现了不同因素与疾病的发生发展之间的关联。这些关联的类型可分为固有因素和环境因素（表 12.1）。尽管已经对一些共同因素进行了调查研究，但这些因素导致各疾病发生或进展的方式存在差异。这些差异也反映了病损暴露于口腔环境的不同途径。

表 12.1 危险因素

牙周病	根尖周病
固有因素	**固有因素**
• 年龄	• 年龄
• 性别	• 性别
• 种族 / 民族	• 牙齿类型；第一磨牙
• 基因多态性	• 种族 / 民族?
	• 基因多态性?
	• 过敏
环境，获得性因素	**环境，获得性因素**
• 特定的微生物	• 龋；1° & 2° （↑）
• 吸烟	• 创伤
• 糖尿病	• 修复体：不合适
• 肥胖	• 根管充填：不足
• 骨质减少 / 骨质疏松	• 牙科服务的利用
• 艾滋病	• 糖尿病
• 心理社会因素	• 吸烟

根尖周炎和边缘性牙周炎的发展过程

分析边缘性牙周炎疾病发展的过程，即未接受治疗干预时疾病的进展方式，会发现耐人寻味的结果。研究结果显示并不是所有牙龈炎患者都会发展为牙周炎，慢性边缘性牙周炎的进展是暴发的，还有一部分人尽管菌斑很少但仍患有侵袭性牙周炎。这些发现使人们对牙周疾病的治疗有了新的见解。而类似对根尖周炎的研究却尚未见报道。根尖周炎中慢性无症状病例所占比例、根尖病变进展为急性病变的概率，以及为何范围较大的病变治疗效果不佳，以上问题都无法得到明确的答案。根尖周炎和边缘性牙周炎可能通过宿主对特定类型微生物的反应方式，分享共同的遗传易感性。

根尖周炎、边缘性牙周炎与全身系统性疾病的关系

20世纪初流行的“口腔病灶感染学说”主张将根尖周病患牙直接拔除，导致牙髓治疗部分在牙科教程中几乎被完全删除，而提出该理论的Hunter最初是将牙周病患牙比喻为“金棺材中的腐烂尸体”，暗指牙周病患牙是身体的感染病灶。在过去的几十年中，边缘性牙周炎与一些全身系统性疾病（心血管疾病、糖尿病、妊娠并发症）之间的关系逐渐受到关注，并因此形成一个新的研究领域“牙周医学”。

不断有研究证据表明，宿主的血液循环通过牙周袋内壁的炎性溃疡与口腔菌群发生大范围接触，激发显著的机体免疫反应，导致炎症并向血液循环中释放大量炎症因子。动脉粥样硬化患者血液中能够检测到这些促炎介质。尽管目前尚无确切可靠的证据证明两者之间的因果联系，但许多学者认为牙周病可能是引发早产的众多因素之一，并对其进行了深入研究。牙周病与糖尿病之间存在互相关联的双向关系，两者彼此影响另一方的病情控制和发展。

相比之下，关于根尖周炎和全身系统性疾病之间关系的研究很少，且两者之间没有任何显著关联。研究并未发现吸烟、糖尿病、心血管疾病与根尖周炎之间存在明显的关联。这可能是由于根尖周病变与根管内菌群的接触面积有限。不过也有观点认为根管系统的选择性和保护性空间导致只有特定的适应菌株才能进入、定植和入侵身体组织，但这种说法仍有待研究。

表 12.2　根管侧支发生率

研究	牙齿数目	侧支根管百分数（%）
Rubach & Mitchell（1965）	74	45
Lowman 等（1973）	46	59
Vertucci & Williams（1974）	100	46
Kirkham（1975）	100	23
Vertucci & Gegauff（1979）	400	49
总数与平均值	720	44.4

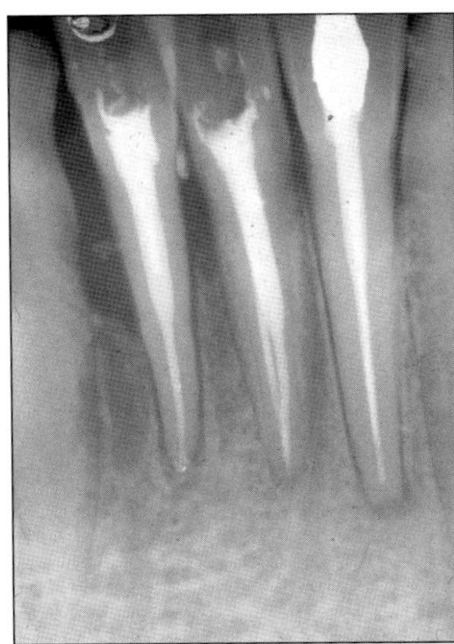

图 12.13　下颌切牙根中 1/3 的根管侧支

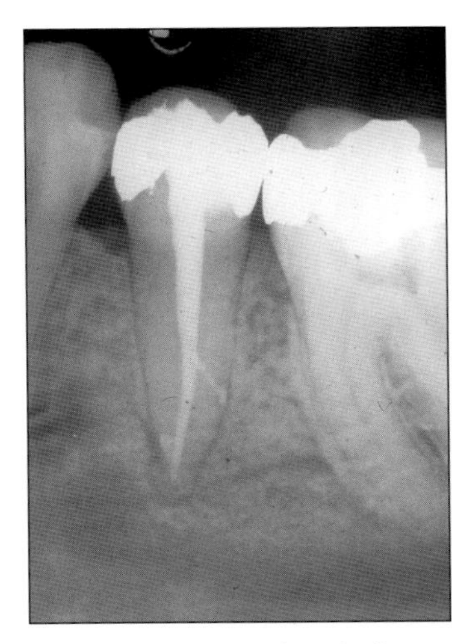

图 12.14　下颌前磨牙根尖 1/3 的根管侧支

牙髓和牙周组织间的交通途径

牙髓和牙周组织可通过天然解剖结构（侧副管、根尖孔、暴露的牙本质小管、发育发陷和牙骨质覆盖缺陷）或通过后天的缺陷（医源性穿孔或根折及功能性磨损）相通。两者之间通道的通畅性或渗透性由结构的形态和尺寸，及其内容物和流体动力学特征决定。

侧副管

根管侧支在牙根的冠方 1/3 处罕见，出现在根中 2/3

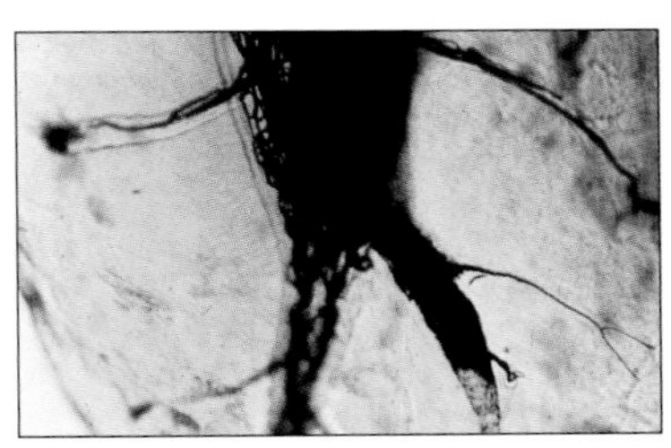

图 12.15　根尖 1/3 区域根管侧支内包含血管（由 Prof. I Kramer 提供）

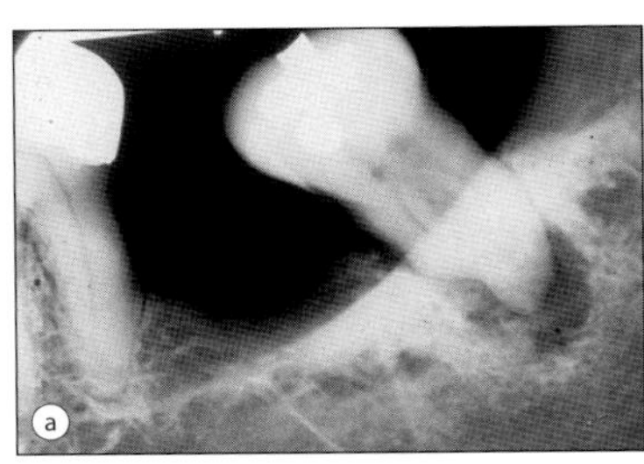

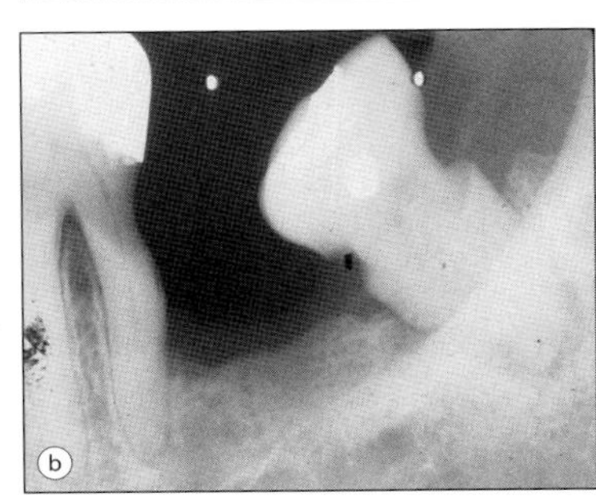

图 12.16　（a，b）牙骨质和牙本质由于根面平整或清创而磨损；注意仅仅通过口腔清洁措施，根尖周病变明显地减少——这不是一个真正的根尖周病变（a）但牙周骨缺损重叠在了根尖周区域（由 Dr Graham Bailey 提供）

的概率约为 10%（图 12.13），出现在根尖 1/3 的概率为 25% ~35%（图 12.14，图 12.15）。如表 12.2 所示，许多研究报道根管侧支出现的平均概率约为 45%。

副根管或根尖分叉在根分叉区域的发生率为 30% ~60%，发生率变化范围如此之广是检测方法不同的结果，因为并不是发现了根管口就意味着有通畅根管的存在。

牙本质小管

正常情况下，牙本质小管不能连通牙髓和牙周组织，但在牙龈退缩或附着丧失时，根面平整或清创使牙骨质发生磨损，导致牙本质小管暴露（图 12.16）。牙本质小管通道相对较长且非常狭窄（见第 1 章），但却足够输送中性粒细胞、细菌和其产物，以及炎性分子介质（图 12.17）（见牙骨质覆盖缺陷）。

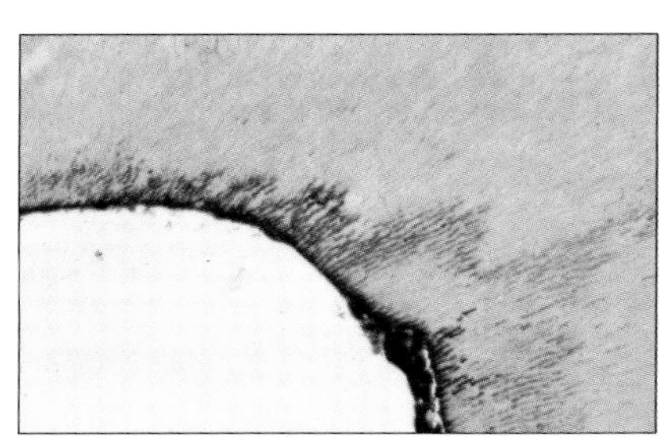

图 12.17 感染牙齿牙本质小管内的微生物

发育缺陷

牙齿发育期间可产生多种缺陷，如牙冠或牙根组织内陷（见第 1 章）。在大多数情况下，牙内陷不会发生组织之间的连通，但有时候，发育沟如腭龈沟可能深到足以与牙髓相连通（图 12.18）。

牙骨质覆盖缺陷

在 10% 的牙齿中（见第 1 章），牙骨质与牙釉质不邻接或重叠，牙颈部边缘牙本质小管开放。同样，这样的缺陷有时由于磨损或吸收出现在牙根表面。

另一个情况是牙骨质裂开。这些主要发生于男性，可能与急性或慢性创伤有关。它们可导致牙周炎症、脓肿

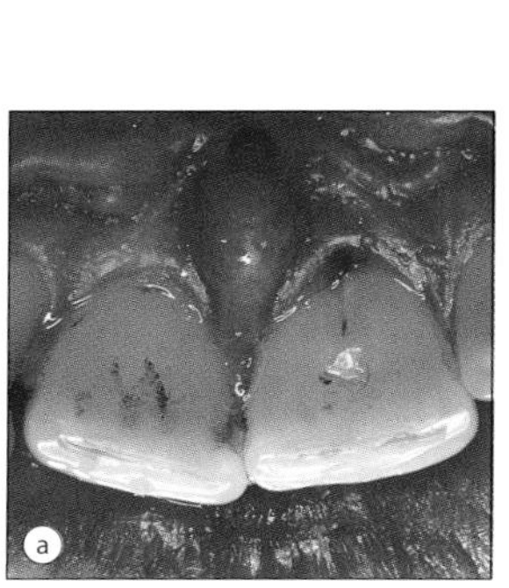
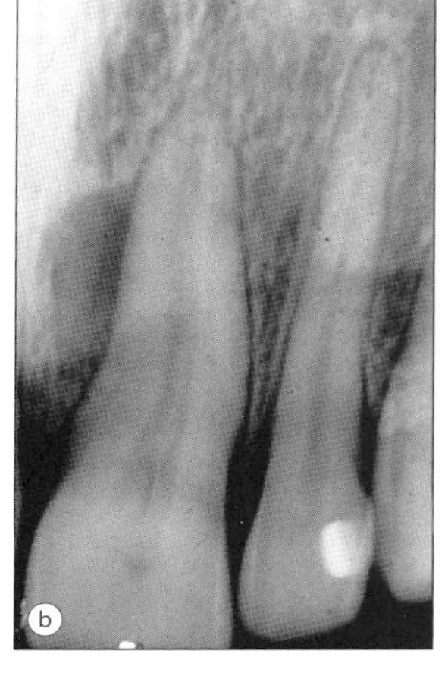
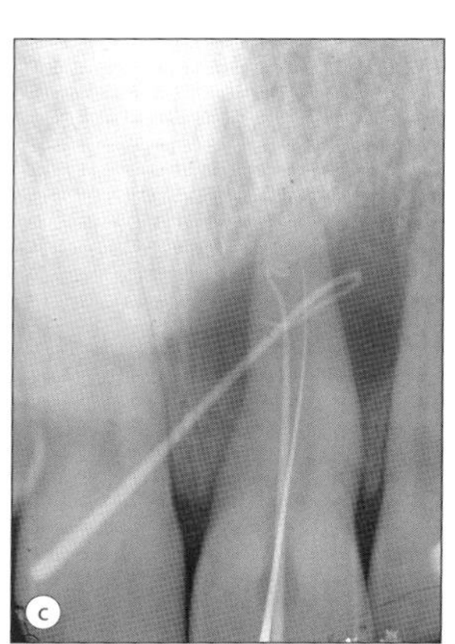
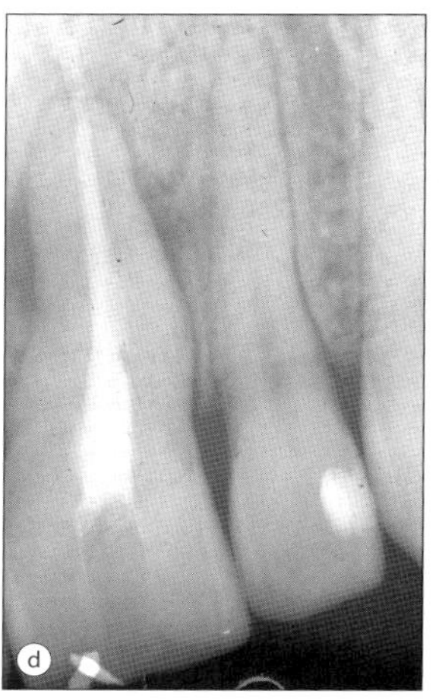

图 12.18 （a）上颌中切牙腭龈沟；（b）患牙 X 线片显示骨丧失；（c）根管内诊断性牙髓器械，窦道及牙周袋内牙胶尖；（d）X 线片显示骨缺损充填后，由于腭龈沟和根管系统之间联通而导致治疗失败

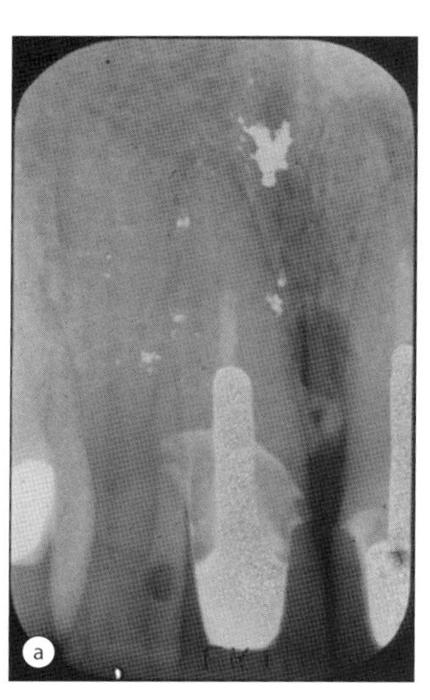
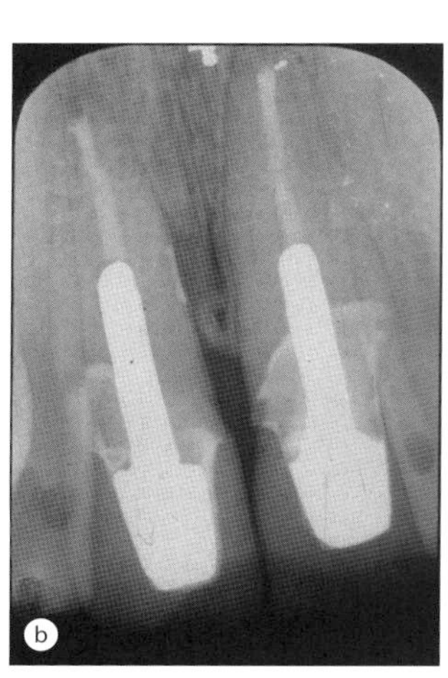
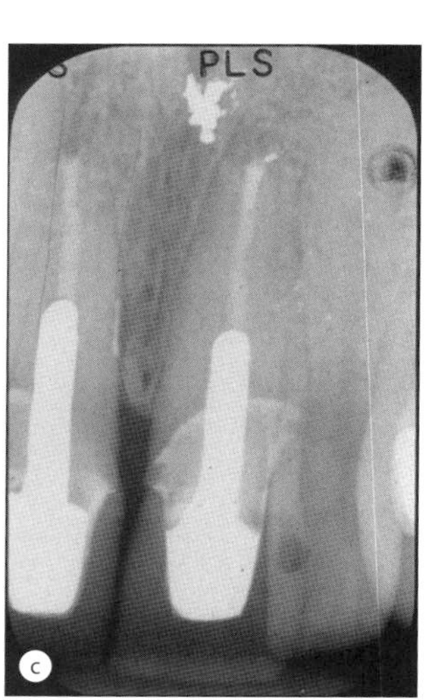

图12.19 （a）桩根尖范围相关的牙骨质内裂纹；（b，c）手术清除裂纹并用EBA水门汀充填后，图a侧方透射影消失

形成和深的探诊缺陷。大多数累及的牙齿牙髓反应阳性，但它们也可发生在已行根管治疗并打桩的牙齿。桩尖端范围相关的应力集中可能会导致牙骨质内出现裂纹（图12.19a），如所示病例中，通过手术清除裂纹并用EBA水门汀进行充填后，牙根侧方透射影愈合（图12.19b，c）。牙齿根尖也进行了倒充填。

医源性穿孔和根折

医源性穿孔可能发生在根管侧壁或多根牙的髓室底，这是由于根管治疗不当（根分叉带状穿孔、根尖偏移、侧方穿孔）或修复治疗不当（桩或钉穿孔）造成的。此外，健康牙和根管治疗后的牙齿都有可能发生纵向和横向的根折，形成髓腔与牙周膜之间的人为交通。

牙髓疾病及其治疗对牙周组织的影响

牙髓牙周炎症和骨丧失

众所周知，牙髓炎症可在根分叉和根尖区通过侧方交通支到达牙周组织，当情况严重时，尤其是在年轻患者中，它可表现为靠近边缘的骨丧失（图12.20）。牙髓炎发生后即为牙髓坏死、根管感染和根尖周炎；后者可以在牙周组织中以多种方式表现出来。它可以导致边缘牙槽骨水平吸收（图12.13）、垂直向骨内缺损（图12.11b）或多根牙的根分叉病变（图12.21）。

牙髓牙周炎症和牙周创伤愈合

急性牙槽创伤后牙髓坏死的牙齿，其牙周愈合不良，牙根表面的边缘上皮向根端迁移。同样，在根管感染存在时，牙周或根尖手术后的愈合也可能不良，造成附着丧失或退缩。其影响因素很多，包括牙龈组织厚度（牙龈生物型）、牙槽骨水平、龈瓣的手术创伤（或龈瓣保护的质量）、龈瓣复位的效果和缝合的妥善性。根尖周未能愈合时（提示持续性根管感染），根尖手术后平均附着丧失更大。

当计划在局部施行再生术时，一些牙周专科医生可能要求对“可疑”牙髓状态的牙进行根管治疗。其基本原理是消除可能的感染源，以最大限度地提高牙周治疗成功的可能性。实现消除潜在的、未确认的根管感染的愿望，同时也需认识到根管治疗材料的溢出，可能对根尖周愈合（图

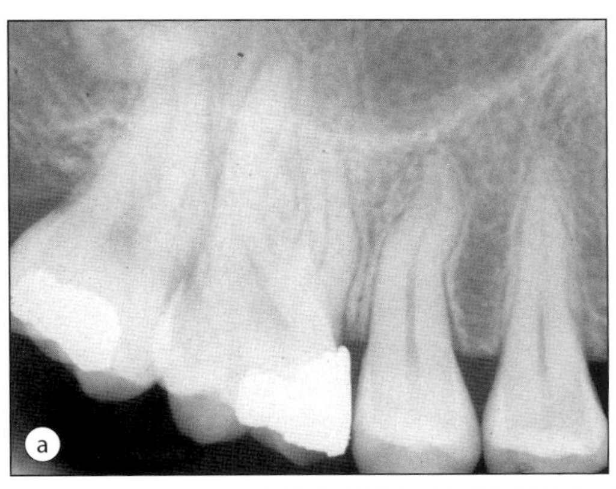

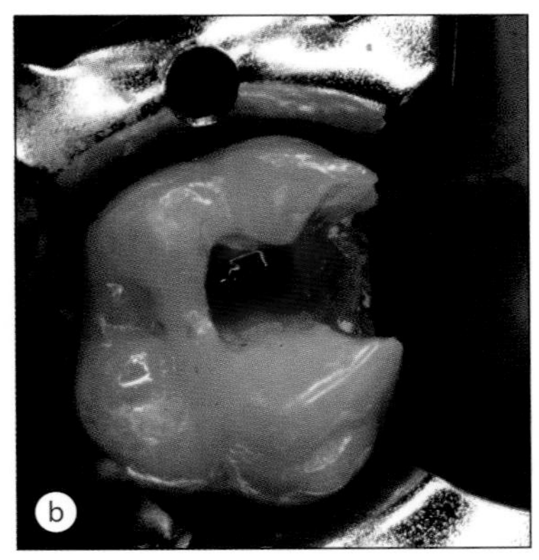

图 12.20 （a）16 牙髓炎症导致腭根牙周膜间隙增宽；（b）开髓后见牙髓炎症明显

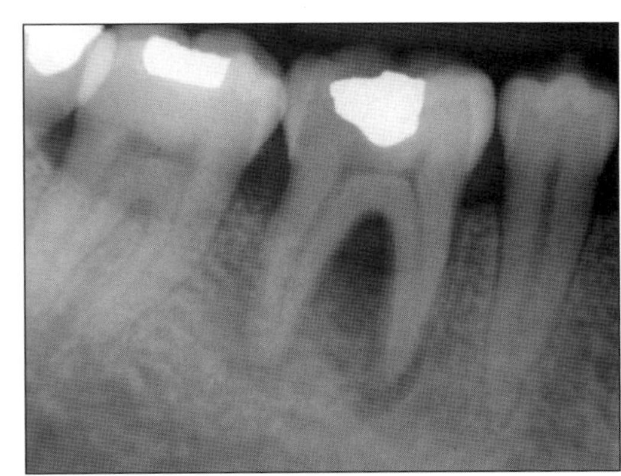

图 12.21 下颌磨牙根分叉和根尖骨丧失

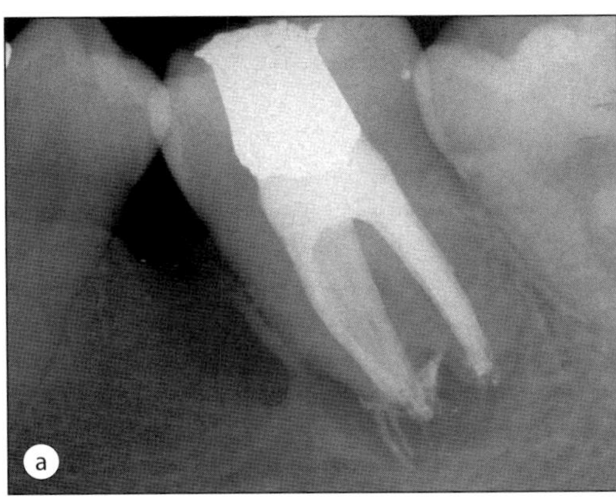

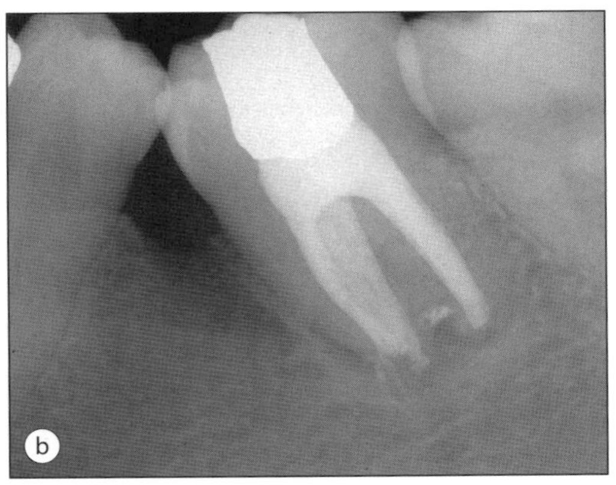

图 12.22 （a）下颌磨牙根管充填材料溢出；（b）与超充相关的根尖延迟愈合

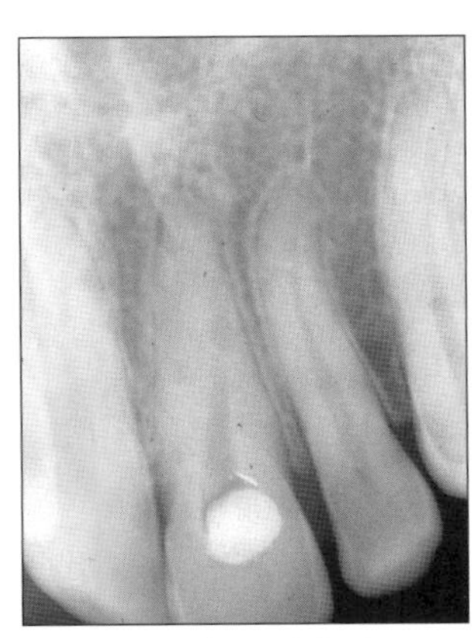

图 12.23 中切牙穿孔

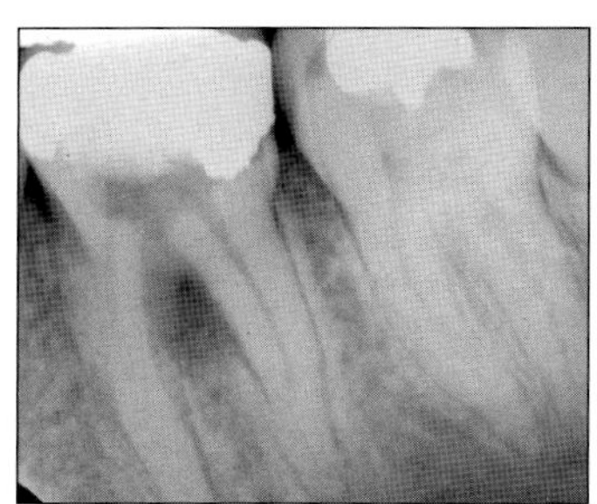

图 12.24 下颌磨牙髓室底穿孔

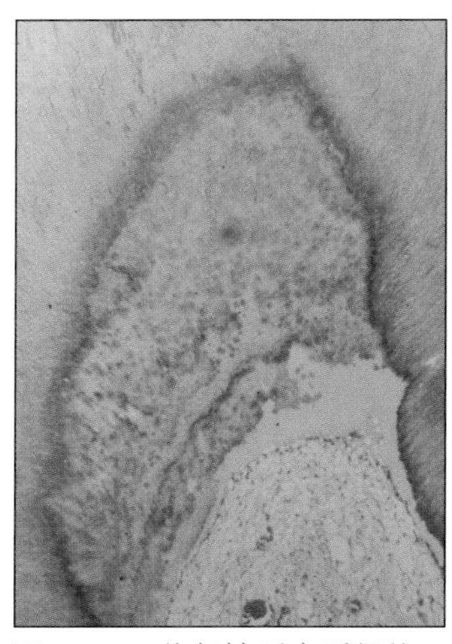

图 12.25 修复性牙本质保护髓腔

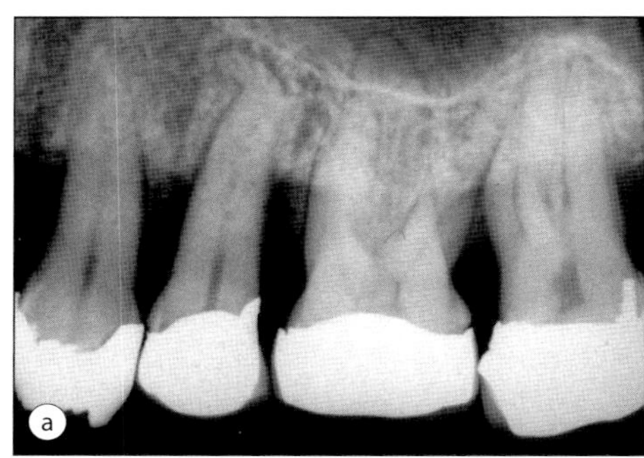

图 12.26 （a）上颌前磨牙牙髓及牙周累及；（b）两个独立病程进展形成联合病变

12.22）以及后期牙周手术的预后具有同等的负面影响。同样地，当计划在邻近区域放置种植体时，一些牙周专科医生可能要求对“可疑”牙髓状态的牙齿进行根管治疗。

医源性问题的影响

医源性穿孔在髓腔和牙周组织之间通常会形成较大的额外通路。如果先前存在感染，这可能造成难治性炎症，只有通过根切术或拔牙才能治愈。穿孔越大，治疗难度越大（图 12.23，图 12.24）。

牙周病及其治疗对牙髓的影响

牙周病对牙髓的影响

牙根表面生物膜和牙周组织的感染对牙髓组织的影响有限。这可能是因为牙髓-牙本质复合体应对刺激时，通过牙本质小管硬化（图12.25）并沉积继发性牙本质，关闭了连通通道。慢性牙髓反应可能更普遍地体现在营养不良的牙髓钙化和根管狭窄的牙周病患牙上，这可能导致根管治疗过程中产生技术难题。有时，暴露的根管侧支受细菌刺激可能足以引起局部牙髓坏死和感染，加重牙周问题。当牙周病达到根尖或感染向牙髓扩散时，牙髓可能最终坏死（图12.26）。无论哪一种情况，在这一点上，患牙的远期预后可能很差，此时应拔除患牙，或者当多根牙的单个牙根受累时，可考虑截根术。

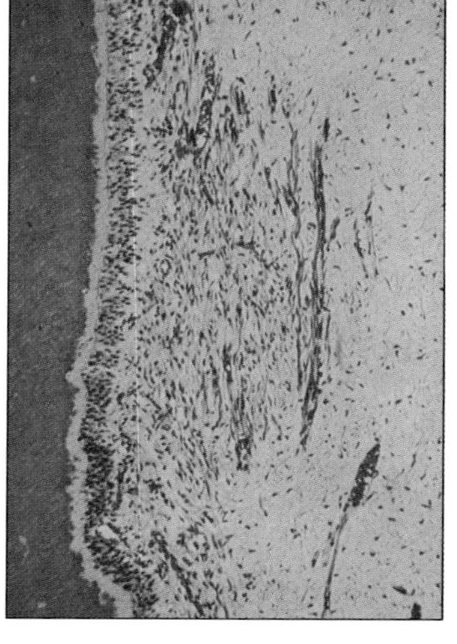

图 12.27 毗邻于开放牙本质小管的牙髓炎症

牙周治疗对牙髓的影响

边缘性牙周炎的治疗包括患者宣教和口腔卫生指导，然后进行一系列非手术清创。此前，“根面平整术”这个术语是用来描述非手术治疗阶段的，因为目的是清除根面感染的牙骨质层以促进愈合及附着恢复。现今根面清创的目标是破坏细菌生物膜，并去除任何菌斑保留的因素，如牙结石。然而，牙周治疗本身必然会导致部分牙骨质层的去除，暴露牙本质小管。定植于暴露的牙本质小管内的微生物可能会引发局部牙髓炎症（图 12.27），若牙髓尚未受到修复治疗的损伤，那这种情况通常会消失。否则，微生物侵害将打破平衡导致牙髓坏死和感染。牙本质小管暴露可引起牙本质敏感，伴有菌斑累积则导致超敏反应，这是前者的痛觉过敏状态。

牙周 – 牙髓联合病变的定义和分类

根尖周炎和边缘性牙周炎，通过它们独特的且不同的初始发展史，病变都会体现在其共同的边界处，即牙周组织。尽管有共同的表现，在绝大多数患者中，这两种疾病过程很容易区分，但在小部分的病例中，每种疾病的进展过程都有模仿另一种疾病的过程潜力，甚至在一些病例中这两种疾病过程可以共存。区分两者的重要性在于每种疾病需要完全不同的临床治疗方案：牙周表面清创或根管治疗，尽管两者的目标都是为了清除表面微生物。如果某一组织中的疾病未经治疗或治疗不充分，则可能继续进展累及另一组织。

牙周 – 牙髓联合病变的定义

临床上有一类相对较少且独特的病例，无法明确地辨别疾病发展起源，被泛称为“牙周 – 牙髓联合病变”。其精确的定义是难以捉摸的，但可能概括为：

- 在无牙周疾病患者口腔中，一个孤立的、通常狭窄的、起源于牙髓或牙周的深探诊深度。
- 牙髓和 / 或牙周来源的边缘下或骨内根尖周骨丧失病损，经牙周探诊发现病变与口腔相通。
- 在其他位点有牙周病（广泛型或非广泛型）患者的口腔中，一个牙髓或牙周来源的局限性深牙周探诊病损。

这些定义没有指明病变来源于根尖或者牙周边缘，由于其发展史，疾病起源在当时是未知的。定义的关键是，它们代表了一个潜在的广泛的临床表现，其具有共同的特征，一个孤立的“深”的且起源（牙髓或牙周）不确定的探诊缺陷。

牙周 – 牙髓联合病变的分类

已有数种牙周 – 牙髓联合病变的分类被提出，但没有一种分类特别有助于诊断或治疗。然而，它们确实可以用来描述在实践中可能遇到的类别。这里采用了一个简单的分类：

- 原发性牙髓病变（有继发性牙周受累的潜力）。
- 原发性牙周病变（有继发性牙髓受累的潜力）。
- 双重起源的真性联合病变。

牙周 – 牙髓联合病变的诊断

无广泛型牙周病变患者的孤立性牙周 – 牙髓联合病变很容易鉴别，尽管其表现多样。明确的表现特征取决于病因及病变存在持续时间。在广泛型牙周病患者中也会出现局部明显的附件丧失区域（通常归类作为牙周 – 牙髓病变），但涉及的位点数及其临床表现更为多变和复杂。其中许多病例可能只是局部晚期牙周损害，不确定性来源导致的牙槽骨缺失极少，那些难以确定病因来源的病损更为少见且更难诊断。

无论牙周 – 牙髓联合病变的位置和数量如何，它一直对临床医生找到确切的起源提出挑战，因为牙髓组织不可见而难以确定牙髓状态。牙髓全部坏死相对容易诊断（因为在这些条件下牙髓测试的敏感性和特异性高），但部分牙髓坏死和感染的存在则成了一个难题，特别是在多根牙中。

诊断是建立在系统仔细的病史采集和临床检查之上的，包括在牙髓、牙周组织的检查。应一并考虑的关键因素包括：

- 牙本质、牙髓或根尖周疼痛史。
- 牙周症状史（牙龈出血、牙齿松动和移位、脓肿）。
- 牙髓 / 根尖周病的迹象（包括牙髓测试）。
- 牙周记录图，包括牙周探诊。
- 边缘和根尖周骨丧失的放射学影像。

牙本质、牙髓、根尖周疼痛史

这些可能提供牙齿的牙髓病史及部分牙髓坏死可能性的线索，作为目前临床表现的原因。

牙周症状史

牙周症状的持续时间和性质将有助于表征大体的牙周状况，并应评估如吸烟、压力和糖尿病等危险因素。这些信息将提示个体对牙周破坏的敏感性，也将有助于区分和辨别与广泛型牙周疾病相关的病损，而不是那些与局部牙周破坏相关的病损。对广泛型牙周破坏的患者而言，这方面检查尤为重要，评估牙齿预后与患者治疗积极性和依从性的关系，这将影响治疗的效果。

通常，由于“牙周-牙髓”联合病变“开放”的性质，急性疼痛不是其常见的表现特征。然而，急性加重确实发生时，这常被归因于牙髓起源，但这种症状可以同样常见于任一来源的病损。暗视野显微镜下牙槽脓肿中若有30% ~60%的螺旋体，则更可能是牙周来源；那些只有0 ~10%螺旋体，则可能是牙髓来源。

牙髓或根尖周病的迹象

在诊疗过程中，应仔细检查患牙和邻近的牙齿是否有牙髓或根尖周病的证据。检查包括使用冷、热和电刺激检查牙髓活力，每项检查都会为诊断提供不同的线索。多根牙的每个牙根或者牙尖应分别测试，以便对牙齿各部分进行独立排查。虽然大家可能认为在牙齿表面的不同部位进行牙髓检测，牙齿的反应是一致的，但牙釉质和牙本质厚度的局部变化以及部分牙髓坏死时均可导致不同的反应。

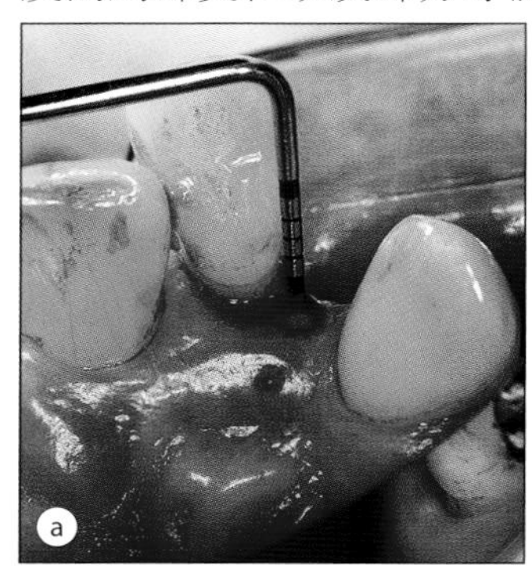

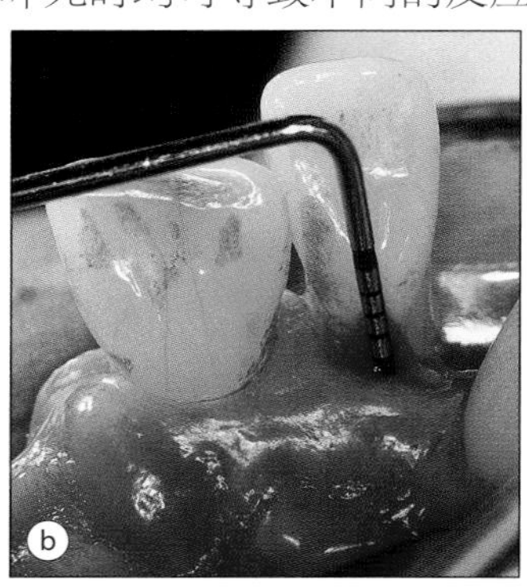

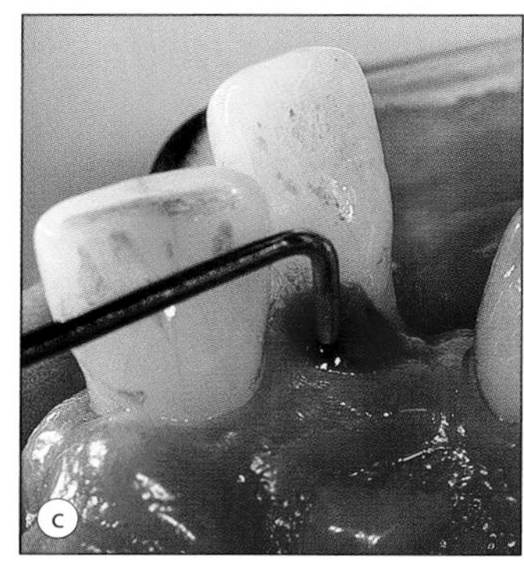

图 12.28 （a）腭侧 3 点探诊深度——腭侧远中探诊；（b）腭侧中间探诊；（c）腭侧近中探诊

根充后的牙也可能产生牙周-牙髓联合病变。应确定根管充填的技术质量，多久之前进行的治疗，治疗时是否使用橡皮障及消毒剂，谁做的治疗。根充的质量（差或好）不一定与是否遗留根管感染相关。必须从其他感染临床表现来判定，即根管末端（根尖或者侧方）牙周膜间隙的变化。

牙周记录图包括牙周探诊

如果患者有牙周病史，那么必须进行全面的牙周评估。它应该记录包括牙龈退缩、松动度和根分叉病变。还应注意修复体的性质，特别是联合病变的牙齿。怀疑有牙周 - 牙髓联合病变的牙齿应行连续探诊记录其牙周探诊情况（图 12.28，图 12.29）。

在临床上，附着丧失以某个固定参考点探查牙周袋来评价。理想情况下，这个参考点应该是牙骨质 - 牙釉质

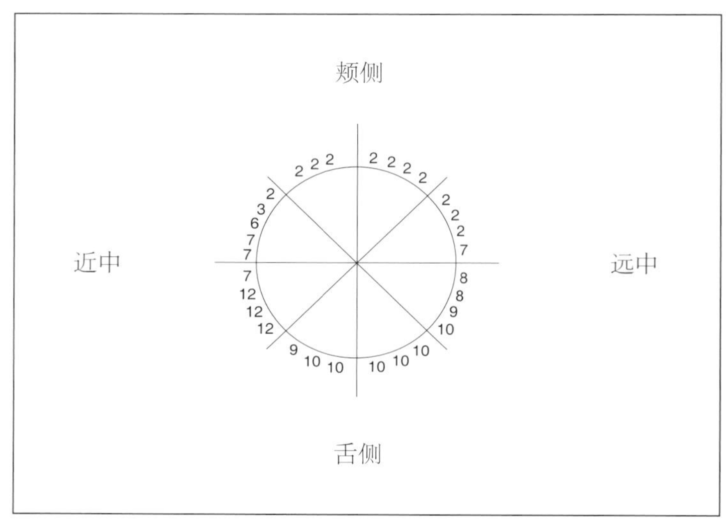

图 12.29 牙齿连续探诊轮廓图

图 12.30 上颌切牙 6 位点探诊深度图，如图 12.29 所示。P= 脓；PD= 探诊深度（mm）；R= 退缩（mm）；FI= 根分叉病变；M= 松动度（Ⅱ = 松动度级别）

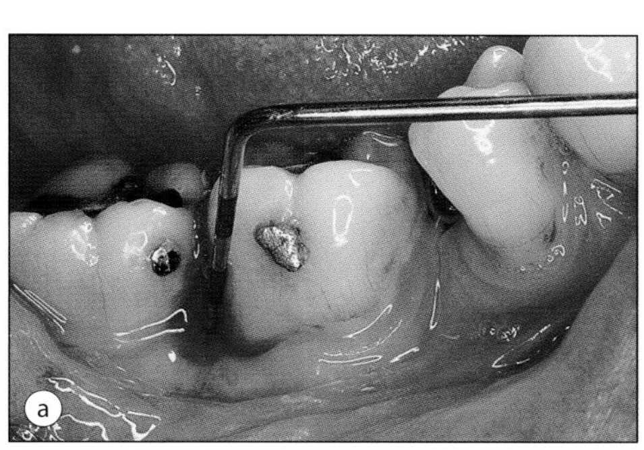
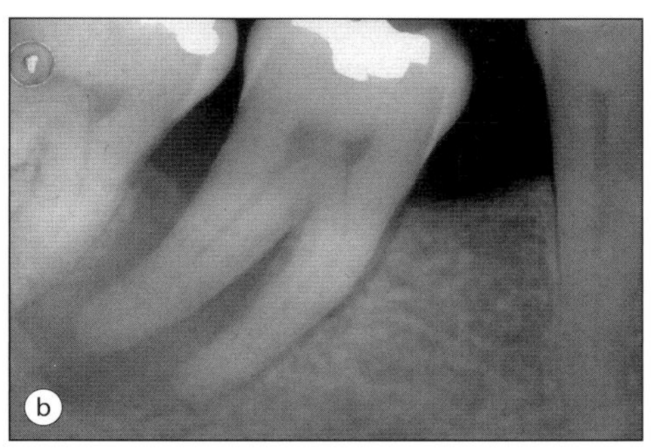

图 12.31 （a）探诊一个牙髓病变磨牙的远中面；（b）患牙的 X 线片

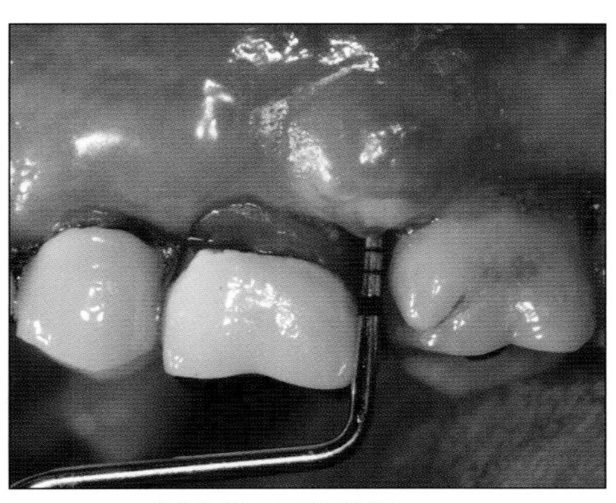

图 12.32 探诊侧方牙髓脓肿

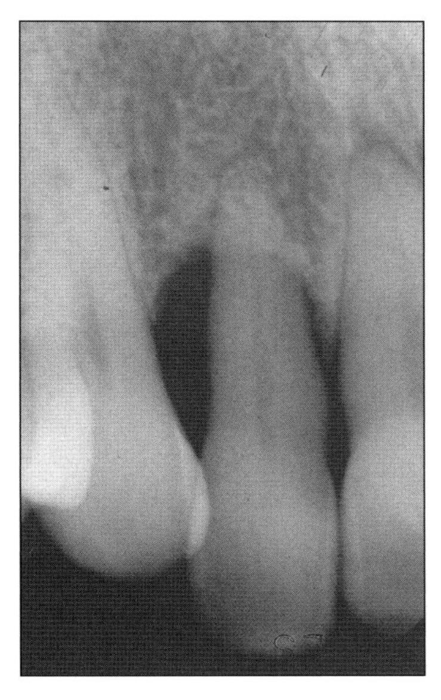

图 12.33 根尖 1/3 骨质丧失

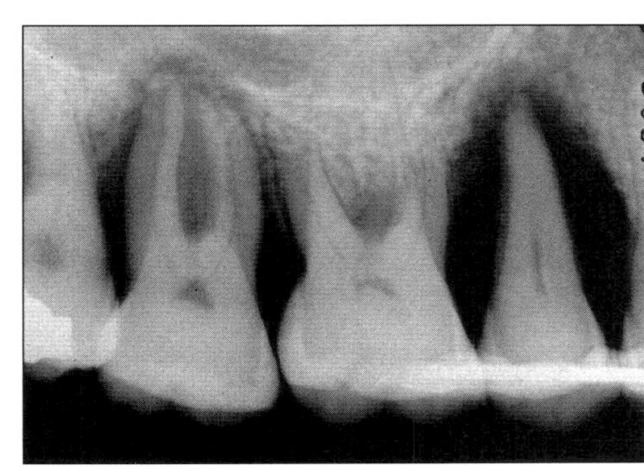

图 12.34 骨质破坏到达 15 和 17 根尖

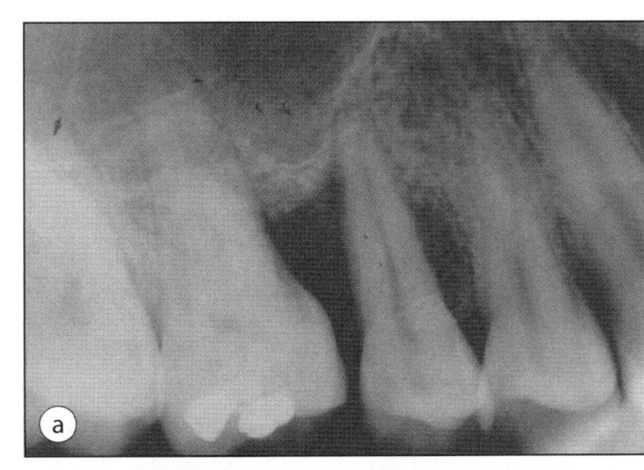
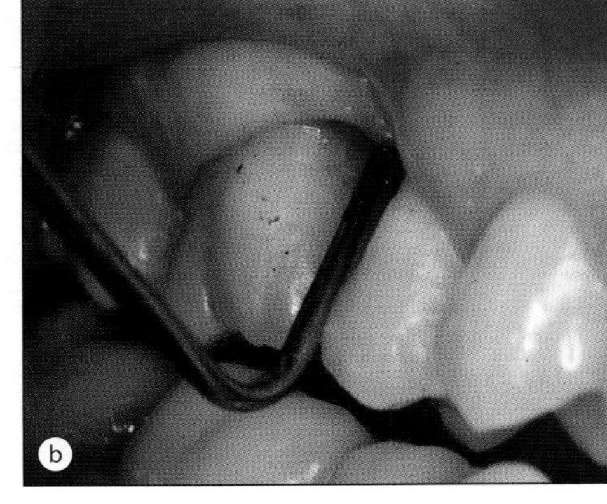

图 12.35 （a）15 和 16 之间牙槽骨吸收；（b）骨缺损探诊

界（CEJ），但是由于 CEJ 的位置难以确定，因此通常将牙龈边缘作为测量参考点。龈缘到探针尖端之间的距离被称为探诊深度，用于表示附着丧失和骨丧失的分布情况。探诊的准确性和可重复性取决于探针的类型、施加的力以及探针相对于牙齿的位置与方向。结果以全口 6 位点图表示（颊侧 3 个点和腭或舌侧 3 个点）（图 12.30），并与标准化精准的全口平行投照根尖片结合使用。

相比之下，连续牙周探诊轮廓是沿牙齿龈沟一圈轻轻探查，检查疑似有牙周-牙髓联合病变的患牙（图 12.12）。通过将牙齿分区可获得准确的连续探诊轮廓记录，如图12.29所示。探诊记录将有助于明确牙周袋的性质，如它是长而窄的还是广而宽的，还有助于监测其对治疗的反应。传统上认为长而窄的牙周袋是牙髓来源（图 12.31）。然而，侧方牙髓脓肿可能导致形成“爆发”式病损，病损极宽且有深的探诊记录（图12.32），但对单纯的牙髓治疗反应很好。根据定义，所谓的有继发性牙周病变的牙髓病损，有深而窄的探诊记录，牙髓治疗应有良好的效果。可能还需要辅助牙周治疗。但是，少数记录在案的病例证明了这种牙髓疾病到牙周疾病真正的自然进展史。

骨丧失的放射学影像

骨丧失的放射学影像有助于进一步表征牙周破坏的性质和程度，并结合牙周探诊记录解读。根尖区骨吸收程度（图12.33，图12.34）、根尖周牙周膜间隙的消失和骨缺损的一般形状（角形、凹坑和边缘骨的存在）（图12.35），都有助于表征病变。在广泛型牙周病患者中，骨内缺损或骨水平丧失超过根长2/3的患牙更可能已经受到牙髓感染的影响。以下情况存在时，牙髓受累的可能性进一步增加：

- 明显改变髓腔形态的大修复体。
- 牙髓测试反应阴性、迟钝或者反应过度。
- 严格来看根管充填不良。

牙周 – 牙髓联合病变的原因及基于病因的管理

概率较高的原发性牙周病病因导致的病变具有以下特点：

- 广泛型牙周病。
- 口腔卫生不良和牙结石的存在。
- 牙周探诊缺损一般较宽，而非狭窄。

原发性牙髓病病因导致的病变一般具有以下特点：

- 无广泛型牙周病。
- 口腔卫生一般。
- 狭窄、深、孤立的牙周探诊缺陷。

后者病变的特点有许多的原因，但确切的表现取决于急性加重的原因、病史、持续时间和发作情况。不同的原因，其呈现的特点和选择的治疗方法都在一个一个病例的基础上进行描述，以阐明基于病因的治疗，如下所示。

单个独立的牙周 – 牙髓联合病变

根管感染

由于牙髓部分坏死，根管侧支的感染可导致牙根侧方区域的骨质丧失，而并不总是涉及根尖（图12.10）。在某些情况下，根尖区可能扩展到牙根的整个一侧（图12.36）。此外，如果病变（图12.37a）是化脓性，则可

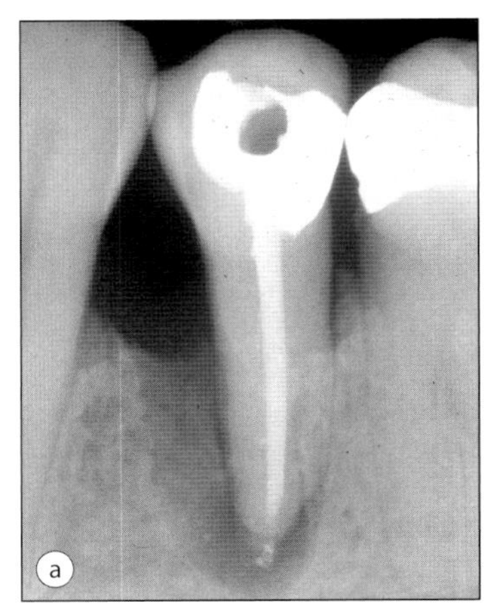
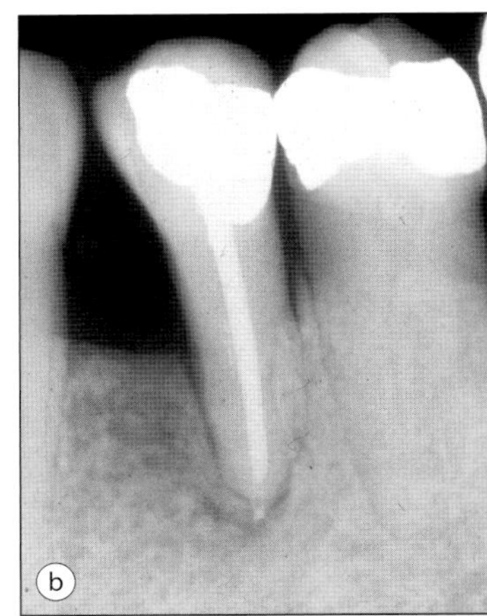

图12.36 （a）下颌前磨牙近中面骨缺失；（b）根管治疗后病变消失

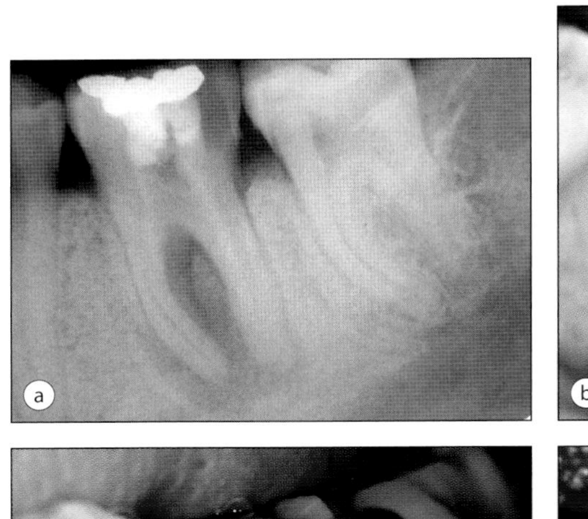
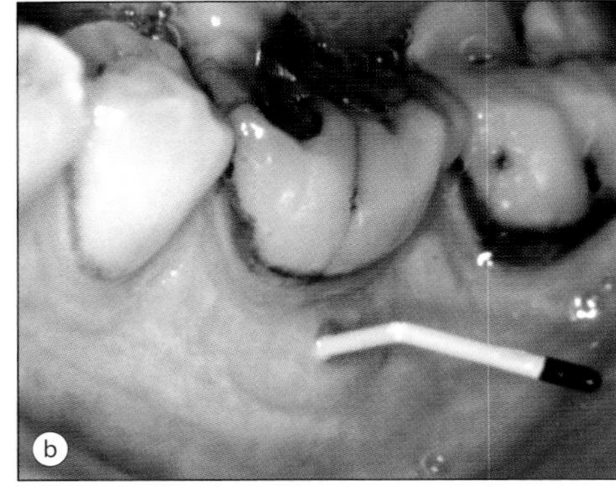
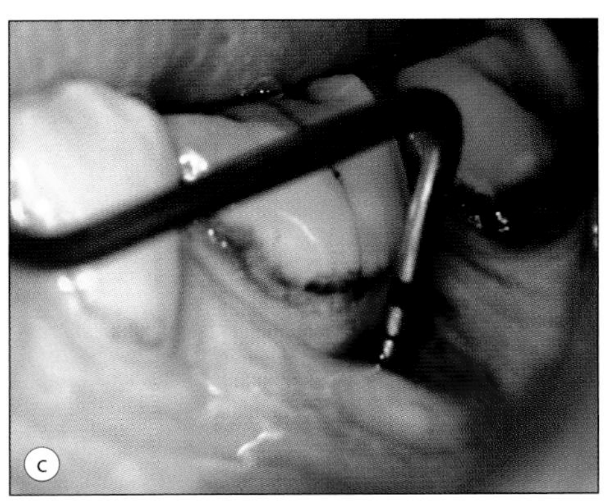
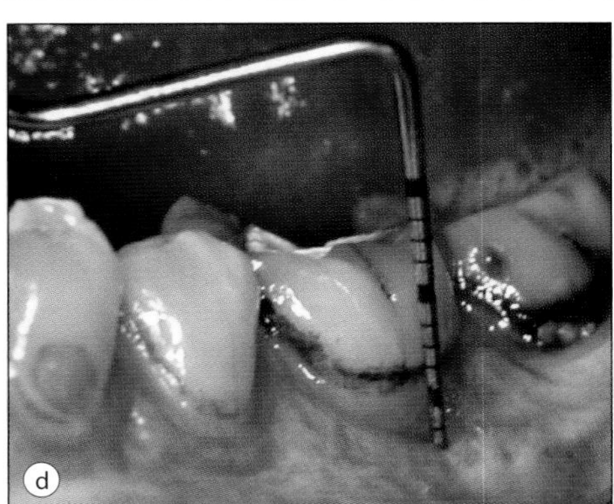

图 12.37 （a）下颌磨牙根分叉和根尖牙槽骨吸收；（b）同一患牙有窦道存在；（c）根管治疗前牙周探诊；（d）根管治疗后牙周探诊

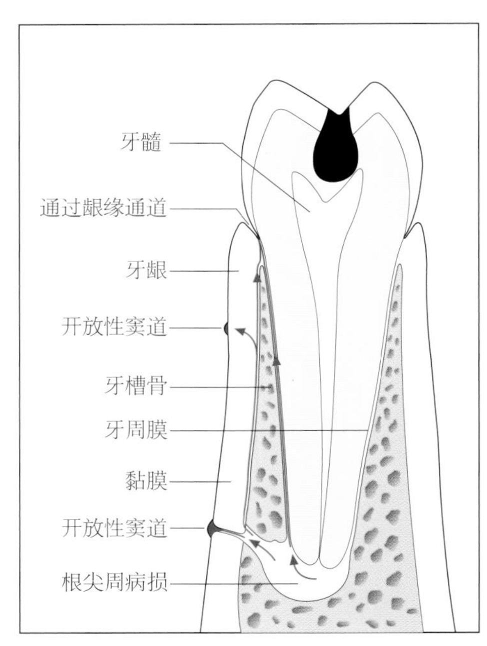

图 12.38 脓液排溢通道

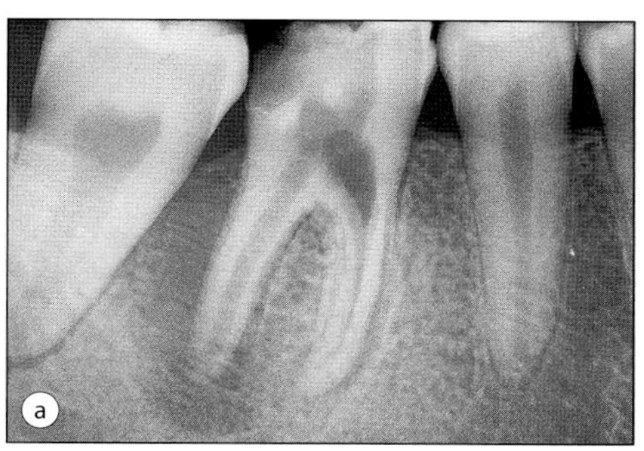
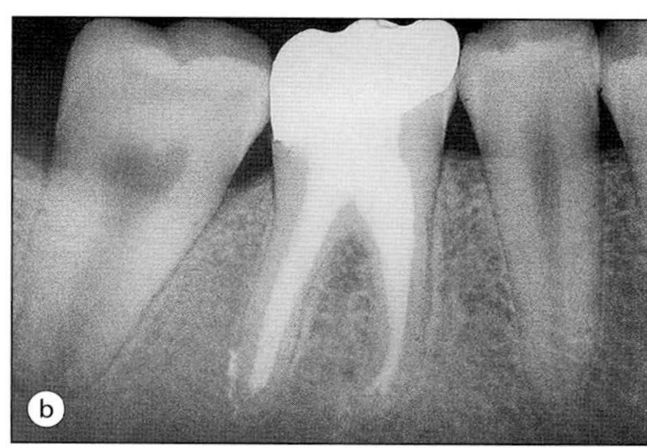

图12.39 （a）下颌磨牙的化脓性病损；（b）经根管治疗和修复治疗后完全愈合

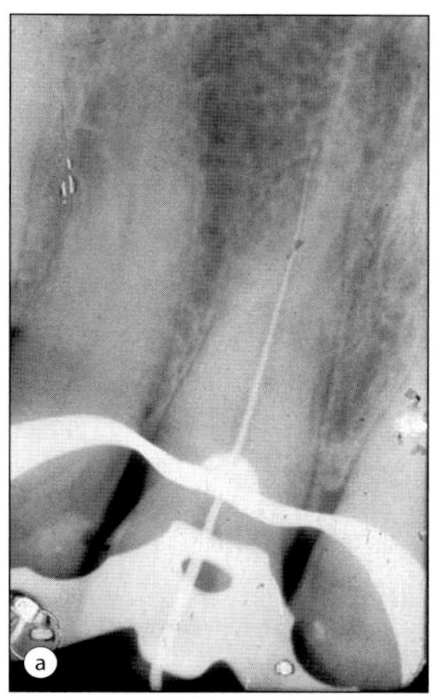
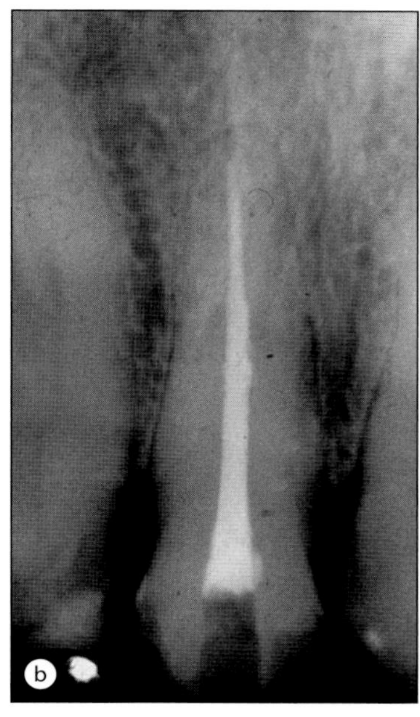
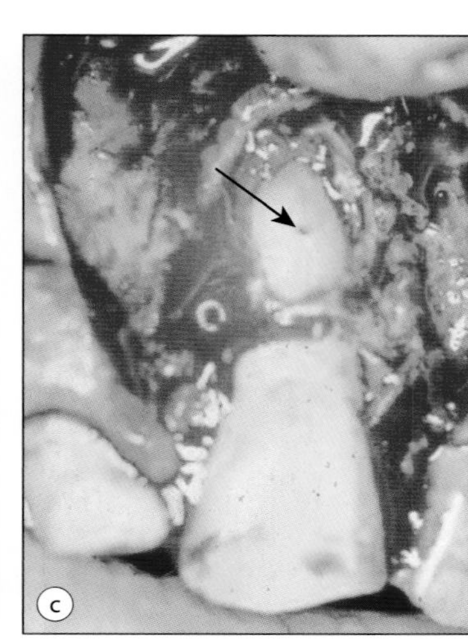
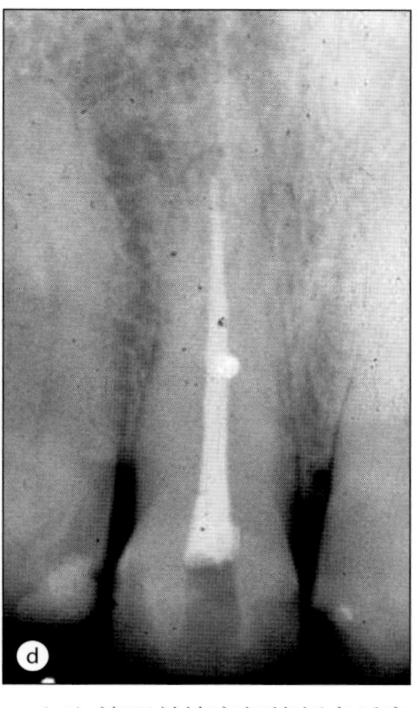

图 12.40 （a，b）传统根管治疗后持续存在窦道；（c）手术暴露根中 1/3 唇向的根管侧支（箭头所示）；（d）清理并填充根管侧支后窦道显影

通过口腔黏膜窦道（图12.37b）或牙周膜（图12.37c）引流，如图12.38所示。一般来说，牙髓治疗可以消除牙周袋（图12.37d）。侧方脓肿可能导致牙周附着丧失的宽度大大增加。牙髓检查为阴性时诊断就十分简单。由于部分牙髓坏死，结果是模棱两可时，诊断困难，需要寻找其他线索来明确诊断。在单纯的牙髓病变中，即使出现严重的骨质丧失，单独的根管治疗通常会使病变完全消失（图12.39）。在术前诊断不明的情况下，这种明确的反应可作为一个回顾性诊断工具。显然，在这种情况下，错误的选择牙周根面清创作为治疗方案可能影响后续牙周组织的成功附着/再生。只有在极少数情况下，传统的根管治疗不足以解决由根管侧支引起的侧方病变，如图12.40所示，一个切牙的根管侧支意外地与唇面相通，可以直接清理和充填。

根裂或根折

某些情况下，根裂的牙齿也能够存活数年而不发生严重的牙折。在此期间，根裂会形成局部较深窄的牙周袋（图 12.41）及牙槽骨吸收（图 12.42）。图 12.41 中可以观察到被拔除的患牙牙根上存在维持已久的裂纹，而临床检查只是在牙根两侧可探及局限性的深牙周袋，且患牙症状轻微，桩冠粘接牢固。牙根折断面内侧的染色提示了裂纹的程度和持续时间（图 12.41d）。影像学检查中 J 形病损是根折存在已久的典型标志，此时折裂通常发生于近远中向平面（图 12.42b）。不过牙根折裂具体的表现形式还是要取决于裂纹的方向、程度及持续时间。近远中向的牙裂可通过佩戴义齿冠阻止其向根尖方向进展，这种情况下骨质的缺损会局限于牙根的冠方部分（图 12.43）。根管桩的存在也有可能掩盖颊腭向裂纹的影像学表现（图12.44）。一般来说，除非裂纹或根折的平面与 X 线入射平面形成的角度在 5° 内，否则根折和根裂很难在 X 线片中被发现。

牙裂可以发生在牙冠部（活髓牙或死髓牙）或牙根（活髓牙或死髓牙；根中或根尖部）。有时只能通过手术

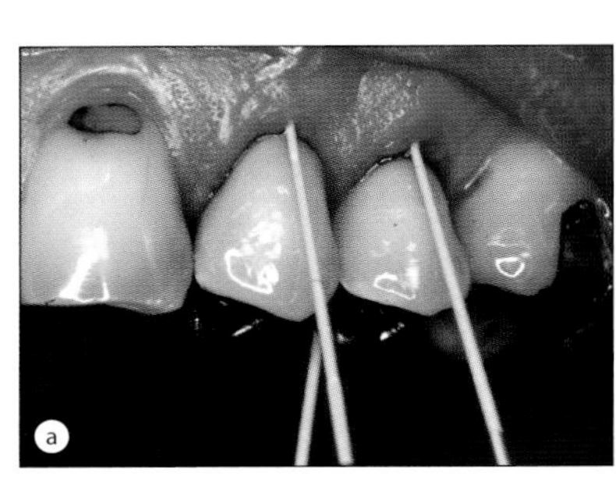

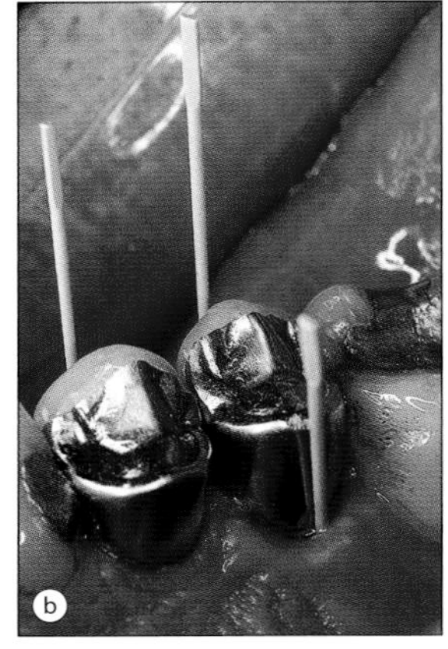

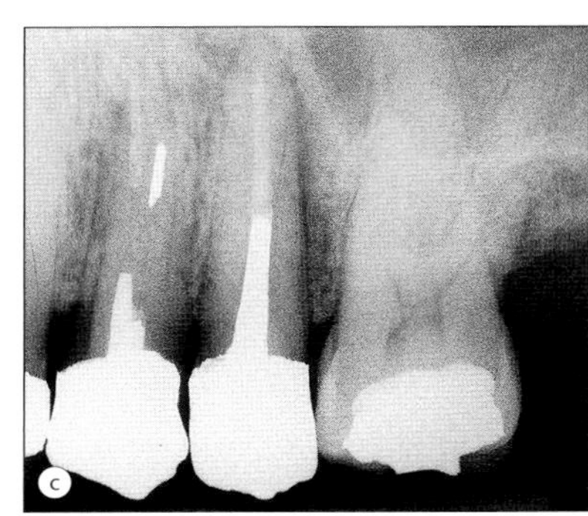

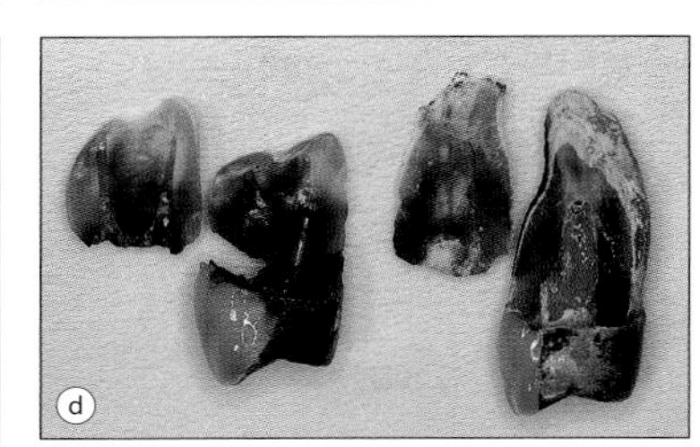

图12.41 （a，b）使用牙胶尖指示前磨牙相对应两侧局限性的深探诊病损；（c）图a和图b中前磨牙的根尖片；（d）图c中前磨牙拔出后的牙根碎片

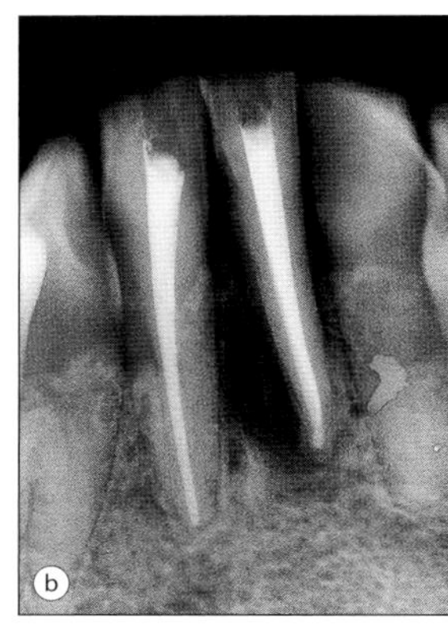

图 12.42 （a）根管充填后的下颌切牙，其中一颗牙有折裂，注意增宽的牙周膜间隙；（b）随着时间的推移，增宽的牙周膜间隙发展为围绕根折切牙的 J 形骨缺损

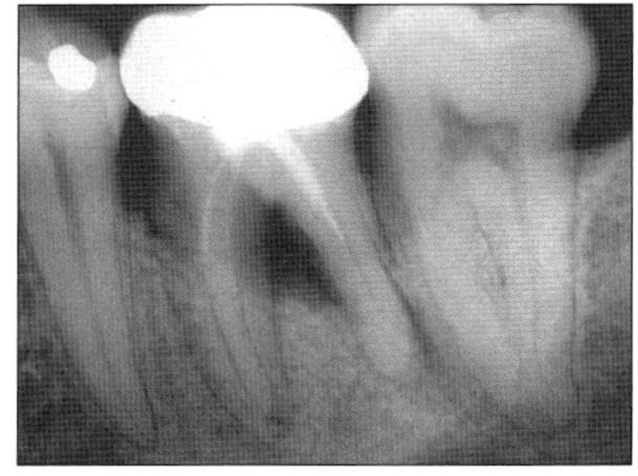

图 12.43 与戴有义齿冠的下颌磨牙近远中向折裂相关的骨缺损模式

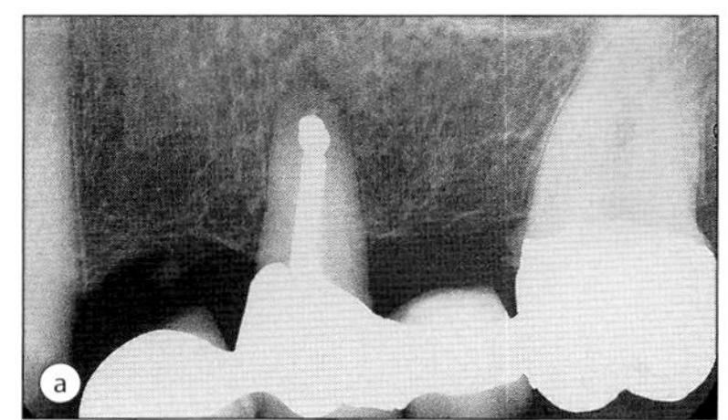

图 12.44 （a）上颌前磨牙颊腭向折裂；（b）去除折裂部分牙根后的外观

探查才能证实牙裂的存在。最终对牙裂的处理包括是否拔除患牙或牙根，如果患牙无症状且仍能行使功能，则需判断该患牙能在原位保留多久。这样的决定总是需要权衡任何对将来修复策略的潜在损害，例如在慢性骨丧失的位置植入种植体，再通过修复而非再生的方式愈合。

发生在活髓牙牙冠的裂纹一般不会导致牙周袋的形成，因为患牙在咬合（通常是在某个特定的部位）时就会产生明显的疼痛，因此患者在早期就会积极就诊（比如牙隐裂综合征）。一般情况下通过肉眼很难发现裂纹的存在。随着病变的发展和时间的推移，裂纹逐渐发生着色而可见，此时由于牙髓已受到累及，患牙咬合痛可能变得不那么尖锐或疼痛性质发生改变。这种情况下可以通过粘接大小合适的正畸带环阻止牙片之间的相对移动，若疼痛消失或减轻即可确诊（图 12.45a）。最终的治疗方案是进行牙尖覆盖的铸造冠修复（图 12.45b，c）。

裂纹或折裂也可发生在活髓牙的牙根上（图 12.46a，b），最初的诊断可能是不明确的（图 12.46c，d）。在这种情况下，怀疑牙髓受累，只有在治疗过程中无法控制血液进入根管时，才会注意到牙根折裂。此时患牙需要手术治疗。

牙裂与牙折更常见于无活力的牙齿；有根管感染的患牙通常发展为广泛的牙周组织炎症（图 12.47），伴有相应的骨缺失（图 12.48）。

其症状可能比较轻微，除非有急性发作。患者可能反映味觉异常和呼气异味。在光照良好的情况下，起始于牙冠的裂纹（图12.49）是可以看到的，而且往往对个别相

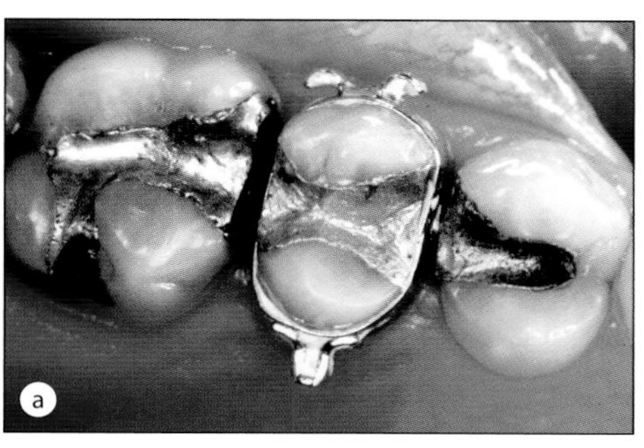
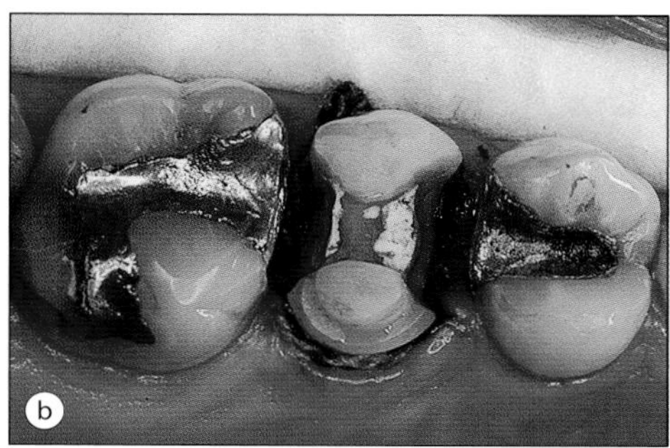
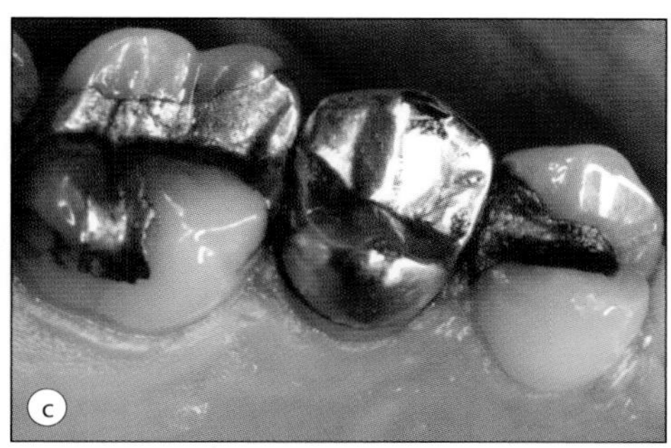

图 12.45 （a）带环的活髓前磨牙表现出牙隐裂综合征；（b）覆盖近中面、殆面、远中面（MOD）的高嵌体牙体预备，提供咬合保护；（c）就位的 MOD 高嵌体修复体

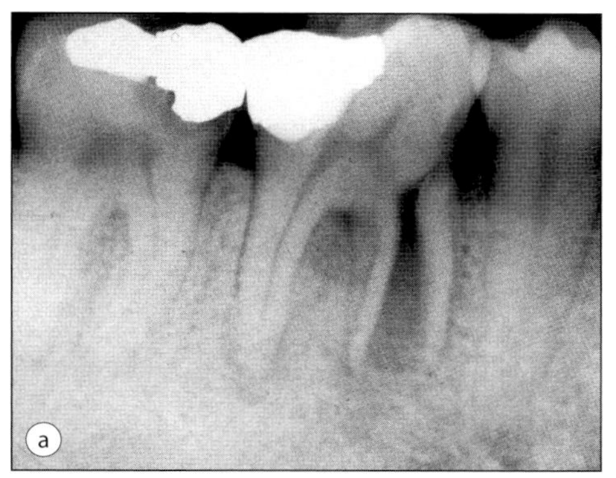
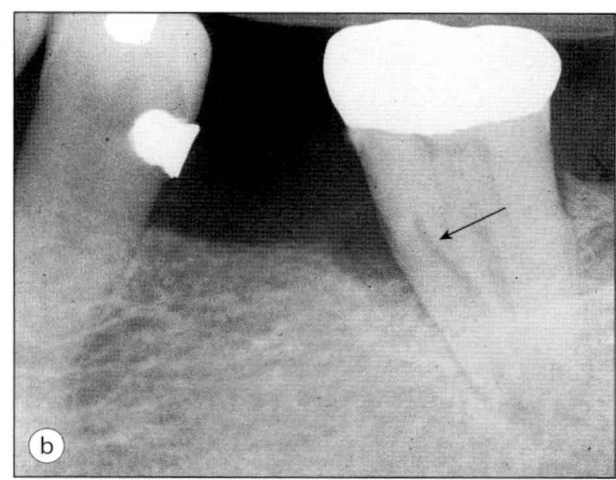
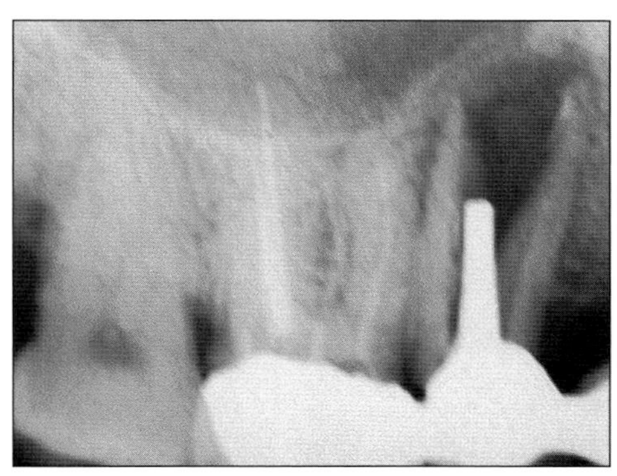

图 12.47 具有桩固位修复体的折裂前磨牙

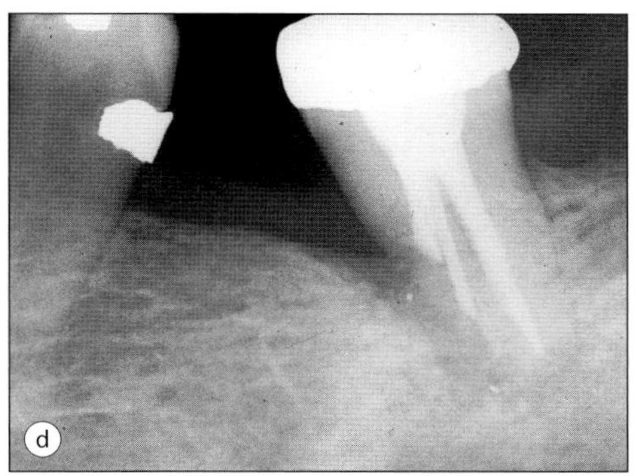

图 12.46 （a）活髓下颌第一磨牙近中根根折；（b）下颌第二磨牙根折（箭头所示）；（c）手术暴露下颌第二磨牙牙根碎片（箭头所示）；（d）图 b 中患牙经牙髓及手术治疗后

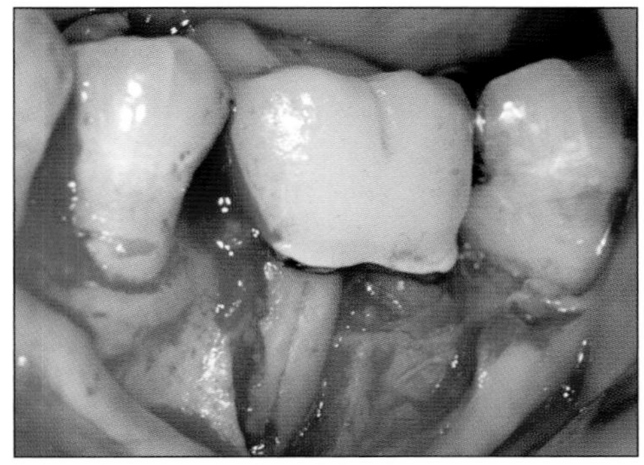

图 12.48 与下颌磨牙近中根折裂相关的骨缺失

对应牙尖间的咬合测试有反应。保护牙齿，防止裂纹进展是很重要的，进行牙髓治疗时（图12.49c），需要在牙冠上放置带环，随后则是安装一个全牙尖覆盖的永久性铸造修复体（图12.49d，e）。延伸至牙根的裂纹通常远期预后欠佳，但若经过仔细巧妙的修复处理，患牙也许可以继续使用长达10年。如前文所述，在选择拔除或修复患牙之间有一个良好的权衡，权衡牙齿的功能性保存对未来种植部位的不良影响。

裂纹起始于牙根的患牙可能也只能轻咬，但对个别牙尖加大压力时并不会显示出不同的不适感。一旦裂纹发展至龈缘并超出龈缘，这种折裂仅导致探诊缺损。在此之前，若折裂线与根管充填物或根管内桩钉影重叠，则可能需通过手术探查确诊（图 12.50）。牙周袋的深度和宽度各不相同，从折裂初期时局限窄而深的缺损，到折裂明确形成且长期存在时更宽的缺损。根据折裂的程度，治疗方案通常包括多根牙的截根术或拔牙术。

总而言之，裂缝和折断的表现在疼痛、临床肿胀程度、窦道、松动度、叩诊敏感度、引流、脓肿和影像学表现方面都极其多样。

根管穿孔

在根管治疗或修复过程中，根管穿孔将会使根管系

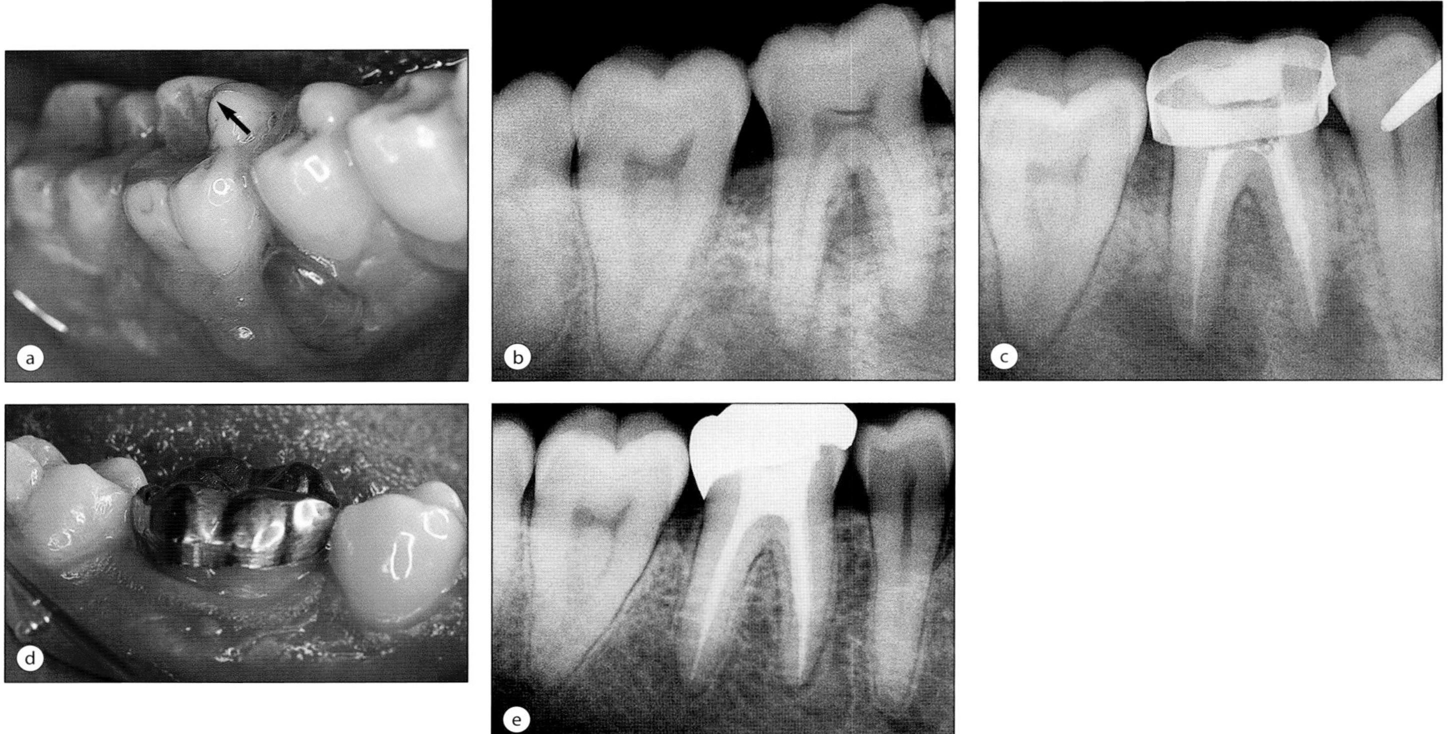

图 12.49 （a）下颌第一磨牙近远中向裂纹（箭头所示）；（b）图 a 中患牙根尖片示根尖周骨质缺损；（c）经过根管治疗及安装正畸带环后的根尖片；（d）黄金金属冠修复患牙，提供咬合保护；（e）治疗 15 个月后的 X 线片显示根尖周愈合的证据

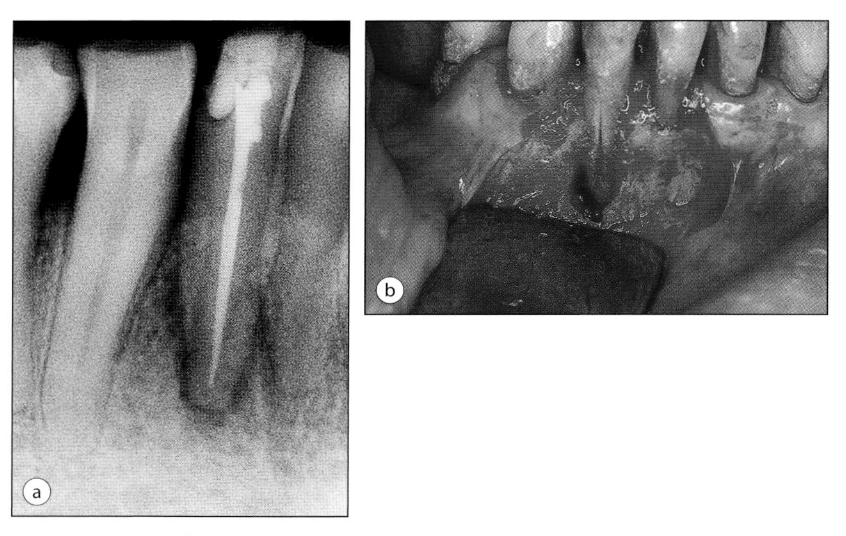

图 12.50 （a）伴有可疑根折的根管充填后下颌切牙；注意典型的牙周膜间隙增宽影；（b）手术暴露牙根，显示一处开放性的未完全分开的折裂，且暂未与口腔相通

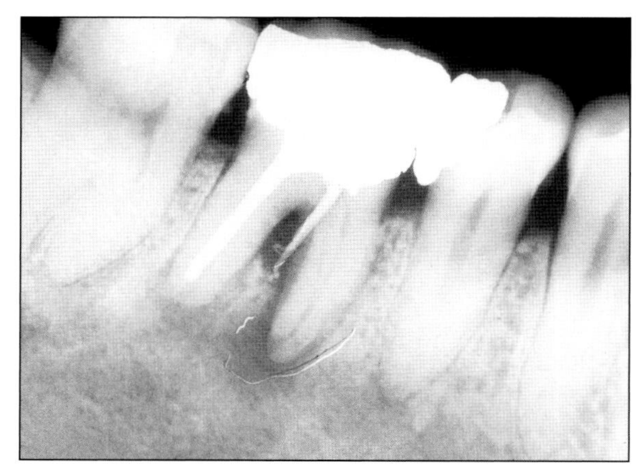

图 12.51 下颌磨牙伴有穿孔及根分叉处、根尖周区域骨缺失

统内的任何残余感染暴露于牙周组织，从而导致患牙发展为牙周-牙髓联合病变（图12.51）。破坏了边缘附着的根管冠方穿孔可能会表现出较宽的探诊缺损，如若不行冠延长术，将很难治疗（图12.52）。愈靠近根尖方向的穿孔预后愈佳，因为可以将穿孔作为“医源性根管”来治疗（图12.53）。立即修复穿孔而不允许其被感染的预后是最佳的。根分叉处的穿孔若未与牙周组织相通，治疗成功的可能性最大（图12.54）。修复穿孔所使用的银汞已被MTA（ProRoot®）取代。在合适的情况下结合使用再生技术可改善预后。穿孔暴露于口腔（通过冠方或牙周相通）则治疗成功率降低（图12.55a）。在所示病例中（图12.55），一个高度积极配合的患者在知情同意的情况下仍然坚持治疗。根管治疗后，进行手术翻瓣，放置锡箔纸充当基质（图12.55d）修复穿孔（图12.55e）。因为患牙

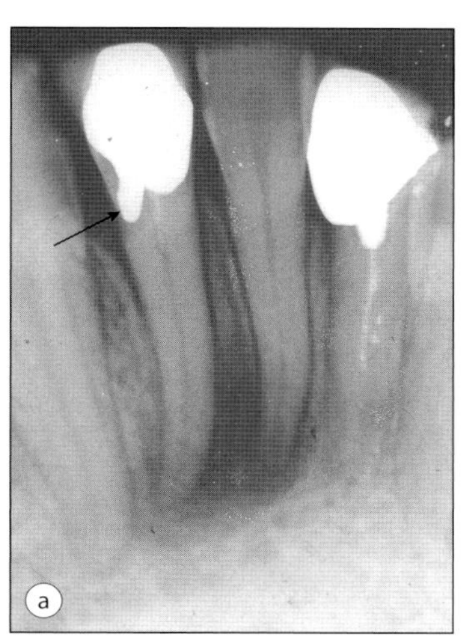
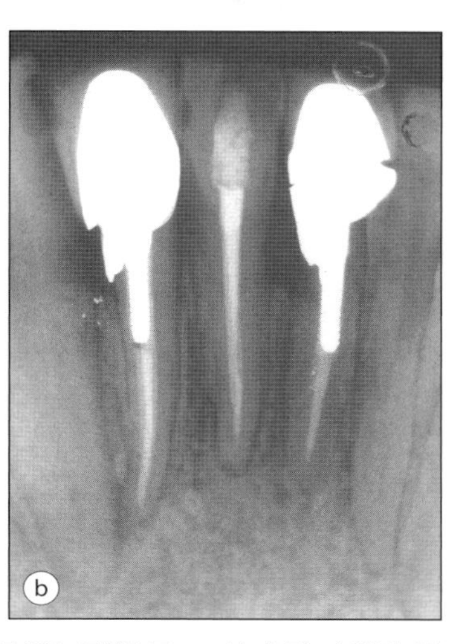

图12.52 （a）影像学图像提示下颌切牙根冠1/3处穿孔（箭头所示），患牙需行根管治疗术；（b）图a中的下颌切牙经过冠延长术、根管治疗术并安装新的桩固位修复体后

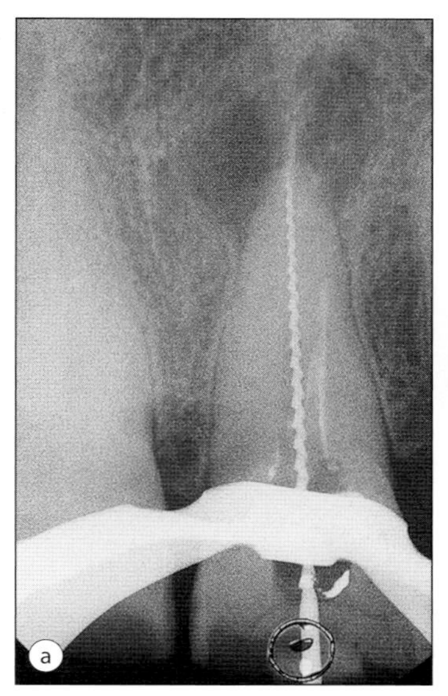
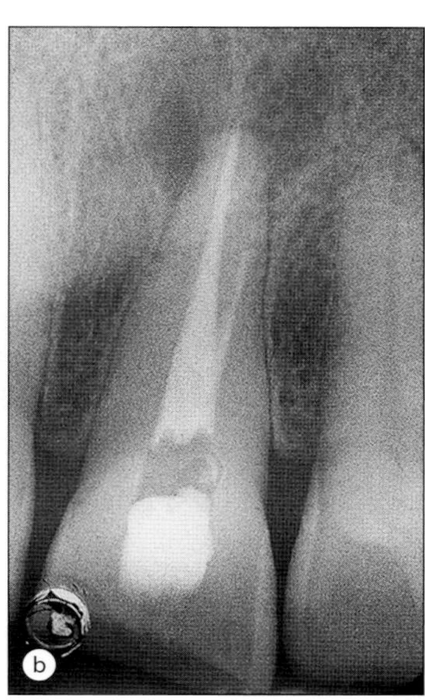

图 12.53 （a）有明确侧方穿孔的上颌切牙；（b）上颌切牙经过根管再治疗后的影像学表现

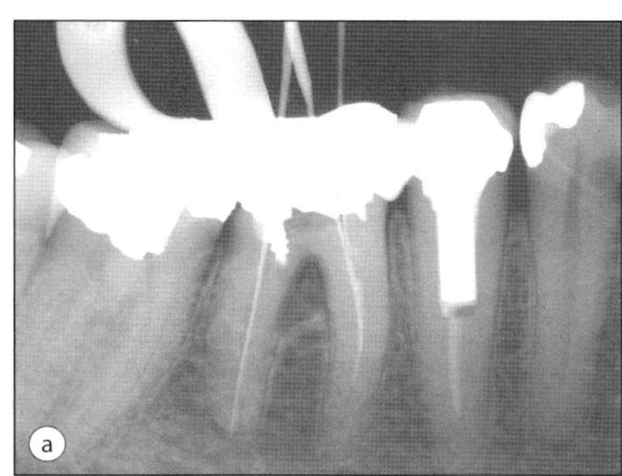
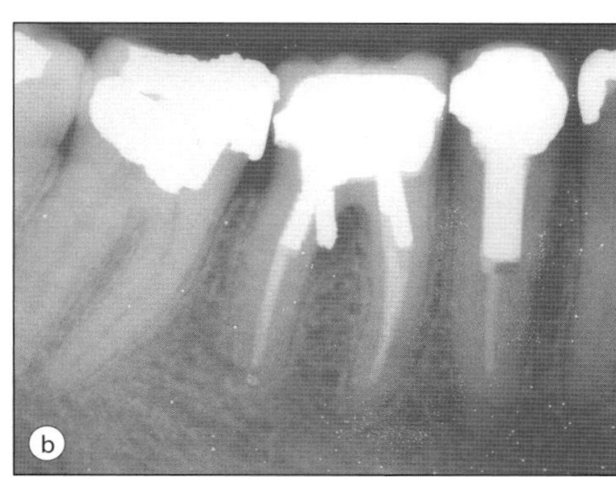

图 12.54 （a）伴有长时间穿孔的下颌磨牙，未与牙周组织相通，根分叉处骨质丧失；（b）患牙经过根管治疗及新的桩固位修复后有一定的愈合迹象

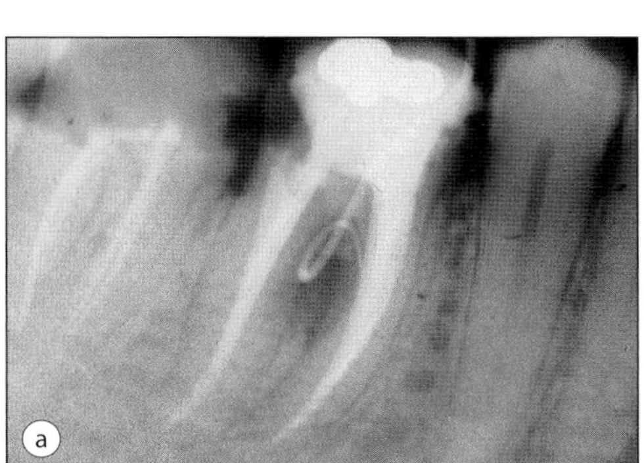
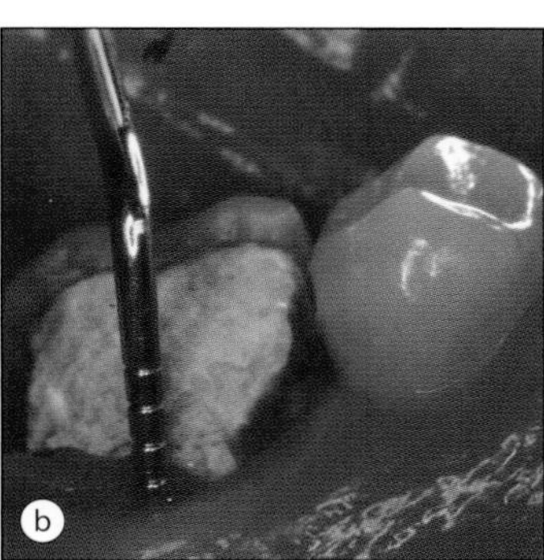
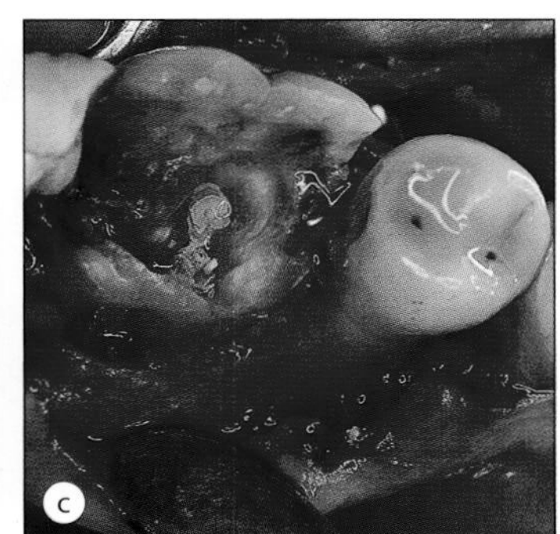
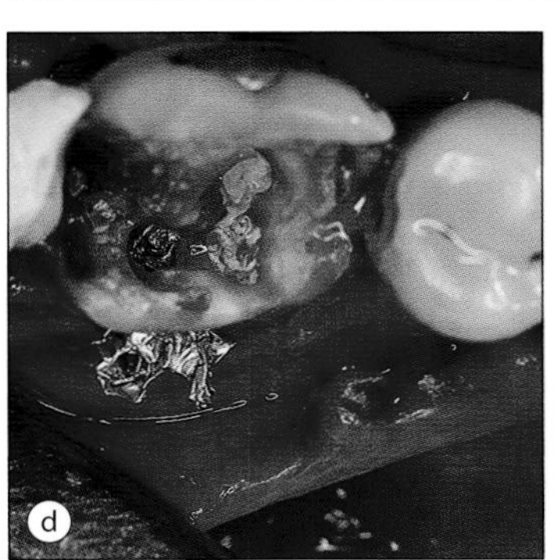
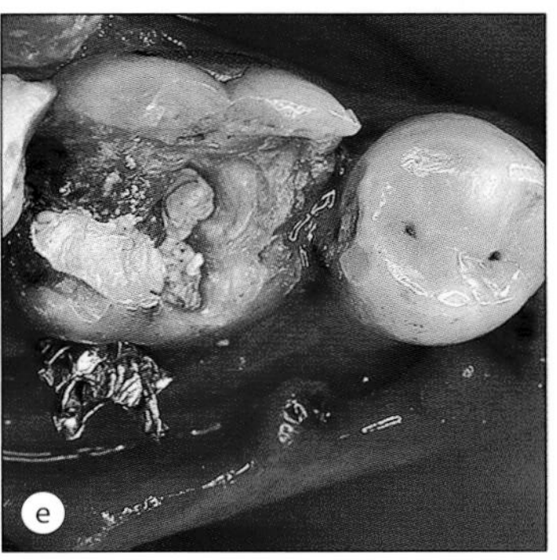
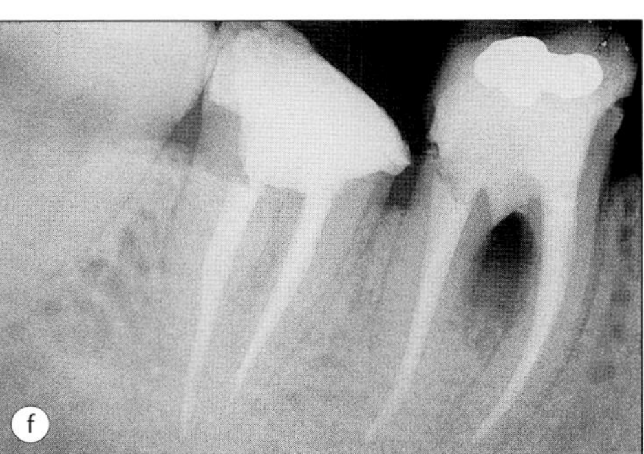

图 12.55 （a）根管治疗后下颌磨牙与牙周组织相通，根分叉处骨质丢失；（b）牙周探诊图a中患牙根分叉处骨质缺损；（c）手术暴露根分叉穿孔；（d）穿孔底部放置锡箔纸，充当基质；（e）放置EBA水门汀；（f）封闭穿孔后的X线片

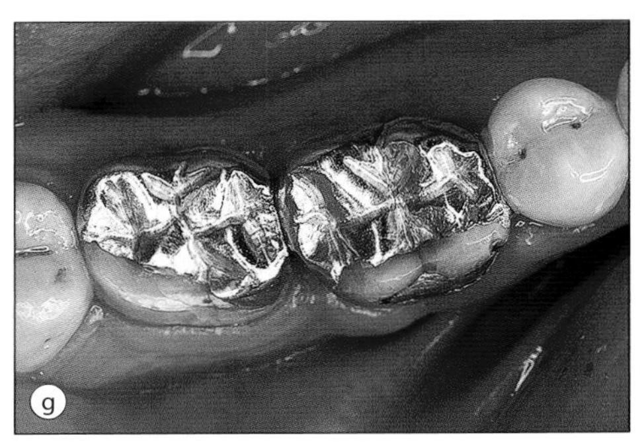
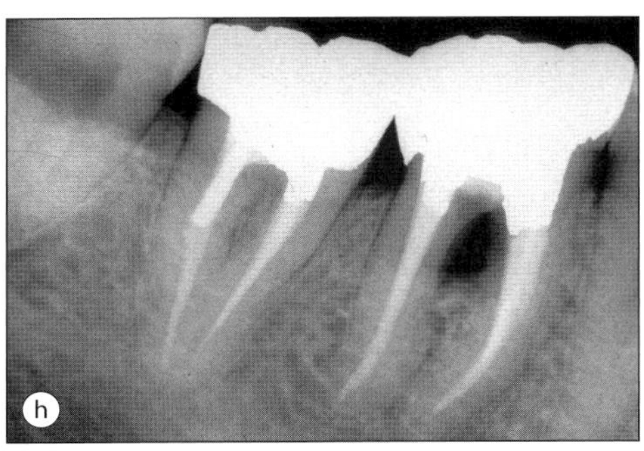

图 12.55（续） （g）修复后的下颌磨牙；（h）下颌磨牙 10 年后的 X 线片

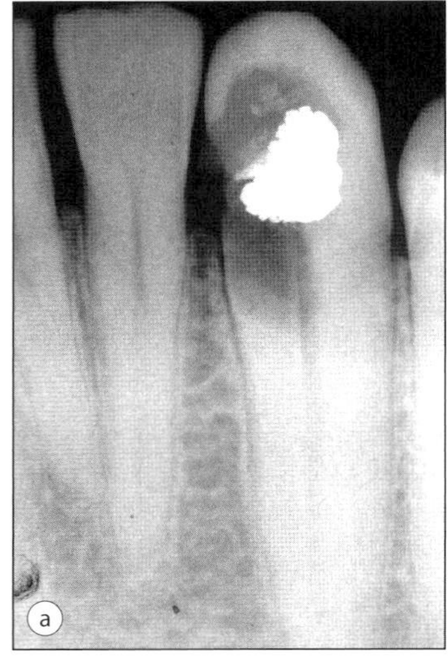
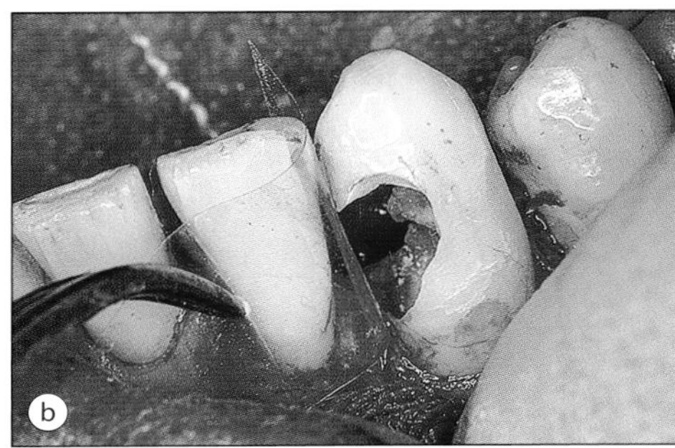
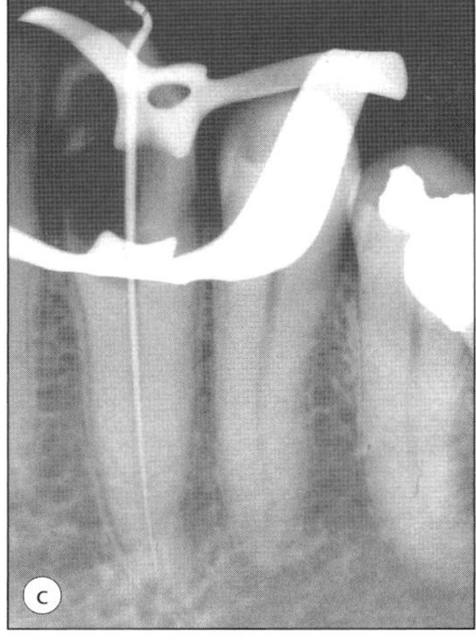
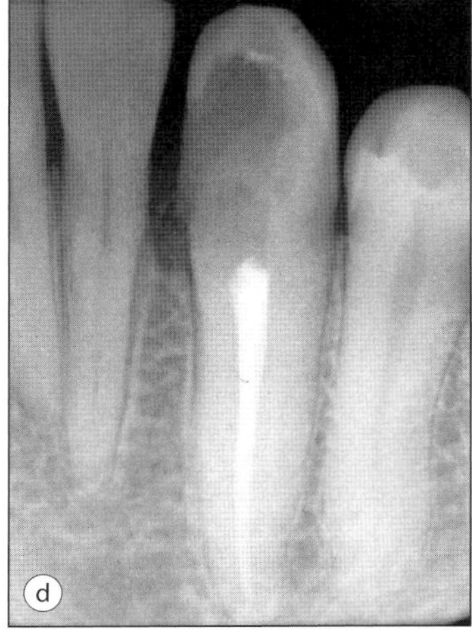
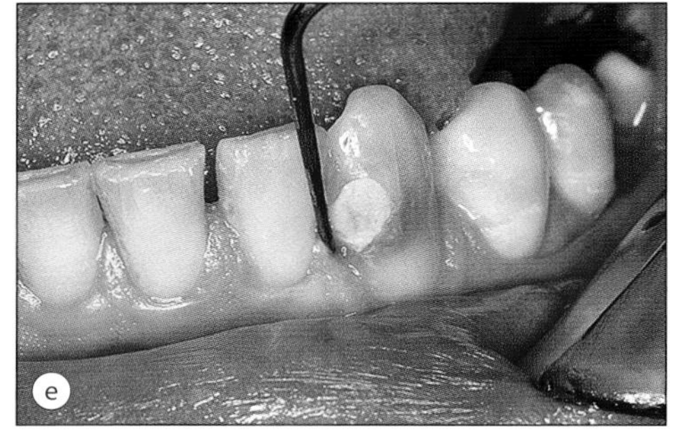

图 12.56 （a）伴有牙根外吸收的下颌尖牙 X 线片；（b）手术暴露并去除肉芽肿性再吸收组织；（c）根管治疗过程中 X 线片；（d）完成根管治疗并行冠方修复后的 X 线片；（e）缺损修复后的最小术后牙周探诊

似乎远期预后不佳，所以使用银汞高嵌体完成了修复（图12.55g）。根分叉的缺损一直未愈合，且术后根分叉外形完全暴露，但患者可以使用“洗瓶器样”刷进行维护，该牙行使功能已超过了10年（图12.55h）。如今，再生技术可为此类患牙提供更佳的治疗希望。

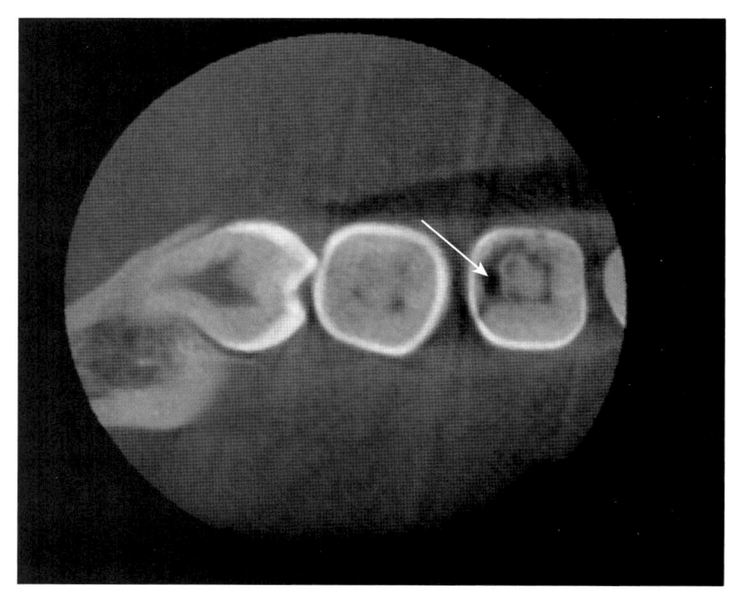

图 12.57 下颌第一磨牙伴 4 型进行性牙颈部炎性外吸收

牙根吸收

牙根吸收可发生于牙根表面的任何部位，甚至起始于牙冠。它可以分为多种类型，但大多都未与口腔环境相交通。

颈部牙根外吸收发生于颈缘部，由牙周组织的不同损伤引起（牙周疾病、创伤、牙漂白、手术）。吸收的形式可根据病因、类型、严重程度而各不相同。吸收的进入点

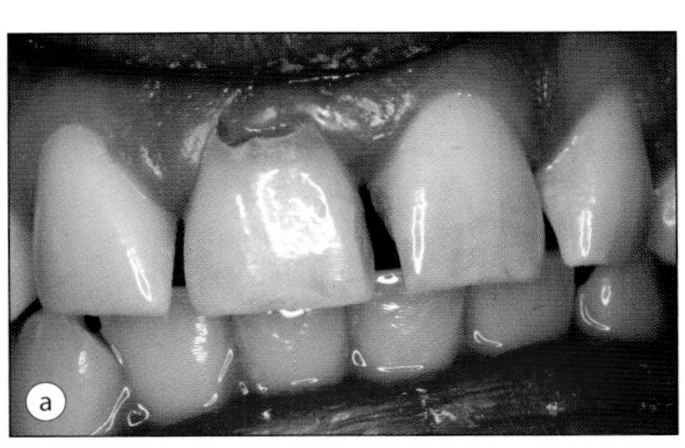

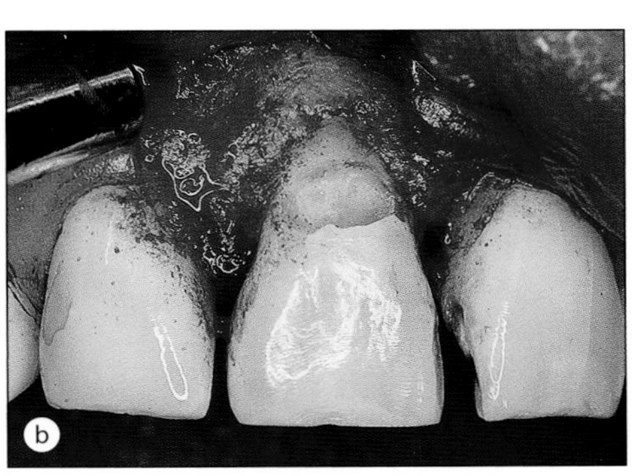

图 12.58 （a）中切牙伴宽而浅的颈部缺损；（b）手术暴露并去除肉芽肿性再吸收组织，本病例中牙髓未暴露，无须行根管治疗

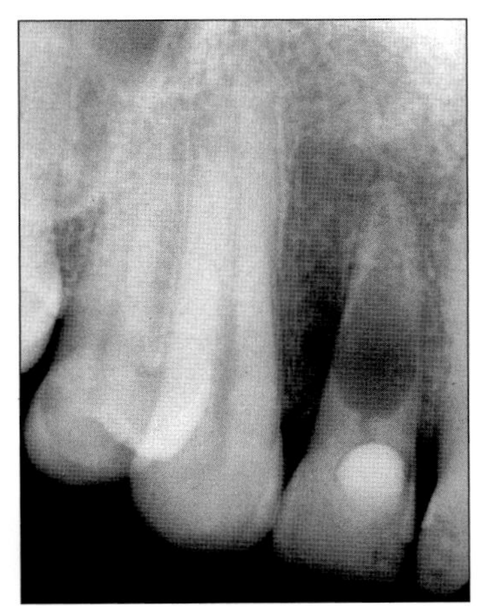

图 12.59 上颌切牙因牙内吸收大范围缺损

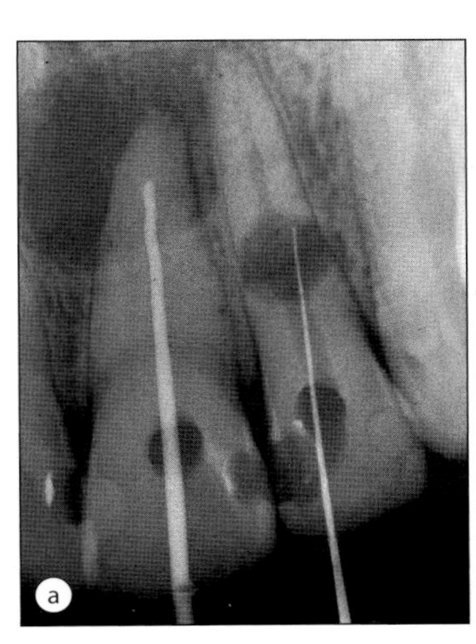

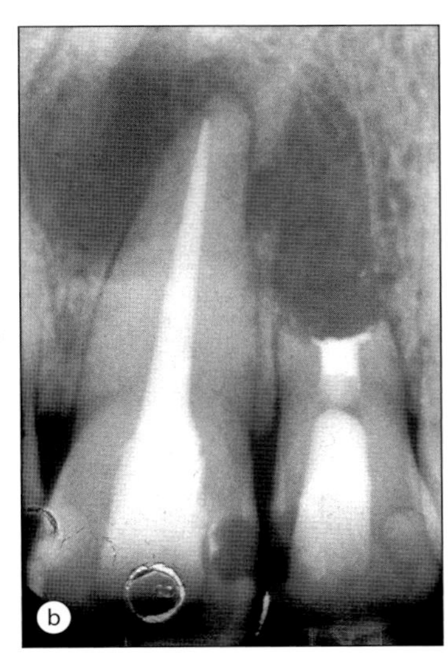

图 12.60 （a）侧切牙伴累及牙周组织的大范围吸收缺损，中切牙也需行牙髓治疗；（b）中切牙及侧切牙行牙髓治疗术后，其中侧切牙还行了根尖切除术

可以是局限而深的（有规律的进展前沿）（图 12.56），局限而有侵袭性的（不规则的进展前沿）（图 12.57），宽而浅的（有规律的向前端进展）（图 12.58）。这样的吸收缺损可表现为局部的牙周探诊缺损，其范围比源于根管感染或根折的缺损范围更大。治疗策略要求行牙周翻瓣手术，暴露并修复缺损区域，若病变累及牙髓，还需行根管治疗术。牙髓治疗与牙周治疗的顺序取决于问题的本质。有时两种治疗需同时进行，以实现最佳的预后（图 12.56）。

牙根内吸收也可导致牙髓与牙周组织相通，如果发生感染，可形成牙周 - 牙髓联合病变。根据定义，当穿孔发生时，牙髓很可能已经发炎但仍有活力。由于病变过程由感染驱动，牙髓可坏死并被感染（图 12.59，图 12.60a）。治疗手段涉及根管治疗，如有必要，还需行手术治疗（图 12.60b）。对于这些病变的鉴别诊断，请参见第 4 章。

牙齿解剖变异

牙齿解剖变异已在第1章中进行了分类，它们可有多种不同的表现形式，而表现形式完全取决于变异的性质。与变异有关的最常见牙周-牙髓病损是由上颌中切牙或侧切牙腭侧的发育沟引起（图12.61）。表现为与根尖周骨质缺失相关的经典的窄、深、局限性的探诊缺损。病因的确定往往较易，因为沟槽通常延伸跨过腭侧边缘嵴进入舌侧窝（图12.62）。沟槽也可发生在双侧患牙，但奇怪的是，很少两颗牙都发展成为牙周-牙髓联合病变。

有时沟槽可足够深，以至于与牙髓连通，牙髓失去活力（图 12.18）。虽然通常患牙已行根管充填，这可能是牙髓确实已经失去活力，或者前一位医生漏诊了局部的牙周袋，而假定病变为牙髓来源。通过精细的调磨使沟槽变宽、变平，患牙对这样的手术矫治反应出乎意料地好（图 12.62d~f）。当沟槽非常深时，作为另一种处理措施或补充治疗措施，可以将玻璃离子填充其中。无论是否引导组织再生，其对瓣膜的顺应与附着均是有利的，以得到成功的治疗结果。

其他解剖变异还包括根分裂（图 12.63）、融合牙（图 12.64）、直接与牙周组织而非牙髓相连的牙内陷（3型）（图 12.65）。因此，当患牙出现根尖暗影时，牙髓仍有活力而且活力是正常的（图 12.66）。有的这种 3 型牙内陷可以通过在凹陷处行“根管治疗”来处理，同时维持牙髓活力。图 12.67 示一例 3a 型牙内陷的治疗，图 12.68 示一例 3b 型牙内陷的治疗。

另一个可导致局部牙周组织破坏的发育异常是在根分叉或其附近形成的釉珠（图12.69），其在上颌牙比下

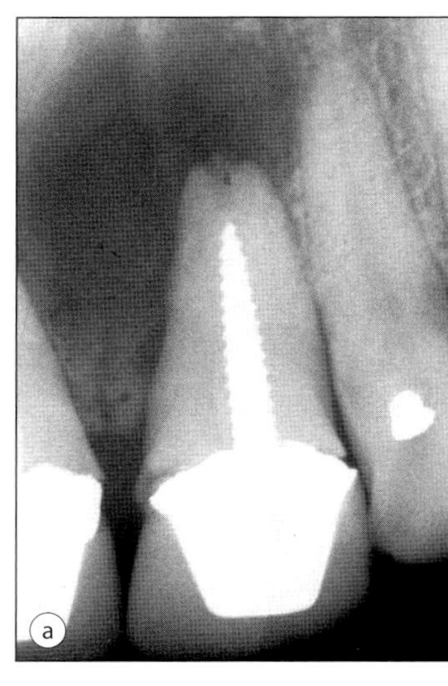
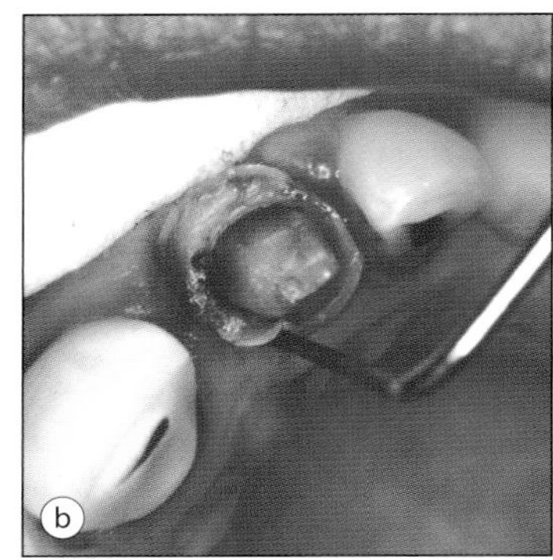
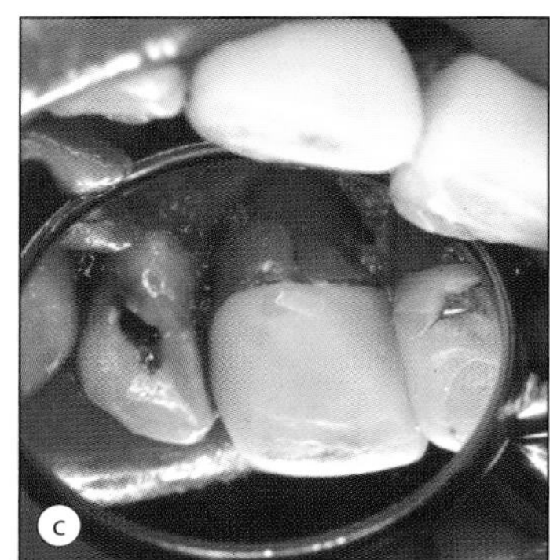
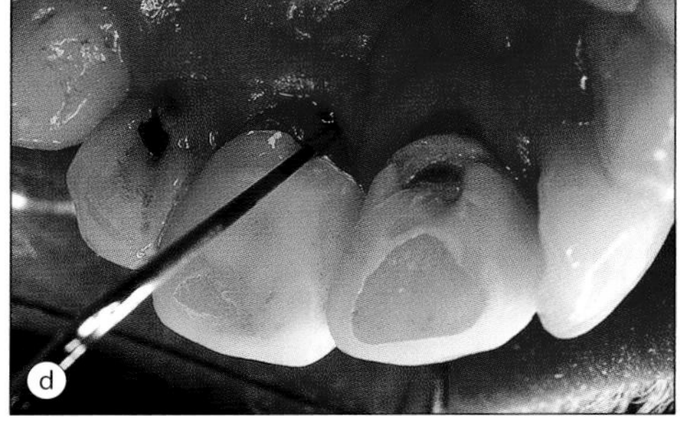

图 12.61 （a）伴根尖周骨质丢失的无活力中切牙 X 线片；（b）探诊图 a 中切牙的发育沟；（c）暴露、清理、平整沟槽；（d）治疗后的最小术后探诊

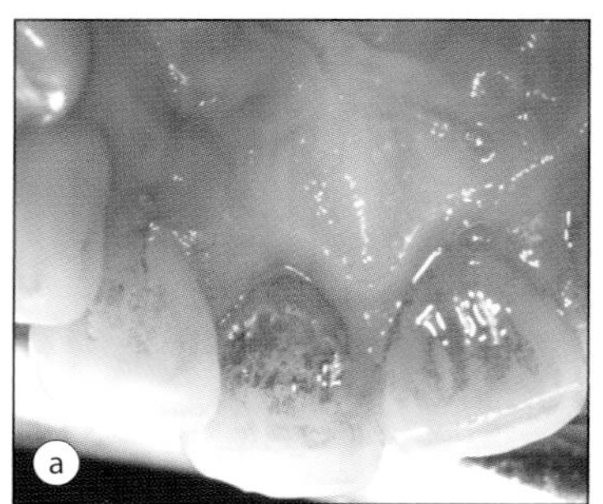
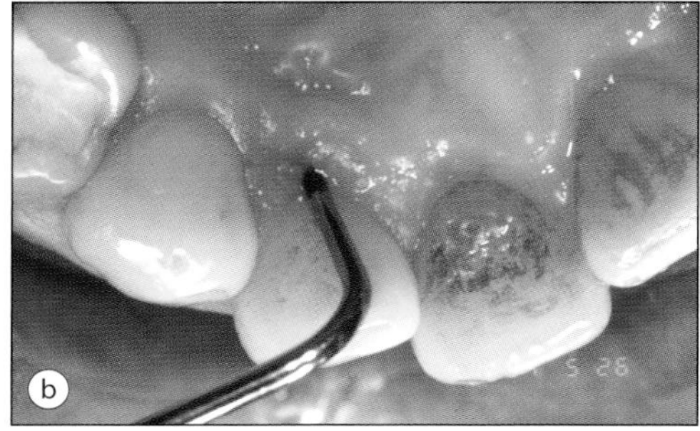
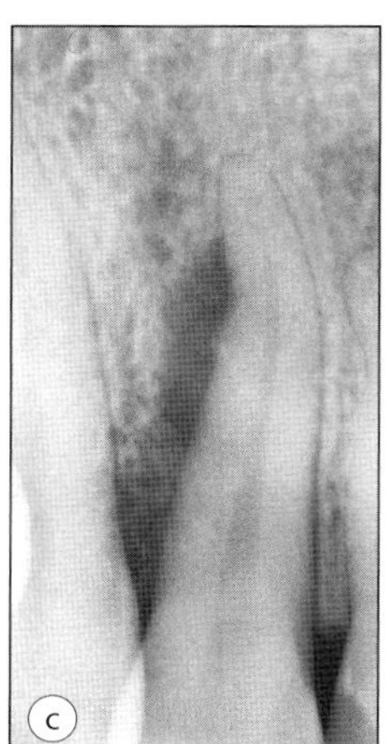
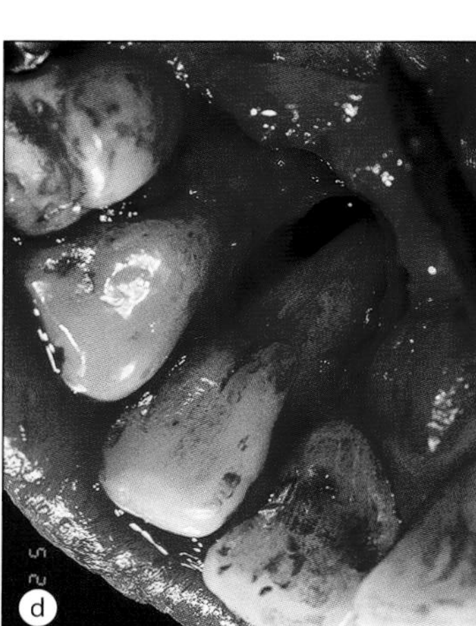
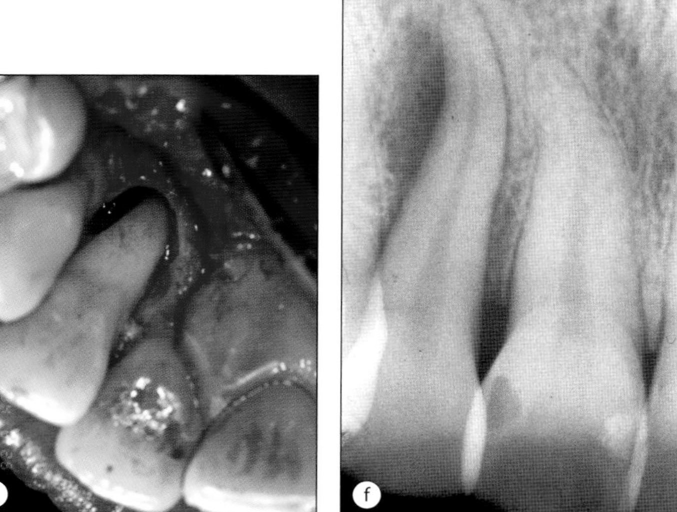

图 12.62 （a）上颌侧切牙腭－龈沟；（b）探诊发育缺陷；（c）侧切牙治疗前 X 线片；（d）手术暴露缺陷；（e）沟槽平整及清创；（f）侧切牙术后 X 线片

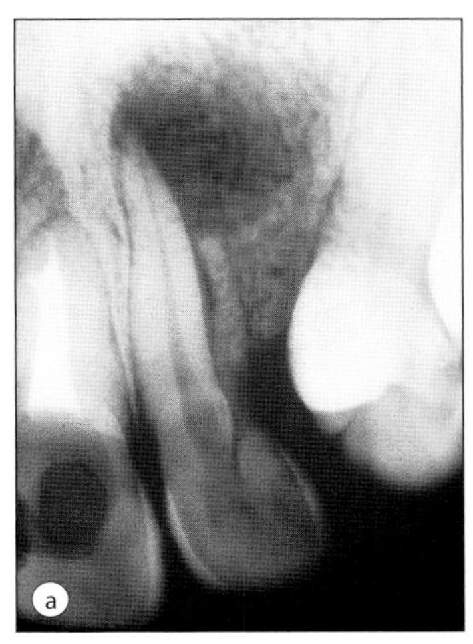
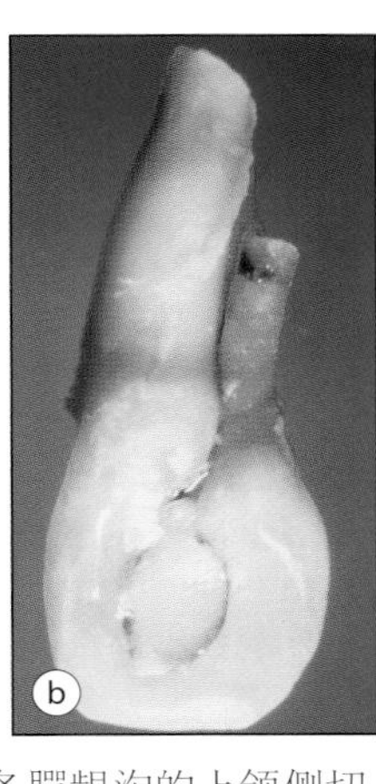

图 12.63 （a）有两个牙根及一条腭龈沟的上颌侧切牙 X 线片；（b）拔除具有根面沟的上颌侧切牙；拟行的牙髓治疗失败

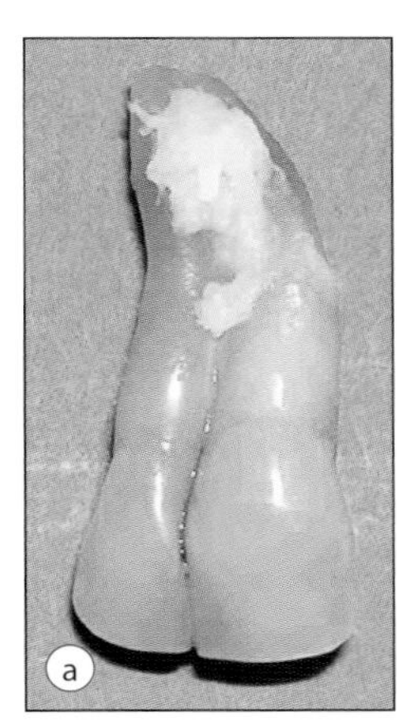
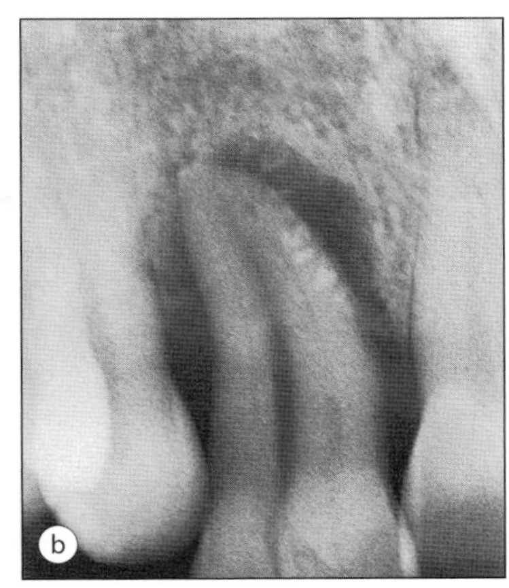

图 12.64 （a）融合的上颌中切牙及侧切牙（颊侧观）；（b）融合牙拔除前的 X 线片；（c）拔除后的融合牙（腭侧观）

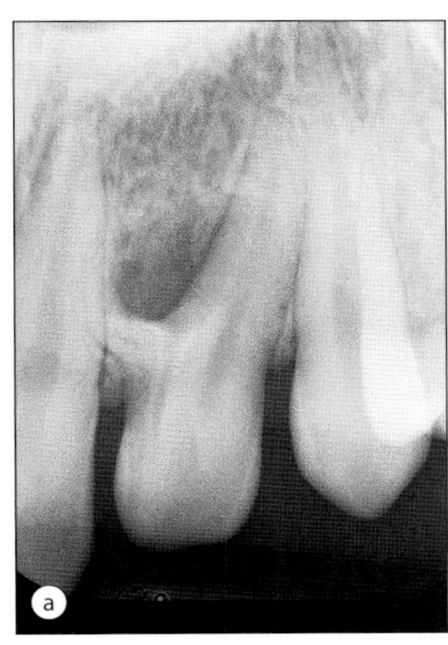
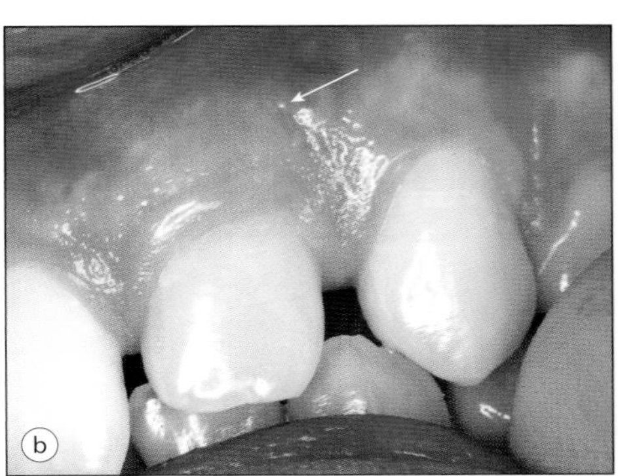
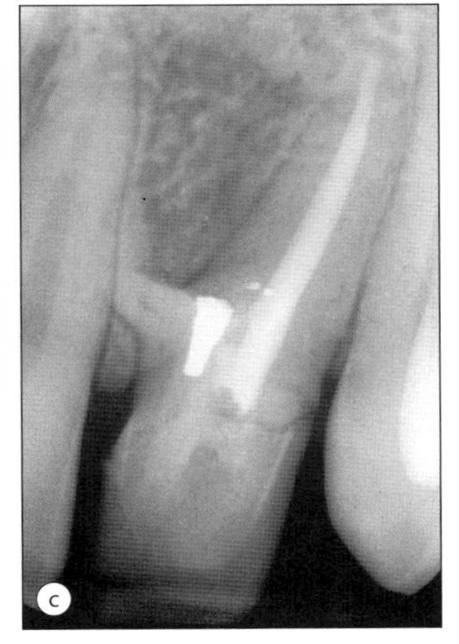

图12.65 （a）伴有解剖缺陷及骨丧失的侧切牙X线片；（b）伴有窦道（箭头所示）的侧切牙口内观；（c）侧切牙经根管治疗、解剖缺陷清创封闭后的X线片

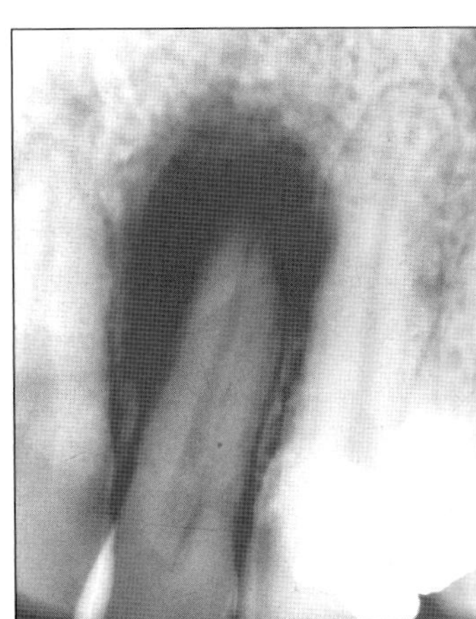

图 12.66 伴有腭龈沟及大的根尖透射影的活髓侧切牙

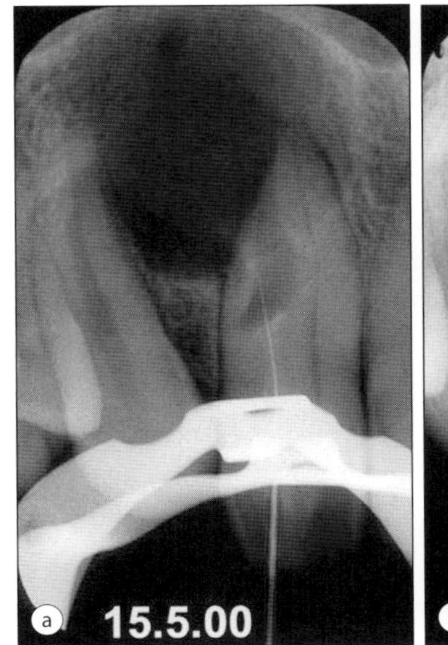

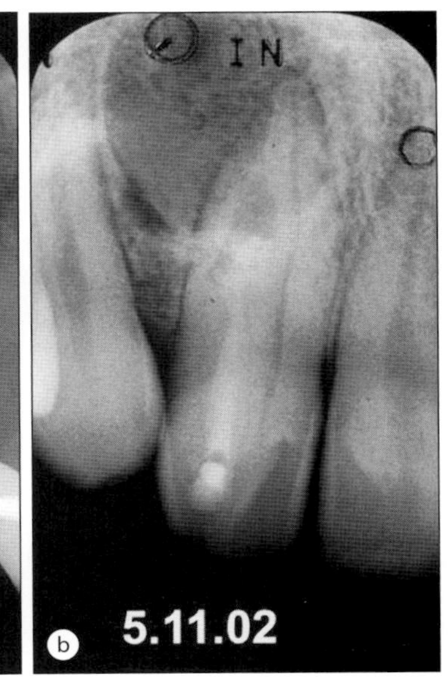

图 12.67 （a）3a 型牙内陷根管治疗；（b）清洁内陷部位并填充氢氧化钙，根尖周密度增高，且保持了牙髓活力

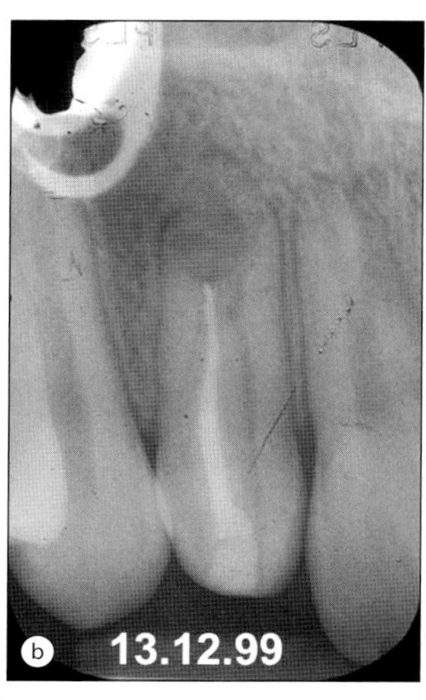

图 12.68 （a）有 3b 型牙内陷的侧切牙；（b）牙内陷处根管充填后根尖区域完全愈合，且保留了牙髓活力

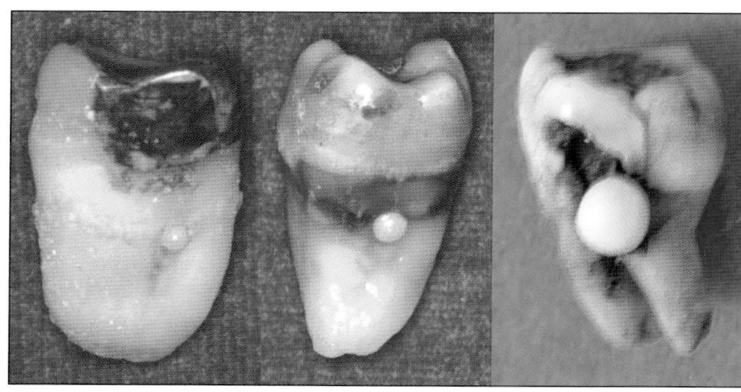

图 12.69 在根分叉或邻近区域的釉珠

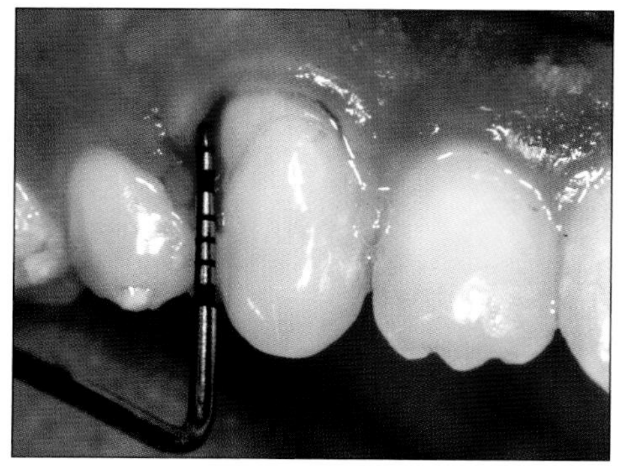

图 12.70 正畸治疗后上颌尖牙的远中面牙周附着丧失

颌牙更常见。釉珠的发生起源于一小团错位的成釉细胞，且大小各不相同。釉质内有时包含一个小的牙本质核，极少数情况下，还有一缕牙髓组织。小而局限的釉珠是可控的，但对较大的釉珠，尽管可能需要考虑牙髓暴露的问题，但仍需通过手术调磨。

正畸治疗

很少情况下，正畸治疗可以导致局部牙周破坏，这取决于一些不利因素的叠加作用，如菌斑控制不良、不利的软组织解剖（薄质组织）、牙间隙和骨外形。例如，在正畸牵引嵌入的上颌尖牙就位时，这种情况可能会发生（图 12.70）。以局部因素的纠正为基础，并依靠牙周专科医生，来进行治疗。

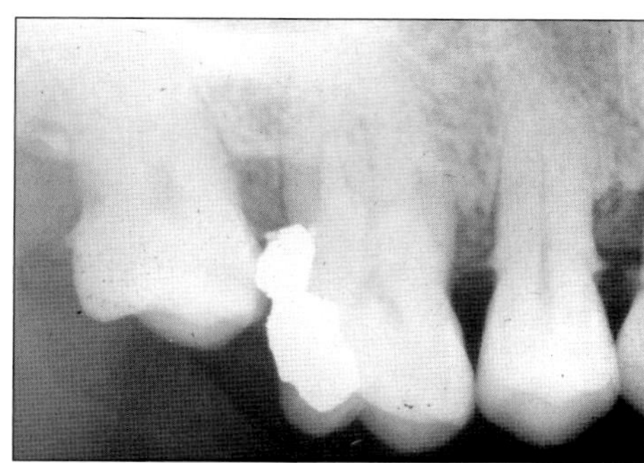

图 12.71 与修复体就位不良相关的局限性牙周破坏；尽管相邻的牙也出现牙周问题

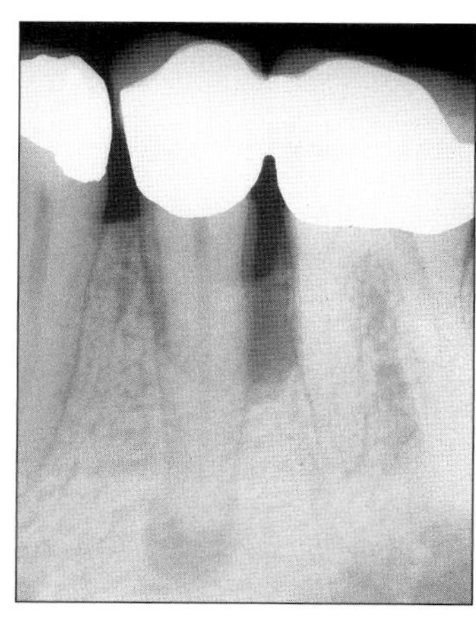

图 12.72 与联冠相关的局限性牙周破坏（前磨牙的牙髓也被累及）

牙移植与再植

无论是选择性施行的还是意外导致的牙移植与再植，均对牙周附着有创伤性的影响。两者都会造成附着结构局部永久性的损害，根据损伤程度的不同，会形成不同的牙周探诊结果。在主要操作过程中小心预防该问题总是最佳的方法，但是，一旦出现牙周破坏，就得纠正局部因素及由牙周专科医生来治疗。

设计不良的修复体

尽管与设计不良修复体相关的不良口腔卫生状况，极少导致经典的牙周 - 牙髓联合病变，但对牙周附着的局部破坏（图 12.71）还是有可能的。有悬突的修复体、外形突度过大的牙冠以及不良楔状隙外形，均会通过影响口腔卫生或侵犯生物学宽度造成牙周破坏。虽然有时邻近牙冠间相连可提供夹板作用，但其设计必须确保该处能被充分

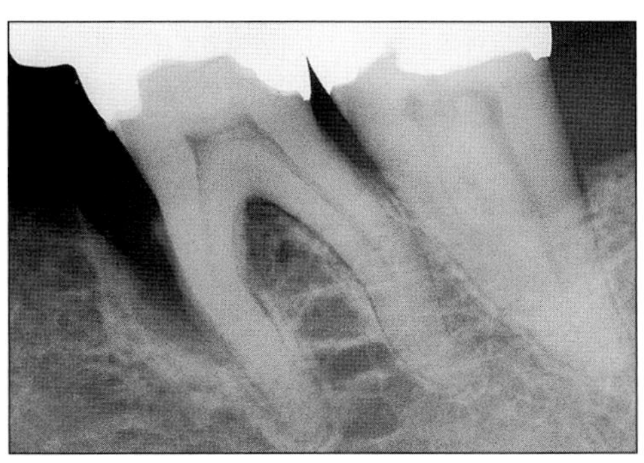

图 12.73 固定义齿难以保持清洁而导致局部牙周破坏

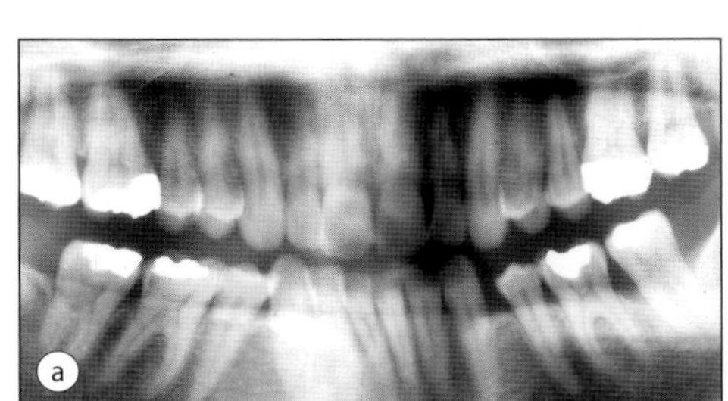

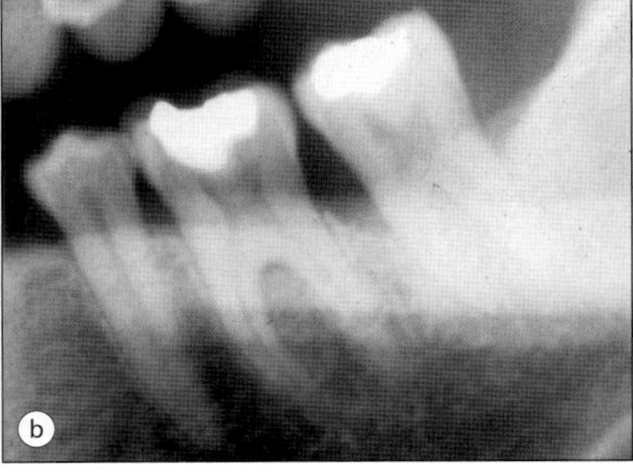

图 12.74 （a）曲面体层片显示 36 远中局限型牙周病；（b）病变区域影像学特征

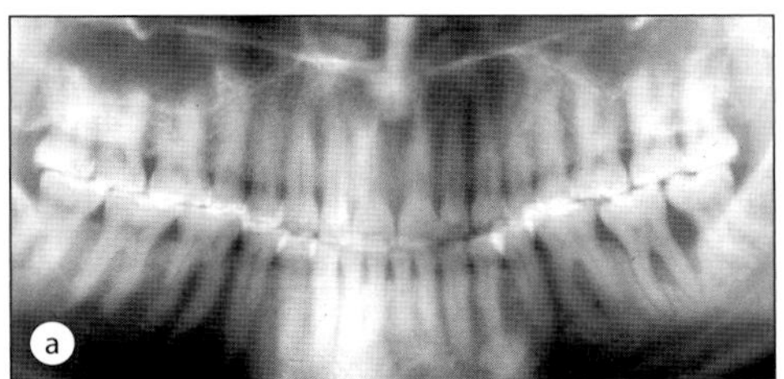

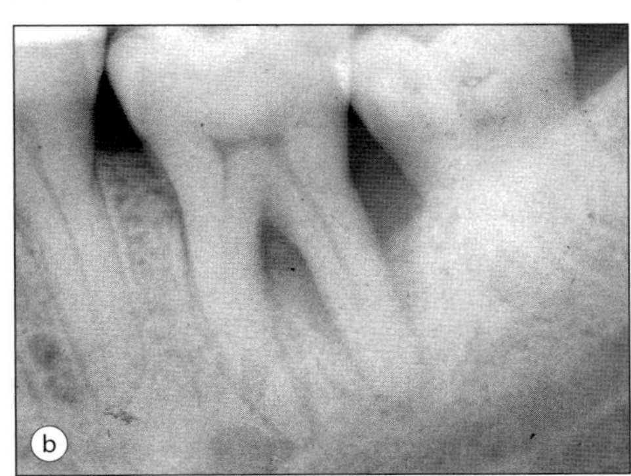

图 12.75 （a）曲面体层片显示 37 远中根局限型牙周病；（b）局部破坏区域的根尖片

清洁（图 12.72）。除了设计，患者配合维持清洁卫生对于避免继发性牙周问题也是必不可少的（图 12.73）。在这些情况下探诊问题局限于修复体的位置，但通常是宽牙周袋。替换原有修复体，使其拥有良好的外形轮廓，易于清洁，提高口腔卫生，通常可以稳定病情。

局限型牙周疾病

非常局限的牙周破坏可以发生在单颗牙的周围，而牙列的其他部位牙周都完好无损（图 12.74，图 12.75）虽然这种情况相对少见。在所示的病例中，只有一颗牙受累，而且都有一独特的探诊表现，牙周袋不是很窄但深。尽管其探诊轮廓宽，但至少最初它们仅局限于一个面。在颊面类似的局限性破坏通常会导致局部产生大量的牙龈退缩（图 12.76）。

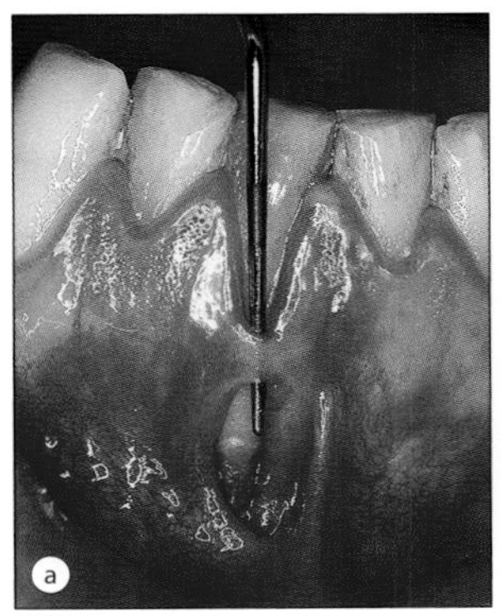

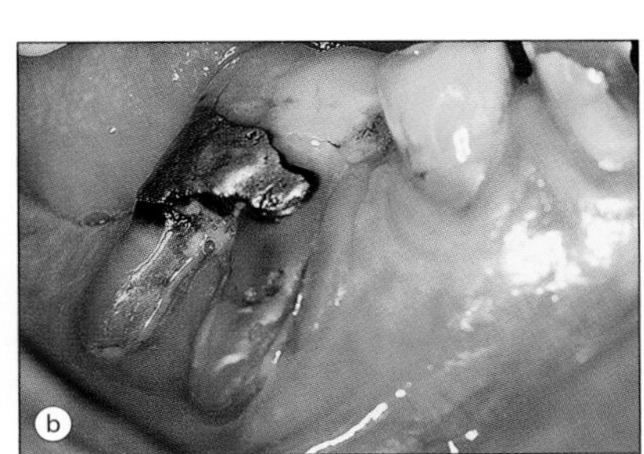

图 12.76 （a）下颌切牙局部牙龈退缩；（b）下颌磨牙牙龈大量退缩，龈缘处无探诊深度

多种牙周 – 牙髓联合病变

在广泛型牙周炎基础上的独立病变

可以发现任何一种上述独立病变都是广泛型牙周疾病的一部分。在这些独立病变中，有的与多处局部的牙周破坏一起出现，使其鉴别诊断变得更具挑战性（图12.7）。然而，仔细评估呈现出的特征结合临床检查，可以帮助定位来源于牙髓病变的病损，这些病损与那些原发于牙周的病损（图12.77）不同，其具有更好的预后，根管治疗对原发于牙周的病损无效（图12.78），甚至可能加速牙周破坏。影响成年人最常见的牙周炎类别是慢性牙周炎和侵袭性牙周炎。

慢性牙周炎

以往所说的“成人牙周炎”，包含一系列破坏性牙周疾病，它们进展缓慢，可以分为轻度、中度或重度。疾病的发展是间歇性的，其活动期与缓解期受细菌组成和危险因素影响。患这类疾病的个体往往菌斑控制差，多处牙结石沉积，波及龈上和龈下区域。针对牙周炎，全身和局部因素改变的作用均应考虑在内，吸烟和糖尿病（未控制的）

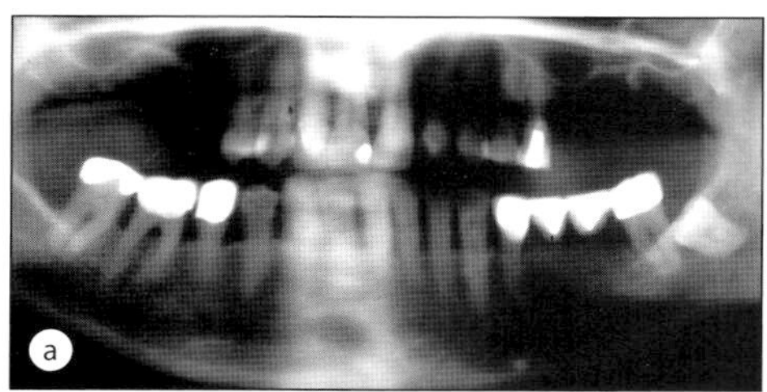
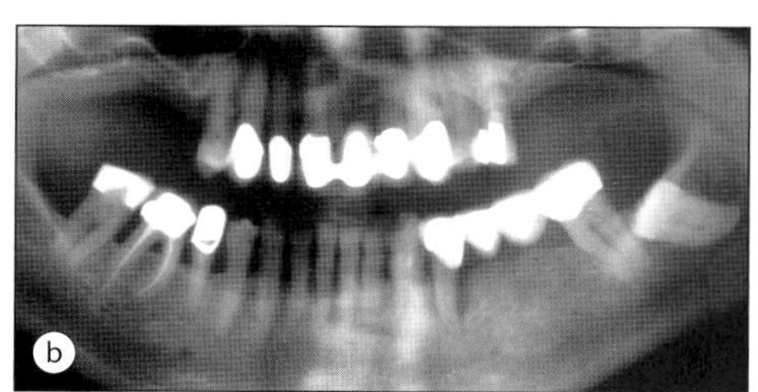
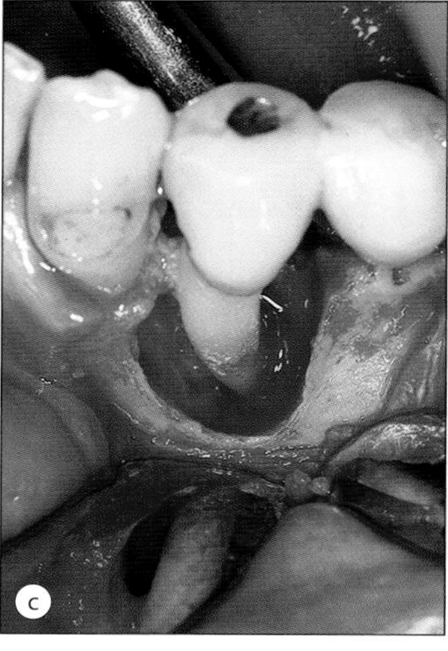

图 12.77 （a）戴有大跨度下颌固定义齿患者的曲面体层片；（b）5 年后曲面体层片显示近中桥基牙发生原发性牙周病变；（c）手术暴露牙周缺损区显示大量骨丧失

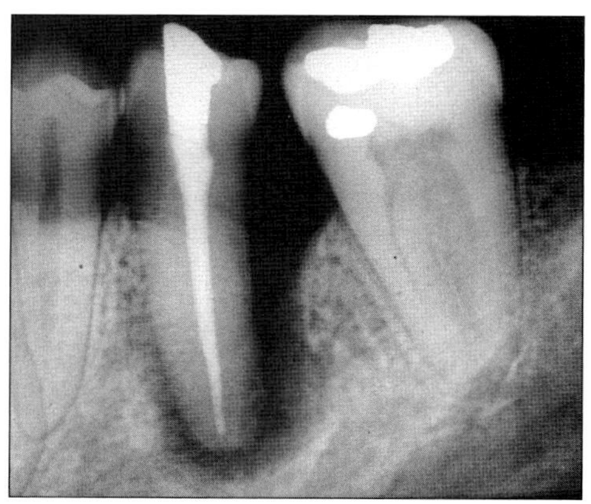

图 12.78 伴有局限性探诊缺损的无活力下颌前磨牙周围骨质丧失，牙髓治疗无效——病损为原发性牙周来源

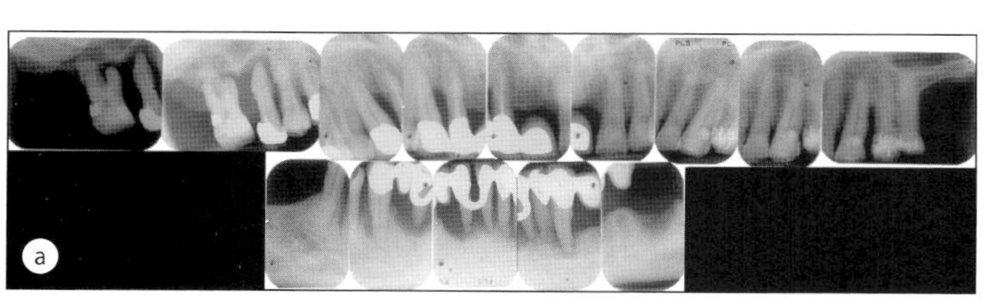
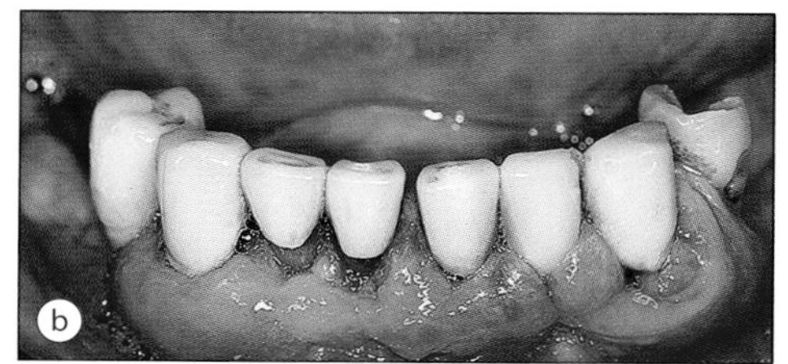

图 12.79 （a）晚期牙周病患者的 X 线片，患牙预后不佳；（b）图 a 中患者的口内观

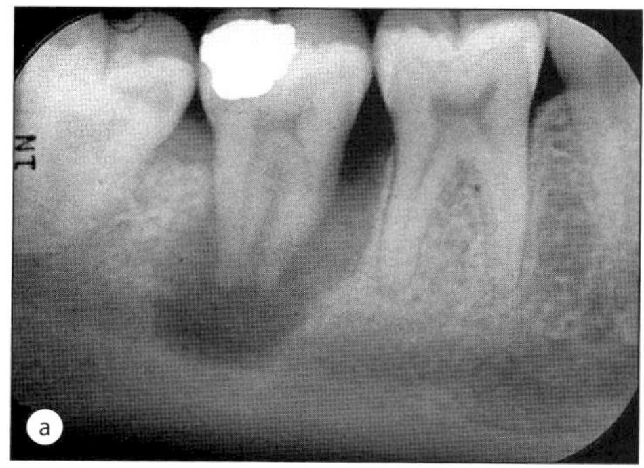
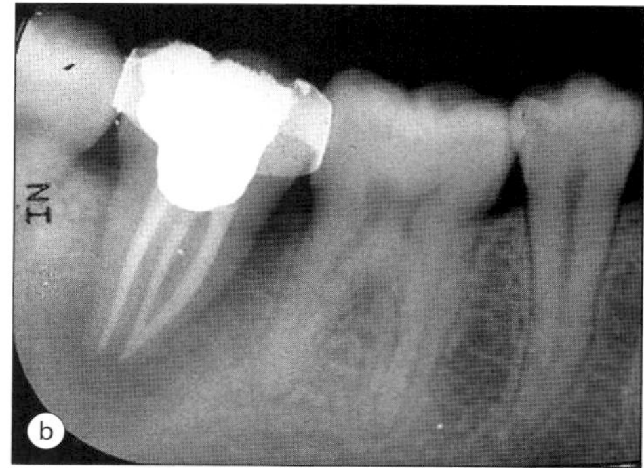
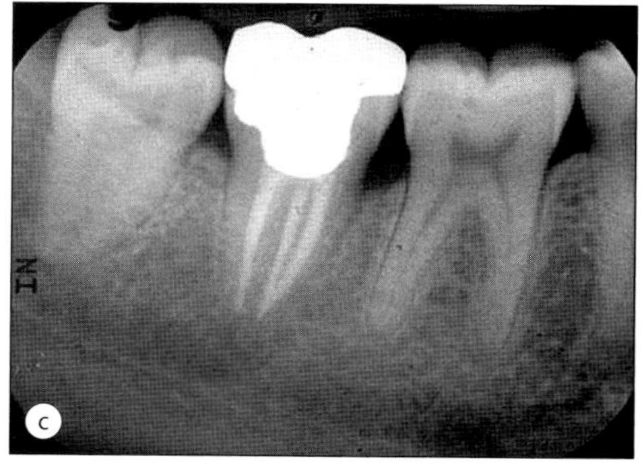

图 12.80 （a）伴有不明病因骨丧失的下颌磨牙 X 线片（由 Imran Azam 提供）；（b，c）下颌磨牙的 X 线片表明根管治疗的疗效（由 Imran Azam 提供）

都是正向危险因素。这类疾病骨丧失的特征可以是不规则的（垂直向的）或水平向的。累及的患牙正常情况下对牙髓活力测试反应阳性，表明牙髓有活力，但并不是无病变的状态。有严重牙周来源附着丧失的患牙预后不良，而且应拔除（图 12.79）。如果这样的牙齿对牙髓活力测试反应为阴性，没有很好地了解其临床与影像学病史的情况下，无法确定牙髓坏死是原发性疾病，还是继发于牙周疾病。在不确定的情况下，观察患牙对第一阶段根管治疗的反应，如果疗效佳则表明是牙髓来源（图 12.80）。

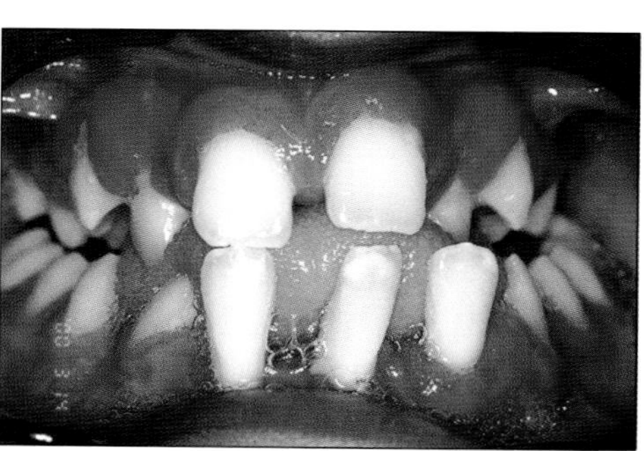

图 12.81 青春前期牙周炎的病例

侵袭性牙周炎 [青少年牙周炎（JP）；快速进展性牙周炎（RPP）]

这类疾病包括一组严重的、快速破坏及进展的牙周

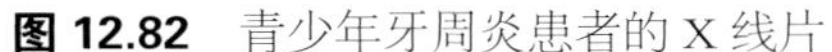

图 12.82 青少年牙周炎患者的 X 线片

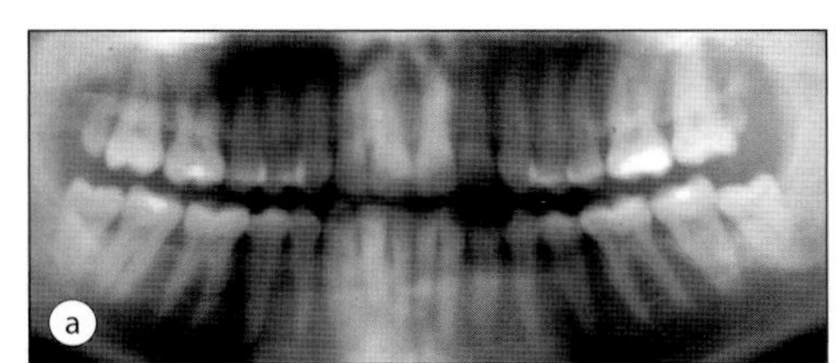

图 12.83 （a）29 岁患者快速进展性牙周炎；（b）同一位患者 34 岁时放射学影像

炎［以往它包含青春前期牙周炎（图 12.81）、青少年牙周炎（JP）（图 12.82）和快速进展性牙周炎（RPP）（图 12.83）］。目前疾病的发作时间通常是未知的，并有潜在家族遗传史。尽管这组疾病的宿主易感性（多形核白细胞缺陷）已被证明在疾病的进展中起重要的作用，高比例的特定细菌，如伴放线聚集杆菌（actinomyces actinomycetemcomitans，AA）也与这类疾病有关。与上一种牙周病相比，临床特征通常包括良好的口腔卫生，伴有广泛的炎症和严重的牙周破坏（附着丧失和骨丧失），与低水平菌斑堆积量不相符。

这组疾病中，独立的垂直骨吸收模式可以和广泛的水平骨吸收模式叠加，影响范围超过根长的 2/3。局限型侵袭性牙周炎（过去也称局限型青少年牙周炎）患者，常见骨吸收至第一磨牙和切牙的根端。鉴于牙周组织破坏速度迅猛的性质，往往没有足够的时间发生不可逆性牙髓损伤，所以此种牙周病损极少累及牙髓。故尽管病损可以由牙周 - 牙髓病损组成，并常常归纳为联合病变，根管治疗很少有疗效。这样的病损在后期经常出现“Burnout”，并可能维持为慢性进展病损。

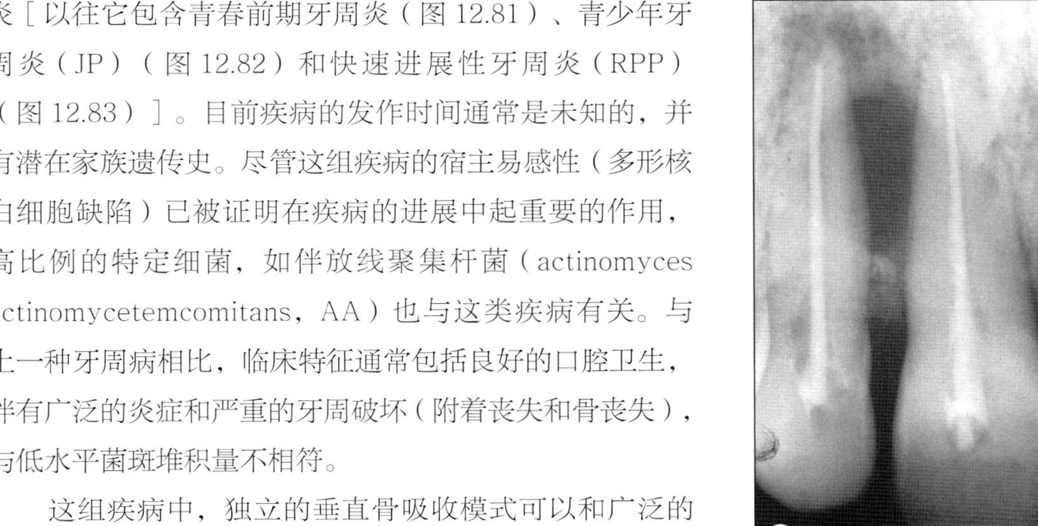

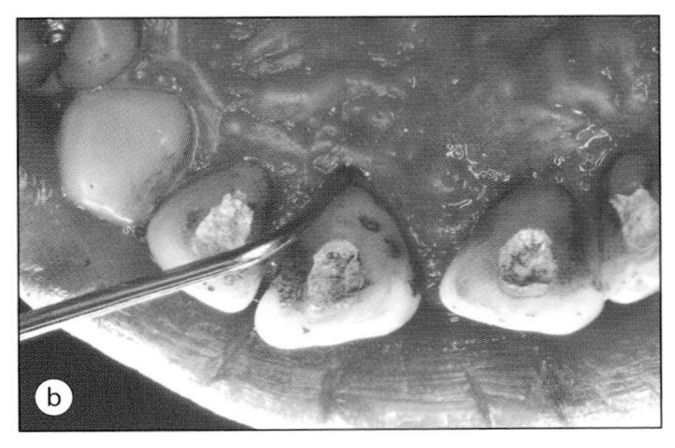

图 12.84 （a）感染性侧方牙周囊肿的 X 线片；（b）确认其与口腔相交通

牙周 - 牙髓联合病变的管理

预后的评估

任何临床状况的管理都取决于诊断与所呈现问题的性质。前一部分阐明了基于疾病的病因学因素的管理，其病因是清晰明确的。然而，术语“牙周 - 牙髓联合病变”的临床概念，从定义上讲最初缺乏明确的诊断。在很多病例中，直到牙髓或牙周治疗，或有时两种治疗都已完成后，才能确定真正的疾病起源。因此，据理推测牙髓问题在疾病中的分量，给出初始的暂定诊断，并基于此进一步行疾病管理。开始着手治疗过程的决定通常是基于牙齿预后的评估以及各牙在牙弓中的战略价值。牙周 - 牙髓联合病变的病例中特别之处在于，直至疾病起源明确，即直至牙髓或牙周干预已经完成，其预后才能明确。对于有些病例，两种干预都不能解决问题。对于与口腔相交通的感染性侧方牙周囊肿病例（图 12.84），这就是最典型的难点。广泛型牙周炎呈现出骨丧失到达根尖区域、Ⅲ度松动、阳性牙髓反应时，被认为预后不良。

牙周 - 牙髓联合病变的治疗

图12.85显示了一个决策树，用于帮助制订单纯的牙

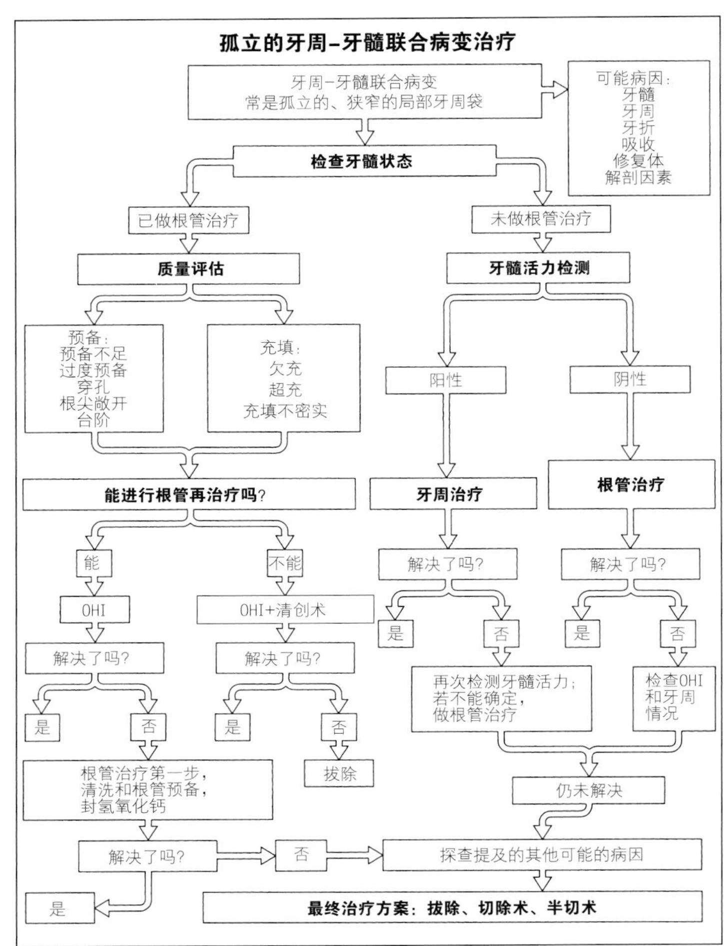

图 12.85 牙周－牙髓病变管理的决策树

周–牙髓联合病变的治疗计划。任何急性的问题（疼痛和感染）都应先行处理。首先，当患者来诊时轻柔地进行牙周袋清创是主要治疗措施，而且只有发生感染扩散和发热时，才联合使用抗生素。问题的关注点通常集中在初始治疗应该是针对牙周还是牙髓。在不确定的情况下（即使牙髓组织可能部分坏死和感染，但这仍不能确定时），应先行最简单、最微创的治疗方法，那就是牙周清创术。但是，进行根面清创术时需谨慎行事，以免病变是牙髓来源以及牙根表面的活细胞被破坏，这是至关重要的。初次牙周清创术后经过短期观察（6~8周），若没有任何愈合迹象，则可考虑行牙髓治疗。施行根管治疗的第一阶段（注意根管内是健康的、发炎的或坏死的牙髓），填充非固化氢氧化钙，以观察患牙反应。在这个阶段，将有可能得到明确诊断，但有的病例对牙周及牙髓治疗均无反应，则可能需要进一步评估以确定致病因素或拔除。

只有当牙髓明显坏死和感染时，根管治疗才应优先施行，并在牙内填充氢氧化钙。在根管治疗后还没有立即愈合的情况下，应紧接着行牙周治疗。当患者保牙愿望不强或依从性差，或广泛的原发性牙齿疾病存在时，应该考虑把另一个方法——拔牙作为首选。

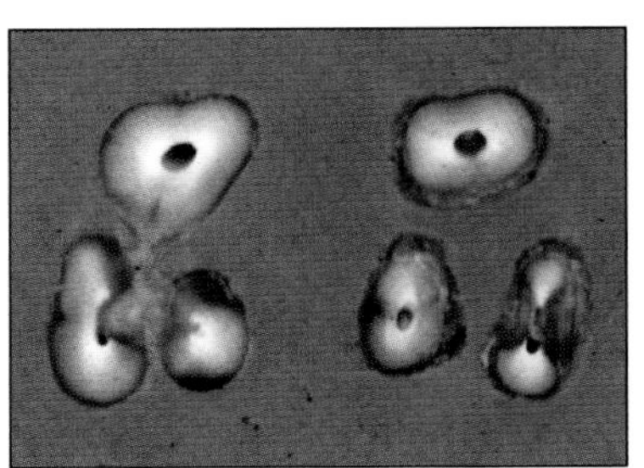

图 12.86 上颌第一及第二磨牙的牙根形状

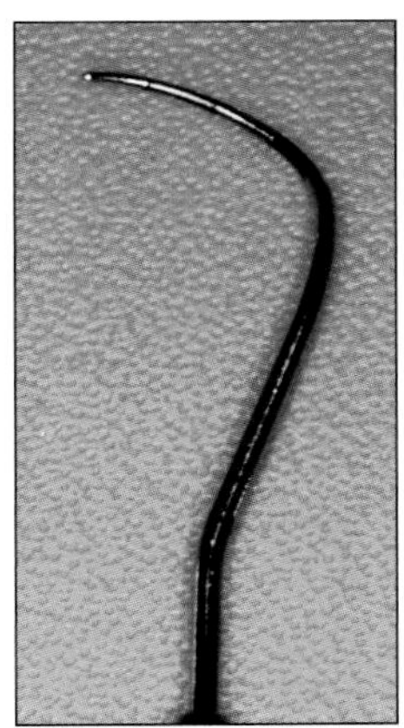

图 12.87 Naber's 探针

截根术

截根术是切断并去除多根牙的一个或两个牙根。当磨牙的牙周附着丧失累及根分叉时可考虑这一选项。对于磨牙的解剖和外形有一个详细的了解是至关重要的，而且必须清楚不同磨牙的牙根形状及大小的区别（图 12.86）。根据牙根间牙周组织破坏情况，对根分叉病变进行分类：

- Ⅰ度——牙周支持组织的水平丧失少于牙宽度的1/3。
- Ⅱ度——牙周支持组织的水平丧失大于牙宽度的1/3，但并未丧失至牙的总宽度。
- Ⅲ度——根分叉区域的牙周组织水平贯穿性破坏。

因为评价骨质水平有难度，所以基于垂直向骨质丧失的分类并不常用。在上颌牙，根分叉病变从颊侧中间、近腭侧和远腭侧评估。在下颌牙，从颊侧中间、舌侧中间评估。根分叉探诊使用特殊的牙周探针，如Naber's探针，它是弯曲的，可以到达根分叉区域（图12.87）。这些临床检查与影像学检查一起使用。

当根分叉因牙髓治疗并发症受累或Ⅱ度或Ⅲ度病变时，可考虑截根术。决定行截根术时，需考虑以下因素：

- 牙相关因素。
  - 患牙的可修复性。
  - 患牙的保留价值。
  - 根管治疗的可行性。
  - 治疗后咬合稳定性。
- 根相关因素。

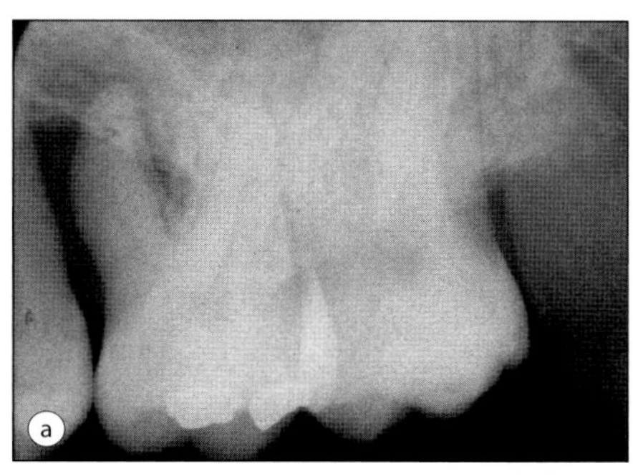
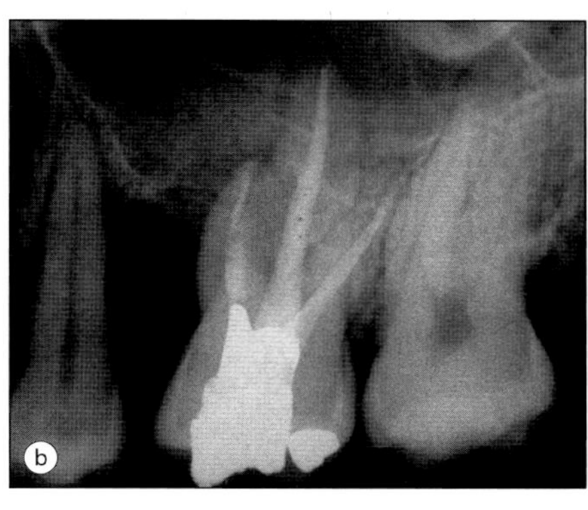

图12.88 （a）牙髓坏死可能促使上颌第一磨牙近颊根牙周病变；因此如果需要行截根术，除了填入银汞栓，患牙应行根管治疗（b）

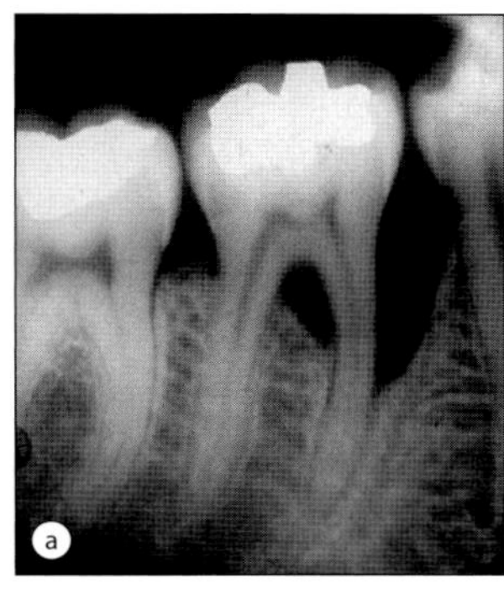
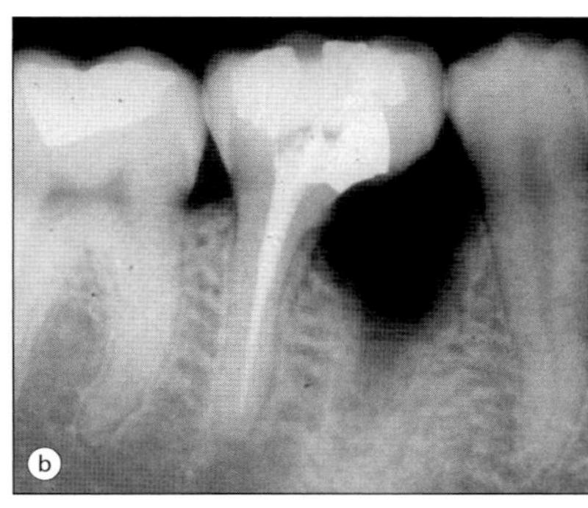

图 12.89 （a，b）将要行截除术的近中根根管内填充氢氧化钙并用银汞封闭

- 根柱长度——理想状态下，短根柱的患牙更适合行截根术。长根柱的患牙根分叉入口低，一旦行截根术，仍保留在牙根周围的牙周支持组织量将不足。
- 牙根分散程度——牙根的分散程度越小（邻近牙根越近），牙根间间隙越小；这些牙是截根术的不良候选者。
- 牙根的长度和形状——短而小的牙根行截根术后可能活动度增加。

• 骨相关因素。

- 应对剩余牙根周围的残余骨组织进行评估。
- 剩余牙根一个面局限性的深牙周附着丧失可能会影响另一个理想桥基牙的长期预后。

将要切除的牙根内根管应进行填充，并用银汞封闭（图12.89）。有的操作者喜欢使用玻璃离子水门汀，但它在口腔内会分解，因此，它并不是更好的选择。在进行截根术前，最好先完成根管治疗。根据牙周组织破坏程度进行翻瓣设计。虽然有的操作者只用“颊侧”瓣，但同时翻起颊侧和腭侧（或舌侧）瓣是很重要的，这样允许到达所有的分叉入口。只有在根分叉及牙周缺损的可视性差时才使用减张切口。通常情况用沟内切口，重要的是翻起全厚瓣，能够同时从颊侧和腭侧到达根分叉入口（图12.90）。截根术后，应斜切牙冠的下表面，以消除根-冠方向的自然凹面弯曲。图12.91显示牙根切除后轮廓线不佳。

如果患牙的修复治疗或牙髓治疗预后不佳，那么可选择拔除。根管治疗冠方和根方的开孔大小应当是保守的，同时又能满足清创的要求，以达到消除感染的目的，而且保持可修复性。保留下来的牙根应该表现出良好的牙髓治疗及修复治疗预后。将要切除的牙根不要求行根管治疗，除非怀疑牙髓坏死导致牙周病变（图 12.88）。

在罕见的情况下，活髓牙根截除术是必要的，重要的是在术后 2 周内开始牙髓治疗，以减少术后感染的风险。在这样的病例中很难进行牙髓管理，因为微生物可能渗漏进根管系统对预后不利，这一事实有必要向患者和牙周专科医生指出。

在Eastman进行的一项研究，关于牙周受累并伴有根分叉病变的磨牙，进行根管治疗后，施行或不行截根术；图12.92描述了相关结果。做了截根术的患牙5年生存率为93%，而未行截根术的患牙生存率为47%。基于这一经验，提出图12.93中的方法，帮助决定Ⅲ度根分叉病变磨牙的最佳管理方案。

再生技术在牙周 – 牙髓联合病变治疗中的作用

引导组织再生指通过分化组织发育来再生丧失的牙周结构的治疗流程。

已有许多方法被用来达到这一目的，它们可分为：

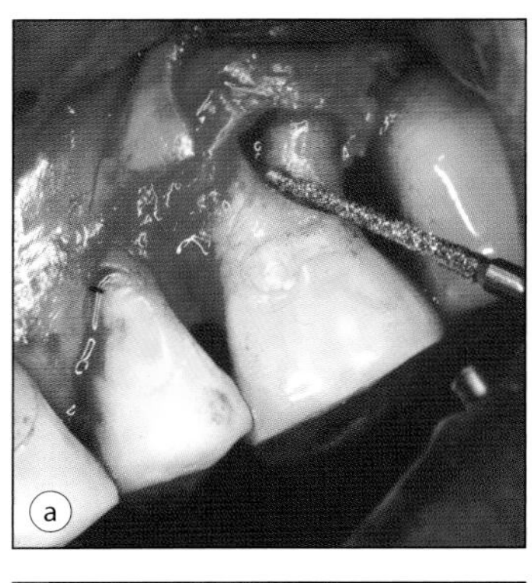
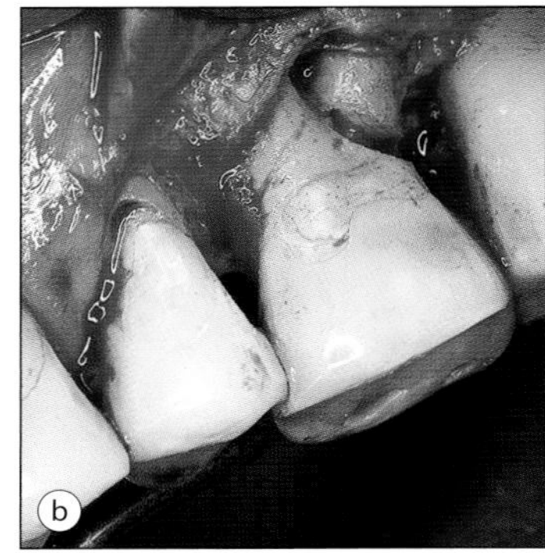
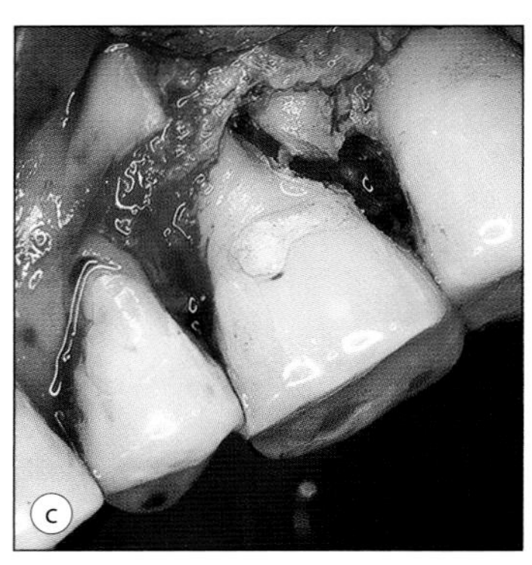
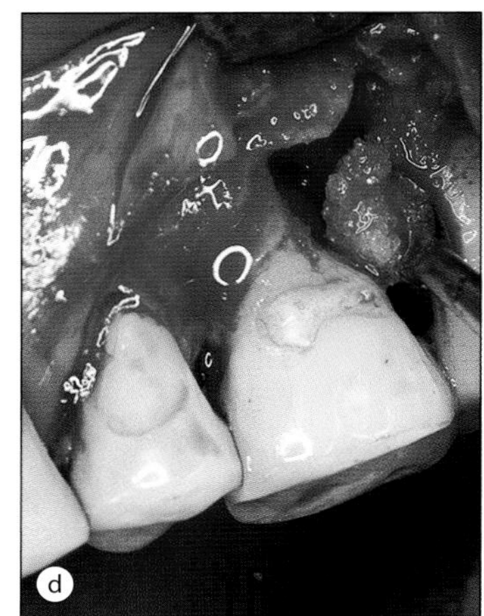
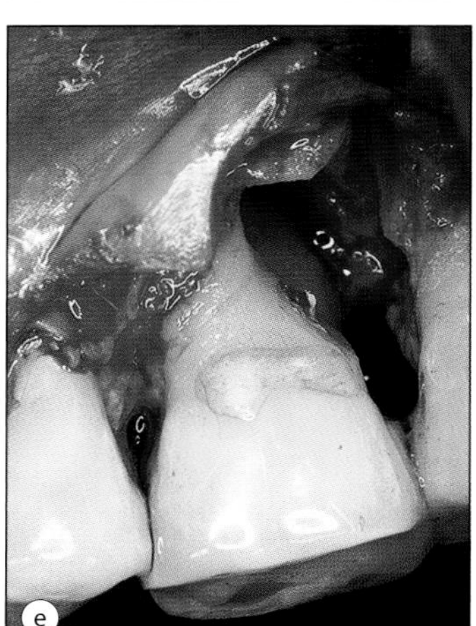
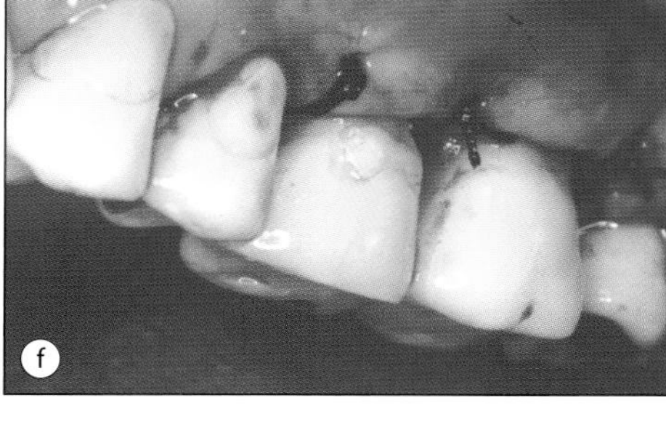

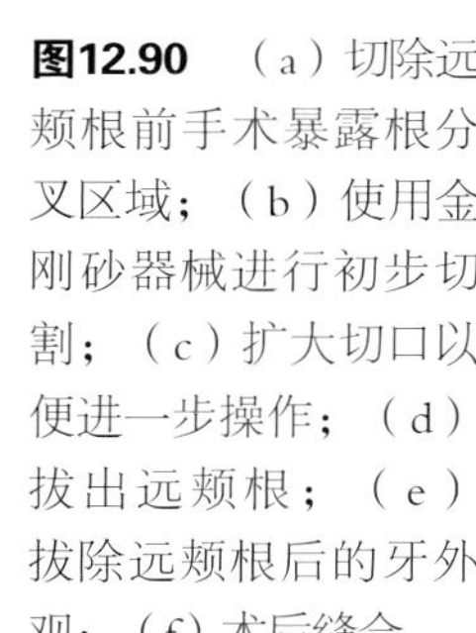

图12.90 （a）切除远颊根前手术暴露根分叉区域；（b）使用金刚砂器械进行初步切割；（c）扩大切口以便进一步操作；（d）拔出远颊根；（e）拔除远颊根后的牙外观；（f）术后缝合

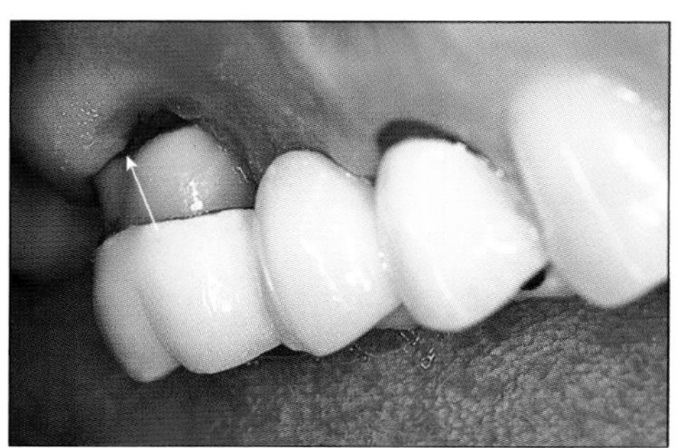

图 12.91 根切除后轮廓线不佳（箭头所示）

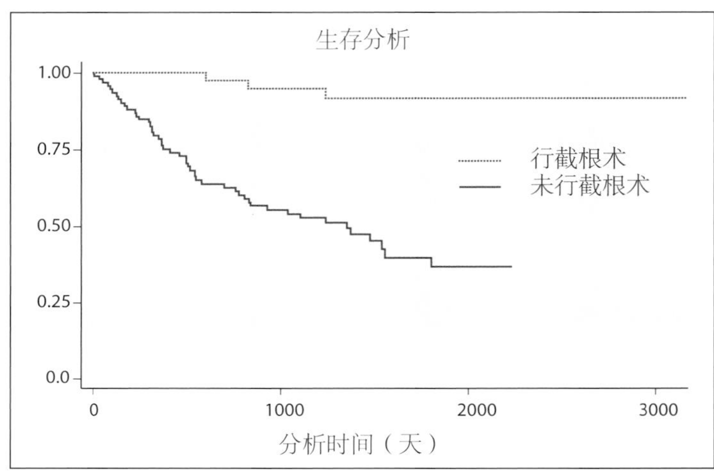

图 12.92 已行根管治疗且牙周累及的患牙，行截根术或未行截根术后 5 年的生存率

需行根管治疗及截根术的根分叉病变患牙的管理策略

初期阶段治疗、诊断及治疗计划必须在患者接受根管治疗前完成。联合治疗计划在所有多学科病例中都是必不可少的。

牙周来源 活髓	牙髓来源 牙髓无活力或 即将坏死	来源不明	诊断
选择性根管治疗 记录各根管的内容物	根管治疗 记录各根管内容物及探诊结果	选择性根管治疗 记录各根管内容物及探诊结果	治疗并记录检查
开髓、清理、成形所有的根管；对将行截根术的牙根保持工作长度比电子根长测量仪的读数为“0”时的长度短1mm，以防止根管内容物推出根尖孔。根管内填充氢氧化钙	开髓、清理、成形所有的根管，并填充氢氧化钙	开髓、清理、成形所有的根管，并填充氢氧化钙	治疗细节
在将行截根术的牙根内填充材料至工作长度，但在根管的冠 1/3 内放置银汞并封闭足够的长度 常规充填其他根管，并在冠方填充 IRM 栓	检查症状，探诊结果，如果牙周袋减小或消失，完成根管治疗 如果无好转，则填充氢氧化钙	检查症状，探诊结果，如果牙周袋减小或消失，完成根管治疗 如果无好转，则填充氢氧化钙，并建议拔除	
根管充填后 1 个月内完成截根术	转诊至牙周专科医生行进一步管理 / 治疗计划		

如果牙周缺损表现为根尖上的黏膜破坏，完成根管治疗并转诊至牙周专科医生行膜龈手术（+/– 牙髓专科医生行根尖切除术和根尖倒充填）

图 12.93 需行根管治疗及截根术的根分叉病变患牙的管理策略

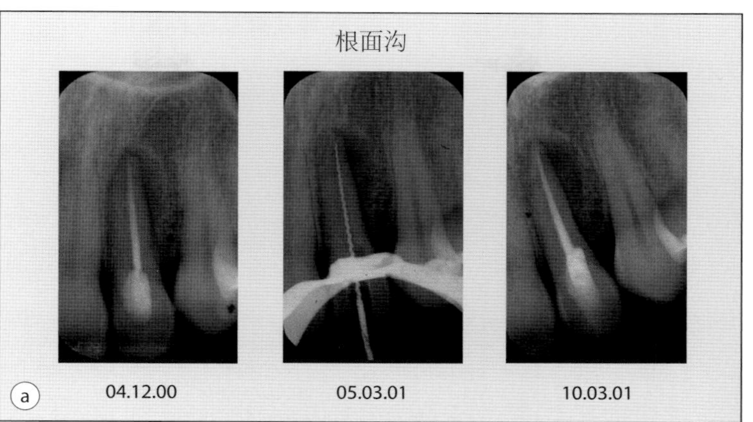

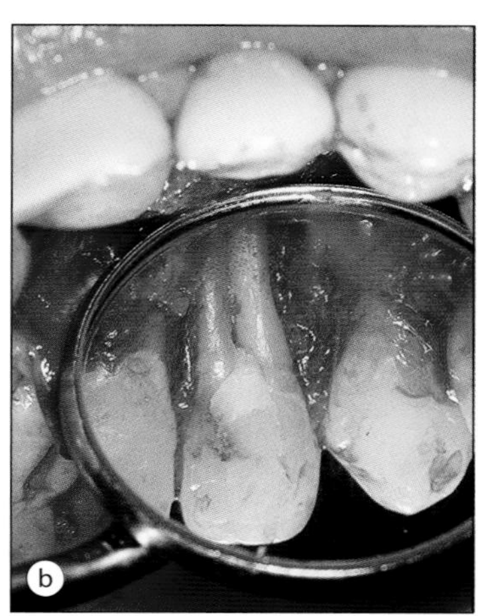

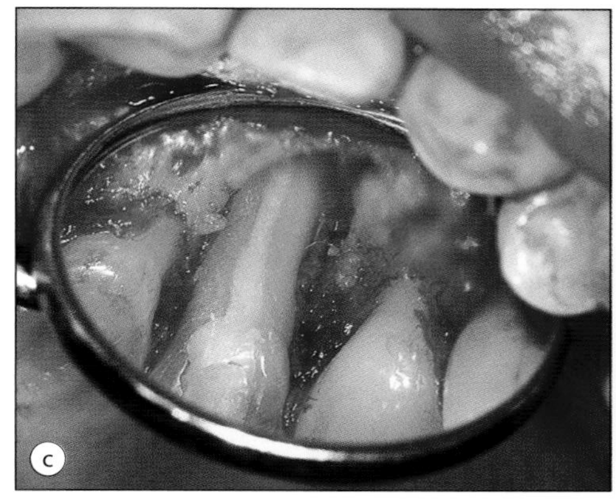

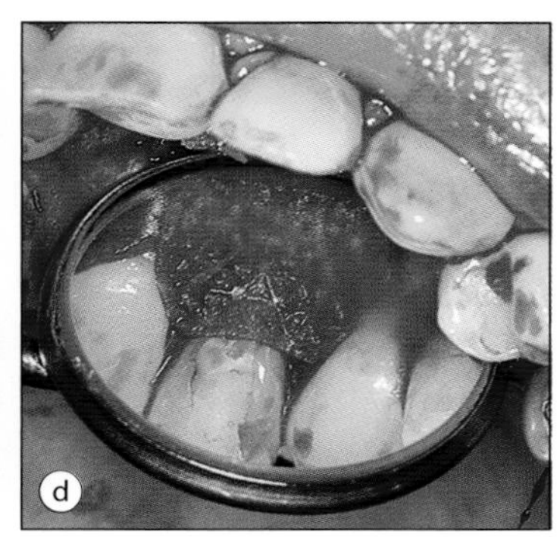

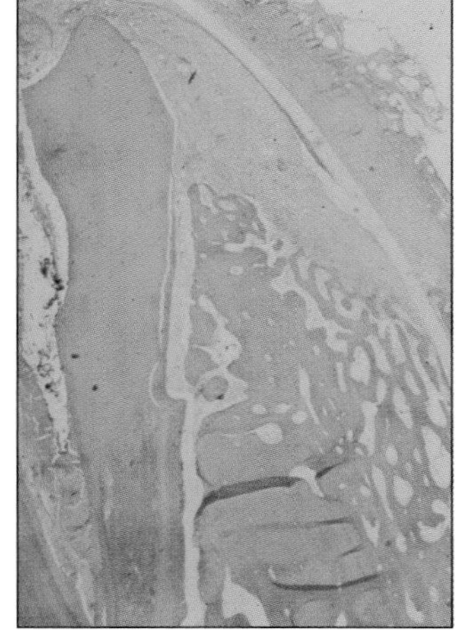

图 12.94 组织切片显示使用屏障后形成新的附着（由 Lars Laurell 提供）

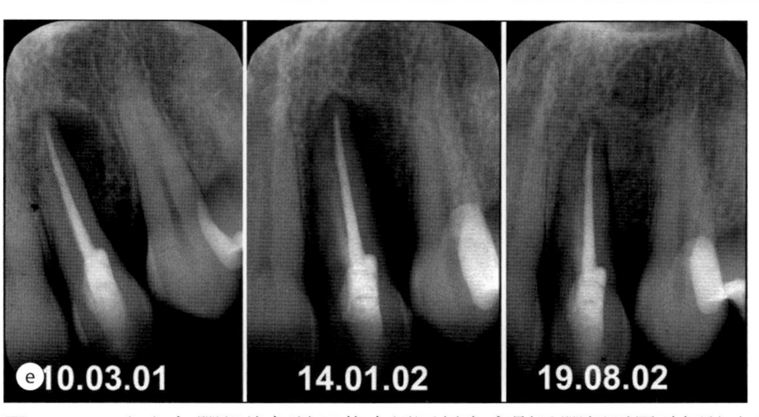

图12.95 （a）与腭龈沟相关且伴有周围低密度影及腭侧牙周破坏的左侧上颌侧切牙再治疗的3张X线片；（b）手术暴露发育沟；（c）沟内填充玻璃离子；（d）放置合成的生物可吸收屏障；（e）治疗后骨缺损完全恢复正常

- 屏障。
- 釉基质衍生蛋白。

在牙周－牙髓病变的管理中，使用屏障已取得一定程度的成功。屏障起选择性排异细胞的作用，使所需细胞（在这种情况下是牙周膜细胞）重新填充伤口，从而在牙根表面形成新的附着（图 12.94）。最初使用的屏障是不可吸收的，然而，由于它们的暴露、感染和在术后 6 周需再次手术取出的问题，它们已被生物可吸收屏障取代。后者分为两种类型：

- 基于胶原的（通常来自牛或猪）。
- 合成的（聚乳酸或聚乙醇酸的共聚物）。

为了取得成功的疗效，要求屏障足够坚韧，以保留细胞增殖的空间，而且允许伤口保持稳定。术后，获得一期封闭是重要的，尽管几周后屏障暴露是常见的并发症，但这似乎并没有导致明显的问题，因为屏障不会被感染而是很快开始吸收。

以下的病例展示了在深腭龈沟相关的局限型牙周－牙髓联合病变管理中屏障的使用。

图12.95中所示患者左侧上颌侧切牙的腭侧局限性的破坏。这颗牙之前已行过两次根管治疗，但是残留的探诊

缺损没有好转，该探诊缺损可以追踪到腭龈沟槽线（最初还并未确诊）。转诊后，经过仔细评估和规划，患者接受了根管再治疗和再生手术。在术中，可以看到沟槽深，像牙根对裂为两半，沟槽沿腭侧方向延伸，终止于根尖1/3处（图12.95b）。使用窄的超声尖清理并稍稍开放沟槽。剩余的骨缺损呈现一个狭窄的三壁形态，对其进行清创并清除所有的肉芽组织。在腭龈沟内填充玻璃离子（图12.95c），并放置生物可吸收屏障（图12.95d）。随访可见顺利愈合，没有持续的探诊深度，且如图12.95e所示骨缺损完全恢复正常。

使用屏障得到成功的治疗结果需要良好的病例和位点选择（包括软组织评估和缺损的解剖位置），以及密切的术后随访。早期的随访能够发现并发症的发生，如感染，这需要及时的处理。尽管釉基质衍生蛋白已广泛用于牙周炎患者的牙周再生，但它们还没有应用于牙周－牙髓联合病变的治疗。

参考文献及延伸阅读

[1] Bender, I.B., Seltzer, S., 1972. The effect of periodontal disease on the pulp. Oral Surg Oral Med Oral Pathol 33 (3), 458–474.

[2] Bergenholtz, G., Lindhe, J., 1978. Effect of experimentally induced marginal periodontitis and periodontal scaling on the dental pulp. J Clin Periodontol 5 (1), 59–73.

[3] Kirkham, D.B., 1975. The location and incidence of accessory pulpal canals in periodontal pockets. J Am Dent Assoc 91, 353–356.

[4] Lin, H.J., Chan, C.P., Yang, C.Y., et al., 2011. Cemental tear: clinical characteristics and its predisposing factors. J Endod 37 (5), 611–618.

[5] Lindhe, I., Lang, N.P., 2008. Clinical periodontology and implant dentistry, 5th ed. Blackwell Munksgaard, Oxford.

[6] Lowman, J.V., Burke, R.S., Pellu, G.B., 1973. Patent accessory canals: incidence in molar furcation region. Oral Surg Oral Med Oral Pathol 36, 580–584.

[7] Rubach, W.C., Mitchell, D.F., 1965. Periodontal disease, age, and pulp status. Oral Surg Oral Med Oral Pathol 19, 483–493.

[8] Seltzer, S., Bender, I.B., Ziontz, M., 1963. The interrelationship of pulp and periodontal disease. Oral Surg Oral Med Oral Pathol 16, 1474–1490.

[9] Seltzer, S., Bender, I.B., Nazimov, H., et al., 1967. Pulpitis-induced interradicular periodontal changes in experimental animals. J Periodontol 38 (2), 124–129.

[10] Tamse, A., Fuss, Z., Lustig, J., et al., 1999. An evaluation of endodontically treated vertically fractured teeth. J Endod 25 (7), 506–508.

[11] Vertucci, F.J., Gegauff, A., 1979. Root canal morphology of the maxillary first premolar. J Am Dent Assoc 99, 194.

[12] Vertucci, F.J., Williams, R., 1974. Furcation canals in the mandibular first molar. Oral Surg Oral Med Oral Pathol 38, 308–314.

13 正畸学与牙髓病学的学科交叉

K Gulabivala，FB Naini

现代口腔正畸治疗的本质

口腔正畸学是口腔医学的一个分支，其研究内容涉及牙颌面部的生长发育，及其异常情况和 / 或畸形的诊断、预防与治疗。通常情况下，正畸治疗是指针对有别于“正常殆”和“理想殆”的错殆畸形的矫治。此外，正畸矫治作为多学科联合治疗的一部分，正越来越多地参与到其他牙颌面部疾病的诊断和治疗之中。如联合矫正性颌骨手术（正颌手术）以处理严重的骨性畸形，以及参与唇腭裂、严重的颅面畸形、先天缺牙和阻塞性睡眠呼吸暂停的综合性治疗等。随着越来越多的成年人（常伴牙列缺损）也开始寻求正畸矫治，正畸 - 修复的联合治疗也越显得重要。同样地，口腔内科和口腔正畸科医生也必须了解彼此的专业特点，以便及时、合理地寻求对方的专业帮助。

对牙齿施加一个持续的力可引起牙槽骨的改建，牙周膜的重组和牙齿的移动。牙齿受力移动是一个涉及多细胞和多化学介质协调活动的复杂过程。牙面受到一个持续的力的作用时，其牙周膜内会同时产生压力区和张力区。力单点作用于牙面（如活动矫治器中的弹簧所提供的矫治力）使牙齿发生倾斜移动，此时施力对侧的牙槽嵴顶和同侧的根尖区产生最大的负载压力。固定矫治装置提供的一对力偶使牙周膜的一侧产生均匀的负载压力，此时牙齿发生整体移动。传递到组织上的力的大小影响是该区域组织反应的决定性因素。理想状况下，为避免局部缺血和组织坏死，正畸力不应超过牙周膜内的毛细血管压。同时，移动牙齿的适宜力值还取决于牙的移动类型和被移动牙的根表面积的大小（表 13.1）；移动根表面积较小的牙齿所需的力值也较小。压低牙齿所需的力值最小，这是因为应力都集中在根尖区，而该区域的根表面积是很小的。

不超过毛细血管压的正畸轻力使压力区内发生骨吸收，张力区内出现骨沉积。超过毛细血管压的正畸力则使受累牙周膜内发生无菌性坏死。无菌性坏死会导致延迟的牙齿移动，并于几天内在坏死区域的下方出现骨吸收。由于应答细胞来源于坏死区域下方的牙槽骨髓腔，因此该反应也被称为潜掘性吸收。坏死组织发生吸收的同时，破牙骨质细胞也会吸收邻近根面的牙骨质。这或许就是正畸相关牙根吸收的发生机制。轻度的牙骨质破坏是可复的。然而持续重力作用会使牙根的吸收量远超沉积量，进而出现明显的牙根长度的损失。

总的来说，从正畸学角度而言，适当地移动牙齿并不会损伤牙髓 - 牙本质复合体和牙根。或许这种看法大体上是正确的，亦或许只是损伤不太明显直到其引起了正畸医生的注意。

正畸牙移动对牙髓的影响

牙齿受力后会发生移动（至少会产生屈曲），这可能干扰甚至直接阻断牙髓的神经血管供应。牙髓的生理功能和牙髓状态或受其影响。尽管文献报道篇幅有限，Hamilton 和 Gutmann （1999）仍然将在动物和人类牙齿上进行的相关研究做了一个系统性的回顾。牙移动过程中施力的性质、方向和大小（这取决于所选取的正畸矫治技术和实施方式），间歇作用或持续作用，根尖发育的成熟度和患者的年龄等都是影响牙髓反应的影响因素。用于评价正畸牙移动对牙髓影响的指标很多，可分为组织学水平（牙髓炎症、牙髓变性、细胞状态、纤维样变、前期牙本质宽度、修复性牙本质的形成、牙髓腔闭塞、Hertwig上皮根鞘）、细胞水平（牙髓细胞的代谢和细胞呼吸率、成牙本质细胞的存活或变性）、血管水平（血管分布、血流量、血循环障碍、血管再生）、神经水平（神经细胞密度、有髓鞘和无髓鞘细胞的分布）、分子水平 [各种因子的表达如降钙素基因相关神经肽（CGRP），蛋氨酸脑啡肽，β -内啡肽、P物质、神经激肽A、肠血管活性多肽、神经肽Y]，以及临床水平等（对牙髓测试的反应，相应症状和体征、牙变色情况、牙髓炎症、牙髓坏死）。

尽管会出现一些相互矛盾的实验结果，但总的来说，研究认为正畸牙移动会导致牙髓的神经血管紊乱（首发表现为牙髓炎性反应，进而出现牙髓的退行性变）。上述变化在根尖发育成熟的牙齿中尤为明显。牙髓反应可能受各种分子信号系统介导，并通过信号分子的差异表达在血管、神经、代谢、细胞和组织等水平发挥影响。成牙本质活动（即牙本质的生成速度和形成模式）可能受其影响，如第三期牙本质形成，以及罕见的可有牙髓闭锁（图 13.1）。牙髓反应的发生率和严重程度受施力的大小、方

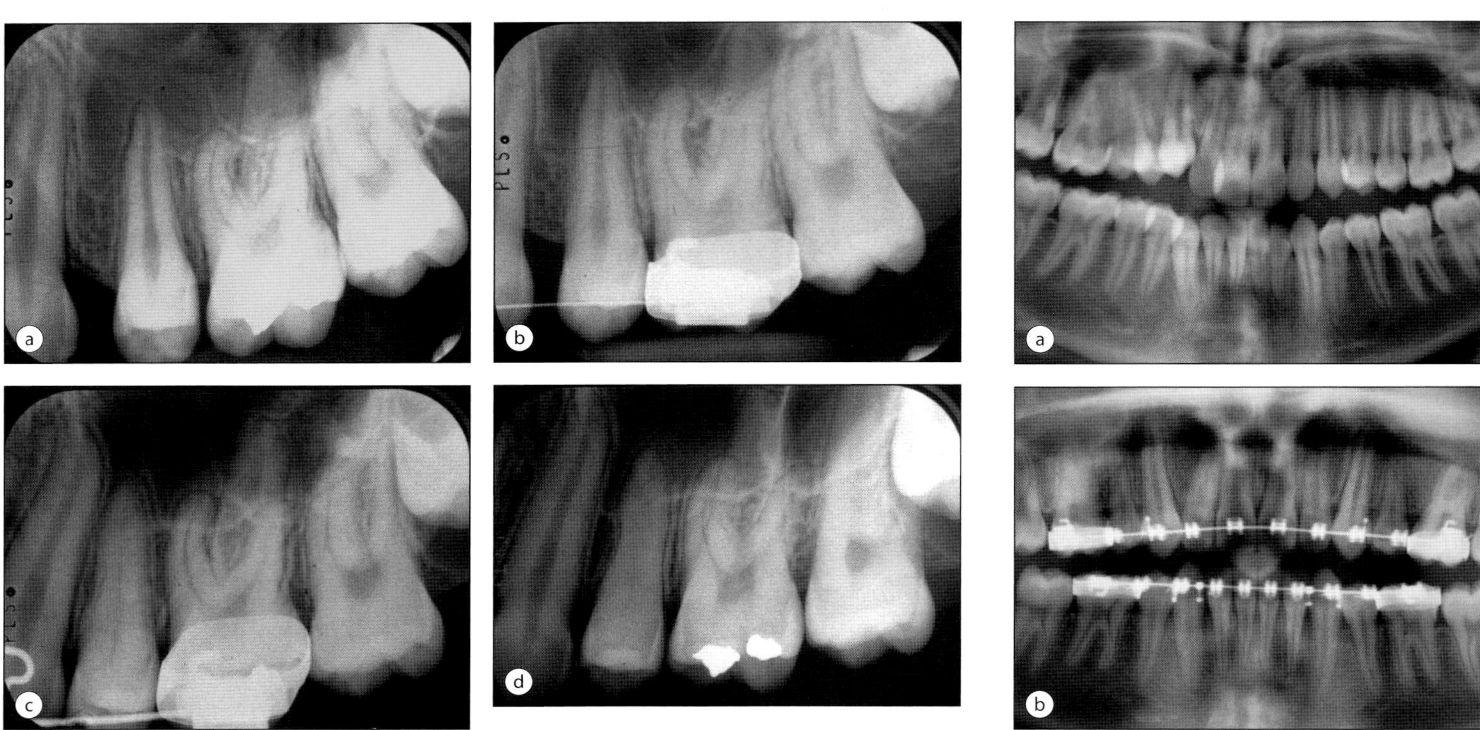

图 13.1 （a~d）正畸移动中的前磨牙出现进行性牙髓钙化

图 13.2 （a，b）钝圆的根尖影像，上颌切牙受累严重

表 13.1 不同类型正畸牙齿移动的适宜力值

牙齿移动的类型	力值（g）
整体移动	60~120
倾斜	30~60
旋转	30~60
伸长	30~60
压低	10~20

向、连续或间断作用、持续时间，以及牙髓刺激既往史（如龋坏、修复体、创伤或牙周病对牙髓的刺激）的影响。牙根未发育成熟的牙齿因具有较丰富的血供、粗壮的神经血管束和开放的根管口，较少出现牙髓反应。

一般而言，正畸过程中较少出现明显的牙髓反应症状，可有牙髓对刺激（如牙髓测试）的敏感程度的改变，牙髓炎症反应，牙齿疼痛（可为托槽粘接树脂不均匀的聚合应力所致）、牙髓出血和牙髓坏死。需要注意的是，牙髓敏感可被牙周膜受力后产生的不适感所掩盖。

正畸牙齿移动对根吸收的影响

正畸牙齿移动与根吸收之间的相关性是明确的，且其相关性有着一个合乎逻辑的生物学基础。然而，根吸收并不会持续地进行。根吸收的程度受到牙髓状态、牙根形态和正畸力大小的影响。大多数接受固定矫治的正畸患者都

表 13.2 正畸诱发牙根吸收的危险因素

危险因素
牙根形态
钝圆的牙根（图 13.2）
锥形牙根
创伤史
不良习惯
咬指甲
吮指
医源性（治疗）因素
延长的矫治时间
过大的矫治力
压低牙齿
伸长牙齿
牙齿移动量 / 距离较大
转矩移动，特别是将牙根移动向皮质骨（使用方丝）
颌间弹性牵引

有少量的（不超过 1~2mm）的牙根吸收而鲜有已知的长期影响。约 15% 的患者可能会有超过 2.5mm 的根长损失，这种情况可能存在长期的不良影响，特别是根吸收伴有牙周骨质损失时。表 13.2 列出了正畸诱发牙根吸收的危险因素。

牙槽骨受到机械压力后可发生吸收和适应性改建，这是正畸牙移动的生物学基础。同时，牙骨质也会发生适应性改建，只是其活跃度不如骨组织，否则在骨组织改建之前便会出现牙根的吸收。与骨吸收相似，牙骨质的吸收由

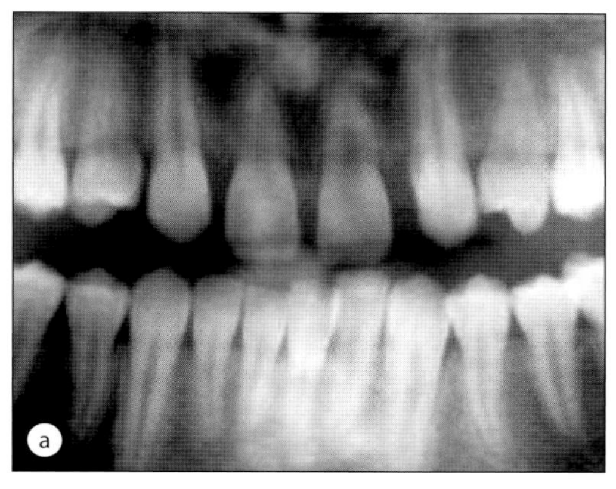
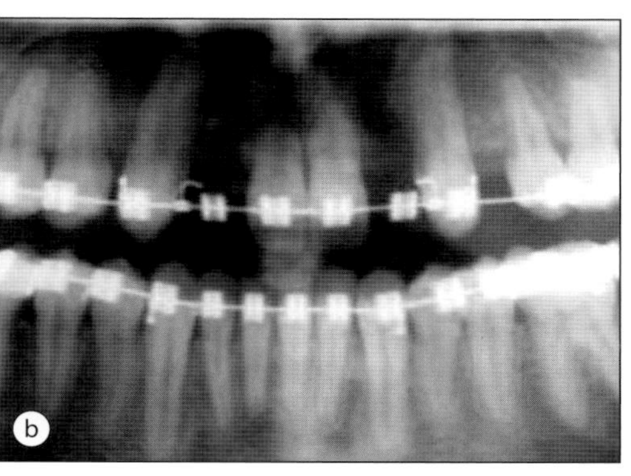

图 13.3 固定正畸治疗中上颌切牙发生显著的根吸收：（a）治疗前；（b）治疗中

成牙骨质细胞和破牙骨质细胞介导。据推测，力的大小和持续作用时间是影响牙骨质改建的主要因素，其中压低牙齿的重力和倾斜牙齿的力最易导致吸收。使用较少的牙做支抗或出现支抗丢失都是根吸收发生的危险因素。而施以间断轻力则有利于骨组织的改建。事实上，这两种组织反应同时存在，只是骨改建占主导地位才使牙齿能在牙槽骨内移动。

正畸牙移动可致牙根表面型吸收或短暂的炎性吸收。前者是生理适应性改变，而后者为适应性改变伴轻微损伤所致的炎症反应。约40%的上颌切牙和近20%的下颌切牙可受此影响。典型的影像学表现为根尖形态变圆或变钝，有时可进展为整体的根吸收（图13.2）。牙根形态发生改变时，牙周膜间隙和宽度保持稳定不变。根尖吸收的发生率被认为是根侧方吸收发生率的4倍。从组织学意义上讲，根吸收发生的主要原因是受累根面负载过大的局部压力。影像学检查更容易显示出根尖吸收，或是因为X线片更易观察到根尖吸收所致的牙根形态的变化。或从理论上解释为，根尖部的牙骨质可能更不稳定。然而事实似乎并非如此，即覆盖于大部分牙根表面的是无细胞牙骨质，与根尖区的细胞性牙骨质相比，无细胞牙骨质更易于被吸收。此外，锥形根和圆钝的牙根易罹患根尖吸收。

上颌切牙在正畸治疗过程中出现严重局部根吸收的发生率较高（图 13.3），约为 3%，而其他牙齿的发生率加起来则不到 1%。此外，如果正畸治疗期间上颌切牙牙根受力而挤压向腭皮质骨，则上述根吸收的风险将升高至 20 倍。

正畸牙移动对活髓牙、非活髓牙和根管治疗后牙根吸收的影响

正畸相关牙骨质吸收发生后，理论上不同的牙髓状态可致不同的牙本质反应。可依据已知的牙髓病、根尖周病的发病机制来预测牙本质暴露后的组织反应。

健康牙齿的牙本质暴露可能促进、抑制或不影响现有的根吸收。根吸收是一个髓腔外的反应，因此髓腔内的成牙本质细胞可能不对其产生影响。只有当未矿化的前牙本质受到波及时，才有可能出现对根吸收的抑制。或者说，上述假设是基于成牙本质细胞突起能够感知外围损伤并通过释放化学分子来进行防御反应。然而并没有证据支持存在这样的应答。而在某些领域，人们相信伤害性刺激或神经源性反应（CGRP）最终可能诱发牙髓炎症，进而加剧牙根的吸收。

与之相比，牙髓坏死或感染的牙齿的牙本质暴露则可能导致吸收反应活跃区域的牙周膜内发生一系列炎症反应，而炎症反过来又加速和加剧牙根的吸收。这类似于创伤后的侵袭性炎症性吸收。之所以这种根吸收但并没有被广泛报道，或许是因为通常情况下，这类牙齿在开始正畸治疗之前就完成了根管治疗。

根管治疗后牙齿的反应会比较复杂，这主要取决于髓腔内的情况。显然经过完善根管治疗和充填的牙齿（无残留感染且根充完备），牙本质或根充后的牙髓腔隙的暴露并不会加剧或抑制现有的吸收，并能够维持现有的牙周膜间隙。同样地，技术上根充不完备的牙齿，只要不存在根尖部病变（已根除的根管内感染）其反应也会是中性的。相反，生物学上治疗不充分的牙齿（残留根管内感染），即便技术上治疗是完备的（无根尖周病变，根充完备），也可能因根吸收而暴露其残留感染，进而导致根周炎症的发展而加剧根吸收。既残留根管内感染（含根尖部病变）又技术上治疗不充分的牙齿，其反应与未经治疗的存在根管内感染和根尖部病变的患牙一样会加剧根吸收。生物相容性不佳的根充材料的暴露也可导致某种炎症刺激而加剧

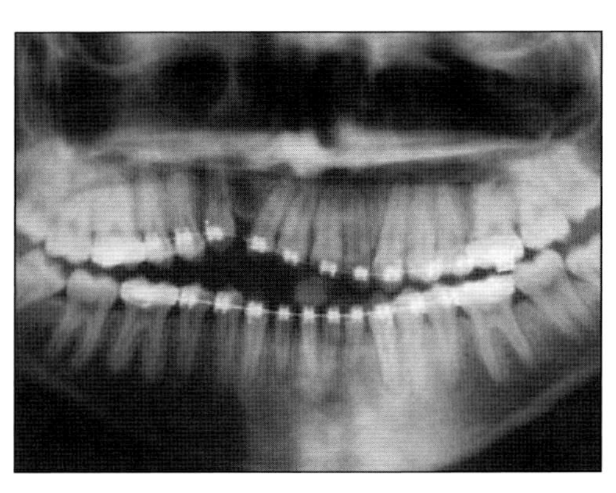

图 13.4 右上颌尖牙骨牙粘连，固定矫治排齐时因尖牙无法殆向移动导致上颌殆平面的变形

吸收反应。而被暴露的材料本身是否会被组织吸收则取决于材料的性质和宿主的反应。显然，上述情况并没有囊括现实中所有的可能性，因为这是一个复杂而连续的变化过程。

文献资料主要集中于比较活髓牙和根管治疗后牙齿对根吸收的影响，对于未经治疗的含或不含根尖周病损的死髓牙则鲜有关注。现有的研究主要以人或动物为实验对象进行影像学或组织学的评价。研究结果之间常相互矛盾。大部分的研究（$n = 4$）认为在根管治疗后牙齿和活髓牙之间根吸收程度没有差异，稍少一点的研究（$n = 3$）认为活髓牙吸收的程度可能高于根管治疗后牙齿，还有一小部分研究（$n = 2$）认为根管治疗后牙齿的吸收程度高于活髓牙。这些看起来相互矛盾的结论可用前文描述的不同情景来解释。

牙创伤史对正畸介导的根吸收和牙齿移动的影响

创伤后的口腔内可能见到受损的活髓牙，已修复（或未经修复）的冠根折，已修复或再生的牙周支持组织，强直的关节，持续进行（或已停止）的牙根吸收，继续发育（或停止发育）的牙根。因此对有创伤史的牙齿进行移动时，其组织反应可能是异常的。如果创伤前本就存在错殆畸形，或是牙脱位后无法即刻复位，这样需要正畸治疗的介入。特别是牙脱位后的缺牙间隙未能得到很好地保持时，修复治疗前常需正畸辅助治疗以拓展出足够的间隙。

有研究证据表明，创伤后的牙齿会出现一系列的牙髓反应，如快速的牙髓坏死、延迟的牙髓坏死和牙髓存活。牙髓受损而未经治疗的牙齿，正畸移动可能促使其牙髓坏死。因此监测牙髓坏死的指标是十分重要的，如牙齿不适感或牙齿颜色发生改变。

正畸移动已修复的根折牙并不会增加额外的风险，即便根折碎片曾有过移位。但是，正畸移动未经修复或修复不佳的根折牙则可能导致根折片段的分离移位。对有根折片段分离移位史的牙齿，即便后期经过充分复位，也推荐应至少观察2年再开始正畸移动。

骨牙粘连区域相对较小的牙齿或许能进行正畸移动，粘连区域较大的牙则不仅不会移动，还会成为支抗造成周围牙齿的反方向移位（图 13.4）。

正畸移动有创伤史的牙齿并没有显示出更高的根吸收倾向，但如果移动前已经有了根吸收征兆或创伤程度较重，则发生根吸收的可能性会增加。

对于嵌入性脱位是否需要即刻复位，以及复位方法的选择常让人感到困扰。既可待其自行萌出，也能选择牙钳即刻复位，或是等牙周支持组织愈合后再行正畸牵引复位。未发育成熟的牙齿更倾向于待其自行萌出。发育成熟的牙齿，如因严重的嵌入性损伤需要牙髓治疗，则必须行正畸牵引复位。正畸牵引过程中可使用氢氧化钙根管内封药，待移动完成后再进行根管充填，这样可减少根吸收的发生概率。

正畸－正颌联合治疗对牙及牙髓的影响

骨性因素为主的错殆畸形常需要正畸－正颌联合矫治。目前已经有一系列较为成熟的上下颌骨正颌手术的术式。由于术中、术后相应区域的血供会受到不同程度的影响，因此牙髓和牙周组织会发生特征性的改变。

正颌手术一般需要制备大的黏骨膜皮瓣，即需要在根尖远中或下方切割制备牙槽骨和/或基骨块，然后将含牙骨块放置到理想位置用弓丝或螺丝板固定。手术过程或可直接阻断牙齿（有时会包含根尖区）的血供。此外，手术时间延长可进一步加重牙齿供血不足。其结果是牙齿的神经血管束受损，可继发牙髓敏感性降低，罕见的可有牙髓坏死（图14.15），有时还会出现根吸收。有证据证明受损的牙髓血管是可再生的，然而神经的再生却很难。让人惊讶的是，鉴于截骨的位置与牙根如此接近，正颌手术却较少对牙髓组织造成永久性的损伤。这或许得益于颌面部异常丰富的神经血管供应。实验证明，截骨术后牙髓对电活力测试无反应，但截骨内牙齿的血供未受影响。Bell等（1975）利用微动脉造影实施了一个具有里程碑意义的研究，该研究证实了上述现象的生物学基础。实验结果显示牙和骨有一系列的血供来源，血供包括唇动脉、根尖部血管、牙槽内血管、牙周血管丛和牙龈血管丛。很显然，无论如何，术后牙周支持组织的血供会比牙髓组织的血供更丰富。

正畸牙齿移动对根管治疗及其预后的影响

有时，正畸治疗中的牙齿也需进行口腔内科的治疗。当然，如果有可能，最好在矫治设计阶段就预估到这种可能性。对正畸矫治中的牙齿进行根管治疗可能会有一些额外的麻烦，尤其是在患牙的诊断和设计阶段。如来源于牙髓或牙周的疼痛可能与正畸牙移动的不适感相混淆。牙的隔湿也会变得困难，有改良的上橡皮障的方法，不过最好还是去除矫治弓丝以保证橡皮障的正确安放。龋洞预备一般不受影响，然而需要注意的是，正畸牙齿排齐时需要参照牙长轴，而开髓过程可能会使牙长轴的确定变得有些困难。根尖吸收会影响根尖止点和工作长度的确定，且随着复诊时间的延长影响越大。有时完成根管的化学机械预备后，需要氢氧化钙管内封药，待正畸治疗完成后再进行根充。如果管内封药时间较长，则应使用永久的充填材料封闭入口以避免渗漏。需注意的是，长期的根管内封氢氧化钙可能使牙体变脆。正畸所致的根尖部吸收使恰充变得困难。因此必须定制和使用个性化的主牙胶尖。

在决定是否需要处理龋齿或更换充填材料时，需记住正畸治疗会影响牙髓的反应。牙髓的反应极有可能是异常的。虽然没有决定性的证据表明，根管治疗的成功率会因此受到影响，但根尖吸收和根管充填材料的超出可能会间接地降低其成功率。

口腔正畸学在牙体－修复治疗设计中所扮演的角色

正畸辅助性治疗适用于牙折、龋坏、吸收（牙内或牙外吸收）等所致严重牙体缺损的修复前处理，以获得最佳的牙体－修复治疗效果。如患牙有足够的根长和附着龈，可使用正畸力牵引使牙根龈向萌出（图 14.11），也称为助萌。有时牙体缺损的边缘可延伸至龈下的牙槽嵴水平，此时患牙无法被直接修复，因为过度延伸的冠边缘不利于牙生物学宽度的维持并可导致持续的牙龈炎症。正畸法牵引助萌能使破损的冠边缘移出牙槽骨，然后行牙冠修复。如有足够的残冠，可以直接在残冠上粘接托槽，通过弹性牵引使牙齿冠向移动。如仅剩残根，则需将一段细的钢丝暂时粘接到根管内，在𬌗方则弯制一个小圈曲以便正畸加力。

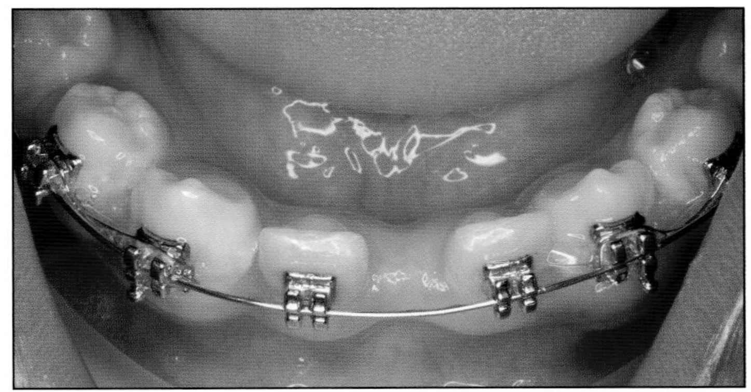

图 13.5 种植术前正畸移动下切牙以增加缺牙区牙槽嵴的骨量

行冠桥、义齿或种植体修复时，可使用正畸辅助性治疗排齐牙齿，将基牙移动到合适的位置和拓展修复间隙以安置大小合适与形态良好的修复体。术前进行分根处理将有助于种植牙手术的进行，即正畸法调整邻近牙根的角度和距离可避免种植体对牙根的损伤。

正畸牙齿移动还有利于骨缺损区域牙槽嵴宽度的拓展。如果有可能，将牙齿移动通过一段狭窄的缺牙区牙槽骨或许可拓展出新的牙植入位点。牙齿移动过后，牙槽嵴的宽度将约等于被移动牙牙根的宽度（图 13.5）。这种正畸辅助性种植牙位点的拓展，可减少甚至免除缺牙区域牙槽骨的植骨。

参考文献及延伸阅读

[1] Bell, W.H., Fonseca, R.J., Kenneky, J.W., et al., 1975. Bone healing and revascularization after total maxillary osteotomy. J Oral Surg 33 (4), 253–260.

[2] Burnside, R.R., Sorenson, F.M., Buck, D.L., 1974. Electric vitality testing in orthodontic patients. Angle Orthod 44 (3), 213–217.

[3] Chaushu, S., Shapira, J., Heling, I., et al., 2004. Emergency orthodontic treatment after the traumatic intrusive luxation of maxillary incisors. Am J Orthod Dentofacial Orthop 126 (2), 162–172.

[4] Hamilton, R.S., Gutmann, J.L., 1999. Endodontic-orthodontic relationships: a review of integrated treatment planning challenges. Int Endod J 32 (5), 343–360.

[5] Kaley, J., Phillips, C., 1991. Factors related to root resorption in edgewise practice. Angle Orthod 61 (2), 125–132.

[6] Llamas-Carreras, J.M., Amarilla, A., Solano, E., et al., 2010. Study of external root resorption during orthodontic treatment in root filled teeth compared with their contralateral teeth with vital pulps. Int Endod J 43 (8), 654–662.

14 第4部分 牙髓治疗的多学科考虑

口腔修复学与牙髓病学的学科交叉

K Gulabivala，Y-L Ng

根管治疗后的牙齿往往缺乏足够的牙体组织，且剩余牙体组织又可能因裂纹或物理性能改变而进一步受损，因而出现了很多论述其修复治疗的文章。也正因如此，我们需要新型的、独特的修复方式来弥补剩余牙体组织的不足。牙体剩余结构分布类型种类繁多，需要设计指引描述其特征（图14.1）。剩余牙体组织的分布决定着该牙齿预备后能否为修复体提供足够固位形及抗力形（图14.2）。如若不足，可以利用桩核系统借助牙根结构来为修复体提供抗力形和固位形。目前有很多桩核系统或固位方式可以用来辅助修复体固位，然而却鲜有理想的研究结果来证实厂商宣传的产品效果。修复根管治疗后的牙齿时需要进行特殊的考量，因为有一个被广泛接受的临床印象：与活髓牙相比，根管治疗后的牙齿会更容易折断。根管治疗后的牙齿，尤其是未发育成熟的前牙（图14.3）以及利用可塑性材料进行近中-秴面-远中（MOD）洞形充填修复的牙齿（图14.4），被证实折断率非常高。未行修复的牙齿，尤其是下颌磨牙，在咬合负载较大的患者中可能出现超过边缘嵴的近远中裂纹（图14.5）；上颌磨牙也可能发生这样的损害（图14.6）。导致高折断率的3种主要原因是：

1. 牙体组织物理性能改变：根管治疗后牙齿脆性增加是长久以来解释其高折断率的原因，但是尚无有力的证据来支持该理论。脱水牙本质是脆性的，而含水牙本质或再水化牙本质具有弹性。牙本质小管中的水分赋予牙齿弹性。使牙齿脱水的措施可能会造成不利的后果。考虑到牙骨质具有透水性，在湿润的口腔环境中很难存在永久脱水的牙本质。
2. 牙齿结构丧失所致抗折性能减弱：许多研究已评估过牙齿结构缺损类型对牙齿抗折性能减弱的影响。边缘嵴完整性丧失可能是其中最重要的一个因素。秴面鸠尾峡的宽度和窝洞的深度进一步使情况恶化。髓室顶丧失也是抗折性减弱的一个重要因素。其原因可能是增加了窝洞深度，而使牙尖更长，更易弯曲（图14.7a，b）。这种牙尖部负荷可能导致牙颈部区域的不良应力集中，从而使牙尖更易折断（图14.7c，d）。
3. 本体感受丧失：牙髓的丧失可能使牙齿丧失一些机械感受特性。没有牙髓的牙齿具有较高的“负荷感知”阈值，其感觉不适的负荷值可能是活髓牙齿的2倍。虽然在牙髓中尚未鉴别出本体感受器，但有证据表明Aβ神经纤维具有本体感受功能。尽管缺乏明确的证据，但这个概念似乎是合理的，再加上牙齿强度的减弱，这些为根管治疗后牙齿的高折断率提供了一个有说服力的解释。

根管治疗后牙齿的修复原则

所有牙齿的修复原则也同样适用于根管治疗后的牙齿。不过还有两个因素能够延长牙齿的远期存活率：

- 保留剩余的牙体组织。
- 减少咬合力，并将其在剩余牙齿组织内合理分布。

兼具美学和功能的最合理的修复体设计应当在患者同意下进行选择。咬合负荷只能从治疗史上进行主观评估：破损修复体或牙齿；磨耗引起的秴面组织缺损；牙齿颈部楔状缺损；牙齿松动移位以及咀嚼肌的肥大和高活力均是高负荷的指标。下颌粗壮，咀嚼肌发育良好，并在咬合接触区域上有明显磨耗面的年轻人有可能拥有更大的咬合负荷。修复体设计不仅由残余牙体组织的模式决定，而且还由所使用的修复材料的性质决定。考虑到这些因素和每个病例的咬合需求，细致小心地处理好临床治疗程序，才能获得一个成功的修复体。

牙齿的可修复性

牙齿的可修复性应始终作为总体修复和口腔治疗计划的一部分，并在牙髓治疗之前确定。足够的修复空间可提供兼具美学和功能的修复体。便于清洁的良好外形高点将有利于牙周组织和邻牙的健康。通常需要根管治疗的牙齿都受损严重，且邻牙的移动可能导致秴面（图14.8a）和邻面（图14.8b，c）的空间丧失。这在某些情况下可以通过正畸治疗矫正，但这并非总是一个实用的解决方案。即使当牙齿不需被恢复而用作覆盖义齿的基牙时，对义齿所需空间的评估也是十分重要的（图14.9a，b）。太薄的义齿金属支架可能发生断裂（图14.9c）。

除了空间外，还需要足够的剩余牙体组织。虽然难以描述严格的界限，但是一般而言包绕至少2mm的健康牙本质的铸造修复体会使修复体的寿命更易预测（图14.10）。

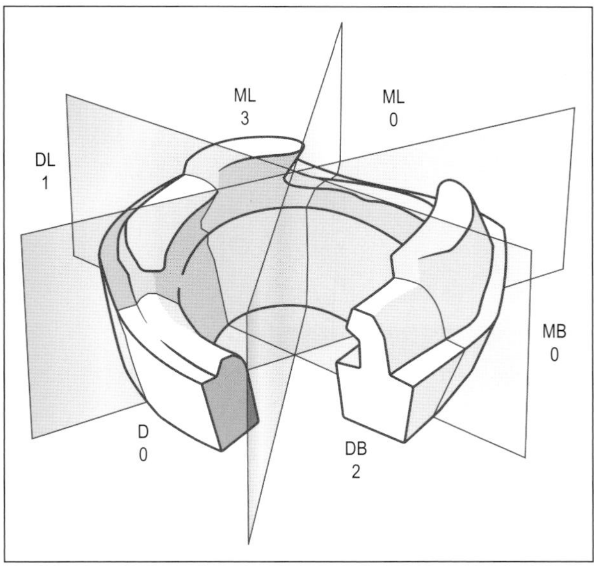

图 14.1 修复指引 [from McDonald A, Setchell D (2005). Developing a tooth restorability index. Dent Update 32(6), 343－4, 346－8]

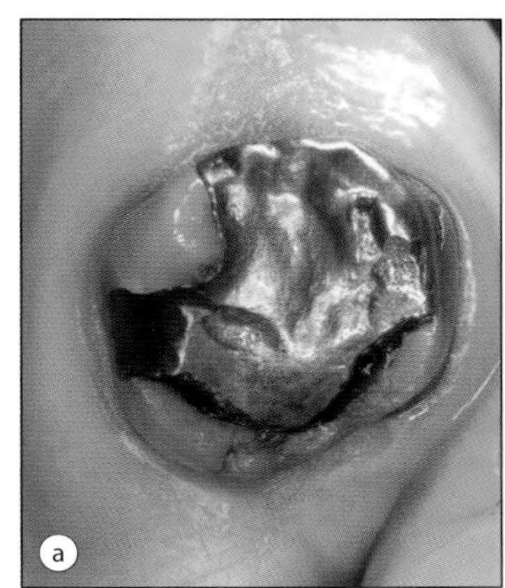

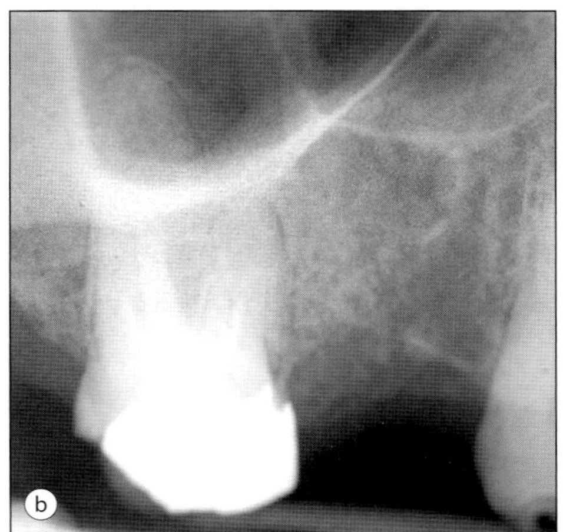

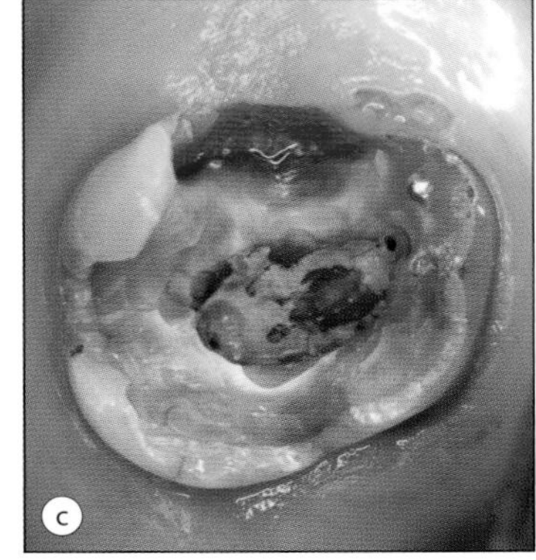

图 14.2 （a~c）固位形及抗力形不良的剩余牙体组织结构分布

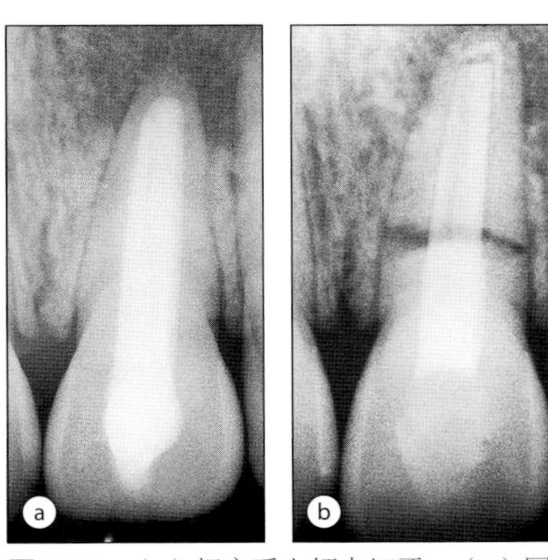

图 14.3 （a）根充后上颌中切牙；（b）同一颗牙齿根中 1/3 根折

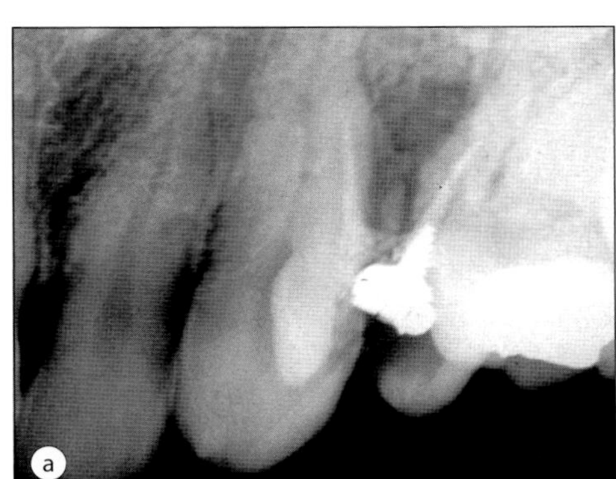

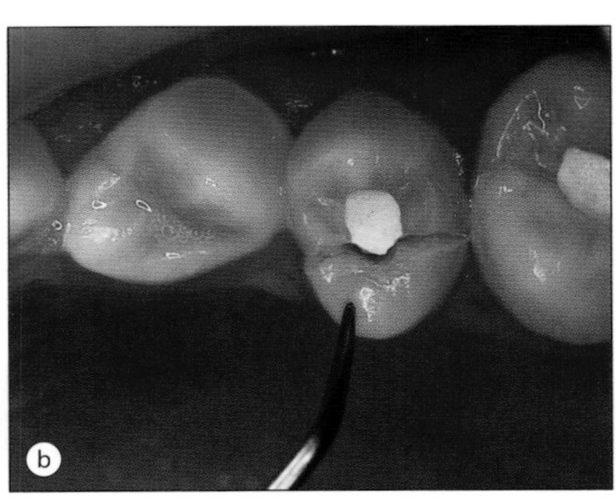

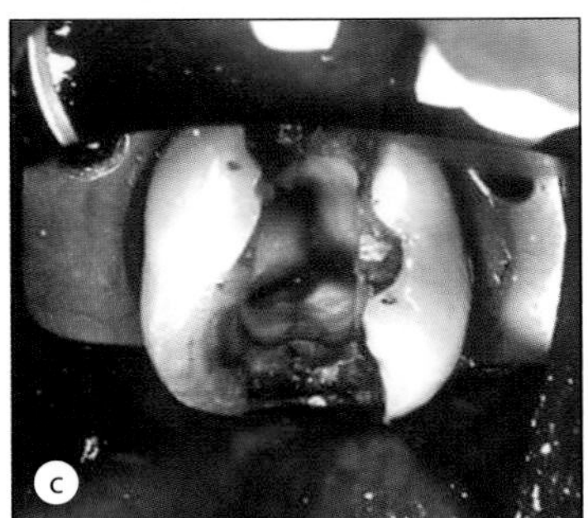

图 14.4 （a）折裂的根充后上颌前磨牙；（b）折裂前磨牙的临床照片；（c）磨牙髓室底折裂

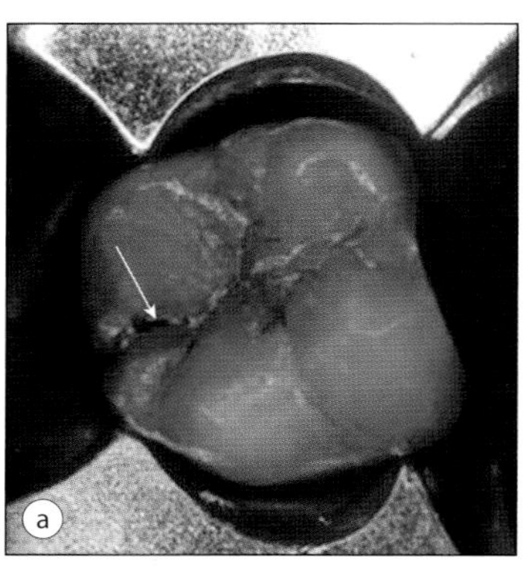
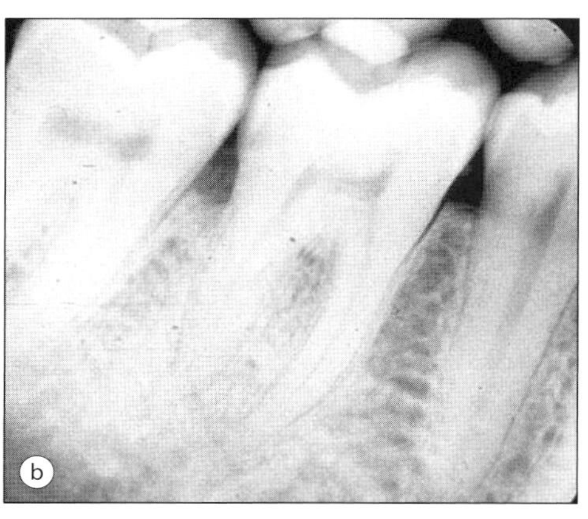
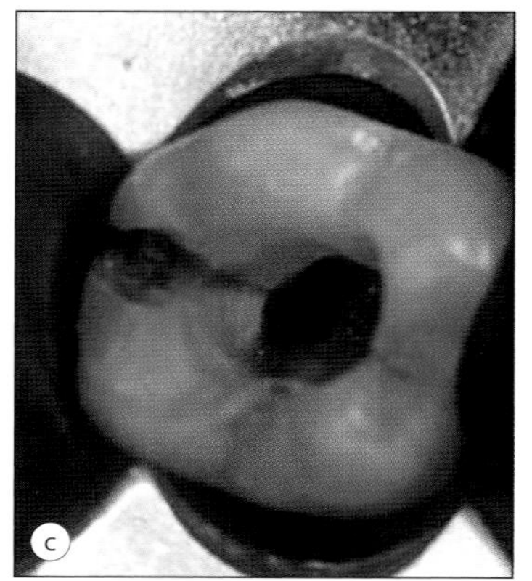
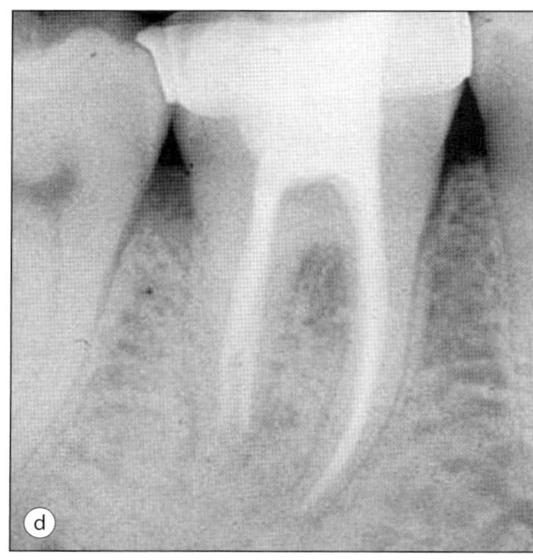
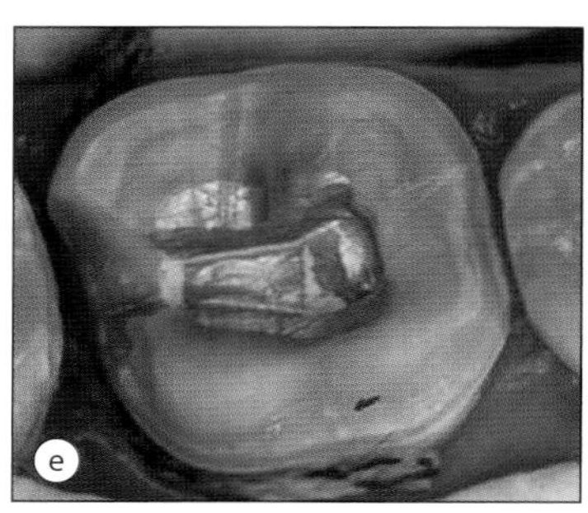
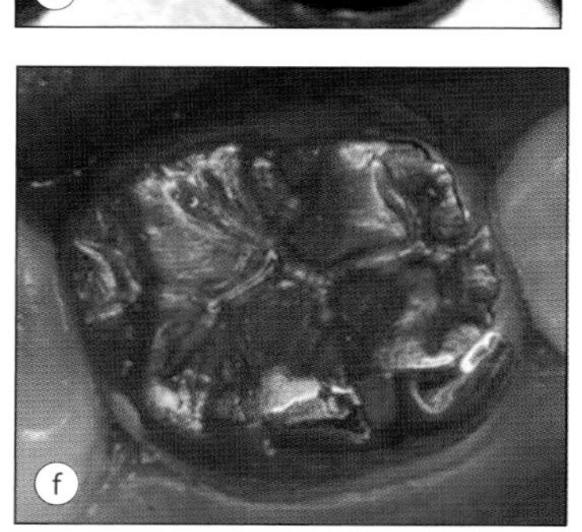

图14.5 （a~f）咬合负载过大的一名患者的下颌第二磨牙上的近远中裂纹（箭头所示）；（c）牙髓摘除及裂纹探查；（d）对正畸带环保护的牙齿进行根管治疗；（e）MOD高嵌修复体；（f）粘接后的金铸造修复体

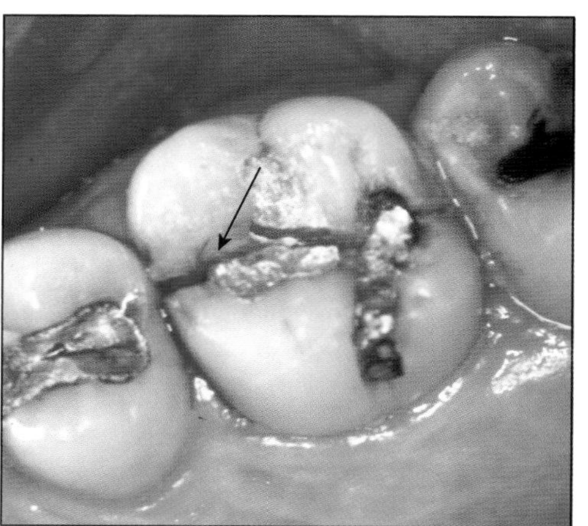

图 14.6 上颌磨牙的近远中裂纹（箭头所示）

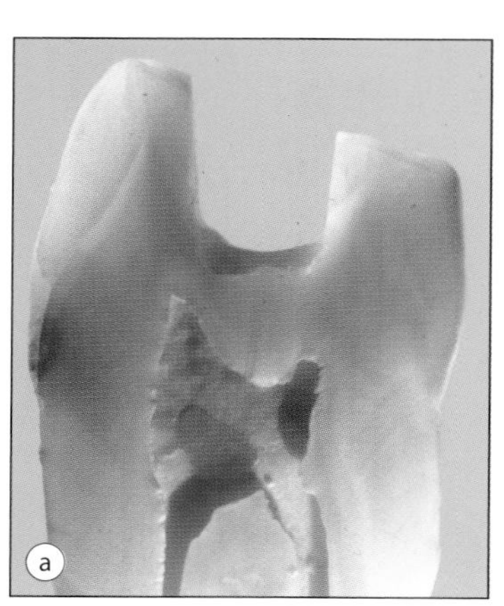
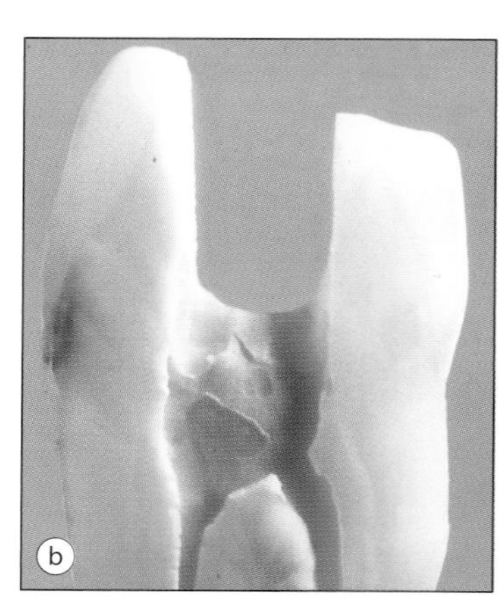
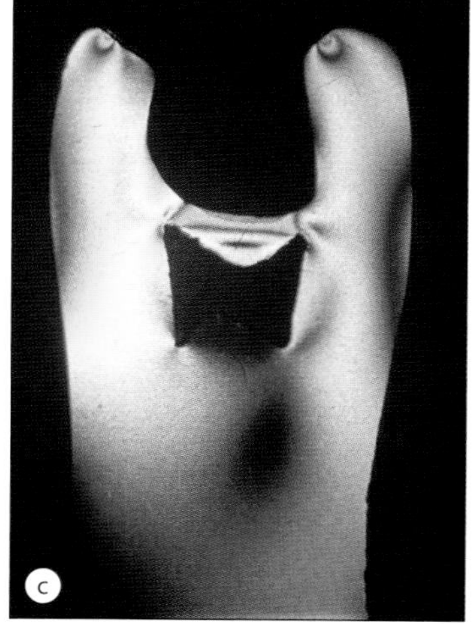
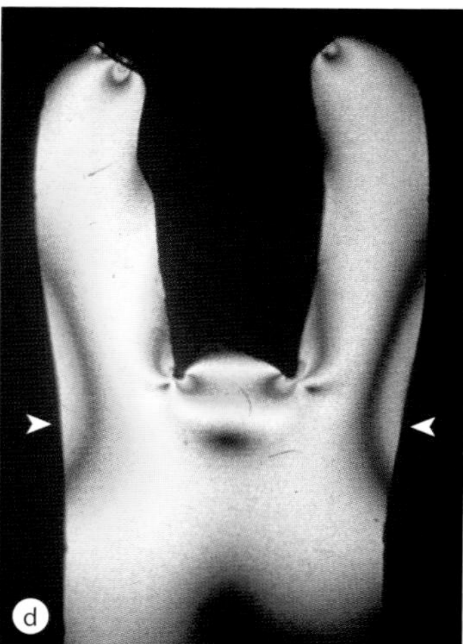

图 14.7 （a，b）较深的邻面洞形且缺少髓室顶使尖部更易弯曲；（c，d）光弹性模型（由 Mr P O' Neilly 提供）显示去除髓室顶的情况下尖部下端更易发生应力集中（箭头所示）

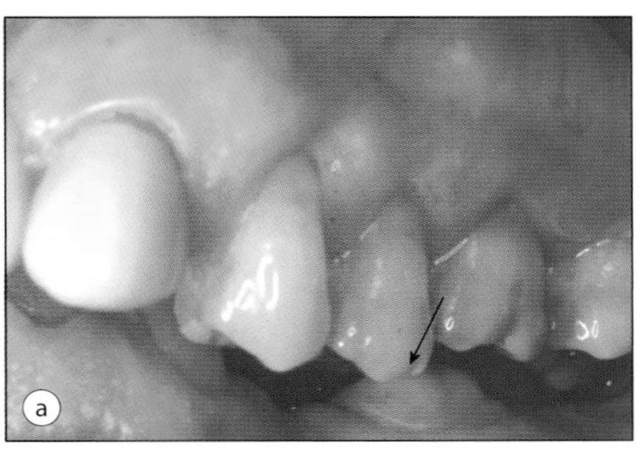
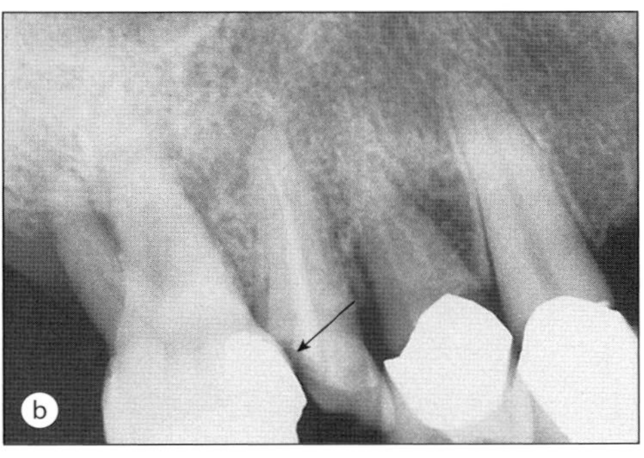
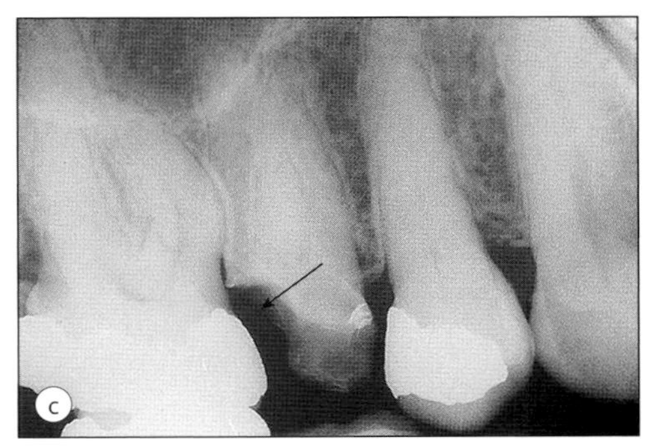

图 14.8 （a）殆面空间丧失（箭头所示）；（b，c）邻面空间丧失（箭头所示）

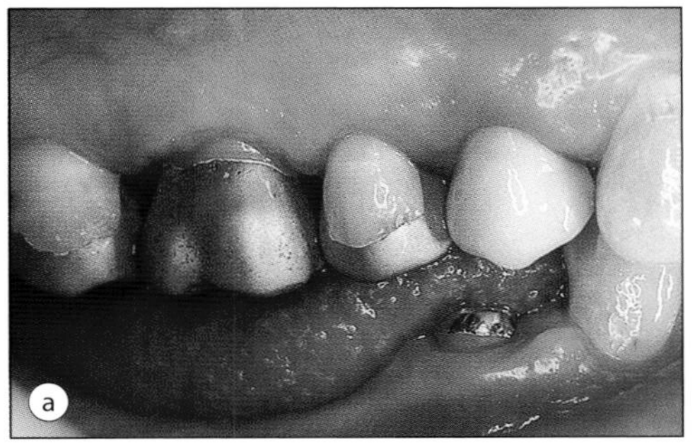
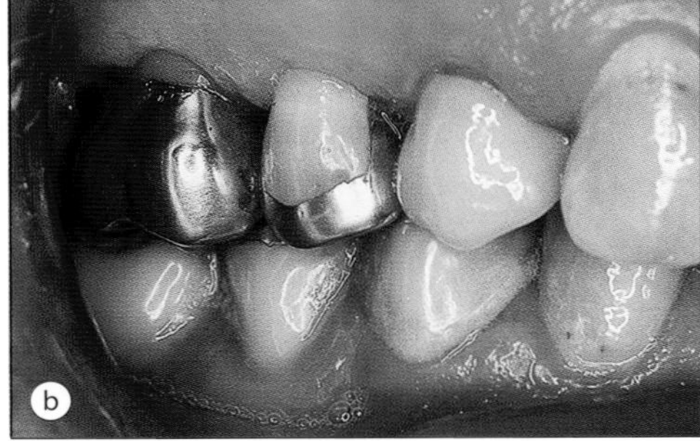
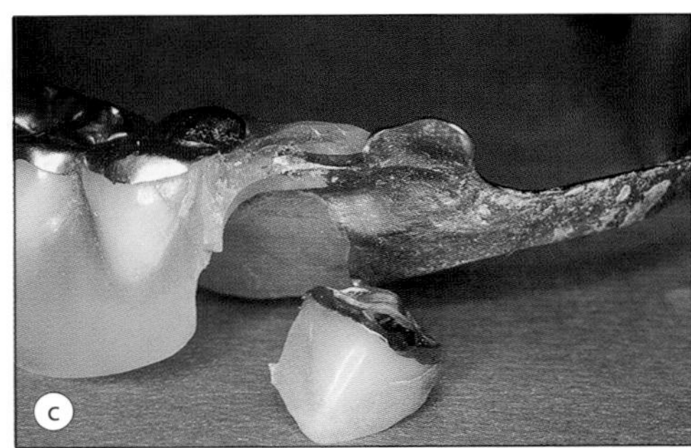

图 14.9 （a，b）覆盖义齿的咬合空间考虑；（c）薄金属框架所致义齿断裂

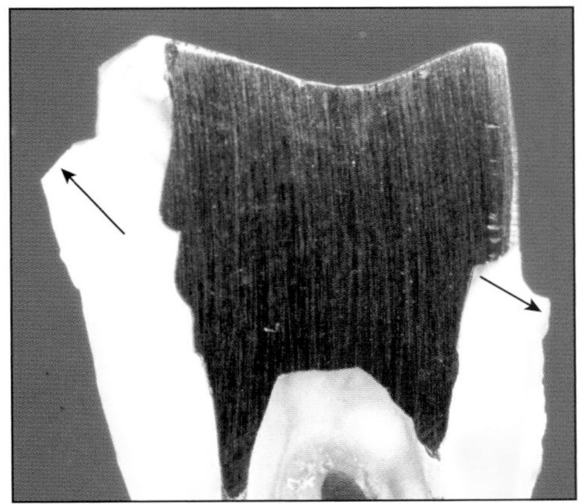

图 14.10 边缘应该在健康的牙体组织上（箭头所示）

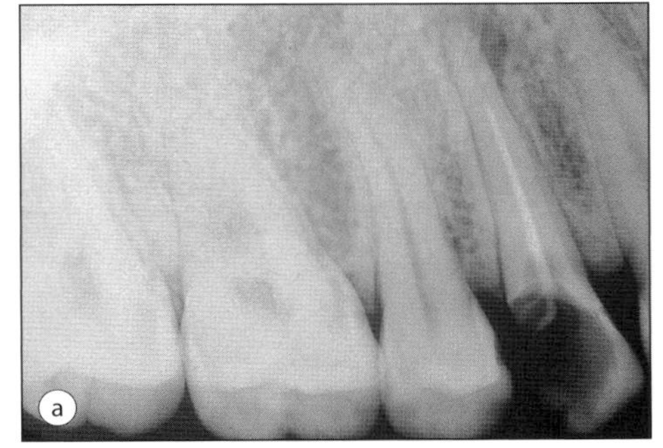
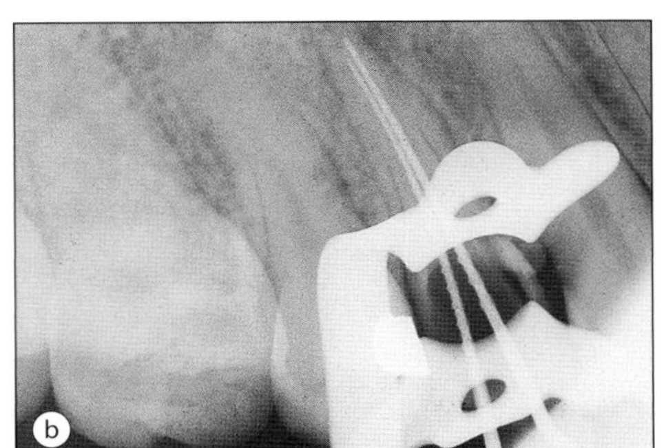
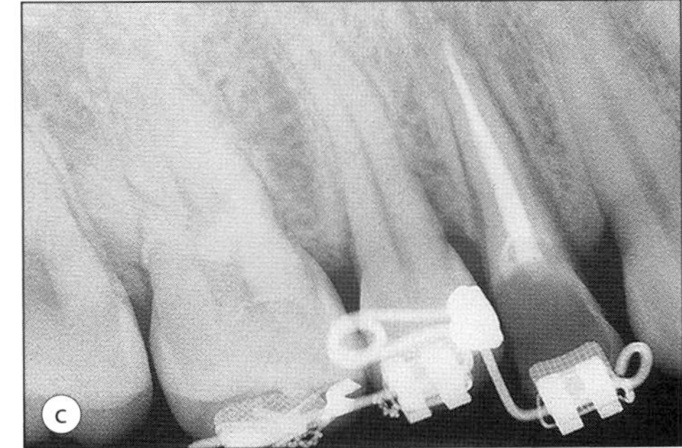
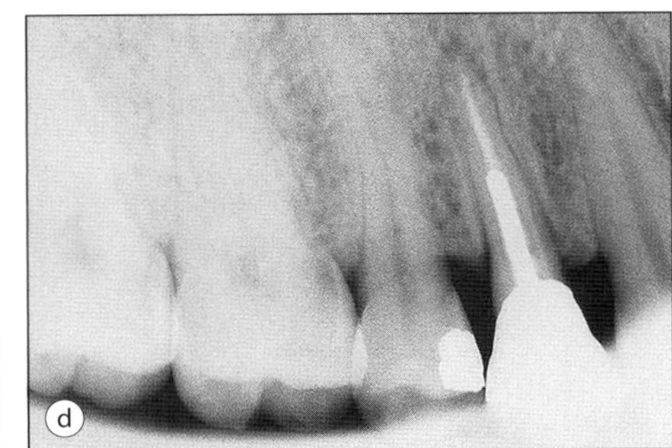

图 14.11 （a~d）正畸牵引和牙周手术可提供更多修复所需龈上牙体组织量

在没有足够的冠部牙体组织的情况下，可以从根部获得固位。在这种情况下，评估根部的长度、宽度、形状和弯曲度，对桩的使用十分重要。在没有足够的冠部牙本质的情况下，在某些特殊情况下可以通过正畸方法牵引出牙齿。有时牙槽骨和牙周组织会一起被拉出，必须在修复之前通过外科手术恢复其外形（图 14.11）。快速牵引可以使牙齿被牵引出而没有牙周支持组织拉出，避免了手术。但这样的牙齿其远期效果可预测性不高，必须告知患者这种治疗方式的风险与好处，在患者同意下方能进行。

牙体牙髓治疗后何时修复

由于根管治疗成功的不确定性，在根管治疗完成后立即安置昂贵的修复体有时可能十分困难。根尖病变愈合可能需要至少一年或者几年，但在实施永久性修复之前等待这么长时间是不现实的；事实上，早期永久性冠部封闭是根管治疗重要的最后完成阶段，可以保护和封闭根管系统免受再污染以确保成功。然而，根管治疗的平均成功率相对较高（85%）。因此，临床医生只需判断牙齿是否可能落入 15% 的失败组。持续的感染症状和体征，治疗时根尖不通，大的根尖周病变，根管填充材料超出根尖，合并牙周组织受累和牙齿吸收可能是患牙失败的征兆。少部分无症状的牙齿也可能会失败。因此，在提供永久性修复之前，观察期可不需要超过 1 个月，但要保证在此期间，应没有窦道，相邻软组织和根尖部软组织应没有压痛及牙齿无叩痛。根管治疗后牙齿在行永久性修复之前，如果有不确定因素，则需要更久的观察期。

如何修复根管治疗后牙齿

根管治疗后牙齿的修复在尽可能保存牙体组织的同时，应获得令人满意的美学形态和功能。在任何情况下，修复体的设计选择是多样的。具体方案取决于牙齿结构的完整性、美观性和保护性要求。本文将运用大量临床病例来阐明这些原理的实际应用。

前牙和后牙的生物力学有本质上的不同（图 14.12）。前牙功能主要为切开和撕裂，其次是为下颌前伸运动提供引导面；除了在Ⅲ类错䝼中，它们通常没有轴向负荷。它们在唇舌面往往更宽，为该方向的负载提供更大的力量和强度（图 14.13），因此它们往往具有唇舌向粗大较长的根。相反，后牙具有碾碎、研磨功能，具有宽的矩形基部，并具有多根，因此在颊舌向可能比较宽。除了在下颌侧方运动中因䝼干扰产生侧方力时，它们一般为轴向负荷，而这种干扰接触对后牙造成的损伤最严重，会导致裂缝和折断。因此，前牙和后牙因为其基本结构和负荷的不同，在修复选择中是有不同考量的。

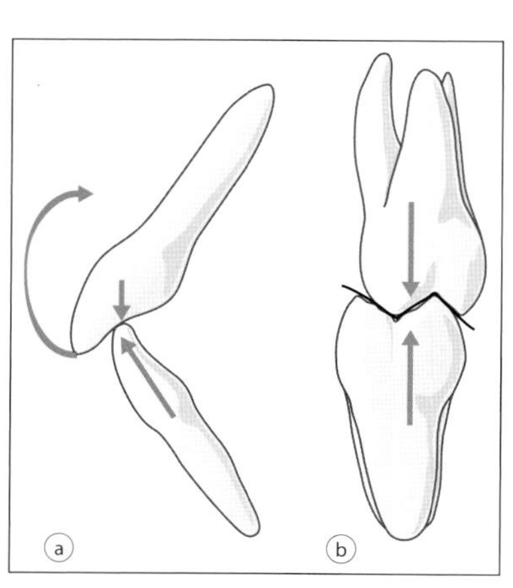

图 14.12 （a，b）前后牙的生物力学图示

前牙修复

对于有足够冠部结构，可以提供合适抗力形和固位形的前牙，与牙齿颜色匹配的复合树脂修复材料是一项合理的选择。

相对完整的牙齿

遭受创伤且未行修复治疗的前牙（图14.14）、手术期间血供的切断（图14.15）、牙周受累（图14.16）或牙再植（图14.17）引起的牙髓坏死需要进行根管治疗。这种牙齿的修复通常局限于已有开髓腔（图14.18），一般可以用复合树脂修复材料取得令人满意的效果。在这种情况下，放置桩来加强固位的方式仍存在争议（图14.19）。放置根管桩的基本原理是根管治疗后的牙齿固有强度降低，通过桩修复可以将一部分应力分布到根部，从而增加强度。但目前对此的科学证据还不明确。桩是否能增加牙齿抗折能力似乎取决于负荷力的类型。目前普遍认为，如果不需要桩来增加固位，那么它就不应该被放置。如果放置桩，那么它应该以损失最少牙体组织为代价。在基于修复体需求完成牙体预备后，评估剩余牙体组织的量和分布，方可确定是否需要桩。在图14.20中，全冠预备后余留足量的牙本质核，则不需要桩核修复，而在图14.21中，3颗牙齿中牙体组织的缺损则不同。金属桩核补充了剩余牙本质核。“增强固位”的观念最近又被提出，通过使用粘接剂来粘接具有与牙本质相似物理性质的材料制成的桩（碳纤维或玻璃纤维桩）。但是目前还没有长期的临床证据支持这一概念。

已行根管治疗的牙齿有时需要选择比简单充填治疗范围更大的修复治疗，例如，牙冠需要正畸治疗，或者牙齿变色不能通过单独漂白得到解决。在满足美学和功能要求的前提下，应选择最保守的修复体，不能进一步削弱牙齿。根据修复前条件，这种修复体包括复合树脂或瓷贴面（图 14.22），可以进行或不进行牙体预备。最不保守的修复体是烤瓷冠或全瓷冠，但是即使使用这种设计，也应当在牙体预备后评估是否需要桩来增加固位。

具有邻面洞形的牙齿

前牙近远中有洞形或者充填体是一种临床常见情况

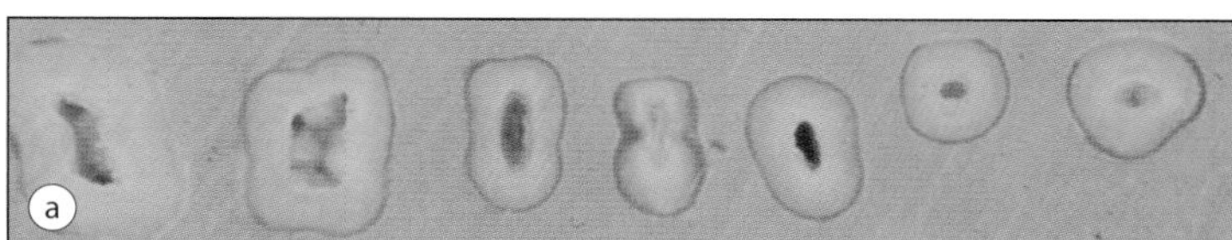

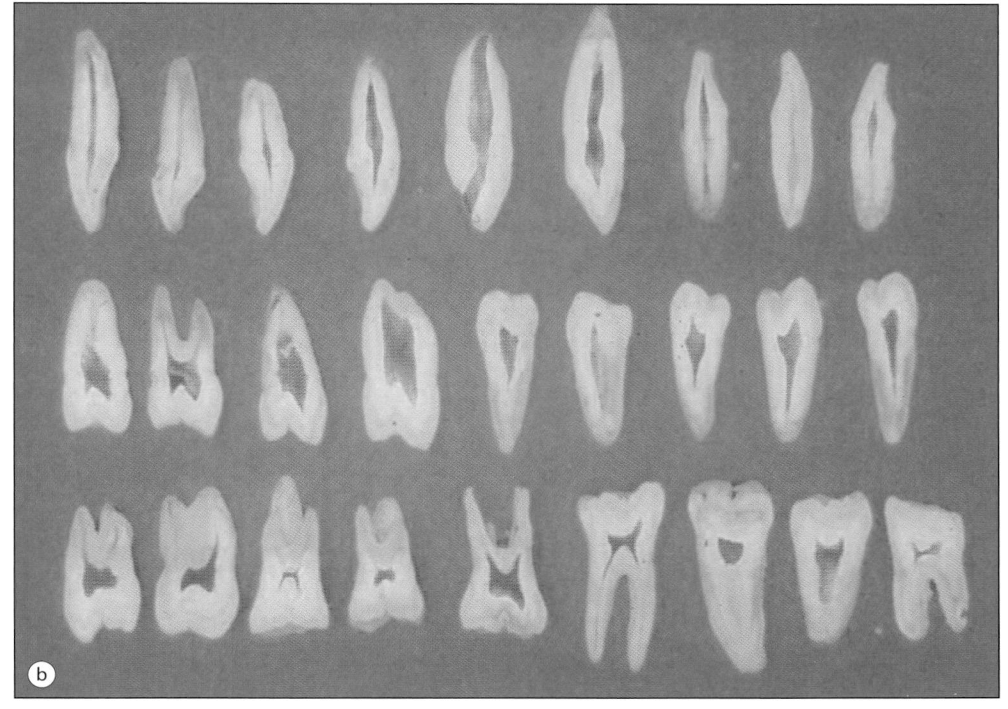

图 14.13 （a，b）牙齿横切面和唇舌向纵切面

图 14.14 创伤后的牙髓坏死

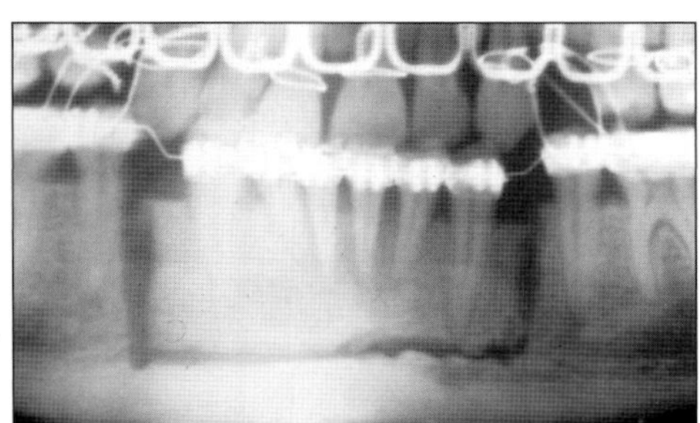

图 14.15 正颌手术引起的牙髓坏死

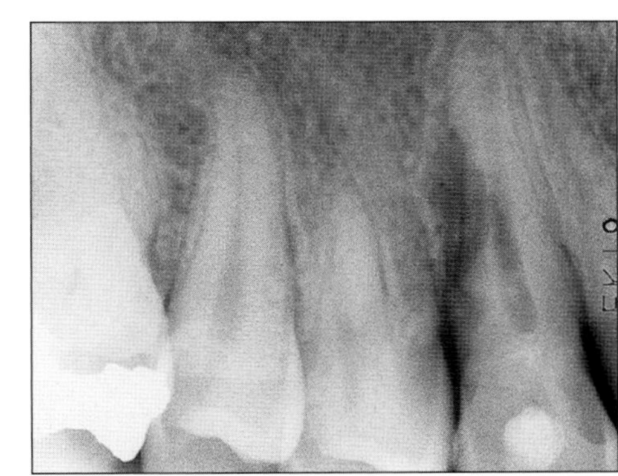

图 14.17 牙再植引起的牙髓损伤

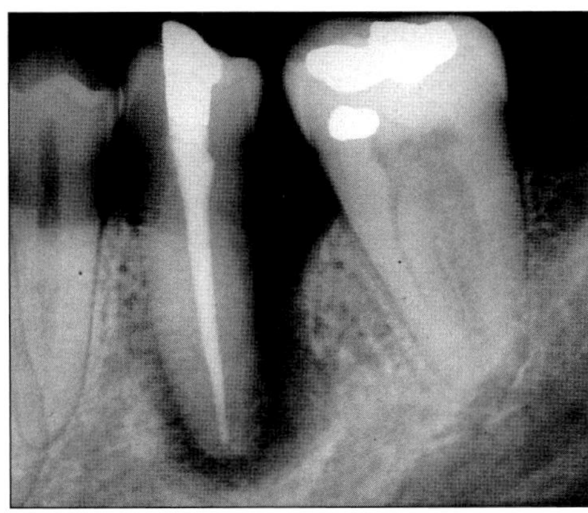

图 14.16 一例下颌前磨牙根周骨缺损，患牙牙髓已无活力，根管治疗无效果——原发性牙周病损

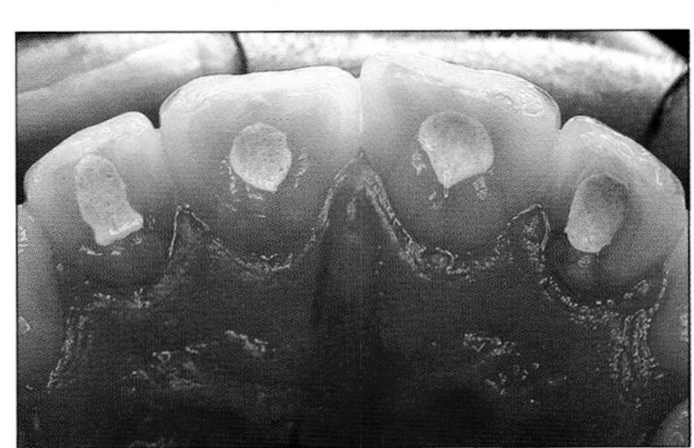

图 14.18 需行根管治疗的完整前牙可用复合材料修复

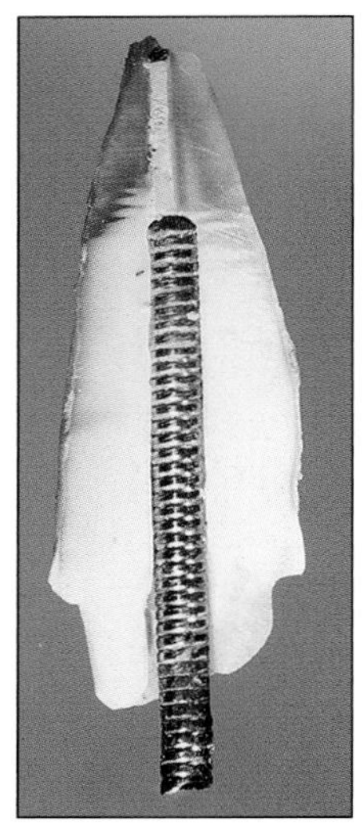

图 14.19 完整牙齿根充后全冠修复体预备，无须通过桩加强固位

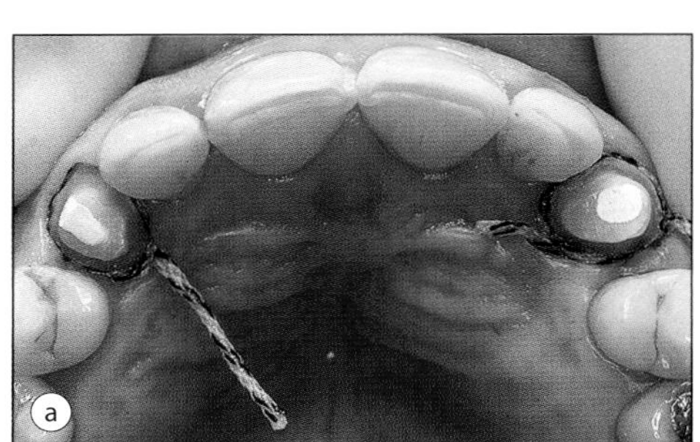

图 14.20 （a）根充后的尖牙在进行全冠修复体预备后，剩余适量牙本质核则不需要桩核修复；（b）预备后的左上颌尖牙颊面观

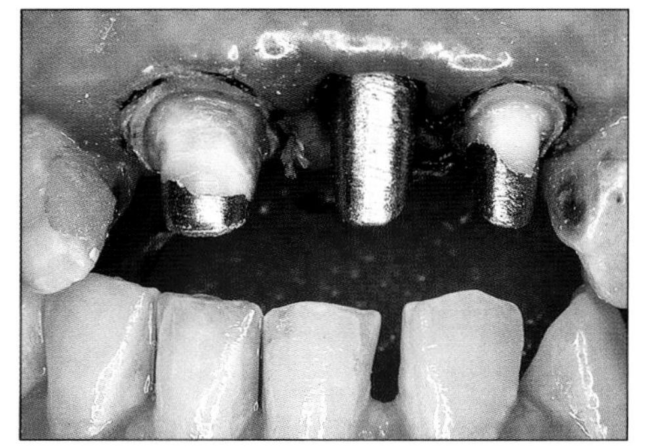

图 14.21 为了尽可能多保存牙体组织，放置金属核是必需的

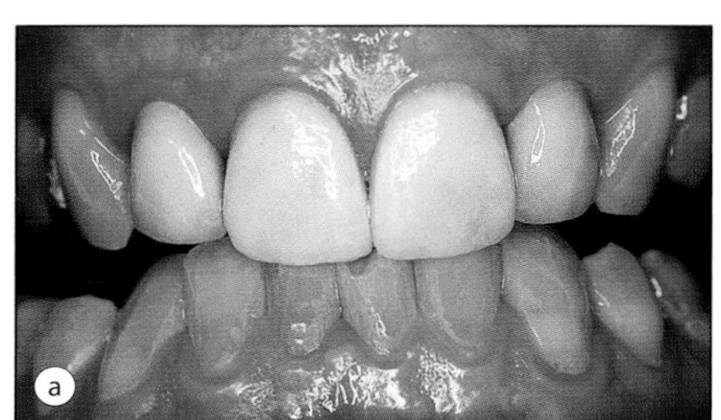

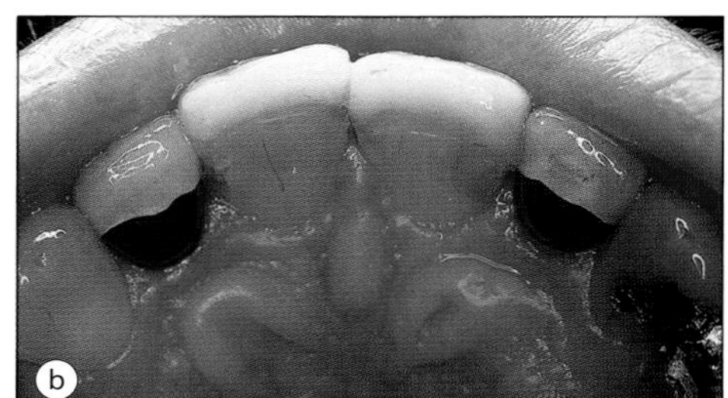

图 14.22 （a）瓷贴面——颊侧观；（b）瓷贴面——腭侧观

（图 14.23）。开髓孔使缺损的牙体组织呈带状穿过其冠部中间（图 14.24）。只要唇侧牙釉质是完整的，相对坚固且无牙体变色或表面缺损如凹陷，这种牙齿可以通过复合树脂材料达到令人满意的修复效果。冠修复可以获得更好的美学效果，特别是如果邻牙也需要冠修复，但不一定赋予牙齿更高的强度或持久性。额外的洞形 / 修复体或牙体组织缺损会增大铸造全冠修复体的使用可能性。

在无辅助固位形的情况下牙体组织不足以固位

如果牙齿表面因龋坏、酸蚀、磨损、磨耗或以前的修复体而形成大范围牙体缺损，则可能需要铸造全冠修复体。较大充填体和严重变色而导致的不美观也会使全冠修复体的选择更合理。在这种情况下，平台对接式桩核预备（图14.25）曾经被推荐使用，但是现在被认为破坏性太大。目前认为最好根据修复体所必需的空间需求来预备牙体，并且通过桩核恢复牙体组织固位形和抗力形的不足

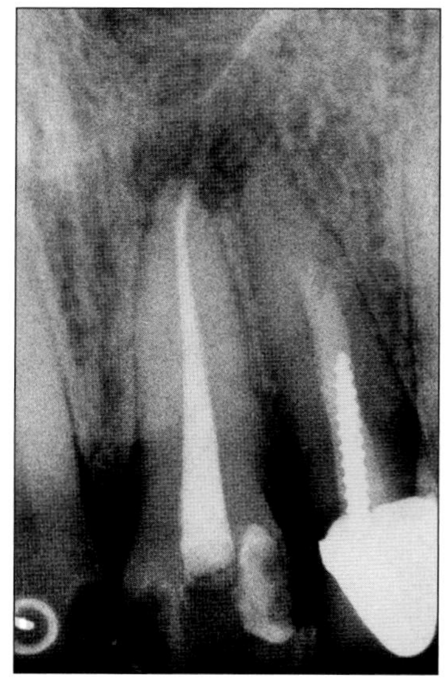

图 14.23 近远中洞形及开髓孔使腭侧牙体组织缺失

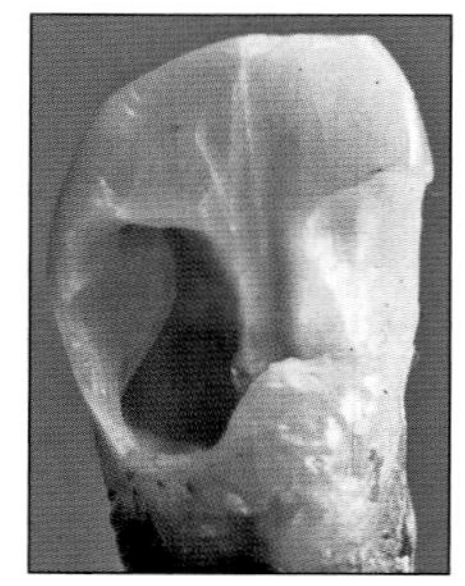

图 14.24 当近远中洞形和开髓孔都存在时，腭侧牙体组织缺失

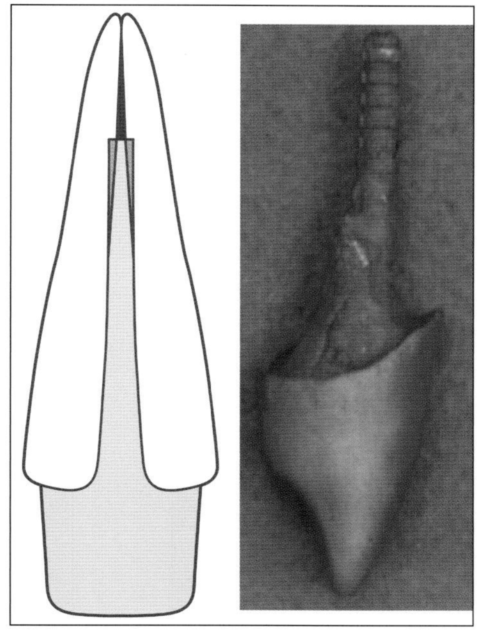

图 14.25 平台对接式桩核预备

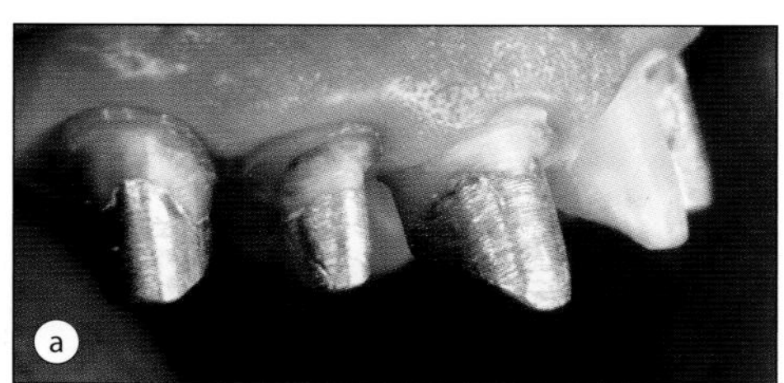
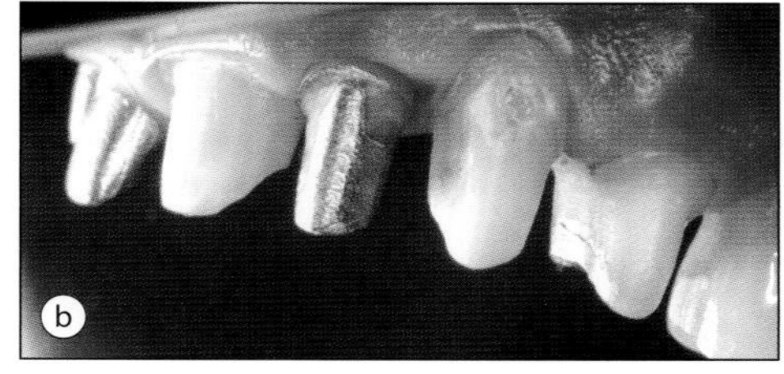

图 14.26 （a，b）通过桩核修复牙本质核，获得足够的固位形

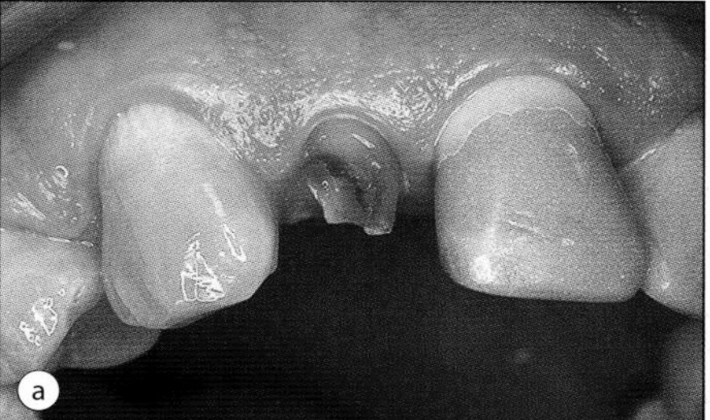
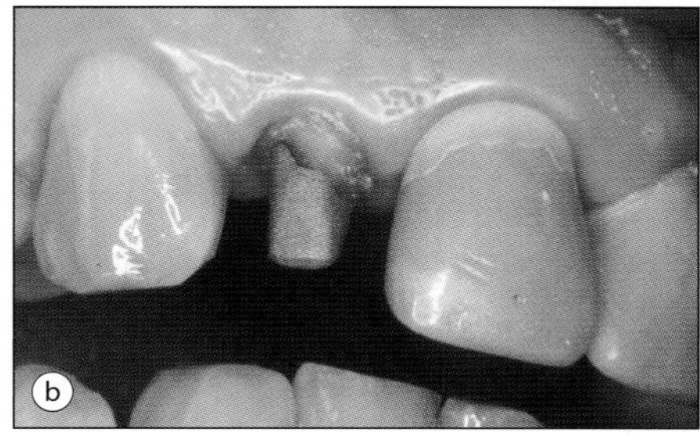

图14.27 （a）在全冠修复体的预备过程中，可以牺牲对牙齿强度没有帮助的菲薄牙体组织；（b）这也会使桩核重建更容易

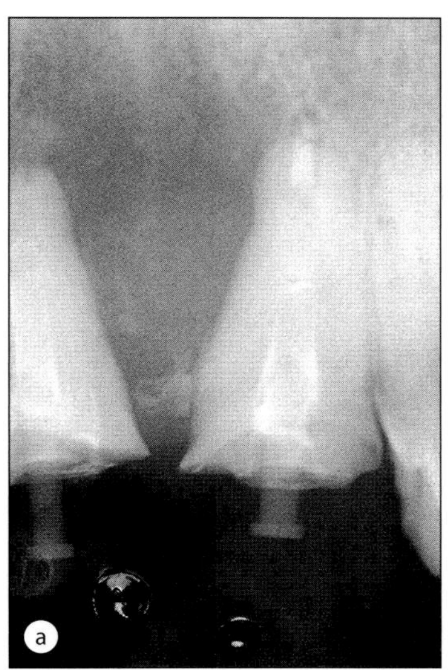
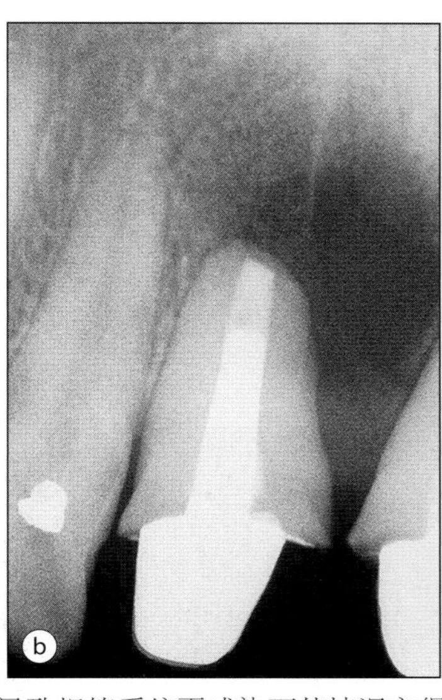
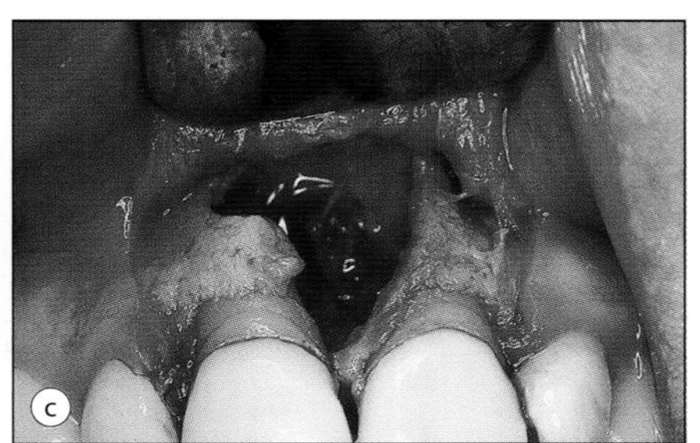
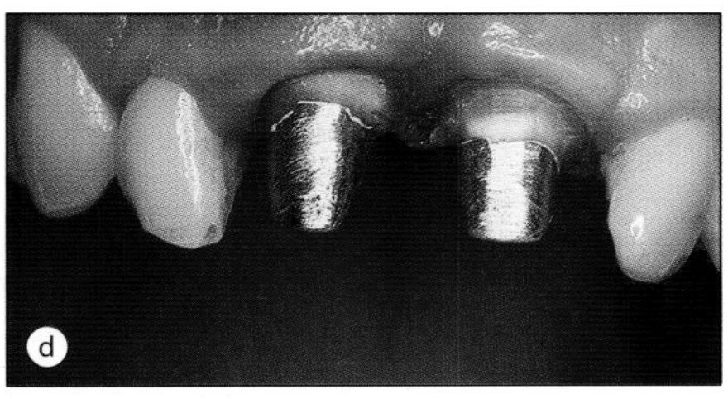

图 14.28 （a）临时桩的运用可能导致根管系统再感染而使情况变得复杂；（b）已粘接的永久性桩核和临时冠；（c，d）如果需要手术，待牙龈愈合后可进行边缘的进一步预备，以避免牙冠边缘暴露

（图14.26）。在这个阶段可以牺牲对牙齿强度没有帮助并且可能危害核重建的菲薄牙体组织（图14.27）。通过这种方式，可以构建更保守的修复体。

严重破坏的前牙需要迅速制备修复体以恢复美学和功能。在牙髓治疗期间，可以考虑 3 种方法来实现：

1. 如果桩具有足够的长度并且大小合适，那么可以选择临时桩冠修复体。否则，如果桩脱位不仅会造成不便，而且会有冠部渗漏，会有损牙齿的预后。
2. 如果临时桩冠有脱落的风险（图 14.28a），可以在根管治疗后粘接永久性桩核，并放置临时冠（图 14.28b）。这减少了冠部渗漏的风险，并且如果需要进行根尖外科手术（图 14.28c），最终冠修复体的边缘可在龈缘稳定后再行修整（图 14.28d）。
3. 选择临时覆盖义齿而非桩冠修复体可以保证临时封闭的完整性（图 14.29）。如果牙根最终需要拔除，覆盖义齿也可用作即刻修复体。其缺点包括需要额外的时间、费用，还需要考虑患者的可接受度。

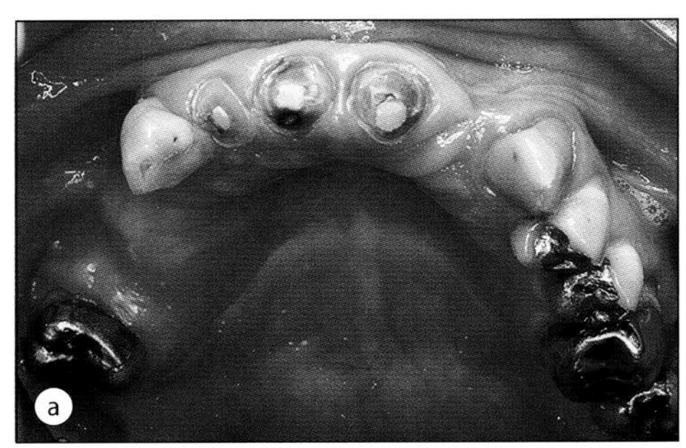

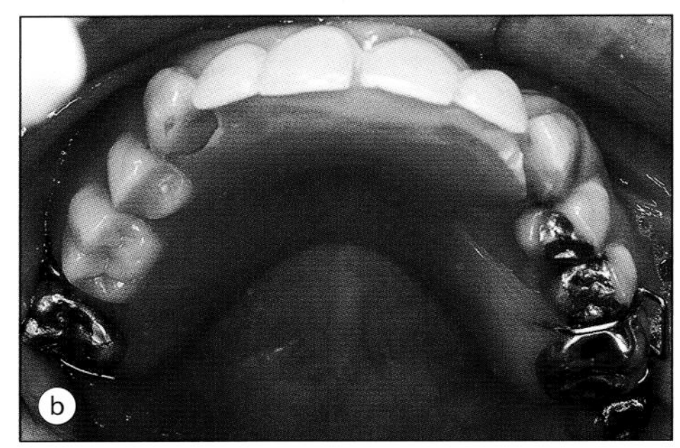

图 14.29 （a，b）基牙上运用临时覆盖义齿

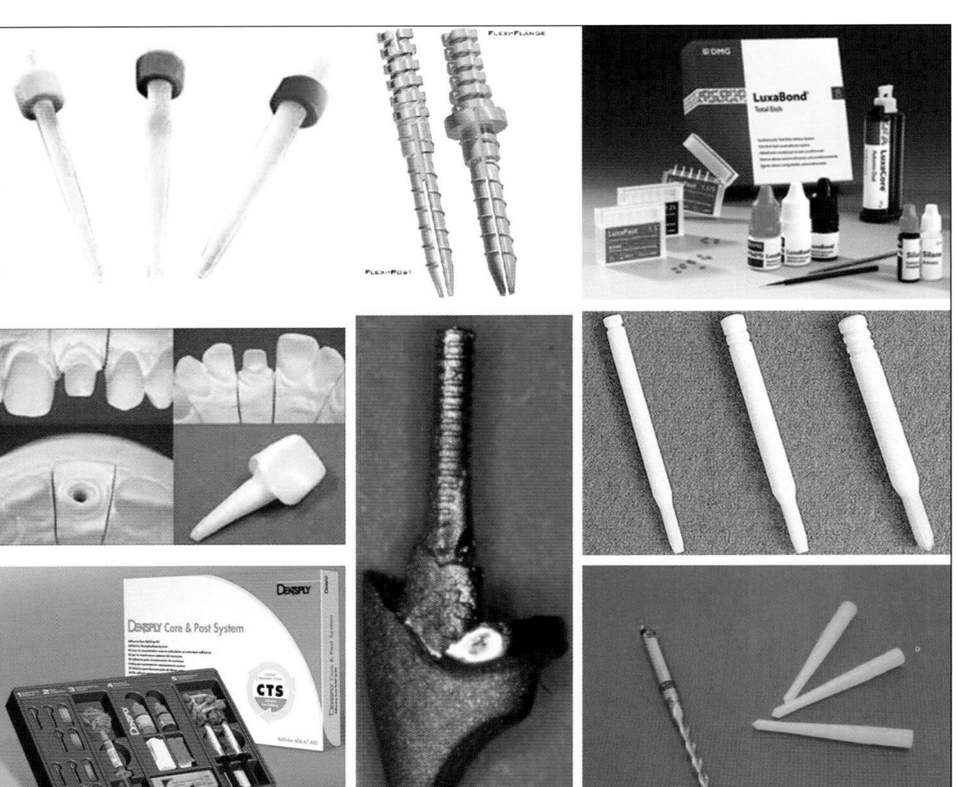

图 14.30 预成桩

桩的特点

桩可以选自一系列预成桩（图 14.30）或进行个性化制作（图 14.31）。可根据其固位性能、应力分布，使用方便性和成本来进行选择。决定固位力和应力分布特性的因素包括桩的组成材料、形状、长度、直径、表面结构和表面膜的存在。

组成材料

传统的材料是铸造黄金，当有应力或桩直径的要求时，可用锻造黄金进行增补。不久，不锈钢桩和贱金属合金桩也应运而生。最近新增的还包括碳或玻璃纤维桩和陶瓷桩（通常由氧化锆制成）。这些桩的基本特点是它们的物理性质可以更好地与牙齿匹配，并且也被认为具有更好的美学性能。遗憾的是，目前尚缺乏临床证据支持这些新增的桩材料的应用，但已有资料显示，临床生存最佳的为定制黄金桩。

形状

桩可以是平行的或锥形的（图 14.32）。平行桩较锥形桩在单位长度上可以提供更好的固位力。锥度的增加会减少固位力。这两种设计在就位和功能负载时的应力分布特点不同。锥形桩在粘接时产生最小的应力（图 14.33a），平行桩在就位时由于液压会产生更大的应力（图 14.33b）。然而，平行桩在行使功能时更好（图 14.33c），因为锥形桩会产生楔入力（图 14.33d）。如果肩台稳固可以减轻楔入力，但应力会集中在肩台。

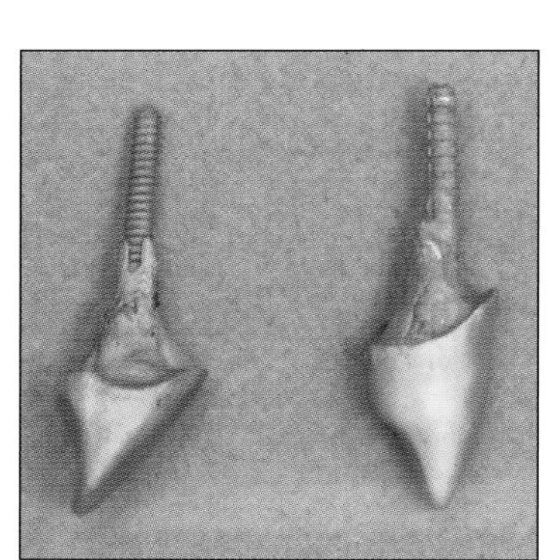

图 14.31 定制桩核

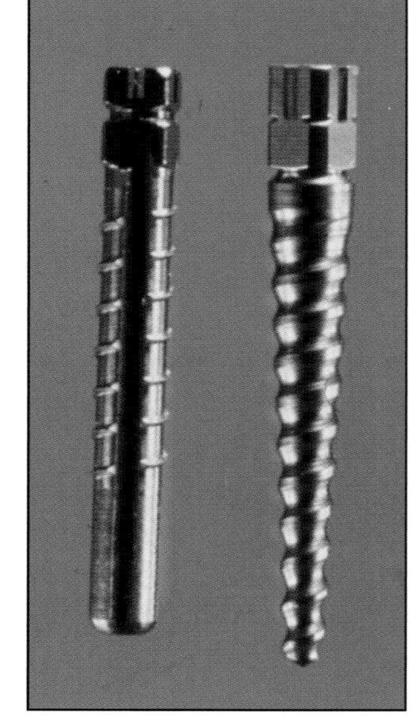

图 14.32 平行桩或锥形桩

尽管平行桩被认为是更理想的，但是根的自然锥度和

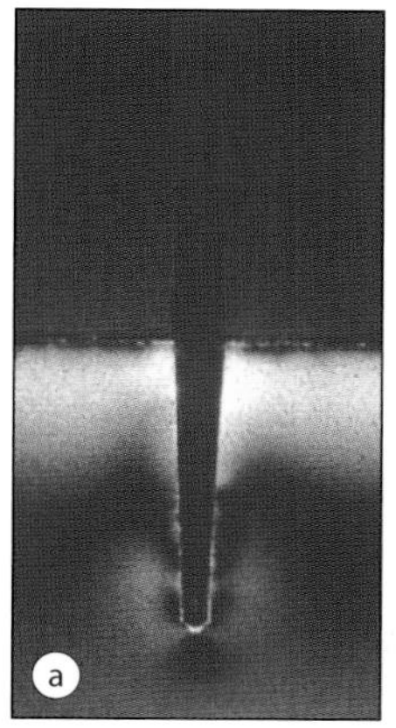

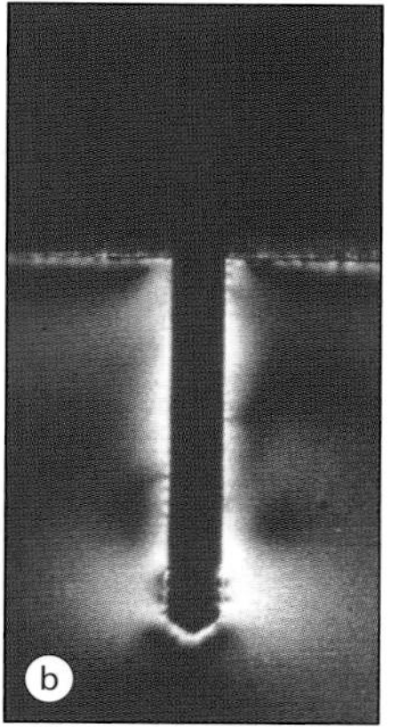

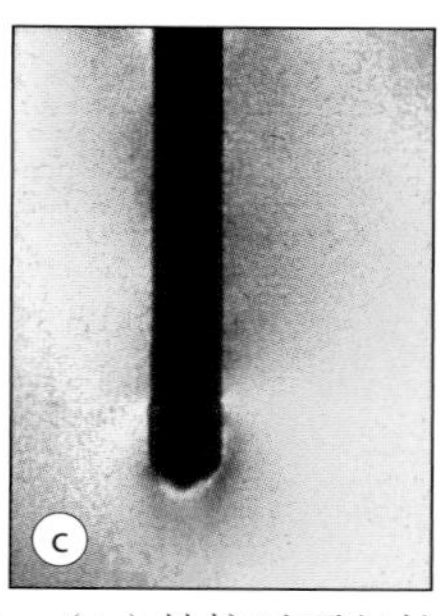

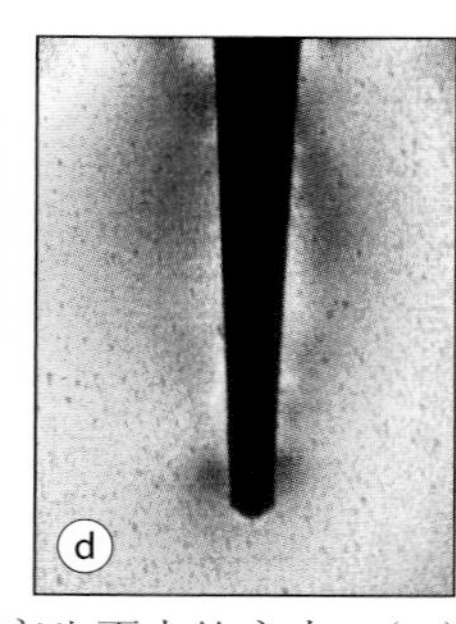

图 14.33 （a）粘接时锥形桩产生的应力最小；（b）粘接时平行桩产生更大的应力；（c）行使功能时平行桩提供更好的应力分布；（d）行使功能时锥形桩产生楔入力（由 Mr P O'Neilly 提供）

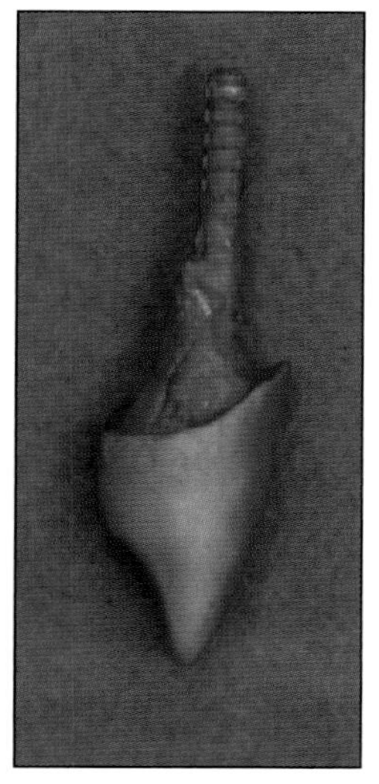

图 14.34 桩在冠部呈锥形，而在根尖段平行

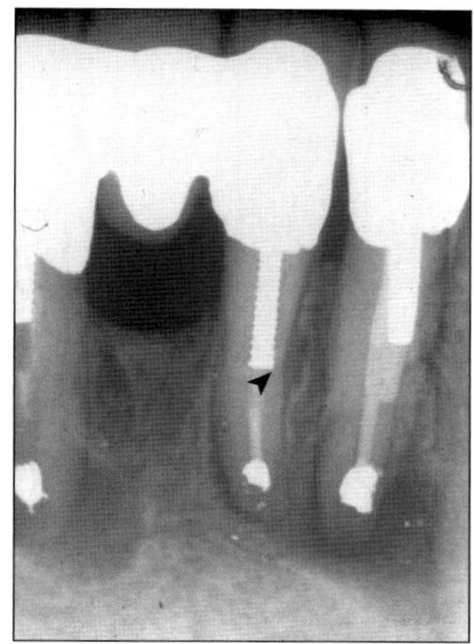

图 14.35 一例下颌中切牙因平行桩引起的根穿孔（箭头所示）

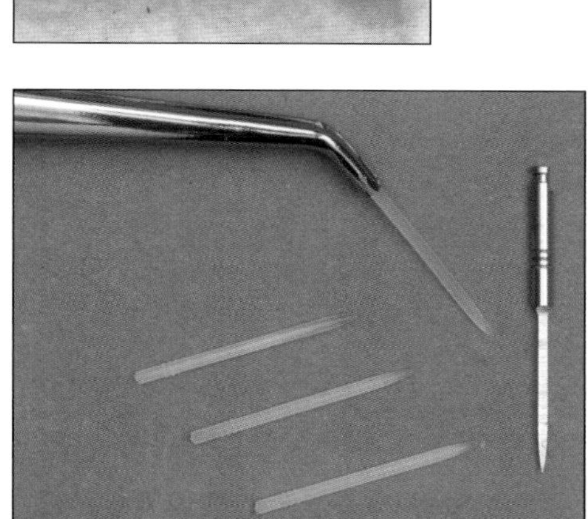

图 14.36 经典齿形桩系统

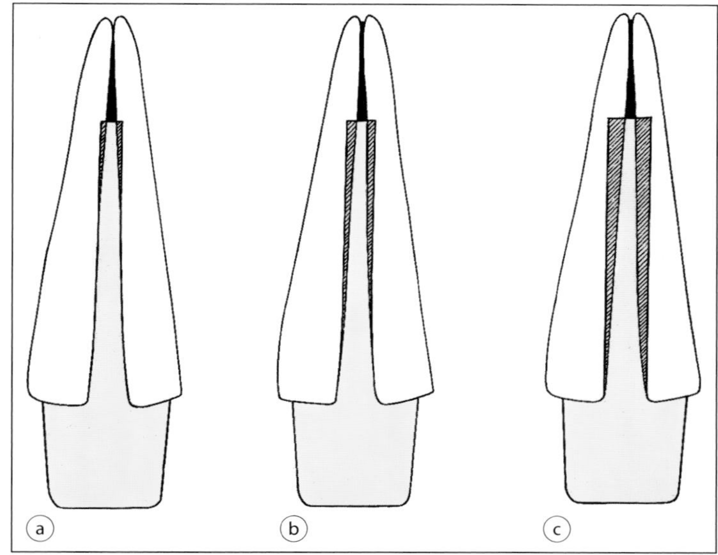

图 14.37 选择合适直径的平行桩。图 b 为固位和桩强度的最佳选择

预备后的根管会对完全平行的桩产生阻碍。因此不可避免地，桩会在冠部逐渐变细而在根尖部平行（图 14.34），但是这有根尖段穿孔的风险（图 14.35）。解决这个问题的一个方案是让根尖段变为锥形（图 14.36）。尽管锥形桩的固位力和应力分布特性相对较差，但这通常是更保守的选择，在许多情况下均已成功使用。平行桩需要将根管预备成与之匹配的形状，因而对保存牙体组织不利。折中方案是选择具有适当固位和强度的最窄的平行桩（图 14.37）。

长度

桩的长度对桩的固位十分重要。对所有类型的桩而言，较长的桩能提供更好的固位力和应力分布特性。遗憾的是，长度的增加会导致就位时应力增大，这在平行桩中尤为显著。通过桩上的排溢道可在一定程度上缓解应力（图 14.38）。

桩长度的决定因素

1.根充长度：当牙根长度不足时，对根管充填的最短长度要求可能会限制最佳桩长度的使用。根尖段根管充填的最小长度目前尚未达到共识：一般建议3 ~7mm的长度。目前尚无确切的临床证据可供指导，但是小于3mm

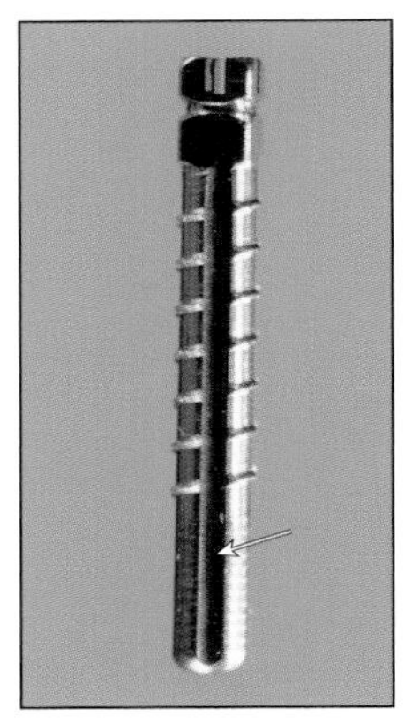

图 14.38 带有排溢道的桩（箭头所示为表面开口）

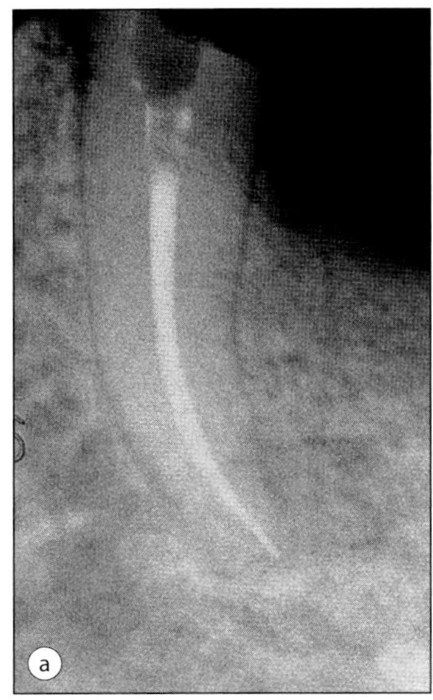

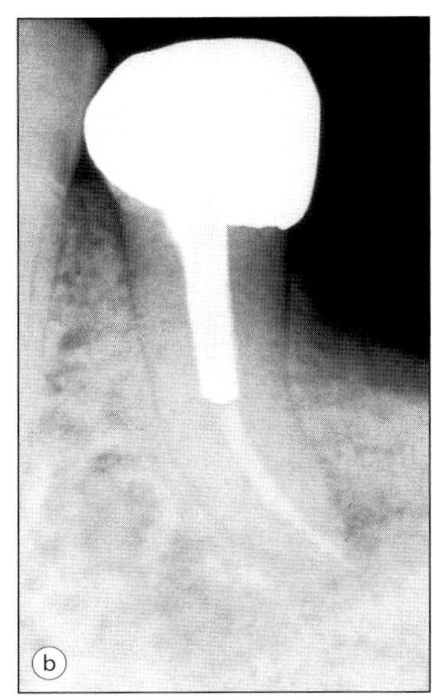

图 14.39 （a）修复前的弯曲的下颌前磨牙；（b）修复后X线片表明根弯曲的位置会影响桩的长度

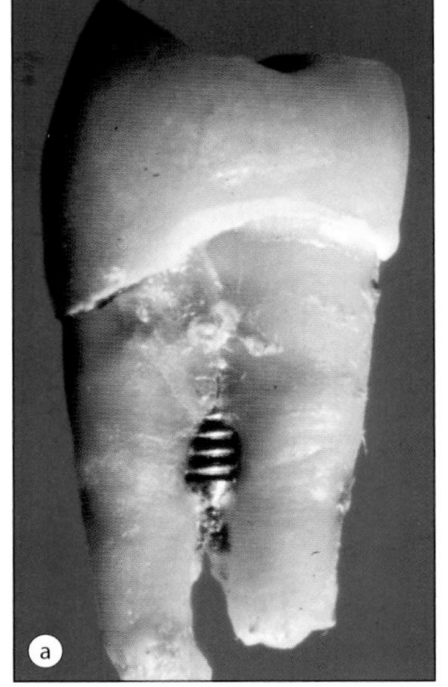

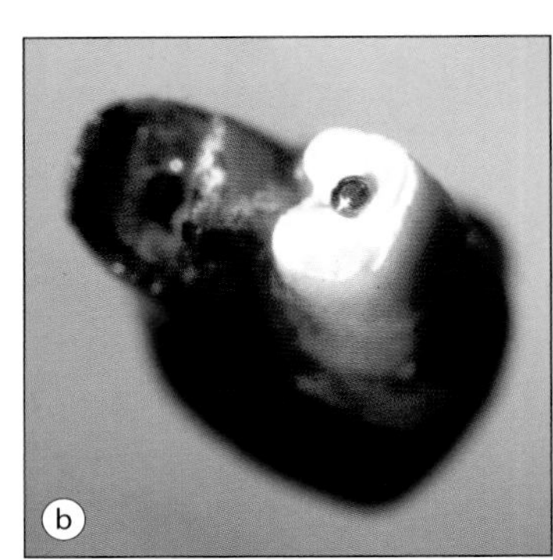

图 14.40 （a）缺少对根横截面轮廓的估计导致穿孔；（b）拔除的牙齿显示了桩和根横截面形态的关系

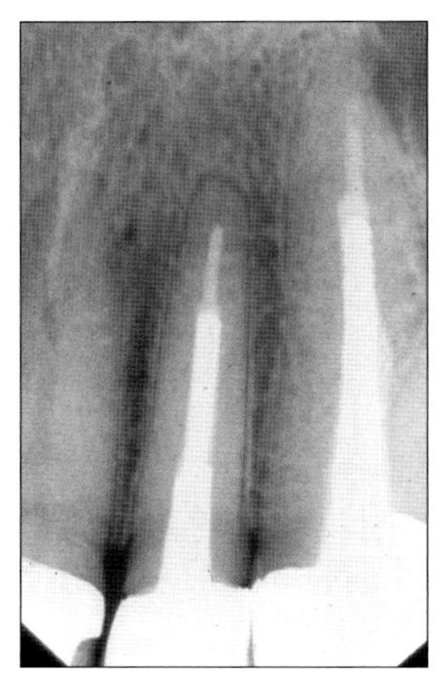

图 14.41 过长的桩

的根尖段充填材料更易导致顽固性根尖周病变。桩道预备后剩余的根管充填材料应该至少3mm，此时最小长度的桩就能满足最好固位要求。

2.根的形态：根弯曲的程度和位置（图14.39）、根部的横截面尺寸和根的形状将限制桩的长度与直径（图14.40）。

3.临床标准："根长度的各种分数：1/3、1/2和2/3"（图14.41）"与冠长度相似的长度""在牙周支持丧失的牙齿中，桩应延伸至牙槽骨"都曾被推荐用于确定桩的长度。在这些准则中，最后两个被广泛接受。用于固位的桩的长度必须与咬合负荷相称。如果负荷过大，即使通过较长的桩保留的修复体也可能脱落（图14.42），但是如果咬合负荷很小，则很短的桩可能就足够了（图14.43）。有些时候牙根没有足够的长度以达到桩和根管充填最佳长度的协调，此时就要对两者之一进行妥协。如何取舍基于对临床的判断，但更倾向于桩的固位需求。

直径

桩必须具有足以抵抗变形的最小直径（图14.44），但是修复体的设计也会加重桩的疲劳程度。如果设计很差，即使桩的直径很大也会发生断裂（图14.45）。同样强度的情况下，铸造桩的直径应大于由相同合金制成的锻造桩的直径。因此，狭窄的根管应考虑锻造金属桩。直径较大的桩仅提供稍微好一点的固位力，并且还意味着残余牙本质更薄、更弱、更易导致折裂（图14.46a）。如果修复体设计不良，根折的概率会增加（图14.46b）。应该考虑具有足够强度和固位力的最小直径的桩。

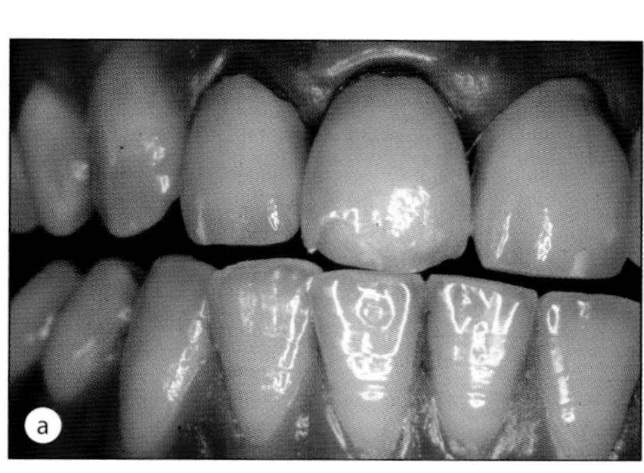
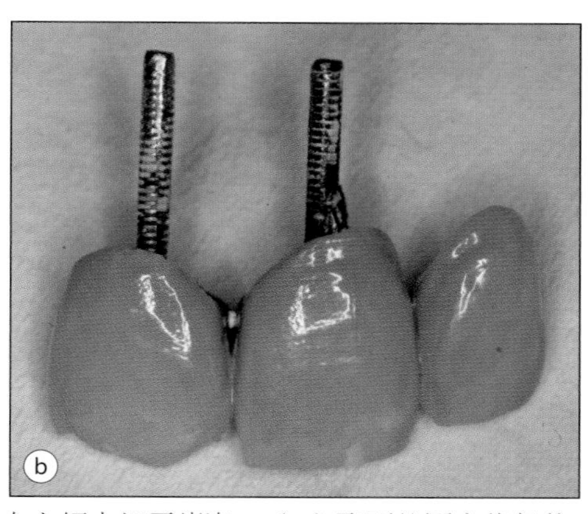
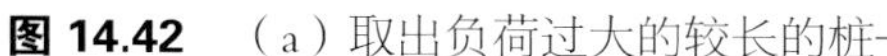

图 14.42 （a）取出负荷过大的较长的桩——右上颌中切牙崩瓷；（b）取下的固定修复体

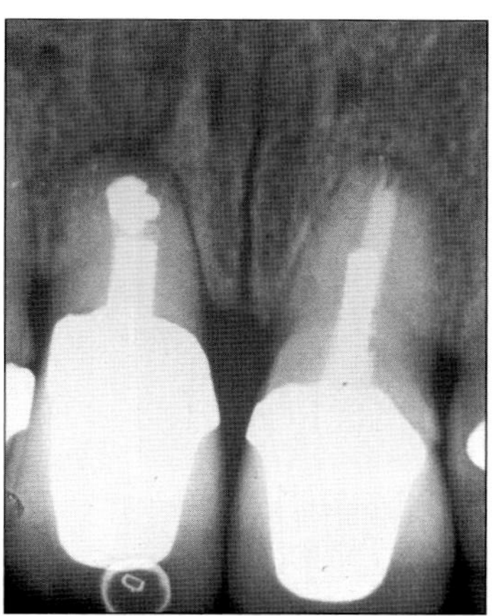

图 14.43 长度很短的桩在负荷很小时同样可以存活

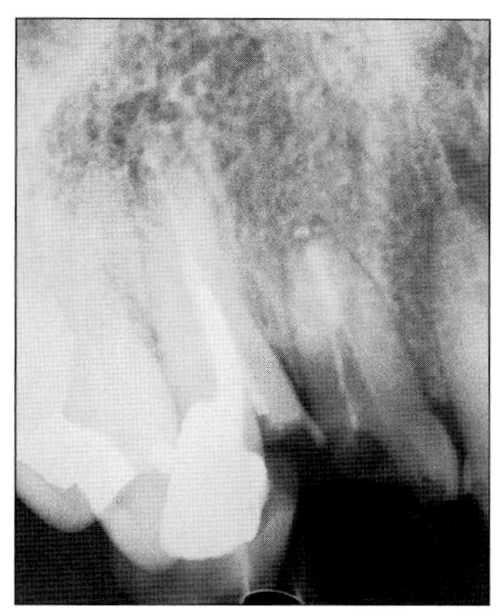

图 14.44 桩变形（由 Mr P King 提供）

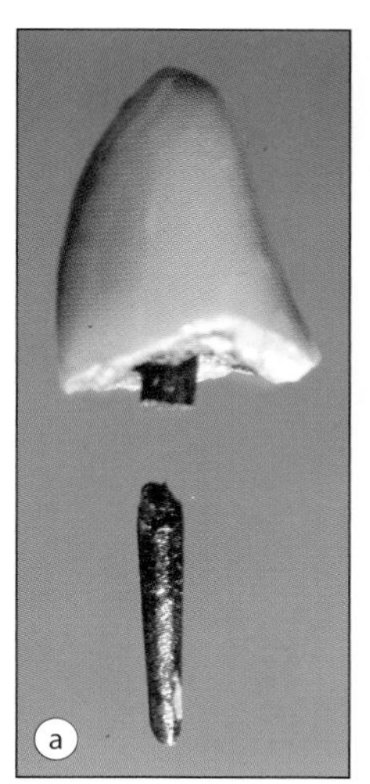
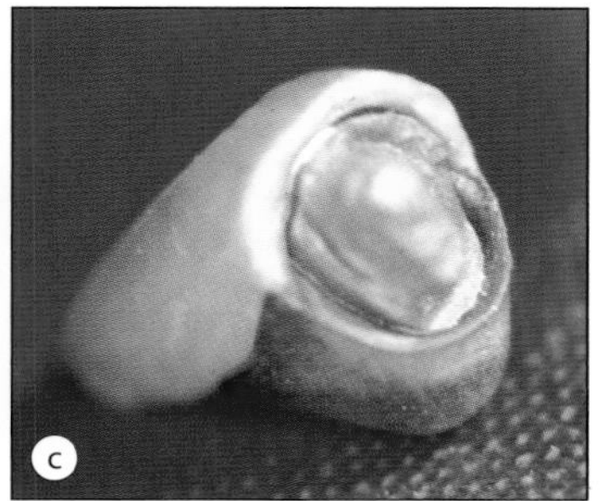

图 14.45 （a）桩折裂（由 Mr P King 提供）；（b）桩核冠修复方式的中切牙桩折断；（c）取下的冠部和折断的桩

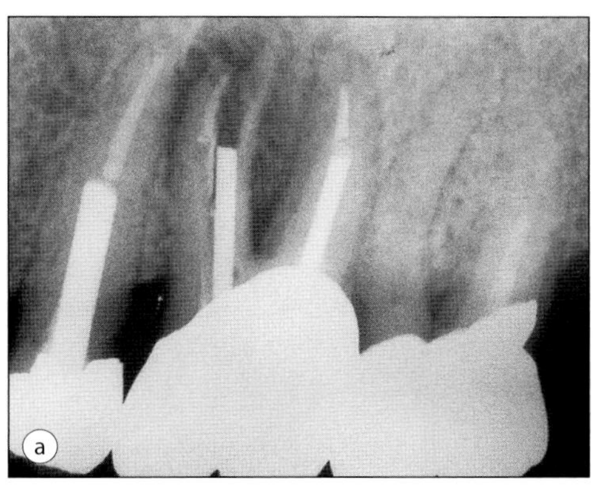
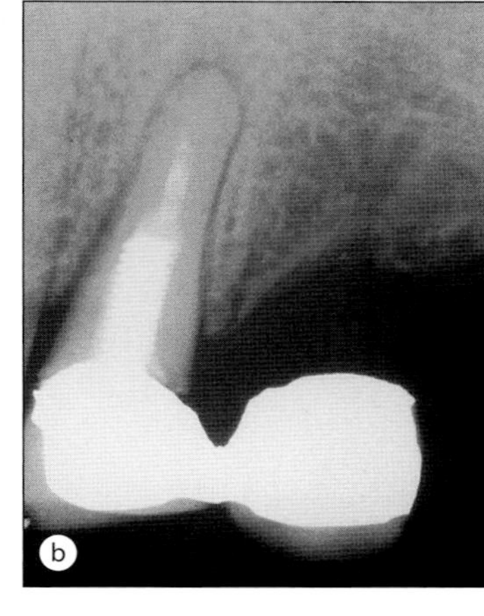

图 14.46 （a）直径较大的桩因磨除牙本质的量过大而导致根折；（b）不良修复体设计（如根管内直径较大的桩和悬臂桥）增加根折风险

表面结构

桩的表面可以是光滑的、粗糙的、锯齿形的或螺纹的，并且可以有排溢道。桩的表面特性会影响其就位和固位力。粗糙或不平整的表面可以增加固位能力。螺纹桩的固位能力最强。已有各种螺纹设计的预成桩可供临床使用。它们可以全长或部分长度具有螺纹结构。如图14.47a所示螺纹桩产生的应力最大并主要集中在桩的螺纹部分。当桩有力量加载时，应力增加（图14.47b）。放置桩的方式也影响应力的产生。如图14.47c所示为常规放置螺纹桩时的应力，如果此时桩被额外旋紧1/4圈，应力会大幅增加（图14.47d）。在有力量加载时，应力进一步增加，但是相较因过度旋紧而造成的应力增加，其增长比例低得多。桩粘接前，在根管内进行螺纹攻丝，再进行桩复位后可以显著地降低应力。取出然后复位螺纹桩可以降低桩

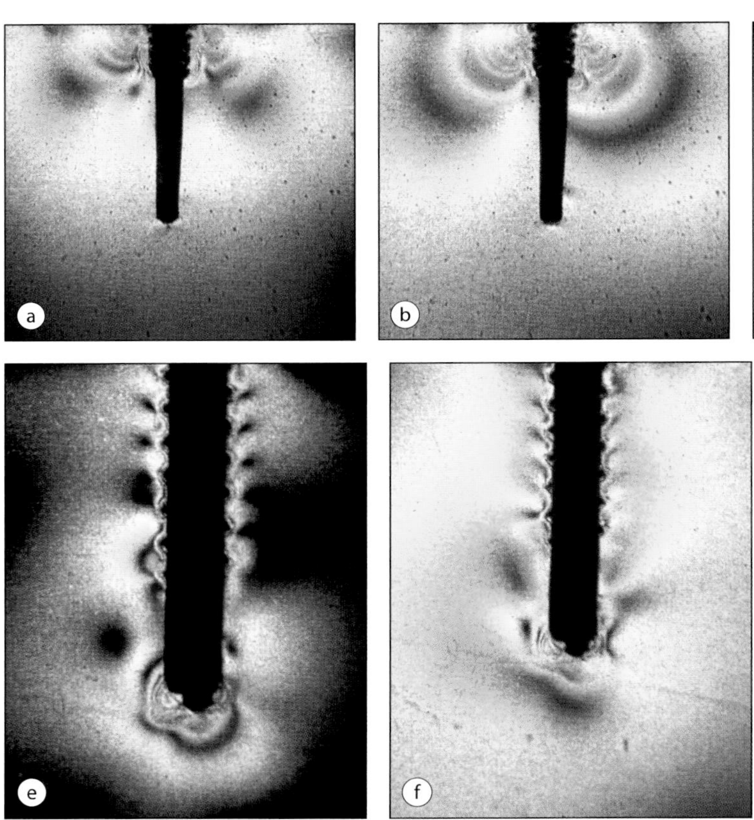

图 14.47 （a）螺纹周围更大的应力；（b）有力量负载时应力进一步增加；（c）因放置螺纹平行桩造成的应力；（d）桩进一步旋紧 1/4 圈造成的应力增加；（e）取出桩并作为螺纹攻丝，而后再进行粘接可减少应力；（f）负载时应力显著减少（由 Mr P O'Neilly 提供）

的适合度，而后进行粘接同样可以降低应力（图14.47e，f）。桩上的锯齿也与应力增加有关，但是影响力不如螺纹桩。加载力量同样会增加应力。因此，通过锯齿和螺纹增加固位时，应该考虑同时引起的应力集中增加的缺点。桩的表面也可以通过部分切除或通道来进行改良，可以作为粘接剂的排溢通道，而进一步改善就位并提高固位力。

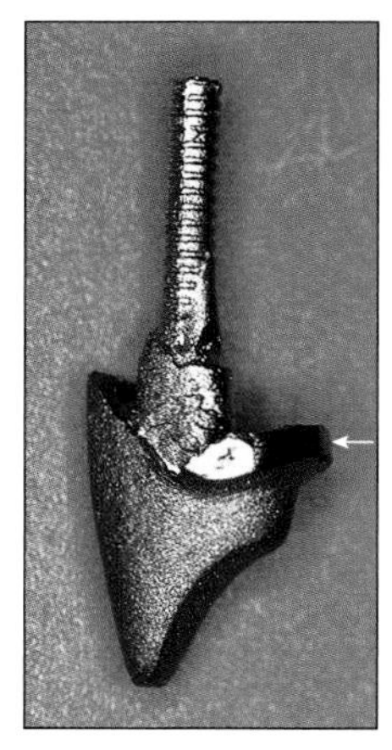

图 14.48 桩核中的“裙边”（箭头所示）

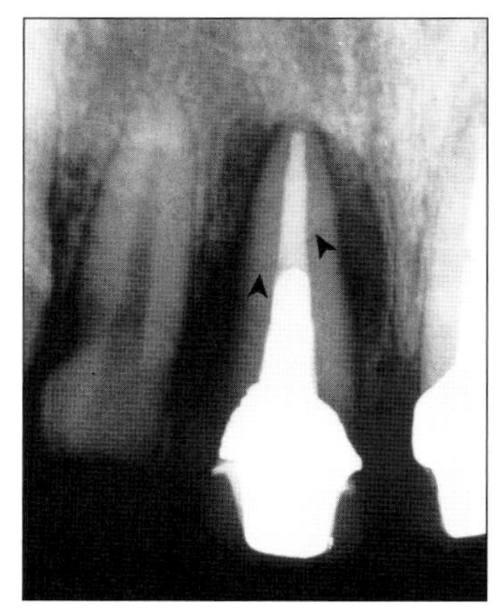

图 14.49 与桩尖端有关的根折（箭头所示）

裙边

通常桩核腭侧的“裙边”设计可以通过包绕牙齿而改善应力分布（图14.48）。它还可用于补偿缺损的牙体组织。桩的根尖部应力集中，可导致水平或倾斜根折，当冠部组织不足时，正确的设计和“裙边”的放置可以防止应力在此处集中（图14.49）。

后牙修复

塑性修复材料可以用于临时恢复后牙咬合面。修复要点为需具备良好的邻面和咬合接触（图 14.50）。

相对完整的牙齿

以前未行修复治疗或无龋坏的牙齿有时也需行牙髓治疗。牙周病（图 14.51）、创伤（图 14.52）或正颌手术意外切断血供（图 14.53）均可造成牙髓受损。根管治疗后，如果牙齿无裂纹或无咬合负荷过大的迹象，则可用塑性修复材料（如汞合金或后牙复合树脂）充填开髓腔（图 14.54）。

跨过边缘嵴或牙尖的裂缝（图 14.55a，b），以及咬合负荷过大的迹象表明患牙需要牙尖保护——短期内可用粘接性的正畸带环（图 14.55c），长期则使用铸造黄金部分贴面修复更佳（图 14.55d，e）。这种修复体的设计和执行技术要求十分严苛。难点在于提供足够的固位力和抗力，并使邻面边缘远离接触点，从而保证能够直接检查

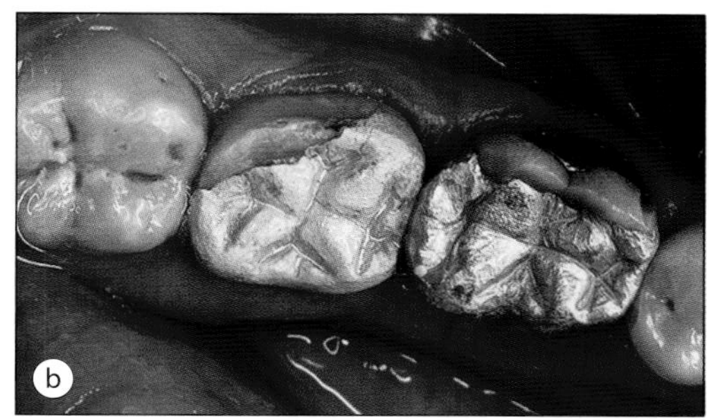

图 14.50 （a，b）汞合金核作为临时修复体

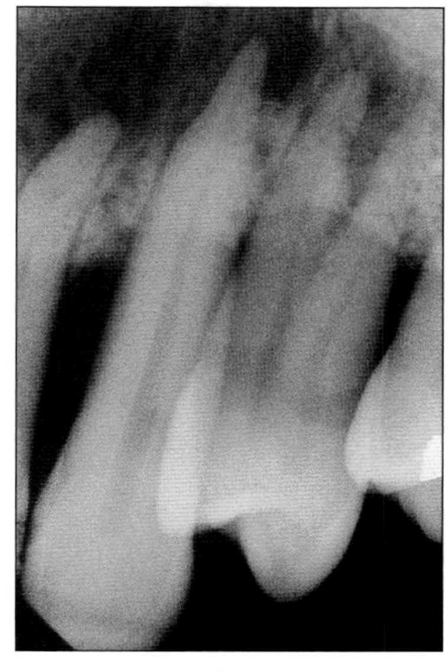

图 14.51 牙周病所致牙髓坏死

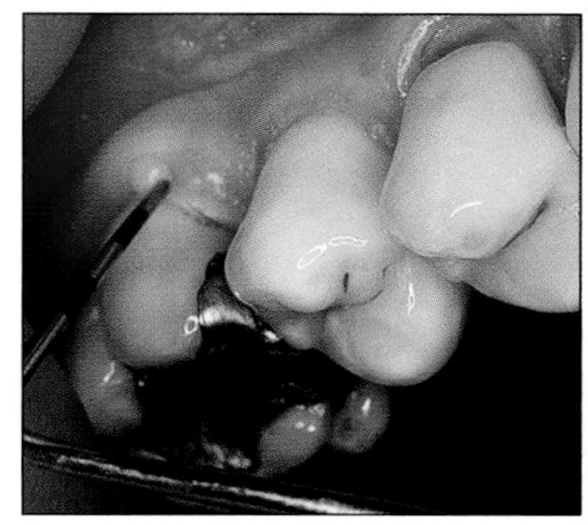

图 14.52 打板球所致第一磨牙外伤，最终根折

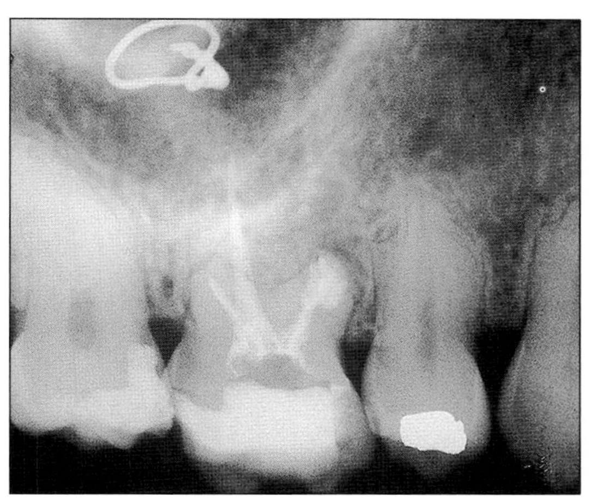

图 14.53 正颌手术所致牙髓受损

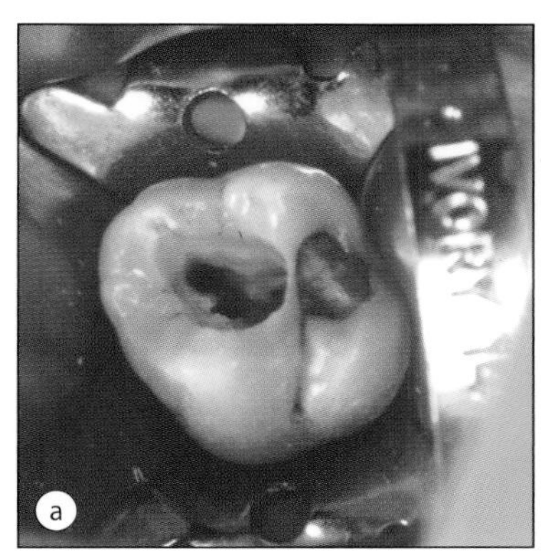

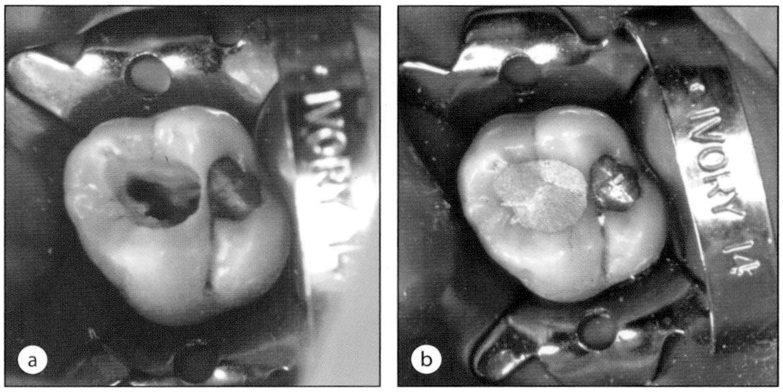

图 14.54 （a，b）𬌗面无裂纹或磨耗的情况下，可直接用塑性修复材料充填开髓腔

及便于清洁。天然邻面接触方式决定了边缘是否在接触上方或下方：后者意味着需预备一个最小的邻面洞形（图 14.56）。

如果达到充足的环绕效果并且预备体按最小锥度进行预备，则可以获得令人满意的固位形和抗力形。如果不足，可以使用铸造固位钉来增加固位力（图 14.57）。

目前建议使用粘接技术，通过牙釉质酸蚀和牙本质粘接剂粘接复合树脂材料以增加牙齿的强度。虽然实验数据支持此理论，但这种粘接的持久性仍待临床证明。该技术已被推荐作为牙髓治疗后增加牙齿强度的临时手段。由于复合材料修复所致牙尖变形和由固化收缩引起的断裂的可能性，在用这种方法充填较大开髓腔时应特别小心（图 14.58）。当需要覆盖牙尖时，可以将贱金属合金修复体粘接到预备后的𬌗面上。贵金属合金可以通过电镀或热处理后使用（图 14.59）。在所示的病例中，由酸和磨耗侵蚀的咬合面可通过在𬌗面热处理后的铸造黄金修复体粘接来恢复。最小牙齿预备由围绕牙体周围 1mm 深的斜面边缘组成。这是恢复根充后相对完整的牙齿较为保守和首选的方法。

邻𬌗面洞形的牙齿

根管治疗后的牙齿如果有邻面洞形则需要不同的考量（图14.60a）。在这种情况下修复体的选择将取决于邻面箱状洞形的宽度和深度以及咬合力的大小。如果牙齿邻面

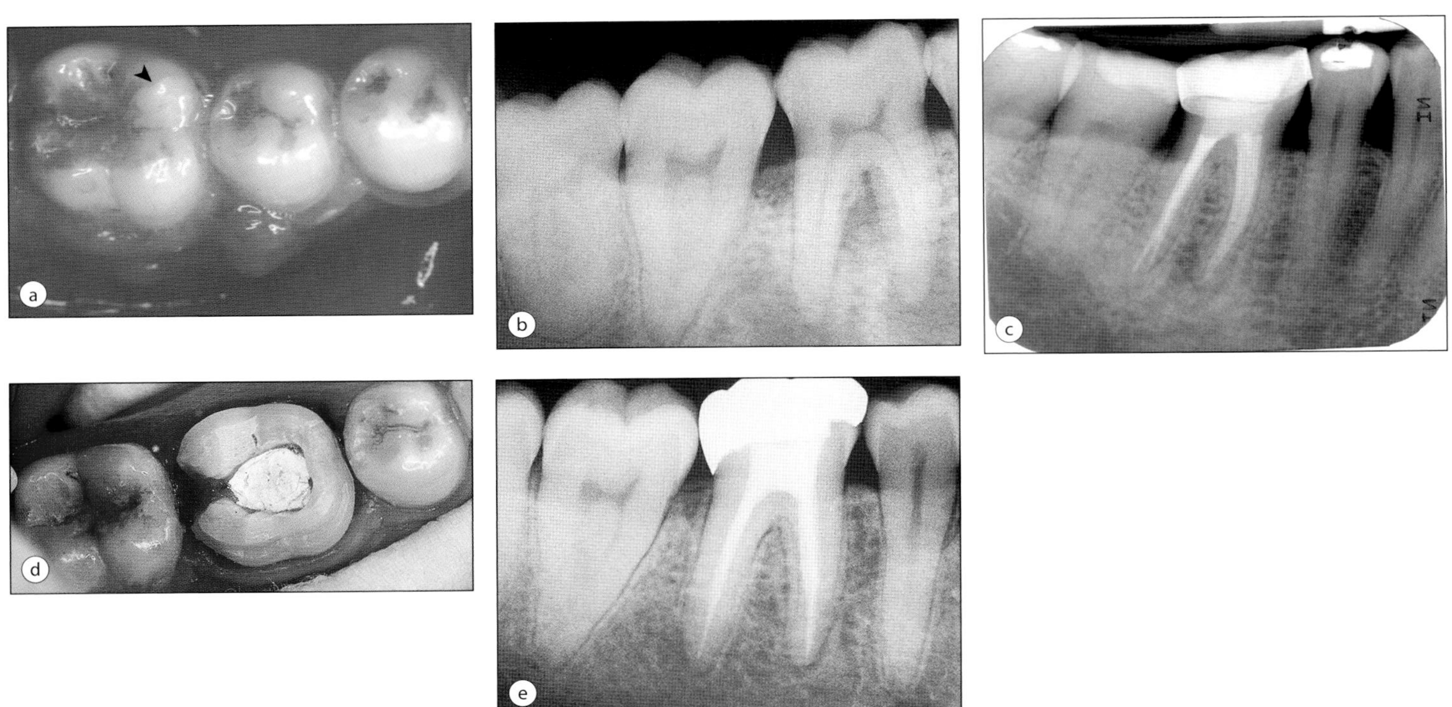

图 14.55 （a）折裂线——近舌牙尖；（b）图 a 中牙齿的 X 线片；（c）粘接后的正畸带环；（d）改良型高嵌体修复体；（e）牙齿根管治疗完成并行殆面覆盖的修复体的 X 线片

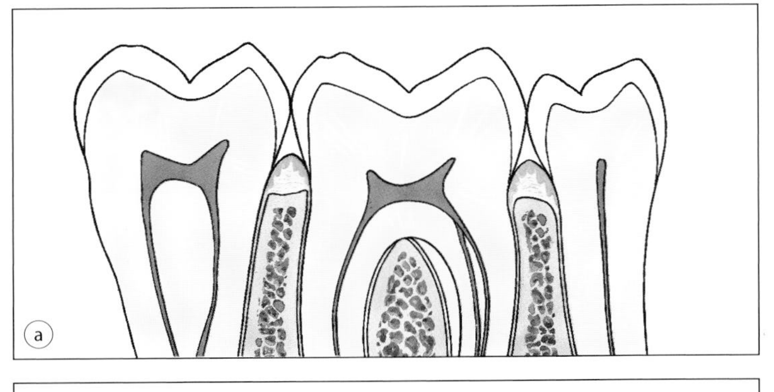

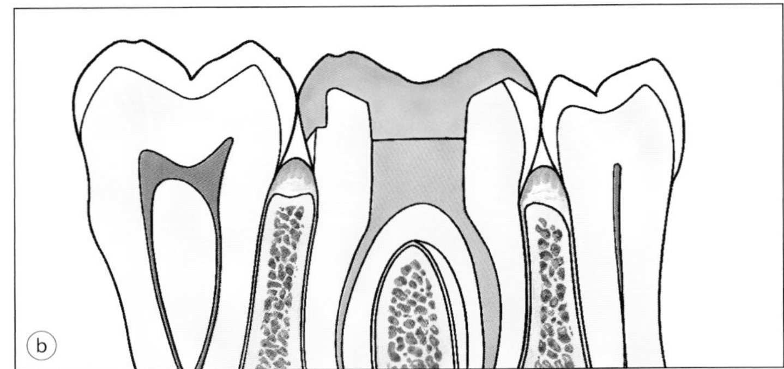

图 14.56 （a，b）修复体设计时邻面接触区位置的作用——近中边缘位于接触区以上，远中边缘位于接触区以下

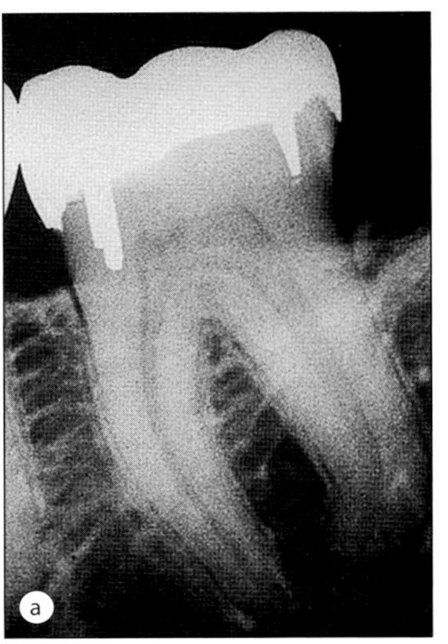

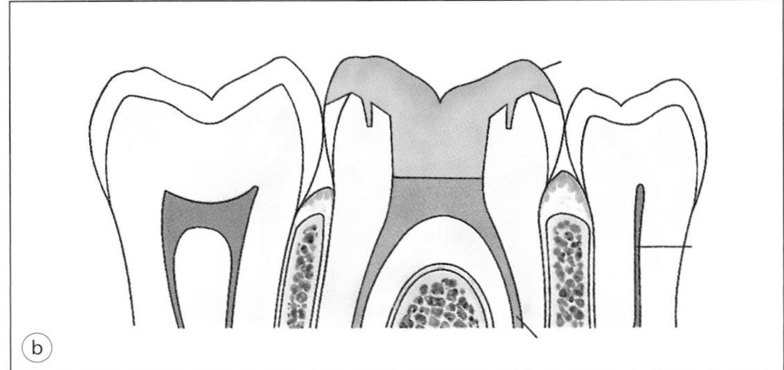

图 14.57 （a，b）铸造固位钉用于增加铸造高嵌体的固位力

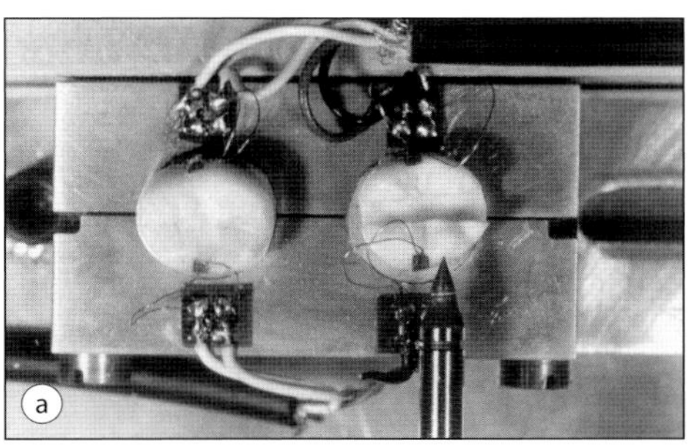

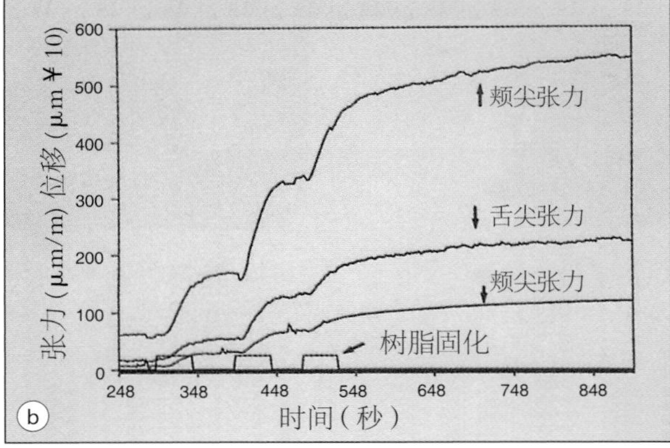

图 14.58 （a）使用粘接技术修复近中－殆面－远中洞形时，运用固化复合树脂材料致牙尖变形的实验数据；（b）随着固化后时间的推移，颊尖和舌尖的张力及牙尖移位（由 Prof. N Meredith 提供）

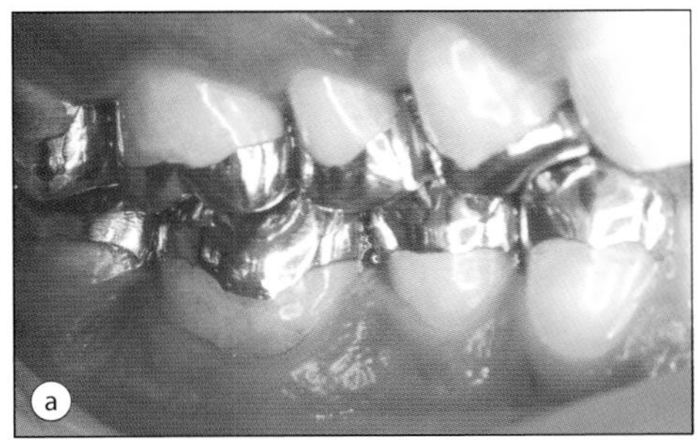

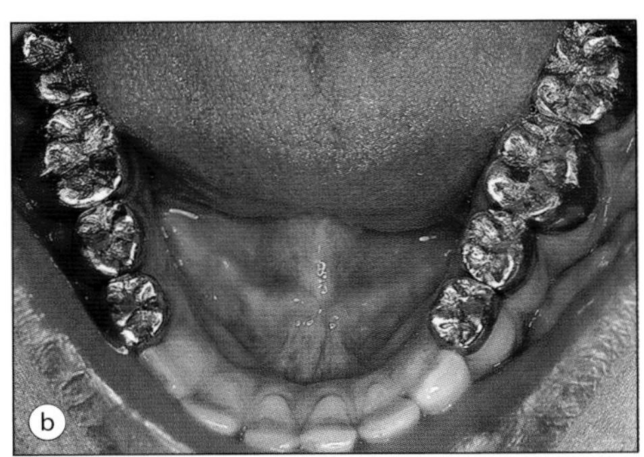

图 14.59 （a）粘固后的热处理铸造金属修复体的颊面观；（b）粘固后的热处理铸造金属修复体的殆面观

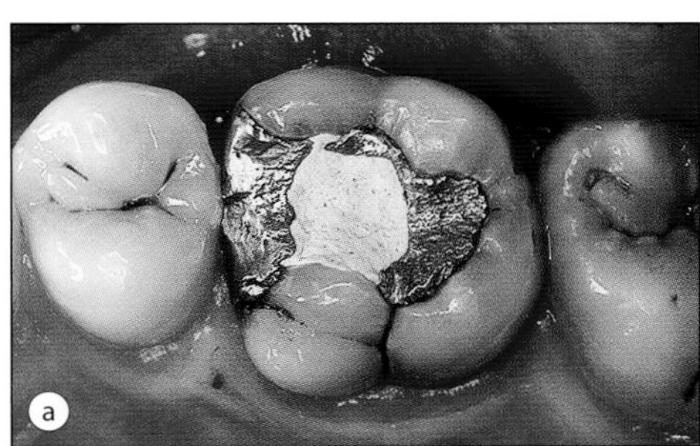

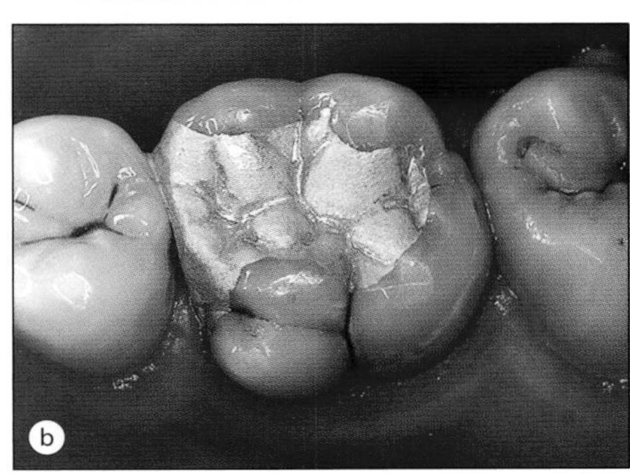

图14.60 （a）根管充填后中等大小有邻殆面汞合金修复体的牙齿，无磨耗、裂纹或修复体折裂史；（b）图a中牙齿用汞合金修复

箱状洞形宽度尚可，深度较浅，并且没有咬合负载较大的迹象，塑性修复材料可能就足够了（图14.60b）。有类似大小的邻面洞形，但有迹象表明，咬合负载较大或者有侧方力且无法消除的牙齿，选择铸造金属部分贴面修复体可能更为合适（图14.61）。对于具有较宽、较深洞形的末端牙齿，且有迹象表明患牙承受咬合力较大的情况下，塑性修复体是不合适的，而铸造的覆盖牙尖的金属修复体将有助于减少应力并保护牙齿避免折断（图14.62，图14.7d所示光弹性模型的牙齿，在相同的条件下行牙尖覆盖修复体）。即使当力量负载加倍时，该模型仍可保持相对无应力的状态。图14.63展示了一例用塑性修复材料作核，然后行牙尖覆盖修复的病例。最初在前磨牙颊侧壁破损的牙尖处行复合树脂修复，以避免汞合金所致变色。其余部分仍用汞合金进行充填（图14.63b）。然后预备牙齿行部分覆盖型铸造高嵌体修复。

近中－殆面－远中（MOD）洞形的牙齿

如果两个邻面均存在洞形，那么牙尖覆盖型修复体几乎可以说是必须使用的，除非没有对颌牙或者对颌为软组织固位形活动义齿。修复选择包括塑性修复材料或铸造修复体。

银汞合金可以通过降低牙尖高度并重建整个咬合面来提供牙尖保护。虽然这是修复受损牙齿相对便宜的方法，但是它需要相当多的临床经验以恢复正确的咬合接触，并且需要更多地降低咬合来为汞合金提供足够的强度。该

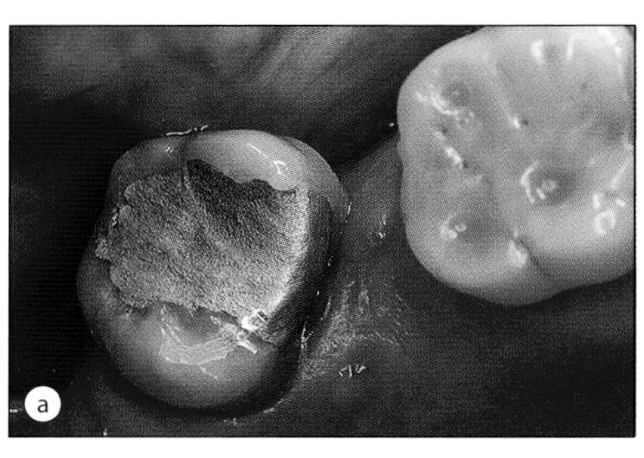

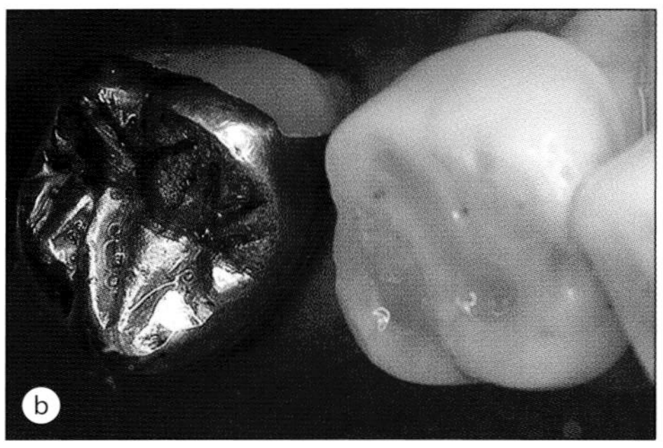

图 14.61 （a，b）铸造高嵌体修复汞合金充填的中等大小的近中殆面洞形

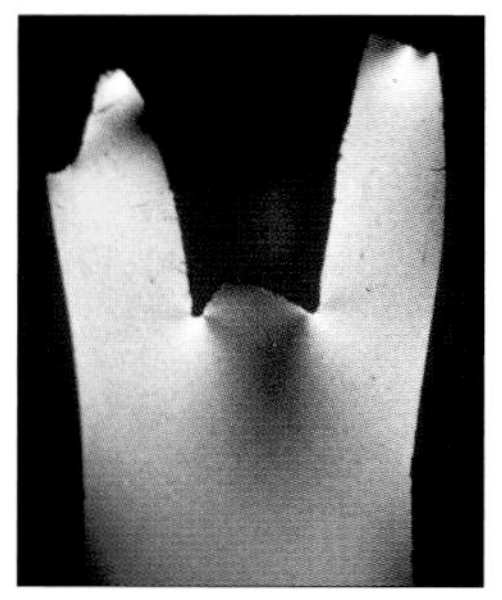

图 14.62 光弹性模型显示行牙尖覆盖型铸造高嵌体修复体可避免颈部应力集中（由 Mr P O' Neilly 提供）

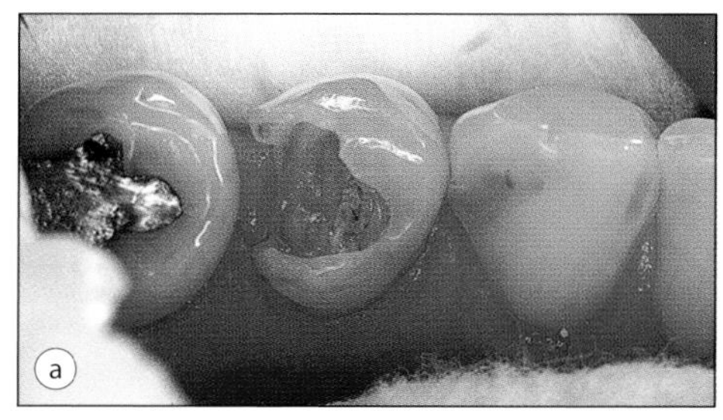

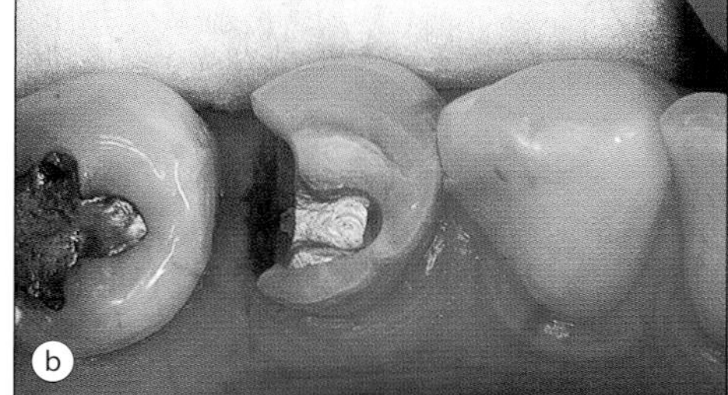

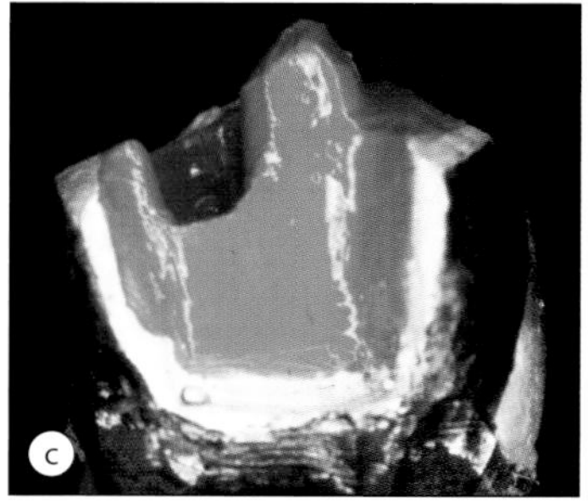

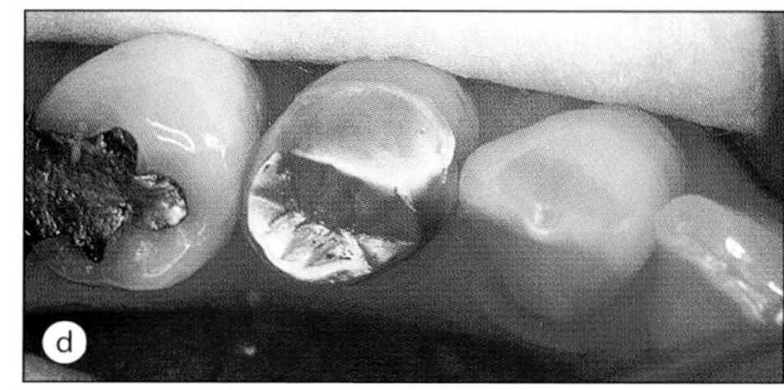

图 14.63 根充后下颌前磨牙行牙尖覆盖型铸造高嵌体修复体：（a）未修复的开髓腔；（b）恢复核并为后期铸造修复体完成预备的牙齿；（c）铸造高嵌体修复体；（d）粘固后的高嵌体

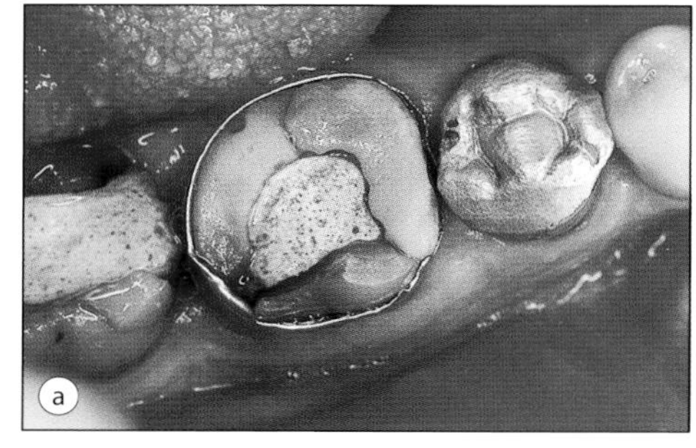

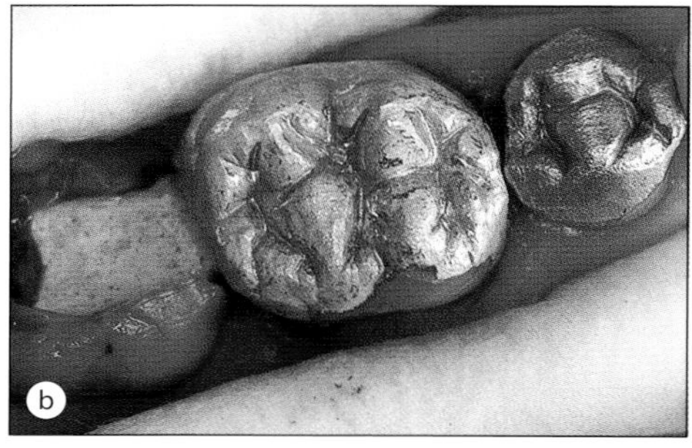

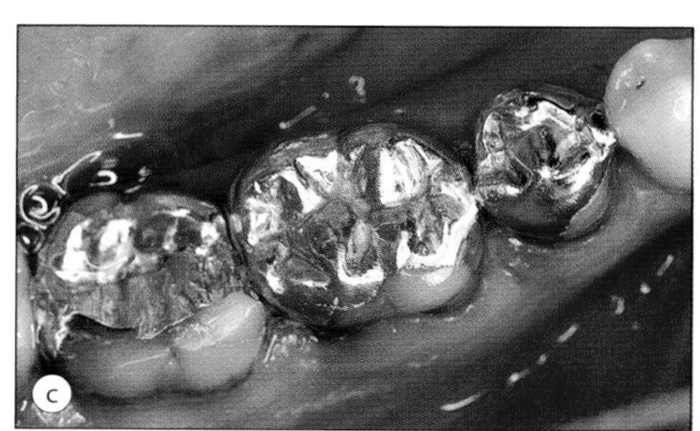

图 14.64 （a~c）严重受损的前磨牙和磨牙运用牙尖覆盖型汞合金修复体修复

方法适合于已经缺少较多牙体组织的牙齿（图 14.64 ~ 图 14.66）。

复合树脂材料的缺点前文已论述，这点在洞形较大时尤为显著（图 14.67）。固化收缩和其对剩余牙体组织应力分布的不良影响可以通过使用间接复合树脂或瓷嵌体 / 高嵌体而部分改善（图 14.68）。但问题在于修复体和粘接剂之间的粘接可能失败，导致微渗漏。

（在适当的情况下）最保守的选择是使用高嵌体修复（图14.69a~c），这有助于将牙体组织损害减到最小，且通过正确的设计可以提供足够的牙尖保护。在下颌牙齿中，颊侧的功能性牙尖斜面和肩台意味着颊面更多的金属覆盖（图14.69d）。在上颌牙中，颊尖的金属覆盖程度可以减至最小（图14.70）。通过对表面进行喷砂以减少光泽，可以改善美观。如果牙齿组织缺损更多，可以通过修改设计方案，选择最适合实际情况的方案（图14.71）。然而，如果牙齿预备不充分，修复体会很差，抗力形将降低且美观受损。

有一部分患者可能不会接受大范围黄金修复体造成的不美观，而更倾向于完全覆盖的烤瓷修复体。然而，在考虑这种修复体之前，应该考虑为金属和瓷两种材料

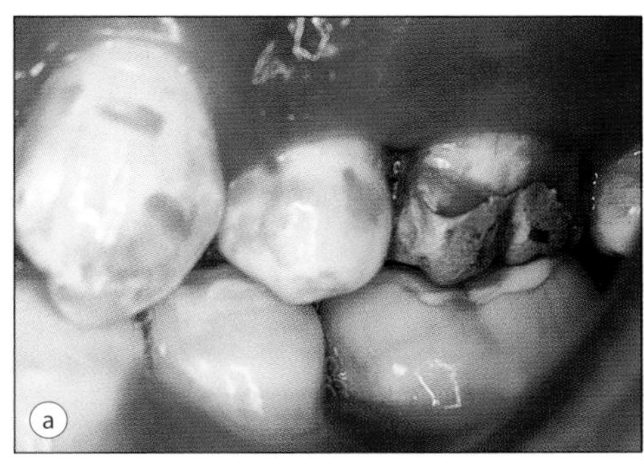

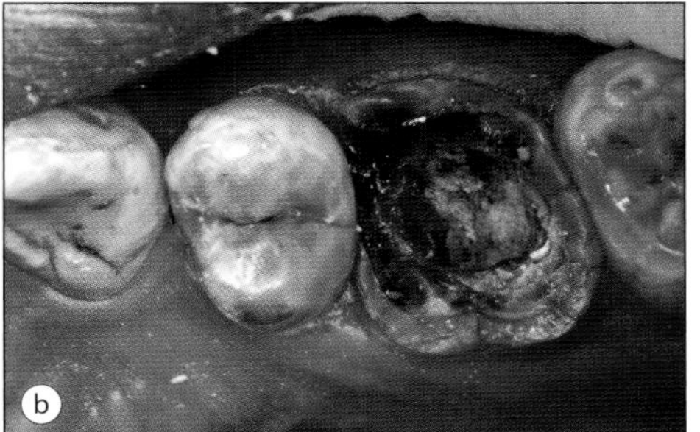

图 14.65 （a，b）破坏严重的上颌磨牙临床照片

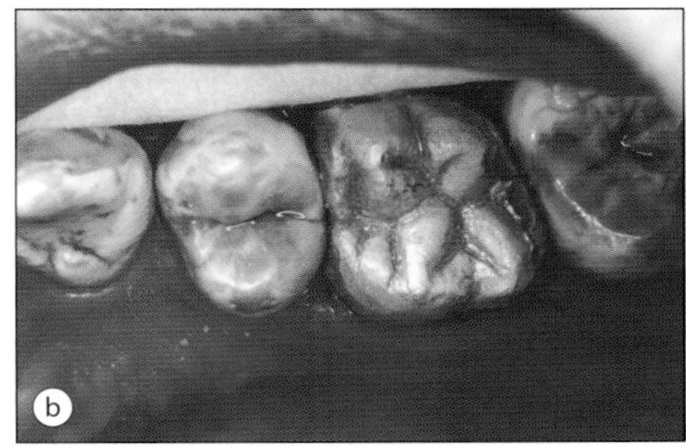

图 14.66 （a，b）图 14.65 中上颌磨牙用汞合金修复

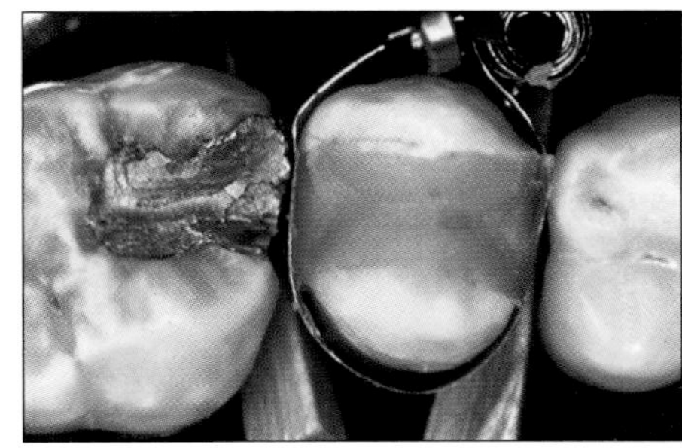

图 14.67 复合树脂修复根充后前磨牙的近中 – 殆面 – 远中洞形

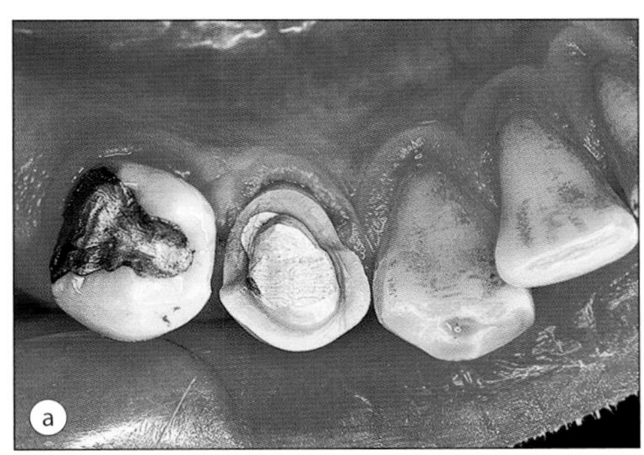

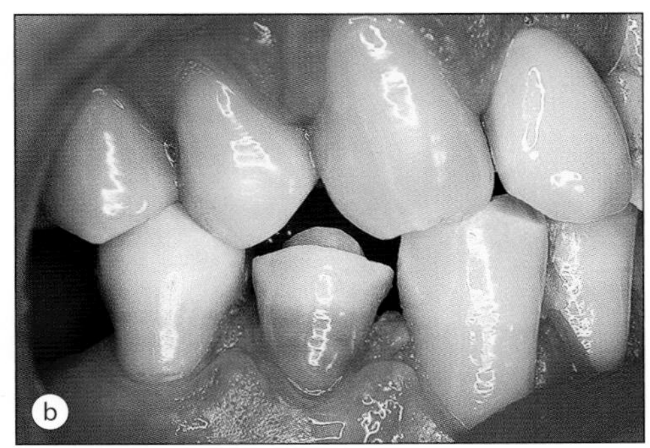

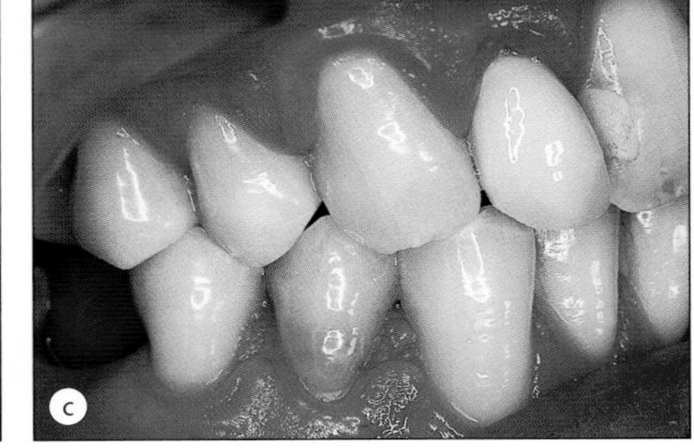

图 14.68 （a，b）行全瓷高嵌体修复的下颌前磨牙的牙体预备；（c）就位后修复体

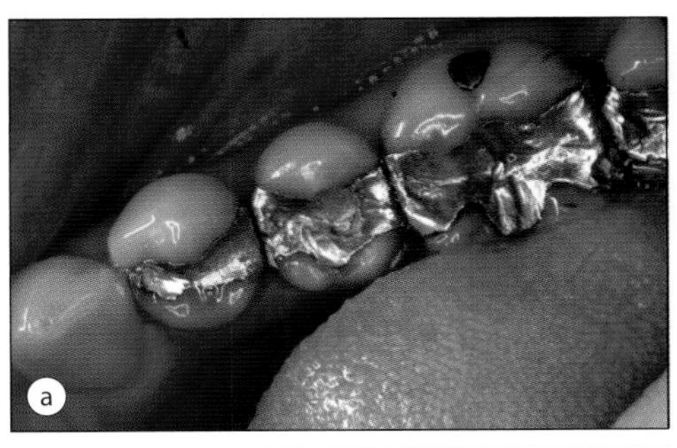

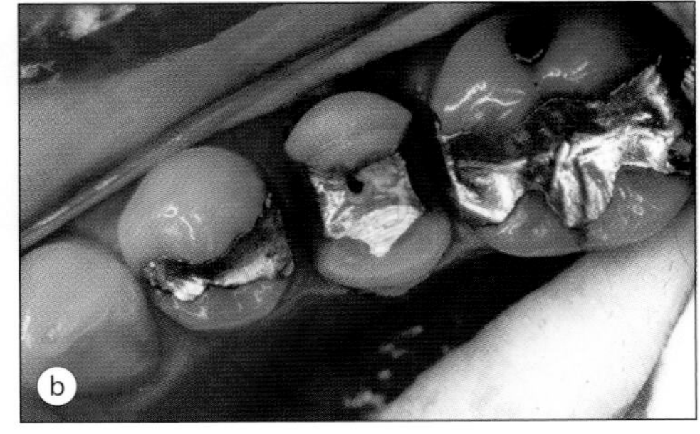

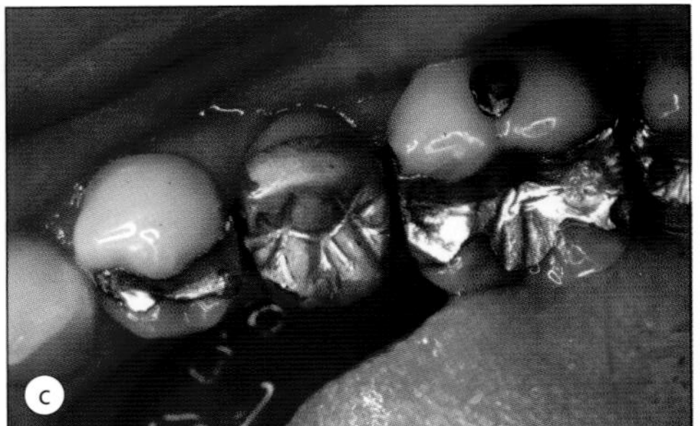

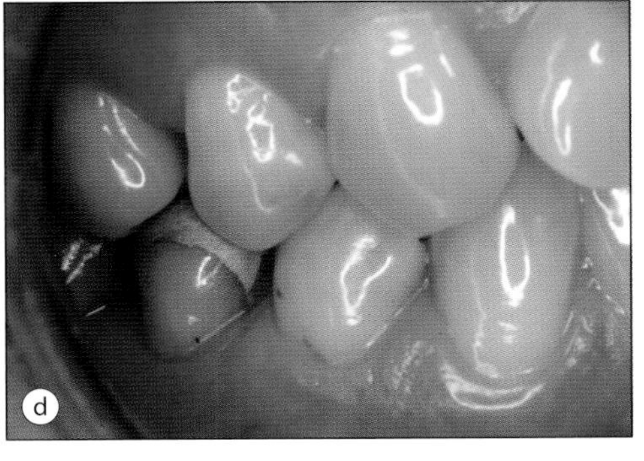

图 14.69 （a）MOD 汞合金充填的下颌第二前磨牙需殆面保护；（b）牙体预备修复；（c）就位后的黄金高嵌体；（d）覆盖前磨牙功能性牙尖的修复体

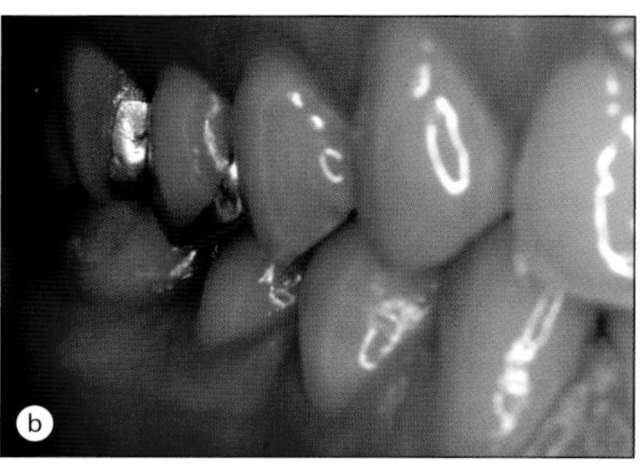

图 14.70 （a）为上颌前磨牙牙尖覆盖型铸造高嵌体修复体预备的银模；（b）粘固后的铸造修复体颊面观

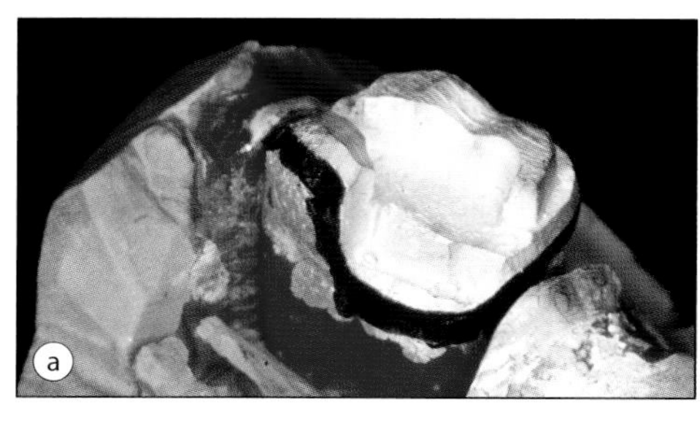

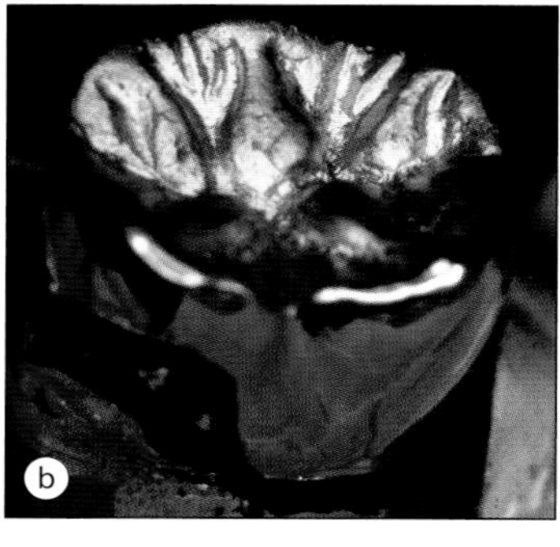

图 14.71 （a）改良型铸造高嵌体预备模型；（b）模型上的铸造高嵌体修复体

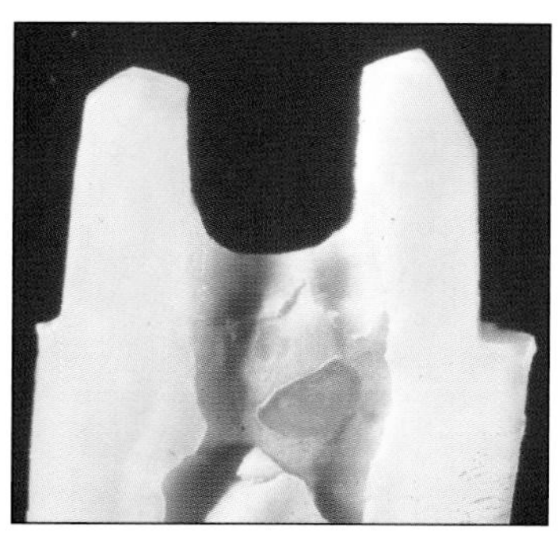

图 14.72 根管治疗中的开髓，以及为烤瓷修复体而进行预备后的牙齿，其剩余的牙体组织必须有足够抗力形和固位形

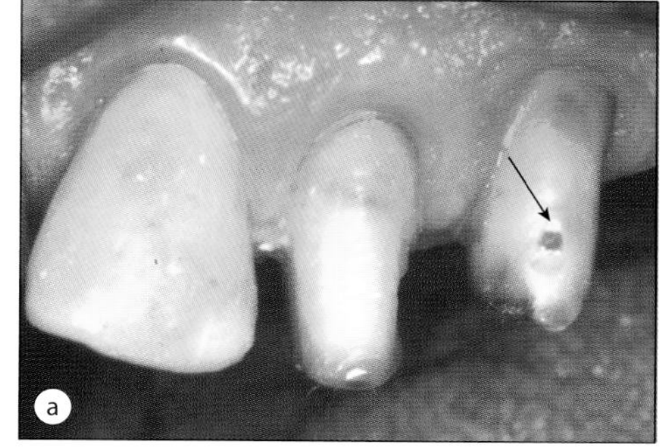

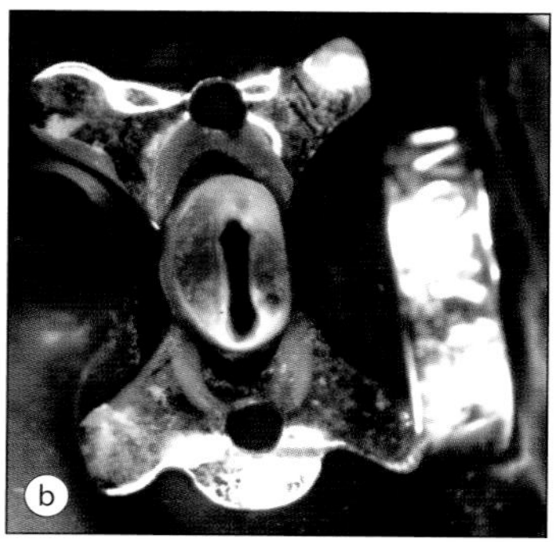

图14.73 （a）烤瓷冠预备后所致牙髓暴露（箭头所示）；（b）开髓行根管治疗后余留适量的牙体组织

提供空间时可能损失的牙体组织的量。其所需最小厚度为1.3mm。这可能会进一步削弱牙体强度，但可能是达到美学要求的一项可接受的风险。只要冠部牙体组织损失足够少，髓腔预备和因烤瓷修复体要求而进行预备的牙齿可以余留足够的牙体组织，以保证其固位形和抗力形（图14.72）。如图14.73a所示，上颌前磨牙烤瓷修复体预备导致牙髓暴露，通过冠部开髓进行根管治疗后余留的牙体组织（图14.73b）不需要桩核系统即可获得良好的固位形和抗力形。

牙体组织不足的无辅助固位的牙齿

需要根管治疗的牙齿常常破坏严重，难以为修复体提供足够固位（图 14.74a）。所以修复体需要核来恢复缺损的牙本质，然后才能行全部覆盖或部分覆盖的铸造修复体修复（图 14.74b）。

核的固位力可以通过多种方式实现，包括使用固位沟和槽、牙本质钉和桩。固位沟和槽会嵌入剩余牙本质中，这要求剩余牙本质有合理地分布。这些固位方式的深度和大小取决于核材料的物理性质。目前多数所使用的塑性材料需要相当的体积以提供强度，而这也限制了它们的临床应用。

一般根管治疗后的牙齿不推荐使用牙本质钉。应合理应用髓腔和根管来提供足够的固位力。在少数情况下，牙本质钉可以在根管治疗中为临时性汞合金修复体提供固位力（图14.75a）。放置牙本质钉可能引起并发症，例如

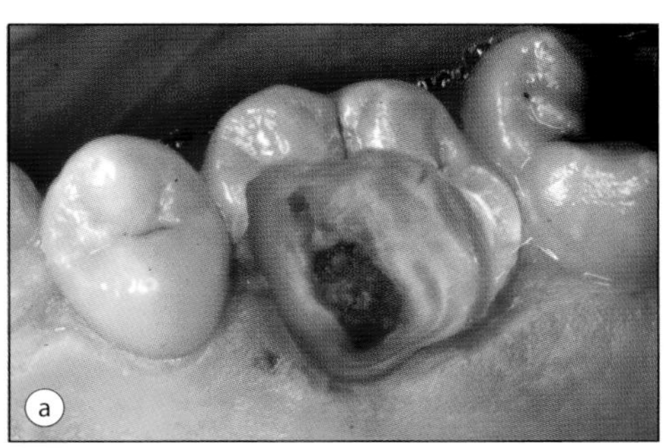

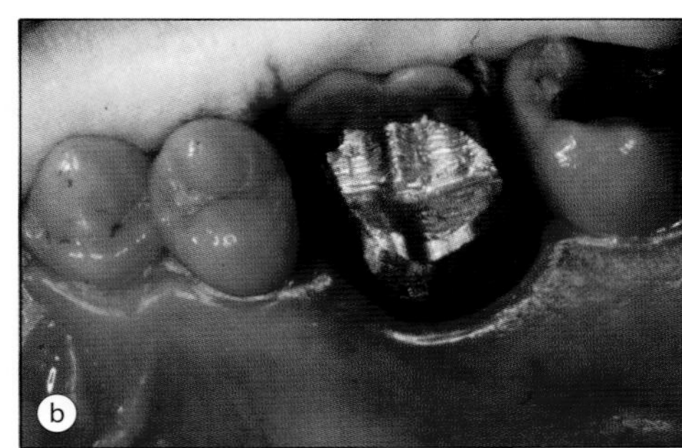

图 14.74 （a）需要核为铸造修复体提供固位的牙齿；（b）汞合金核

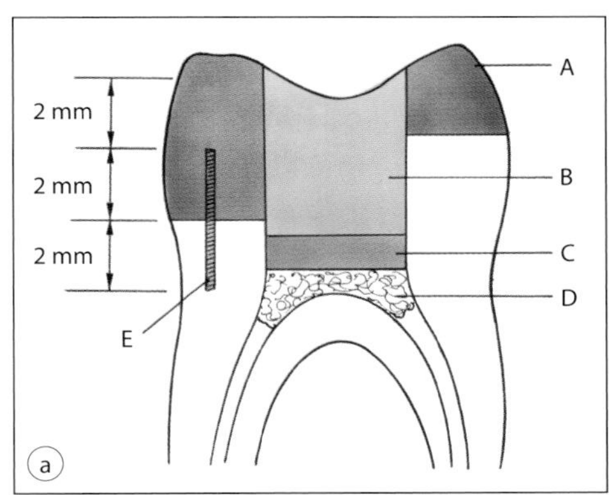

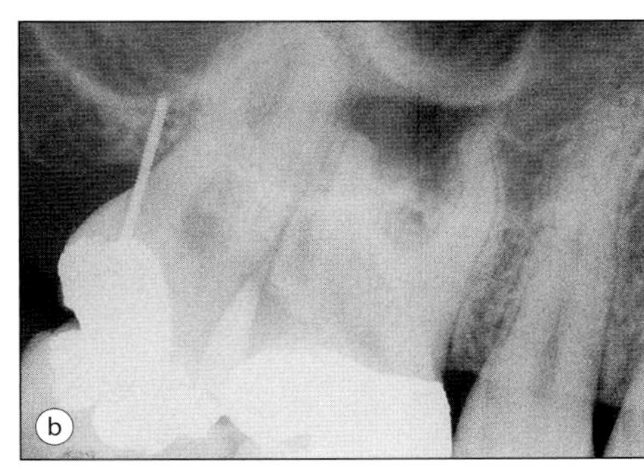

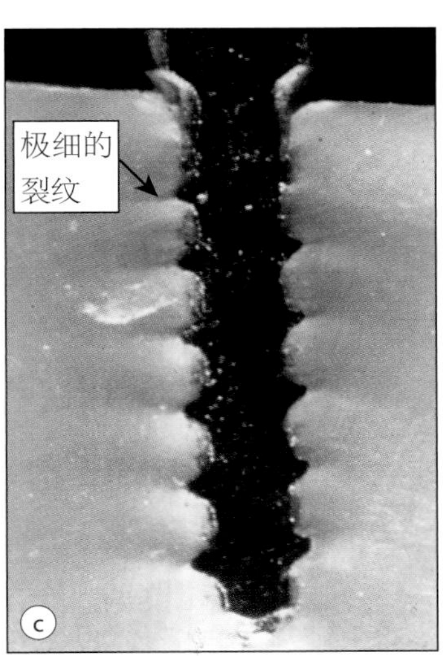

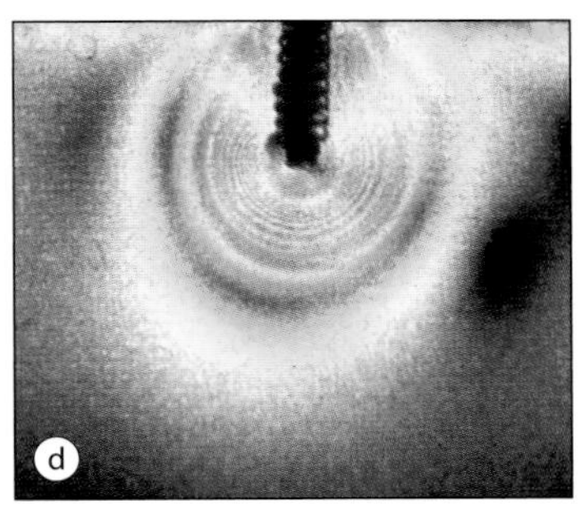

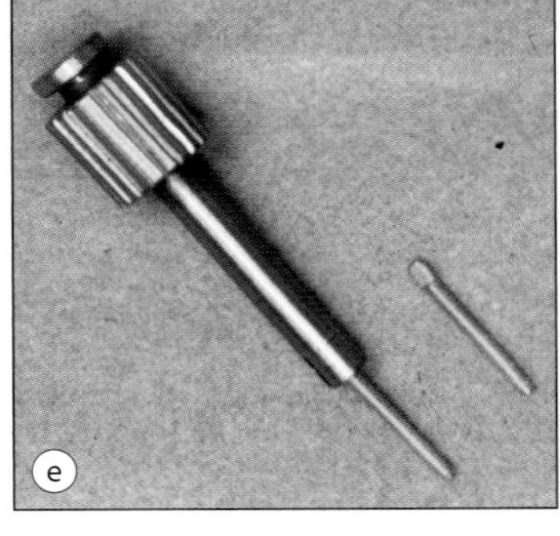

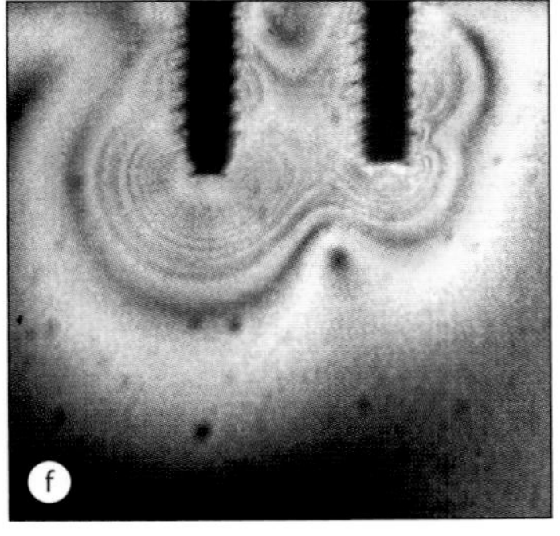

图14.75 （a）使用牙本质钉辅助临时修复体固位：A=汞合金；B=髓腔修复体；C =牙胶；D =棉球；E =牙本质钉。（b）牙本质钉穿孔。（c）应力导致的牙本质折裂。（d）螺纹钉产生的应力最大（由Mr P O' Neilly提供）。（e）牙本质钉植入所用的手用扳手。（f）牙本质钉相距过近引起应力累积（由Mr P O' Neilly提供）

穿孔（图14.75b）及引起牙本质中的应力导致裂纹和折裂（图14.75c）。带螺纹（图14.75d）的可旋紧的牙本质钉应力最大，粘接性牙本质钉的应力最小，但是相同的固位力情况下后者需要更长的长度。牙本质钉引起的应力可通过以下方式减少：

- 用慢速手机以及锋利的钻头预备牙本质钉孔，并且尽可能少预备，以保证不会偏移。
- 牙本质钉和钉孔间尺寸差应最小。
- 使用手用扳手（图 14.75e）插入牙本质钉，并将其解开至少 1/4 圈，以免接触钉孔底部。
- 使用螺纹牙本质钉时，要求至少达到 4mm 长，其中 2mm 在牙本质中，且牙本质钉顶端要有 2mm 的修复材料（图 14.75a）。
- 使用更尖锐的螺纹牙本质钉时，在放置过程中要将应力减至最小（但这可能增加行使功能时的应力）。
- 使用较牙本质软的合金制成的牙本质钉，例如钛，可能引起较小的应力。
- 每个牙尖仅使用一个钉，因为牙本质钉距离过近会导致应力相互作用并增加折断的可能性（图 14.75f）。

髓腔固位可以采用多种方式。最保守的是Nayyar 汞合金桩核（图14.76）。包括将汞合金放入髓腔中。最初

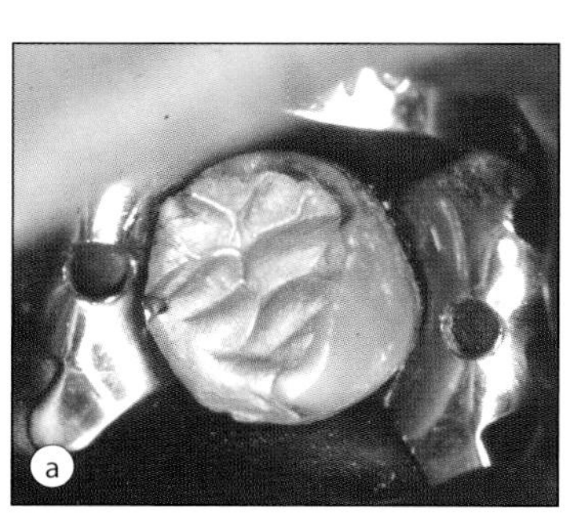
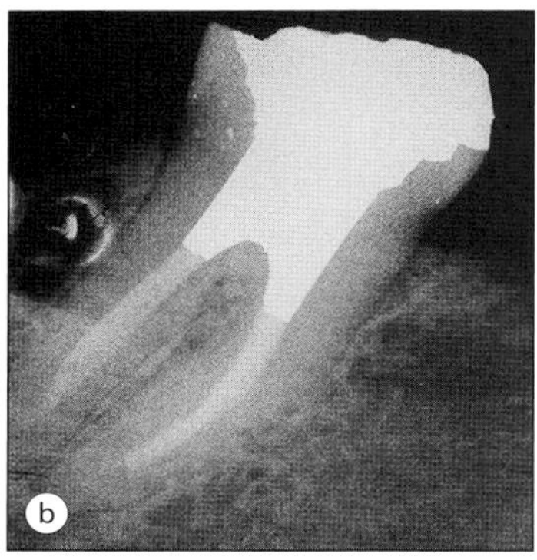

图 14.76 （a）Nayyar 汞合金核；（b）Nayyar 汞合金核 X 线片

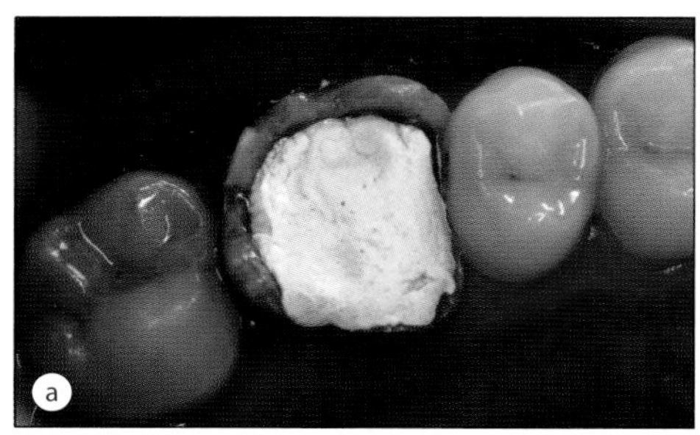
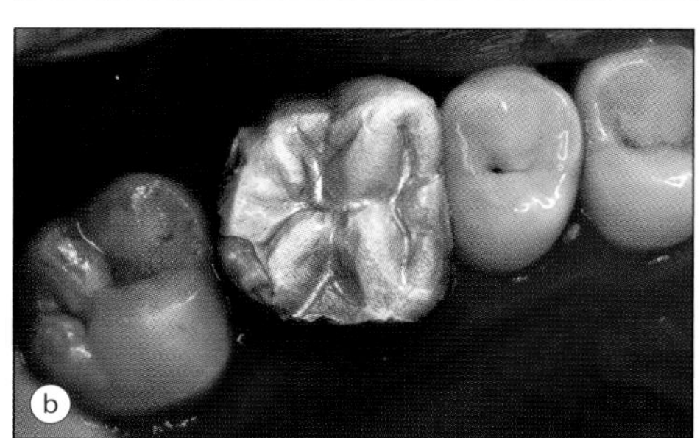

图 14.77 （a）根管治疗后的上颌磨牙；（b）基于 Nayya 理论行汞合金修复体的磨牙

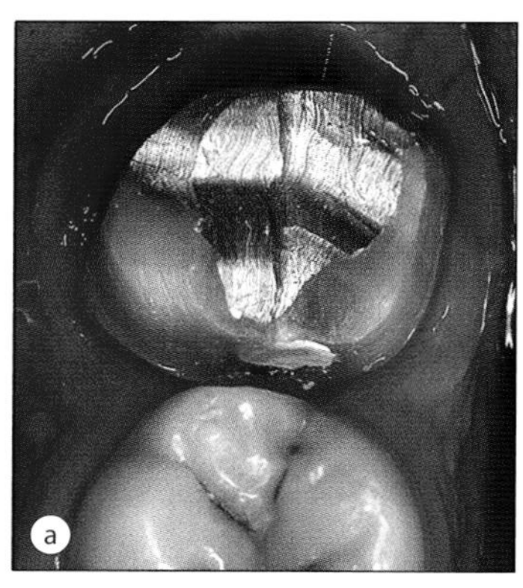
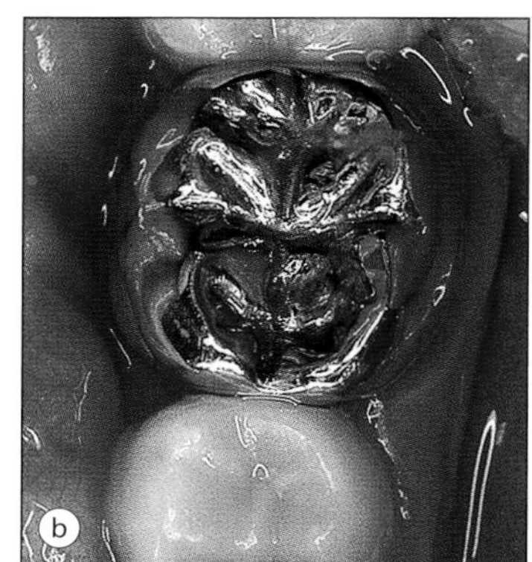
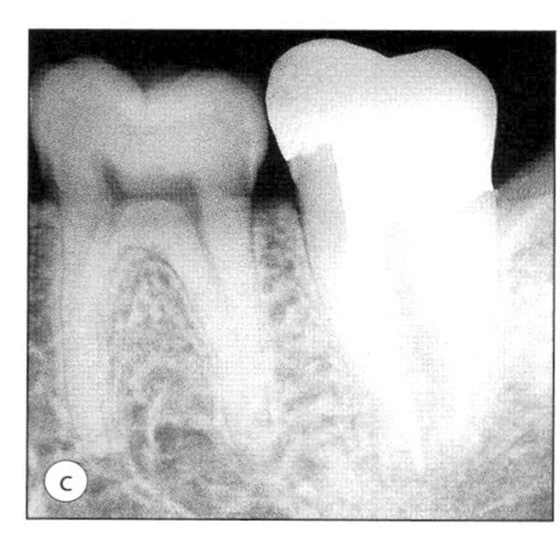

图 14.78 （a）Nayyar 核修复的下颌磨牙；（b）铸造修复体修复的下颌磨牙；（c）磨牙的 X 线片示核和铸造修复体的范围

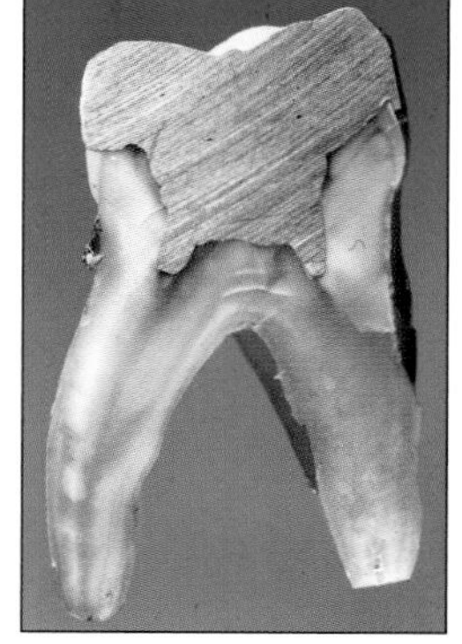

图14.79 Nayyar核修复的磨牙切片

认为汞合金应该延伸到根管中约3mm的深度以达到固位要求，但是目前认为最好使用氧化锌丁香油封闭根管的冠端，而汞合金仅用于髓腔。冠部的汞合金可用于恢复牙尖形态（图14.77），或者可以预备成铸造修复体的核（图14.78）。较短的桩减少了对根管充填的影响。足够的剩余牙体组织是必不可少的，应该根据以下几点进行判断：

- 髓腔的深度（图 14.76b，图 14.79）。
- 髓腔底到根分叉的距离（图 14.79），髓腔底到釉牙骨质界的距离（图 14.79），髓室底到牙槽嵴顶的距离（图 14.76b）和冠边缘的位置（图 14.78）。
- 冠边缘水平牙本质的厚度（图 14.10）。

Nayyar 核较少用于前磨牙。当冠部的剩余牙本质不足以支撑这种核时，可以通过在一个根管内放置桩来获得固位，通常选择最大且最直的牙根和根管；例如，上颌磨牙的腭侧根管和下颌磨牙的远中根管（图 14.80）。桩和冠部的剩余牙本质可以为核提供固位力。多根牙中可以放置多个桩，此时桩的长度就不必像单根牙中那么长。

核材料

银汞合金

鉴于银汞合金的强度、广泛用途、实用性和空间稳定性，仍然是核修复的可选材料。它的一个缺点是固化缓慢，因此难以同时完成铸造修复体的预备。然而，新型的快速固化合金已经大大克服了这个缺点。目前未发现银汞合金引起的全身性问题，但是银汞所造成的环境污染正引起多方关注。

树脂

复合树脂核逐步流行是由于其固化可受控制且十分强。然而，它们易于吸收水分且尺寸不稳定，暂时性丁香

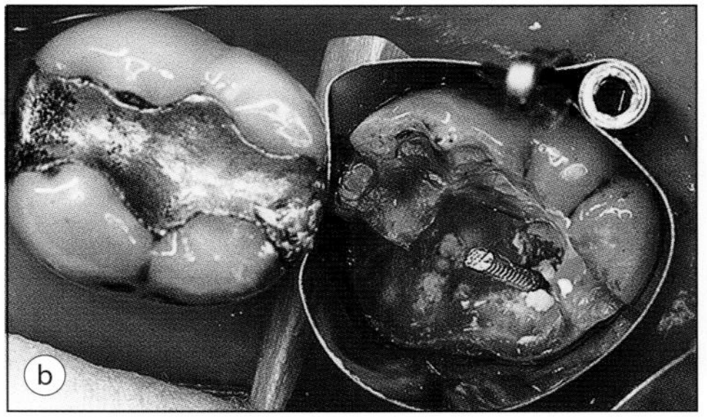
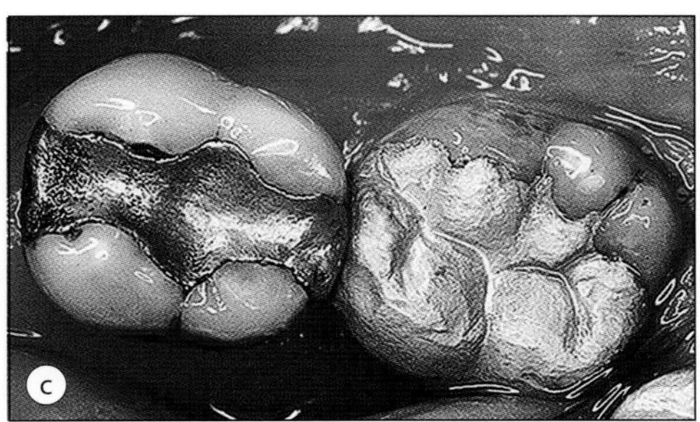

图 14.80 （a~c）下颌磨牙中的不锈钢桩汞合金核修复

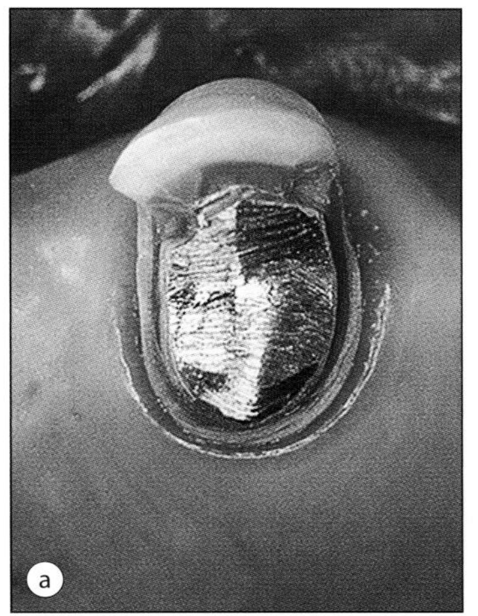
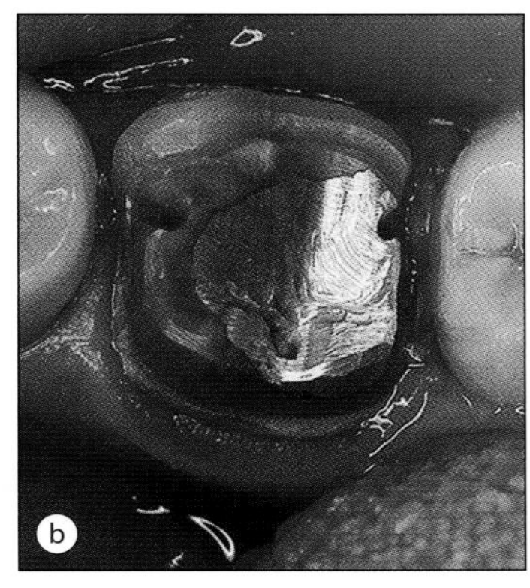

图 14.81 （a）上颌前磨牙的部分贴面预备；（b）下颌磨牙的部分贴面修复体预备；注意边缘在健康的牙本质上

油粘接剂可软化树脂核，并且核中的水分可以影响酸性基质的永久性粘接剂如磷酸锌、玻璃离子或聚羧酸酯的物理性质。

金属陶瓷

金属陶瓷或金属增强型玻璃离子聚合物也被推荐用作核材料，但它们无法达到汞合金或复合树脂材料的强度。它们仅适合用作空间填料，以减少铸造修复体中的金属量。而不应当用作提供主要固位形和抗力形的结构核心。

核一旦放入，可以当作铸造修复体预备前的临时修复体。如果美学要求允许，相对保守的部分贴面修复体，例如 3/4 冠是更合适的（图 14.81）。铸件的边缘应始终放在健康的牙体组织上。

铸造核

多根铸造桩核可用于冠部剩余牙体组织较少的多根牙，核中仅连接一个桩，其余的桩通过插入核而粘接于各自根管中进行固位。可采用直接修复法或间接修复法。

在间接修复方式中，牙体和桩道（图 14.82a，b）的模型可使用预成型的塑料（桩）模具配合橡胶类印模材料（图 14.82c）制取。之后在有代型的模型上（图 14.82d）制作蜡桩核，其中两个根管中是可取出的插销型桩（图 14.82e，f）。在患者口内试戴铸造桩核（图 14.82g），并且将可移动的桩插入各自的根管中（图 14.82h）。桩核系统用粘接剂如磷酸锌进行粘接（图 14.82i，j）。最终牙冠边缘应在健康的牙体组织上（图 14.82k）。

有时剩余的冠部牙体组织可能干扰核就位。为主柱选择就位阻力最小的根管，可以帮助尽可能保留牙体组织并辅助部分贴面铸造修复体就位。如果需要牺牲大量的牙体组织以提供核就位，最好选择预成桩并用塑性修复材料制作核。

也可以使用直接修复法将预成型塑料模型和丙烯酸树脂构建出多根牙的桩核系统（图 14.83）。该方法操作难度比间接法更难，但在某些情况下也更合适。

根管治疗后的牙齿作为基牙

通常认为，基牙所受到的应力与单颗牙有所不同且可能更大（图14.84）。根管治疗后的基牙（图14.85）及其修复体较活髓基牙有更高的失败可能性。为此，许多临床工作者避免使用根管治疗后的牙齿作为基牙。然而，也有文献记载，即使作为基牙它们也可存活（图14.86）。真相大概位于两者之间。失败不仅与牙髓状态有关，同样与剩余牙本质量、修复体的设计和咬合负荷有关。一般认为图14.86所示的固定桥预后不良，但它已经存活了至少10年。不同的固定桥和义齿设计会在牙齿上施加不同的应力，因而选择应力尽可能少的修复设计十分重要。固定桥修复将应力平均分配至基牙上，而固定活动联合修复中小固位体承受较小的负荷。游离鞍基设计的末端基牙较非游离鞍基的基牙承受更大的负荷。冠根比、加固体、固位体

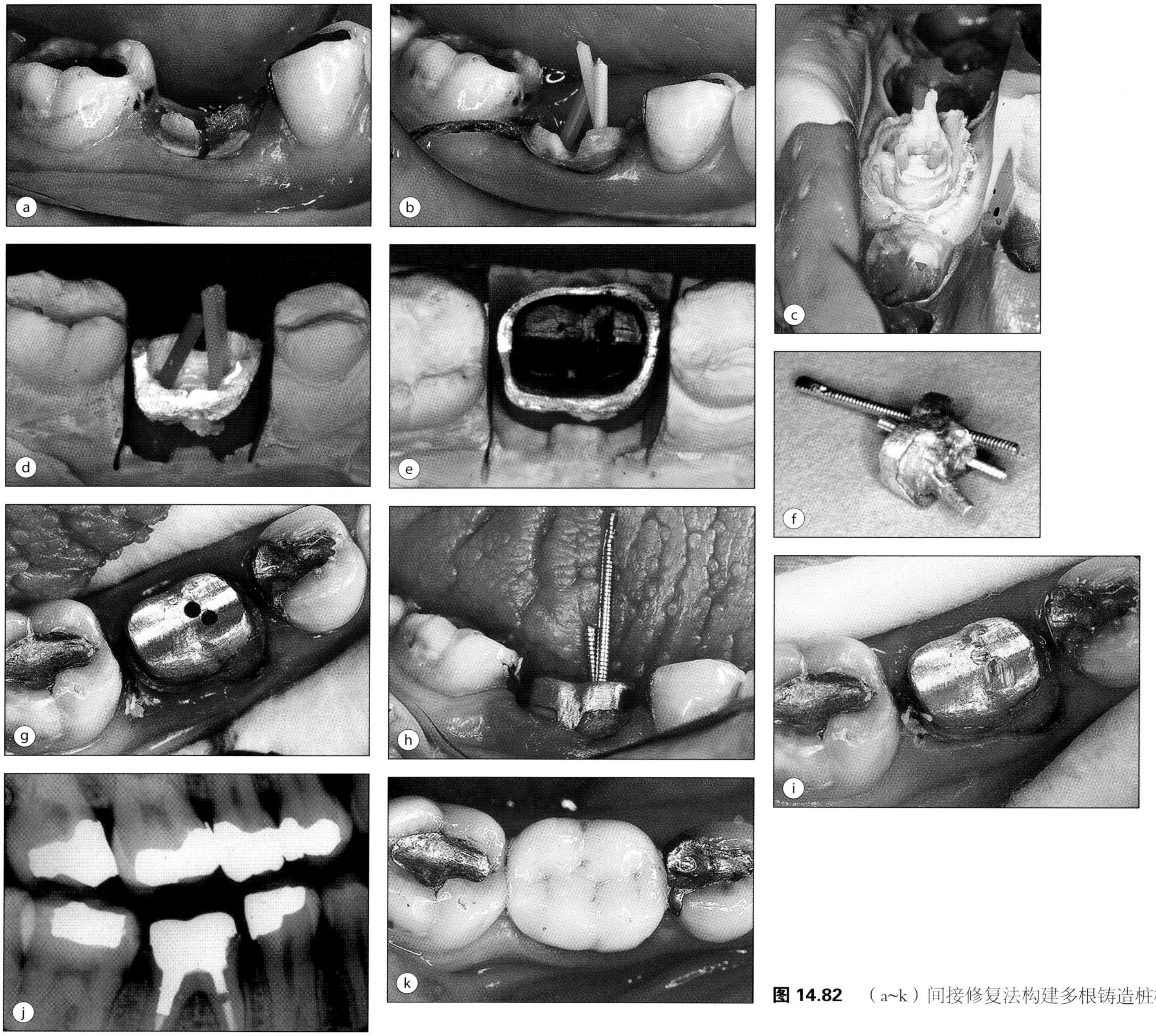

图 14.82 （a~k）间接修复法构建多根铸造桩核

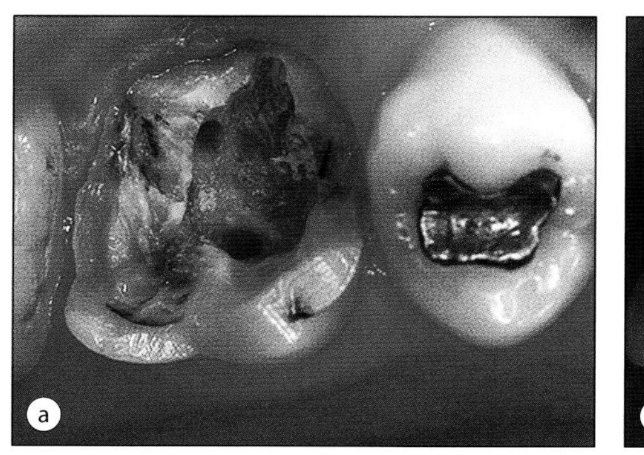

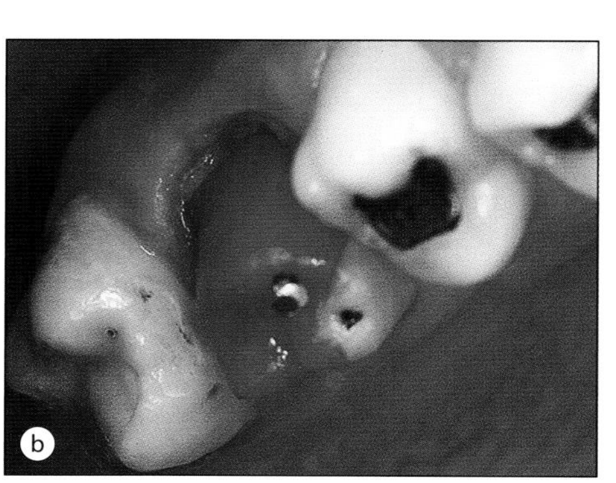

图 14.83 （a，b）重建多根牙核的直接修复方法

图 14.84 基牙所受应力可能更大

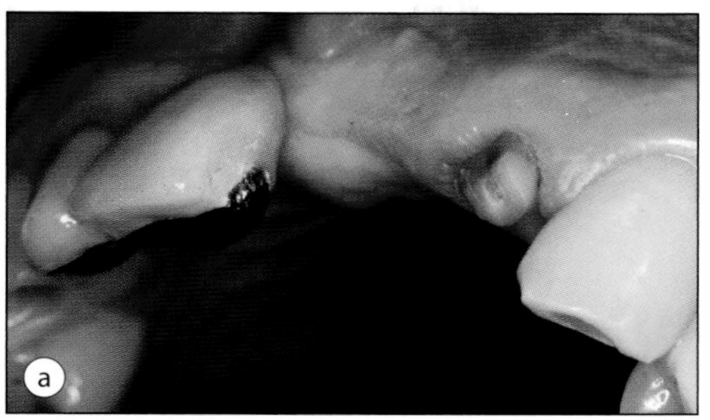

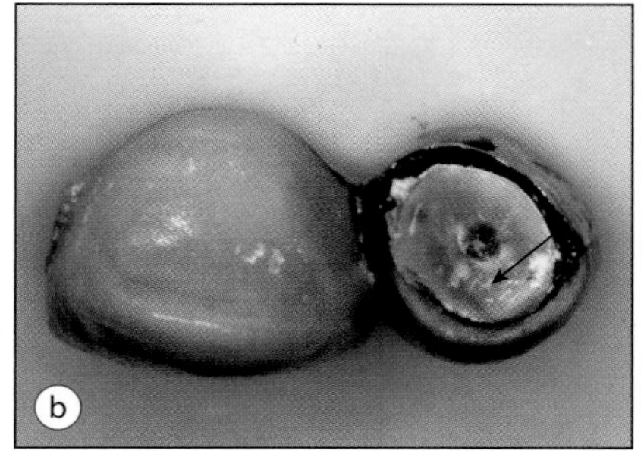

图 14.85 （a）无髓基牙所制作的前牙悬臂桥失败案例；（b）拆除的固定修复体示牙本质核折裂（箭头所示）

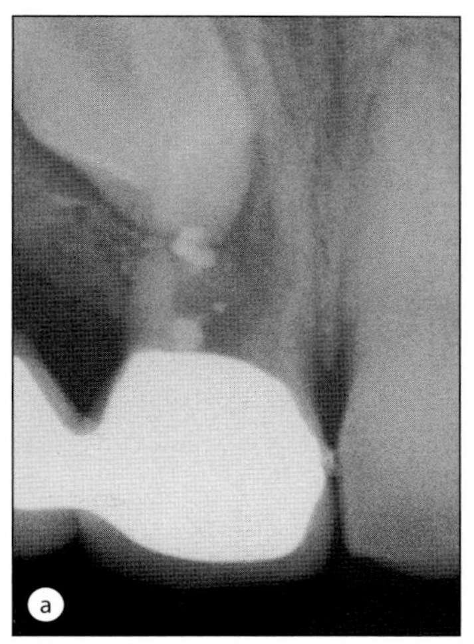

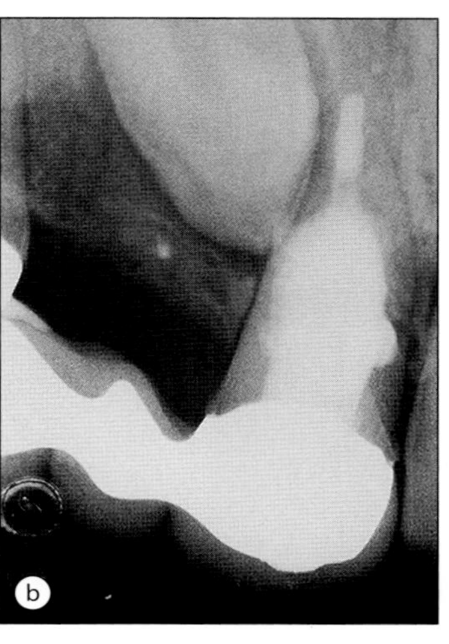

图 14.86 （a，b）严重受损的牙齿作为桥基牙并成功存活

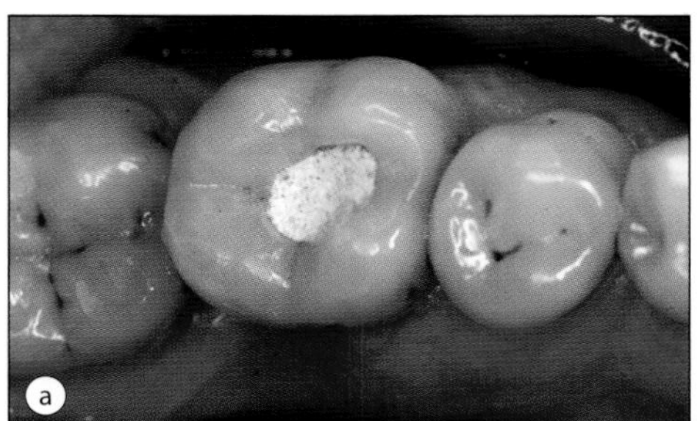

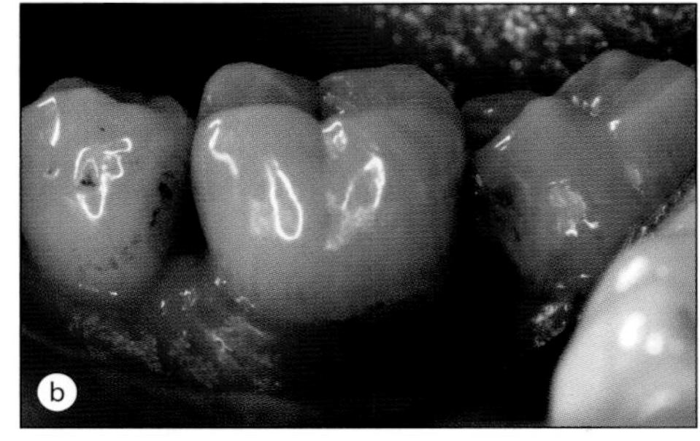

图14.87 （a）需行牙根切除的磨牙；（b）牙根切除后的牙齿

类型和支托设计均影响基牙的侧方负荷。剩余牙齿的数量和来自其他牙齿与软组织的支撑也可以决定总体负荷。义齿设计应将根管治疗牙齿上的应力减至最小。

咬合负载

咬合负荷难以控制。它不仅取决于咬合接触，而且与进食和咀嚼习惯、副功能活动及咀嚼肌状态有关。对咬合力性质和大小的干预范围十分有限，可以通过良好的设计并控制咬合时牙尖交错𬌗广泛的𬌗接触来实现。通常认为侧向力是最有破坏性的，因此，广泛的𬌗接触设计时，优先将负荷转移至相邻活髓牙和更健康的牙齿可能十分有用。

牙根切除后牙齿的修复治疗

如果计划行牙根切术的牙齿牙冠完整，那么唯一需要的修复治疗只是用汞合金充填行牙根切除的根管和髓腔（图 14.87）。如果牙齿已有修复体，且修复体的邻面和咬合关系良好，则不需要进一步修复治疗。若接触不稳定，应重新制作合适的修复体（图 14.88）。

行牙半切术后牙齿的修复治疗

牙齿可因很多原因行牙半切术，如牙折或根分叉病变。在拔出一个牙根后，剩余的牙根即相当于一个前磨牙进行修复治疗。根分叉的形态会使修复过程十分困难（图 14.89a）。在少数情况下，两个牙根可以都当作独立的前

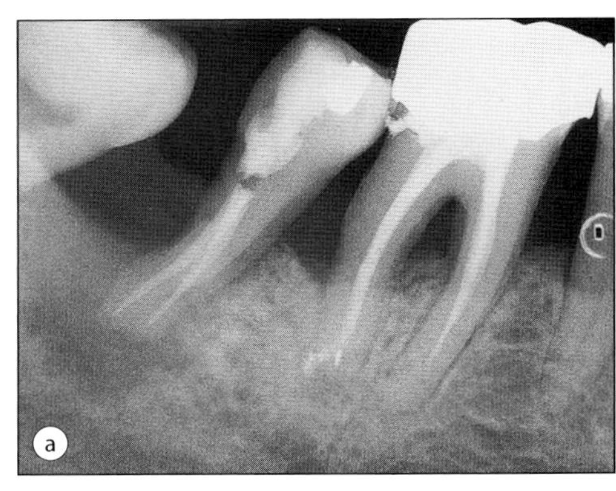
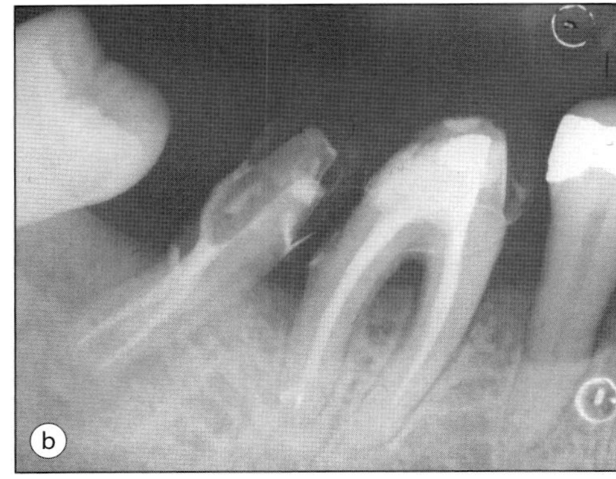
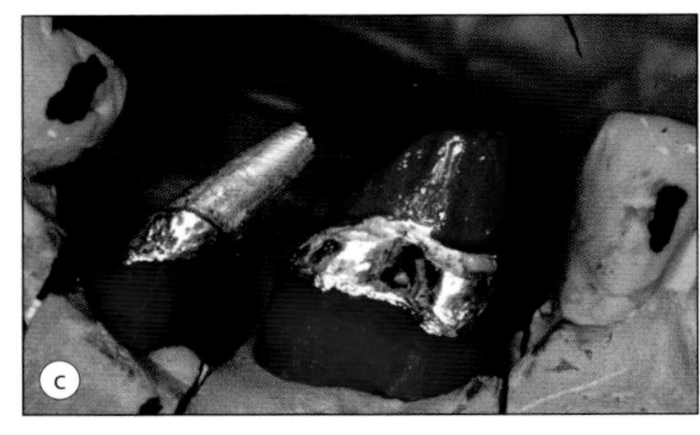
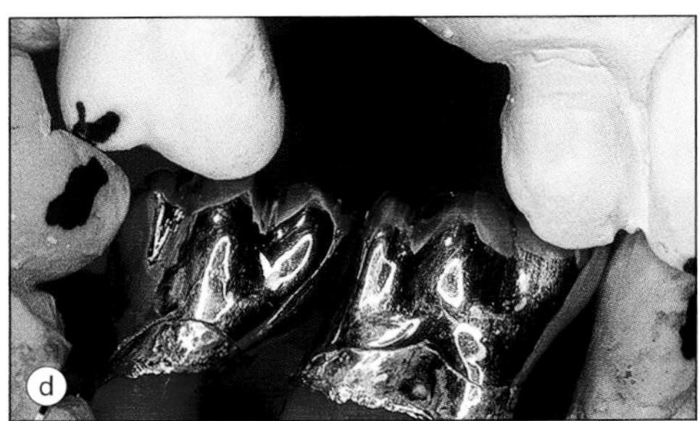
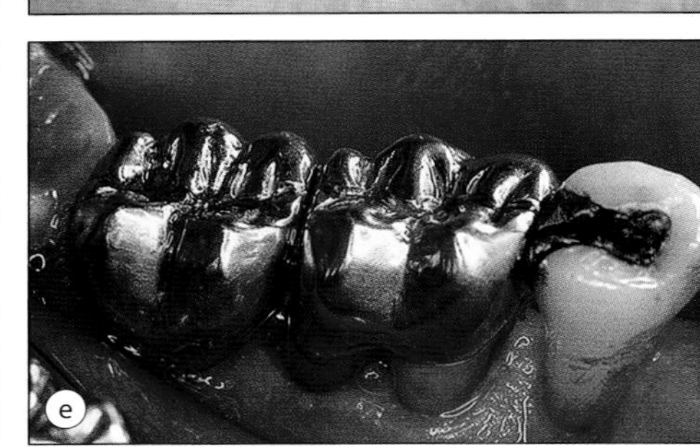

图 14.88 （a~e）行牙半切术后下颌第二磨牙和第一磨牙

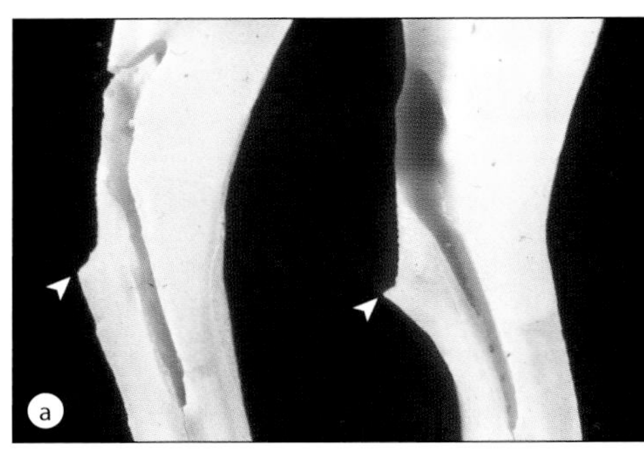
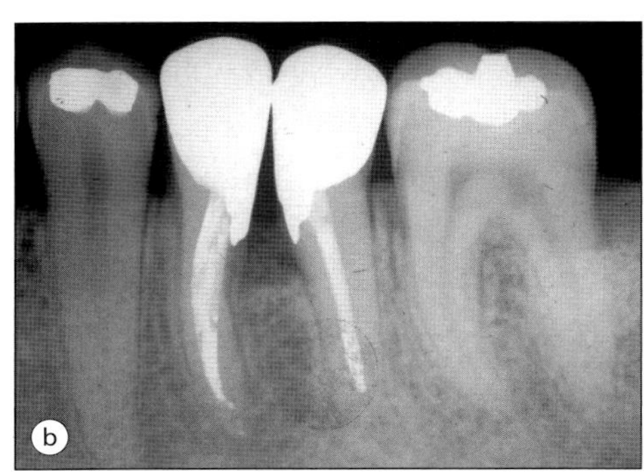

图 14.89 （a）根分叉区的牙齿形态造成修复体边缘位置和形态的设计困难（箭头所示）；（b）根分叉区修复体外形的制作难点

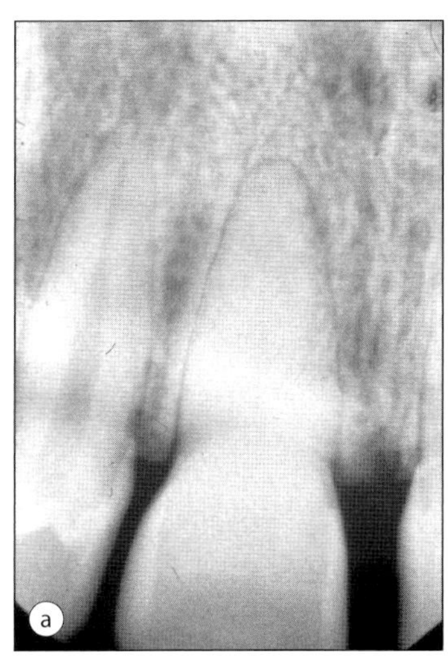
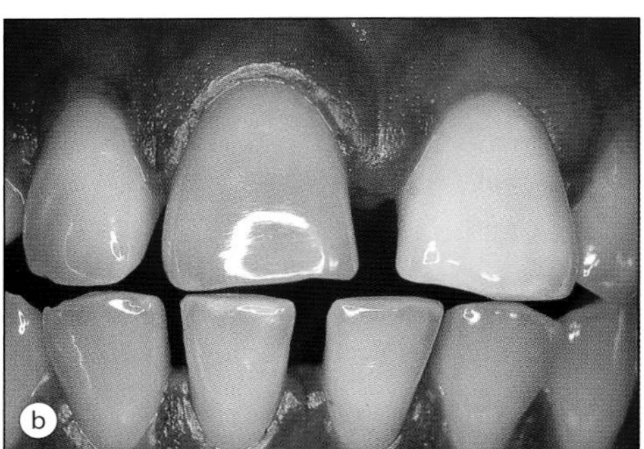

图 14.90 （a）髓腔完全性钙化；（b）由髓腔钙化所致牙齿变色呈致密的、不透明的黄色

磨牙来进行修复，但是这个治疗过程难度十分大，主要原因是要控制根分叉处修复体边缘的位置（图 14.89b）。这种牙齿的修复治疗想要取得成功需要较高水平的临床技能，并能洞察和解决将来会出现的问题。

变色牙齿的治疗

死髓牙可能因多种原因造成牙齿变色，如龋坏、修复体、继发性钙化和牙本质小管中被血液或食物残渣污染。大多数情况下纠正病因均可改善牙齿变色，除非有严重的

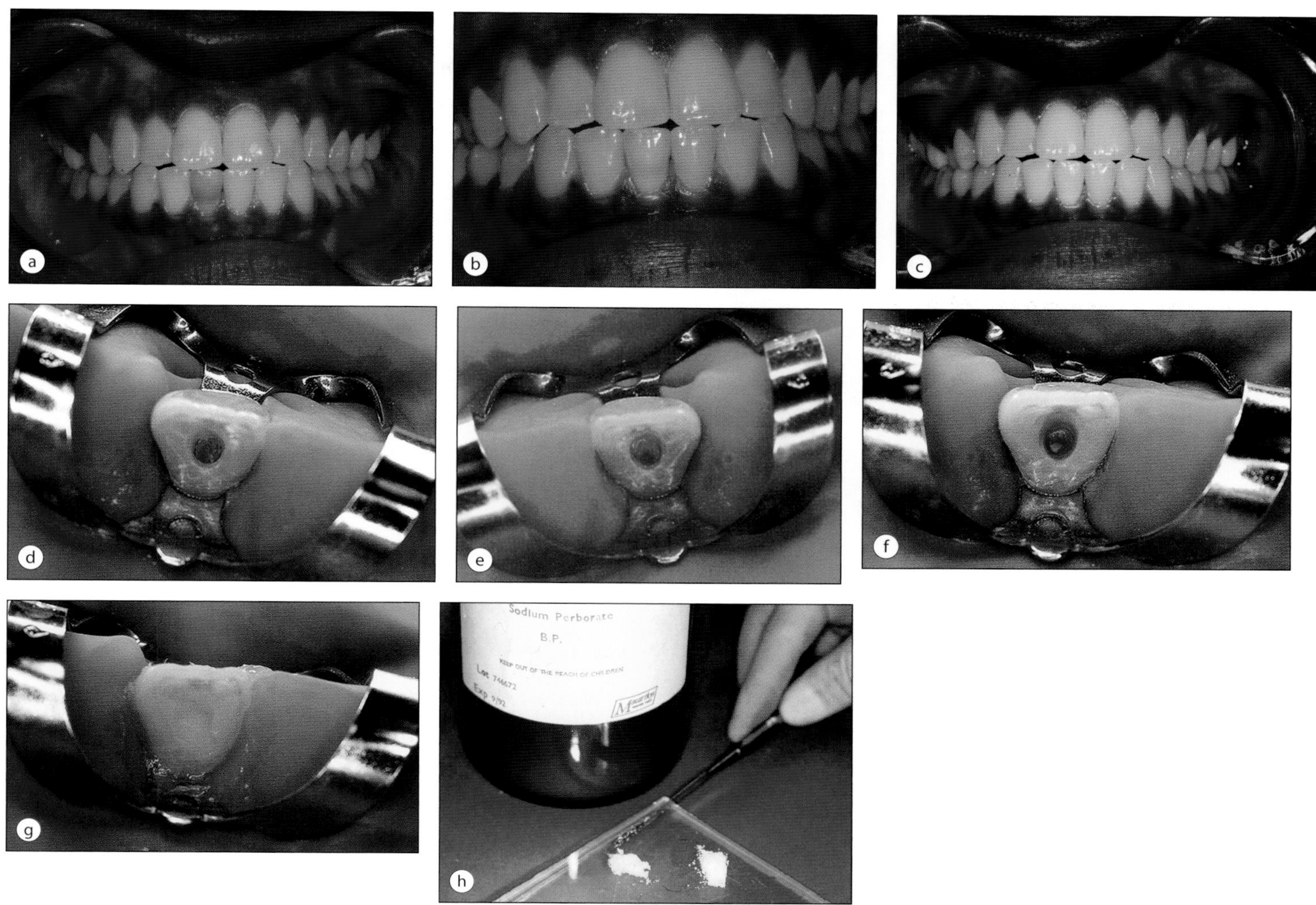

图 14.91 （a）术前观；（b）就诊结束时可见轻微改善；（c）1 周后牙齿变色改变更显著；（d）去除根管填充材料；（e）磷酸锌垫底；（f）酸蚀牙本质 30 秒；（g）放置蘸有过氧化氢的棉球；（h）过硼酸钠混合糊剂

继发性钙化导致牙齿变色呈致密的、不透明的黄色（图 14.90）。治疗方案包括：

- 活髓牙漂白。
- 死髓牙漂白。
- 唇 / 颊侧贴面。
- 冠。

活髓牙漂白

对于因继发性钙化而致根管钙化的活髓牙，可考虑活髓牙漂白。有医生认为使用家庭漂白产品可能是有害的，并已经列入欧盟法律的审查范围。在撰写本书时，口腔医生依法能够使用含有或释放 0.1% ~ 6%过氧化氢的牙齿美白产品。

死髓牙漂白

在橡皮障隔离下，髓腔中使用牙齿漂白剂是十分有效的（图 14.91a~c）。漂白可以在椅旁进行，将过氧化氢放置在髓腔中。通常去除髓腔内的修复和根充材料至牙颈部后（图 14.91d），用磷酸锌（图 14.91e）封闭根管口后再进行漂白。然后用磷酸酸蚀牙本质 30 秒（图 14.91f），用水冲洗并干燥髓腔。过氧化氢被注入根管内时要注意确保没有溢出（图 14.91g）。5~10 分钟后，轻轻擦干髓腔，并放入与水混合过的过硼酸钠糊剂（图 14.91h）。然后封闭髓腔，确保直到下次就诊时暂封物不会脱落。在这个阶段牙齿颜色可能有一些改善（图 14.91b）。1 周后，由于“漂白”技术，牙齿颜色会得到进一步改善（图 14.91c）。

树脂或瓷贴面

只要牙齿变色没有特别严重，并保证足够厚度的修复材料，贴面可以有效地遮蔽变色。如果漂白或者贴面单独使用均不足以消除牙齿变色，两者可联合使用。

烤瓷或全瓷冠

这种修复方法可以获得令人满意的美观性，但是需要足够厚度的瓷层，这意味着在已受损的牙体上，还需要牺牲更多的牙体组织。

拔除根管治疗后的牙齿，并用种植牙进行替代

根管治疗后的牙齿，甚至是未进行过根管治疗的牙齿，在某些情况下需要拔除，并用义齿进行代替。如第5章所讨论的，义齿有许多选择，但当前的热点是选择种植体修复，因为它们可以避免损伤和干扰邻牙。

当有大范围牙体组织缺损（牙齿表面结构丧失，龋坏或吸收）或裂纹和折裂时，可能需要拔除患牙。在这种情况下，如果考虑种植修复，首先要做的就是尽量保留根尖周牙槽骨。就此而言，可能需要仔细考虑通过拔除患牙并保持 / 扩大牙槽窝能否可以实现，或者是否需要在最开始即行根管治疗以促进根尖周愈合。在原有较大根尖病变的牙槽窝中进行即刻种植并非是最佳方案。成功的种植体，特别是在美学区域，要求牙槽骨有足够的高度、宽度，以及有利的牙龈生物型。足够的根尖及腭侧牙槽骨，对种植体良好的初期稳定性是至关重要的。如果进行美学修复，除上述外，还应该有良好的唇侧骨板支持健康的厚牙龈生物型软组织。影响最终修复结果的因素有很多，因此需要与口腔修复学和牙周病学同事及专家有良好的沟通。牙髓病学专家能够帮助控制根尖周的感染并在拔牙前促进骨再生。

一旦根尖周病变愈合，在进行拔牙时应尽可能减少对牙槽窝造成的创伤。骨和软组织移植以及各种替代物可用于填充牙槽窝，以帮助保持牙槽嵴的高度和宽度。保持牙齿间的空间是至关重要的，因此一个有效的临时修复体是必不可少的，当然这个修复体不能对牙槽窝产生刺激并抑制伤口愈合。

种植修复基于修复学，在最适当的牙齿位置上进行固定修复以获得良好的美学和发音效果。这些决定了种植体的最佳位置、角度和范围。围绕这些因素，可能会需要进行移植和再生的外科手术，来获得种植前最佳的综合和美学条件。

参考文献及延伸阅读

[1] Bergman, B., Lundqvist, P., Sj?gren, U., et al., 1989. Restorative and endodontic results after treatment with cast posts and cores. J Prosthet Dent 61 (1), 10–15.

[2] Burke, F.J.T., 1992. Tooth fracture in vivo and in vitro. J Dent 20, 131–139.

[3] Carter, J.M., Sorensen, S.E., Johnson, R.R., et al., 1983. Punch shear testing of extracted vital and endodontically treated teeth. J Biomechanics 16, 841–848.

[4] Cavel, W.T., Kelsey, W.P., Blankenall, R.J., 1985. An in vivo study of cuspal fracture. J Prosthet Dent 53 (1), 38–41.

[5] Dental Defence Union, 2002. Legal position with regard to teeth bleaching. Advice leaflet GDP/014/1002.

[6] Eakle, W.S., Maxwell, E.H., Braly, B.V., 1986. Fractures of posterior teeth in adults. J Am Dent Assoc 112, 215–218.

[7] Gher, M.E., Dunlap, R.M., Anderson, M.H., et al., 1987. Clinical survey of fractured teeth. J Am Dent Assoc 114, 174–177.

[8] Guzy, G.E., Nicholls, J.I., 1979. In vitro comparison of intact endodontically treated teeth with and without endopost reinforcement. J Prosthet Dent 42 (1), 39–44.

[9] Hansen, E.K., 1988. In vivo cusp fracture of endodontically treated premolars restored with MOD amalgam or MOD resin fillings. Dent Mater 4, 169–173.

[10] Hansen, E.K., Asmussen, E., 1990. In vivo fractures of endodontically treated posterior teeth restored with enamel-bonded resin. Endod Dent Traumatol 6, 218–225.

[11] Hansen, E.K., Asmussen, E., 1993. Cusp fracture of endodontically treated posterior teeth restored with amalgam. Teeth restored in Denmark before 1975 versus after 1979. Acta Odontol Scand 51, 73–77.

[12] Hansen, E.K., Asmussen, E., Christiansen, N.C., 1990. In vivo fractures of endodontically treated posterior teeth restored with amalgam. Endod Dent Traumatol 6, 49–55.

[13] Hatzikyriakeos, A.M., Reisis, G.I., Tsingos, N., 1992. A 3-year postoperative clinical evaluation of posts and cores beneath existing crowns. J Prosthet Dent 67, 454–458.

[14] Helfer, A.R., Melnick, S., Schilder, H., 1972. Determination of the moisture content of vital and pulpless teeth. Oral Surg 34 (4), 661–670.

[15] Heling, I., Gorfil, C., Slutzky, H., et al., 2002. Endodontic failure caused by inadequate restorative procedures, review and treatment recommendations. J Prosthet Dent 87, 674–678.

[16] Hommez, G.M., Coppens, C.R., De Moor, R.J., 2002. Periapical health related to the quality of coronal restorations and root fillings. Int Endod J 35, 680–689.

[17] Howe, C.A., McKendry, D.J., 1990. Effect of endodontic access preparation on resistance to crown-root fracture. J Am Dent Assoc 121, 712–715.

[18] Huang, T.G., Schilder, H., Nathanson, D., 1991. Effects of moisture content and endodontic treatment on some mechanical properties of human dentine. J Endod 189 (5), 209–215.

[19] Kantor, M.E., Pines, M.S., 1977. A comparative study of restorative techniques in pulpless teeth. J Prosthet Dent 34, 405–412.

[20] Kvist, T., Rydin, E., Reit, C., 1989. The relative frequency of periapical lesions in teeth with root canal-retained posts. J Endod 15 (12), 578–580.

[21] Lagouvardos, P., Souvai, P., Douvitasas, G., 1989. Coronal fractures in posterior teeth. Op Dent 14, 28–32.

[22] Lawson, T.D., Douglas, W.H., Geistfeld, R.E., 1981. Effect of prepared cavities on the strength of teeth. Op Dent 6, 2–5.

[23] Lewinstein, I., Grajower, R., 1981. Root dentine hardness of endodontically treated teeth. J Endod 7, 421–422.

[24] Nayyar, A., Walton, R.E., Leonard, L.A., 1980. An amalgam coronal-radicular dowel and core technique for endodontically treated posterior teeth. J Prosthet Dent 43 (5), 511–515.

[25] Panitvisai, P., Messer, H.H., 1995. Cuspal deflection in molars in relation to endodontic and restorative procedures. J Endod 21, 57–61.

[26] Papa, J., Cain, C., Messer, H.H., 1994. Moisture content of vital vs endodontically treated teeth. Endod Dent Traumatol 10, 91–93.

[27] Petelin, M., Skaleric, U., Cevc, P., et al., 1999. The permeability of human cementum in vitro measured by electron paramagnetic resonance. Arch Oral Biol 44 (3), 259–267.

[28] Randow, K., Glantz, P.O., 1986. On cantilever loading of vital and non-vital teeth – an experimental clinical study. Acta Odontol Scand 44, 271–277.

[29] Reeh, E.S., Messer, H.H., Douglas, W.H., 1989. Reduction in tooth stiffness as a result of endodontic and restorative procedures. J Endod 15 (11), 512–516.

[30] Sedgeley, C.M., Messer, H.H., 1992. Are endodontically treated teeth more brittle? J Endod 18 (7), 332–335.

[31] Sorensen, J.A., Martinoff, J.T., 1984. Intracoronal reinforcement and coronal coverage. A study of endodontically treated teeth. J Prosthet Dent 51, 780–784.

[32] Sorensen, J.A., Martinoff, J.T., 1984. Clinically significant factors in dowl design. J Prosthet Dent 52, 28–35.

[33] Trabert, K.C., Caputo, A.A., Abou-Rass, M., 1978. A comparison of endodontic and restorative treatment. J Endod 4 (11), 341–345.

15 全身系统性疾病及有特殊需要的患者与牙髓治疗的关系

A Mustard，K Gulabivala

患者整体护理和牙髓病治疗学的作用

一个人的健康和幸福受到多种因素的影响，如基因构成、环境、营养及社交等。这些因素在身体、心理、社会、文化和精神等方面都影响着个人健康。总之，医务人员应该意识到这些因素及其对任何保健措施结果的潜在影响之间复杂的相关作用。那些参与直接干预这些因素的人应该理解这种干预方式的最广泛效果。在许多全科保健业界人士看来，口腔保健对个人的整体健康影响较小。然而，事实是口腔和牙齿问题不但会影响全身健康，也会受全身健康的影响。因此，口腔和牙齿健康的管理与全身健康的管理一样重要。处理牙髓和根尖周疾病，不仅需要生物学及临床知识和技能，更需要对生活的无限感激（包括社会、文化、个人、心理和精神环境等）。因此，牙医需要既是口腔内科医生，又是口腔外科医生。

过去 50 年里，西方世界的生活水平和条件得到了极大改善，人均寿命达到了 80~100 岁。尽管牙齿磨损和磨耗问题越来越多，这些人直至晚年依旧保持着完整的牙列。反常的是，这些数字和那些与生活方式相关的疾病同时增加，如肥胖、糖尿病、心血管疾病和癌症等。

因此，牙医必须认识到患者的全身和牙髓病学需要，并给予适当的护理。牙医必须知道如何对患者进行整体评估，并理解如何改进或调整牙髓治疗方案，以满足患者需要。牙髓治疗必须在以患者为中心、务实而灵活的治疗方案下进行。仔细评估和制订治疗计划时应考虑以下因素，如患者就医便携性、全身健康、医疗条件和预后、药物和治疗方法、早前的口腔卫生状况，还有牙科团队的医疗服务技能。治疗计划应随着患者配合治疗能力的波动而改进，但应把保持患者的身心健康放在首位。

全科牙医诊所的大多数患者都是在局部麻醉下接受口腔治疗，只有少数人需要更专业的医疗服务，尤其是更复杂的治疗或管理。当患者因焦虑、认知或身体障碍在局部麻醉下无法配合治疗时，可考虑行吸入镇静和静脉镇静。对于部分患者，镇静情况下仍不足以完成治疗，可考虑行全身麻醉。

患者评估

准确了解患者最近的病史是制订治疗计划和完成后续牙科治疗的重要前提。“病史是主动问出来的，而不是被动听来的”，而且牙医应积极地与患者交流，关心患者的病痛，而不是单纯地要求患者填写病史表格。患者常常不愿意透露自己的健康状况，比如一些血源性病毒感染，直到医患之间取得良好的信任。因此，尽快建立良好的医患关系符合每个人的利益。

医生也可在收集病史时了解患者的体态、行为和言语等。患者的体态不仅可以提示潜在的健康状况及其严重程度，也能提示关于他们的自尊、自我保健能力以及所接受的保健水平等重要信息。通过患者的行为也能准确地评估他们配合牙科检查的能力，但必须给予充足的时间让焦虑不安的患者放松心情。同时还应评估患者对牙科治疗的接受能力。如果患者有他人陪同，应让他们与患者建立良好关系。对于那些有视力或听力障碍的患者，应通过其他技巧确保进行有效的沟通，如粗体字、盲文、唇语、手语和字母。对于那些往往是因潜在的神经系统疾病而导致说话困难的患者，为了避免患者的挫折感，应给予他们足够的时间来回答医生提出的问题。

特别是那些有特殊需要、考虑镇静或全身麻醉治疗的患者，大量有意义的信息并不是通过从预制的病史表格或咨询中得出。牙医团队需要确定患者的生活地点和谁为患者提供护理、护理的性质（如刷牙、个人卫生）以及何时提供护理。患者与朋友或亲戚有联系吗？是否有他们的联系细节？患者是否拥有支持团队、社工或一个独立的心理能力倡导者（IMCA）。

如果患者以前接受过临床或牙科治疗，那么这将为今后的治疗提供重要信息。患者在哪里以及如何得到治疗？是否需要交通工具，以及需要什么类型的交通工具？具体的约诊时间是否已安排，以及如何治疗？是否需要术后护理？谁，在什么情况下来提供治疗？治疗是否成功，治疗方法是否适合目前的治疗计划？

令人满意的是，所有医学同事都深刻意识到任何在全身麻醉下进行的治疗操作都会导致患者深度的认知障碍。通常情况下，其他检查和侵入性操作，如血液测试（这或许最后证实是不可能的），可以在牙科治疗的同时完成。

对于那些进行性衰竭的患者，治疗计划需要考虑到任何可能的病情恶化性质和时间。这些情况可能难以甚至是无法预测，并使牙医团队在制订长期治疗计划时难以决策。

系统性疾病患者的牙髓处理

心血管疾病

心血管疾病（CVD）是造成发达国家成人死亡的最常见原因。高血压是指血压持续高于 140/90mmHg。基本上 90% 的病例没有非生活方式来源的病因。大量人群通过使用利尿剂、β 受体阻滞剂、钙通道阻滞剂、血管紧张素转换酶抑制剂、交感神经抑制剂和血管扩张剂等来进行降压治疗。紧张，包括牙科治疗导致的紧张，可能会进一步升高血压，导致脑卒中或心脏骤停的风险增加。心绞痛表现为严重的胸部挤压痛；它是心肌血流量减少和氧合障碍导致的，其通常病因是动脉粥样硬化。稳定型心绞痛通常由劳累诱发，休息可缓解。不稳定型心绞痛在休息时发作，往往以最低消耗或快速进行性地加重。

在上述两种情况下，牙科治疗均可在局部麻醉条件下安全进行。然而，不稳定型心绞痛存在严重的心肌梗死风险，部分牙科操作不应进行。治疗过程中，应密切关注患者，以将其焦虑降至最低，对于紧张不安的患者应慎用镇静剂。应避免往血管内注射含肾上腺素的局部麻醉药。服用抗凝药患者的管理将在本章后面讨论。在牙科治疗中，预防性使用硝酸甘油喷雾可有效地预防高血压和心绞痛。近6个月发生过心肌梗死的患者应避免进行常规牙科治疗，一些学者建议应将治疗推迟1年，因为这期间进行治疗可能导致进一步的心肌梗死。这期间的牙科急症处理，需与心脏病专家密切会诊沟通。

感染性心内膜炎

感染性心内膜炎是一种心内膜表面的感染，包括受损的心脏瓣膜、人工心脏瓣膜或心室间隔缺损。英国国家卫生医疗质量标准署（NICE）当前的指南建议，不需要对危险群体预防性使用抗生素，因为尚没有有关该抗生素疗效的足够证据。另一方面，美国心脏协会最新指南（2007）建议，对于有感染性心内膜炎、人工心脏瓣膜、心脏移植术后心脏瓣膜病变等病史和先天性心脏病（先心病）的患者，在牙科手术前应预防性使用抗生素。先心病患者是指那些未经修复的发绀型先心病（包括管道和姑息分流术），已修复先心病但在修复处及其附近存在残余缺陷，或完全修复的先心病但修复装置或假体材料仍在术后 6 个月时间内。这是因为假体材料内皮化一般发生在术后 6 个月。预防性应用抗生素不再用于任何其他形式的先心病。

脑卒中

脑卒中是脑血管意外的通称，若 24 小时内未得到处理，可导致突然或快速进展的神经功能缺陷。在英国，脑卒中是仅次于缺血性心脏病和癌症之后，致死性第三高的病因，每年大概有 15 万人罹患脑卒中。脑卒中的后果主要是导致单侧身体麻木、虚弱及对侧大脑支配的手臂、大腿和面部部分或完全瘫痪。脑卒中造成的后果、严重性和恢复情况不尽相同。患者失去行动能力，需要得到上门牙科治疗。

牙髓治疗可能会受抗凝药物的影响。患者可能难以得到牙科治疗，尤其是当他们需要依靠轮椅才能行动时。与他们进行交流可能会很有挑战性，且焦虑、恐惧和挫折感都是有过脑卒中发作史患者的常见心理。治疗期间应监测血压，对于心血管系统弹性减低的患者，应慎用血管收缩剂。服用降压药的患者发生直立性高血压的风险增高，进行长时间椅旁操作时应注意防范。

出血性疾病

止血或凝血通路的任何一环出现问题，都可能导致先天性或后天性出血性疾病。

后天性出血性疾病可继发于肝病、血小板疾病，或由抗凝治疗引起。肝衰竭、肾衰竭、血小板减少症、酒精中毒或正在接受化疗的患者会出现凝血障碍，在没有内科医生监护的情况下，不宜接受手术治疗。

抗血小板治疗，如阿司匹林和氯吡格雷联合应用时，会产生损伤血小板功能的协同效应。然而，适当的局部处理可以达到凝血效果，且在手术之前不应停药。

香豆素疗法首选处方是维生素K拮抗剂华法林，用于预防或治疗深静脉血栓、人工心脏瓣膜和心房颤动，它可延长凝血酶原时间和活化部分凝血活酶时间。国际标准化比值（INR）用于监测其疗效，INR在2 ~ 3的范围时，可获最佳抗深静脉血栓形成（DVT）的效果；INR在4~5的范围时，可预防人工心脏瓣膜病变。INR<4的患者可以在一般牙科诊所中接受手术，而无须调整华法林剂量。患者可能会流血不止，应该通过局部措施来止血。理想情况下，应在手术的当天检测INR。

对于非手术根管治疗而言，不需要特别的预防措施。然而，理论上，下牙槽神经阻滞麻醉后存在血液流进筋膜平面的风险；在可能的情况下，应避免进行该操作。如果出血无法避免，应采用抽吸技术，并缓慢注射，以减少组织损伤。目前，尚没有针对香豆素治疗患者的根管外科手术指南。因此，若对于这类患者的管理存有疑问，在治疗前寻求血液病专科医生的意见是较为明智的。

INR控制不良或INR＞4的患者需要拔多颗牙的话，应住院治疗。非手术根管治疗不应存在明显的出血风险。然而，临床医生应最大限度地应用无创技术，特别是关于软组织处理、根尖控制（器械以及冲洗液，特别是次氯酸钠）和局部麻醉。若对患者管理存在任何疑问，应在治疗前寻求血液病专科医生的建议。

遗传性或先天性出血性疾病可能导致严重的出血性倾向。最常见的先天性出血性疾病是温韦伯氏病（vWD），其次是 A 型血友病和 B 型血友病。

由于血小板功能差和血管性假血友病因子和凝血因子Ⅷ活性低，温韦伯氏病患者的出血时间延长。

A 型血友病的出血时间正常，但部分活化凝血活酶时间延长，且凝血因子Ⅷ水平较低。

较少见的B型血友病是基因突变导致Ⅸ因子缺乏的结果。这两种类型的血友病通常表现为童年时期容易受伤，且受伤后长时间出血。

大多数患者应该能够在一个初级护理环境中进行管理，这与患者出血性紊乱的血友病相协调，每位患者需要一个特定的管理路径。治疗的目的是将患者的凝血系统恢复到可接受的水平，并通过局部和辅助手段维持止血状态，以减少出血性疾病对患者的威胁。这通常是通过凝血治疗来提高凝血因子水平接近正常范围，Ⅷ因子和Ⅸ因子分别在10 ~12小时和数天内恢复。

据报道，先天性出血性疾病的患者往往对牙科治疗异常焦虑，常常延误治疗，直到出现严重的牙齿问题。此外，先天性出血性疾病的患者可能已经从使用人类血液中的非灭活替代因子浓缩物而受丙型肝炎病毒（HCV）感染；据报道，截止到 1986 年，多达 70% 的血友病患者存在丙型肝炎病毒感染。

在根管治疗过程中，无论患者是否接受了预防性凝血剂治疗，均应注意避免创伤。对于正接受抗凝治疗的患者，需要通过根尖定位仪和谨慎根管预备来做好根尖控制。应用橡皮障时应尽可能做到无创，否则会导致牙龈出血，这对于温韦伯氏病患者而言特别麻烦。

局部麻醉是一个更大的挑战。只有通过适当治疗将凝血因子提高到合适水平以后，才能进行下牙槽神经阻滞麻醉，因为它存在导致磨牙后区或翼状突区血肿并压迫气道的风险。同样，在相关凝血因子没有得到升高的情况，应避免行舌侧浸润麻醉，因为它可能导致明显血肿。因此，可考虑行牙周膜内或骨内麻醉。下颌磨牙行阿替卡因颊侧浸润可获得充分的麻醉效果，只是不适合牙髓炎的患者。

执行任何外科手术时应提倡微创原则，并使用可吸收和非吸收性缝线。局部止血剂如氨甲环酸可以快速止血。术后医嘱应包括进软食软或流食和氨甲环酸漱口。

尽管采取了各种措施，术后出血仍时有发生，应指导患者在第一时间联系当地的血友病中心，以获得输入凝血因子。

呼吸系统疾病

慢性阻塞性肺疾病（COPD）和哮喘是口腔外科最易遇到的呼吸系统疾病。COPD 包括慢性支气管炎和慢性气道疾病。在英格兰和威尔士，有 90 万名呼吸系统疾病的患者，从轻度感染到严重呼吸衰竭。大多数疾病都与吸烟有关。

应基于病史、体格检查和肺活量测试的结果形成诊断，治疗措施为患者在家行持续性雾化吸入性支气管扩张剂或糖皮质激素。

大多数患者均可在普通牙科诊所安全地接受治疗，其治疗措施只需做轻微地调整。如果可能的话，应在局部麻醉情况下进行相关治疗，因为在镇静状态下治疗存在导致呼吸抑制的风险。患者很可能需要在垂直坐立的体位下进行治疗，以便获得良好的根管治疗入口。需要吸氧的患者应该携带足够治疗期间使用的氧气，这在开始治疗前就应确认。

哮喘很常见，2008 年在英国有 540 万人患病。它是一种广泛的气道阻塞，在早期阶段是阵发性和可逆的。阻塞是支气管肌肉收缩、黏膜肿胀和黏液分泌增加的结果，它会导致咳嗽、喘息和/或呼吸短促。沙丁胺醇和丙酸倍氯米松吸入剂的使用可导致龋齿和牙周病发生率升高，患者需要定期进行牙科检查。

在牙科治疗之前，应根据患者的病史确定其病情严重程度，并特别注意其入院时的任何情况。在治疗前应告知患者如何使用氧气吸入器，并在治疗期间使用。再次，局部麻醉是可选的治疗项目，而吸入镇静则适用于特别焦虑的患者，因为它能被迅速控制。使用非甾体类抗感染药时应慎重，因为患者对阿司匹林过敏或哮喘发作的风险增加。

乳胶过敏

乳胶过敏在普通人群的发生率为1%~5%。橡胶工人和医护人员因为职业暴露而导致乳胶过敏的风险增加。有泌尿生殖系统异常病史的患者和接受过多次外科手术的患者发生乳胶过敏的风险增加。特应性人群也是一个危险群体。然而，风险最高的是脊柱裂患者，其乳胶过敏的发生率高达67%。

存在乳胶过敏风险的患者可分为3组：第1组：既往有乳胶过敏史的人；第2组：有Ⅳ型接触性皮炎病史的患者，或出现鼻炎、荨麻疹或结膜炎等症状和体征的患者；第3组：以前没有症状，但成为"危险"组中的一员。

第1组患者的牙科治疗只能在"乳胶屏蔽"的环境下进行，由受过适当训练的人员和设备来处理过敏反应。第2组患者可以通过橡胶手套、无乳胶橡皮障和塑料药筒装局部麻醉药来获得乳胶改良环境。在使用无乳胶橡皮障进行根管再治疗时应注意，因为氯仿可能一接触橡皮障就导致其溶解。第3组患者无须特别措施，但牙医应警惕患者的过敏风险增加。到目前为止，尚无已经证实的关于牙胶根管充填材料过敏的病例报告。

糖尿病

糖尿病（DM）是由于胰岛素分泌缺陷或其生物作用受损，导致糖耐量改变或脂质和碳水化合物代谢受损的疾病。它分为两种类型，1型糖尿病和2型糖尿病，其中2型糖尿病占比为85%~95%。糖尿病的表现呈现出多尿、多饮、多食和疲劳、乏力、皮肤瘙痒和视力模糊等症状。2型糖尿病发展缓慢，患者在就诊时可能没有意识到患病。糖尿病的微血管并发症是由长期血糖升高导致，包括视网膜病变、神经病变、肾脏疾病和外周感觉丧失导致的伤口不良愈合等。大血管并发症包括冠心病、脑血管病和高血压等。

1型糖尿病的控制要点在于皮下注射胰岛素，同时密切监控血糖水平。2型糖尿病可通过饮食和口服降糖药物控制，以刺激胰腺释放胰岛素。

糖尿病患者的口腔表现包括口干、灼口症、念珠菌病、口腔神经病变和唾液腺肿大等。龋齿和进行性牙周病的发生通常与糖尿病控制情况直接相关。延迟愈合会增加口腔感染的风险，糖尿病也被认为是双膦酸盐相关骨坏死的危险因素之一。

牙科保健应具备强烈的预防理念，在有关龋病和牙周病的诊断和有效管理方面尤为如此。只要日常饮食、用药和胰岛素未受干扰，控制良好的1型或2型糖尿病患者可与非糖尿病患者一样接受牙科治疗。可能的话，在牙科治疗前和治疗期间，使用血糖监测机监测患者的血糖水平。牙医团队应该密切关注患者的低血糖症状。血糖控制不佳的患者应转诊至牙科专科医生，且治疗可能会被推迟，直到糖尿病的控制得到改善。

需行牙髓治疗的糖尿病患者应安排在上午第一个就诊，或午餐后立即就诊，以尽量减少对血糖水平的干扰。特别是就诊时间较长时，应鼓励患者告知治疗期间他们病情的任何变化。无论何时都应尽量减少患者的焦虑不安。然而，镇静可能会掩盖患者的低血糖症状，因此只推荐有经验的医生使用。

少数学者指出，糖尿病患者，尤其是胰岛素依赖型患者，在根管治疗后的根尖周病变愈合速度减缓。糖尿病患者的牙周病患病率升高可能是导致根管治疗后牙齿脱落的一个混淆因素。另据报道，根管治疗后的持续性疼痛可能是导致牙齿丧失的一个重要因素，而这种牙齿丧失是由糖尿病神经病变导致的。

由低血糖导致的虚脱，可能与焦虑、空腹或不方便的预约时间有关。低血糖的早期症状包括面色苍白、出汗、面部和舌部感觉异常、饥饿、混乱、躁动和不协调等。牙医团队应关注患者的情绪变化，比如之前能耐受的患者突然生气或者不配合，尤其是在安装了橡皮障的情况下。未经处理的低血糖发作可能从昏睡发展到虚脱，甚至昏迷。其管理策略主要为通过及时口服葡萄糖或Hypostop®来预防该状况的发生。如果患者意识丧失，行肌肉内注射胰高血糖素（1mg）应该可以在15分钟内使其恢复意识；若仍未恢复意识，则应呼叫急救服务。在牙科诊疗环境下低血糖导致的虚脱不可能是缓慢、自然发生的。如果怀疑患者即将虚脱，应该马上口服葡萄糖，而这对高血糖患者也没有不良影响。

双膦酸盐相关的骨坏死

双膦酸盐类药物广泛应用于治疗骨质疏松症、多发性骨髓瘤、佩吉特病、成骨不全症、恶性肿瘤骨转移等。它们对于这些疾病的治疗和预防有着非常重要的积极作用。然而，这类药的使用（特别是静脉注射制剂）与颌骨坏死显著相关。

双膦酸盐相关骨坏死的发病机制尚未完全了解，截至目前，尚未见发生在面部骨骼以外的病例报告。最常见的情况为患者在拔牙或牙科手术后发生软、硬组织愈合困难或不愈合。患者必须没有过头颈部放射史，并且有双膦酸盐类药物用药史。双膦酸盐类药物相关骨坏死的患者通常无症状，但可能由继发感染导致剧烈疼痛。

对于正在进行静脉内注射双膦酸盐类药物治疗的患者，应避免进行任何牙槽外科手术，包括拔牙、种植体植入、根尖周和牙周手术，因为手术患者发生骨坏死的概率是未接受手术患者的7倍。随着口服和静脉内注射双膦酸盐类药物以及合并并发症如糖尿病等时间的增加，发生并发症的相对风险也随之升高。对于不可修复的患牙，提倡截冠，并对剩余牙根进行根管治疗。在老龄化人群中静脉内使用双膦酸盐情况的增加，很可能导致非手术根管治疗需求的增多，以避免拔牙引起的骨坏死。

多发性硬化症

多发性硬化症（MS）是一种复杂的神经系统疾病，由于神经系统髓鞘受损而导致感觉和运动神经传导障碍。多发性硬化症是中青年人群最常见的神经系统疾病，女性多于男性。其病因尚不清楚，有很多可能原因，但尚未找到任何确切的病因。

多发性硬化症可因疾病类型不同而分为几类。20%的患者为良性疾病，没有永久性残疾；而15%的患者为渐进性疾病，病情不断恶化而导致严重残疾。患者的临床症状存在较大的个体差异，但通常包括视觉障碍、神经痛、感觉异常、肌肉痉挛、震颤、疲劳和抑郁等，导致进行性残疾等。多发性硬化症没有特异性检查，主要通过神经系统病史和临床检查来确诊。多发性硬化症无法治愈，其治疗重在预防残疾和维持生活质量。

如何进行根管治疗取决于患者的残疾程度，制订治疗计划时将疾病发展史和未来进行牙科治疗时可能出现的问题也纳入考虑范围，这很重要。预约就诊应安排在患者健康状态良好或一天中状态最好的时候，以尽量减少其紧张和疲劳。牙科治疗常常导致患者极度疲劳，因此有必要将根管治疗安排为多次较短的治疗时间。在治疗时使用开口器有助于减少肌肉疲劳。

诊断医生也应意识到，多达50%的多发性硬化症患者存在慢性疼痛症状，可表现为感觉异常、痛觉过敏或异常。约32%的多发性硬化症患者存在三叉神经痛，最重要的是，该症状可能为40岁以下未确诊患者的主诉症状。从学者的经验来看，多发性硬化症患者通常高度关注银汞合金修复体的存在或今后置入。病例对照研究未能证实银汞合金充填和多发性硬化症之间存在相关性。对于那些不想再做银汞充填的患者，尤其是那些今后进行修复体置换存在极大困难的患者，根管充填后的患牙应做金合金修复体，以延长使用寿命。

脑瘫

脑瘫包括一组在子宫内、在出生时或婴儿期头几个月发生的非进行性神经功能和身体残疾。对大脑的损害主要由缺氧、创伤和感染引起。它是导致身体残疾的最常见原因，主要表现为自主运动障碍。

其诊断可根据临床体征来得出，并且可能有其他的功能损害，包括视觉、听觉和言语；癫痫也可能是其表征之一。学习障碍在脑瘫患者中的发生率不足50%。尽管非进行性、继发性的并发症如呼吸道感染可引起显著的发病率。

牙齿特点包括锥形上颌牙弓、切牙前倾和错㖞畸形高发病率。面部痛苦表情和吞咽困难较为普遍，就像颞下颌关节强直和自发性关节脱位一样常见。磨牙症和非龋性牙体表面缺损也较常见。由于难以执行有效的口腔卫生措施，患者发生牙周疾病和龋病的风险增加。

由于不受控制的运动，包括肌肉痉挛或咬反射，其根管治疗将极具挑战性。进行焦虑控制或在吸入镇静下治疗有利于根管治疗的开展。对于那些严重残疾的患者可能需要静脉镇静或全身麻醉。

帕金森病

帕金森病是脑基底神经节黑质多巴胺能神经元变性导致的一种进行性神经系统疾病。由此产生的多巴胺消耗损害了大脑控制运动部分的功能。

其病因尚不明确，且随着年龄的增加，罹患帕金森病的风险也增加。 它对男性和女性的影响是一样的；在60岁以上人群中的患病率为1/100。临床症状可分为运动和非运动的。经典的运动症状是运动障碍（震颤或不自主运动）、运动迟缓（慢运动）和失动症（肌肉僵硬）。这些加在一起，就形成了特征性的“面具脸”表情和缓慢、拖着步子走的步态。

非运动症状包括睡眠障碍、精神病和抑郁症。据报道30%的帕金森病患者会并发阿尔茨海默病，而后者在普通人群中的发病率仅为10%。

基于其临床症状可得出诊断，但目前没有已知的治愈方法。其治疗旨在控制症状，包括通过药物来提高大脑内多巴胺的水平或效率。帕金森病患者可能难以接受牙科治疗。他们罹患口干症的风险增加，这可导致口腔灼烧感和根面龋。由于口干和面部肌肉不协调或僵硬，口腔卫生可能变差，患者可能变得越来越难以戴上局部或全口义齿。

根管治疗方面的挑战主要涉及与患者接触、交流和治疗的实施。为了减少患者在治疗期间的震颤和不自主运动，治疗应安排在一天中其身体状况最佳的时间，或者在其药物疗效最好的时候。牙医团队需要花时间与患者进行有效沟通，这很关键。也就是说，应给予足够的时间让患者来回答提问，而不会感到着急或有压力，否则将导致双方的挫败感。使用“是／不是”这种问题有助于沟通过程的进行。

震颤和不自主运动都是治疗中最主要的障碍。焦虑往往导致这两个动作更频繁，建立良好的医患关系可显著提高患者的配合程度。有时候需要在镇静下进行治疗，或重新预约一个治疗时间。由于存在吞咽反射受损和肺吸入的危险，因此气道保护至关重要。患者体位的倾斜角度不应大于45°，建议使用橡皮障，以便有效隔离唾液。

痴呆

老年痴呆症是一种影响日常生活能力的进行性的神经退行性疾病。它包括各种症状，既可是可逆的，也可是不可逆的。

目前，痴呆影响着英国70万人口，主要65岁以上人群。2/3的痴呆患者为女性，在疗养院中高达64%的患者有不同程度的痴呆。阿尔茨海默病是该病最持久的形式之一，是由脑组织神经元的缺失而引起的。65岁以上人群的患病率为5%～10%，而80岁以上人群的患病率则升高至20%。

基于长时间记录的临床症状和认知／记忆测试的结果可得出临床诊断。其临床特征包括记忆丧失、语言能力衰退、视觉－空间能力受损、判断力差、态度冷漠，但仍有运动功能。虽然阿尔茨海默病通常是进行性的，但其精神改变的类型、严重程度、顺序和进展情况存在较大的差异，确诊以后的10年时间可导致严重的大脑损害。

其治疗旨在通过药物来减少抑郁、情绪激动及具有挑战性的行为，以维持其生活质量。牙科治疗应采用务实的决策和治疗计划来实施。不同患者配合牙科治疗的能力存在巨大的差异，有些患者可能会感到很苦恼。在痴呆症的早期阶段，牙科治疗应为那些未来不能保留自己牙齿的患者制订治疗计划，对于那些需要长期护理的患者，应该采取严格的预防和口腔卫生措施。

牙髓病治疗学与认知障碍的患者

认知障碍是对在成年前所获得的智力和社会行为的重大损害。其原因可能是遗传性的、先天性或后天性的。

认知障碍影响个人学习、交流和开展日常活动的方式。根据其认知障碍的严重性和是否有其他的身体残疾，一个人在生活中所需要的支持程度是不同的。 在大多数发达国家，约2.5%的人口有认知障碍，在英国相当于有150万～200万这种人群。认知障碍最常见的原因是唐氏综合征。

唐氏综合征

唐氏综合征是由染色体异常（通常是21三体综合征）引起的遗传病症，导致特征外观，口腔特征和心脏异常（40%）。此外，视觉障碍（50%）、听力损伤（高达50%）和免疫低下综合征也很常见。

牙髓治疗可能受到多种因素的影响。有赖于认知障碍的严重程度，患者可能缺乏对治疗知情同意的能力。但治疗开始之前必须获得患者知情同意（将在本章后面讨论）。唐氏综合征患者的早发性牙周病风险增加。因此，在处理牙髓牙周联合病变时，与牙周科同事一起制订综合治疗计划非常重要。虽然口呼吸导致的牙龈炎可能很常见，广泛的牙龈炎症可能是唐氏综合征患者白血病的一个表现因素。

先天性心脏缺陷或二尖瓣脱垂在唐氏综合征成年患者中较为常见。尽管英国国家卫生医疗质量标准署的指南不再推荐对于牙科手术使用抗生素处方，其存在引起菌血症的高风险，通过谨慎的医疗护理以使出现潜在菌血症的可能性最小化，这是一种良好的实践。寰枢椎关节的不稳定性会影响患者在牙椅上斜躺的能力，这会影响治疗的实施，需要小心调节体位，特别是当牙科治疗是在全身麻醉下进行时。

自闭症谱系障碍

自闭症谱系障碍（ASD）是影响社会交往、沟通和想象力的发育性残疾。通常会在3岁前确诊，并且持续一生，其管理在于通过创建高度结构化的环境，实现人格独立和自理。阿斯伯格综合征患者具有正常的智力和语言能力，但社交能力差且感同身受的能力降低。更严重的经典自闭症将包括认知能力受损的患者，其中40%的患者病情较严重。自闭症谱系障碍患者出现龋病的风险升高，他们的饮食可能非常有限，接受牙科治疗可能是一个重大的挑战。

尽管看似平静，大多数自闭症谱系障碍患者非常焦虑，对外部刺激很敏感，导致感觉超负荷和退缩。患者对疼痛的反应是高度可变的，从完全不敏感到对轻微的触摸过度反应。牙科灯光、气味、味道和吸引器噪音可导致严重或甚至疼痛反应。

因此，牙髓治疗将需要谨慎的行为管理，集中在仔细准备每次牙科治疗上，并将交流和行为因素纳入考虑。使用清晰、简单的短句语言和直接提问有助于交流。手势或面部表情可能不会被理解，重要的是牙医团队向患者询问他们需要的信息，因为患者不太可能自愿告知医生。在就诊之前和期间，常规程序有助于建立每次就诊的结构，并促进治疗，期望患者的医从性可以变化且不一致。安静的候诊室、没有背景噪音并尽量减少等待时间有助于减少焦虑。

癫痫

癫痫，在一般人群的发生率不到 1%，在认知障碍人群中的发生率为 30%，严重认知障碍人群之发生率则上升至 50%。癫痫小发作是短期叫之不应或“缺席”，并不影响牙科治疗。癫痫大发作导致意识丧失，随后是躯体强直性肌痉挛阶段，接着是躯干和肢体的重复性痉挛。在癫痫大发作期间的跌落创伤可以导致牙齿损伤，引起牙齿半脱出和脱位、牙折和失去牙髓活力。

除非对癫痫患者的常规牙科管理，其牙髓治疗不需要其他特别措施。临床医生在做出诊断时应询问患者的癫痫发作史，以获得尽可能多的相关信息。应特别注意确定是否存在任何触发因素，癫痫发作性质，包括气味、频率、持续时间、治疗和癫痫持续状态的任何病史。

所获得的信息应足以支持牙医团队规避出现任何特定触发器（如，对于光敏感的患者应将牙科光源的使用减到最少），并且在患者经历发作的情况下，识别该患者的情况是否正常。在开始牙科治疗之前，建议患者服用常规抗癫痫药物，随身携带应急药物，按日常习惯进食，并且没有过度疲劳。如果治疗当天患者感觉其癫痫发作情况控制不佳，取消该次治疗是较为明智的，因为额外的压力可能引起癫痫发作。

如果患者不幸在牙科治疗期间癫痫发作，使用开口器（不管是否通常需要）可以获得稳定性和更多的时间，以去除患者口内的牙科器械，包括橡皮障夹等。在完成牙髓治疗后，强直阵挛性癫痫发作时大的后牙修复体存在折断的风险。铸造修复体被认为是更好的选择，特别是铸造金属冠能避免崩瓷的风险。

在控制不佳的癫痫患者中，牙科治疗应推迟直到癫痫发作受控，或在专科环境中吸入或静脉内镇静下完成治疗，以降低患者在牙科治疗期间发生癫痫发作的风险。

知情同意

知情同意是患者同意医务人员对其开展治疗的协议。知情同意是所有形式的医疗保健和患者的法律与伦理权利的核心。它是高质量医疗服务的关键组成部分，提升患者的就诊经历，并提供自主选择权。它对知情风险管理至关重要，是临床治理管理的支柱之一。

为了使同意书有效，患者必须具有同意的能力，并对相关治疗程序（包括其益处、风险、其他治疗操作和替代方案）有足够的认识。患者不能在胁迫下做决定，应该让他们感到自己将来有改变主意的选择余地。

只有法院或代理人可以为 16 岁以下的儿童签署同意书。代理人通常是父母，但可以是通过法院命令授予父母责任的他人。父母责任自动赋予一名儿童的母亲，不论婚姻状况如何。如果父亲与母亲结婚或在孩子的出生证上，父亲有权同意。如果没有，责任可以由母亲或法院任命。能够了解信息并以自己最大利益做出决定的儿童被视为“胜任的吉利克”，可以自己签署同意书。

一旦患者年龄超过18岁，没有其他人代替他们同意，无论他们的心理能力怎么样。2005年《精神能力法案》提供了一个法律框架，赋予和保护不能自己做出决定的弱势群体。它为看护者和卫生专业人员提供指导，以明确谁可以做出决定，在哪些情况下以及如何进行。

如果需要做出决定以在没有能力同意的个人中提供医疗或牙科治疗，负责进行特定治疗或程序的医疗保健专业人员是决策者。决策者有责任制订出最符合个人最佳利益的方法。如果不遵守实践守则，这是一种忽视和虐待的刑事犯罪。

根据《精神能力法案》，所有个人应被推定为能够自己同意，直到不通过心理能力行为评估证明。应充分支持个人做出自己的决定，包括调查所有可能的沟通方法，例如使用口译员或英国手语。个人必须保留做出不明智决定的权利。治疗必须在患者的最佳利益内，并且是最少限制性的方法。

决定个人是否有能力同意是一个分两个阶段的过程。首先，个体是否有心理或大脑的身体损伤？还是有心理障碍影响个人的头脑或大脑的工作方式？如果是，这种损害或干扰是否意味着该人在需要做出决定时不能做出该决定？个人需要展示理解信息，保留信息并使用它来传达决定的能力。该决定是针对具体时间的，因此，如果损害是暂时的或永久的，则无关紧要。它也是决定性的，如果决定改变或需要做出新的决定，则必须重复该过程。该法案提供了决策者必须在决定什么是最符合个人利益的因素的清单。

最有利的决策会议

一旦主诊医生判定患者在治疗时欠缺自行知情同意的能力，则必须做出一个对患者最有利的决策。与保健专业人员和护理人员一样，非付费护理人员和家庭成员有权被咨询，无论在任何决定中。如果患者只是暂时性丧失了知情同意的能力，那么为患者提供治疗的决策能够推迟做出吗？假设不应基于年龄、外观、状况或行为。必须考虑患者的过去和现在的愿望、感觉、信念和价值观。还应考虑家人、朋友、医护人员和对个人福利感兴趣的任何人的意见。

应向患者提供有关治疗操作、益处、风险、其他操作和替代方案等信息，并明确地告知患者临床医生如何以对患者最有利的方式开展治疗。

独立的心理能力倡导者（IMCA）

在重大的医疗案例中，如全身麻醉和清醒镇静的情况下，如果患者没有家人或无偿照顾者，他们被视为无依靠者。应该委派一位独立的心理能力倡导者，以提供独立意见，并确保主诊医生在对患者最有利的情况下开展治疗。

独立的心理能力倡导者应该参加最有利决策会议，以确保所有选项都被考虑到，患者个人的意见已被采纳，没有议程得到执行，最终患者的人权和福利权都得到尊重。

牙髓病治疗学与焦虑的管理

咽反射

严重的咽反射将影响牙髓治疗的开展，这类患者通常被转诊到牙髓病专科诊所或二级保健机构。咽反射可以定义为“防止不必要的东西进入口和口咽的保护性反射”。呕吐被定义为“试图从上胃肠道消除消化道排出有害物质的过程”。然而，这些复杂反射受中枢神经的控制，因此可以通过视觉、声音、气味和心理刺激而激发。

具有严重的呕吐反射的患者可以分为心源性的（其中未直接接触身体而出发的反射）和躯体源性的（其中特定区域，即腭的后边缘触发反射）。然而，多数情况属于两种因素共同作用诱发的，并且心理性因素通常占优势。在牙科候诊室里自然发生的患者更明显。

与任何其他医学或牙科病症一样，重要的是，在开始任何可能引起咽反射的诊断测试之前，对患者病情进行详细评估。临床医生应该意识到这些，患者经常表现得很尴尬，并且反射经常与生活中重大的创伤性事件联系在一起。因此，重要的是病史采集通常以交流的方式通过开放性问题来获得，并且非牙齿刺激可能比牙源性刺激（如丁香油的气味）更容易触发患者产生咽发射。

在临床上建立相互信任的医患关系是临床医生实施有效治疗的关键，临床医生的经验已经被证明是成功治疗的重要因素。

严重咽反射患者的治疗可以大致分为非药理学和药理学方法，也可以联合治疗。有效地控制患者的焦虑情绪，通常可以充分控制咽反射，以开展适当的治疗。交通灯系统对于在反射开始之前启动红色（停止）命令来管理反射特别有用。该系统可以让患者对其潜在刺激进行有效的控制。至关重要的是，对于这种技术的运用，任何情况下临床医生都必须严格执行红色（停止）命令。

在牙髓治疗的进行中，对于具有严重的咽反射的患者，通常很难进行拍摄X线片。如果患者有口腔呼吸习惯，重新训练患者通过鼻子缓慢呼吸可以帮助控制咽反射。在焦虑情绪相对受控的患者中，使用牵引技术在很大程度上可以通过特定的方法帮助患者。腿部抬高、临时攻丝和刺激穴位都有助于减少在牙科治疗期间的咽反射。采用这些技术与交通信号灯系统相结合可以促进术中X线片的完成。在使用牙片夹持器启动反射的患者中，使用与平分角射线照相技术相结合的动脉钳子通常能够通过向患者反馈信号来帮助该过程。

但是，在一些患者中，特别是在焦虑情绪不能被控制的情况下，行为技术可能会失败，并且可能需要采取药理学方法。已经报道了将局部麻醉剂特异性注射到腭的后边缘，有助于减少呕吐反射。然而，这不是作者成功的方法，并且它可以显著增加患者的焦虑。

通过口服或吸入镇静剂或使用咪达唑仑的静脉镇静剂来传导可以成功地控制焦虑情绪和足够的牙痛反射以提供牙髓护理。然而，在一部分患者中，通过丙泊酚或全身麻醉（在合适的环境中通过麻醉师注射）的静脉内镇静剂可能是保证成功抑制反射的唯一方法。

牙髓治疗与清醒镇静

清醒镇静的主要作用是消除忧虑、焦虑或恐惧，也可用来减少长时间手术的紧张或控制呕吐。此外，清醒镇静可用于高血压、心血管或脑血管疾病患者的血压控制。清醒镇静最常用的形式是吸入镇静、咪达唑仑静脉镇静和口服镇静。

评估

在镇静前对患者进行全面评估和详细讨论不是本章节的阐述范围。基本上，临床医生都在记录足够的信息，以评估患者的焦虑程度、医疗状况以及是否适合接受镇静治疗。焦虑可以通过详细的病史采集、沟通和额外的临床观察进行详细的评估，如改良牙科焦虑量表和 Venham 规模证明是有用的。详细的病史对呼吸、心血管、肝脏和肾脏疾病的关注至关重要。怀孕、药物相互作用以及既往吸毒或酗酒史也是必须考虑的重要因素。除了全面的病史外，还应该记录心率和动脉血压的基线值。依据这些发现，患者对镇静或全身麻醉的适应性可根据美国麻醉医生协会（ASA）的适应性范围进行分类。

牙科治疗和镇静都必须要得到患者的书面同意；对于根管治疗，知情同意应包含一旦镇静状态下开始治疗后那些无法修复而不得不拔除的患牙。

吸入镇静

牙科治疗过程中的吸入镇静是一种安全、可靠的技术，这已经被大量的牙科文献所证明。氧化亚氮（笑气）具有良好的抗焦虑和镇静作用，且很少或不会引起心脏或呼吸功能的抑制。它具有很好的安全性，其剂量可视患者的反应而定。

沿着橡皮障边缘放置笑气鼻罩可能会影响根管治疗的入路，且镇静实施和根管治疗操作都需要患者良好的配合。然而，对于特别焦虑，如有针头恐惧症的患者而言，笑气镇静是一种极好的技术，其中吸入镇静只能在实施麻醉时使用，患者最初的焦虑得到控制以后即可开始常规根管治疗。

咪达唑仑静脉给药

咪达唑仑是一种短半衰期的水溶性苯二氮，可快速镇静抗焦虑和顺行性遗忘症，且能快速恢复（在 1 小时或 2 小时）。它的缺点是需要静脉给药，且必须在持续监测血氧饱和度的情况下进行。该方法对于牙科焦虑症和严重咽反射的患者非常有效。然而，咪达唑仑的镇静时间为 20~30 分钟，随后需要放松 1 小时。对于长时间治疗的患者而言，可能需要仔细滴定咪达唑仑的补充剂量。因此，在制订治疗计划时，临床医生在镇静下进行根管治疗时，必须确保能在适当的时间内有效地完成根管治疗。

口服和鼻内镇静

在进行根管治疗之前，使用口腔镇静剂对轻度焦虑患者非常有用。然而，在整个过程中，仍需要患者能够充分地配合，以利于治疗的开展。重要的是，口服镇静剂的剂量与患者保持配合的能力是相称的，尤其是需要拍摄口腔内 X 线片时。然而，若使用固定剂量的话，口服镇静剂的效果则不可预知。

相比口服镇静，咪达唑仑经滴鼻给药更易预测其剂量反应，且起效更快。应保持患者的鼻道通畅，以便有效给药。对于有学习障碍的患者，在静脉镇静前经滴鼻给药有利于患者鼻腔插管时的充分配合。咪达唑仑口服和滴鼻给药引起呼吸抑制的风险与静脉给药途径一样。因此，经鼻给药时的临床监测、脉搏血氧饱和度仪的使用及离院标准，与经静脉镇静时是一致的。

参考文献及延伸阅读

[1] American Heart Association; American Dental Association Division of Communications, 2007. For the dental patient…: antibiotics and your heart: new guidelines from the American Heart Association. J Am Dent Assoc 138 (6), 920.

[2] Centre for Clinical Practice at NICE (UK), 2008. Prophylaxis against infective endocarditis: antimicrobial prophylaxis against infective endocarditis in adults and children undergoing interventional procedures. NICE Clinical Guidelines, No. 64, London. Available from http://www.ncbi.nlm.nih.gov/books/NBK51789/ (accessed Aug 2013).

[3] Scully, C., 2010. Medical problems in dentistry, 6th ed. Church Livingstone.

颌面部疼痛与牙髓治疗的关系 16

R Leeson，K Gulabivala，Y-L Ng

疼痛的定义

疼痛是与实际或潜在的组织损伤相关的一种不愉快的感官和情感体验。疼痛可以极大地影响行为，但组织损伤、疼痛和行为之间并不总是存在对应的又或是直接的关联。意外烧伤，如热铁烫伤所导致的强烈短暂的疼痛会产生保护性行为从而引起回缩反射。潜在损害组织的刺激是有害的。牙髓的急性疼痛来源于牙本质、牙髓和根尖周组织。

肌肉骨骼或运动损伤后产生的疼痛可以持续几天甚至几周。这种持续性慢性疼痛也是一种保护行为。

在部分病例中，这种持续的疼痛变得持久而缓慢，从受伤到愈合一直持续存在；此时这种疼痛不再具有保护性，但仍可继续影响行为。牙髓的类似疼痛通常是神经痛，也有可能是其他部位的疼痛，但看起来像是来源于牙齿和其相关结构。

尽管牙髓病涉及的鉴别诊断较少，但它和其他疾病的重叠表现与它本身不明显的体征会使诊断变得复杂（见第 4 章），以及存在可能来源于颌面部其他部位的疼痛时，诊断会变得更加复杂。

颌面部疼痛可能来自牙齿、牙周组织、口腔黏膜，颞下颌关节及其相关的肌肉组织，颈椎及其相关的肌肉组织，上颌窦、鼻、眼睛、咽喉、唾液腺，支配的神经、血供等，并且容易与头痛相混淆。不同组织结构来源的疼痛可能有各自不同的特点，这使它们可以通过理论、实践和经验而被鉴别开来。

颌面部疼痛患病率

很难准确地确定一般疼痛和颌面部疼痛的患病率与发病率。然而，据估有 1/4 的成人都承受着颌面部疼痛（MacFarlane 等，2001）。对儿童而言，牙痛是最常见的颌面部疼痛。12% 的 5 岁儿童，32% 的 12 岁儿童有过牙痛经历。同时，英国最近的两项研究显示 12% ~19% 的成人在过去的 1 个月中出现颌面部疼痛（Drangsholt & LeResche，2009）。

据报道慢性疼痛的患病率达总人口的 35.5%（Raferty 等，2011）。在另一个覆盖 15 个欧洲国家的大型调查显示有 19% 的成人承受着慢性疼痛，这很大地影响了他们的生活质量（Breivik 等，2006）。此外，每年慢性颌面部疼痛的总发病率约为 38.7/100000（Koopman 等，2009）。在牙髓病患者中，大约 12% 的患者可能有某种形式的慢性疼痛，疼痛既有可能是由牙髓病治疗引起的，也可能是由最初的漏诊导致的（Polycarpou 等，2005）。

颌面部疼痛的神经生理学基础

颌面部疼痛的感觉传导主要通过三叉神经A δ 纤维和C纤维传递到髓质的尾核中。后者也被称为髓背角，因为它和脊髓背角的功能相当。脑干前纤维调节疼痛输入，再通过脊髓丘脑束传递到丘脑，再由此到达大脑皮层。疼痛的感觉识别成分和内源性镇痛系统的活化被认为来自大脑皮层。阐述三叉神经疼痛通路的原理图如图16.1所示。

神经汇合传导、炎症和中枢致敏可共同强化与混淆所经历的疼痛。神经汇合传导到尾核会导致疼痛难以定位以及传播和转介，表现为牙髓、颞下颌关节和相关肌肉组织的剧烈疼痛。深部组织的疼痛神经末端比皮肤黏膜组织少，因此皮肤黏膜组织来源的疼痛会更容易被鉴别出来。

当持续疼痛反应加剧而非减弱时，敏化和神经可塑性会从外周神经进展到中枢神经。包括感受野扩大，激活阈值降低，疼痛刺激传递增加，基因表达异常而造成长期功能化改变，并最终导致持续的疼痛和中枢敏感化。触诱发痛或感觉过敏是最常见的临床表现。触诱发痛指疼痛通常是由无害的刺激引起，而感觉过敏指有害刺激导致的疼痛被增加或延长。当仔细检查异常性疼痛患者时，用一缕棉絮划过牙龈，可产生剧烈疼痛。这也同样见于感觉过敏，根尖区轻轻地施压会让患者感受到剧烈的疼痛。

用抗感染药或用局部麻醉药阻断神经冲动的传导可以阻断周围炎症机制，这可以减少疼痛输入并潜在地预防中枢敏感的发展。

颌面部疼痛的分类

颌面部疼痛是指来自眶耳线以下、颈部以上和耳前区域的疼痛，包括口腔内的疼痛（Zakrzewska & Hamlyn，

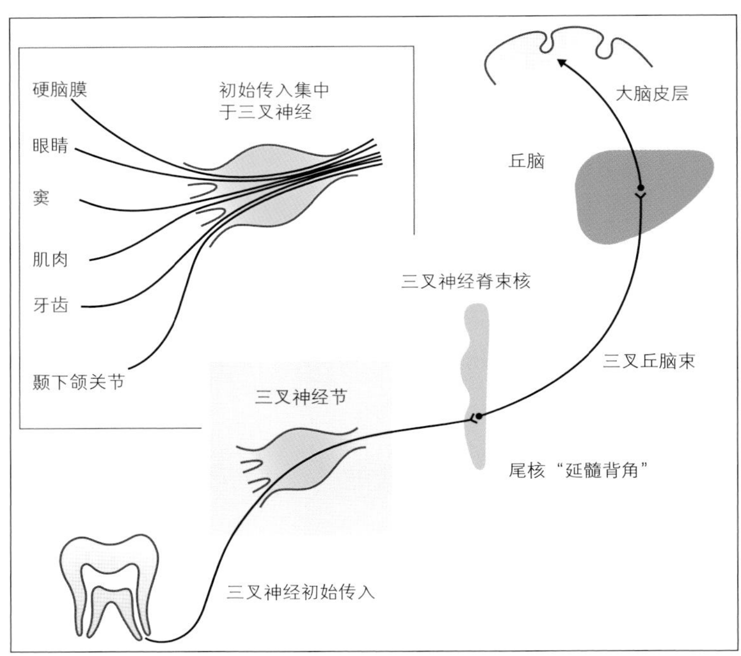

图 16.1 阐述三叉神经痛通路的模式图

表 16.1 一些分类系统的来源

一些适用于颌面部疼痛的分类系统
颞下颌关节紊乱诊断标准研究（Research Diagnostic Criteria for Temporomandibular Disorders，RDC/TMD）1992
国际疼痛研究组织（International Association for the Study of Pain，IASP）1994
美国颌面部疼痛研究院（American Academy of Orofacial Pain，AAOP）2008
第2版 国际头痛紊乱综合征分类（International Classification of Headache Disorders，ICHD）2nd edn 2004

1999）。

慢性颌面部疼痛为面部、口腔、颌骨间歇或持续3个月及以上的疼痛。此外，慢性颌面部疼痛也被定义为有“迁延性”特征的持续性疼痛，这种迁延性可能与心理问题、频繁更换医生以及多处远离原发灶的疼痛有很大的关系。

针对颌面部区域的疼痛，人们根据结构、症状和治疗方式的不同提出了许多分类系统（表16.1），它们可以更详细地将个体分配到多种分类范畴中。分类系统理想化地将疼痛的物理诱因和心理学影响结合起来。分类的数量反映出有关颌面部疼痛的学科发展得尚不完善且疼痛的病理发病机制尚不明确，这也体现了研究领域的丰富性。

颌面部疼痛的诊断

通过详细询问病史以及其他慢性疼痛的病史可获知颌

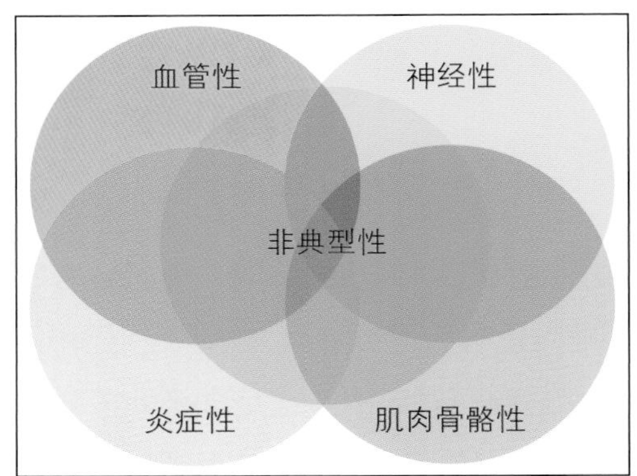

图 16.2 各种类型疼痛的关联和重叠关系

表 16.2 颌面部疼痛特点的决定因素

颌面部疼痛特点
持续时间和频率——急性 / 慢性
解剖位置——来源 / 位置
症状和体征
病因和病理生理学
加剧和缓解因素
疼痛的机制

表 16.3 不同类型颌面部疼痛的特征和相关特点

疼痛的特征——有助于颌面部疼痛的不同诊断

疼痛类型	特征	相关特点
炎症性	钝痛、酸痛、跳痛、叩痛、灼痛、压痛、剧痛、刺痛	发红、肿胀、发热、功能丧失、痛觉过敏、异常性疼痛
肌肉骨骼性	钝痛、酸痛、压痛、偶尔剧痛	可有疼痛，常有功能减弱、痛觉过敏、异常性疼痛
神经性	持续性灼痛、间歇性闪电样疼痛、刺痛	痛觉过敏、异常性疼痛、麻木、感觉异常、感觉迟钝
（神经）血管性	跳痛、叩痛、有规律的跳痛、时而刺痛	颅内压增高时恶化：头部运动、生理活动、瓦尔萨尔瓦动作、光声敏感、恶心、呕吐
非典型性	范围广，经常有钝痛、酸痛伴偶尔刺痛	解剖分布可能与感觉神经分布不一致，可能通过吃、喝及分散注意力获得缓解

面部疼痛的特点。病态的焦虑、沮丧、睡眠问题、社会家庭史的相关信息都应该被记录下来。在治疗慢性疼痛时，预诊问卷调查有助于评估疼痛对患者行为的影响，并了解患者的治疗目标和期望值。

临床检查以及许多特殊测试都有助于确诊。不同的颌面部疼痛的诊断方法众多，然而考虑常见的疼痛形式时，需要一个适用范围广的评估方法来排除罕见的颅内外恶性肿瘤和严重的传染性炎症。慢性颌面部疼痛的主要原因常

表 16.4 一些常见的颌面部疼痛的特点

特征	非典型性牙痛	TMD/ 面部肌肉疼痛	压力类头痛	有或没有预兆的偏头痛	丛集性头痛	三叉神经痛
频率	持续性	持续性或间歇性	偶发性或慢性	间歇性	偶发性或慢性	间歇性
持续时间	数月或数年	各种类型	30 分钟到 72 小时	4~72 小时	15~180 分钟	短暂；数秒
位置	单侧 / 双侧；疼痛位于牙齿周围；牙齿常常进行过多种处理	单侧 / 双侧；颞下颌关节肌肉周围	双侧；枕骨部，颅顶部，颞部，额骨部	单侧；额部，颞部	单侧；眼窝部，眼上部，颞部	单侧；三叉神经的一个或多个分区
疼痛特点	钝痛、酸痛、跳痛、灼痛	钝痛、酸痛、跳痛、偶尔剧痛	钝痛、非跳痛、紧绷感、压痛、痛苦	搏动，跳痛	灼热感、刺痛、钻痛	电击样疼痛，刺痛
疼痛强度	轻到中度	轻到中度	轻到中度	中到重度	重度	重度
加重因素	自发性或创伤史或传入神经阻滞（牙髓摘除术 / 牙拔除术）	压力，无意识颌运动	压力、变换姿势、肌肉扭伤、误餐、天气变化、月经期、疲劳	压力、日常生理活动、食物、气味、大噪声、明光、误餐、酒精、月经期、疲劳	吸烟、酒精	洗漱、轻触、剃须、吸烟、交谈、刷牙
缓解因素	局部注射利多卡因，系统性用药	系统用药，冷 / 热敷，颌运动，硬 / 软殆垫，针灸	系统用药、运动，伸展、清新的空气	系统用药、躺卧于暗房、睡觉	系统用药	系统用药
相关症状	可发展为非典型性面痛	饱胀感，耳朵间歇性地嗡嗡声，张口受限或颌运动受限，颌运动杂音	可能出现肩部、颈部和颞下颌关节疼痛	恶心、畏光、声音恐惧症。头痛开始之前的征兆伴随着视力干扰，手、胳膊、脸感觉异常和言语障碍	混合感染，易流泪，鼻阻塞，流涕，前额和面部出汗，瞳孔缩小，上睑下垂，眼睑水肿	极度衰弱，由于疼痛，许多患者不能吃、喝、清洁牙齿、洗脸或剃须

表 16.5 疼痛的 4 个主要类型

疼痛性	瞬时疼痛 对有害刺激产生反应
炎症性	自发痛和超敏反应 对组织受损和炎症产生反应
神经性	自发痛和超敏反应 与神经系统的损害和病灶有关
功能性	对疼痛的超敏反应 对正常输入的异常中枢处理

（引自 Woolf, 2004）

常包括炎症性、血管性、肌肉骨骼性、神经性和非典型性的病因（图16.2）。

颌面部疼痛的特点

疼痛的特点可能有助于疼痛的分类，但并非诊断所必需（表16.2）。疼痛的表现形式存在许多变化和重叠（图16.2），临床医生必须结合病史和检查结果来确立正确的诊断（表16.3）。

因为疼痛的位置和其来源往往并不对应，所以其解剖位置常常很难确定。此外，疼痛可能是分散并难以定位的，当疼痛反射向尾核方向汇聚时这种现象尤为明显。

描述疼痛特点的术语词汇差异很大，它包括锐痛、钝痛、酸痛、灼痛和跳痛。结合发生频率（持续性、间歇性和阵发性），它们可以为病理生理学诊断提供线索。刺痛、电击样疼痛和阵发性疼痛常用来描述三叉神经痛，而持续性烧灼痛可用于描述神经性疼痛。

评估体征和症状、加重和缓解因素是确定诊断的另一个重要步骤。非牙源性急性炎症如鼻窦炎，表现为鼻塞、淤血、流涕、嗅觉降低伴或不伴味觉丧失以及头部移动时上颌牙齿和面部的疼痛。唾液腺炎或唾液腺堵塞可导致吞咽或想到食物分泌唾液时产生肿胀和疼痛。

颞下颌关节紊乱的疼痛往往是突发的钝痛，表现为在下颌运动时可能有来自关节或肌肉（咬肌、颞肌、翼状肌和二腹肌前腹）的疼痛，这种疼痛可能会被误认为来源于上颌磨牙。反过来，牙齿的疼痛也可能引发肌肉疼痛，后者可作为独立的疼痛来源持续存在。一些常见的慢性非牙源性颌面部疼痛的特点列于表16.4。

在考虑恰当的治疗方式时，基于机制的疼痛诊断是有价值的。4种主要的疼痛类型（表16.5）常被认为是急性疼痛和炎症性疼痛而非不适应的神经性与功能性疼痛（Woolf，2004）。

颌面部疼痛和牙髓治疗

牙髓病患者常常因为疼痛而就诊，其疼痛可能与之前的治疗经历相关或无关。第4章（牙体牙髓疾病的诊断）和第10章（急症及牙外伤的处理）涉及所有治疗前牙髓病疼痛的相关问题。非手术或手术牙髓治疗后牙源性疼痛的持续存在是治疗失败的指征之一。但是，其1颗牙或其邻近部位可能会在不伴临床体征或影像学特征的情况下出现疼痛。早在1778年，Hunter就强调了这种在制订治疗计划时遇到的诊断难题。若没有发现根尖周放射影像的病理改变，可能是由于诊断方法的局限，而并不是没有发生骨缺损。邻近可疑牙解剖结构影像的重叠会进一步模糊视野。不过也可能确实不存在根尖周疾病，这时疼痛可能是非牙源性的。

神经源性的牙齿疼痛已在文献中有所报道，但是只有少数已发表的研究调查了牙体治疗后神经性疼痛的发生。Marbach（1978）、Schnurr和Broke（1992）和Vicker等（1998）等报道了牙体治疗和慢性神经性疼痛相关的证据，即大多数诊断为非典型性牙痛的患者都与牙体治疗、牙齿感染和牙外伤产生的疼痛有关。

只有4项流行病学调查（Marbach等，1982；Campbell等，1990；Berge，2002；Oshima 等，2009）研究了牙体治疗后的慢性神经性疼痛的患病率。Marbach等（1982）的研究由一名牙体牙髓科医生单独执行，他在患者接受非外科牙髓治疗1个月后将问卷调查寄给他们。这项研究中仅包含女性患者，因为男性患者的样本量太小。

在评估的256位女性患者中，仅有20例（9%）在调查过程中发生持续性疼痛，其中仅有11例接受了临床和影像学检查以排除牙源性疼痛的可能。在这11例中，又有8例（约占256位女性患者的3%）被诊断为“幻觉性牙痛”。Campbell等（1990）对过去2年内进行过根管外科手术的患者进行了一个相似的调查，发现118例患者中有59例（50%）出现慢性疼痛，他们被平均分成两组：创伤应激后感觉迟钝（术前无疼痛）（PTD）和牙幻痛（PTP）（术前存在疼痛）。Oshima（2009）等报道在271例患者中，约5.9%有慢性持续性疼痛的患者在经历牙髓治疗后疼痛并无改善，因而被诊断为神经性牙痛。相反，Berge（2002）发现在过去5～6年中，他们所调查的1035例阻生牙拔除患者术后没有一例患有慢性神经性疼痛。然而这些研究都没有探索影响牙体治疗后出现持续性疼痛的危险因素。

典型颌面部/牙髓疼痛病史的案例

病例 1

一位69岁的男性患者，出现左上颌尖牙剧痛，要求行根管治疗。疼痛被描述为持续数秒的“电击样”刺痛。左侧颌面部剃须、洗脸，甚至刷牙、进食咀嚼或冷空气接触均会触发疼痛。然而，患者并没有夜间痛。临床检查发现尖牙上有修复体而上下牙弓均有大面积菌斑沉积和牙龈炎。

- 问题：患者可能患有何种非牙源性疼痛？
- 回答：三叉神经痛（上颌区域，三叉神经第二分支）。
- 问题：你会考虑什么检查？
- 回答：影像学检查来排除尖牙牙髓问题。开始药物治疗前进行基线血液测试。磁共振来评估三叉神经。
- 问题：你会考虑什么治疗？你会将患者推荐到哪里进行诊治？
- 回答：卡马西平药物治疗，将患者推荐到全科医生、颌面部专家和神经病学专家。

病例 2

一位49岁女性患者，上颌第一前磨牙出现钝痛、灼痛和持续性疼痛,并且右上颌颌骨出现触诱发痛和痛觉过敏的迹象。6个月前，患牙进行过充填治疗和后续的根管治疗，但疼痛并没有消退。临床和影像学检查显示患牙进行的非手术根管治疗很成功，并且有良好的根尖封闭。患者坚持要求拔牙。此前，右侧上颌第二前磨牙也出现过类似的疼痛，患牙经过根管治疗、冠修复并最终被拔除。然而右上颌第一和第二磨牙也有类似的经历，均进行过根管治疗、牙体修复并最终被拔除。

- 问题：你对患者拔牙的要求有什么建议？
- 回答：建议不要拔牙。
- 问题：最可能的疾病是什么？
- 回答：神经性疼痛（非典型性牙痛）。

病例 3

一位32岁的吸烟患者，有3个月的左上颌牙痛史，疼痛可能来源于磨牙，影响患者夜间睡眠。经问诊了解，疼痛比较规律地出现于晚间入睡后1~2小时，每次持续0.5~2小时。患者不能平躺，疼痛导致他在房间里踱步并寻求分散注意力。疼痛位于眼部、眶上和相关功能区域，伴有同侧结膜充血、流泪、流涕、鼻塞和眼睑下垂。

- 问题：最可能的非牙源性诊断是什么？
- 回答：丛集性头痛（偏头痛性神经痛）。

结束语

如果说对牙髓疼痛进行诊断是具有挑战性的，那么与牙髓疼痛相似的颌面部疼痛的诊断更加复杂。它需要系统地收集相关信息并通过外科筛查确定可能的病因，并进行适当的处理。牙体牙髓科医生的职责在于排除牙体和牙髓来源的疼痛，将患者推荐给合适的并且具有相关知识和技能的专科医生。根据患者所在国家的不同，相关专业可能包括颌面部疼痛专科或口腔黏膜专科。

参考文献及延伸阅读

[1] Aggarwal, V.R., Macfarlane, G.J., Farragher, T.M., et al., 2010. Risk factors for onset of chronic oro-facial pain – results of the North Cheshire oro-facial pain prospective population study. Pain 149 (2), 354–359.

[2] Bender, I.B., Seltzer, S., 1961. Roentgenographic and direct observation of experimental lesions in bone. Part I. J Am Dent Assoc 62, 152–160.

[3] Berge, T.I., 2002. Incidence of chronic neuropathic pain subsequent to surgical removal of impacted third molars. Acta Odontol Scand 60, 108–112.

[4] Breivik, H., Collett, B., Ventafridda, V., et al., 2006. Survey of chronic pain in Europe; prevalence, impact on daily life and treatment. Eur J Pain 10, 287–333.

[5] Campbell, R.L., Parks, K.W., Dodds, R.N, 1990. Chronic facial pain associated with endodontic therapy. Oral Surg Oral Med Oral Pathol 69, 287–290.

[6] DeLeeuw, R., 2008. The American Academy of Orofacial Pain, 2008, Orofacial Pain Guidelines for Assessment, Diagnosis and Management, 4th ed. Quintessence Publishing, Chicago.

[7] Dionne, R.A., Kim, H., Gordon, M., 2006. Acute and chronic dental and orofacial pain. In: McMahon, S.B., Koltzenburg, M. (Eds.), Textbook of pain, 5th ed. Elsevier Churchill Livingstone.

[8] Drangsholt, M., LeResche, L., 2009. Epidemiology of orofacial pain. In: Zakrzewska, J.M. (Ed.), Orofacial Pain. Oxford University Press.

[9] Dworkin, S.F., LeResche, L., 1992. Research diagnostic criteria for temporomandibular disorders: review criteria, examinations and specifications critique. J Craniomandib Disord 6, 301–355.

[10] Finnerup, NB., Otto, M., McQuay, H.J., et al., 2005. Algorithm for neuropathic pain treatment an evidence based proposal. Pain 118, 289–305.

[11] Hargreaves, K.M., Milam, S.B., 2002. Mechanisms of orofacial pain and analgesia. In: Dionne, R., Phero, J.C., Becker, D.R. (Eds.), Management of pain and anxiety in the dental office. Saunders, Philadelphia, pp. 14–33.

[12] Koopman, J.S., Dieleman, J.P., Huygen, F.J., et al., 2009. Incidence of facial pain in the general population. Pain 147, 122–127.

[13] Macfarlane, T.V., Glenny, A.M., Worthington, H.V., 2001. Systematic review of population-based epidemiological studies of oro-facial pain. J Dent 29 (7), 451–467.

[14] Marbach, J.J., 1978. Phantom tooth pain. J Endod 4, 362–372.

[15] Marbach, J.J., 1993. Is phantom tooth pain a deafferentation (neuropathic) syndrome? Part 1 Evidence derived from the pathophysiology and treatment. Oral Surg Oral Med Oral Pathol 75, 95–105.

[16] Marbach, J.J., Hulbrock, J., Segal, A.G., 1982. Incidence of phantom tooth pain. Oral Surg Oral Med Oral Pathol 53, 190–193.

[17] Merskey, H., Bogduk, N. (Eds.), 1994. Classification of chronic pain: descriptions of chronic pain syndromes and definitions of pain terms, 2nd ed. IASP Press, Seattle, pp. 1–222.

[18] Oshima, K., Ishii, T., Ogura, Y., et al., 2009. Clinical investigation of patients who develop neuropathic tooth pain after endodontic procedures. J Endod 35, 958–961.

[19] Polycarpou, N, Ng, Y.L., Canavan, D., et al., 2005. Prevalence of persistent pain after endodontic treatment and factors affecting the occurrence in cases with complete radiographic healing. Int Endod J 38 (3), 169–178.

[20] Raferty, M.N, Sharma, K., Murphy, A.W., et al., 2011. Chronic pain in the Republic of Ireland – community prevalence, psychological profile and predictors of pain-related disability: results for the Prevalence, Impact and Cost of Chronic Pain (PRIME) study, Part 1. Pain 152 (5), 1096–1103.

[21] Schnurr, R.F., Brooke, R.I., 1992. Atypical odontalgia. Update and comment on long term follow up. Oral Surg Oral Med Oral Pathol 73, 445–448.

[22] Sessle, B.J., 2000. Acute and chronic orofacial pain: brainstem mechanisms of nociceptive transmission and neuroplasticity and their clinical correlates. Crit Rev Oral Biol Med 11, 57–91.

[23] Sessle, B.J., Iwata, K., 2001. Central nociceptive pathways. In: Lund, J.P., Lavigne, G.J., Dubner, R.B., et al. (Eds.), Orofacial pain: form basic science to clinical management: the transfer of knowledge in pain research education. Quintessensce Publishing, Chicago, pp. 47–58.

[24] Shoha, R.R., Dowson, J., Richards, A.G., 1974. Radiographic interpretation of experimentally produced bony lesions. Oral Surg 38, 294–303.

[25] The International Classification of Headache Disorders, 2nd edn (ICHD-II), 2004. Cephalalgia 24 (Suppl. 1), 9–160.

[26] Vicker, E.R., Cousins, M.J., Walker, S., et al., 1998. Analysis of 50 patients with atypical odontalgia: a preliminary report on pharmacological procedures for diagnosis and treatment. Oral Surg Oral Med Oral Pathol Endod 85, 24–32.

[27] Wirz, S., 2010. Management of chronic orofacial pain: a survey of general dentists in German University hospitals. Pain Med 11 (3), 416–424.

[28] Woolf, C.J., 2004. Pain: moving from symptom control toward mechanism-specific pharmacologic management. Ann Intern Med 140, 441–451.

[29] Zakrzewska, J.M., Hamlyn, P.J., 1999. Facial pain. In: Crombie, I.K.C.P.R., Linton, S.J., leResche, L., Von Korff, M. (Eds.), Epidemiology of pain. IASP, Seattle, pp. 171–202.

17 口腔医学、口腔外科学与牙髓病学的学科交叉

R Leeson，K Gulabivala

根尖周疾病主要表现为软组织肿胀，并有影像学变化（骨吸收或骨密度增高）。因此，口腔科医生需要注意任何与根尖周疾病相类似的非牙髓性病变的临床表现。虽然在本章提出的许多病变似乎有不同的临床表现，它们不太可能会与根尖病变混淆，而病历记录和期刊均报道有这类情况发生。出现这种医疗状况较轻的结果可能是造成棘手的局面，而最坏的后果可能是患者失去生命。不过这种情况并不能否认治疗过程，因为口腔科医生学习的诊断疾病的方法是依据疾病突出的临床特征做出诊断。只有通过经验的积累和进一步的学习才能在宏观上对疾病进行全面诊断。但问题是所有病症在临床表现上会有所重叠，特别是当把时间和病史都考虑在内时，某些疾病之间更容易混淆。很多病症在初期与其他病症的相似症状更为多见。

因此，牙体牙髓医生应该掌握同类疾病的鉴别诊断并且熟悉各种口腔外科疾病的诊断和鉴别诊断。

颌面部肿物的鉴别诊断

当检查相关牙或牙周有无明显病变时，可根据以下标准（表 17.1）进行诊断及鉴别诊断。

骨组织突起和软组织肿胀是面部区域中最常见的增生，刺激、慢性损伤或感染均会引起上皮和结缔组织反应性增生。纤维结缔组织的自限性增生和良性肿瘤是由内皮细胞、骨骼、平滑肌、脂肪细胞、神经鞘细胞和成骨细胞形成，是形成颌面部肿物的主要原因。虽然生长缓慢，但有些可能是侵入性的并能造成局部破坏。罕见的恶性结缔组织肉瘤可以不断转移并迅速扩散，因此在发生血源性转移之前对其进行早期诊断非常重要。上皮源性鳞状细胞癌是口腔最常见的恶性肿瘤。

软组织肿胀

各种软组织细胞可能会导致软组织病变，增生或肿瘤，良性或恶性。结缔组织病变主要表现为肿胀（表 17.2）。

其他可能引起口面部软组织肿胀的包括上皮源性的（表 17.3）、唾液腺相关的（表 17.4）以及血液系统（表 17.5）的组织或囊肿（表 17.6）。

硬组织肿胀

口腔中硬组织肿胀最常出现的是骨源性（表 17.7）或牙源性（表 17.8）。

影像学的诊断及鉴别诊断

X 线片检查目前仍然是诊断骨内病变的主要依据。根尖片可以在根管治疗过程中评估病灶和牙周膜损害，特别是根尖病损情况。而 OPG 检查提供了颌面部广泛病变、超过一个象限的多牙位病变、颌骨病变的评估和诊断依据。

伴有透射 / 阻射影像的病变的原因有很多，本文总结了特征明显的、最有可能的相关诊断。这些内容虽不完全，但对在临床实践中可能会遇到的病变进行了概述。在考虑特定的诊断特性之前，首先应考虑常规放射学（表 17.9）和相关临床（表 17.10）特征。

囊肿

许多囊肿也会出现在口腔颌面部，其影像学特征见表 17.11 和表 17.12。

骨病变

各种骨性病变可出现在颌面部，可以分为良性纤维骨性病变（表 17.13）、骨代谢类疾病（表 17.14）、良性骨肿瘤（表 17.15）、恶性骨肿瘤（表 17.16）。

特发性骨反应性增生

在特殊的压力作用下，部分密质骨会与临界的骨小梁发生作用产生代偿反应，表现为骨组织的不规则生长。骨反应性增生或与致密性骨炎影像学表现相似。而牙齿的牙髓活力测试反应正常（图 17.9）。

纤维性牙骨质发育不良

纤维性牙骨质病变早期阶段的 X 线片检查有透射区，通常累及下颌切牙根尖，称为根尖纤维性牙骨质发育不良（图 17.10）。这些病损在 5~10 年的时间内，由黏稠的骨质细胞填充，从而形成了不透射区域。病变相关牙齿的牙髓活力测试正常而且不需要行根管治疗。

牙源性肿瘤

不同的牙源性肿瘤均可在颌骨出现，主要分为牙源性上皮性肿瘤（表 17.17）、结缔组织牙源性肿瘤（表 17.18）、混合性结缔组织和上皮牙源性肿瘤（表 17.19）、恶性牙源性肿瘤（表 17.20）。

表 17.1　病变的描述

位置
大小
形状
颜色
密度
边界
附着物

颌骨转移病变

我们必须牢记恶性肿瘤，也可从不同的位置转移至颌骨，包括乳腺、肺、肾、前列腺、甲状腺、胃、结肠和皮肤（表 17.21）。

黏膜病变的鉴别诊断

黏膜病变（表 17.22）在很多情况下可能影响根管治疗方法的选择。首先，黏膜病变可能被误认为是一种牙源性的病变。其次，黏膜病可能会加剧牙髓病变的恶化或者影响牙髓治疗的方法，例如在过敏性疾病的材料和药物的使用方面。

表 17.2　来源于结缔组织的软组织肿物

组织	增生	良性肿瘤	恶性肿瘤
纤维组织	局灶性纤维增生 周边性骨化纤维瘤 周围性巨细胞肉芽肿 炎性纤维增生 炎症性乳头状增生 增生性龈炎 遗传性牙龈纤维瘤病 药物性牙龈增生	纤维瘤病 肌纤维瘤病 肌纤维瘤 促结缔组织增生性纤维瘤 结节性筋膜炎 良性纤维组织细胞瘤 良性孤立性纤维瘤	纤维肉瘤 恶性纤维组织细胞瘤 恶性孤立性纤维瘤
神经组织	外伤性神经瘤 “栅栏状”包膜神经瘤	神经鞘瘤 神经纤维瘤 颗粒细胞瘤 先天性牙龈颗粒细胞瘤 婴儿神经外胚层肿瘤	神经源性肉瘤
肌肉组织		平滑肌瘤	横纹肌肉瘤
脂肪组织		脂肪瘤	脂肪肉瘤
脉管组织	化脓性肉芽肿（图 17.1）	血管瘤 淋巴管瘤	血管肉瘤 卡波西肉瘤
骨和软骨组织	骨化性肌炎	软组织肿瘤 骨和软骨迷芽瘤	

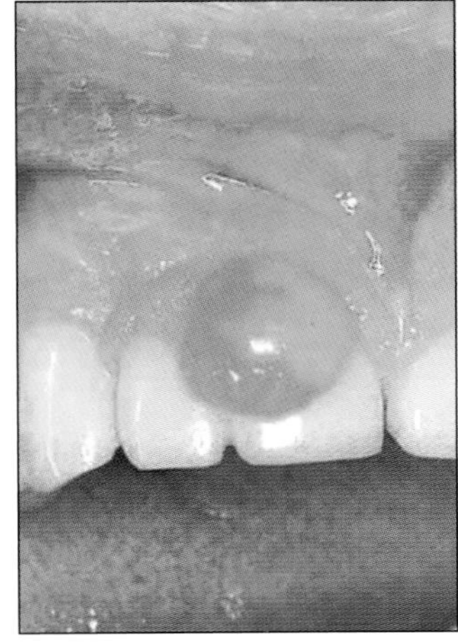

图 17.1　化脓性肉芽肿

表 17.3　来源上皮组织的软组织肿物

良性上皮病变	鳞状乳头状瘤，上皮息肉（图 17.2）；角膜眦疣，疣状乳头状瘤（图 17.3a）；叶乳头状瘤（图 17.3b，c）
良性色素性病变	黑色素斑，色素痣，脂溢性角化病，日光性雀斑样痣，黑斑息肉综合征，黄褐斑，黑棘皮病
白斑	
上皮增生	角化过度，棘层肥厚，烟碱口炎，增生性疣状白斑
上皮萎缩	口腔黏膜下纤维性变
上皮异常增生	原位癌
红斑	
恶性上皮性肿瘤	鳞状细胞癌（图 17.4）；疣状细胞癌（图 17.5）
黑色素瘤	

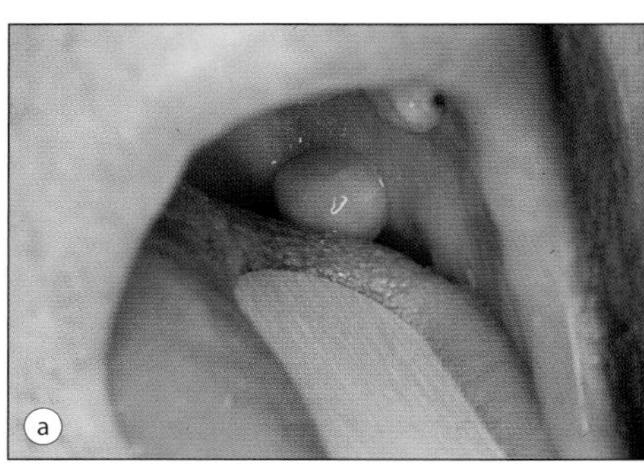
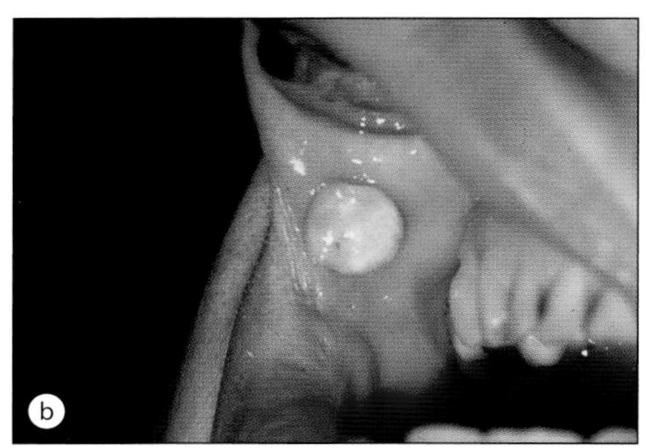

图 17.2 （a）鳞状乳头状瘤；（b）上皮息肉

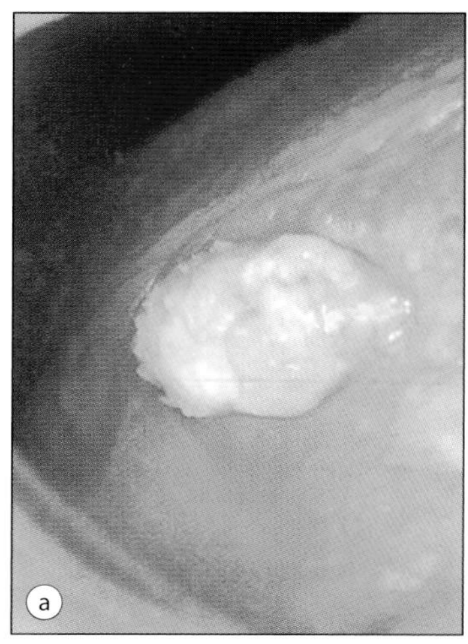
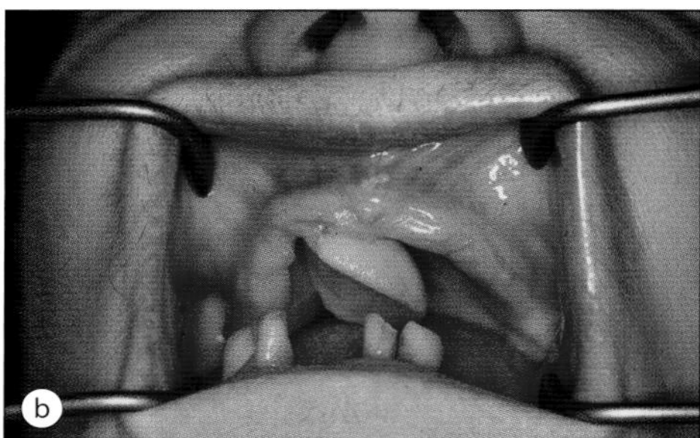
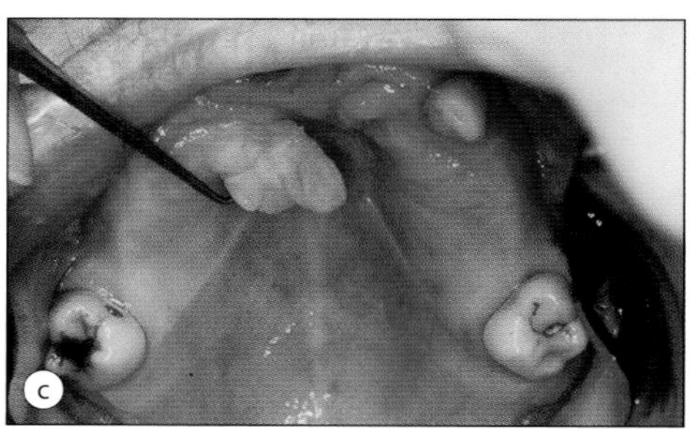

图 17.3 （a）疣状乳头状瘤；（b，c）叶乳头状瘤

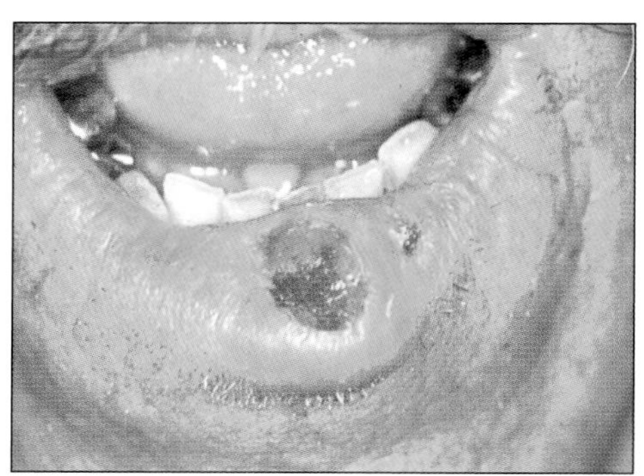

图 17.4 鳞状细胞癌

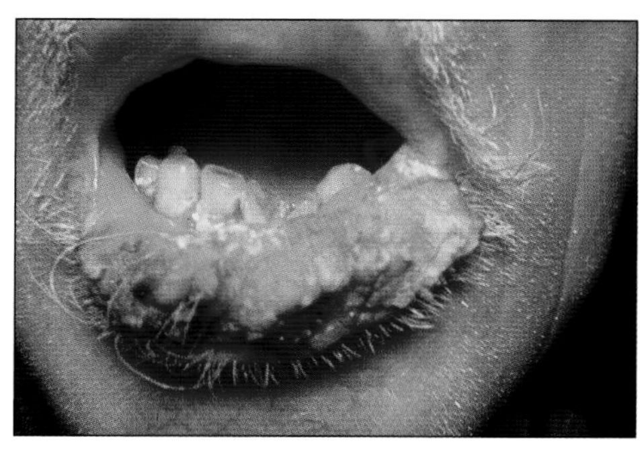

图 17.5 疣状细胞癌

表 17.4 来源于唾液腺组织的软组织肿物

反应性病变	黏液外渗性囊肿（黏液囊肿）（图 17.6） 黏液潴留性囊肿 唾液腺结石病（涎石病） 慢性硬化性唾液腺炎 坏死性唾液腺化生
感染	急性腮腺炎 流行性腮腺炎病毒（腮腺炎） 细菌性唾液腺炎
免疫介导性疾病	淋巴上皮性腮腺炎 舍格伦综合征
良性唾液腺肿瘤（腺瘤）	多形性腺瘤 单形性腺瘤 乳头状淋巴囊腺瘤 嗜酸细胞瘤 其他腺瘤
恶性唾液腺肿瘤（腺癌）	黏液表皮样癌 腺样囊性癌 腺泡细胞癌 多形性低度恶性腺癌 其他腺癌

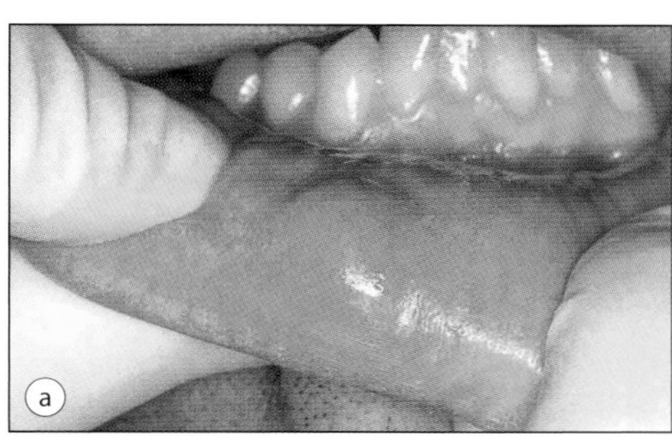
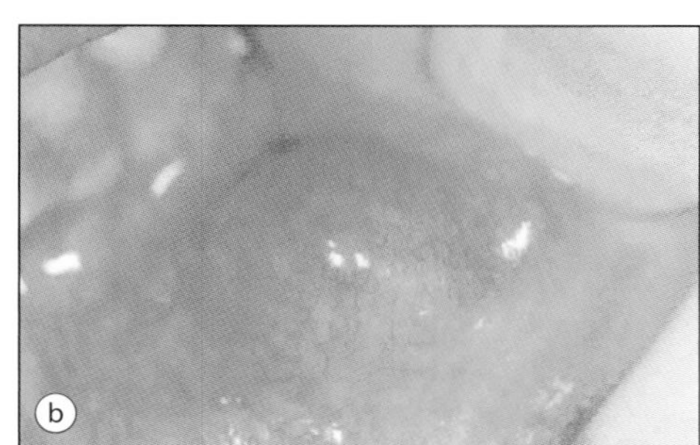

图 17.6 （a，b）黏液囊肿

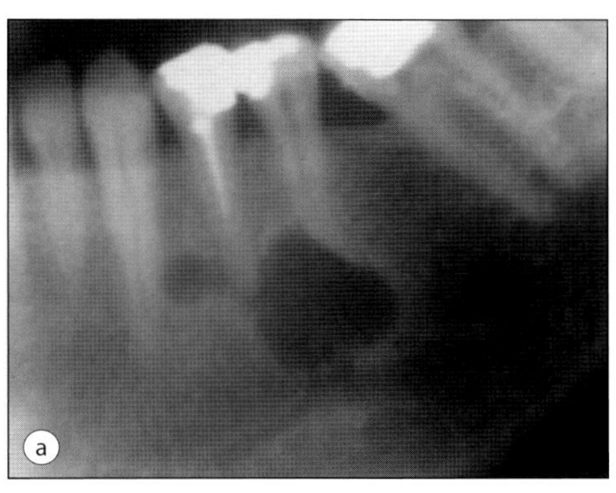
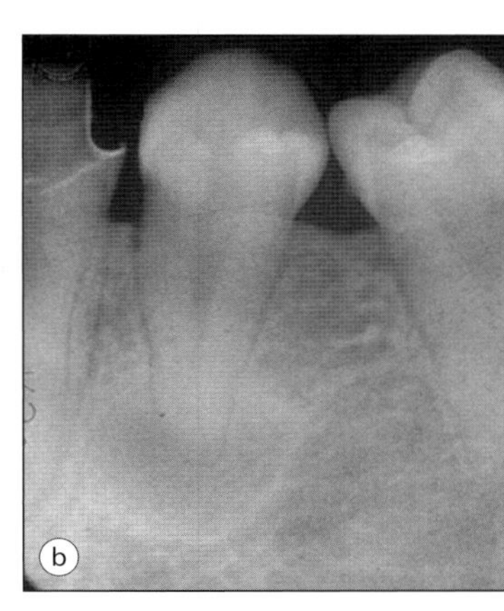

图 17.7 （a，b）根侧牙周囊肿

表 17.5 来源于血液组织的软组织肿物

淋巴瘤
白血病

表 17.6 来源于牙源性和非牙源性囊肿的软、硬组织肿物

牙源性囊肿	
Malassez 上皮剩余来源	根尖 / 根 / 根尖囊肿
缩余釉上皮剩余来源	含牙囊肿 萌出囊肿 牙周囊肿
牙板来源（ Serres 残余）	牙源性角化囊肿 根侧牙周囊肿（图 17.7） 成人牙龈囊肿 新生儿牙板囊肿 腺牙源性囊肿 （唾液牙源性囊肿）
非牙源性囊肿（发育性）	
残留导管囊肿	鼻腭囊肿 鼻唇囊肿
淋巴上皮囊肿	口腔淋巴上皮囊肿 颈淋巴上皮囊肿
残留管道囊肿	甲状舌管囊肿
胚胎皮肤囊肿	皮样囊肿 表皮样囊肿
黏膜上皮囊肿	异位性口腔胃肠囊肿 上颌骨外科纤毛囊肿

表 17.7 骨源性硬组织肿物

良性纤维骨病变	牙骨病变 骨纤维异常增生症 巨颌症
代谢和内分泌因素	佩吉特病 甲状旁腺功能亢进 石骨症 成骨发育不全
良性骨肿瘤	骨隆突（图 17.8），骨软骨瘤、骨瘤 骨样骨瘤、骨母细胞瘤 牙骨质骨化纤维瘤 巨细胞病变 外伤性骨囊肿 朗格汉斯细胞组织细胞增生症
恶性骨肿瘤	骨源性肉瘤 软骨肉瘤 尤文肉瘤

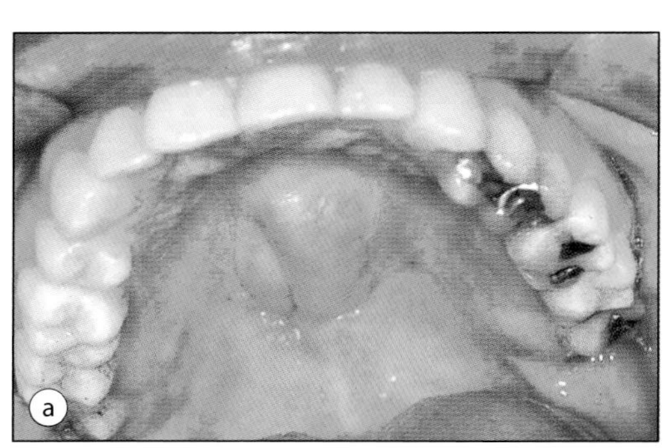
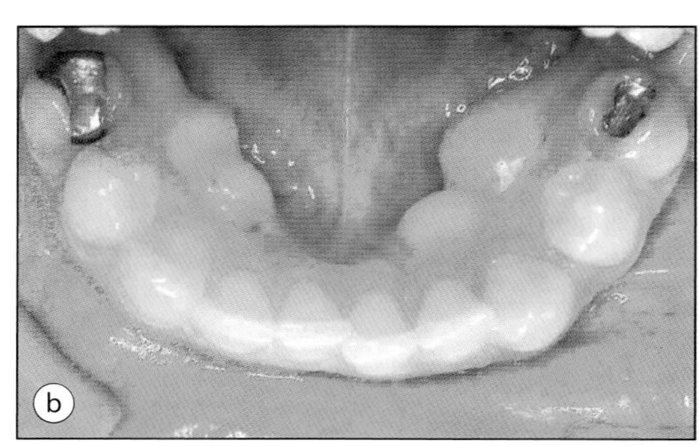

图 17.8 （a）腭隆突；（b）下颌隆突

表 17.8 牙源性硬组织肿物

上皮牙源性肿瘤	成釉细胞瘤 牙源性钙化上皮瘤 牙源性腺样瘤 牙源性钙化囊肿 牙源性鳞状细胞瘤
结缔组织牙源性肿瘤	牙源性纤维瘤 牙源性黏液瘤 成牙骨质细胞瘤
混合性牙源性肿瘤	成釉细胞纤维牙瘤 牙瘤 成釉细胞纤维增生症
恶性牙源性肿瘤	恶性成釉细胞瘤 成釉细胞癌 牙源性癌 原发性骨内癌

表 17.9 透射和阻射特征的放射学考虑因素

位置	上颌骨，下颌骨，前牙区，后牙区
形状	单腔，多腔
轮廓	界限清晰，弥散
与牙齿的关系	移位，吸收
与解剖结构的关系	下牙槽神经，上颌窦

表 17.10 与透射和不透射病变相关的临床特征

与肿胀相关	坚硬，光滑 / 不规则 波动感，液体充盈，蓝色
牙齿	移位或松动 不严重 / 严重，感染，吸收，脱落
相关病理	窦道，瘘管，脓液渗出，病理性骨折

表 17.11 囊肿

类型	影像学特征
根尖囊肿	边界清晰，通常有囊壁上皮，一般位于无活力牙齿的根尖。如果位于侧面，通常有围绕牙根的半圆形透射影
含牙囊肿	边界清晰，周边附着在未萌牙的釉牙骨质界。骨皮质界限提示缓慢，均匀生长
牙周囊肿	边界清楚的囊肿涉及第三磨牙的远中面。常规 X 线片可能不易发现下颌磨牙颊面病变，因为图像可能与周围的牙齿重叠
牙源性角化囊肿	分化良好，独立性病变，边缘光滑或呈扇形，多房，皮质边缘较薄 在有炎症的囊肿或穿孔的骨皮质，皮质外观可能不清楚
外侧牙周囊肿	分化良好，<1cm，单发性病损，皮质良好，位于活髓牙的牙根之间 常见位于下颌前磨牙区或上颌骨和下颌骨的前部。多房性病变罕见多囊葡萄状变异（图 17.7）
牙龈囊肿	偶然的侧向压力可引起牙槽骨蝶形吸收，但是如果局限于牙龈部，X 线片显示不清楚
腺性牙源性囊肿	没有特别的外观，但常常位于下颌骨；病变较大，分化良好，单房或多房

表 17.12 发育性囊肿

类型	影像学特征
鼻咽管囊肿	边界清楚，呈心形或椭圆形透射影，位于上颌骨中线，中切牙牙根之间
黏膜上皮囊肿	边界清楚，与上颌窦接近但不进入上颌窦内

表 17.13 良性纤维骨性病变

类型	临床特征	影像学特征
	牙骨质病变	
根尖周牙骨质发育不良	重要的牙，下前牙常见 不累及周边组织 无症状	3 个影像学阶段： 骨溶性（透明）；成牙骨质细胞 分化（透明 / 不透明）；成熟（不透明）
良性牙骨质发育不良	不侵犯周围组织，无症状 涉及 1~4 个象限	浑浊与透明混合，病变多弥散，分布在牙槽嵴至下颌骨下缘，绵羊毛或云样外观
	纤维组织发育异常	
青少年骨纤维异常增生综合征	牙移位 向周围扩展 影响一块或多块骨骼，有自限性	随着病变成熟期的变化 早期透明变得浑浊 更多骨形成，磨砂玻璃或橘皮样外观，椎板硬化，皮质板变薄
成年人骨纤维异常增生综合征	同上	通常比青少年型的外观更均匀，混合性，阻射的棉花样外观
	巨颌症	
巨颌症	遗传性，典型的巨颌型外观 严重的错殆畸形 牙齿异位萌出或不能萌出，牙弓肥大	早期：囊性病变 晚期：逐渐变成更不透射的“毛玻璃”样结构，类似于稳定的纤维性发育异常

表 17.14 骨代谢类疾病

类型	影像学特征
佩吉特病	早期，溶骨期，弥散性透射影 晚期或欠活跃期，骨密度增加，弥散面积增大 最常见的是透射与不透射影结合的“棉毛球”样结构，包含在较厚不致密皮质骨扩大区内。上颌骨与下颌骨通常很大，颅骨皮质板增厚。牙齿硬骨板缺失，牙根硬化
甲状旁腺功能亢进	骨密度降低（骨质疏松症），皮质骨和髓质骨变薄呈斑块状透射影（囊性纤维性骨髓炎）。在慢性期或晚期阶段，上颌骨正常的骨小梁结构消失，硬骨板缺乏特异性。偶尔可能有放射性骨坏死发生，提示“棕色肿瘤”，甲状旁腺功能减退的巨细胞肿瘤。如果甲状腺功能减退可以纠正，病变是可逆的
骨硬化病	骨密度增加。鼻窦腔减小，严重病变中可见未萌出的牙齿
成骨不全	位于下颌骨两侧，单房。牙本质发育不全，球状根，牙根较短，牙髓腔闭塞

表 17.15 良性骨肿瘤

类型	影像学特征
隆突，外生骨疣，骨瘤	骨过度生长（图 17.8）
骨样骨瘤和成骨细胞瘤	分化良好，圆形病灶及周边的不透性增加
牙骨质骨化纤维瘤	单房或多房 早期，小病灶通常无投射性 病灶扩大后呈不规则形透射影 晚期，成熟的病变周围呈不透射性，这是由于不透射病变扩大并结合在一起
	巨细胞病变
外周巨细胞肉芽肿	小病变：主要在软组织 较大的病变：侵犯皮质骨表面，有时能观察到相邻牙周间隙增宽。在缺牙间隙，骨侵蚀呈蝶状。小块骨可直接延伸到基底部
中央巨细胞病变（肉芽肿）	较大放射透射影，与相邻正常骨分界模糊 颊和舌侧扩张，皮质骨完全消失，经常可见牙齿移位，牙根吸收
动脉瘤骨囊肿	单发，扩展到周围组织，可呈椭圆形或梭形放射状，有时骨小梁变薄，侵蚀骨皮质。牙齿移位，牙根吸收
创伤性骨囊肿	单发，外切面良好，透射区大小可变。“扇形”外观是较大病变的特征，其常常在相关牙齿的根之间延伸。口腔颊侧或舌侧皮质层扩张
朗格汉斯细胞组织细胞增多症（嗜酸性肉芽肿）	单发，病变位于骨内、牙根下或牙根周围。当涉及几颗牙时，可能会出现侵袭性牙周病。牙齿周围骨缺失，“浮牙征”

表 17.16 恶性骨肿瘤

类型	影像学特征
骨肉瘤	多变，取决于具体的组织学类型 病变范围从可透射区到有大面积不透射、扩散性，有界限不清的可透射影。相邻牙齿的牙周膜增宽，来自骨膜的不透射影有助于诊断，但不是骨肉瘤的独有特征
软骨肉瘤	“虫蚀样”外观，透射影不清，边界模糊。另外，取决于软骨成分呈斑点状不透射影的钙化程度。相关牙齿的牙周膜增宽
尤文肉瘤	“虫蚀样”外观，与骨髓炎类似的不明显边缘。在骨膜中可见“洋葱皮”样反应或层状分层

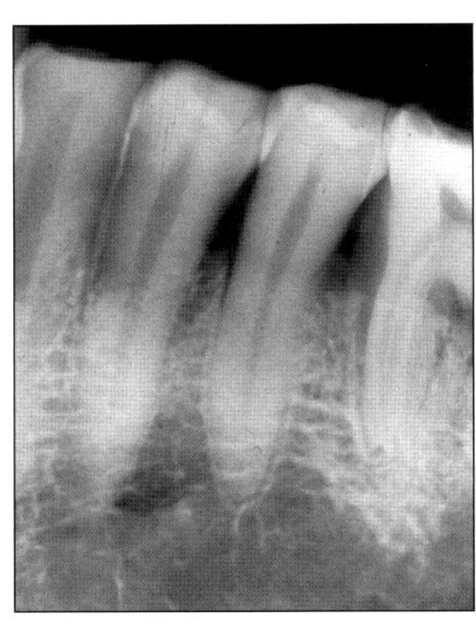

图 17.9 密集的骨小梁结构环绕在活髓牙的牙根周围

表 17.17 牙源性上皮性肿瘤

类型	影像学特征
成釉细胞瘤	
普通成釉细胞瘤	“肥皂泡”样外观，多腔。由于与正常骨分界不清，大小难以确定。在病变快速生长期，偶尔可见牙根吸收
单囊性成釉细胞瘤	单房，分化良好。牙通常位于透射区内。如果病变位于前磨牙区域内，可能会发生相邻牙齿的牙根移位
外周成釉细胞瘤	主要位于骨外，偶尔在皮下可见透射影，由于有外力施加在骨上，使皮质骨表面呈蝶形吸收。若位于牙乳头间可能会发生牙齿分离
钙化上皮牙源性肿瘤（CEOT）	小钙化发生在弥散性病灶内。不出现微弱的或离散的圆形结构。小的病变往往是单房性的，与成釉细胞瘤类似的周围骨分界不明显。常常可见牙齿未萌或移位，导致与含牙囊肿，AOT（见下文）以及成釉细胞纤维瘤之间的鉴别诊断比较难。周围病变可表现为浅表皮质受侵蚀
牙源性腺样瘤（AOT）	单房，皮质与周围组织界限清楚，包含一个牙齿。通常包含一个阻生牙，但病变延伸通常超出了釉牙骨质界，因此可与含牙囊肿鉴别
牙源性钙化囊肿	单房，界限清楚，可含有斑点显影。有时有大牙齿样结构位于中央，而小结节影位于周边。病变类似于发展中的牙瘤或成釉细胞纤维瘤
鳞状牙源性囊肿	单房，小病变位于骨冠根尖，可能发生牙齿分离。大的病灶边界不清

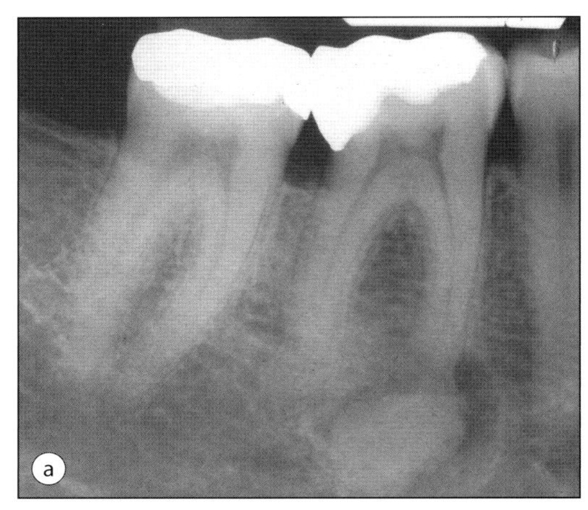

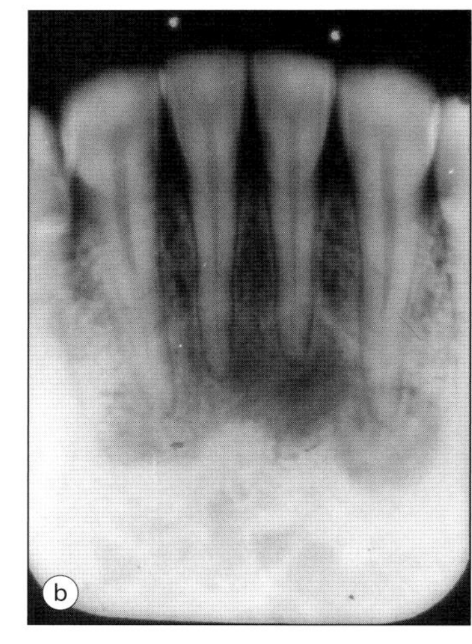

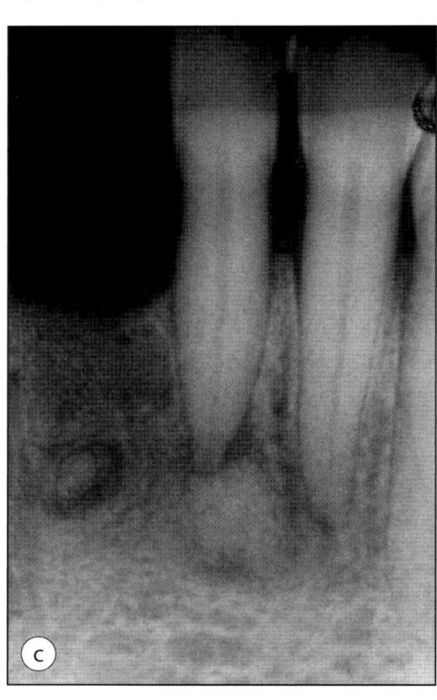

图17.10 （a）与下颌磨牙相关的纤维–牙骨质–骨发育不良；（b，c）黏液发育不良

表 17.18 结缔组织牙源性肿瘤

类型	影像学特征
	牙源性纤维瘤
外周性纤维瘤	小的病变通常位于牙龈，没有影像学特征 大的病变可引起骨皮质或牙颈部蝶状吸收 小的透射斑点可能含有钙化的细胞结缔组织
中央牙源性纤维瘤	边界清楚，单房或多房。有时可见不透射斑点
牙源性黏液瘤	大病变——多房，“肥皂泡”或“蜂窝”样结构骨小梁呈角样或略粗。与成釉细胞瘤相似，与不相关的骨之间分界不清。没有牙根吸收，但牙齿可能有移位 小病变——单房，没有特异性放射学结构
成牙骨质细胞瘤	单房，界限清楚，透射性病变与不透射性病变混合。不透射性病变与未受影响的牙齿牙周膜之间有连续的外周透射影。相邻牙根根尖可能有第 3 次吸收

表 17.19 混合性结缔组织和上皮牙源性肿瘤

类型	影像学特征
成釉细胞纤维瘤	单房或多房可透射影。皮质良好，大小可变
牙瘤	
复合牙瘤	单房多见，通常含有多个（2 ~ 30）不透射微型牙样结构。位于颌骨前部、牙根或未萌牙牙冠之间
混合性牙瘤	单房，不同的皮质线，没有牙样结构。位于下颌骨后部，受累的牙齿常见不透射影，结节块样透射影。有时直径可达几厘米
成釉细胞纤维牙瘤	软组织和硬组织成分不同 单房多见，边界清楚，大，包含一颗牙，透射影和不透射影混合 偶尔多房。不透射影通常是结节的和弥散的，呈现为一个大的孤立的沉积或更小的弥散区域

表 17.20 恶性牙源性肿瘤

类型	影像学特征
恶性成釉细胞瘤	类似于具有恶性特征的成釉细胞瘤
成釉细胞癌	类似于具有恶性特征的成釉细胞瘤
牙源性癌	侵袭性，破坏性，骨内病变特征类似于“扩散蜂窝”透射影
原发性骨内癌	可定义特征少

表 17.21 颌骨转移

类型	影像学特征
乳腺腺癌	可变，透射与不透射混合病变

表 17.22 黏膜病变

物理化学创伤	牙刷创伤，义齿性创伤和医源性损伤。热烧伤，辐射，黏膜炎，干，化学灼伤，如阿司匹林烧伤黏膜。嵌入在组织中的异物、银汞、石墨和食物残渣，药物性牙龈增生（如苯妥英钠、环孢素和硝苯地平）
复发性阿弗他溃疡（RAS）	小的、大的和疱疹样的
黏膜和皮肤病损	包括诸如扁平苔藓，苔藓样反应，黏膜病损 类天疱疮，寻常型天疱疮，大疱性表皮松解症，多形性红斑，红斑狼疮，进行性系统性硬化症
感染性疾病	细菌，病毒，真菌
过敏反应	接触性口炎，血管性水肿，史蒂文斯 – 约翰逊综合征
可能的免疫介导反应	口面肉芽肿病（口腔克罗恩病，梅罗综合征，唇炎肉芽肿） 慢性肉芽肿病（结节病，韦格纳肉芽肿病）

延伸阅读

[1] Scully, C., 2010. Oral medicine at a glance. Wiley-Blackwell, Oxford.
[2] Whaites, E., 2007. Essentials of dental radiography and radiology, 4th ed. Churchill Livingstone.